中西医结合执业助理医师历年考点精编

马维骐　詹华奎　主编

中国科学技术出版社
·北京·

图书在版编目（CIP）数据

中西医结合执业助理医师历年考点精编 / 马维骐,詹华奎主编. -- 北京 : 中国科学技术出版社, 2022.1

ISBN 978-7-5046-9170-5

Ⅰ.①中… Ⅱ.①马… ②詹… Ⅲ.①中西医结合—医师—资格考试—自学参考资料 Ⅳ.①R2-031

中国版本图书馆CIP数据核字(2021)第182618号

策划编辑	张　晶　崔晓荣
责任编辑	张晶晶
封面设计	成思源
版式设计	创意弘图
责任校对	焦　宁　吕传新　邓雪梅　张晓莉
责任印制	马宇晨

出　　版	中国科学技术出版社
发　　行	中国科学技术出版社有限公司发行部
地　　址	北京市海淀区中关村南大街16号
邮　　编	100081
发行电话	010-62173865
传　　真	010-62173081
网　　址	http://www.cspbooks.com.cn

开　　本	787 mm×1092 mm　1/16
字　　数	1230千字
印　　张	53
版　　次	2022年1月第1版
印　　次	2022年1月第1次印刷
印　　刷	北京荣泰印刷有限公司
书　　号	ISBN 978-7-5046-9170-5/R・2798
定　　价	156.00元

（凡购买本社图书，如有缺页、倒页、脱页者，本社发行部负责调换）

编写人员名单

主　　编　马维骐（成都中医药大学基础医学院）
　　　　　詹华奎（成都中医药大学附属医院）
副 主 编　（以姓氏笔画为序）
　　　　　石晓华　成词松　向　红　李成勋
　　　　　何玉华　张新霞　陈西平
编　　者　（以姓氏笔画为序）
　　　　　王　群　　王冬梅　　王春晖　　王德健
　　　　　文　怡　　左小红　　毕　榕　　刘兴隆
　　　　　杜　莉　　李　享　　李姝颖　　李雪萍
　　　　　李廷臻仔　杨　莎　　余海龙　　闵志强
　　　　　宋孝军　　张　嬿　　张晓丹　　陈　婧
　　　　　陈　敏　　陈小睿　　陈思敏　　范　薇
　　　　　岳美颖　　金硕果　　赵　阳　　胡云华
　　　　　郭倩倩　　唐　怡　　诸毅晖　　黄亚双
　　　　　彭　晋　　蒋　淼　　程　程　　樊冤桥

目 录

第一章 中医基础理论 ... 1
  第一单元 中医学理论体系的主要特点 ... 1
  第二单元 精气学说 ... 2
  第三单元 阴阳学说 ... 3
  第四单元 五行学说 ... 6
  第五单元 藏象学说 ... 9
  第六单元 五脏 ... 9
  第七单元 六腑 ... 15
  第八单元 奇恒之腑 ... 17
  第九单元 精、气、血、津液 ... 18
  第十单元 经络 ... 23
  第十一单元 体质 ... 26
  第十二单元 病因 ... 27
  第十三单元 发病 ... 32
  第十四单元 病机 ... 34
  第十五单元 防治原则 ... 40
  第十六单元 养生与寿夭 ... 42

第二章 中医诊断学 ... 44
  第一单元 绪论 ... 44
  第二单元 望诊 ... 44
  第三单元 望舌 ... 51
  第四单元 闻诊 ... 55
  第五单元 问诊 ... 57
  第六单元 脉诊 ... 62
  第七单元 按诊 ... 65

第八单元　八纲辨证 66
　　第九单元　气血津液辨证 69
　　第十单元　脏腑辨证 71

第三章　中药学 79
　　第一单元　中药的性能 79
　　第二单元　中药的配伍 81
　　第三单元　中药的用药禁忌 81
　　第四单元　中药的剂量与用法 82
　　第五单元　解表药 83
　　第六单元　清热药 87
　　第七单元　泻下药 92
　　第八单元　祛风湿药 94
　　第九单元　化湿药 96
　　第十单元　利水渗湿药 97
　　第十一单元　温里药 99
　　第十二单元　理气药 100
　　第十三单元　消食药 102
　　第十四单元　驱虫药 103
　　第十五单元　止血药 103
　　第十六单元　活血化瘀药 105
　　第十七单元　化痰止咳平喘药 108
　　第十八单元　安神药 111
　　第十九单元　平肝息风药 113
　　第二十单元　开窍药 116
　　第二十一单元　补虚药 116
　　第二十二单元　收涩药 123
　　第二十三单元　攻毒杀虫止痒药 125

第四章　方剂学 126
　　第一单元　总论 126
　　第二单元　解表剂 129
　　第三单元　泻下剂 131
　　第四单元　和解剂 133

-2-

目 录

- 第五单元　清热剂 ... 135
- 第六单元　祛暑剂 ... 138
- 第七单元　温里剂 ... 139
- 第八单元　表里双解剂 ... 140
- 第九单元　补益剂 ... 141
- 第十单元　固涩剂 ... 145
- 第十一单元　安神剂 ... 147
- 第十二单元　开窍剂 ... 148
- 第十三单元　理气剂 ... 149
- 第十四单元　理血剂 ... 151
- 第十五单元　治风剂 ... 154
- 第十六单元　治燥剂 ... 156
- 第十七单元　祛湿剂 ... 158
- 第十八单元　祛痰剂 ... 162
- 第十九单元　消食剂 ... 164
- 第二十单元　驱虫剂 ... 165

第五章　中西医结合内科学 ... 166
- 第一单元　呼吸系统疾病 ... 166
- 第二单元　循环系统疾病 ... 188
- 第三单元　消化系统疾病 ... 217
- 第四单元　泌尿系统疾病 ... 239
- 第五单元　血液及造血系统疾病 ... 256
- 第六单元　内分泌与代谢疾病 ... 272
- 第七单元　风湿性疾病 ... 286
- 第八单元　神经系统疾病 ... 290
- 第九单元　理化因素所致疾病 ... 308
- 第十单元　肺系病证 ... 314
- 第十一单元　心系病证 ... 317
- 第十二单元　脾系病证 ... 319
- 第十三单元　肝系病证 ... 324
- 第十四单元　肾系病证 ... 328
- 第十五单元　气血津液病证 ... 330
- 第十六单元　肢体经络病证 ... 342

第六章　中西医结合外科学 346

第一单元　中医外科证治概要 346
第二单元　无菌术 352
第三单元　麻醉 354
第四单元　体液与营养代谢 356
第五单元　输血 359
第六单元　围术期处理 361
第七单元　疼痛与治疗 363
第八单元　内镜与腔镜外科技术 363
第九单元　外科感染 363
第十单元　损伤 370
第十一单元　肿瘤 383
第十二单元　急腹症 390
第十三单元　甲状腺疾病 396
第十四单元　乳腺疾病 400
第十五单元　胃及十二指肠溃疡的外科治疗 403
第十六单元　门静脉高压症 405
第十七单元　腹外疝 406
第十八单元　泌尿、男性生殖系统疾病 408
第十九单元　肛门直肠疾病 412
第二十单元　周围血管疾病 415
第二十一单元　皮肤及性传播疾病 419

第七章　中西医结合妇产科学 427

第一单元　女性生殖系统解剖 427
第二单元　女性生殖系统特殊生理 429
第三单元　妊娠生理与诊断 432
第四单元　产前保健 437
第五单元　正常分娩 439
第六单元　正常产褥与哺乳 443
第七单元　妇产科疾病的病因与发病机制 445
第八单元　妇产科疾病的中医诊断与辨证要点 448
第九单元　治法概要 449

目 录

  第十单元 妊娠病……452
  第十一单元 妊娠合并疾病……465
  第十二单元 异常分娩……470
  第十三单元 胎儿宫内窘迫及胎膜早破……474
  第十四单元 分娩期并发症……476
  第十五单元 产后病……478
  第十六单元 外阴上皮内非肿瘤样病变……482
  第十七单元 女性生殖系统炎症……484
  第十八单元 月经病……489
  第十九单元 女性生殖器官肿瘤……502
  第二十单元 妊娠滋养细胞疾病……508
  第二十一单元 子宫内膜异位症及子宫腺肌病……510
  第二十二单元 子宫脱垂……513
  第二十三单元 不孕症……514
  第二十四单元 计划生育……516

第八章 中西医结合儿科学……519

  第一单元 儿科学基础……519
  第二单元 新生儿疾病……526
  第三单元 呼吸系统疾病……528
  第四单元 循环系统疾病……533
  第五单元 消化系统疾病……534
  第六单元 泌尿系统疾病……538
  第七单元 神经肌肉系统疾病……542
  第八单元 小儿常见的心理障碍……543
  第九单元 造血系统疾病……545
  第十单元 内分泌疾病……547
  第十一单元 变态反应、结缔组织病……549
  第十二单元 营养性疾病……554
  第十三单元 感染性疾病……556
  第十四单元 寄生虫病……569
  第十五单元 小儿危重症的处理……570
  第十六单元 中医相关病证……571

第九章 针灸学 ... 578
第一单元 经络系统 ... 578
第二单元 经络学说的临床应用 ... 582
第三单元 腧穴的分类 ... 583
第四单元 腧穴的主治特点 ... 584
第五单元 特定穴 ... 584
第六单元 腧穴的定位方法 ... 589
第七单元 手太阴肺经、腧穴 ... 590
第八单元 手阳明大肠经、腧穴 ... 592
第九单元 足阳明胃经、腧穴 ... 593
第十单元 足太阴脾经、腧穴 ... 594
第十一单元 手少阴心经、腧穴 ... 595
第十二单元 手太阳小肠经、腧穴 ... 596
第十三单元 足太阳膀胱经、腧穴 ... 597
第十四单元 足少阴肾经、腧穴 ... 600
第十五单元 手厥阴心包经、腧穴 ... 600
第十六单元 手少阳三焦经、腧穴 ... 601
第十七单元 足少阳胆经、腧穴 ... 602
第十八单元 足厥阴肝经、腧穴 ... 604
第十九单元 督脉、腧穴 ... 605
第二十单元 任脉、腧穴 ... 606
第二十一单元 奇穴 ... 607
第二十二单元 毫针刺法 ... 608
第二十三单元 灸法 ... 611
第二十四单元 拔罐法 ... 613
第二十五单元 治疗总论 ... 613
第二十六单元 内科病证的针灸治疗 ... 614
第二十七单元 妇儿科病证的针灸治疗 ... 622
第二十八单元 皮外伤科病证的针灸治疗 ... 624
第二十九单元 五官科病证的针灸治疗 ... 626

第十章 诊断学基础 ... 628
第一单元 症状学 ... 628

目录

  第二单元 问诊……………………………………………………………………634
  第三单元 检体诊断………………………………………………………………636
  第四单元 实验诊断………………………………………………………………656
  第五单元 心电图诊断……………………………………………………………674
  第六单元 影像学诊断……………………………………………………………680
  第七单元 病历与诊断方法………………………………………………………689

第十一章 药理学……………………………………………………………………………691
  第一单元 药物作用的基本原理……………………………………………………691
  第二单元 拟胆碱药…………………………………………………………………696
  第三单元 有机磷酸酯类中毒与解救………………………………………………697
  第四单元 抗胆碱药…………………………………………………………………699
  第五单元 拟肾上腺素药……………………………………………………………700
  第六单元 抗肾上腺素药……………………………………………………………703
  第七单元 镇静催眠药………………………………………………………………704
  第八单元 抗癫痫药…………………………………………………………………705
  第九单元 抗精神失常药……………………………………………………………706
  第十单元 抗帕金森病药……………………………………………………………707
  第十一单元 镇痛药…………………………………………………………………708
  第十二单元 解热镇痛抗炎药………………………………………………………710
  第十三单元 抗组胺药………………………………………………………………711
  第十四单元 利尿药和脱水药………………………………………………………712
  第十五单元 抗高血压药……………………………………………………………714
  第十六单元 抗心律失常药…………………………………………………………716
  第十七单元 抗慢性心功能不全药…………………………………………………717
  第十八单元 抗心绞痛药……………………………………………………………720
  第十九单元 血液系统药……………………………………………………………721
  第二十单元 消化系统药……………………………………………………………724
  第二十一单元 呼吸系统药…………………………………………………………726
  第二十二单元 肾上腺皮质激素类药………………………………………………729
  第二十三单元 抗甲状腺药…………………………………………………………732
  第二十四单元 降血糖药……………………………………………………………733
  第二十五单元 合成抗菌药…………………………………………………………735

-7-

第二十六单元　抗生素 736
　　第二十七单元　抗真菌药与抗病毒药 740
　　第二十八单元　抗菌药物的耐药性 740
　　第二十九单元　抗结核病药 741
　　第三十单元　抗恶性肿瘤药 742

第十二章　传染病学 743
　　第一单元　感染与免疫 743
　　第二单元　病毒感染性疾病 750
　　第三单元　细菌感染性疾病 778
　　第四单元　消毒与隔离 793

第十三章　医学伦理学 798
　　第一单元　概述 798
　　第二单元　医学伦理学的历史发展 799
　　第三单元　医学伦理学的理论基础 801
　　第四单元　医学道德的规范体系 803
　　第五单元　医患关系道德 805
　　第六单元　临床诊疗工作中的道德 807
　　第七单元　医学科研工作的道德 808
　　第八单元　医学道德的评价、教育和修养 809
　　第九单元　生命伦理学 810

第十四章　卫生法规 813
　　第一单元　卫生法概述 813
　　第二单元　卫生法律责任 814
　　第三单元　《中华人民共和国执业医师法》 816
　　第四单元　《中华人民共和国药品管理法》 819
　　第五单元　《中华人民共和国传染病防治法》 822
　　第六单元　《突发公共卫生事件应急条例》 826
　　第七单元　《医疗事故处理条例》 829
　　第八单元　《中华人民共和国中医药条例》 831
　　第九单元　《医疗机构从业人员行为规范》 834

第一章 中医基础理论

第一单元 中医学理论体系的主要特点

【复习指导】本单元属于基础内容,部分为重点,总体难度不大,重在理解。掌握病、症、证的概念、区别和联系,以及同病异治、异病同治的概念及核心。理解整体观念的内涵。

一、整体观念

(一)整体观念的概念

整体观念是中医学认为人体自身是一个有机整体,具有完整性,并且与自然环境和社会环境具有统一性的思想。

(二)整体观念的内容

1. **人自身是一个有机整体** 人体是一个能够自我调节、自我适应的有机整体。主要体现于:①五脏一体观,即构成人体以心、肝、脾、肺、肾五脏为中心,结合六腑、形体、官窍等各个部分,通过经络系统的联络作用,构成五个生理病理系统,系统之间在结构和功能上具有统一性。②形神一体观,即人的形体与精神相互依附、不可分割,共同构成一个统一体。

2. **人与自然环境的统一性** 人类生活在自然环境中,自然界的各种变化(如气候、地理环境等)可直接或间接地影响人体的生命活动,同时人也在不断调整自身以适应自然环境的变化,在这个过程中维持人体生命活动的稳定。这种人与自然环境息息相关的认识,即"天人一体观"。

3. **人与社会环境的统一性** 人生活在社会环境中,必然会受其影响。作为社会的一员,社会生活的各个部分和方面(如政治、经济、文化、宗教、法律、婚姻、人际关系等社会因素)会通过与人各种信息的相互作用与交流影响人体,导致形态结构、生理功能、心理状态和病理情况的各种变化,而人在社会活动中维持着生命活动稳定、有序的发展,使其与社会保持平衡协调,即人与社会环境的统一性。

二、辨证论治

(一)病、症、证的概念和关系

病:即疾病,是邪气作用于人体,人体的正气与其抗争,在此过程中机体产生阴阳失调、形质损伤、生理功能失常或心理活动障碍的异常生命活动的全过程。

症:即症状和体征的总称,是机体在疾病过程中表现出的异常现象,可以是患者主观的异常感觉及医生检查患者时可探察的各种体征,是疾病的临床表现。

证:是疾病过程中某一阶段的病理概括,能揭示疾病在某一阶段的病因、病位、病性、病势等病变本质。证是病机的外在概括;病机是证的内在本质。

(二)辨证论治的概念

辨证论治,是运用中医学的基本理论和思维方法,根据四诊搜集来的资料,进行综合分析,以明确疾病本质,并制定治则治法的思维和实践过程。

辨证,是在疾病的认识过程中确立证的思维和实践过程,即将四诊(望、闻、问、切)

所搜集的资料进行分析，辨清疾病的原因、部位、性质及发展趋势（即病因、病位、病性、病势），得到证的过程。

论治，是根据得到的证，确立相应的治则和治法，选择适当的治疗方法和措施来处理疾病的过程。论治过程大致分为因证立法、随法选方、据方施治三步。

（三）同病异治和异病同治

同病异治：是指相同的疾病，由于各种因素所致疾病的阶段或类型不同，或因病人的体质有异，反映出不同的证，故采用不同的治疗方法。

异病同治：是指不同的疾病，由于在其发展变化过程中出现了大致相同的病机，表现为大致相同的证，故可采用大致相同的方法来治疗。

第二单元　精气学说

【复习指导】本单元涉及中医学哲学起源，理解较难，但并非重点内容。熟悉精气学说中精和气的概念和起源。

一、精气学说的概念

（一）精的概念

精，又称精气。在中国古代哲学中，一般认为精是气的精华，而气是宇宙中一种无形而运动不息的极细微物质，是构成宇宙万物的本原，也是构成人类的本原。

精概念的产生，源于"水地说"。

（二）气的概念

气，在古代哲学中，是指宇宙中无形而不断运动的极细微物质，是万物构成的本原。

气的概念源于"云气说"。

二、精气学说的基本内容

（一）精气是构成宇宙的本原

精气学说认为，宇宙中的一切事物都是由精或气构成的。

精气的两种存在形式：一是精气处于弥散并不断运动的"无形"状态；二是精气聚合且相对静止的"有形"状态。

（二）精气的运动与变化

气的运动，称为气机。气运动的形式多种多样，主要可概括为升、降、聚、散等几种。由于气的运动而产生宇宙中的各种变化过程称为气化，事物在形态、功能及表现方式上的各种变化，均是气化的结果。气的运动是产生气化过程的前提和条件，而在气化的过程中又寓有气的各种形式的运动。

（三）精气是天地万物的中介

精气维系着万物之间的相互联系，使其成为一个整体，并使万物得以感应，相互作用、相互影响。

（四）天地精气化生为人

宇宙万物皆由精气构成，人为宇宙万物之一，亦是由天地阴阳精气交感聚合而化生。人类不仅有生命活动，还有精神活动，故由"精气"当中的精粹部分所化生。气聚则形成，气散则形亡，人的生命过程，也就是气的聚散过程。

三、精气学说在中医学中的应用

（一）构建中医学的精气生命理论

精气学说是关于精气是宇宙万物本原的认识，精是构成人体生命的本原物质，气是人体生命的维系，人体的脏腑形窍皆由精化生，人体的各种生理功能也是在气的推动和调控下产生的。中医学中的精气理论继承了古代哲学精气学说的思想，取其精华，作为一种思维方法引入实践，形成了自身的理论，创立了独特的中医学精气生命理论。

（二）构建中医学的整体观念

精气是宇宙万物的本原，人类为万物之一，与宇宙万物有着共同的化生之源；运行于宇宙中的精气，充塞于各个有形之体之间，具有传递信息的作用，使万物之间产生感应。这些哲学思想渗透到中医学中，促使中医学逐渐构建了人体自身具有整体性及人与环境具有统一性的整体观。

第三单元　阴阳学说

【复习指导】本单元属于重点内容，也是难点。掌握阴阳的含义、内涵；掌握阴阳学说基本内容的各个概念、指代，并能根据描述指出体现出阴阳间哪一种关系；掌握中医学中阴阳学说在指导生理、病理、诊断、防治中的应用。

一、阴阳的概念

（一）阴阳的含义

阴阳，属于中国古代哲学的范畴，是对自然界相互关联的事物或现象相互对立的两种属性。阴阳，可表示相互对立的事物或现象，又可表示同一事物或现象内部对立的两个方面。

一般地说，凡是运动的、温热的、明亮的、兴奋的、外向的、上升的、弥散的等属于阳；相对静止的、寒冷的、晦暗的、抑制的、内守的、下降的、凝聚的属于阴。

（二）事物阴阳属性的绝对性和相对性

事物阴阳属性具有绝对性，主要表现在其属阳或者属阴的不可变性，即绝对性，亦是阴阳规定性的体现。

事物阴阳属性的相对性主要体现在3个方面：一是阴阳属性可互相转化；二是阴阳之中复有阴阳；三是阴阳属性随比较对象的改变而改变。

二、阴阳学说的基本内容

（一）阴阳对立制约

阴阳对立制约是指属性相反的阴阳双方在统一体中的相互斗争、相互制约。阴与阳之间的对立制约，维持了阴阳属性相反的基本状态，这是阴阳能够维持各自性态的前提，是促进了事物发生、发展和变化的基本条件。

（二）阴阳互根互用

1. 阴阳互根　是指事物或现象中相互对立着的阴阳两个方面，具有相互依存、互为根本的关系。即阴或阳任何一方都不能脱离对方而单独存在，每一方都以对方的存在作为自己存在的前提和条件。如果阴阳之间的互根关系遭到破坏，就会导致"孤阴不生，独阳不生"，进一步发展则可出现"阴阳离决，精气乃绝"。

2. 阴阳互用　是指阴阳双方具有相互资生、助长和促进的关系。《素问·阴阳应象大论》记载："阴在内，阳之守也；阳在外，阴之使也。"表达了阴阳相互为对方伴偶，阴为阳在系统内部起到坚守保持的作用，阳为阴在系统外部起到使用劳役的作用，两者相互为用、相互资助。

（三）阴阳交感互藏

1. 阴阳交感　是指阴阳二气在运动中相互感应而交合。阴阳交感是万物赖以产生、发展和变化的根源。

2. 阴阳互藏　是指相互对立的阴阳双方中任何一方都包含着对方，即阳中有阴、阴中有阳。含有阴和阳两种不同属性的事物中，属阳的事物含有阴性的成分，属阴的事物也含有阳性的成分。

阴阳互藏是阴阳交感的动力和源泉，是互根互用的基础，是阴阳消长和转化的内在根据。

（四）阴阳消长

阴阳消长，是指阴阳双方不是静止不变的，而是处于不断增减的运动变化中。导致阴阳消长变化的根本原因在于阴阳之间存在着的对立制约与互根互用的基本关系。阴阳对立制约导致的阴阳消长主要表现为阴阳的此消彼长；阴阳互根互用关系导致的阴阳消长主要表现为阴阳的皆消皆长。

（五）阴阳转化

阴阳转化，是指事物的阴阳属性，在一定条件下可向其相反的方向转化。事物阴阳双方的消长运动发展到一定阶段，内部阴阳的比例出现了颠倒，则属性就发生了转化，故阴阳转化是阴阳消长的结果。而阴阳发生转化的条件往往是事物发展变化的"物极"阶段，事物的发展过程中，阴阳消长是一个量变的过程，阴阳转化则是在量变基础上发生的质变。

阴阳转化一般有两种形式：一是渐变，如一年四季的温热寒凉大趋势的变化；二是突变，如气候在短时间内出现剧变。

三、阴阳学说在中医学中的应用

（一）在组织结构和生理功能方面

脏腑及形体组织的阴阳属性，就大体部位来说，上部为阳，下部为阴；体表属阳，体内属阴。稍做细分，则背为阳，腹为阴；外侧为阳，内侧为阴。以脏腑来分，五脏藏精，为阴；六腑通降，为阳。形体组织分阴阳：如体表属阳，皮肉为阳中之阳，筋骨为阳中之阴。继续细分，则皮肤为阳中之阳，肌肉为阳中之阴；筋为阴中之阳，骨为阴中之阴。

经络系统的阴阳属性：十二正经中有手足三阴经和三阳经，属腑而行于肢体外侧面的为阳经；属脏而行于肢体内侧面的为阴经。奇经八脉中跷脉与维脉：行于内侧者，称阴跷、阴维；行于外侧者，称为阳跷、阳维。督脉主要行于背部，总督一身之阳经，为"阳脉之海"。任脉主要行于胸腹部，总任一身之阴经，为"阴脉之海"。

人体之气，根据具有不同作用和运动趋向分阴阳两部分：具有温煦、兴奋、推动、升发等作用和运动趋向的为阳气，具有凉润、抑制、宁静、沉降等作用和运动趋向的为阴气。人体内阴阳二气相互作用、相互感应，促使体内物质与物质之间、物质与能量之间相互转化，推动和调控着人体的生命进程。

（二）在病理方面

病邪可以分为阴、阳两大类：一般而言，六淫为外感，属阳邪；饮食居处、情志失调等为内生，属阴邪。六淫之中：风邪、暑邪、火（热）邪因其或主动或温热的性质，属阳；寒邪、湿邪因其或寒凉或有形、祛下的性质，属阴。

疾病的发生发展过程就是体内邪正斗争的过程：若阳邪侵犯人体，则正气中的阴气与之斗争；若阴邪侵犯人体，则正气中的阳气与之斗争。如此产生了邪正相搏，从而导致阴阳失调而发生疾病，体现为寒、热的病变。阴阳失调作为基本病机之一主要表现形式为阴阳偏盛、阴阳偏衰、阴阳互损、阴阳转化、阴阳格拒、阴阳亡失。

（三）在疾病诊断方面

通过四诊所搜集的资料（包括症状和体征）可以按阴阳理论辨析其阴阳属性。如色泽分阴阳：色泽鲜明者，属阳；色泽晦暗者，属阴。声音气息分阴阳：语声高亢洪亮、多言而躁动者，多属实证、热证，为阳；语声低微无力、少言而静默者，多属虚证、寒证，为阴。脉象分阴阳：根据脉的部位、动态、形状、频率也可以分辨病证的阴阳属性，其中数、浮、大、洪、滑者为阳，迟、沉、小、细、涩者为阴。根据病变部位来分：表、外、上部的为阳，里、内、下部的为阴。

阴阳是八纲辨证的总纲。八纲辨证中，表证、热证、实证属阳，里证、寒证、虚证属阴。

（四）在疾病防治方面

调整阴阳，使之保持或恢复相对平衡，达到阴平阳秘的状态，是基本防治原则之一。

1. 指导养生 养生是保持身体健康而无疾病侵扰的重要方法，其根本原则就是"法于阴阳"，即遵循自然界阴阳变化规律来调整人体的阴阳，使人体的阴阳与自然界的阴阳变化相适应，如"春夏养阳，秋冬养阴""冬病夏治，夏病冬养"，调养"能夏不能冬""能冬不能夏"体质之人。

2. 确定治疗原则 阴阳偏盛的治疗原则是"实则泻之"，即损其有余。阳偏盛而导致的实热证，用"热者寒之"的治法；阴偏盛而导致的实寒证，用"寒者热之"的治法。若由"阳胜则阴病"或"阴胜则阳病"而出现伤阴或伤阳时，又当兼顾其阴阳的不足，于"实者泻之"的方法中配以补阴或补阳之品。

阴阳偏衰的治疗原则是"虚则补之"，即补其不足。阳偏衰则体现的是"阳虚则寒"的虚寒证，治疗当扶阳抑阴。《黄帝内经》称之为"阴病治阳"，王冰将其总结为"益火之源，以消阴翳"。阴偏衰则体现的是"阴虚则热"的虚热证，治疗当滋阴制阳，《黄帝内经》称之为"阳病治阴"，王冰将其总结为"壮水之主，以制阳光"。

阴阳互损是阳虚或阴虚到一定程度，累及了对方，导致阴阳两虚的过程，应采用阴阳双补的治疗原则。对阳损及阴引起的以阳虚为主的阴阳两虚，当以补阳为主、兼以补阴；对阴损及阳引起的以阴虚为主的阴阳两虚，当以补阴为主、兼以补阳。如此则阴阳双方可以相互资生、相互为用。

3. 分析和归纳药物的性能 药性，是指药物具有寒、热、温、凉4种药性，又称"四气"，其中温热属阳、寒凉属阴。五味，是指药物具有酸、苦、甘、辛、咸5种滋味，其中辛、甘、淡属阳，酸、苦、咸属阴。升降浮沉，是指药物在人体内发挥作用的趋向，其中具有升浮趋势的药物，多具有向上升宣和向外发散的特点，属阳；具有沉降趋势的药物，多具有收涩、下行、通泄、重镇的特点，属阴。

第四单元 五行学说

【复习指导】本单元属于重点内容，也是难点内容。掌握五行的概念、特性、事物属性的五行归纳表；掌握五行学说基本内容中五行相生、相克、制化、相乘、相侮和母子相及的概念、顺序和形成原因；掌握中医学中五行学说在的生理、病理、诊断和治疗方面的应用。

一、五行学说的概念

（一）五行的含义

五行，即木、火、土、金、水5种物质及其运动变化，是对宇宙万物进行归纳并阐释其相互关系的基本属性。

（二）五行的特性和事物与现象的五行归类

1.**五行特性** 是古人在长期的生活和生产实践中对具体的事物——木、火、土、金、水5种物质的朴素认识和直接观察，在此基础上进行抽象而逐渐形成的概念。五行的特性概括："木曰曲直，火曰炎上，土爱稼穑，金曰从革，水曰润下。"

2.**事物与现象的五行归类** 五行学说依据五行各自的特性，通过对自然界的各种事物和现象的性质和作用进行观察和归类，构建了五行系统（表1-1）。进行五行归类的方法，主要有取象比类法和推演络绎法两种。

表1-1 事物属性的五行归类

自然界							五行	人体					
五音	五味	五色	五化	五气	五方	五季		五脏	五腑	五官	形体	情志	五声	变动
角	酸	青	生	风	东	春	木	肝	胆	目	筋	怒	呼	握
徵	苦	赤	长	暑	南	夏	火	心	小肠	舌	脉	喜	笑	忧
宫	甘	黄	化	湿	中	长夏	土	脾	胃	口	肉	思	歌	哕
商	辛	白	收	燥	西	秋	金	肺	大肠	鼻	皮	悲	哭	咳
羽	咸	黑	藏	寒	北	冬	水	肾	膀胱	耳	骨	恐	呻	栗

二、五行学说的内容

（一）**五行相生**

五行相生是指木、火、土、金、水之间存在着有序的递相资生、助长和促进的关系。五行相生的次序为：木生火，火生土，土生金，金生水，水生木。在五行相生关系中，任何一行都具有"生我"和"我生"两方面的关系。《难经》将这种关系比喻为母子关系："生我"者为母，"我生"者为子。五行相生，体现了五行中的某一行对其子行的资生、助长和促进，是一种生理状态下的五行关系。

（二）**五行相克**

五行相克是指木、火、土、金、水之间存在着有序的递相克制、制约的关系。五行相克的次序为：木克土，土克水，水克火，火克金，金克木。在五行相克关系中，任何一行都具有"克我"和"我克"两方面的关系。《黄帝内经》把相克关系称为"所胜"和"所不胜"关系："克我"者为我"所不胜"，"我克"者为我"所胜"。五行相克，体现了五行中的某一行对其所胜一行的克制和制约，也是五行之间正常的关系。

（三）**五行制化**

五行制化是指五行之间既相互资生，又相互制约，生中有克、克中有生，两者相辅相成，维持平衡协调，推动事物之间稳定有序的发展和变化。

五行制化的规律：五行中某一行亢盛时，必然随之有制约，以防止其亢而为害；某一行相对不及时，也必然随之有相生，以维持其生生不息。即在相生中有克制，在克制中有促进。

（四）**五行相乘**

五行相乘是指五行中的一行对其所胜一行的过度克制或制约。相乘的次序与相克相同：木乘土，土乘水，水乘火，火乘金，金乘木。导致五行相乘的原因有两种：一是五行中的某一行过于亢盛，对其所胜行造成了超过正常限度的克制，于是产生相乘，如木旺乘土；二是五行中某一行过于虚弱，难以抵御其所不胜一行对其在正常限度内的克制，于是产生相乘，如土虚木乘。

（五）**五行相侮**

五行相侮是指五行中的一行对其所不胜一行的反向克制和制约，亦称反克。相侮的次序：木侮金，金侮火，火侮水，水侮土，土侮木。导致五行相侮的原因也有两种：一是五行中的某一行过于强盛，使原本克制它的一行不仅不能对其进行制约，反而受到它的反制，产生相侮，如木火刑金；二是五行中某一行过于虚弱，不仅不能制约其所胜的一行，反而受到其所胜一行的反制，如木虚土侮等。

（六）五行母子相及

包括母病及子和子病及母两种情况，属于五行中相生关系的病理改变。

母病及子：是指五行中某一行的异常，累及其子行，导致母子两行皆异常。母病及子的一般规律是母行和子行具有相同的病理趋势，如母行亢盛或虚弱，引起子行的亢盛或不足，终致母子两行皆亢盛或虚弱。

子病及母：是指五行中某一行的异常，累及其母行，导致子母两行皆异常。子病及母的一般规律有3种：一是子行亢盛，引起母行亦亢盛，致子母两行皆亢盛，可称为"子能实其母"；二是子行虚弱，上累母行，引起母行的不足，致母子俱不足；三是子行亢盛，损伤母行，致子盛母衰，可称为"子盗母气"。

三、五行学说在中医学中的应用

（一）体现在生理方面

1. **说明五脏的生理特点** 五行学说将人体的五脏分属五行，并以五行的特性来说明五脏的生理功能。如木具有生长、升发、舒畅、条达的特性，人体的肝喜条达而恶抑郁，有疏泄气机、调畅情志的机能，故将肝归属于木。

2. **说明五脏之间的生理联系** 五行学说运用生克制化理论来说明脏腑生理功能的内在联系，五行间存在制化，那么五脏之间也存在着既相互资生又相互制约的关系。五行相生可用以说明五脏之间的资生关系，五行相克可用以说明五脏之间的制约关系，五行制化可用以说明五脏之间的协调平衡。

3. **构建天人一体的五脏系统** 五行学说以五脏为中心，能够推演络绎整个人体的各种组织结构与功能，将人体的脏腑组织、形体官窍、精神情志联系起来，构建以五脏为中心的生理病理系统。同时根据五行理论又可将自然界的方位、气候、颜色、味道等与人体的五脏联系起来，建立了以五脏为中心的天人一体五脏系统，将人体内、外环境结合成一个密切联系的整体，形成"天人相应"。

（二）体现在病理方面

五行学说可以说明在病理情况下脏腑间可以相互影响。一脏之病可以传至他脏，他脏之病也可以传至本脏，这种病理上的相互影响称之为传变。传变的条件——"盛则传，虚则受"，取决于脏腑的状态，即脏腑功能太过、亢进则易影响到其他脏腑，反之，若脏腑功能虚弱、不足则易受到功能亢进或正常之脏腑在影响。五脏病变的相互影响，可用五行乘侮和母子相及的规律来阐释。以肝为例，肝有病，影响到心，为母病及子；影响到肾，为子病及母；影响到脾，为肝乘脾；影响到肺，为肝侮肺。

（三）体现在疾病的诊断方面

五行学说将人体的脏腑组织、形体官窍等与自然界的五方、五气、五音、五色、五味等都做了相应联系，构成了天人一体的五脏系统。通过观察分析四诊搜集的资料，依据事物属性的五行归类及五行生克乘侮传变规律，可确定五脏病变的部位，进而推断病情发展并判断疾病的预后，即"视其外应，以知其内脏"。

（四）体现在疾病的治疗方面

1. **指导脏腑用药** 以颜色分，中药有青、赤、黄、白、黑五色；以气味分辨，中药有酸、苦、甘、辛、咸五味。据五行归类，青色，酸味入肝；赤色，苦味入心；黄色，甘味入脾；白色，辛味入肺；黑色，咸味入肾。

2. **控制疾病的传变** 根据五行生克乘侮理论，五脏中一脏有病，可以传及他脏。因此，临床治疗时，除了针对所病的本脏进行治疗外，还要依据传变规律，兼治其他脏腑，以取得更好的疗效。

3. **确定治则治法** 根据五行相生规律确定的基本治疗原则是补母和泻子：即"虚则补其母，实则泻其子"。补母适用于母子关系的虚证；泻子适用于母子关系的实证。依据五行相生规律确定的治法，常用的有滋水涵木法、益火补土法（此处"火"非指心火，而是指命门之火、肾阳，即温肾阳补脾阳）、培土生金法和金水相生法4种。运用五行相克规律确定的基本治疗原则是抑强扶弱：抑强，适用于相克太过引起的相乘和相侮；扶弱，适用于相克不及引起的相乘和相侮。依据五行相克规律确定的治法，常用的有抑木扶土法、培土制水法（此处"水"非指"肾"，而是指水湿，即健脾利水以治疗水湿停聚的病证）、佐金平木法和泻南补北法（根据五行在对应关系，"南"代指心、"北"代指肾，即泻心火补肾水治疗心肾不交的病证）4种。

4. **指导针灸取穴** 手足十二经的井、荥、输、经、合"五输穴"分别配属木、火、土、金、水五行，根据"虚则补其母，实则泻其子"的原则达到补虚泻实，恢复脏腑正常功能的效果。

5. **指导情志致病** 情志活动异常会损伤相应的脏腑，故治疗时也可根据生克规律，采用"以情胜情"的方法治疗情志病。

第五单元　藏象学说

【复习指导】本单元内容不多，难度不大。掌握藏象的概念及五脏六腑的生理特点。

一、藏象及藏象学说的概念与特点

1. **藏象**　是指藏于体内的内脏及其表现于外的生理病理征象及与自然界相通应的事物和现象。

"藏"，是藏于体内的内脏，包括五脏、六腑和奇恒之腑。

"象"，是这5个生理病理系统的外在现象和比象。其含义有二：一是表现于外的生理病理征象，二是内在以五脏为中心的5个生理病理系统与外在自然环境的事物与现象类比所获得的比象。

2. 藏象学说的主要特点　是以五脏为中心的**整体观**，主要体现在以五脏为中心的人体自身的整体性及五脏与自然环境的统一性两个方面。

二、五脏、六腑、奇恒之腑的生理特点及临床意义

脏腑分为脏、腑和奇恒之腑三类。脏有五，即心、肺、脾、肝、肾，合称五脏。腑有六，即胆、胃、小肠、大肠、膀胱、三焦，合称六腑。奇恒之腑有六，即脑、髓、骨、脉、胆和女子胞。

五脏共同的生理特点是化生和贮藏精气，故满而不实；六腑共同的生理特点是受盛和传化水谷，故实而不满。奇恒之腑在形态上中空有腔与六腑相类，功能上贮藏精气与五脏相同，故称之。

五脏六腑的生理特点对临床辨证论治有重要的指导意义。一般说来，病理上"脏病多虚""腑病多实"；治疗上"五脏宜补""六腑宜泻"。

第六单元　五脏

【复习指导】本单元内容较多，难度较大。应熟练掌握心、肺、脾、肝、肾的主要生理功能与特性。熟悉五脏之间的关系及五脏与五体、五官、五志、五液的关系。

一、五脏的生理功能与特性

1. 心的生理功能与特性

（1）**主血脉**：是指心气推动和调控血液在脉道中运行，流注全身。心主血脉包括心主血和心主脉两个方面。

心主血的基本内涵，是心气能推动血液运行，以输送营养物质于全身脏腑形体官窍。

心主脉是指心气推动和调控心脏的搏动和脉的舒缩，使脉道通利，血液流畅。

心、脉、血三者密切相连，构成血液循环系统。血液在脉中正常运行，必须以心气充沛、血液充盈、脉道通利为基本条件。其中心脏的正常搏动，起着主导作用。

（2）**藏神**：又称主神明或主神志，是指心有统率全身脏腑、经络、形体、官窍的生理活动和主司意识、思维、情志等精神活动的作用。《素问》曰："心者，**君主之官**也，神明出焉。"

心的主血脉与藏神功能密切相关。血是神志活动的物质基础之一，心血充足则能化神养神而使心神灵敏不惑，而心神清明，则能驭气调控心血的运行。

（3）生理特性：心为阳脏而主通明。心在五行属火，属阳中之阳的太阳，故称为阳脏，又称"火脏"。心主通明，是指心脉以通畅为本，心神以清明为要。

2. 肺的生理功能与特性

（1）**主气司呼吸**：包括主呼吸之气和主一身之气两个方面。

①**肺主呼气之气**，是指肺是气体交换的场所。通过肺的呼吸作用，不断吸进清气，排出浊气，吐故纳新，实现机体与外界环境之间的气体交换，以维持人体的生命活动。肺主呼吸，实际上是肺气的宣发与肃降运动在气体交换过程中的具体表现。肺气宣发，浊气得以呼出；肺气肃降，清气得以吸入。肺气的宣发与肃降运动协调有序，则呼吸均匀通畅。

②**肺主一身之气**，是指肺有主司一身之气的生成和运行的作用。体现在两个方面：一是宗气的生成。一身之气主要由先天之气和后天之气构成。宗气属后天之气，由肺吸入的自然界清气，与脾胃运化的水谷之精所化生的谷气相结合而生成。二是对全身气机的调节作用。肺有节律地呼吸，对全身之气的升降出入运动起着重要的调节作用。

（2）**主行水**：是指肺气的宣发肃降运动推动和调节全身水液的输布和排泄。肺主行水表现在两个方面：一是通过肺气的宣发运动，将脾气转输至肺的水液和水谷之精中的较轻清部分，向上向外布散，上至头面诸窍，外达全身皮毛肌腠以濡润之；输送到皮毛肌腠的水液在卫气的推动作用下化为汗液。二是通过肺气的肃降运动，将脾气转输至肺的水液和水谷精微中的较稠厚部分，向内向下输送到其他脏腑以濡润之，并将脏腑代谢所产生的浊液下输至膀胱，形成尿液生成之源。

（3）**朝百脉，主治节**

①肺朝百脉，是指全身血液都通过百脉流经于肺，经肺的呼吸，进行体内外清浊之气的交换，然后再通过肺气宣降作用，将富有清气的血液通过百脉输送到全身。

②肺主治节，是指肺气具有治理调节肺之呼吸及全身之气、血、水的作用，是对肺的主要生理功能的高度概括。主要表现在4个方面：一是治理调节呼吸运动，肺气的宣发与肃降运动协调，维持通畅均匀的呼吸，使体内外气体得以正常交换；二是调理全身气机，气机通过呼吸运动，调节一身之气的升降出入，保持全身气机调畅；三是治理调节血液的运行，通过肺朝百脉和气的升降出入运动，辅佐心脏，推动和调节血液的运行；四是治理调节津液代谢，通过肺气的宣发与肃降，治理和调节全身水液的输布与排泄。《素问》说："肺者，**相傅之官**，治节出焉。"

（4）生理特性

①肺为**华盖**：肺位于胸腔，覆盖五脏六腑之上，位置最高，因而有"华盖"之称。肺居高位，又能行水，故称之为"**水之上源**"。

②肺为**娇脏**：肺脏清虚而娇嫩，不耐寒热燥湿诸邪之侵；外感六淫之邪从皮毛或口鼻而入，常易犯肺而为病。

③肺气宣降

a. **肺气宣发**，是肺气向上向外的布散运动，主要体现在以下3个方面：一是呼出体内浊气；二是将脾所转输来的津液和部分水谷精微上输头面诸窍，外达于全身发毛肌腠；三是宣发卫气于皮毛肌腠，将代谢后的津液化为汗液，并控制和调节其排泄。

b. **肺气肃降**，是肺气向内向下的布散运动，主要体现在以下3个方面：一是吸入自然界之清气，向内向下布散；二是将脾转输至肺的津液及水谷精微向下向内布散于其他脏腑；三是将脏腑代谢后产生的浊液下输于膀胱，成为尿液生成之源。

c.肺气的宣发与肃降，是相互制约、相互为用的两个方面。宣降运动协调，维持着肺的呼吸和行水功能。

3.脾的生理功能与特性

（1）**主运化**：是指脾具有把饮食水谷转化为水谷精微和津液，并将其吸收、转输到全身各脏腑的生理机能。包括运化食物和运化水液两个方面。

运化食物：食物经胃的受纳腐熟，被初步消化后，变为食糜，下送于小肠做进一步消化，经脾气的作用，则分为清浊两部分。其精微部分，经脾气的激发作用由小肠吸收，再由脾气的转输作用输送到其他脏腑和四肢百骸。

运化水液：是指脾气将水液化为水精，亦即津液，并将其吸收、转输到全身脏腑的生理功能。脾气转输津液的途径及方式有4种：一是上输于肺，过肺气宣降输布全身；二是向四周布散，"以灌四傍"，发挥其滋养濡润脏腑的作用；三是将胃、小肠、大肠中的部分水液经过三焦下输膀胱，成为尿液；四是居中枢转津液，使全身津液随脾胃之气的升降而上腾下达。

脾主运化的功能吸收水谷精微和津液，促进全身的生长发育，是维持人体生命活动的根本，故称脾为"**后天之本，气血生化之源**"。

（2）**主统血**：是指脾气具有统摄、控制血液在脉中正常运行而不逸出脉外的作用。脾气统摄血液，实际上是气的固摄作用的体现。脾气是一身之气分布到脾脏的部分，一身之气充足，脾气必然充盛；而脾气健运，一身之气自然充足。气足则能摄血，故脾统血与气摄血是统一的。

（3）生理特性

①**脾主升清**：是指脾气具有向上运动以维持水谷精微的上输和内脏位置相对稳定的生理特性。是指脾气的升动转输作用，将胃肠道吸收的水谷精微和水液上输于心、肺等脏，通过心、肺的作用化生气血，以营养濡润全身。

②**喜燥恶湿**：脾气健旺，运化水饮正常，水精四布，自然无痰饮水湿的停聚。脾气升动，才能将水液布散主身，而脾气升运的条件之一就是脾体干燥而不被痰饮水湿所困。

4.肝的生理功能与特性

（1）**主疏泄**：是指肝气具有疏通、畅达全身气机的作用。主要体现在以下4个方面。

①促进血液与津液的运行输布：血液的运行和津液的输布代谢，有赖于气机的调畅。肝气疏泄，调畅气机，使全身脏腑经络之气的运行畅达有序。气能运血，气行则血行，故说肝气的疏泄作用能促进血液的运行，使之畅达而无瘀滞。

②促进脾胃运化和胆汁的分泌排泄：肝气疏泄，畅达气机，促进和协调脾胃之气的升降，从而促进脾胃的运化。胆汁乃肝之余气所化，其分泌和排泄受肝气疏泄作用的影响。肝气疏泄，气机调畅，胆汁才能够正常分泌与排泄。

③调畅情志：肝气疏泄，能调畅气机，因而能使人心情舒畅，既无亢奋，也无抑郁。情志活动分属五脏，依赖于气机的调畅，因肝主疏泄，调畅气机，所以肝具有调畅情志的生理功能。

④促进男子排精与女子排卵行经：男子精液的贮藏与施泄，是肝、肾二脏之气的闭藏与

疏泄作用相互协调的结果。肝气的疏泄作用发挥正常，则精液排泄通畅有度。女子的按时排卵，也是肝气疏泄和肾气闭藏作用相互协调的体现。

（2）**主藏血**：是指肝脏具有贮藏血液、调节血量和防止出血的生理功能。肝藏血的生理意义有以下4个方面。

①贮藏血液，涵养肝气、筋目、魂志：肝贮藏充足的血液，化生和涵养肝气，使之冲和畅达，发挥其正常的疏泄作用。肝藏血，还可濡养与肝相关的形体官窍筋目、神志魂，使其发挥正常的生理功能、维持正常神志和睡眠。

②调节血量：在正常情况下，人体各部分的血量是相对恒定的。但是随着机体活动量的增减、情绪的变化、外界气候的变化，人体各部分的血量也随之变化。这种变化是通过肝的藏血与疏泄功能的协调来实现的。

③防止出血：肝主藏血以防止出血。气有固摄血液之能，肝气充足，则能固摄肝血而不致出血；又因阴气主凝，肝阴充足，肝阳被涵，阴阳协调，则能发挥凝血作用而防止出血。

④为经血之源：肝藏血，冲脉起于胞中而通于肝，与女子月经来潮密切相关，也称肝为"**血海**"。

（3）生理特性

①肝为**刚脏**：是指肝气主升主动，喜条达而恶抑郁，具有刚强躁急的生理特性。

②肝气升发：是指肝气向上升动和向外发散以调畅气机的生理特性。

5. 肾的生理功能与特性

（1）**藏精**，主生长发育生殖与脏腑气化。肾藏精，是指肾具有贮存、封藏精的生理功能。肾藏的精包括先天之精和后天之精，先天之精来源于父母的生殖之精。人出生后，机体由脾胃的运化作用从饮食中摄取营养物质，称为"后天之精"。先天之精是肾精的主体成分，后天之精仅起充养作用，先、后天之精相互资助，相互为用。《素问》说："肾者，主蛰**封藏之本**，精之处也。"

主生长发育与生殖，是指肾精、肾气促进机体生长发育与生殖功能成熟的作用。

（2）**主水**：是指肾气具有主司和调节全身水液代谢的作用。主要体现在两个方面：一是肾气对参与水液代谢脏腑的促进作用。肾气及肾阴肾阳对水液代谢过程中各脏腑之气的功能，具有促进和调节作用。二是肾气的生尿和排尿作用。水液代谢过程中，各脏腑形体官窍代谢后产生的浊液，下输于膀胱，在肾气的蒸化作用下，分为清浊。清者回吸收，由脾气的转输作用通过三焦水道上腾于肺，重新参与水液代谢；浊者则化为尿液，在肾与膀胱之气的推动作用下排出体外。

（3）**主纳气**：是指肾气有摄纳肺所吸入的自然界清气，保持吸气的深度，防止呼吸表浅的作用。人体的呼吸，由肺所主，但吸入的清气，由肺气的肃降下达于肾，必须再经肾气的摄纳潜藏，使其维持一定的深度，以利于气体交换。

（4）生理特性：**主封藏**，肾的藏精、主纳气、主生殖、主二便等功能，都是肾主封藏生理特性的具体体现。

二、五脏之间的关系

1. 心与肺的关系　主要表现在血液运行与呼吸吐纳之间的协同调节关系。心主血而肺主气，心主行血而肺主呼吸。积于胸中的宗气是连结心之搏动和肺之呼吸的中心环节。

2. 心与脾的关系　主要表现在血液生成方面的相互为用及血液运行方面的相互协同。心主血而脾生血，心主行血而脾主统血。

3. 心与肝的关系　主要表现在行血与藏血及精神调节两个方面。心主行血而肝主藏血，心藏神而肝主疏泄、调畅情志。

4. 心与肾的关系　主要表现为"**心肾相交**"。心肾相交的机理，主要从水火既济、精神互用、君相安位来阐发。

5. 肺与脾的关系　主要表现在气的生成与水液代谢两个方面。肺司呼吸而摄纳清气，脾主运化而化生谷气；肺主行水，脾主运化水液，水湿不运行，则痰湿内生，故称脾为"**生痰之源**"，肺为"**储痰之器**"。

6. 肺与肝的关系　主要表现在人体气机升降的调节方面。肝气升发，肺气肃降。肝气以升发为宜，肺气以肃降为顺。

7. 肺与肾的关系　主要表现在水液代谢、呼吸运动及阴阳互资三个方面。肺为水之上源，肾为主水之脏；肺主呼吸，肾主纳气；肺属金，肾属水，金水相生。

8. 肝与脾的关系　主要表现在疏泄与运化的相互为用、藏血与统血的相互协调。肝主疏泄，脾主运化；肝主藏血，脾主生血统血。

9. 肝与肾的关系　主要表现在精血同源、藏泄互用及阴阳互滋互制三方面。肝主藏血而肾主藏精，肝主疏泄而肾主封藏，肾水生肝木，故有"**肝肾同源**"或"**乙癸同源**"之称。

10. 脾与肾的关系　脾肾两者首先表现为先天与后天的互促互助关系，脾为后天之本，肾为先天之本；脾肾的关系还表现在水液代谢方面，脾主运化水液，肾为主水之脏。

三、五脏与五体、五官九窍、五志、五液的关系

1. 五脏与五体的关系

（1）心在体合脉：是指全身的血脉统属于心，由心主司。

（2）肺在体合皮：又称肺合皮毛。是指肺气宣发，将卫气和津液外输于皮毛，以发挥其温养肌肤及防御外邪的作用。

（3）脾在体合肉：是指脾气运化水谷精微，充养全身肌肉，使其壮实丰满，发挥其收缩运动。

（4）肝在体合筋：筋依赖肝血的濡养。肝血充足，筋得其养，才能运动灵活而有力，能耐受疲劳，并能较快地解除疲劳，故称肝为"**罢极之本**"。

（5）肾在体合骨，生髓：髓分骨髓、脊髓和脑髓，皆由肾精化生。故《素问》曰："肾者，**作强之官**，伎巧出焉。"齿与骨同出一源，亦由肾精充养，故称"齿为骨之余"。

2. 五脏的外华　内在脏腑精气的盛衰及其功能的强弱，可显露于外在相应的体表组织器官。

（1）心其华在面：由于全身血气皆上注于面，故心的精气盛衰及其生理功能正常与否，可以显露于面部的色泽变化。

（2）肺其华在毛：由于肺气宣发，将输送于肺的津液和部分水谷之精向上向外布散于全身皮毛肌腠以滋养之，使之红润光泽。

（3）脾其华在唇：是指口唇的色泽可以反映脾精、脾气的盛衰。

（4）肝其华在爪：爪甲，包括指甲和趾甲，乃筋之延续，所以称为"爪为筋之余"。爪甲亦赖肝血的濡养，因而爪甲的荣枯，可反映肝血是否充足。

（5）肾其华在发：发的生长，赖血以养，故称"发为血之余"。肾藏精，精化血，精血旺盛，则毛发粗壮而润泽。

3.五脏与五官九窍的关系　五脏的生理功能可通过相应官窍反映出来。

（1）心在窍为舌：又称心开窍于舌，是指心之精气盛衰及其机能常变可从舌的变化得以反映。因而观察舌的变化可以了解心的主血脉及藏神功能是否正常。

（2）肺开窍于鼻：鼻为呼吸道之最上端，通过肺系（喉咙、气管等）与肺相连，具有主通气和主嗅觉的功能。鼻的通气和嗅觉，喉的发音，均有赖于肺津的滋养与肺气的推动。

（3）脾开窍于口：脾的经脉"连舌本，散舌下"，舌又主司味觉，所以，食欲和口味都可以反映脾的运化功能是否正常。

（4）肝在窍为目：目之所以能视物辨色，依赖肝血之濡养和肝气之疏泄的协调。

（5）肾在窍为耳及二阴：耳的听觉灵敏与否，与肾精、肾气的盛衰密切相关。二阴，指前阴和后阴，都与肾精、肾气关系密切。

4.五脏与五志的关系

（1）心在志为喜：喜乐愉悦有益于心主血脉的机能，但喜乐过度则可使心神受伤。

（2）肺在志为忧（悲）：悲忧皆为人体正常的情绪变化，由肺精、肺气所化生。过度悲或忧，可损伤肺精、肺气，或导致肺气的宣降运动失调。

（3）脾在志为思：思虽为脾志，也与心神有关，故有"思出于心，而脾应之"之说。思虑过度，最易妨碍脾气运化，致使脾胃之气结滞。

（4）肝在志为怒：怒志为人体正常的情绪变化，正常的情绪发泄对维持机体的生理平衡有重要的意义，但大怒或郁怒不解，可引起肝气上逆或肝气郁结的病机变化。

（5）肾在志为恐：恐惧、害怕是人体正常的情绪变化。过度恐惧可伤肾精、肾气，出现二便失禁，甚则遗精、滑精。

5.五脏与五液的关系　五液是人体官窍正常的分泌液，其生成和代谢，又都依赖于脏腑的正常生理活动。

（1）心在液为汗：汗液的生成、排泄与心血、心神的关系十分密切。心主血脉，血液与津液同源互化，故又有"血汗同源"，"汗为心之液"之说。心又藏神，汗液的生成与排泄又受心神的主宰与调节。

（2）肺在液为涕：鼻涕由肺津所化，由肺气的宣发运动布散于鼻窍，有润泽鼻窍、防御外邪、利于呼吸的作用。

（3）脾在液为涎：涎为口津，即唾液中较清稀的部分，由脾精、脾气化生并转输布散。涎具有帮助食物的咀嚼和消化的作用。

（4）肝在液为泪：泪由肝精、肝血所化。肝开窍于目，泪从目出，有濡润、保护眼睛的作用。

（5）肾在液为唾：唾，即唾液中较稠厚的部分，由肾精化生，又有滋养肾精的作用。

第七单元　六腑

【复习指导】本单元内容较多，难度不大。掌握六腑的生理功能。熟悉五脏与六腑之间的关系。

一、六腑的生理功能

六腑，即胆、胃、小肠、大肠、膀胱、三焦6个脏器的总称。其共同生理特点是传化物而不藏，实而不能满。后世医家将此概括为"六腑以通为用"。

1. 胆的生理功能　胆为中空的囊状器官，内盛胆汁，又称"中精之腑"。胆既为六腑又属奇恒之腑，其生理功能主要有两个方面。

（1）贮藏和排泄胆汁：胆汁来源于肝，由肝之余气凝聚而成。贮藏于胆腑的胆汁，在肝气的疏泄作用下注入肠中，以促进水谷的消化吸收。

（2）主决断：是指胆具有判断事物、作出决定的作用。《素问》曰："胆者，中正之官，决断出焉"。

2. 胃的生理功能和特性　胃又称"胃脘"，分为上、中、下3部。上部为上脘，包括贲门；下部为下脘，包括幽门；上、下脘之间为中脘，包括胃体。

（1）生理功能

①主受纳水谷：是指胃气具有接受和容纳饮食水谷的作用。饮食入口，经过食管（咽）进入胃中，在胃气的通降作用下，由胃接收和容纳，暂存于其中，故胃有"太仓""水谷之海"之称。

②主腐熟水谷：是指胃气将饮食物初步消化，并形成食糜的作用。食物经过胃气的磨化和腐熟作用后，精微物质被吸收，并由脾气转输而营养全身，未被消化的食糜则下传于小肠以进一步消化，故又称胃为"水谷气血之海"，"五脏六腑之海也"。《素问》曰："脾胃者，仓廪之官，五味出焉。"

（2）生理特性

①胃气主降：是指胃气的向下通降运动以下传水谷及糟粕的生理特性。胃气下降，主要体现于饮食物的消化和排泄过程中：一是饮食物入胃，胃容纳而不拒之；二是胃将食糜下传小肠；三是食物残渣下移大肠形成粪便并排出体外。

②喜润恶燥：是指胃当保持充足的津液，得到津液的濡润，才利于水谷的受纳腐熟和胃气的通降。

3. 小肠的生理功能

（1）主受盛化物：表现于以下两个方面。一是指小肠接受由胃腑下传的食糜而盛纳之；二是由脾气对小肠中的食糜进一步消化，化为精微和糟粕两部分，即化物作用。《素问》曰："小肠者，受盛之官，化物出焉。"

（2）主泌别清浊：是指小肠中的食糜在做进一步消化的过程中，随之分为清、浊两部分。清者，即水谷精微和津液，由小肠吸收，经脾气的转输输布全身；浊者，即食物残渣和部分水液，经小肠传送到大肠。

（3）小肠主液：是指小肠在吸收谷精的同时，吸收了大量津液。小肠吸收的部分津液经三焦下渗膀胱,成为尿液。临床上,以"利小便所以实大便"的方法治疗泄泻,就是"小肠主液"理论的具体应用。

4. 大肠的生理功能

（1）主传化糟粕:大肠将食物残渣经过燥化变成粪便,并经肛门有节制地排出体外。《素问》曰:"大肠者,**传导之官**,变化出焉。"

（2）大肠主津:是指大肠接收食物残渣,吸收津液,使之形成粪便,即所谓燥化作用。

5. 膀胱的生理功能

（1）汇聚水液:人体全身的津液,代谢后经三焦之腑汇聚于膀胱。《素问》曰:"膀胱者,**州都之官**,津液藏焉。"汇聚于膀胱中的水液,经肾气和膀胱之气的蒸化作用,其清者上输于脾,重新参与津液代谢,而剩余者则留于膀胱为尿。

（2）贮存和排泄尿液:膀胱中尿液的贮存和排泄,由肾气及膀胱之气的激发和固摄作用调节。

6. 三焦的概念和生理功能　三焦是上焦、中焦、下焦的合称。三焦概念有六腑三焦、部位三焦与辨证三焦的不同。

（1）六腑三焦:作为六腑之一的三焦,其主要生理功能是疏通水道,运行津液。《素问》说:"三焦者,**决渎之官**,水道出焉。"

（2）部位三焦:作为人体上中下部位划分的三焦,其总体生理功能有二:一是通行诸气,是一身之气上下运行的通道。二是运行津液,是全身津液上下输布运行的通道。

上焦:横膈以上的胸部,包括心、肺两脏,以及头面部。"**上焦如雾**"作为其生理特点,是对心肺输布营养至全身的作用和形式的形象描写与概括,喻指上焦宣发卫气,敷布水谷精微和津液,如雾露之灌溉。

中焦:横膈以下、脐以上的上腹部,包括脾胃、肝胆等脏腑。"**中焦如沤**"作为其生理特点,是对脾胃、肝胆等脏腑的消化饮食物和形式的形象描写与概括,喻指中焦消化饮食物,如发酵酿造之过程。

下焦:脐以下的部位,包括小肠、大肠、肾、膀胱、女子胞、精室等脏腑及两下肢。"**下焦如渎**"作为其生理特点,是对小肠、大肠、肾和膀胱的排泄糟粕的作用和形式的描写与概括,喻指肾、膀胱、大肠等脏腑排泄二便,如沟渠之通导。

（3）辨证三焦:是指温病发生发展过程中由浅及深的3个不同病理阶段。

二、五脏与六腑之间的关系

脏与腑的关系,即是脏腑阴阳表里相合的关系。五脏属阴,六腑属阳;五脏为里,六腑为表。脏腑之间之所以构成这种紧密关系,主要根据有以下几个方面:①经脉属络,即属脏的经脉络于所合之腑,属腑的经脉络于所合之脏。②生理配合,六腑机能受五脏之气的支持和调节,五脏功能也有赖于六腑的配合。③病理相关,脏病可影响到其相合的腑,腑病也可影响其相合的脏。

1. 心与小肠的关系　生理上,心主血脉,心阳之温煦,心血之濡养,有助于小肠的化物等功能;小肠化物,泌别清浊,清者经脾上输心肺,化赤为血,以养心脉。

2. 肺与大肠的关系　在生理上,肺气的下降可以推动大肠的传导,有助于糟粕下行。而大肠传导正常,腑气通畅,亦有利于肺气的下降。

反之，若大肠腑气不通，传导不利，则肺气壅塞而不能下降，出现胸闷、咳喘、呼吸困难等，是谓上窍不通则下窍不利，下窍不利则上窍为之闭塞。

3. 脾与胃的关系

（1）纳运相合：脾主运化，胃主受纳，受纳与运化相辅相成，紧密配合，完成饮食物的消化吸收。

（2）升降相因：脾气主升，以升为顺，将水谷精微输布于头目心肺；胃气主降，以降为和，将水谷下降于小肠。

（3）燥湿相济：脾喜燥而恶湿；胃喜润而恶燥。脾易生湿，得胃阳以制之，使脾不至于湿；胃易生燥，得脾阴以制之，使胃不至于燥。

4. 肝与胆的关系

（1）同司疏泄：肝气疏泄正常，促进胆汁的分泌和排泄；而胆汁排泄无阻，又有利于肝气疏泄的正常发挥。

（2）共主勇怯：胆主决断与人的勇怯有关，而决断又基于肝之谋虑，肝胆相互配合，情志活动正常，处事果断。《素问·灵兰秘典论》曰："肝者，将军之官，谋虑出焉。胆者，中正之官，决断出焉。"

5. 肾与膀胱的关系　肾主水，开窍于二阴，肾气充足，控制尿液正常生成贮于膀胱并有度地排泄。膀胱贮尿排尿有度，也有利于肾气的主水作用。

第八单元　奇恒之腑

【复习指导】本单元内容较少、难度不大。熟悉奇恒之腑的生理功能。

奇恒之腑，包括脑、髓、骨、脉、胆、女子胞6个脏器组织。它们在形态上类腑，但其功能上似脏主贮藏精气，与六腑传化水谷有别，故称之为奇恒之腑。

一、脑

脑位于头部的颅腔之内，为髓汇聚之处，故称脑为"髓之海"。

1. 脑的生理功能

（1）主宰生命活动：脑为神明之所出，称为"元神之府"，是生命的枢机，主宰人体的生命活动。

（2）主司感觉运动：人的感官位于头部，依赖脑髓的充养发挥感觉功能。脑主元神，脑髓充盈，则视物精明，听力正常，嗅觉灵敏，感觉无碍，运动如常。

（3）主司精神活动：脑为髓海，主人的思维意识和记忆，是精神活动的枢纽。

2. 脑与脏腑精气的关系　脑的生理病理统归于心而分属于五脏，称为"心藏神"，又把神分为神、魂、魄、意、志5种不同的表现，分别由心、肝、肺、脾、肾五脏主司，即所谓"五神脏"。脑的功能与五脏密切相关，五脏之精充盈，五脏之气畅达，才能化养五神并发挥其生理功能。

二、女子胞

女子胞，又称胞宫、胞脏、子宫、子脏等。

1. 女子胞的生理功能
（1）主持月经：月经的产生，是脏腑经脉气血及天癸作用于胞宫的结果。胞宫的形态与功能正常与否直接影响月经的来潮。
（2）孕育胎儿：胞宫是女性孕育胎儿的器官。女子受孕后，全身的气血，有相当一部分输送到胞宫，促进胎儿的发育。
2. 女子胞与脏腑经脉的关系
（1）与天癸的关系：天癸，是肾中精气化生的一种精微物质，有促进生殖器官发育、女子月经来潮及排卵、男子精气溢泻的作用。因此，天癸对女子胞的发育和生殖能力的维持，具有决定性作用。
（2）与经脉的关系：女子胞与冲、任、督、带及十二经脉均有密切关系。其中冲、任二脉同起于胞中，冲脉能调节十二经气血，与女子月经排泄关系密切，有"冲为血海"之称；任脉能调节全身阴经，又与胎儿孕育密切相关，故有"任主胞胎""阴脉之海"之称。
（3）与脏腑的关系：女子月经的来潮及孕育胎儿，均离不开气血的充盈和正常运行。心主血，肝藏血，脾胃为气血生化之源又主统血；肾藏精，关乎天癸，且精能化血；肺主气，朝百脉而输精微。可见女子胞与心、肝、脾、肾的功能关系密切。

第九单元 精、气、血、津液

【复习指导】本单元内容较多、难度较大。掌握气、血、津液的生理功能及气血、津、液三者之间的关系。熟悉与气、血、津液的生成、运行密切相关的脏腑功能。

一、精

1. 人体之精的概念 精，是由禀受于父母的生命物质与后天水谷精微相融合而形成的一种精华物质，是人体生命的本原，是构成人体和维持人体生命活动最基本的物质。

人体之精，有狭义、广义之分：狭义之精，特指具有繁衍后代作用的生殖之精。广义之精，指一切构成人体和维持人体生命活动的液态精华物质，如先天之精、水谷之精、生殖之精、脏腑之精及血、津液等。

2. 人体之精的功能
（1）繁衍生命：由先天之精与后天之精合化而生成的生殖之精，具有繁衍生命的作用。
（2）濡养作用：先天之精与后天之精充盛，则脏腑之精充盈，因而全身脏腑组织官窍得到精的濡养。
（3）化血作用：精可以转化为血，是血液生成的来源之一。
（4）化气作用：先天之精可以化生先天之气（元气），水谷之精可以化生谷气，再加上肺吸入的自然界清气，综合而成一身之气。
（5）化神作用：精是神化生的物质基础之一。

3. 人体之精的分类
（1）先天之精与后天之精：先天之精禀受于父母，源于父母的生殖之精，是生命产生的本原。后天之精源于饮食水谷，由脾胃等脏腑吸取饮食精华而产生。

（2）生殖之精：源于肾精，在天癸的促发下由肾藏的先天之精在水谷之精的资助充养下合化而成。

（3）脏腑之精：是指脏腑所藏的具有濡养、滋润本脏腑及其所属的形体、官窍等作用的液态精华物质。各脏腑之精都由先天之精与后天之精相融合而成。

二、气

1. 人体之气的概念 气，是人体内活力很强运行不息的极精微物质，是构成人体和维持人体生命活动的基本物质之一。人体之气包含阴气、阳气两部分：阴气是气中具有寒凉、抑制等特性的部分；阳气是气中具有温热、兴奋等特性的部分。

气运行不息，以及气中阴阳两部分对立互根、协调共济，推动和调控着人体内的新陈代谢，维系着人体的生命进程。

2. 人体之气的生成

（1）气的生成之源：人体之气来源于先天之精所化生的先天之气（即元气）、水谷之精所化生的水谷之气和自然界的清气，通过肺、脾胃和肾等脏腑的综合作用，将此三者结合起来而成一身之气。

（2）与气生成的相关脏腑

①肾为生气之根。肾藏先天之精，并受后天之精的充养。先天之精化生元气。

②脾胃为生气之源。脾主运化，胃主受纳，共同完成对饮食水谷的消化吸收，将水谷之精化生水谷之气。

③肺为生气之主。肺主气，主司宗气的生成，在气的生成过程中占有重要地位。

3. 人体之气的运动与气化

（1）气的运动：气的运动称作**气机**。气的运动形式，可以简单地归纳为升、降、出、入4种基本形式。

（2）**气化**的概念和形式：气的运动而产生的各种变化称为气化。诸如体内精微物质的化生及输布，精微物质之间、精微物质与能量之间的互相转化，以及废物的排泄等都属于气化。体内精气血津液各自的代谢及其相互转化，是气化的基本形式。

4. 人体之气的功能

（1）**推动与调控**作用：气的推动作用，是指气中属阳部分（阳气）的激发、兴奋、促进等作用。主要体现于如下。①激发和促进人体的生长发育及生殖功能。②激发和促进各脏腑经络的生理功能。③激发和促进精血津液的生成及运行输布。④激发和兴奋精神活动。

气的调控作用，是指气中属阴部分（阴气）的减缓、抑制、宁静等作用。主要体现于如下。①抑制和减缓人体的生长发育及生殖功能。②抑制和宁静各脏腑经络的生理功能。③抑制和减缓精血津液的生成及运行输布。④抑制和宁静精神活动。

（2）**温煦与凉润**作用：气的温煦作用，是指气中属阳部分（阳气）的促进产热，消除寒冷，使人体温暖的作用。主要体现于如下。①温煦机体，维持相对恒定的体温。②温煦各脏腑、经络、形体、官窍，助其进行正常的生理活动。③温煦精血津液，助其正常施泄、循行、输布，即所谓"得温而行，得寒而凝"。

气的凉润作用，是指气中属阴部分（阴气）的抑制产热，消除热量，使人体寒凉的作用。主要体现于如下。①凉润机体，维持相对恒定的体温。②凉润各脏腑、经络、形体、官窍，防其生理机能过亢。③凉润精血津液，防其过度代谢和运行失常。

（3）**防御**作用：气既能护卫肌表，防御外邪入侵，也可以祛除体内的病邪。人体正气含有阴气、阳气两部分。正气中的阳气部分能抵抗寒冷等阴邪的入侵并能祛除体内的阴邪，正气中的阴气部分能抵抗火热等阳邪的入侵并能祛除体内的阳邪。

（4）**固摄**作用：气对体内血、津液、精等液态物质具有固护、统摄和控制作用，防止其无故流失。主要体现在如下。①统摄血液，使其在脉中正常运行，防止其逸出脉外。②固摄汗液、尿液、唾液、胃液、肠液，控制其分泌量、排泄量，防止其过多排出及无故流失。③固摄精液，防止妄泄。

（5）**中介**作用：是指气能感应传导信息以维系机体的整体联系，成为人体各个脏腑组织器官之间相互联系的中介。

5. **人体之气的分类**　人体之气，因其生成来源、分布部位及功能特点的不同分为元气、宗气、营气和卫气4类。

（1）**元气**：元气是人体最根本、最重要的气，是人体生命活动的原动力。

元气由肾精化生，肾精的主体成分是先天之精，但必须得到水谷之精的充养。

元气的生理功能主要有两个方面：一是推动和调节人体的生长发育和生殖功能；二是推动和调控各脏腑、经络、形体、官窍的生理活动。

元气含有元阴、元阳，为一身阴阳之根，脏腑阴阳之本。元阳具有推动、兴奋、温煦等作用，元阴具有宁静、抑制、凉润等作用。元阴与元阳协调平衡，元气则能发挥推动和调控各脏腑的生理功能、人体的生长发育和生殖功能。

（2）**宗气**：是由谷气与自然界清气相结合而积聚于胸中的气，属于后天之气的范畴。宗气的生成直接关系到一身之气的盛衰。宗气在胸中积聚之处，《灵枢·五味》称为"气海"，又称"膻中"。

宗气的生成有两个来源：一是脾胃运化的水谷之精所化生的水谷之气；二是肺从自然界中吸入的清气，两者相结合生成宗气。

宗气的生理功能主要有两个方面：走息道以行呼吸；贯心脉以行血气。凡语言、声音、呼吸的强弱，气血的运行，肢体的寒温和活动能力，视听的感觉能力，心搏的强弱及其节律等，皆与宗气的盛衰有关。

（3）**营气**：是行于脉中而具有营养作用的气。营气由水谷精微中的精华部分化生，营气在脉中，是血液的重要组成部分，营与血关系密切，故常"营血"并称。

营气的生理功能主要有两个方面：化生血液，营养全身。

（4）**卫气**：是运行于脉外而具有保卫作用的气。卫气由水谷精微中的慓悍滑利部分化生，因其有卫护人体、避免外邪入侵的作用，故称之为卫气。

卫气的生理功能主要有3个方面：防御外邪，温养全身，调控腠理。

营气与卫气，既有联系，又有区别。营气与卫气都来源于脾胃化生的水谷之精微。从性质、功能和分布进行比较，则营气属阴，卫气属阳；营气性质精纯，富有营养；卫气性质慓疾滑利，易于流行。

三、血

1. **血的基本概念**　血是循行于脉中而富有营养的红色液态物质，又称血液。它是构成人体和维持人体生命活动的基本物质之一。

2. 血的生成

（1）血液生化之源

①水谷之精化血：脾胃运化水谷，吸取其中的精微物质，其中包含营气和津液，两者进入脉中，成为血液。因此，营气和津液是血液的主要构成成分。

②肾精化血：精与血之间存在着相互资生和相互转化的关系，因而肾精充足，则可化为肝血以充实血液。

（2）与血生成相关的脏腑

①脾胃是血液生化之源。脾胃运化水谷产生的营气和津液，是化生血液的主要物质。

②心/肺对血液的生成起重要作用。脾胃运化之水谷精微上输于心肺，与肺吸入的清气相结合，贯注心脉，在心气的作用下化为红色血液。

③肾藏精，精生髓：精髓是化生血液的基本物质之一。

3. 血的运行

（1）影响血液运行的因素：血液的正常运行需要气的推动与固摄作用的协调、温煦与凉润作用的平衡，还需要脉道的完好与通畅。另外，血液的寒热也直接影响血运的迟速。

（2）影响血液运行相关的脏腑：心阳的推动和温煦、肺气的宣发与肃降、肝气的疏泄是推动和促进血液运行的重要因素；心阴的凉润、脾气的统摄、肝气的藏血是控制和固摄血液运行的重要因素。

4. 血的功能

（1）濡养作用：血中含有丰富的营养物质，对全身各脏腑组织器官起着濡养和滋润作用。

（2）化神作用：血是机体精神活动的主要物质基础。

四、津液

1. 津液的基本概念 津液是机体一切正常水液的总称，包括各脏腑形体官窍的内在液体及其正常分泌物。津液是构成人体和维持生命活动的基本物质之一。

津液是津和液的总称。质地较清稀，流动性较大，布散于体表皮肤、肌肉和孔窍，并能渗入血脉之内，起滋润作用的，称为津；质地较浓稠，流动性较小，灌注于骨节、脏腑、脑、髓等，起濡养作用的，称为液。

2. 津液的生成输布与排泄

（1）津液的生成：津液来源于饮食水谷，通过脾胃的运化及有关脏腑的生理功能而生成。胃主受纳腐熟，"游溢精气"而吸收饮食水谷的部分精微。小肠泌别清浊，将水谷精微和水液大量吸收后并将食物残渣下送大肠。大肠主津，在传导过程中吸收食物残渣中的水液，促使糟粕成形为粪便。

（2）津液的输布：津液的输布主要是依靠脾、肺、肾、肝和三焦等脏腑生理功能的协调配合来完成的。①脾气转输布散津液；②肺气宣降以行水；③肾气蒸腾气化水液；④肝气疏泄促水行；⑤三焦决渎利水道。

（3）津液的排泄：津液的排泄主要通过排出尿液和汗液来完成。除此之外，呼气和粪便也将带走一些水分。因此，津液的排泄主要与肾、肺、脾的生理功能有关，其中肾在津液排泄中的地位最为重要。

3.津液的功能

（1）滋润濡养：津液是液态物质，有着较强的滋润作用。津液中含有营养物质，又有着丰富的濡养作用。

（2）充养血脉：津液入脉，成为血液的重要组成部分。

五、精、气、血、津液之间的关系

1.气与血的关系

（1）**气为血之帅**

①气能生血：气能参与、促进血液的化生。血液的化生以营气、津液和肾精作为物质基础，在这些物质的生成和转化为血液的过程中，都离不开相应脏腑之气的推动和激发作用，这是血液生成的动力。

②气能行血：气能推动与调控血液在脉中稳定运行。血液的运行主要依赖于心气、肺气的推动和调控，以及肝气的疏泄调畅。

③气能摄血：气能控制血液在脉中正常循行而不逸出脉外。气的摄血主要体现在脾气统血的生理作用中。

（2）**血为气之母**

①血能养气：是指血液对气的濡养作用，血足则气旺。

②血能载气：是指气存于血中，依附于血而不致散失，赖血之运载而运行全身。大失血的患者，气亦随之发生大量丧失，导致气的涣散不收，漂浮无根的气脱病变，称为"气随血脱"。

2.气与津液的关系

（1）气能生津：气是津液生成的动力，津液的生成依赖于气的推动作用。在津液生成的一系列气化过程中，诸多脏腑之气，尤其是脾胃之气起到至关重要的作用。

（2）气能行津：气的推动作用是津液在体内输布运行和排泄的动力，津液是经过脾、肺、肾及三焦之气的有序升降出入运动，输布到全身各处。

（3）气能摄津：气的固摄作用有节制地控制津液运行和排泄，防止体内津液无故地大量流失。例如，卫气司汗孔开阖排汗；肾气固摄膀胱贮尿排尿等，都是气摄津液作用的体现。

（4）津能载气：津液是气运行的载体之一。在血脉之外，气的运行必须依附于津液，否则会使气漂浮失散。因此，津液的丢失，必定导致气的损耗。如当人体在大汗、大吐、大泻时，出现虚脱表现，称之为"气随津脱"。

3.精、血、津液之间的关系

（1）精血同源：精与血都由水谷精微化生和充养，化源相同；两者之间又互相资生，互相转化，并都具有濡养和化神等作用。精与血的这种化源相同而又相互资生的关系称为精血同源。

（2）津血同源：血和津液都由饮食水谷精微所化生，都具有滋润濡养作用，两者之间可以相互资生，相互转化，这种关系称为"津血同源"。由于汗由津液化生，故有"汗血同源"之说，又有"夺血者无汗，夺汗者无血""衄家不可发汗""亡血家不可发汗"之论。

第十单元　经络

【复习指导】掌握经络的基本概念，十二经脉走向规律、交接规律、分布规律及十二经脉气血流注次序。熟悉督脉、任脉、冲脉的生理功能。

一、经络学说的概述

1. 经络的基本概念　经络，系经脉和络脉的总称，是运行一身气血，联络脏腑形体官窍，沟通内外上下，感应传导信息的径路，是人体结构的重要组成部分。经脉是经络系统的主干；络脉是经脉的分支，纵横交错，网络全身。

2. 经络系统的组成　人体经络系统包括经脉、络脉及十二经脉连属部分（分别为十二经别、十二经筋、十二皮部）。

二、十二经脉

1. 十二经脉的走向规律　手三阴，从脏走手；手三阳，从手走头；足三阳，从头走足；足三阴，从足走腹胸。见图 1-1。

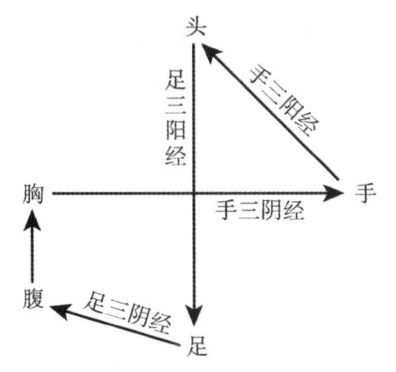

图 1-1　手足三阴三阳经走向交接

2. 十二经脉的交接规律

（1）相表里的阴阳经交接于四肢末端。

（2）同名的手足阳经交接于头面部。

（3）异名的手足阴经交接于胸中。

3. 十二经脉的分布规律

（1）**头面部的分布**：手、足三阳经皆会于头面目，故称"头为诸阳之会"。阳经在头面部的分布大致规律为：**阳明在前，少阳在侧，太阳在后**。

（2）**四肢部的分布**：手经行于上肢，足经行于下肢；阴经布于内侧面，阳经布于外侧面。前缘有阳明太阴，中缘乃少阳厥阴，后缘系太阳少阴；下肢内踝上8寸以下：前缘是厥阴，中缘乃太阴，后缘系少阴。

（3）**躯干部的分布**：行于腹胸面的经脉，自内而外分布为足少阴肾经、足阳明胃经、足太阴脾经和足厥阴肝经。

4. 十二经脉的表里关系　手（足）太阳与少阴相表里，少阳与厥阴相表里，阳明与太阴相表里。

5. 十二经脉的流注次序　见图1-2。

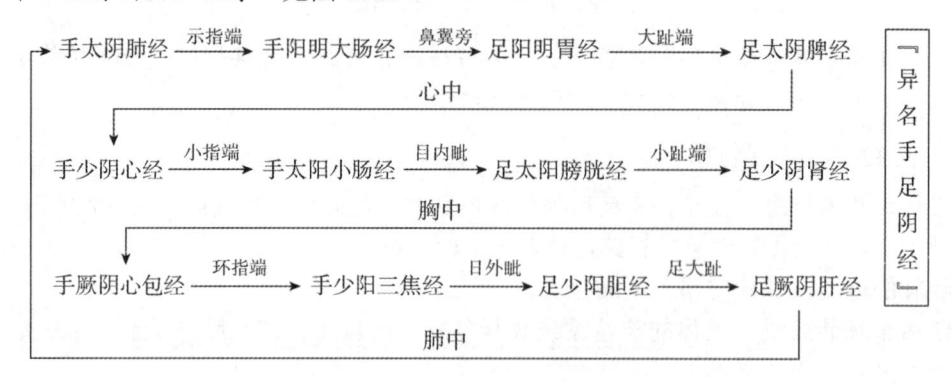

```
┌→手太阴肺经──示指端──→手阳明大肠经──鼻翼旁──→足阳明胃经──大趾端──→足太阴脾经──┐
│                         心中                                                    │  ┌─┐
│  手少阴心经──小指端──→手太阳小肠经──目内眦──→足太阳膀胱经──小趾端──→足少阴肾经←─┘  │异│
│                         胸中                                                    │名│
│                                                                                 │手│
│  手厥阴心包经─环指端──→手少阳三焦经──目外眦──→足少阳胆经──足大趾──→足厥阴肝经←──┘│足│
└─────────────────────────肺中────────────────────────────────────────────────────┘│阴│
                                                                                   │经│
                                                                                   └─┘
```

图1-2　十二经脉的流注次序

三、奇经八脉

1. **奇经八脉的含义及特点**　奇经八脉系督脉、任脉、冲脉、带脉、阴跷脉、阳跷脉、阴维脉、阳维脉的总称。奇经因有异于十二正经，故名奇经：①别道奇行，分布循行不具备十二经脉的规律性；②与脏腑无直接属络联系，相互间无表里关系；③除任脉、督脉外，均无专属腧穴，亦不参与十二经气血周流循环。

2. **奇经八脉的主要功能**

（1）密切十二经脉联系：奇经八脉在循行分布过程中，其一可通过与十二经脉交叉相接，从而加强十二经脉之间的联系；其二，对十二经脉的联系起分类组合及统领作用。

（2）调节十二经脉气血：奇经八脉具有蓄溢与调节十二经脉气血的作用。十二经脉气血有余则流入奇经八脉蓄以备用；反之，十二经脉气血不足时，蓄积于奇经八脉的气血溢出以补充，维持十二经脉中气血相对恒定。

（3）与某些脏腑关系密切：奇经与肝、肾、脑、髓、女子胞等脏腑密切相关。

3. **督脉、任脉、冲脉、带脉、跷脉和维脉的循行特点和基本功能**

（1）督脉：起于胞中，下出会阴，沿脊柱内上行至项后风府穴，进入颅内，络脑。回出沿项、头正中线上行至巅顶，沿前额下行鼻柱，止于唇系带处。其基本功能包括：①调节阳经气血，为"阳脉之海"；②反映脑、髓、肾的功能。

（2）任脉：起于胞中，下出会阴，向上行至阴毛处，沿腹部和胸部正中线上行，经咽喉至下颌部，环绕口唇，沿面颊，分行至目眶下。其基本功能包括：①调节阴经气血，为"阴脉之海"；②任主胞胎。

（3）冲脉：起于胞中，下出会阴，从气街部起与足少阴肾经相并，挟脐上行，散入胸中，再上行，经咽喉，环绕口唇，至目眶下。其基本功能包括：①调节十二经脉气血，为"十二经脉之海""五脏六腑之海"；②与女子月经及生殖功能相关。

（4）带脉：起于季胁，斜向下行至带脉穴，环绕腰腹部一周。其基本功能包括：①约束纵行诸经；②主司妇女带下。

（5）跷脉：①主司下肢运动；②司眼睑开合。

（6）维脉：阳维脉与足三阳经相交会而合于督脉，阴维脉与足三阴经相交会而合于任脉。

阴阳相辅而溢蓄调节诸阴阳经脉之气血。

四、经别、别络、经筋、皮部

1. 经别的概念、特点和生理功能

（1）经别的概念：经别，即十二经别，是从十二经别行而离入出合、深入体腔的支脉。作为十二经脉最大的分支，十二经别被称为"**别行的正经**"。

（2）经别的特点：十二经别循行分布特点可概括为"**离、入、出、合**"。"离"是指十二经别多别出于四肢肘膝以上部位；"入"是指十二经别进入体腔脏腑深部，呈向心性循行；"出"是指十二经别浅出体表，而上头面；"合"是指阴经的经别合于相表里的阳经经别，其后一并注入六条阳经。各对相表里的经别组成一合，即为"六合"。

（3）经别的生理功能：①加强表里两经在体内的联系。②加强体表与体内、四肢与躯干的向心性联系。③加强足经与心脏的联系。④加强了十二经脉和头面部的联系。⑤扩大十二经脉的主治范围。

2. 别络的概念、特点和生理功能

（1）别络的概念：十二经脉和任脉、督脉各自别出之络与脾之大络统称为别络，共十五条，又称"十五别络"。加胃之大络，则称"十六别络"。

（2）别络的特点：十二经脉的别络从四肢肘、膝关节以下分出，阴经别络络于相为表里的阳经，阳经别络络于相表里的阴经。

（3）别络的生理功能：①加强十二经脉表里两经在体表的联系。②加强人体前、后、侧面联系，统率诸络脉。③渗灌气血以濡养全身。

3. 经筋的概念、特点和生理功能

（1）经筋的概念：经筋是十二经脉之气濡养筋肉骨节的体系，附属于十二经脉的筋膜系统。

（2）经筋的特点：十二经筋从四肢末端向心循行，其循行特点可概括为"**结、聚、散、络**"。

（3）经筋的生理功能：①约束骨骼和主司关节运动；②布于躯体和四肢浅部，延伸十二经脉在体表的循行，加强经络系统对肢体的连缀作用；③十二经筋深入体内，保护脏腑与周身各部分组织。

4. 皮部的概念和应用

（1）皮部的概念：皮部是十二经脉及其所属络脉功能活动反映于体表的部位。

（2）皮部的应用：①用于诊断疾病，临床通过观察不同部位皮肤的色泽和形态变化诊断脏腑、经络的病变。②用于治疗疾病，通过对浅表皮部进行敷贴、热熨、艾灸、梅花针等疗法和刺激，可治疗内在脏腑病变。

五、经络的生理功能和经络学说的应用

1. 经络的生理功能

（1）沟通联系作用：在人体内，经络从多方位、多层次发挥沟通联系作用，从而加强了脏腑与体表/官窍、脏腑间及经脉间的联系。

（2）运行气血作用：经脉是气血运行的主要通道，络脉则布散和渗灌经脉气血到脏腑形

体官窍与经络自身。

（3）感应传导作用：感应传导，指经络系统具有感应与传导各种信息的作用。

（4）调节作用：①生理状态下，经络系统通过沟通联系、运输渗灌气血及感应传导作用，调节各脏腑形体官窍的功能活动，从而协调人体复杂的生理功能，维持阴阳动态平衡状态；②病理状态下，通过经穴配伍和针刺手法可激发经气，祛邪扶正，调畅气血，平衡阴阳，从而发挥治疗疾病的作用。

2.经络学说的应用

（1）阐释病机变化及疾病传变：①外邪由表传里的途径；②体内病变反映于外的途径；③脏腑病变相互传变的途径。

（2）指导疾病诊断：①循经诊断；②分经诊断。

（3）指导疾病治疗：①指导针灸推拿治疗；②指导药物治疗。

第十一单元 体质

【复习指导】掌握体质的概念、构成要素；熟悉体质的特点；了解体质的应用。

一、体质的概念和构成

1.体质的概念 体质是在先天禀赋和后天获得的基础上形成的在形态结构、生理功能和心理状态方面综合的相对稳定的个体化特性。

2.体质的构成 体质构成要素包括形态结构、生理功能和心理状态。

（1）形态结构的差异性：形态结构的差异性是个体体质特征差异的重要组成部分，包括外部形态结构（即体表形态结构，如体格、体形、体重等）和内部形态结构（包括脏腑、经络、气血津液等）。

（2）生理功能的差异性：形态结构是产生生理功能的基础，不同的形态结构特点决定着机体生理功能的差异。

（3）心理状态的差异性：心理是心、脑等脏腑对外界信息或刺激的反应，包括感觉、知觉、情感、记忆、思维、性格、能力等，属于中医学"神"的范畴。

形神一体，体质是特定的形态结构、生理功能与心理状态的综合表现，形态、功能、心理之间具有密切内在相关性。

3.体质的特点 ①个体差异性；②形神一体性；③群类趋同性；④相对稳定性；⑤动态可变性；⑥连续可测性；⑦后天可调性。

二、体质学说的应用

1.体质与发病 邪正交争是疾病发生的基本原理，体质是正气盛衰的反映。因此，体质强弱决定着发病与否及病之虚实。

2.体质与病因病机

（1）体质与病因：体质决定个体对特定病因的易感性，据此，在疾病尚未发生或尚无明显表征前，可通过不同体质特征预测其易患疾病和疾病倾向，达到"未病先防""既病防变"的目的。

（2）体质与病机：体质影响并决定病变的从化和传变。

①**从化**：即病情随体质而变化。由于体质的特殊性，不同体质类型有其潜在的、相对稳定的倾向性，称之为"**质势**"。不同致病因素具有不同的致病特点，作用于人体产生相应病理变化，这种病机变化趋势称之为"**病势**"。病势依附于质势，从体质而发生的转化，称之为"**质化**"，亦即从化。

②**传变**：是指病位在脏腑经络组织间的传移及病性的变化。体质在疾病的传变中具有重要作用，其一通过影响正气强弱而决定发病与疾病的传变；其二通过决定病邪"从化"而影响传变。

3. 体质与诊治

（1）指导辨证：体质决定证型，是辨证的基础。感受相同的邪气或患同种疾病，因体质差异而表现为阴阳表里寒热虚实等不同证型，即**同病异证**。反之，感受不同邪气或患不同疾病，因体质类似而表现为相同或类似证型，即**异病同证**。因此，体质诊察是辨证的重要环节，在一定程度上决定了治则治法。

（2）指导治疗：体质有阴阳虚实寒热之异，在很大程度上决定了疾病的发生、发展和变化。因此，体质诊察是论治的重要前提，治疗中应以患者的体质状态为立法处方用药的重要依据。①辨体论治，因人制宜。②辨体施药，权衡性味。其一，注意用药性味；其二，注意用药剂量。③辨体针灸，治法各异。④辨体康复，善后调理。

4. 体质与养生　养生应根据不同的体质特征选择相应的方法与措施。

第十二单元　病因

【复习指导】本单元为重点难点。掌握六淫的基本概念、共同致病特点、六淫的性质及致病特点；掌握七情内伤、痰饮、瘀血的基本概念、致病特点及瘀血的症状特点。熟悉疠气、过劳的基本概念及致病特点。

一、六淫

1. 六淫的概念　六淫是风、寒、暑、湿、燥、火（热）6种外感病邪的统称。自然界6种正常的气候变化，即风、寒、暑、湿、燥、火，是万物生长化收藏和人类赖以生存的条件，称为"六气"。当六气变化太过或不及和（或）人体正气不足，超出人体的调节适应能力而出现机体相对平衡被打破的病理反应，六气则成为六淫，又称"六邪"。

2. 六淫致病的共同点

（1）**外感性**：六淫均源于自外界，多从肌表、口鼻侵犯人体，或两者同时受邪致病。

（2）**季节性**：六淫致病常具有明显的季节性。六淫致病与时令气候变化密切相关，故其所致病变又称之为"时令病"。

（3）**地域性**：六淫致病与生活、工作的区域环境密切相关。

（4）**相兼性**：六淫既可单独伤人致病，又可两种或两种以上同时侵犯人体而为病。

（5）**转化性**：六淫致病具有病性转化的特点，如寒邪致病因失治误治，可由寒证转化为热证。

3. 六淫各自的性质及致病特点

（1）风邪的性质及致病特点：①风轻扬开泄，易袭阳位。风性轻扬，具升发、向上、向外的特点，易伤阳位；风性开泄，伤人易使腠理不固。故风邪为患多见头痛、咽痒、咳嗽、

· 27 ·

汗出、恶风等。②风性善行而数变。"善行"，是指风性善动不居，游走不定，故风邪致病病位游走、行无定处。"数变"，是指风邪致病变幻无常，发病迅速。③风性主动，是指风邪致病具有动摇不定的特征。如风中经络，症见面部肌肉颤动，或口眼㖞斜。④风为百病之长，一指风邪常兼它邪合而伤人，为外邪之先导；二指风邪伤人致病最多。

（2）寒邪的性质及致病特点：①寒为阴邪，易伤阳气。寒乃阴气盛的表现，故为阴邪。寒邪过盛伤人，阳气不足以制阴，反为阴寒所伤，即"阴盛则阳病"。②寒性凝滞。凝滞，即阻滞不通，指寒邪伤人，易凝结气血津液，阻滞经脉。寒邪伤阳，气血津液失于温煦推动而运行不畅，甚或凝滞不通，不通则痛，故寒邪易致疼痛。③寒性收引，是指寒邪伤人，可致气机收敛，腠理、经络、筋脉收缩挛急。

（3）暑邪的性质及致病特点：①暑为阳邪，其性炎热。暑为盛夏火热之气所化，故暑邪为阳邪。其致病多出现高热、心烦、面赤、脉洪大等一系列阳热之症。②暑性升散，易扰心神，易伤津耗气。暑为阳邪，性升发向上，易上扰心神、侵犯头目，症见心胸烦闷不宁、头晕目眩、面赤等。暑性散，伤人致腠理开泄而多汗，甚则气随津泄而耗气，见口渴喜饮、尿赤短少、气短、乏力等津亏气虚之症。③暑多挟湿。暑季气候炎热，且多雨潮湿，热蒸湿动，故暑邪多挟湿邪为患。临床除见发热、烦渴等暑热症外，多兼见身热不扬、汗出不畅、倦怠乏力、四肢困重、胸闷呕恶、大便溏泄不爽等湿滞之症。

（4）湿邪的性质及致病特点：①湿为阴邪，易伤阳气，易阻气机。湿乃水所化，湿性类水，当属阴邪，易伤阳气。脾主运化水液，性喜燥恶湿，同类相招，故感受外湿易困阻脾阳，致运化无权，水湿内生、停聚，发为泄泻、水肿、痰饮等。②湿性重浊。湿性重，是指湿邪致病，临床表现多以沉重感、附着难移为特征。如湿邪困遏清阳，清阳不升，则头重如束布帛。湿性浊，是指湿邪为患多见分泌物和排泄物秽浊不清。③湿性黏滞。湿邪致病黏腻停滞，一指症状黏滞不爽，表现为排泄物、分泌物及津液运行滞涩不爽。二指病程长、缠绵难愈。湿属阴主静，湿有形易阻气机，气不行则湿不化，胶着难解，故湿邪为患，常表现为起病隐缓，病程较长，反复发作，缠绵难愈。④湿性趋下，易袭阴位。湿类水而有趋下之势，故湿邪为病，易袭阴位。

（5）燥邪的性质及致病特点：①燥性干涩，易伤津液。燥为秋季主令之气，燥邪致病多见于秋季。燥性干燥、涩滞，燥邪伤人最易损伤津液，见各种干燥、涩滞之症。②燥易伤肺。肺喜润恶燥，为娇脏。肺主气司呼吸，开窍于鼻，燥邪易从口鼻侵入，故最易伤肺，损伤肺津。

（6）火（热）邪的性质及致病特点：①火热为阳邪，其性炎上。火热具有燔灼、升腾之性而为阳邪，故伤人发为实热证。火性炎上，火热之邪袭人易侵害人体上部，尤以头面部为多见。②火热易扰心神。火热与心相通应，故火热之邪易影响心神，轻者心神不宁而心烦、失眠；重者扰乱心神，症见狂躁不安、神昏、谵语等。③火热易伤津耗气。火热性燔灼急迫，一可迫津外泄，使气随津泄致津亏气耗；二是直接消灼津液，耗伤人体阴气。④火热易生风动血。生风，是指火热之邪犯人，易见风动之证，其机制为火热燔灼津液，劫伤肝阴，筋脉失养失润。动血，是指火热邪气入于血脉，轻者血行加速见脉数，甚者迫血妄行，或火热灼伤脉络，引起出血诸证。⑤火邪易致疮痈。火邪入于血分，聚于局部，燔灼腐蚀血肉，易发为痈肿疮疡，以局部红、肿、热、痛为特征。

二、疠气

1. 疠气的概念 疠气是一类具有强烈致病性与传染性的外感病邪的统称，亦名"疫毒""疫气""戾气""异气""毒气""乖戾之气"等。

疠气可通过空气传染，多从口鼻侵犯人体而致病；亦可通过饮食污染、皮肤接触、性接触、血液传播、虫兽咬伤、蚊虫叮咬等途径感染而发病。

疠气种类繁多，其所引起的疾病，统称为疫疠病。现代医学诸多传染病和烈性传染病可归属于疫疠病。

2. 疠气的致病特点

（1）传染性强，易于流行：疠气流行时，无论男女老少，体质强弱，凡触之者，多可发病，且可大面积流行，亦可散在发生。

（2）发病急骤，病情危笃：疠气性暴戾，多属热毒邪气，伤人致病多发病急骤，来势凶猛，变化多端，病情险恶。常见发热、扰神、动血、生风、剧烈吐泻等危重证候。

（3）一气一病，症状相似：疠气种类不同，在不同脏腑产生不同相应病证，且有其特定的临床特点和传变规律，同一疫疠病患者大多症状相似。

三、七情内伤

1. 七情内伤的基本概念 喜、怒、忧、思、悲、恐、惊七种引发或诱发疾病的情志活动称之为"七情内伤"。

2. 七情与脏腑精气的关系 五脏精气是情志活动产生和保持正常的物质基础。当受到外界刺激，相应脏腑精气应答则产生相应的情志反应，即心在志为喜，肺在志为悲，脾在志为思，肝在志为怒，肾在志为恐。若五脏精气异常，则表现出异常情志反应。反之，情志异常，或过激或持续不解，可致脏腑精气失常。

3. 七情内伤的致病特点

（1）直接伤及内脏：七情致病多直接损伤内脏发为内伤疾病。①首先影响心神。七情发于心，故七情过激致病，首先作用于心神，导致心神不宁，乃至精神失常。②损伤相应之脏。心在志为喜，过喜则伤心；肺在志为悲忧，悲忧过度则伤肺；脾在志为思，过度思虑则伤脾；肝在志为怒，过怒则伤肝；肾在志为恐，过恐则伤肾。③易伤心肝脾。心、肝、脾三脏在人体生理和情志活动中发挥着重要作用。因此，情志内伤，最易损伤心、肝、脾三脏。④易损伤潜病之脏腑。潜病即已存在但尚无明显临床表现的病证，其所在脏腑即为潜病之脏腑，其正气已虚，故易伤于七情内伤。

（2）影响脏腑气机：①怒则气上，是指过怒致肝气疏泄太过而上逆，甚则血随气逆、并走于上的病机变化。症见头胀头痛，面红目赤，甚则血随气逆而呕血、昏厥猝倒等。②喜则气缓，是指过度喜乐伤心，致心气涣散不收，甚则心气暴脱、神不守舍的病机变化。轻者心悸失眠、精神不集中等；重则神志失常、狂乱，或心气暴脱而大汗淋漓、气息微弱、脉微欲绝。③思则气结，是指过度思虑伤脾，致脾气结滞、运化失司的病机变化。表现为倦怠乏力、精神萎靡、反应迟钝、食少、腹胀、便溏等。④悲则气消，是指过度悲忧，导致肺气耗伤、失于宣降的病机变化。症见意志消沉、精神不振、胸闷气短、懒言乏力等。⑤恐则气下，是指过度恐惧伤肾，致肾气不固、气陷于下的病机变化。症见二便失禁，甚则遗精、滑精等。

⑥惊则气乱，是指猝然受惊，伤及心肾，导致心神不定、气机逆乱、肾气不固的病机变化。症见惊悸不安、慌乱失措，甚则神志错乱、二便失禁等。

（3）多发为情志病：情志病是指发病与情志刺激有关，具有异常情志表现的病证。包括：①因情志刺激而发的病证，如郁证、癫、狂等；②因情志刺激而诱发的病证，如眩晕、胃脘痛、胸痹、真心痛等；③非情志刺激所致但具有情志异常表现的病证。

（4）影响病情变化：七情变化对病情具有双向影响。①利于疾病康复；②诱发疾病或加重病情。

四、饮食失宜

1. **饮食不节**　即饮食不能节制，或过饥过饱，或饥饱无常，内伤脾胃，导致疾病发生。

（1）过饥：是指摄食不足。一致气血亏虚，脏腑组织失养，功能衰退，全身虚弱；二则正气不足，抗病力弱，易感邪而发病。

（2）过饱：是指饮食过量超过脾胃纳运能力。或因于暴饮暴食，或中气虚弱而强食而致病，轻者饮食积滞不化，宿食内停；重者食滞日久，大伤脾胃。

2. **饮食不洁**　是指食用不洁净、不卫生或陈腐变质，甚至有毒的食物。饮食不洁所致病变以胃肠病为主。

3. **饮食偏嗜**　是指特别喜食某种性味的食物或长期专食某些食物。日久导致人体气血阴阳失和，或某些营养物质缺乏而致病。

（1）寒热偏嗜：良好的饮食习惯宜寒温适中，若嗜食过寒或过热饮食，可导致人体阴阳失调而发生病变。

（2）五味偏嗜：五味与五脏具有一定的亲和性，若长期嗜好某种性味的食物，则致相应脏之气偏盛，功能活动失调而发生病变。

（3）食类偏嗜：是指偏食（专食）某种或某类食品，或厌恶或不食某类食物，或饮食中缺乏某些营养物质等，久则致病。

（4）嗜酒成癖：酒性辛热，适度具有和血通脉，祛寒壮神之功。如若嗜酒成癖，则伤及肝脾。

五、劳逸失度

1. **过劳**　是指劳累过度，亦称劳倦所伤。包括劳力过度、劳神过度和房劳过度。

（1）劳力过度：是指较长时间过度用力，劳伤形体，或病后体虚，勉强劳作，又称"形劳"。劳力过度致病：①耗气。所谓"劳则耗气"。过度劳力损伤内脏精气，尤易耗伤肺脾之气，导致脏气虚少，功能减退。②劳伤筋骨。长久用力太过，则易致形体组织损伤，久而积劳成疾。

（2）劳神过度：是指长期用脑过度，思虑劳神，又称"心劳"。长思久虑，易暗耗心血而心神失养；损伤脾气而脾失健运。

（3）房劳过度：是指房事太过，或手淫恶习，或妇女早孕多育等，又称"肾劳"。房劳过度易耗伤肾精肾气而致病。

2. **过逸**　是指过度安逸，或因长期少动安闲，或卧床过久，或长时间用脑过少等。过度安逸致脏腑、经络及经气血津液神失调而致病，表现在：①安逸少动，气机不畅。若长期缺乏运动，气机失于畅达，可致脾胃等脏腑功能障碍；久则血液运行和津液代谢障碍。②阳气不振，正气虚弱。过度安逸，阳气失于振奋，以致脏腑功能减退，体质虚弱，正气不足，抗病力低下等。③长时间用脑过少，加之阳气不振，可致神气衰弱。

六、痰饮

1. **痰饮的概念** 痰饮是人体水液代谢障碍所形成的病理产物。较稠浊者为痰，清稀者为饮。痰分有形之痰和无形之痰。有形之痰，是指视之可见（咳嗽吐痰），或闻之有声（喉中痰鸣），或触之有形（痰核）的痰。无形之痰，是指只见征象，不见形质，但从痰论治效之，故推求其病因为痰的病证，如眩晕、癫狂等。饮清稀，流动性较大，多留积于人体局部或肌肤，并因其停留部位不同而表现各异，命名亦各异。《金匮要略·痰饮咳嗽病脉证并治》有"痰饮""悬饮""溢饮""支饮"等。

2. **痰饮的形成** 痰饮多因外感六淫，或内伤七情，或饮食失宜等，以致脏腑功能失调，气化不利，水液代谢障碍，水液停聚而成。因肺、脾、肾、肝及三焦等在水液代谢中具有重要作用，故其功能失常与痰饮的形成密切相关。

3. **痰饮的致病特点** 痰饮生成，可随气流窜周身，无处不到（外而肌肤、经络、筋骨，内而脏腑），从而导致的病变纷繁复杂。

（1）阻滞气血运行：痰饮为有形实邪，其随气流行，或停滞于经脉，或留滞于脏腑，阻滞气机，障碍气血运行。

（2）影响水液代谢：痰饮本为水液代谢障形成的病理产物，形成之后又可作为致病因素影响肺、脾、肾、肝及三焦等脏腑的功能，加重水液代谢失常。

（3）易于蒙蔽心神：痰饮为浊物实邪，心神性清净，故痰饮为病，随气上逆，浊邪蒙蔽清窍，扰乱心神，导致心神活动失常。

（4）致病广泛，变幻多端：痰饮随气流行，无处不到，外而四肢百骸、肌肤腠理，内而五脏六腑，故其致病发病部位之广。且痰饮易兼它邪致病，形成的病证繁多、错综复杂，临床表现各异，故有"百病多由痰作祟"之说。

七、瘀血

1. **瘀血的概念** 瘀血是指体内血液停积而形成的病理产物，又称"蓄血""衃血""恶血""败血""污血"等。瘀血既是病理产物，又是致病因素。"瘀血"与"血瘀"不同，瘀血是具有致病性的病理产物，属于病因学概念；血瘀是血行不畅或血液瘀滞不通的病理状态，属于病机学概念。

2. **瘀血的形成**

（1）血出致瘀：各种外伤（如跌扑损伤、手术创伤、金刃所伤等）致使脉管破损而成离经之血；或热灼脉络、脾不统血、肝不藏血而出血，妇女经行不畅、流产等，所出之血未排出体外或及时消散，留积体内则成瘀血。

（2）血行不畅致瘀：①气行则血行，气滞则血瘀。②因虚致瘀。气虚运血无力、阳虚失于温通脉道、阴虚失于柔润脉道、津液亏虚而血液黏稠，均可导致血液运行涩滞，形成瘀血。③寒热致瘀。④痰饮致瘀。

3. **瘀血的致病特点**

（1）易于阻滞气机：瘀血形成，影响气的运行，加重气机郁滞，即所谓"血瘀则气滞"；

而气为血之帅,血瘀气滞,又可引起局部或全身血液运行不畅。

(2)影响血脉运行：瘀血一旦形成,无论其瘀滞于脉内,抑或留积于脉外,均可致局部或全身的血液运行失常。

(3)影响新血生成：作为病理性产物,瘀血失于滋润濡养,且其阻滞于体内,日久不散,影响气血运行,导致脏腑失濡失养,功能障碍,从而障碍新血生成,因而有"瘀血不去,新血不生"之说。

(4)病位固定,病证繁多：瘀血停滞于脏腑组织,难以及时消散,故其致病病位相对固定,表现为局部刺痛,固定不移,癥积肿块等。

4.瘀血致病的症状体征特点　瘀血致病,虽病证繁多,表现错综复杂,但具有以下共同特点：①疼痛。刺痛且痛处固定不移,拒按,夜间痛甚。②肿块。瘀血积于皮下或体内,症见肿块,且固定不移。③出血。瘀血阻滞,损伤血络,血逸脉外,症见出血,且色紫暗,或夹有瘀块。④色诊多见紫暗。一症见面色紫暗,口唇、爪甲青紫等；二症见舌质紫暗,或舌有瘀斑、瘀点等。⑤脉多涩或结代。

第十三单元　发病

【复习指导】本单元部分为重点内容,总体理解不难。掌握正气、邪气的概念,发病的基本原理；掌握各种发病类型的概念。

一、发病的基本原理

(一)正气与邪气的概念

1.正气的基本概念　**正气**,是一身之气相对"邪气"的称呼,是指人体内具有抗病、驱邪、调节、修复等作用的一类细微物质。正气含有阳气、阴气两部分：阳气有温煦、兴奋、推动、升举等作用和运动趋向,阴气有凉润、抑制、宁静、沉降等作用和运动趋向。阳气能抵抗阴邪的入侵,能制约、祛除阴邪,阻止阴寒病证的发展并使人康复；阴气能抵抗阳邪的侵袭,能抑制、祛除阳邪,阻止阳热病证的发展并使人康复。阳虚体质者,易引起寒邪的侵袭；阴虚体质者,易引起热邪的伤害。

正气的防御作用的主要表现：①抵御外邪入侵。正气强盛,对邪气可以进行有力抵挡,则病邪难以入侵,故不发病；若邪气已经侵入人体,但正气强盛,则可以尽可能抑制或消除邪气的影响,使机体不发病。②祛除病邪。强盛的正气可祛除入侵病邪,或阻止邪气的深入,使病情较为轻浅,预后良好。③修复调节机体。正气对邪气侵入而引起的机体阴阳失调、脏腑组织损伤、精血津液耗损及生理功能失常具有调节、修复的作用,使疾病向愈。④维持脏腑经络功能的协调,是脏腑功能正常发挥,从而防止病理产物及"内生五邪"的产生。

2.邪气的基本概念　**邪气**,泛指各种致病因素。包括外界或体内产生的各种具有致病作用的因素。如六淫、疠气、外伤、虫兽伤、七情内伤、饮食失宜、痰饮、瘀血、结石等。

邪气的侵害作用的主要体现：①导致生理功能失常；②造成脏腑组织损害；③改变体质类型。

(二)正气不足是疾病发生的内在因素

《素问遗篇·刺法论》曰："正气存内,邪不可干。"《素问·评热病论》曰："邪之所凑，其气必虚。"正气在发病中起主导作用。主要体现在如下。

1. 正虚感邪而发病　正气不足，不敌邪气，外邪乘虚而入，由此产生疾病。
2. 正虚生邪而发病　正气不足，使脏腑经络等组织器官的功能下降，致脏腑功能紊乱，引起精气血津液代谢的失常，可引起痰饮、瘀血、结石等病理产物产生引起疾病，或因"内生五邪"而发病。
3. 正气强弱可决定发病的证候性质　邪气侵入人体，若正气强盛可奋起抗邪，邪正相搏剧烈，多表现为实证；若正气不足，则脏腑功能减退，同时精气血津液耗损，多表现为虚证或虚实夹杂证；若正气虚衰，无力与邪气抗衡，邪气深入内脏，则为病多重。

（三）邪气是发病的重要条件

邪气在发病中的作用主要有如下。

1. 邪气是导致疾病发生的原因　没有邪气侵袭，人体一般不会发病。
2. 影响发病的性质、类型和特点　不同的邪气作用于人体，表现出不同的发病特点和证候类型。
3. 影响病情和病位　不同的邪气，其性质及致病特点不同，导致机体感邪的轻重、被邪气所中的部位、病情的轻重均有所不同。
4. 某些情况下起主导作用　若邪气的毒力和致病力很强，超过了人体正气抗御和调节的能力和范围，此时哪怕人体正气并不弱，但邪气对疾病的发生起着决定性的作用。

（四）邪正相搏的胜负决定发病或不发病

邪气伤人，若正胜邪却则不发病，邪胜正负而发病。病邪伤人之初，机体正气充盛，可驱邪外出，正胜邪却，机体免于邪气的侵害，可不发病。邪气伤人之后，正虚抗邪无力，邪气深入导致疾病的发生。且发病后，邪正相争的状态还可决定其证候类型、病变性质、病情轻重。

二、影响发病的主要因素

（一）环境与发病

与人类生存密切相关的自然环境与社会环境（如气候变化、地域因素、生活工作环境、社会环境等）可形成病邪或导致正气不足而影响发病。

（二）体质与发病

不同的体质，在发病中具有以下作用：①决定发病倾向；②决定对某些病邪的易感性；③决定某些疾病发生的证候类型。

（三）精神状态与发病

精神状态能通过影响内环境的协调平衡而影响发病。

三、发病类型

（一）**感邪即发**

感邪即发又称顿发、卒发，即感邪后立即发病。多见于：①新感外邪较盛；②情志剧变；③毒物所伤；④外伤；⑤感受疠气。

（二）**徐发**

徐发又称缓发，是指感邪后缓慢发病。徐发与致病因素的类型、性质及体质因素等密切相关。

（三）伏而后发

伏而后发是指感受邪气后没有立即发病，病邪在机体内潜伏一段时间，或在诱因的作用下，过时而发病。多见于外感性疾病中感受温热邪气和某些外伤。

（四）继发

继发是指在原发疾病的基础上，继而产生新的疾病。其特点是新的疾病与原发病在病理上有密切联系。

（五）合病

合病之说，首见于《伤寒论》。指外感病初起时两经或两个部位以上同时受邪而发病。

（六）复发

复发是指疾病初愈或缓解阶段，在某些诱因的作用下，引起疾病再度发作或反复发作。引起复发的机制是余邪未尽、正气未复，同时有诱因的作用下而引起复发。

第十四单元　病机

【复习指导】掌握邪正盛衰病机；掌握阴阳失调病机；掌握精气血失常病机；掌握内生"五邪"的病机；掌握津液代谢失常病机。了解疾病传变的内容；了解病机的概念及层次结构。

病机，即疾病发生、发展和变化的机制。

一、邪正盛衰

（一）邪正盛衰与虚实变化

1. 虚实病机　《素问·通评虚实论》曰："邪气盛则实，精气夺则虚。"

实，是指以邪气亢盛为主，正气未衰，正邪斗争剧烈，临床上出现一系列以亢奋、有余为主要特征的病理变化。

虚，是指以正气虚损为主，正邪难以剧烈斗争，临床上出现一系列以虚弱、不足为主要特征的病理变化。

2. 虚实变化

（1）虚实错杂：①实中夹虚，以邪实为主，兼有正气虚损的病理变化。②虚中夹实，以正虚为主，兼有实邪为患的病理变化。

（2）虚实真假：①真实假虚，是指疾病病机本质为"实"，但表现出"虚"的假象，又称"大实有羸状"。②真虚假实，是指疾病病机本质为"虚"，但表现出"实"的假象，又称"至虚有盛候"。

（二）邪正盛衰与疾病转归

1. 正胜邪退　是指在疾病过程中，正气渐复，日趋强盛，而邪气逐渐衰减，疾病向好转和痊愈方向发展的病理变化。

2. 邪胜正衰　是指在疾病过程中，邪气亢盛，正气不足，机体无力抗邪，疾病逐渐恶化，甚至向死亡转归的病理变化。

3. 邪正相持　是指在疾病过程中，机体正气不甚虚弱、邪气亦不亢盛，邪正双方势均力敌，相持不下,病势处于迁延状态的病理变化。一般说来,邪气结留之处,就是邪正相搏而出现明显病理表现的地方。

若在疾病过程中,正气大虚、余邪未尽,或邪气深伏、正气无力祛邪,致使疾病处于缠绵难愈的病理过程,称为**正虚邪恋**,可视为邪正相持的特殊状态。多见于疾病后期,疾病由急性转为慢性,或慢性病久治不愈,或遗留某些后遗症。可见,邪正相持的状态具有不稳定性,随着邪正盛衰的变化而发生好转或恶化的转归。

二、阴阳失调

（一）阴阳偏胜

是指在人体的疾病过程中,阴阳双方中的某一方病理性亢盛的状态,属于"邪气盛则实"的范畴。

（1）阳偏胜：即是**阳盛**,是指在疾病过程中阳气病理性偏盛,机体反应性增强、热量过剩、机能亢奋的病理变化。临床表现以实热证为主,其病机特点多表现为阳盛而阴未虚（或亏虚不甚）。

（2）阴偏胜：即是**阴盛**,是指在疾病过程中阴气病理性偏盛,机体反应性降低、热量耗伤过多、功能抑制的病理变化。临床表现以实寒证为主,其病机特点多表现为阴盛而阳未虚（或亏虚不甚）。

（二）阴阳偏衰

阴阳偏衰是指在人体的疾病过程中,阴阳双方中的某一方虚衰不足的病理状态,属于"精气夺则虚"的范畴。

1. 阳偏衰　即**阳虚**,是指机体阳气虚损,温煦、推动、兴奋等功能减退,出现功能减退或衰弱,代谢减缓,产热不足的病理变化。临床表现为虚寒证,因为机体阳气不足,阳不制阴,故出现体内阴气相对偏亢,表现为虚而有寒。

2. 阴偏衰　即**阴虚**,是指机体阴气不足,凉润、宁静、抑制等作用减退,出现功能虚性亢奋,代谢相对增快,产热相对增多的病理变化。临床表现为虚寒证,因为机体阴气不足,阴不制阳,故出现体内阳气相对偏亢,表现为虚而有热。

（三）阴阳互损

阴阳互损是指在阴阳双方任何一方虚损的前提下,病变发展影响到另一方,形成阴阳两虚的病机。

1. **阴损及阳**　是指由于阴气亏损日久,导致阳气化生不足,于是在阴虚的基础上导致阳虚,形成以阴虚为主的阴阳两虚的病理状态。如肝肾阴虚,水不涵木,阴不制阳引起肝阳上亢,病情进一步发展到肾,肾阴亏虚日久累及肾阳的化生,表现出畏寒肢冷、面色苍白、脉沉细等肾阳虚的症状。

2. **阳损及阴**　是指由于阳气虚损日久,导致阴气化生不足,于是在阳虚的基础上导致阴虚,形成以阳虚为主的阴阳两虚的病理变化。如肾阳亏虚所致水肿,主要病机为阳气不足,温煦、推动功能减退致水液停聚。若病变进一步发展,则可因阳气不足而导致阴气化生无源出现肾阴虚,表现为消瘦、烦躁,甚至阴虚风动而抽搐等肾阴虚的症状。

（四）阴阳格拒

阴阳格拒是指在阴阳极度偏盛的基础上,阴阳双方相互排斥而出现寒热真假病变的病理状态。

1. 阴盛格阳 是指阴寒之气偏盛至极,壅闭于内,逼迫阳气浮越于外出现的内真寒外假热的病理表现,称为真寒假热证。

2. 阳盛格阴 是指阳热之气偏盛至极,深伏于内,格阴于外出现的内真热外假寒的病理表现,称为真热假寒证。

(五)阴阳转化

阴阳转化是指阴阳之间在极、重、甚的条件下,证候性质向相反方向转化。

1. 由阴转阳 是指由阴偏盛的寒证转化为阳偏盛的热证的病理过程。

2. 由阳转阴 是指由阳偏盛的热证转化为阴偏盛的寒证的病理过程。

(六)阴阳亡失

阴阳亡失是指机体阳气或阴气突然大量脱失,导致生命垂危的一种病理变化。

1. 亡阳 是指机体的阳气突然大量脱失,使属于阳的功能突然严重衰竭而致生命垂危的病理变化。多见心悸气短、冷汗淋漓、精神萎靡、面色苍白、四肢逆冷、四肢蜷卧、脉微欲绝等危重的临床征象。

2. 亡阴 是指由于机体阴气突然大量损耗,使属于阴的功能突然严重衰竭而致生命垂危的病理变化。多见心悸气喘、手足虽温之大汗不止、烦躁不安、体倦无力、脉数疾躁动等危重的临床表现。

三、精、气、血失常

(一)精的失常

1. 精虚 是指肾精(主要为先天之精)和水谷之精不足,以及因其功能低下所致的病理变化。

2. 精的施泄失常 主要包括失精或精瘀。

(1)失精:是指生殖之精或水谷之精大量丢失的病理变化。生殖之精大量丢失表现为精液排泄过多和频率的增加。水谷之精大量丢失表现为小便浑浊(乳糜尿或蛋白尿)兼面黄无华、肌肉瘦削、失眠健忘、精力不支、少气乏力等。

(2)精瘀:是指男子精滞精道,排精障碍的病理变化。临床表现为排精不畅或不能,可伴有精道疼痛、小腹睾丸重坠、精索小核硬结、头晕、腰痛等症状。

(二)气的失常

1. 气虚 是指一身之气不足及其功能减退的病理变化。多因先天禀赋不足,或后天失养,或肺脾肾的功能失调致气生成不足;或劳倦久病等致耗气过多。常见神疲乏力、面色苍白、眩晕、自汗、易感冒、舌淡脉虚等。

2. 气机失调 是指气的运动失常,即气的升降出入失调,包括气滞、气逆、气陷、气闭、气脱等病理变化。

(1)**气滞**:是指气运行不畅或郁滞不通的病理变化。气滞大多由邪实所致,亦可因气虚无力推动而致。脏腑气滞以肺、肝、脾胃为多见。

(2)**气逆**:是指气上升太过或降之不及,致气逆于上的一种病理变化。多见于肺、肝、胃等脏腑。

(3)**气陷**:是指气上升不及或下降太过,以气虚升举无力而下陷为特征的病理变化。气陷多由气虚发展而来，与脾的关系最为密切，故通常又称"脾气下陷"。病理变化主要表现为"上气不足"与"中气下陷"："上气不足"，主要指人体上部之气不足、头目失养的病变，多因脾气虚损，无力升清，致头目失养；"中气下陷"，是指脾气虚损，升举无力，气的运动趋于向下，常见乏力气短，声低气怯，严重时出现脏器下垂。

（4）气闭：是指气机闭阻于内，失于外达，甚则清窍闭塞、出现昏厥的病理变化。多与情志刺激，或外邪、痰浊等闭阻气机有关。

（5）气脱：是指气不内守而大量脱失以致人体功能突然衰竭的病理变化。

亡阳、亡阴与气脱在病机和临床表现方面多有相同之处，病机都属气脱，临床上都可见因气脱失而致功能严重衰竭的表现。气脱无明显寒象或热象。亡阳是阳气突然大量脱失，伴见冷汗淋漓、四肢厥冷等寒象；亡阴是阴气突然大量脱失，可见大汗但皮肤尚温、烦躁、脉数疾等热象。

（三）血的失常

1. 血虚　是指血液亏虚，濡养功能减退的病理变化。以心、肝两脏为多见。

2. 血运失常　主要有血瘀和出血两种病理变化。

（1）血瘀：是指血液的运行不畅，甚至瘀滞不通的病理变化。可因气虚、气滞、痰浊、瘀血、血寒、血热、津亏等所致血液瘀滞不畅，或形成瘀积，可为全身性病变，亦可瘀阻某一局部。

（2）出血：是指血液不循常道、逸出脉外的病理变化。多因血热、气虚、外伤及瘀血内阻等所致。

（四）精、气、血关系失调

1. 精与气血关系的失调

（1）精气两虚：由于精可化气、气聚为精，故精气两虚或精气互损都可见精气两虚。肾主藏精化元气，故精气两虚多与肾有关。

（2）精血不足：肾藏精，肝藏血，肝肾精血同源。临床表现主要为以精不足的特征及血不足的特征。

（3）气滞精瘀和血瘀精阻：气机阻滞或瘀血内阻，皆可致精道瘀阻而形成气滞精瘀或血瘀精阻的病机变化。临床表现除见精瘀外，或兼气滞或兼血瘀表现。

2. 气与血关系的失调　总体原则根据气血生理关系逆向推论。从"气为血帅"——气能生血、气能行血、气能摄血可知：若气虚则可见血液化生、运行障碍，或血虚，或血行不畅，或出血，对应气血两虚、气虚血瘀、气不摄血3种证型；若气的运行异常，则导致血运障碍，形成气滞血瘀证。从"血为气母"——血能养气、血能载气可知：若血虚可致气的化生障碍，血运失常则会引起气随之运行失常，对应气血两虚、气随血脱两种证型。

（1）气血两虚：即气虚和血虚并存的病理变化。气血两虚，使功能衰退，脏腑经络、形体官窍失于濡养的病变。

（2）气虚血瘀：是指因气虚推动无力而致血行不畅，甚至瘀滞的病理变化。

（3）气不摄血：是指因气虚统摄无力，致血逸脉外的病理变化。多与脾气亏虚有关。

（4）气滞血瘀：是指气机阻滞致血供障碍出现瘀阻的病理变化。气滞可致血瘀，血瘀也可致气滞，两者互相影响。

（5）气随血脱：是指气随血液的大量流失而脱失，形成气血两脱的病理变化。常见于外伤失血、呕血、便血、崩漏、产后大出血等。

四、津液代谢失常

（一）津液不足

津液不足是指津液亏损，脏腑组织失于滋养，内则脏腑、外则皮毛失于濡养，表现为一系列干燥枯涩征象的病理变化。导致津液不足的原因：一是热邪耗伤津液；二是脏腑功能减退，津液生成不足；三是津液丢失过多。

（二）津液输布、排泄障碍

津液输布障碍，是指津液转输、运行失调，体内津液停滞的病理状态。津液排泄障碍，指津液转化为废液（如汗、尿）的作用失调，致体内水液贮留。

（三）津液与气血关系失调

总体思路参考气津的生理关系及津血的生理关系进行逆向思维。水停气阻、气随津脱体现了气津关系障碍，津枯血燥、津亏血瘀、血瘀水停体现了津血同源。

1. 水停气阻　是指津液代谢障碍，水湿痰饮内停致气机阻滞的病理变化。气滞则水停，可形成痰饮等有形之邪，同时水饮又可阻滞气机，故水停与气滞常常并见。

2. 气随津脱　是指津液大量耗失，气随之出现暴脱亡失的病理变化。可见于热盛伤津，或严重的汗吐泻损失津液等。

3. 津枯血燥　是指津液亏损致血的量减少而化燥，引起津亏同时血燥虚热内生或血燥生风的病理变化。可见于热盛伤津，或严重的烧伤，或阴虚痨热、津液暗耗，而致津枯血燥。

4. 津亏血瘀　是指津液耗损导致血量减少而出现瘀滞不畅的病理变化。可见于高热、严重烧伤，或大汗、剧烈吐泻等。

5. 血瘀水停　是指因血液淤滞运行不畅导致津液输布障碍而出现水液停聚的病理变化。

五、内生"五邪"

（一）内生"五邪"的概念

内生"五邪"是指在疾病过程中，机体自身由于脏腑功能障碍、精气血津液失调导致化风、化火、化寒、化燥、化湿的病理变化。内生"五邪"属于病机的范畴。

（二）风气内动

即"内风"，是与外风相对，指脏腑阴阳失调，阳气亢逆变动出现风动之征的病理变化。可因阳盛或阴虚不能制阳致体内阳气升动无以制约，出现眩晕动摇、抽搐震颤等类似风动的表现。

1. **肝阳化风**　是指肝阳偏亢，或肝肾阴亏，阴不制阳，致肝阳亢逆无法制约而动风的病理变化。临床表现：轻者可见筋惕肉眴、肢麻震颤、眩晕欲仆，或见口眼㖞斜、半身不遂；重者则血随气逆而突然昏仆，或为脱厥，或为闭厥。

2. **热极生风**　是指邪热炽盛，燔灼津液，劫伤肝阴致筋脉失养而动风的病理变化。临床表现：高热基础上出现抽搐、痉厥、鼻翼扇动、目睛上吊、昏谵等。

3. **阴虚风动**　是指阴气亏虚，其宁静、抑制作用减退而动风的病理变化。临床表现：动风症状加阴虚见症——动风症状，如筋挛肉眴、手足蠕动等；阴虚，如低热起伏、舌光红少苔、脉细等。

4. 血虚生风 是血液亏虚致筋脉失养而动风的病理变化。临床表现：血虚失养加动风症状——肢体麻木不仁，筋肉跳动，甚则手足拘挛等。

（三）寒从中生

即"内寒"，是指机体阳气虚衰，温煦作用减退致虚寒内生的病理变化。常见有形寒肢冷、畏寒喜暖、四肢不温、舌质淡胖、苔白滑润、脉沉迟弱，或见筋脉拘挛、肢节痹痛等。病机多见于心脾肾阳虚。

（四）湿浊内生

即"内湿"，是指因体内水液输布排泄障碍而致痰饮水湿停滞的病理变化。脾不健运是湿浊内生的关键，而脾运有赖肾阳的温煦推动，故肾阳虚也可致内湿。

（五）津伤化燥

即"内燥"，是指津液耗伤，各脏腑形窍失于濡润出现干燥枯涩的病理变化。多见于肺、胃、大肠。常见肌肤干燥、脱屑，甚则皲裂，咽干口燥，小便短少，大便燥结等症。

（六）火热内生

即"内火"或"内热"，是指脏腑阴阳失调、火热内扰的病理变化。病机有虚实之分。

1. 实火 ①病理性的阳邪亢盛，即"壮火"。②外感六淫病邪郁而化火，病理性代谢产物（如痰饮、瘀血、结石等）和食积、虫积等郁而化火。③五志过极日久化火。

2. 虚火 阴液亏虚，不能制阳，阳气相对亢盛而化热化火。内热多见全身性的虚热表现，内火多见于某一部位的火热表现。

六、疾病传变

（一）疾病传变的形式

1. 病位传变 表与里，是一个相对的概念。表里传变，即指病邪的表里出入。包括表邪入里和里病出表。表邪入里，是指外邪侵犯肌表之后，从肌肤卫表层次逐渐深入，以及至脏腑的病理过程。里病出表，是指邪气原本位于脏腑，由于正气渐复，祛邪有力，使病邪逐渐由里透达于外的病理过程。

2. 外感病传变 发展变化可表现为自表入里、由浅而深的传变。

六经传变：是指外邪按照六经之间传移，是对伤寒病6个不同发展阶段规律和本质的概括。

三焦传变：是指外感温病循上、中、下三焦发生传移。温热病邪多自口鼻而入，首犯上焦肺卫，病邪深入，传入中焦脾胃，再入下焦肝肾。疾病发展由浅入深、由轻而重，称之为顺传。若病邪由肺直接传入心包，为逆传，往往病情深重。

卫气营血传变：是指外感温热病的病变部位按照在卫、气、营、血四个阶段发生传移变化。一般温病初起位在肺卫，为卫分；中期传至胃、肠、脾及肺、胆，为气分；继续深入进入心包及心，为营分；晚期传及肝、肾及心，为血分。按照卫气营血的规律传变反映病邪由浅入深、病情由轻而重的发展过程，为"顺传"。若邪入卫分后，不经气分直接深入营分或血分，称为"逆传"。

3. 内伤病传变 内伤病的基本传变形式是脏腑传变。包括：①脏与脏之间的传变，即指病位在五脏之间传变，为内伤病最主要的传变形式。②脏与腑传变，按脏腑之间表里关系传变。③腑与腑传变，是指病位在六腑之间传移变化。④形脏内外传变，是指病邪通过形体内传相关脏腑，以及脏腑病变影响外在形体。

（二）病性转化

1.寒热转化　是指疾病过程中病机性质由寒化热或由热化寒的病理变化。由寒化热主要有两种形式。一是实寒转为实热，以寒邪入里化热为常见，可见于"阴阳转化"部分；二是虚寒转为虚热，即"阳损及阴"。由热转寒主要有3种形式：一是实热转为虚寒，多为"壮火食气"所致；二是实热转为实寒；三是虚热转为虚寒，即为"阴损及阳"。

2.虚实转化　包括由实转虚，因虚致实。由实转虚，是指疾病从以邪气盛为主的实性病变转化为以正气虚损为主的虚性病变。因虚致实，是指疾病从以正气亏损为主的虚性病变转化为邪气盛为主的实性病变。

第十五单元　防治原则

【复习指导】掌握治未病、未病先防、既病防变和愈后防复的基本概念；掌握正治、反治（寒因寒用、热因热用、通因通用、塞因塞用）的基本概念。熟悉治病求本、治则与治法、治标与治本、扶正与祛邪、三因制宜的基本概念。

一、预防

1.未病先防　未病先防，是指在疾病尚未发生时，采取措施，增强正气，消除邪气侵袭，以防止疾病的发生。疾病的发生是正邪相争的结果，因此未病先防应基于增强人体正气和防止病邪侵害两方面。

（1）扶助机体正气：主要措施如下：①顺应自然。②调畅情志。③起居有常。④饮食有节；⑤锻炼身体。

（2）防止病邪侵害：主要措施如下：①避其邪气。②药物预防。

2.既病防变　既病防变，是指疾病发生后，早期诊治，见微知著，防微杜渐，防止疾病发展和传变（①阻截病传途径。②先安未受邪之地）。

二、治则

1.治则、治法的概念

（1）治则：是在整体观念和辨证论治指导下制定的治疗疾病的准绳，是治疗疾病的基本准则。治则是针对疾病所表现的共性病机而确立的，包括扶正祛邪、调整阴阳、正治反治、调理脏腑、调理精气血津液等。

（2）治法：是在一定治则指导下制定的具体治疗大法、方法和措施。治法较为具体，相对灵活，具有多样性。其中，治疗大法是针对同一类病机而确立的，如汗、吐、下、和、清、温、补、消法八法，其适应范围相对较广，是治法中的较高层次。治疗方法则是在治疗大法限定范围内，针对某具体的证所确立的具体治疗方法，如辛温解表、健脾利湿、镇肝息风等，可以决定选择何种治疗措施。治疗措施，是在治法指导下对病证进行治疗的具体技术、方式与途径，包括药治、针灸、按摩、导引、熏洗等，是治法中的较低层次。

2.治病求本　治病求本，是指在治疗疾病时，通过辨析病因病机，抓住疾病本质，并针对本质进行治疗。治病求本是中医学治疗疾病的指导思想，乃治则治法理论体系的最高层次。

3. **正治与反治** 正治与反治是基于所用药物之寒热、补泻与疾病本质、现象的从逆关系而提出的治则。

（1）**正治**：是指采用与证候性质相反的方药以治疗的原则。因方药逆于证候性质，又称"**逆治**"。适用于征象与本质一致的病证。包括**热者寒之、寒者热之、实则泻之、虚则补之**。

（2）**反治**：是指顺从病证的外在假象而治的治则。由于采用的方药性质与病证的外在假象性质相同，又称"**从治**"。虽顺从病证假象，但与病证本质相反，故仍是针对本质进行治疗。包括**寒因寒用、热因热用、通因通用、塞因塞用**。适用于**征象与本质不相符的病证**。①**寒因寒用**：是指用寒凉方药或具有寒凉功用的措施治疗具有假寒征象病证的治法，即以寒治寒。适用于阳盛格阴的真热假寒证。②**热因热用**：是指用温热方药或具有温热功用的措施治疗具有假热征象病证的治法，即以热治热。适用于**阴盛格阳的真寒假热证**。③**通因通用**：是指用通利的方药或具有通利功用的措施治疗具有通泻症状之病证的治法，即以通治通。适用于"**大实有羸状**"的**真实假虚证**。④**塞因塞用**：是指用补益、固涩的方药或具有补益、固涩功用的措施治疗具有闭塞不通症状之病证的治法，即以补开塞。适用于"**至虚有盛候**"的**真虚假实证**。

4. **治标与治本** 标与本用来概括病变过程中矛盾的主次先后关系，两者是相对的。如病机与症状，病机为本，症状为标；邪与正，正气为本，邪气为标；疾病先后，旧病、原发病为本，新病、继发病为标。根据标本主次的不同，采取"**急则治标、缓则治本、标本兼治**"的原则。

（1）**急则治标**：是指标病危急，先治其标、标病缓解再治本病的治则。适用于：①卒病且病情严重者；②出现危及性命的某些症状时；③出现某些急重症状，或症状不除，无法进行治疗时；④慢性病患者新感，旧病缓和，新病较急时。

（2）**缓则治本**：是指病情缓慢、病势缓和，先治其本、本病愈而标病自除的治则。适用于暂无急重病状、病情缓和、病势迁延者，或病势向愈，正气已虚，邪尚未尽之时。

（3）**标本兼治**：是指标病与本病并重，两者俱急或俱缓时，采取的治标与治本兼顾的治则。

5. **扶正与祛邪** 扶正，是指扶持助长机体正气，以消除病邪，恢复健康的治则。适用于各种虚性病证，即"虚则补之"。祛邪，是指祛除邪气，使邪气去正气安，恢复健康的治则。适用于各种实性病证，即"实则泻之"。

扶正祛邪的运用包括：①单独运用。扶正，适用于虚证或真虚假实证；祛邪，适用于实证或真实假虚证。②同时运用，即攻补兼施，适用于正虚邪实均不甚的**虚实夹杂证**。此原则的运用需分清扶正与祛邪主次，做到扶正不留邪，祛邪不伤正。③先后运用。适用于**虚实夹杂证**，且根据虚实之轻重缓急变通使用。先扶正后祛邪，即先补后攻，适用于以正虚为主，兼邪实而不盛，机体不能耐受攻伐者；先祛邪后扶正，即先攻后补，适用于以邪盛为主，兼正虚却尚能耐受攻伐者。

6. **调整阴阳** 调整阴阳是针对机体阴阳盛衰变化，损其有余或补其不足，使其恢复相对平衡的治则，是中医治疗疾病的根本法则。

（1）**损其有余**：即"实则泻之"，适用于阴阳偏盛有余的实证。"阳胜则热"的实热证则"热者寒之"；"阴胜则寒"的实寒证则"寒者热之"。

（2）补其不足：即"虚则补之"，适用于阴阳偏衰的虚证。"阴虚则热"的虚热证当"阳病治阴"，即"壮水之主，以制阳光"；亦可"阳中求阴"，即补阴同时适当佐以补阳药。"阳虚则寒"的虚寒证当"阴病治阳"，即"益火之源，以消阴翳"；亦可"阴中求阳"，即补阳同时适当佐以补阴药。

（3）阴阳双补：即滋阴补阳并用，但需分清阴阳虚损之主次以决定滋阴与补阳之主次。适用于阴或阳一方虚损，病变发展影响到另一方，导致阴阳两虚的病证。

7. 调理精气血津液

（1）调理气与血的关系：①气病治血；②血病治气。

（2）调理气与津液的关系。

（3）调理气与精的关系。

（4）调理精血津液的关系。

8. 三因制宜

（1）因时制宜：是指根据时令气候特点，制定适宜治法和方药的治则。

（2）因地制宜：是指根据不同地域环境特点，制定适宜治法和方药的治则。

（3）因人制宜：是指根据病人的年龄、性别、体质、生活习惯等不同特点，制定适宜治法和方药的治则。

第十六单元　养生与寿夭

【复习指导】本单元为了解内容。

一、养生

1. **养生的原则**　养生，古称道生、摄生、保生、卫生等。即采取各种方法以增强体质，调摄身心，预防疾病，延年益寿的理论。养生的原则包括如下。

（1）顺应外界环境：①顺应自然环境。了解和把握自然界的变化规律和特点，从起居、饮食等方面保持与自然的统一以实现养生的目的，即中医"天人合一"的思想。②顺应社会环境。人应适应社会因素变化采取相应的方法以养生。

（2）形神兼养：既要注意形体的保养，亦要注意精神的调摄，保持形神合一，即"形与神俱"。

（3）调养脾肾：肾为先天之本，肾精是生命之源，亦是生命活动的重要物质基础，是决定人体健康长寿的关键因素。脾为后天之本，气血生化之源，脾胃乃气机升降之枢纽。因此，人类要节欲保精，益脾气养胃阴。

（4）因人而异：根据个人体质、生活习惯、所患疾病等的不同制定具体的养生方法，以达到有效养生的目的。

2. **养生的方法**　养生的方法主要包括：①适应自然，避其邪气。顺应自然界四时气候变化规律，做到虚邪贼风避之有时，防止疾病发生。②调摄精神，内养真气。良好心态，喜怒有节对养生具有重要意义。③饮食有节，谨和五味。注意饮食相宜，切忌过饥过饱（或饥饱失常），切勿寒热五味偏嗜与饮酒过度。④劳逸结合，动静相宜。适当锻炼，动静结合，有益养生。⑤和于术数，适当调补。

二、生命的寿夭

1. **人体生命的产生与变化规律**　《黄帝内经》关于人体生命的产生有两种认识。其一，中国古代哲学的生命观，认为人类同宇宙万物般，由天地精气相合而成。其二，中医学的生命观，认为人体生命由父母媾精而产生。《素问·上古天真论》以女子七～七七、男子八～八八论述人体生、长、壮、老的生命过程。

《内经》对人体生命的产生、发展变化的论述主要强调3个方面：①充盈的脏腑精气与协调的脏腑生理功能是生命进程的基础；②形神俱备是生命的保证；③肾之精气是构成人体和维持生命活动的根本。

2. **决定寿夭的基本因素**

（1）脏腑功能协调者寿。

（2）肾之精气充盛者寿。

（3）与天地为一体者寿。

第二章 中医诊断学

第一单元 绪论

【复习指导】掌握中医诊断的基本原则。

中医诊断的基本原则

1. **整体审察** 是指人是一个有机整体,且受到所处自然与社会环境影响,在诊察疾病时,要同时考虑人体自身及外界环境对病症的影响。

2. **四诊合参** 是指医生临证时需望、闻、问、切四诊并用,诸法合参,以做出全面、准确诊断。

3. **病证结合** 辨病是探求疾病全过程特点和发展规律,是整体规律;辨证则是识别疾病当前的本质。辨病与辨证结合有利于全面认识疾病的本质。

第二单元 望诊

【复习指导】掌握得神、失神、少神、假神的典型表现与临床意义;熟悉少神与神乱的常见表现及其病机;掌握常色和病色的特征及临床意义,主要是五色主病,善色和恶色的区别;熟悉望形体、望姿态的基本内容;熟悉望头面、五官、身体、四肢、皮肤的基本内容;掌握5种痰的特点;掌握望小儿指纹的方法、病理表现及意义。

一、望神

(一)得神

1. 临床表现 神志清楚,精神良好,两目精彩,反应灵敏,面色红润,呼吸平稳,肌肉不削,动作自如等。

2. 临床意义 得神,即有神,是精充气足神旺的表现。即使有病也是精气未伤,主病轻浅,预后良好。

(二)失神

1. 正虚失神

(1)临床表现:精神萎靡,目无光彩、眼神呆滞,面色晦暗无华,呼吸微弱,肉削著骨,动作艰难,或循衣摸床,撮空理线等。

(2)临床意义:是精亏神衰的表现,提示精气衰败,脏腑功能衰竭,多见于久病重病之人,预后不良。

2. 邪盛失神

(1)临床表现:神昏谵语,烦躁不安;或猝然昏倒,双手握固,牙关紧闭等。

(2)临床意义:邪盛神伤的表现。多因邪陷心包,内扰神明,或肝风夹痰,蒙蔽清窍所致,多见于急性危重症患者。

(三)少神

1. 临床表现 精神不振,少气懒言,两目乏神,面色少华,肌肉松软,倦怠乏力,动作迟缓等。

2. 临床意义　又称神气不足，是精气不足、神气不旺的表现。提示正气不足，精气轻度损伤，脏腑功能减弱。多见于病情较轻或疾病恢复期，素体虚弱者，亦可出现少神。

（四）假神

1. 临床表现　久病、重病患者本已极度衰竭，精气本已极度衰竭，突然出现神气暂时"好转"的虚假现象，如本已神识不清、懒言少语，突然精神转佳，言语不休，想见亲人；本已目无光彩，突然目光转亮，浮光外露；本已面色枯槁晦暗，突然两颧泛红如妆；本已久不能食或毫无食欲，突然欲进饮食或食量突然增加。

2. 临床意义　提示脏腑精气衰竭，正气将脱，阴阳即将离决。古人比喻为"回光返照""残灯复明"，多见于危重症患者临终前的征兆。

（五）神乱

神乱是指神志意识错乱失常。临床上多表现为焦虑恐惧、淡漠痴呆、狂躁不安、猝然昏倒等，常见于脏躁、癫、痴、狂、痫等病证。

1. 焦虑恐惧　是指患者焦虑不安，心悸不宁，不敢独处者。多因心胆气虚，心神失养而致，常见于脏躁等。

2. 淡漠痴呆　是指患者神识痴呆，表情淡漠，喃喃自语，哭笑无常。多因痰气郁结，蒙蔽心神，或先天禀赋不足所致，常见于癫病、痴呆等。

3. 狂躁不安　是指患者狂躁妄动，呼笑怒骂，打人毁物，不避亲疏者。多因气郁化火，痰火扰神而致，常见于狂病等。

4. 猝然昏倒　是指患者突然昏倒，不省人事，口吐白沫，四肢抽搐，醒后如常者。多与先天禀赋因素有关，或因肝风夹痰，蒙闭清窍而致，常见于痫病等。

二、望面色

（一）常色

常色是指健康人面部的色泽。表示人体精神气血津液充足。黄种人的常色特点是红黄隐隐，明润含蓄。常色包括主色和客色。

1. 主色　是指个体肤色特征，人生来就有、一生基本不变的肤色。

2. 客色　是指因季节、气候等外界因素变动而发生的正常变化的肤色。如春季面色稍青，夏季面色稍赤，长夏面色稍黄，秋季面色稍白，冬季面色稍黑。

（二）病色

病色是指人体在疾病状态下面部显现的色泽。病色的特点是晦暗枯槁或鲜明暴露。病色包括善色和恶色。

1. 病色善恶

（1）善色：是指五色光明润泽者，亦称"气至"。说明脏腑精气未衰，病变尚轻。多见于新病、轻病、阳证，其病易治，预后较好。

（2）恶色：是指五色晦暗枯槁者，亦称"气不至"。说明脏腑精气已衰，胃气不能上荣于面。多属久病、重病、阴证，其病难治，预后较差。

2. 五色主病

（1）青色：主寒证、痛证、血瘀、惊风、肝病。

面色淡青，多为虚寒证。

面色青黑，多为**寒盛**、**痛剧**，或肝病迁延日久。

（2）**赤色**：**主热证**，亦见于**戴阳证**。

满面通红者，为实热证，可见于外感发热或脏腑火热炽盛患者。

两颧**潮红**者，为**虚热**证，可见于内伤久病，如肺结核等患者。

久病重病患者**面色苍白**，却**两颧泛红如妆**，游移不定者，为**戴阳证**。是阳气虚衰，阴寒内盛，阴盛格阳，虚阳上越所致，属真寒假热证，为病情危重的征象。

（3）**黄色**：**主脾虚、湿证**。

面色黄而枯槁无华，称为**萎黄**。多属脾胃气虚，气血不足。

面色黄而虚浮，称为**黄胖**。多属**脾虚湿蕴**。

面目**一身俱黄**，称为**黄疸**。黄而鲜明如**橘子色**者，称为**阳黄**，多因**湿热蕴结**所致；黄而晦暗如烟熏者，称为**阴黄**，多因**寒湿郁滞**所致。

面色**青黄（苍黄）**者，多因**肝郁脾虚**所致。

（4）**白色**：**主虚证、寒证、失血、夺气**。

面色淡白无华，舌、唇色淡者，多属**气血不足**，或见于失血患者。

面色**㿠白**者，多属**阳虚水泛**。

面色苍白者，多属阳气暴脱之亡阳证，或阴寒内盛，或大失血之人。

（5）**黑色**：**主肾虚、寒证、水饮、瘀血、疼痛**。

面黑暗淡者，多属**肾阳亏虚**。

面黑干焦者，多属**肾阴亏虚**。

眼眶周围**色黑**者，多属**肾虚水饮内停**或**寒湿带下**。

面色**黧黑**，伴有**肌肤甲错**者，多由**瘀血日久**所致。

三、望形态

（一）形体强弱

1. 体强　表现为胸廓宽厚，骨骼粗大，肌肉充实，筋强力壮，皮肤润泽。提示脏腑坚实，气血旺盛，**抗病力强**，预后较好。

2. 体弱　表现为胸廓狭窄，骨骼细小，肌肉瘦削，筋弱无力，皮肤枯槁。提示脏腑脆弱，气血不足，**抗病力弱**，预后较差。

（二）形体胖瘦

1. 肥胖　表现为头圆，颈短粗，肩宽平，胸厚短圆，大腹便便等。若**胖而能食**，为**形气有余**；**胖而食少**，为**形盛气虚**，是**阳气不足、痰湿内盛**的表现。

2. 消瘦　表现为肌肉消瘦，严重者形瘦骨立，大肉脱尽，毛发枯槁。体瘦**食多**，属于**中焦火炽**；体瘦**食少**，属于**中气虚弱**；体瘦伴有潮热盗汗，多属**阴虚内热**；久病卧床不起，骨瘦如柴者，为脏腑**精气衰竭**，气液干枯，属于**病危**。

（三）动静姿态

望动静姿态的**要点**是动静、强弱、俯仰、屈伸，其**一般诊断规律**是：**动、强、仰、伸多属阳证、热证、实证**；**静、弱、俯、屈多属阴证、寒证、虚证**。

1. 坐姿　坐而**喜仰**，多属**肺实气逆**；坐而**喜伏**，多属**肺虚体弱**；但坐**不得卧**，卧则气逆，

· 46 ·

多属咳喘肺胀，或水饮停于胸腹；但卧不得坐，坐则晕眩多属，夺气失血。

2. 卧姿　卧时常向外，身轻自能转侧，多属阳证、热证、实证；卧时喜向内，身重不能转侧，多属阴证、寒证、虚证；仰卧伸足，掀去衣被，多属实热证；蜷卧缩足，喜加衣被，多属虚寒证。

（四）异常动作

睑、面、唇、指、趾等不时颤抖或振摇不定，称为颤动，多为动风先兆，或血虚阴亏，经脉失养，属虚风内动；手足时时蠕动，动作迟缓无力，称为手足蠕动。多为气血不足，筋脉失养或阴虚风动；手足筋肉挛急不舒，屈伸不利，称为手足拘急，因寒邪凝滞或气血亏虚筋脉失养所致；四肢抽搐常见于惊风、痫病；角弓反张，颈项强直常见于破伤风、热极生风。猝然昏倒不省人事，伴有半身不遂，口眼㖞斜多属中风病，猝然昏倒，口吐白沫，四肢抽搐多属痫病。

四、望头面五官

（一）望发

1. 色泽　发黄干枯，稀疏易落，多属精血不足，可见于慢性虚损患者或大病之后的患者。小儿头发稀疏黄软，生长迟缓，甚至久不生发，或枕后发稀者，多因先天不足，肾精亏损而致。小儿发结如穗，枯黄无泽，伴有面黄肌瘦多见于疳积病。

青壮年白发，俗称"少白头"，若伴有耳鸣、腰酸等症属肾虚；若伴有失眠健忘等症，为劳神伤血所致；也可见于正常人，是先天禀赋异常所致。

2. 脱发　突然片状脱发，显露圆形或椭圆形光亮头皮，称为斑秃，多为血虚受风。青壮年头发稀疏易落，伴有腰膝酸软、健忘、眩晕等，多为肾虚。头发脱落，伴有头皮瘙痒、多屑多脂者，多为血热化燥所致。

（二）望面

1. 面肿　面部浮肿，皮色不变，按之凹陷者，多为水肿病。颜面皮肤焮红灼热，肿胀疼痛，色如涂丹，为抱头火丹，多为风热火毒上攻所致。头肿大如斗，面目肿甚，目不能开者，为大头瘟，由天行时疫，火毒上攻所致。

2. 腮肿　一侧或双侧腮部以耳垂为中心肿起，边缘不清，按之柔韧感、压痛，称为痄腮。因外感温毒之邪所致，多见于儿童，属于传染病。单侧颌部肿胀疼痛，张口受限，伴有恶寒发热称为发颐，多见于成人，因阳明热毒上攻所致。

3. 口眼㖞斜　单见口眼㖞斜，患侧肌肉弛缓，额纹消失，肌肤不仁，目不能合，口不能闭，不能皱眉鼓腮，鼻唇沟变浅向健侧偏斜，名为口僻，为风邪中络所致。口角㖞斜兼半身不遂者，多为中风后遗症。

（三）望目

1. 目的脏腑分属　根据"五轮学说"，瞳仁属肾，称为"水轮"；黑睛属肝，称为"风轮"；目内眦及外眦的血络属心，称为"血轮"；白睛属肺，称为"气轮"；眼睑属脾，称为"肉轮"。

2. 望目色　根据五色主病，目赤伴有肿痛多属实热证；白睛色红多属肺火；两眦赤痛多属心火上炎；睑缘赤烂为脾有湿热；全目赤肿为肝经风热上攻。白睛发黄多为黄疸病。多因湿热或寒湿内蕴，肝胆疏泄失常，胆汁外溢所致。目眦淡白属血虚、失血；目胞色黑晦暗多属肾虚；黑睛灰白浑浊为目翳，多因邪毒侵袭，或肝胆实火上攻，或湿热熏蒸，或阴虚火旺所致。

3. 望目形　目窠微肿，如新卧起之状，皮色不变，为水肿病初起表现；上下眼睑肿色红，为脾经实热。上下眼睑肿，势缓而宽软无力，为脾虚。下眼睑肿，为肾气衰；眼窠凹陷，多见于吐泻伤津或气血虚衰的患者，若久病眼球深陷，伴有形瘦如柴，为脏腑精气衰竭，属病危；眼球突出兼喘满上气者，属肺胀。眼球突出伴有颈前微肿，为瘿病，因肝郁化火、痰气壅结所致。胞睑边缘肿起结节如麦粒红肿较轻者，称为针眼；胞睑漫肿，红肿较重者，称为眼丹。皆因风热邪毒或脾胃蕴热上攻于目所致。

4. 望目态

（1）瞳孔缩小：多因肝火内炽，或为中毒所致。常见于川乌、草乌、毒蕈、吗啡、氯丙嗪、有机磷农药中毒。

（2）瞳孔散大：多属肾精耗损，属病危，是濒死前征兆之一。也见于肝风上扰的绿风内障、颅脑损伤、出血性中风或杏仁、麻黄、曼陀罗、阿托品等颠茄类药物中毒。

（3）目睛凝视：患者两眼固定，不能转动，固定前视者，称为瞪目直视，多因脏腑精气耗竭所致，属病重；两眼固定上视者，称为戴眼反折，肝风内动；目睛偏向一侧为斜视，多因肝风内动或外伤、先天性。

（4）闭目障碍：双目闭合障碍，多为瘿病；单侧闭合障碍，多为风中面络；若小儿睡眠露睛，多由胞睑失养所致，常见于吐泻伤津和慢脾风患儿。

（5）胞睑下垂：又称睑废，是指胞睑无力张开而上睑下垂者，分先天和后天两类。双睑下垂者，多为先天禀赋不足、脾肾亏虚；单睑下垂者，多因脾气亏虚所致，也可见于外伤、中风病危症候和颅脑病变。

（四）望口

1. 口之形色　口角流涎，小儿多属脾气虚弱，成人为风中络脉或中风后遗症；口腔肌膜糜烂成片，口气臭秽，称为口糜，多因湿热内蕴上蒸；口腔肌膜出现白色小溃疡点且红肿疼痛，为口疮，多由心脾积热所致；小儿口腔、舌上布满片状白屑状如鹅口，称为鹅口疮，多因感受邪毒，心脾积热，上舌所致；小儿口腔颊黏膜近白齿处出现微小灰白色斑点，周围绕以红晕者，称为麻疹黏膜斑，为麻疹将出之兆。

2. 口之动态　口开而不闭，为口张，属虚证，若状如鱼口，张口气出，但出不入，则为肺气将绝；口闭而难开，牙关紧急，为口噤，属实证，可见于痫病、中风、惊风、破伤风；上下口唇紧聚，不能吸吮，为口撮，可见于新生儿脐风、破伤风等患儿；口角向一侧歪斜，为口㖞又称口僻，可见于面瘫或中风患者；战栗鼓颌，口唇振摇，为口振，可见于外感寒邪、温病、伤寒欲作战汗，或疟疾发作；口频繁开合，不能自禁，为口动，是胃气虚弱的表现；若口角掣动不止，则动风之象。

（五）望唇

1. 唇之色泽　正常人唇色红润，是胃气充足，气血调匀的表现。唇色淡白，多为血虚或失血；唇色淡红，多为血虚或气血两虚；唇色深红，多为热盛；口唇赤肿而干，多为热极；口唇呈樱桃红色者，常见于煤气中毒。唇色青紫，多属阳气虚衰，血行瘀滞；口唇青黑，多为冷极、痛极。

2. 唇之形态　口唇干裂，多见于燥热伤津或阴虚液亏；口唇糜烂，多为脾胃积热上蒸所致；唇内溃烂，其色淡红，多为虚火上炎；唇边生疮，红肿疼痛，多为心脾积热。

(六）望齿

1. 牙齿色泽 **正常人牙齿洁白润泽，**是**津液内充、肾气充足**的表现。牙齿干燥，为胃阴已伤；牙齿光燥如石，是阳明热盛，津液大伤；牙齿燥如枯骨，是肾阴枯竭，精不上荣；牙齿枯黄脱落，多为骨绝；齿焦有垢，为胃肾热盛，但气液未竭；齿焦无垢，为胃肾热盛，气液已竭。

2. 牙齿动态 牙关紧急，多属风痰阻络或热极生风；咬牙啮齿，为热盛动风；睡中啮齿，多因胃热或虫积所致，也可见于正常人。

(七）望牙龈

1. 牙龈色泽 正常人**牙龈淡红而润泽，**是胃气充足、气血调匀的表现；牙龈淡白，多因血虚或失血；牙龈红肿疼痛，多是胃火亢盛。

2. 牙龈形态 齿缝出血，痛而红肿，称为**齿衄**，多属胃热伤络，若不痛不红微肿者，多为气虚或肾火伤络；龈肉萎缩，牙根暴露，牙齿松动，称为**牙宣**，多属肾虚或胃阴不足；牙龈溃烂，流腐臭血水，称为**牙疳**，多因外感疫疠之邪，积毒上攻所致。

(八）望咽喉

1. 咽喉色泽 咽部红肿灼痛，多由肺胃热毒壅盛所致；一侧或两侧喉核红肿疼痛，表面有**黄白色脓样分泌物，**为**乳蛾，**多因**肺胃热盛，火毒熏蒸**所致；咽部嫩红，肿痛不显，肾阴亏虚、虚火上炎所致；咽喉淡红漫肿，多为痰湿凝聚所致；咽喉淡红不肿，微痛或喉痒，多为气阴两虚，虚火上炎所致。

2. 咽喉形态 咽喉溃烂成片或凹陷者，为火毒壅盛，腐烂分散浅表者，为肺胃之热尚轻，溃腐日久，周围淡红或苍白者，多属虚证；咽喉红肿高突，有**波动感，**压之柔软凹陷者，已**成脓，**压之坚硬则尚未成脓；咽部溃烂处表面覆盖一层白腐，形如白膜者，称为**伪膜，**若伪膜松厚，容易拭去，去后**不复生**者，此属**肺胃热盛**。若咽部有灰白色伪膜，坚韧不易剥离，重剥则出血，很快**复生**，为**白喉，**多因肺胃热毒伤阴而致，属于**烈性传染病。**

五、望皮肤

（一）色泽异常

1. 皮肤发赤 皮肤突然色红成片，**色如涂丹，焮热肿胀，**边界清楚，为**丹毒。**发于**头面者，**为**抱头火丹；**发于**小腿足部者，**为**流火；**发于**全身，**游走不定者，为**赤游丹。**发于**上部**多由**风热化火**所致；发于**下部**多由**湿热化火**所致，也可因外伤染毒而致。

2. 皮肤发黄 皮肤、面目、爪甲皆黄者，为黄疸。黄色鲜明如橘子色，属**阳黄。**多因脾胃或肝胆湿热所致；黄色晦暗如烟熏属**阴黄，**多因寒湿困脾所致。

3. 皮肤白斑 局部皮肤出现点、片状白色改变，大小不等，边界清楚，称为**白癜风**或**白驳风。**多因风湿侵袭，气血失和，气血不荣所致。

4. 皮肤发黑 皮肤黄中显黑而晦暗，称为"**黑疸**"，是由劳损伤肾所致；全身皮肤发黑，亦可见于肾阳虚衰患者。

（二）望斑疹

1. 斑 皮肤出现片状斑块，**平摊**于皮肤，摸之不应手，**压之不褪色**。有阳斑与阴斑之别。**阳斑色深红或紫红，**多由外感温热邪毒，内迫营血所致；**阴斑色淡青或淡紫，**多由脾虚血失统摄，或阳衰寒凝气血所致。

2. 疹　皮肤出现**粟粒状疹点，高出**皮肤，抚之碍手，**压之褪色者**。

色如桃红，形似麻粒，先见于耳后发际颜面，渐及躯干和四肢，按出疹顺序消退，称为**麻疹**，因外感时邪疫毒所致，属儿科常见传染病。

疹色淡红，细小稀疏，瘙痒不已，时发时止，称为**风疹**，多为外感风热时邪所致。

皮肤上出现大小形态各异的淡红色或淡白色丘疹，瘙痒，搔之融合成片，时发时止，出没迅速，称为**瘾疹**。多因外感风邪或过敏所致。

（三）望水疱

1. 白㾦　皮肤上出现**白色小疱疹**，晶莹如粟，擦破流水，多发于颈胸部，多因外感湿热，郁于肌表，**汗出不彻所致**，多见于湿温病。有晶㾦、枯㾦之分。色白，晶莹饱满，颗粒清楚，称为**晶㾦**，说明津气尚充足，是**顺证**。色干枯，干瘪无浆，称为**枯㾦**，说明津气已亏竭，为**逆证**。

2. 水痘　小儿皮肤出现**粉红色斑丘疹**，迅即变为**椭圆形小水疱**，晶莹明亮，**顶满无脐**，浆液稀薄，**皮薄易破**，分批出现，大小不等，兼有轻度恶寒发热。多因外感时邪，内蕴湿热所致，属于儿科常见的传染病。

3. 热气疮　口角、唇边、鼻旁出现成簇粟米大小水疱，灼热疼痛。多因外感风热或肺胃蕴热上熏而致。

4. 湿疹　周身皮肤出现**红斑**，迅速形成**丘疹、水疱，破后渗液**，出现红色湿润之糜烂面。多因**湿热**蕴结，复感风邪，郁于肌肤而发。

5. 缠腰火丹　多发于**一侧腰部和胸胁部**，初期皮肤灼热刺痛，出现粟米至黄豆大小成簇水疱，带状分布者，多因**肝经湿热**熏蒸肌肤而致。

（四）望疮疡

1. 痈　**红肿高大，根盘紧束，焮热疼痛**，具有未成脓**易消**；已脓**易溃**；脓液黏稠，疮口**易敛**的特点，属阳证。多由湿热火毒内蕴，气血瘀滞所致。

2. 疽　**漫肿无头**，肤色不变或晦暗，**不热少痛者**，具有未脓难消、已脓难溃、脓液稀薄，疮口**难敛，溃后易伤筋骨**的特点，为无头疽，属阴证。多由气血亏虚，阴寒凝滞所致。

3. 疔　多发于颜面、手足，**形小如粟**，顶白，**根硬较深**，麻木疼痛，邪毒深重，易于扩散。因竹木刺伤，或感受疫毒、火毒等邪所致。

4. 疖　**形小而圆，红肿热痛不甚，出脓即愈者**，病位表浅，症状轻微，因外感火热毒邪或湿热内蕴所致。

六、望排出物

（一）望痰

痰**白清稀**而量多，多属**寒痰**；痰**白黏稠量多，易咯出者**，多属**湿痰**；痰**黄黏稠者**，多属**热痰**；痰**少而黏，难于咯出者**，多属**燥痰**；痰中带血，色鲜红者，为**咳血**；咯吐脓血腥臭痰者，为**肺痈**。

（二）望涕

清涕，多属**外感风寒**或阳气虚弱；**浊涕**，多属**外感风热**或肺胃蕴热；鼻流腥臭脓涕，日久不愈者，为**鼻渊**，多为湿热蕴阻所致；鼻腔出血，为**鼻衄**，多因肺胃蕴热，或阴虚肺燥，伤及鼻络所致。

七、望小儿指纹

（一）望小儿指纹的方法

可抱小儿面向光亮，医生用左手拇指和示指固定小儿示指，再以右手拇指从小儿示指指尖向指根部推擦几次，力度适中，使络脉显露。

（二）正常表现

小儿示指按指节分为三关：第一节为风关；第二节为气关；第三节为命关。

正常指纹在示指掌侧前缘，**纹色浅红微黄，隐现于风关之内，粗细适中**。

（三）病理小儿指纹

1. **浮沉分表里**　纹**浮**而**显露**，为病邪在**表**，见于外感病表证；指纹**沉隐**不显，为病邪在**里**，内伤里证。

2. **红紫辨寒热**

纹**鲜红**者：多属外感**风寒**表证；纹**紫红**者，多属**里热**证。

纹色**青**者：主疼**痛**、**惊风**；纹**紫黑**者，为**血络郁闭**，病属**重危**。

纹色**淡白**者：多属**脾虚**、**气血不足**、**疳积**等。

3. **淡滞定虚实**　指纹**浅淡**而纤细，多属**虚**证；**浓滞**而增粗，多属**实**证。

4. **三关测轻重**　指纹仅显于**风关**者，是邪气**入络，邪浅病轻**；指纹达于**气关**者，是邪气**入经、邪深病重**；指纹达于**命关**者，是邪入**脏腑**，病情严重；指纹直达指端者，为**透关射甲**，**病多凶险**，预后不佳。

第三单元　望舌

【复习指导】掌握舌诊原理，舌与脏腑的关系（舌面分部与脏腑的关系），望舌方法和注意事项，正常舌象及其生理变异；掌握望舌质、舌苔的全部内容。

一、舌诊的原理

（一）舌与脏腑经络的关系

①心：舌为心之苗，手少阴心经之别系舌本；②脾：舌为脾之外候，足太阴脾经连舌本、散舌下；③肾：足少阴肾经循喉咙、夹舌本；④肝：足厥阴肝经络舌本；⑤肺：肺系上达咽喉，与舌根相连。

其他脏腑组织，通过经络也直接、间接与舌产生联系，因此，五脏六腑的病变都可反映于舌象。

（二）舌面的脏腑分候

1. **五脏划分法**　**舌尖属心肺，舌边属肝胆。舌中属脾胃，舌根属肾**。

2. **胃经划分法**　舌尖属上脘，舌中属中脘，舌根属下脘。

3. **三焦划分法**　舌尖应上焦，舌中应中焦，舌根应下焦。

二、舌诊的方法与注意事项

（一）舌诊的方法

1. **舌诊的体位和伸舌姿势**　医师面对患者在自然光线下平视或俯视，患者自然地将舌伸出口外，舌体放松，舌面平展，舌尖略向下，充分暴露舌体。

2. 望舌的方法　先看舌质，再看舌苔，最后观察舌下络脉，先看舌尖，再看舌中、舌边，最后看舌根部。

刮舌是用消毒压舌板的边缘，以适中的力量，在舌面上由后向前刮3～5次。揩舌是用消毒纱布裹于示指上，蘸少许生理盐水在舌面上揩抹数次。刮舌与揩舌可用于**鉴别舌苔有根无根**，以及**是否**属于**染苔**。若刮之不脱或刮而留污质，多为里有实邪；刮之易去，舌体明净光滑则多属虚证。

（二）舌象的影响因素

1. 光线的影响　光线过暗，舌色多偏暗滞；日光灯下，舌色多偏紫；白炽灯下，舌苔偏黄色；用普通灯泡或手电筒照明，易将黄苔误判为白苔。

2. 饮食或药品影响　摄入某些饮食或服用某些药物可以使舌象发生变化。长期服用某些抗生素，可见黑腻苔或霉腐苔。

某些食物或药物，可以使舌苔着色，称为**染苔**。

3. 口腔环境对舌象的影响　牙齿残缺可造成同侧舌苔偏厚；镶牙可以使舌边留下齿印；张口呼吸可以使舌苔增厚、变干。

三、正常舌象

正常舌象的特点和临床意义

舌质淡红、鲜明、润泽，舌体柔软**灵活，大小适中；舌苔均匀薄白，干湿适中。**简称"**淡红舌，薄白苔**"。提示脏腑功能正常，**气血津液充盈，胃气旺盛。**

四、望舌质

（一）望舌色

1. 淡红舌　多见于健康人，表证或病之轻者。

2. 淡白舌　主**气血两虚、阳虚。**

淡白光莹，舌体瘦薄，属气血两亏。

淡白湿润，舌体胖嫩，多为阳虚寒证。

枯白舌：主伤精、脱血、夺气，提示病情危重。

3. 红舌　**主热证**（实热或虚热证）。

舌尖红，多为心火上炎。

舌两边红，多为肝经热盛。

舌色鲜红，有芒刺，或兼黄厚苔：多属实热证。

舌鲜红而**少苔**，舌体瘦小，或有裂纹，或光红无苔：属虚热证。

4. 绛舌　**主里热亢盛、阴虚火旺、瘀血。**

舌绛有苔，或有**红点、芒刺**：属实热证，多为温病热入营血，或脏腑内热炽盛；

舌绛少苔或无苔，或有裂纹：属虚热证，多为热病后期阴液受损，或久病阴虚火旺。

舌绛少苔而津润，或有瘀斑、瘀点：多为血瘀。

5. 青紫舌　主气**血瘀滞。**

舌淡紫而湿润：多为阳气虚衰阴寒内盛，**寒凝血瘀；**

全舌青紫多为全身性瘀血；

舌有紫色斑点：多为瘀血阻滞于局部，或局部脉络损伤。

(二) 望舌形

1. 老舌、嫩舌　**老舌，主实证；嫩舌，主虚证。**

舌质纹理粗糙或皱缩，坚敛而不柔软，舌色较暗，为苍老舌。舌质纹理细腻，浮胖娇嫩，舌色浅淡，称为娇嫩舌。

2. 胖舌、瘦舌　**胖大舌**主水湿痰饮内停；**肿胀舌**主湿热、热毒上壅；**瘦薄舌**主气血两虚，阴虚火旺。

舌体较正常舌大而厚，**伸舌满口，为胖大舌**；舌体肿大，**盈口满嘴**，甚者不能闭口，**不能缩回，为肿胀舌**；瘦薄舌表现为舌体较正常舌瘦小而薄。

3. 点舌、刺舌　**主脏腑热极，或血分热盛。**

点，是指舌有突于舌面的红色或紫红色星点，大者为星，称为红星舌；小者为点，称红点舌。刺，是指舌乳头高突如刺，摸之棘手的红色或黄黑色点刺，又称芒刺舌。

舌尖生点刺：多为心火亢盛。舌中生点刺：多为胃肠热盛。舌边有点刺：多为肝胆火盛。

4. 裂纹舌　**主热盛伤阴，血虚，脾虚湿侵。**

舌面出现各种形状的裂沟，裂沟多少不等、深浅不一，表面无舌苔覆盖的表现。

舌淡白而有裂纹，多为**血虚不润**；舌淡白胖嫩，边有齿痕而又有裂纹，属**脾虚湿侵**。健康人舌面上出现裂纹，裂纹中一般有舌苔覆盖，且无不适感觉者，为先天性舌裂，应与病理性裂纹舌作鉴别。

5. 齿痕舌　**主脾虚、湿盛。**

舌体边缘可见牙齿压迫痕迹的表现。舌淡白胖大润而有齿痕：多属寒湿壅盛，或阳虚水湿内停；舌淡红而有齿痕：多是脾虚或气虚；舌淡红而嫩，舌体不大而边有轻微齿痕：可为先天性齿痕；如病中见之提示病情较轻，多见于小儿或气血不足者。

(三) 望舌态

1. 强硬舌　**主热入心包，或高热伤津，或风痰阻络。**

舌体板硬强直，运动不灵活。舌体强硬，舌色红绛，多因热邪炽盛。舌体强硬，舌胖大兼厚腻苔，多因风痰阻络。舌体强硬，伴有言謇语涩，肢体麻木，眩晕，多为**中风先兆**。

2. 痿软舌　**主气血俱虚，阴亏。**

舌体软弱，无力屈伸，痿废不用。舌淡白而痿软，多为气血俱虚。新病舌干红而痿软，多为热灼津伤。久病舌绛少苔或无苔而痿软，多见于外感病后期，热极伤阴，或内伤杂病，阴虚火旺。

3. 颤动舌　**主肝风内动。**

舌体震颤抖动，不能自主。舌淡白而颤动，多为血虚动风。舌红少苔而颤动，多属阴虚动风。舌绛紫而颤动，伴有高热惊厥，多为**热极生风**。舌红绛而颤动，伴有眩晕肢麻，多为**肝阳化风**。

4. 歪斜舌　主中风，或中风先兆。

伸舌时舌体偏向一侧，或左或右。

5. 吐弄舌　**主心脾有热。**

舌伸于口外，不即回缩，为**吐舌**；舌微露出口，立即收回，或舐口唇上下左右，摇动不停，为**弄舌**。弄舌多见于小儿动风先兆，或小儿智能发育不全。

6. 短缩舌 多为危重证候的征象。

舌体卷短、紧缩，不能伸长。舌短缩，色淡白或青紫而湿润，多为**寒凝筋脉**。舌短缩，体胖而苔腻，多为**痰浊内阻**。舌短缩，色淡白而胖嫩，多属**气血俱虚**。

五、望舌苔

（一）望苔质

1. 薄苔、厚苔 反映邪正的盛衰和病位的浅深。苔质的厚薄以"见底"和"不见底"为标准，透过舌苔能隐隐见到舌体，称为薄苔；不能透过舌苔见到舌质称为厚苔。

（1）薄苔：主外感表证，或内伤轻病。

（2）厚苔：主邪盛入里，或内有痰湿、食积等。

2. 润苔、燥苔 润燥主要反映体内津液的盈亏和输布情况。舌苔干湿适中，不滑不燥，为润苔；舌苔干燥，扪之无津，甚则舌苔干裂，为燥苔。

（1）润苔：正常舌苔，有病津液未伤。

（2）燥苔：津液已伤，主热盛伤津、阴液亏耗、燥气伤肺、阳虚气不化津。

3. 腻苔、腐苔 皆主痰浊、食积。

苔质颗粒细小、质地致密紧贴舌面，**扪之不去**，刮之不易脱落，为**腻苔**。有垢腻苔、黏腻苔、滑腻苔、燥腻苔之分；苔质颗粒疏松，粗大而厚，形如豆腐渣堆积舌面，**扪之可去**，为**腐苔**。

舌苔薄腻：多为食积，或脾虚湿困。

舌苔白滑腻：为寒湿、寒痰、寒饮、寒食积滞。

舌苔白腻不燥：为脾虚湿重。

舌苔白厚而黏腻，口中发甜：为脾胃湿热。

舌苔黄腻而厚：为**痰热、湿热、暑湿、湿温、食热**积滞。

舌苔厚腻如积粉：多为时邪夹湿。

4. 剥落苔 主胃气不足，胃阴损伤或气血两虚。舌面本有苔，疾病过程中舌苔全部或部分脱落，脱落处光滑无苔，为剥落苔。

舌红苔剥：多为阴虚。

花剥苔：为胃之**气阴两伤**。

花剥而兼有腻苔：为痰浊未化，正气亏虚。

舌淡苔剥或类剥：多为血虚，或气血两虚。

镜面舌而舌色红：胃阴干涸，胃乏生气。

舌面光洁如镜，甚至毫无血色：主营血大虚，阳气虚衰。

5. 真苔、假苔 判断疾病的轻重与预后。舌苔之真假，以**有根无根**为标准。舌苔紧贴舌面，刮之难去，为真苔，又称为有根苔。苔不着实，似浮涂舌上，刮之即去，为假苔，又称为无根苔。

（1）真苔：病之初期、中期，舌见真苔，且厚，为胃气壅实，病邪深重；病之后期见真苔为胃气尚存。

（2）假苔：久病出现假苔，是胃气匮乏，不能上潮，病情危重。

（二）望苔色

1. 白苔 主表证、寒证、湿证，也可见于热证。

薄白苔而润：可为正常舌象，或是表证初起，或是里证轻证，或是阳虚内寒。

苔薄白而干：常见于风热表证，或为凉燥。

苔薄白而滑：多为外感寒湿，或脾肾阳虚，水湿内停。

苔白厚腻：多为痰饮、湿浊、食积。

苔白如积粉，扪之不燥，称为**积粉苔**：常见于瘟疫和内痈等病，因秽浊湿邪与热毒相结。

苔白而燥裂，扪之粗糙：为燥热伤津。

2.黄苔　**主里证、热证**。

薄黄苔：提示热势轻浅，常见于风热表证，或风寒化热。

苔淡黄而滑润，称为黄滑苔：寒湿、痰饮聚久化热，或为气血亏虚，复感湿热之邪。

苔黄而腻：主湿热或痰热内蕴，或食积化腐。

苔黄而干燥，甚至干裂：多见于邪热伤津，燥结腑实。

3.灰黑苔　**主邪热炽盛，或阴寒内盛**。

苔色浅黑，为灰苔；苔色深黑，为黑苔。灰苔与黑苔只是颜色深浅之别，故常并称为灰黑苔。

苔**灰黑而湿润**：主**阳虚寒湿内盛**，或**痰饮内停**。

苔灰黑而干燥：多为热盛津伤，也可见于阴虚火旺。

苔**焦黑干燥**，舌质干裂起刺：为**热极津枯**。

六、舌象分析要点和临床意义

1.舌质和舌苔的综合诊察　观察舌质可以了解脏腑虚实，气血津液的盛衰；察舌苔重在辨病邪的寒热、邪正消长及胃气的存亡。

2.舌诊的临床意义　判断邪正盛衰；区别病邪性质；辨别病位浅深；推断病势进退；估计病情预后。

第四单元　闻诊

【复习指导】熟悉生理与病变声音的高低、强弱、清浊等变化的临床意义；掌握各种病变声音的概念和临床意义；了解病体、排出物异常气味及病室气味的临床意义，特别是病室特殊气味的意义。

一、听声音

（一）发生异常

音哑与失音：**新病多属实证**，即"金实不鸣"，多因外感风寒或风热袭肺，或痰湿壅肺等所致；**久病多属虚证**，即"金破不鸣"，多因精气内伤，肺肾阴虚等所致。

（二）语言异常

1.谵语　神识不清，语无伦次，声高有力，属**实**证，多见于温热病邪内入心包或阳明实热证、痰热扰乱心神等。

2.郑声　**神识不清**，语言重复，时断时续，**语声低弱模糊**，属**虚**证，多因**心气大伤**，心神散乱所致，见于多种疾病**晚期、危重**阶段。

3.独语　**自言自语**，喃喃不休，**见人语止**，首尾不续，属**阴**证，多因**心气不足**，神失所养，或气郁生痰，蒙蔽心窍所致，常见于癫病、郁病。

4. 错语　神识清楚，**语言错乱，语后自知**，有虚实之分，虚证多因心气不足，神失所养所致，多见于久病体虚或老年脏气衰微之人；实证多为痰湿、瘀血、气滞等阻遏心神所致。

5. 狂言　**精神错乱，语无伦次，狂叫骂詈，登高而歌**，多属阳证、实证、热证，多因气郁化火，痰火扰心所致，常见于**狂病、伤寒蓄血证**。

6. 言謇　神志清楚、思维正常**但吐字不清**，又称**语言謇涩**。多因风痰阻络所致，为**中风之先兆**或后遗症。

（三）呼吸异常

1. 喘　是指呼吸困难、急迫，张口抬肩，甚至鼻扇，难以平卧。

发作**急骤**，呼吸**深长**，息粗**声高**，唯以**呼出为快**者，为**实喘**。多为风寒袭肺或痰热壅肺、痰饮停肺，或水气凌心所致。

病势**缓慢**，呼吸**短浅**，息短不续，唯以**深吸为快**，动则喘甚者，为**虚喘**。是肺肾亏虚，气失摄纳。

2. 哮　呼吸急促似喘，声高断续，喉间有哮鸣音。哮多因痰饮内伏，复感外邪所诱发。

喘不一定兼哮，但哮必兼喘。喘以气息急迫、呼吸困难为主，哮以喉间哮鸣声为特征。临床上哮与喘常同时出现，所以常并称为哮喘。

（四）咳嗽

有声无痰谓之咳，有痰无声谓之嗽，有痰有声谓之咳嗽。

咳声重浊，痰白清稀，多属外感风寒；咳声重浊紧闷，痰多易咳，属实证，多因寒痰、湿浊停聚于肺；咳声不扬，痰稠色黄，不易咳出，属热证，多因热邪犯肺；咳声低微无力，属虚证，多因久病肺气虚损；干咳无痰，或痰少而黏，不易咳出，多属燥邪犯肺或肺阴亏虚所致；咳有痰声，痰多易咯，多属痰湿阻肺所致。

咳声阵发连续不断，咳止时有**鸡鸣样回声，为顿咳，又称百日咳**，常见于小儿，多因风邪与伏痰搏结，郁而化热，阻遏气道所致；咳声**如犬吠**，伴有声音嘶哑，吸气困难，多见于**白喉**，是肺肾阴虚，疫毒攻喉所致。

（五）呕吐

前人以有声有物为呕吐，有物无声为吐，有声无物为干呕，是**胃失和降，胃气上逆**的表现。

呕声微弱，吐势徐缓，呕吐物清稀者多属**虚寒证**；呕声壮厉，吐势较猛，呕吐出黏稠黄水，或酸或苦者多属**实热证**。

呕吐呈喷射状者多为热扰神明，或因**头颅外伤，颅内有瘀血**、肿瘤所致。

口干欲饮，**饮后则吐者为水逆**，多属**痰饮停胃**，胃气上逆所致。

（六）呃逆

咽喉发出的一种不由自主的冲击声，声短而频，呃呃作响，俗称打呃，唐代以前称为"哕"。是**胃气上逆**的表现。

（七）嗳气

胃中气体上出咽喉所发出的一种声长而缓的声音。俗称打饱嗝，古称"噫"，是**胃气上逆**的一种表现。

（八）太息

情绪抑郁，胸闷不畅，不自觉地发出长吁或短叹声，又称叹息。多为肝气郁结之象。

二、嗅气味

(一) 病体之气

1. **口气** 正常人呼吸或讲话时，口中无异常气味散出。若口中散发臭气者，称为口臭，多与口腔不洁、龋齿、便秘或消化不良有关。

2. **排泄物之气** 包括二便及妇人月经、带下等的异常气味。

①大便溏泄而腥，多为脾胃虚寒。②大便泄泻臭如败卵，或含未消化食物，矢气酸臭，多为伤食。③小便臊臭，黄赤浑浊，多属膀胱湿热。④尿甜并散发烂苹果气味，多属消渴病。⑤妇女经血臭秽，多为热证。⑥妇女经血味腥，多为寒证。⑦妇女带下臭秽而黄稠，多属湿热。⑧带下腥而清稀，多属寒湿。

(二) 病室之气

1. **病室有尿臊气** 多见于**水肿病晚期**患者。
2. **病室有烂苹果气味** 多见于**消渴**并发症患者。
3. **病室有蒜臭气味** 多见于**有机磷农药中毒**患者。

第五单元 问诊

【复习指导】问现在症是问诊内容常考的部分，要重点掌握。主要包括问寒热、问汗、问疼痛、问头身胸腹、问耳目、问睡眠、问饮食口味、问二便、问经带。

一、问诊的内容

主诉是患者就诊时最感痛苦的症状、体征及持续时间，是疾病当前的主要矛盾，对疾病的范畴和类别、病势的轻重缓急等具有重要的诊断价值。

二、问现在症

十问歌：一问寒热二问汗，三问头身四问便，五问饮食六胸腹，七聋八渴俱当辨，九问旧病十问因，再兼服药参机变，妇女尤必问经期，迟速闭崩皆可见，再添片语告儿科，天花麻疹均占验。

(一) 问寒热

1. **恶寒发热** 恶寒与发热同时并见，是诊断表证的一个重要依据。可分为以下3种类型：①恶寒重发热轻：风寒表证的特征；②发热重恶寒轻：风热表证的特征；③发热轻而恶风自汗：伤风表证的特征。

2. **但寒不热** 只感怕冷而不觉发热，见于里寒证。

(1) 新病恶寒：突然感觉怕冷，伴有四肢不温，或脘腹、肢体冷痛喜温，或呕吐泄泻，或咳喘痰鸣，脉沉紧有力等症。主要见于**里实寒**证。

(2) 久病畏寒：经常怕冷，四肢凉，得温可缓，兼有面色㿠白，舌淡胖嫩，脉沉迟无力等症。主要见于**里虚寒**证。

3. **但热不寒** 只发热而无怕冷感觉的症状，是里热证的特征症状。

(1) 壮热：身发高热，持续不退（体温超过39℃以上），兼口渴饮冷、大汗出、脉洪大等症。属里**实热**证，多见于**伤寒阳明经证和温病气分阶段**。

(2) 潮热：定时发热或定时热甚，如潮汐之有定时。

热势较高，**日晡热甚**，兼见腹胀便秘，为阳明潮热，又称日晡潮热，属**阳明腑实证**。

午后和夜间有低热，兼见**盗汗颧红、五心烦热**，为**阴虚潮热**，严重者，感觉有热自骨内向外透发者，称为**骨蒸潮热**，多属阴虚火旺所致。

午后发热明显，兼见**身热不扬**（肌肤初扪之不觉很热，扪之稍久即觉灼手），为**湿温潮热**，多见于湿温病。

午后和夜间有低热，兼见肌肤甲错，舌有瘀点瘀斑者，为**瘀血潮热**，属瘀血积久，郁血化热。

（3）微热：轻度发热，体温一般在37～38℃，或仅自觉发热者。常见于某些内伤病和温热病的后期。

阴虚发热：长期低热，兼颧红、盗汗、五心烦热等症。

气虚发热：长期微热，烦劳则甚，兼见有倦怠乏力、少气自汗等症。

气郁发热：情志不舒时有微热，兼胸闷、急躁易怒、叹息等症。

小儿夏季热：小儿在夏季气候炎热时，长期发热不已，兼见烦躁、口渴、无汗、多尿等症，至秋凉时不治自愈。多属**气阴两虚发热**。

4. 寒热往来　恶寒与发热交替发作的症状，又称往来寒热，是正邪相争、互为进退的病理反映。

（1）寒热往来，**发无定时**：自觉时冷时热，一日多次发作而无时间规律，兼见口苦、咽干、目眩、胸胁苦满、不欲饮食、脉弦等症，多见于**少阳病**。

（2）寒热往来，**发有定时**：恶寒战栗与高热交替发作，发有定时，每日发作一次，或二三日发作一次，兼见头痛剧烈、口渴、多汗等症，多见于**疟疾病**。

（二）问汗

1. 特殊汗出

（1）自汗：日间汗出，**活动后尤甚**，兼见畏寒肢冷、神疲、乏力等症，多见于**气虚证和阳虚证**。

（2）盗汗：睡时汗出，**醒则汗止**，兼见潮热、颧红、脉细数等症，多见于**阴虚证**。

2. 局部汗出

（1）头汗：仅头部，或头颈部出汗较多，又称为"**但头汗出**"。兼见面赤心烦，口渴，舌红苔黄，脉数者，为**上焦热盛**；兼见身热不扬，身重，脘痞舌红苔腻者，为**湿热蕴结中焦**；头额部冷汗不止，伴见面色苍白、四肢厥冷、脉微欲绝者，为元气将脱，**虚阳上越**，津随阳泄所致。

（2）手足心汗：手足心汗出较多，常因阳气内郁，**阴虚阳亢或中焦湿热郁蒸**所致。

（三）问疼痛

1. 问疼痛性质

（1）胀痛：疼痛而**胀**，是**气滞**作痛的特点。

（2）刺痛：疼痛如**针刺**之状，是**瘀血**致痛的特点。

（3）走窜痛：疼痛的部位**游走不定**，或走窜攻冲作痛，或为**气滞**所致，或见于行痹。

（4）固定痛：疼痛部位**固定不移**，若胸胁脘腹等处固定作痛，多为**瘀血**所致。

（5）冷痛：疼痛伴有**冷感而喜暖**，是**寒证**疼痛的特点。

（6）灼痛：疼痛伴有**灼热感而喜凉**，是**热证**疼痛的特点。

(7) 绞痛：疼痛剧烈，如刀绞割而难以忍受，多因瘀血、气滞、结石、虫积等有形实邪阻闭气机，或寒邪凝滞气机所致。

(8) 隐痛：疼痛轻微，尚可忍耐，但绵绵不休，是虚证疼痛的特点。

(9) 重痛：疼痛伴有沉重感，多因湿邪困阻气机所致。

(10) 酸痛：疼痛伴有酸软感，多因风湿侵袭，气血运行不畅，或肾虚骨髓失养所致。

(11) 掣痛：抽掣牵引作痛，由一处连及他处，也称引痛、彻痛。

(12) 空痛：疼痛带有空虚感的症状，是虚证疼痛的特点。

2. 问疼痛部位

(1) 头痛：头痛连项，遇风加重，属风寒头痛；头痛怕热，面红目赤，属风热头痛；头痛如裹，肢体困重，属风湿头痛；头痛绵绵，过劳则甚，属气虚头痛；头痛眩晕，面色苍白，属血虚头痛；头脑空痛，腰膝酸软，属肾虚头痛。

(2) 胸痛：胸部憋闷作痛，痛引肩臂，时痛时止，见于胸痹，多因胸阳不振，痰浊内阻，或气虚血瘀；胸背彻痛剧烈，面色青灰，手足青冷，见于真心痛，多因心脉急骤闭塞不通所致。

(3) 胁痛：胁的一侧或两侧疼痛，多与肝胆病变有关。胁肋胀痛，太息易怒，为肝郁气滞；胁肋胀痛，身目发黄，为肝胆湿热；胁肋灼痛，面红目赤，为肝胆火盛。

(4) 胃脘痛：上腹部、剑突下，胃之所在部位疼痛，进食后疼痛缓解，多属虚证；进食后疼痛加剧，多属实证；胃脘冷痛，得温痛减，为寒邪犯胃；胃脘灼痛嘈杂，饥不欲食，为胃阴虚。

(5) 腹痛：剑突下至耻骨毛际以上的腹部（胃脘所在部位除外）疼痛。大腹疼痛多属脾胃之病变；小腹疼痛多属膀胱、大小肠及胞宫的病变；少腹疼痛多属肝经的病变。

(6) 腰痛：腰部经常酸软而痛，多因肾虚所致；腰部冷痛沉重，多因寒湿所致；腰部刺痛拒按，痛处固定不移，多为瘀血阻络所致。

(四) 头身胸腹

1. 头晕　头晕而胀，烦躁易怒，脉弦数，为肝火上炎；头晕胀痛，腰酸耳鸣，脉弦细，多为肝阳上亢；头晕且重，如物裹缠，痰多苔腻，因痰湿内阻所致；头晕目眩，面白倦怠，舌淡，脉细弱，多为气血亏虚；头晕耳鸣，腰酸遗精，健忘，多为肾虚精亏；外伤后头晕刺痛，多为瘀血阻络。

2. 胸闷　多与心、肺等脏气机不畅有关，胸闷，心悸气短，多为心气不足，或心阳不足；胸闷气喘，畏寒肢冷，多为寒邪客肺；胸闷，痰多，多为痰饮停肺；胸闷，壮热，多为热邪或痰热壅肺；胸闷气喘，少气不足以息，多为肺气虚或肺肾气虚。

3. 心悸　有惊悸与怔忡之分，因惊而悸，或心悸易惊，恐惧不安，称为惊悸；无明显外界诱因，心跳剧烈，上至心胸，下至脐腹，悸动不安，称为怔忡。

心悸，气短，乏力、自汗，多属心气虚、心阳亏虚；心悸，面白唇淡，头晕气短，多属气血两虚；心悸，颧红，盗汗，多属心阴虚；心悸，时作时止，胸闷不适，痰多，多属胆郁痰扰。

4. 脘痞　自觉胃脘部窒塞满闷，脘痞，食少，便溏，多为脾胃虚弱；脘痞腹胀，呕恶痰涎，多为痰湿中阻；脘痞，嗳腐吞酸，多为食滞胃脘；脘痞，胃脘有振水声，为饮邪停胃。

5. 腹胀　腹胀喜按，属虚证，多因脾胃虚弱，失于健运所致；腹胀拒按，属实证，多因食积胃肠，或实热内结，阻塞气机所致。

（五）问耳目

1. 问耳

（1）耳鸣：突发耳鸣，**声大如潮声**，按之鸣声不减，多属实证；渐觉耳鸣，**声小如蝉鸣**，按之鸣声减轻，多属虚证。

（2）耳聋：新病暴聋，多属实证；久病或年老渐聋，多属虚证。

2. 问目　目眩，自觉视物旋转动荡，亦称**眼花**，若兼面赤，头痛、头胀、头痛，多属**实证**；若兼神疲气短，头晕耳鸣，多属**虚证**。

（六）问睡眠

1. 失眠　不易入睡，甚至彻夜不眠，兼心烦不寐，多见于**心肾不交**；睡后易醒，不易再睡，多见于**心脾两虚**；睡眠时时惊醒，不易安卧，多见于胆郁痰扰；夜卧不安，腹胀嗳气，多为**食滞内停**。

2. 嗜睡　困倦易睡，伴有头目昏沉，胸闷脘痞，肢体困重，为**痰湿困脾**；饭后嗜睡，兼食少纳呆，倦怠乏力，为**脾气虚弱**；精神极度疲惫，困倦欲睡而未睡，肢冷脉微，为**心肾阳衰**；大病之后，神疲嗜睡，为正气未复。

（七）问饮食与口味

1. 问口渴与饮水　问口渴与饮水的情况，可知**津液的盛衰和输布**有否障碍，以及病性的寒热虚实。

（1）**口渴多饮，提示津液损伤**：大渴喜冷饮，兼有壮热、面赤、汗出、脉洪大者，为**实热证**，为里热炽盛，津液大伤所致；大渴多饮，兼有小便量多，多食易饥，体渐消瘦者，为**消渴病**。

（2）**渴不多饮，津液损伤较轻或津液输布障碍的表现**：口燥咽干而不多饮，兼颧红盗汗、舌红少津，多属阴虚证；渴不多饮，兼身热不扬、头身困重、黄腻苔，多属湿热证；渴喜热饮，饮量不多，或**饮入即吐**，多属**痰饮内停**证；口干但欲漱水而不欲咽，兼面色黧黑，舌紫暗或有瘀斑，多属**瘀血内停**。

2. 问食欲与食量

（1）食欲缺乏：食少纳呆，兼见消瘦，便溏，面色萎黄，为**脾胃虚弱**；纳呆少食，兼见脘闷腹胀，头身困重，便溏苔腻，为**湿邪困脾**。

（2）厌食：厌食，兼见嗳气酸腐，脘腹胀满，为**食滞胃脘**；厌油腻食物，兼见胸满呕恶，脘腹胀满，为**湿热蕴脾**；厌油腻食物，兼见胁肋灼热胀痛，为**肝胆湿热**。

（3）消谷善饥：食欲过于旺盛，进食量多，食后不久即感饥饿，兼见口臭便秘，为**胃火亢盛**；兼见多饮多尿，消瘦，为**消渴病**；兼见大便溏泄，为**胃强脾弱**。

（4）饥不欲食：虽然有饥饿感，但不想进食或进食不多，兼见胃中有嘈杂、灼热感，舌红少苔，脉细数，因**胃阴不足**，虚火内扰所致。

（5）除中：是指久病或重病患者，本不欲食，甚至不能食，突然欲食或暴食的症状。假神的表现之一，因**胃气败绝**所致。

3. 问口味　口淡多见于**脾胃气虚**；口甜多见于脾胃**湿热、脾虚**；口黏腻多由**湿浊停滞、痰饮食积**所致；口酸多见于肝胃蕴热、饮食停滞；口涩为燥热伤津，或脏腑热盛所致；口苦多见于**肝胆火旺、湿热内蕴**；口咸多属**肾**病及**寒**证。

（八）问二便

1. 问大便

（1）便次异常

①便秘：多因**热结肠道**，或**津液亏少**，或**阴血不足**，也可因**气虚**传送无力，或阳虚**寒凝**所致。

②泄泻：**清稀如水样**，多属**寒湿泄泻**；**黄褐如糜**，**味臭**者，多属**湿热泄泻**；泻下**秽臭**，**泻后痛减**，兼见**呕恶酸腐**，脘闷腹痛者，属**伤食**；**大便溏泄**，纳少腹胀，消瘦神疲，属**脾虚**；黎明前腹痛作泻，泻后则安，兼见形寒肢冷，腰膝酸软者，为"五更泻"，多属**脾肾阳虚**；腹痛作泻，泻后痛减，兼见情绪抑郁，为**肝郁乘脾**。

（2）便质异常：大便中含有较多未消化食物，称为**完谷不化**，多见于**脾肾阳虚**；大便时干时稀的症状，称为**溏结不调**，多因**肝郁脾虚**；若大便**先干后溏**，多属**脾虚**。

（3）排便感异常：排便时**肛门有灼热感**的，多因**大肠湿热**所致；腹痛窘迫，时时欲便，肛门重坠，便出不爽，称为**里急后重**，常见于**痢疾**；排便不爽，多因**大肠湿热、肝气犯脾、食滞肠道**所致。

2. 问小便

（1）尿次异常：小便频数，短赤而急迫者，为**淋证**，是**膀胱湿热**，气化不利所致；**小便频数，色清量多，夜间明显者**，多由**肾阳不足，肾气不固**，膀胱失约所致。

（2）尿量异常：小便清长量多者，兼形寒肢冷，属虚寒证；多尿，见多饮多食，而消瘦者，属肾阴亏虚，开多合少所致。

（3）排尿感异常：小便排出不畅而痛，伴有急迫、灼热，称为**小便涩痛**，见于**淋证**，因湿热下注，膀胱气化不利所致；**排尿后小便点滴不尽**，称为**余沥不尽**，多因肾阳亏虚，肾气不固所致，常见于老年人和久病体衰者。

（九）问经带

1. 问月经

（1）经期异常

①月经先期：连续2个月经周期出现月经提前7天以上，多因**血热妄行**，或**气虚不摄**所致。

②月经后期：连续2个月经周期出现月经延后7天以上，多因**血虚**、**血瘀**而致。

③月经先后不定期：经期不定，月经或提前或延后7天以上，并连续2个月经周期以上，多因**肝气郁滞，或瘀血阻滞，或脾肾虚损**，冲任失调，血海蓄溢失常所致。

（2）经量异常

①月经过多：月经周期、经期基本正常，而经量较常量明显增多。多因**血热**，迫血妄行；或**气虚**，冲任不固；或**瘀阻胞络，络伤血溢**等所致。

②月经过少：月经周期基本正常，而经量较常量明显减少，甚至点滴即净。多因**精血亏少**，气血亏虚，血海失充；或**寒凝、血瘀、痰湿阻滞**，气血不畅所致。

③闭经：女子年逾18周岁，月经尚未来潮，或已行经后又中断，停经3个月以上，而在妊娠期、哺乳期或绝经期的月经停闭，属生理现象。多因肝肾不足，**气血亏虚**，阴虚血燥，血海空虚；或因**痨虫侵及胞宫**，或气滞血瘀、阳虚寒凝、痰湿阻滞胞脉，冲任不通所致。

④崩漏：非行经期间，阴道内大量出血，或持续下血，淋沥不止者，称为**崩漏**。皆因**血热妄行**，损伤冲任；或**脾肾气虚**，冲任不固；或**瘀阻冲任**，血不循经。

（3）痛经：**经前或经期**小腹胀痛或刺痛，多属**气滞**或**血瘀**；经期或经后小腹隐痛、空痛，多属气血两虚，或肾精不足，胞脉失养所致。

2. 问带下

（1）白带：带下**色白量多，质稀如涕，淋沥不绝，无臭味，多因脾肾阳虚，寒湿下注**所致。

（2）黄带：带下**色黄，质黏，气味臭秽，多因湿热下注或湿毒蕴结**所致。

第六单元　脉诊

【复习指导】掌握寸口诊法的原理、诊脉方法、正常脉象的形态特征、特点及其生理变异；掌握常见的19种脉的脉象特征、主病及临床鉴别。

一、脉诊原理

脉象的形成与心脏搏动、心气盛衰、脉道通利、气血盈亏作用直接相关。

二、诊脉部位

切脉可按部位分为遍诊法、三部诊法和寸口诊法。

（一）遍诊法

遍诊法又称三部九候诊法，有上、中、下即头、手、足三部，每部又各分天、地、人三候，合而为九。

（二）三部诊法

三部诊法，即人迎、寸口、趺阳为三部诊法，以诊寸口脉候脏腑病变，以诊趺阳脉候胃气，以诊太溪脉候肾气。

（三）寸口诊法

1. 寸口诊法的原理　寸口位于手太阴肺经的原穴（太渊）部位，是脉之大会，为十二经脉之气汇聚于此，所以说寸口部为诊脉的理想部位。

2. 寸口分候脏腑　**左寸候心，右寸候肺**，并统括胸以上及头部的疾病；**左关候肝胆，右关候脾胃**，统括膈以下脐以上部位的疾病；**两尺候肾**，并包括脐以下至足部疾病。

三、诊脉方法

（一）患者的体位

患者应取正坐位或仰卧位，前臂自然向前平展，与心脏置于同一水平，手腕伸直，手掌向上，手指自然放松，在腕关节下面垫一松软的脉枕，使寸口部位充分暴露伸展，保证气血畅通，便于诊察脉象。

（二）医生的指法

1. 布指　中指定关，三指平齐，布指疏密适度。

2. 运指　常用的指法有举、按、寻、循、总按和单诊。

（1）**举法**：用较轻的指力，以体察脉搏部位的方法。亦称"轻取"或"浮取"。

（2）**按法**：用较重的指力，甚至按到筋骨体察脉象的方法。此法又称"重取"或"沉取"。

（3）**寻法**：寻，是指切脉时指力从轻到重，或从重到轻，左右推寻，调节最适当指力的方法，细细寻找脉动最明显的部位，统称寻法。

（4）**总按**：三指同时用力诊脉的方法。从总体上辨别寸、关、尺三部和左右两手脉象的形态、脉位的浮沉等。

（5）**单诊**：用一个手指诊察一部脉象的方法。主要用于分别了解寸、关、尺各部脉象的形态特征。

（三）平息

一呼一吸谓之一息，医生在诊脉时注意调匀呼吸。

（四）切脉时间

诊脉的时间以清晨（平旦）未进食时为佳。每次诊脉每手应不少于1分钟，两手以3分钟左右为宜。

四、脉象要素

脉象八要素如下。

1. 脉位　脉动显现部位的**浅深**，表浅为浮脉；深沉为沉脉。

2. 脉率（至数）　指脉搏的**频率**。一息四至五至为平脉，一息五至为数脉，一息不足四至为迟脉。

3. 脉长　是指脉动应指的轴向范围**长短**。脉动范围超越寸、关、尺三部称为长脉；不及三部，但见关部或寸部者均称为短脉。

4. 脉势（脉力）　是指脉的强弱。脉搏应指有力为实脉，应指无力为虚脉。

5. 脉宽　是指脉动**应指的径向范围**大小，即指下感觉到脉道的粗细，脉道宽大的为大脉，狭小的为细脉。

6. 流利度　是指脉搏来势的**流利通畅程度**。脉来流利圆滑者为滑脉；来势艰难，不流利者为涩脉。

7. 紧张度　是指脉管的**紧急或弛缓程度**。脉紧张度高多为弦脉、紧脉；弛缓为缓脉。

8. **脉律**（均匀度）　包括两个方面：一是脉动节律是否均匀，有无停歇；二是脉搏力度、大小是否一致，一致为均匀，不一致为参差不齐，停歇的至数、时间是否规则。

五、正常脉象

寸、关、尺三部有脉，**一息四至，不浮不沉，不大不小，从容和缓，柔和有力，节律一致，尺脉沉取不绝**，即有胃、有神、有根。

有胃气的特征是不疾不徐，从容和缓，主要反映脾胃运化功能的盛衰和气血的盛衰；**有神**的主要表现是柔和有力、节律整齐，可判断脏腑功能和精气的盛衰；**有根**主要表现是尺脉有力、沉取不绝，主要说明肾气的盛衰。

六、病理脉象

1. 浮脉

（1）脉象特征：**轻取即得，重按稍减**而不空，举之有余，按之不足。

（2）临床意义：一般见于**表证**，亦见于**虚阳外越**证。

2. 沉脉

（1）脉象特征：**轻取不应，重按始得**，举之不足，按之有余。

(2)临床意义：多见于里证。有力为里实，无力为里虚。亦可见于正常人。

3. 迟脉

(1)脉象特征：脉来迟慢，一息不足4至。

(2)临床意义：多见于寒证，亦见于邪热结聚之实热证。

4. 数脉

(1)脉象特征：脉来急促，一息5至以上，不满7至。

(2)临床意义：多见于热证，亦见于里虚证。

5. 虚脉

(1)脉象特征：三部脉举之无力，按之空豁，应指松软。亦是无力脉象的总称。

(2)临床意义：见于虚证，多为气血两虚。

6. 实脉

(1)脉象特征：三部脉充实有力，其势来去皆盛。亦为有力脉象的总称。

(2)临床意义：见于实证，亦见于常人。

7. 洪脉

(1)脉象特征：脉体宽大，充实有力，来盛去衰，状若波涛汹涌。

(2)临床意义：多见于阳明气分热盛，亦主邪盛正衰。

8. 细脉

(1)脉象特征：脉细如线，但应指明显。

(2)临床意义：多见于虚证、湿证。

9. 滑脉

(1)脉象特征：往来流利，应指圆滑，如盘走珠。

(2)临床意义：多见于痰湿、食积和实热等病证。亦是青壮年的常脉和妇女的孕脉。

10. 涩脉

(1)脉象特征：形细而行迟，往来艰涩不畅，脉势不匀。

(2)临床意义：多见于气滞、血瘀和精伤、血少。

11. 弦脉

(1)脉象特征：端直以长，如按琴弦。

(2)临床意义：肝胆病、疼痛、痰饮等，或为胃气衰败者，亦见于老年健康者。

12. 紧脉

(1)脉象特征：绷急弹指，状如牵绳转索。

(2)临床意义：见于实寒证、疼痛和食积等。

13. 缓脉

(1)脉象特征：一息四至，来去缓怠。

(2)临床意义：多见于湿病、脾胃虚弱，亦可见于正常人。

14. 濡脉

(1)脉象特征：浮细无力而软。

(2)临床意义：多见于虚证或湿证。

15. 弱脉

（1）脉象特征：沉细无力而软。

（2）临床意义：多见于阳气虚衰、气血两虚。

16. 微脉

（1）脉象特征：极细极软，按之欲绝，若有若无。

（2）临床意义：多见于气血大虚，阳气衰微。

17. 结脉

（1）脉象特征：脉来缓慢，时有中止，止无定数。

（2）临床意义：多见于阴盛气结、寒痰血瘀，亦可见于气血虚衰。

18. 代脉

（1）脉象特征：脉来一止，止有定数，良久方还。

（2）临床意义：多见于脏气衰微、疼痛、惊恐、跌仆损伤等。

19. 促脉

（1）脉象特征：脉来数而时有一止，止无定数。

（2）临床意义：多见于阳盛实热、气血痰食停滞，亦可见于脏气衰败。

第七单元 按诊

【复习指导】掌握按诊的方法，以及按诊的虚实、寒热的判断标准。

一、按诊的方法和注意事项

（一）按诊的方法

按诊的手法，主要有**触、摸、按、叩**四法。

1. 触法 医生将自然并拢的第2、3、4、5手指掌面或全手掌轻轻接触或轻柔地进行滑动触摸患者局部皮肤，以了解肌肤的凉热、润燥等情况，用于分辨病属外感还是内伤，判断机体阴阳盛衰及津血盈亏。

2. 摸法 医生用指掌稍用力寻抚局部，以探明局部的感觉情况，以辨别病位及病性的虚实。

3. 按法 以重手按压或推寻局部，了解深部有无压痛或肿块，肿块的形态、大小，质地的软硬、光滑度、活动程度等，以辨脏腑虚实和邪气的痼结情况。

4. 叩法 又称叩击法。是医生用手叩击患者身体某部，使之震动产生叩击音、波动感或震动感，以此确定被检查部位的脏器状态有无异常。有直接叩击法和间接叩击法两种。

（二）注意事项

根据疾病的部位和性质不同，**选择适当的体位和方法；手法要轻巧柔和、忌用力过重或冷手按诊；**按诊操作必须细致、精确、规范、全面而有重点。

二、按诊的内容

（一）按腹部

（1）疼痛：腹痛**喜按**，按之**痛减**，属**虚证**，常见于**脾胃气虚**；腹痛**拒按**，按之**痛甚**，属**实证**；按之局部**灼热**，**痛不可忍者为内痈**；按之疼痛，固定不移，多为内有**瘀血**；按之胀痛，病处按此联彼，病在气分，多为气滞。

（2）腹满：腹胀满按之手下饱满有弹性、压痛，多为实证；腹虽膨满，按之虚软，少弹性，无压痛，多为虚证。

（3）积聚：**痛有定处**，肿块**推之不移**，为**癥积**，病属血分；腹部肿块，**推之可移，痛无定处**，或按之无形，聚散不定，为**瘕聚**，病属气分。

（二）按肌肤

1. 诊寒热　可了解人体阴阳的盛衰、病邪的性质等。肌肤寒冷，属阳气衰少；肌肤灼热，属实热证；**肌肤寒冷而大汗淋漓、面色苍白、脉微欲绝**，属亡阳证；**汗出如油，四肢肌肤尚温而脉躁疾无力**，属亡阴证；身灼热而肢厥，属真热假寒证，为阳热壅盛，格阴于外所致；**肌肤初扪之不觉很热，但扪之稍久即感灼手**者：为湿热内蕴。

2. 诊润燥滑涩　可以了解患者汗出情况和气血津液的盈亏。

3. 诊肿胀　以辨水肿和气肿。按之凹陷，**不能即起**，是水肿；按之凹陷，**举手即起**，是气肿。

4. 诊疼痛　通过触摸肌肤疼痛的程度，可以分辨疾病的虚实。**肌肤濡软，按之痛减**，属虚证；硬痛**拒按**，为实证；轻按即痛，病在表浅；重按方痛，病在深部。

第八单元　八纲辨证

【复习指导】掌握八纲辨证的证候表现、辨证要点及鉴别；掌握八纲之间的相兼、错杂、转化、真假的基本概念；掌握证候真假的辨别要点。

八纲，是指表、里、寒、热、虚、实、阴、阳 8 个纲领。八纲辨证，是运用八纲对四诊收集的各种病情资料，进行分析、归纳，从而辨别疾病现阶段病变部位的浅深、疾病性质的寒热、邪正斗争的盛衰和病证类别的阴阳的方法。

一、八纲基本证

（一）表里辨证

辨别病变**部位外内、深浅**的两个纲领。

1. 表证　六淫、疫疠等邪气，经皮毛、口鼻侵入机体的初期阶段，正气抗邪于肌表，以**新起恶寒发热**为主要表现的证。

【证候表现】新起恶风寒，或恶寒发热，头身疼痛，打喷嚏，鼻塞，流涕，咽喉痒痛，微有咳嗽、气喘，舌淡红，苔薄，脉浮。

【辨证要点】**起病急、病位浅、病程短，以新起恶寒，或恶寒发热并见，脉浮，脏腑的症状不明显**为共同特征。

2. 里证　病变部位在内，脏腑、气血、骨髓等受病，以脏腑功能失调症状为主要表现的证。

【证候表现】里证的范围极为广泛，其临床表现多种多样，概而言之，**凡非表证（及半表半里证）的特定证候**，一般都属里证的范畴，即所谓"非表即里"。其证候特征是**无新起恶寒发热并见，以脏腑症状**为主要表现。

【辨证要点】里证的基本特征是一般**病情较重，病位较深，病程较长**。

（二）寒热辨证

辨别**疾病性质**的两个纲领。

1. 寒证　感受**寒邪**，或**阳虚阴盛**，所表现的具有**冷、凉**症状特点的证。

【证候表现】恶寒（或畏寒）喜暖，肢冷蜷卧，冷痛喜温，口淡不渴，痰、涎、涕清稀，小便清长，大便稀溏，面色㿠白，舌淡，苔白而润，脉紧或迟等。

2. 热证　感受**热邪**，或**脏腑阳气亢盛**，或**阴虚阳亢**，所表现的具有**温、热**症状特点的证。

【证候表现】发热，恶热喜冷，口渴欲饮，面赤，烦躁不宁，痰、涕黄稠，小便短黄，大便干结，舌红，苔黄燥，脉数等。

（三）虚实辨证

辨别**邪正盛衰**的两个纲领。

1. 虚证　人体阴阳、气血、津液、精髓等正气亏虚，以**不足、松弛、衰退**为主要症状特征的证。

【证候表现】

（1）阳虚证：体内阳气亏损，温养，推动、蒸腾、气化等作用减退，所表现的虚寒证。

【证候表现】畏冷肢凉，口不渴，或喜热饮；自汗或无汗，小便清长或尿少浮肿，大便稀薄，面色㿠白，舌淡胖，苔白滑，脉沉迟（或为细数）无力，常兼有神疲、乏力、气短等气虚的表现。

（2）阴虚证：体内阴液亏少而无以制阳，滋润、濡养等作用减退，所表现的虚热证。

【证候表现】形体消瘦，两颧潮红，口燥咽干，五心烦热，潮热盗汗，小便短黄，大便干结，舌红少津，脉细数。

2. 实证　感受外邪，或疾病过程中阴阳气血失调，体内病理产物蓄积，以**有余、亢盛、停聚**为主要症状特征的证。

【证候表现】由于感邪性质与病理产物的不同，以及病邪侵袭、停积部位的不同，实证的证候表现各不相同，难以用几个症状全面概括。

（四）阴阳辨证

阴阳辨证是归纳**病证类别**的两个纲领。

1. 阴证　凡见**抑制、沉静、衰退、晦暗**等表现的**里证、寒证、虚证**，以及症状表现于**内的、向下的、不易发现的**，或病邪性质为**阴邪**致病、病情变化较**慢**等，均属阴证范畴。

【证候表现】面色苍白或暗淡，精神萎靡，身重蜷卧，畏冷肢凉，倦怠无力，语声低怯，纳差，口淡不渴，小便清长或短少，大便溏泄气腥，舌淡胖嫩，脉沉迟、微弱、细。

2. 阳证　凡见**兴奋、躁动、亢进、明亮**等表现的**表证、热证、实证**，以及症状表现为**外的、向上的、容易发现的**，或病邪性质为**阳邪**致病、病情变化较**快**等，均属阳证范畴。

【证候表现】面色赤，恶寒发热，肌肤灼热，烦躁不安，语声高亢，呼吸气粗，喘促痰鸣，口干渴饮，小便短赤涩痛，大便秘结奇臭，舌红绛，苔黄黑生芒刺，脉浮数、洪大、滑实。

3. 亡阳证　体内阳气极度衰微而欲脱，以**冷汗、肢厥、面白、脉微**等为主要表现的危重症。

【证候表现】冷汗淋漓、汗质稀淡，面色苍白，手足厥冷，肌肤不温，神情淡漠，呼吸气弱，舌淡而润，脉微欲绝等。

4. 亡阴证　体内阴液严重耗损而欲竭，以**汗出如油、身灼烦渴、面赤唇焦、脉数疾**主要表现的危重症。

【证候表现】汗热而黏，如珠如油，身热肢温，虚烦躁扰，呼吸急促，口渴饮冷，小便极少，皮肤皱瘪，目眶凹陷，面赤颧红，唇舌干燥，脉细数疾，按之无力。

二、八纲证候间的关系

八纲证候间的相互关系，主要可归纳为**证候相兼、证候错杂、证候转化、证候真假**4个方面。

（一）证候的相兼

本处所指为狭义的证候相兼，即在**疾病某一阶段**，出现**两纲或两纲以上**的证，但其病位没有表与里，病性没有寒与热、虚与实等相反的证候存在。

（二）证候错杂

疾病某一阶段，不仅表现为**病位的表里**同时受病，而且呈现**寒、热、虚、实性质相反**的证候。

（三）证候转化

疾病在其发展变化过程中，其**病位、病性**，八纲中**相互对立的证**在一定条件下可以相互转化，而成对立的另一个纲证。证候的转化包括**表里出入、寒热转化、虚实转化**3种情况。

1. **寒证化热**　原为寒证，后出现热证，而寒证随之消失。
2. **热证转寒**　原为热证，后出现寒证，而热证随之消失。
3. **实证转虚**　原为实证，随后表现为虚证。

（四）证候真假

某些疾病在病情的危重阶段，可以出现一些与**疾病本质相反**的"假象"。证候真假的内容主要包括**寒热真假**与**虚实真假**。

1. **寒热真假**　当病情发展到寒极或热极的时候，有时会出现一些与其寒、热本质相反的"假象"症状或体征，即所谓真寒假热、真热假寒。

（1）真热假寒

【证候表现】在出现胸腹灼热、神昏谵语、口鼻息粗、渴喜冷饮、小便短黄、舌红苔黄而干、脉有力等一派**热象**的同时，由于邪热内盛，阳气郁闭于内而不能布达于外，故可表现出**四肢凉甚至厥冷、脉沉迟**等类似阴证的假寒现象。

真热假寒证常有热深厥亦深的特点，故可称作**热极肢厥证**，古代亦有称**阳盛格阴证**者。

（2）真寒假热

【证候表现】在出现**四肢厥冷**、小便清长（或尿少浮肿）、便质不燥甚至下利清谷、舌淡苔白，**脉来无力**等一派虚寒象的同时，伴有由于阳气虚衰，阴寒内盛，逼迫虚阳浮游于上、格越于外，而出现的**自觉发热**，欲脱衣揭被，**面色浮红如妆**，躁扰不宁，口渴咽痛，脉浮大或数等"热象"。

真寒假热的实际是阳虚阴盛而阳气浮越，故又称**虚阳浮越证**，古代亦有称**阴盛格阳证**、**戴阳证**。

2. **虚实真假**　当病情发展到比较严重阶段或比较复杂时，有时会出现虚实真假疑似的情况，即所谓的"**至虚有盛候**""**大实有羸状**"。

（1）真实假虚

【证候表现】虽默默不语却语时声高气粗；虽倦怠乏力却动之觉舒；肢体羸瘦而腹部**硬满拒按**；脉沉细而按之**有力**，同时还可能伴随疼痛拒按、舌质苍老、舌苔厚腻等本质实证的典型表现。

(2) 真虚假实

【证候表现】腹部胀满而**有时缓解**，或内无肿块而**喜按**；喘促而**气短息弱**；大便闭塞而腹部**不甚硬满**；伴有神疲乏力、面色无华、舌淡胖嫩等本质虚证的典型表现。

(3) 虚实真假的鉴别：虚实真假的鉴别，**关键在于脉象的有力无力、有神无神**，其中尤以**沉取**之象为真谛；其次是**舌质**的嫩胖与苍老，**舌苔**的**厚腻**与否；言语的高亮与低怯；患者体质的强弱，发病原因，病之新久及治疗经过等。

第九单元　气血津液辨证

【复习指导】掌握各证型的证候表现、辨证要点及鉴别。

一、气病辨证

（一）气虚证

【证候表现】神疲乏力，少气懒言，舌质淡嫩，脉虚，或有头晕目眩，自汗，动则诸症加重。

【辨证要点】以**神疲乏力、少气懒言、脉虚，动则诸症加重**为主要表现。

（二）气陷证

【证候表现】**头晕眼花，气短疲乏，脘腹坠胀感**，或久**泄久痢**，或见**内脏下垂、脱肛、阴挺**等。

【辨证要点】**气虚症状**与**气坠、脏器下垂**共见。

（三）气虚不固证

【证候表现】气短，疲乏，面白，舌淡，脉虚无力；或见自汗不止；或为流涎不止；或见遗尿，余溺不尽，小便失禁；或为大便滑脱失禁；或妇女出现崩漏；或为滑胎、小产；或见男子遗精、滑精、早泄等。

【辨证要点】**自汗，或出血，或二便失禁，或津液、精液、胎元等不固与气虚症状**共见。

（四）气滞证

【证候表现】胸胁、脘腹等部位胀、闷、痛，症状时轻时重，部位不固定，胀痛常随情绪变化而增减，或随嗳气、矢气等而减轻，脉象多弦，舌象可无明显变化。

【辨证要点】**局部胀闷、疼痛，脉弦**为主要表现。

（五）气逆证

【证候表现】**肺气**上逆见**咳嗽频作，呼吸喘促**；**胃气**上逆见**呃逆、嗳气、呕吐**；**肝气**上逆见**头痛、眩晕**，甚至昏厥、呕血等。

【辨证要点】以**咳喘，呕吐呃逆，头痛眩晕**等，或与**气滞症状**共见。

二、血病辨证

（一）血虚证

【证候表现】面色淡白或萎黄，眼睑、口唇、爪甲色淡，头晕眼花，心悸失眠，手足发麻，或妇女月经量少、色淡、愆期甚或经闭，舌淡白，脉细无力。

【辨证要点】以**面、睑、唇、舌淡白及脉细**为主要表现。

（二）血瘀证

【证候表现】疼痛特点痛如针刺、痛处拒按、固定不移常在夜间痛甚；肿块在体表者，色呈青紫，腹内者触及质硬而推之不移；出血反复不止，色紫暗或夹血块；瘀血色脉征主要有面色黧黑，或唇甲青紫，或肌肤甲错，或皮下紫斑，或腹露青筋，或皮肤出现丝状红缕，或舌质紫暗、紫斑、紫点，或舌下络脉曲张，脉涩或结、代等。

【辨证要点】以**固定刺痛、肿块、出血、瘀血色脉证**为主要表现。

（三）血热证

【证候表现】**咳血、吐血、衄血、尿血、便血、崩漏，女子月经量多或月经先期**，血色鲜红，质地黏稠，舌红绛，脉弦数。

【辨证要点】以**出血与实热症状**共见。

（四）血寒证

【证候表现】**手足或局部冷痛，得温痛减，肤色紫暗发凉**，或少腹疼痛拘急，或为痛经、月经愆期、经色紫暗、夹有血块，舌淡紫，苔白润或滑，脉沉迟弦涩。

【辨证要点】以**冷痛拘急、畏寒、肤色紫暗，痛经、月经愆期与实寒症状**共见。

三、气血同病辨证

（一）气滞血瘀证

【证候表现】**胸胁胀闷走窜疼痛，甚或刺痛；乳房胀痛**，情志抑郁或易怒，兼见**痞块刺痛、拒按**；妇女痛经，经血**紫暗有块**，或闭经，舌紫暗或有瘀点、瘀斑，脉弦涩。

【辨证要点】**气滞证**与**血瘀证**症状并见。

（二）气虚血瘀证

【证候表现】**面色淡白或晦滞，神疲乏力，少气懒言，胸胁或其他部位疼痛如刺，不移而拒按，舌淡暗或有瘀点瘀斑，脉涩**。

【辨证要点】**气虚证**与**血瘀证**症状共见。

（三）气血两虚证

【证候表现】**少气懒言，神疲乏力**，头晕目眩，自汗，**面色淡白或萎黄，唇甲淡白，心悸失眠**，形体消瘦，舌淡而嫩，脉细弱。

【辨证要点】以**气虚证**与**血虚证**症状共见。

（四）气不摄血证

【证候表现】**鼻衄、齿衄、皮下瘀斑、吐血、便血、崩漏**等各种出血，神疲乏力，气短懒言，**面色淡白**，舌淡，脉弱。

【辨证要点】以**出血**与**气虚证**症状共见。

（五）气随血脱证

【证候表现】**大出血**时，突然面色**苍白，大汗淋漓，四肢厥冷**，呼吸微弱，甚至晕厥，舌淡，脉微欲绝或芤或散。

【辨证要点】以**大量出血时随即出现气少息微、大汗淋漓、脉微**等症状共见。

四、津液病辨证

（一）津液亏虚证

【证候表现】口、鼻、唇、舌、咽喉、皮肤等干燥，甚或**皮肤枯瘪而缺乏弹性，眼球深陷**，口渴欲饮，小便短少而黄，大便干结难解，舌红少津，脉细数无力等。

【辨证要点】以唇、舌、咽及皮肤干燥，尿少便干等为主要表现。

（二）痰证

【证候表现】咳嗽痰多，痰质黏稠，胸脘，呕恶，纳呆，或头晕目眩，或形体肥胖，或某些部位出现圆滑柔韧的包块，或神昏而喉中痰鸣，或神志错乱而为癫、狂、痴、痫，或肢体麻木、半身不遂等，舌苔腻，脉滑。

【辨证要点】以咳吐痰多、胸闷、呕恶、眩晕、体胖、局部圆韧包块，苔腻，脉滑为主要表现。

（三）水停证

【证候表现】头面、肢体甚或全身水肿，按之凹陷不起，或为腹水而见腹部膨隆、叩之音浊，小便短少不利，身体困重，舌淡胖，苔白滑，脉濡缓等。临床有阳水、阴水之分。

【辨证要点】以肢体浮肿，小便不利，或腹大如鼓，周身困重，舌淡胖，苔白滑等为主要表现。

第十单元 脏腑辨证

【复习指导】脏腑辨证是辨证的重点，需要掌握各证型的证候表现及辨证要点，相似证之间的鉴别比较也需要掌握。

一、心与小肠病辨证

（一）心气虚证

【证候表现】心悸怔忡，气短胸闷，神疲乏力，或有自汗，动则诸症加重，面色淡白，舌质淡，脉虚。

【辨证要点】以心悸怔忡与气虚症状共见。

（二）心阳虚证

【证候表现】心悸怔忡，心胸憋闷或痛，气短，自汗，畏寒肢冷，面色㿠白，或面唇青紫，舌质淡胖或紫暗，苔白滑，脉弱或结或代。

【辨证要点】以心悸怔忡，或心胸疼痛与阳虚症状共见。

（三）心血虚证

【证候表现】心悸，失眠多梦，健忘，头晕眼花，面色淡白或萎黄，唇、甲色淡，舌质淡，脉细无力。

【辨证要点】以心悸、失眠、多梦与血虚症状共见。

（四）心阴虚证

【证候表现】心烦，心悸，失眠，多梦，口燥咽干，形体消瘦，两颧潮红，或见手足心热，潮热盗汗，舌红少苔乏津，脉细数。

【辨证要点】以心悸、心烦、失眠与虚热症状共见。

（五）心脉痹阻证

【证候表现】心悸怔忡，心胸憋闷疼痛，痛引肩背内臂，时发时止。或以刺痛为主，舌质晦暗或有青紫斑点，脉细、涩、结、代；或以心胸憋闷为主，体胖痰多，身重困倦，舌苔白腻，脉沉滑或沉涩；或以遇寒痛剧为主，得温痛减，畏寒肢冷，舌淡苔白，脉沉迟或沉紧；或以胀痛为主，与情志变化有关，喜太息，舌淡红，脉弦。

【辨证要点】心悸怔忡、心胸憋闷疼痛与血瘀、痰阻、寒凝或气滞症状共见。

（六）痰蒙心神
【证候表现】神情痴呆，意识模糊，甚则昏不知人，或精神抑郁，表情淡漠，喃喃独语，举止失常；或突然昏仆，不省人事，口吐涎沫，喉有痰声，并见面色晦暗，胸闷，呕恶，舌苔白腻，脉滑等症。
【辨证要点】以神志异常与痰浊症状并见。

（七）痰火扰神证
【证候表现】发热，面赤口渴，心烦，失眠，甚则神昏谵语，胸闷气粗，咯黄痰，喉间痰鸣；或狂躁妄动，打人毁物，不避亲疏，胡言乱语，哭笑无常，舌质红，苔黄腻，脉滑数。
【辨证要点】以烦躁不宁、失眠多梦、狂躁、神昏谵语与痰热症状共见。

（八）心火亢盛证
【证候表现】心烦失眠，或见狂躁谵语、神识不清；或口舌生疮、溃烂疼痛；或见吐血、衄血；或见发热，面赤口渴，便秘，小便短赤、灼热涩痛，舌尖红绛，苔黄，脉数有力。
【辨证要点】以心烦失眠、吐衄、舌赤生疮、小便短赤与实热证并见。

（九）瘀阻脑络证
【证候表现】头晕、头痛，痛如锥刺，痛处固定不移，经久不愈；或健忘，失眠，心悸；或头部外伤后昏不知人，面色晦暗，舌质紫暗或有紫斑、紫点，脉细涩。
【辨证要点】以头痛、头晕与血瘀症状共见。

（十）小肠实热证
【证候表现】小便赤涩，尿道灼痛，尿血，心烦失眠，面赤口渴，口舌生疮，舌红苔黄，脉数。
【辨证要点】以小便赤涩疼痛、心烦、舌疮与实热症状共见。

二、肺与大肠病辨证

（一）肺气虚证
【证候表现】咳嗽无力，咯痰清稀，少气短息，动则尤甚，声低懒言；或有自汗，畏风，易于感冒，神疲乏力，面色淡白，舌淡苔白，脉弱。
【辨证要点】以咳喘无力、吐痰清稀与气虚症状共见。

（二）肺阴虚证
【证候表现】干咳无痰，或痰少而黏、不易咯出，或痰中带血，声音嘶哑，口燥咽干，形体消瘦，五心烦热，潮热盗汗，两颧潮红，舌红少苔乏津，脉细数。
【辨证要点】以干咳少痰、痰少而黏与阴虚症状共见。

（三）风寒犯肺证
【证候表现】咳嗽，痰稀色白，微有恶寒发热，鼻塞，流清涕，头身痛，无汗，舌淡红苔薄白，脉浮紧。
【辨证要点】以咳嗽、痰稀色白与风寒表证症状共见。

（四）风热犯肺证
【证候表现】咳嗽，痰稠色黄，气喘，发热微恶风寒，鼻塞，流浊涕，咽喉肿痛，口微渴，舌尖红，苔薄黄，脉浮数。
【辨证要点】以咳嗽、痰黄稠与风热表证症状共见。

（五）燥邪犯肺证

【证候表现】干咳无痰，或痰少而黏、不易咯出，甚则胸痛，痰中带血，或咳血，口、唇、鼻、咽、皮肤干燥，或见鼻衄，微有发热恶风寒，无汗或少汗，舌苔薄而干燥少津。脉浮数或浮紧。

【辨证要点】以**干咳无痰，或痰少而黏**与**燥淫症状**共见。

（六）寒痰阻肺证

【证候表现】咳嗽气喘，痰多、色白、质稠或清稀、易咯，胸闷，或喉间有哮鸣声，形寒肢冷，舌淡苔白腻或白滑，脉濡缓或滑。

【辨证要点】以**咳嗽、气喘**与**寒痰症状**共见。

（七）肺热炽盛证

【证候表现】咳嗽，气粗而喘，甚则鼻翼扇动，鼻息灼热，胸痛，咽喉红肿疼痛，发热，口渴，小便短黄，大便秘结，舌红苔黄，脉数。

【辨证要点】以**咳嗽、气喘、胸痛**与**里实热症状**共见。

（八）痰热壅肺证

【证候表现】咳嗽，咯痰黄稠而量多，胸闷，气喘息粗，甚则鼻翼扇动，喉中痰鸣，或咳吐脓血腥臭痰，胸痛，发热口渴，小便短黄，大便秘结，舌红苔黄腻，脉滑数。

【辨证要点】以**咳嗽、气喘息粗**与**痰热症状**共见。

（九）饮停胸胁证

【证候表现】胸廓饱满，胸胁部胀闷或痛，呼吸、咳嗽或身体转侧时牵引胁痛，或有头晕目眩，舌苔白滑，脉沉弦。

【辨证要点】以**胸廓饱满、胸胁部胀闷或胸痛**与**饮证**症状共见。

（十）肠道湿热证

【证候表现】**腹痛，下痢脓血，里急后重**，或暴泻如水，色黄而秽臭，肛门灼热，小便短黄，舌质红，苔黄腻，脉滑数。

【辨证要点】以**腹痛、泄泻**与**湿热症状**共见。

（十一）肠热腑实证

【证候表现】**高热**，或**日晡潮热**，**汗多**，**脐腹胀满硬痛、拒按**，大便秘结，或热结旁流，大便恶臭，小便短黄，**甚则神昏谵语、狂乱**，舌质红，苔黄厚而燥，或焦黑起刺，脉沉数（或迟）有力。

【辨证要点】**腹满硬痛，便秘**与**里热炽盛症状**共见。

（十二）肠燥津亏证

【证候表现】**大便干燥如羊屎**，数日一行，腹胀作痛，或见左少腹触及包块，口干，或口臭，或头晕，舌红少津，苔黄燥，脉细涩。

【辨证要点】以**大便燥结难下**与**津亏症状**共见。

三、脾与胃病辨证

（一）脾气虚证

【证候表现】**不欲食，纳少，腹胀，食后胀甚，大便溏稀**，肢体倦怠，神疲乏力，**少气懒言，消瘦**，或肥胖，或浮肿，**面色萎黄**，舌淡苔白，脉缓或弱。

【辨证要点】以**纳少、腹胀、便溏**与**气虚症状**共见。

（二）脾虚气陷证

【证候表现】脘腹重坠作胀，食后益甚，或小便浑浊如米泔，或便意频数，肛门重坠，或久泻不止，甚或脱肛，或阴挺，伴见神疲乏力，气短懒言，头晕目眩，面白无华，食便溏，舌淡苔白，脉缓或弱。

【辨证要点】以**泄泻、脘腹重坠、内脏下垂**与**气虚症状**共见。

（三）脾阳虚证

【证候表现】纳少，腹胀，**腹痛绵绵，喜温喜按，畏寒怕冷**，四肢不温，大便稀溏，甚至完谷不化，或肢体浮肿，小便短少，或白带清稀量多，舌质淡胖或有齿痕，舌苔白滑，脉沉迟无力。

【辨证要点】以**腹胀、腹痛、大便稀溏**与**阳虚症状**共见。

（四）脾不统血证

【证候表现】各种慢性出血，如**呕血、鼻衄、紫斑、便血、尿血，妇女月经过多、崩漏**，伴见**食少便溏，神疲乏力，气短懒言，面色萎黄或苍白无华**，舌淡，脉细无力。

【辨证要点】各种**出血**与**脾气虚症状**共见。

（五）湿热蕴脾证

【证候表现】脘腹**胀闷，纳呆**，恶心欲呕，口苦口黏，**渴不多饮**，**便溏**不爽，小便短黄，**肢体困重**，或**身热不扬，汗出热不解**，或见**面目发黄鲜明**，或皮肤发痒，舌质红，苔黄腻，脉濡数。

【辨证要点】纳呆、腹胀、便溏与**湿热症状**共见。

（六）寒湿困脾证

【证候表现】脘腹**痞闷，口腻纳呆**，泛恶欲呕，腹痛**便溏，头身困重**，或小便短少，肢体浮肿，或**身目发黄，色晦暗如烟熏**，或妇女白带量多，**舌体淡胖**，舌苔白滑或白腻，脉濡缓或沉细。

【辨证要点】脘腹痞闷、纳呆、便溏、身重与**寒湿症状**共见。

（七）胃气虚证

【证候表现】食欲缺乏，**胃脘隐痛或痞胀、按之觉舒**，嗳气，口淡不渴，面色萎黄，少气懒言，神疲乏力，舌质淡，苔薄白，脉弱。

【辨证要点】胃脘痞满、隐痛喜按、纳少与**气虚症状**共见。

（八）胃阳虚证

【证候表现】胃脘冷痛，绵绵不已，时发时止，喜温喜按，食后缓解，泛吐清水或夹有不消化食物，食少脘痞，口淡不渴，倦怠乏力，畏寒肢冷，舌淡胖嫩，脉沉迟无力。

【辨证要点】胃脘冷痛与**阳虚症状**共见。

（九）胃阴虚证

【证候表现】胃脘嘈杂，饥不欲食，或痞胀不舒，隐隐灼痛，干呕，呃逆，口燥咽干，大便干结，小便短少，舌红少苔或无，脉细数。

【辨证要点】胃脘隐隐灼痛、饥不欲食与**阴虚症状**共见。

(十)胃热炽盛证

【证候表现】胃脘灼痛、拒按,渴喜冷饮,或消谷善饥,或口臭,牙龈肿痛溃烂,齿衄,小便短黄,大便秘结,舌红苔黄,脉滑数。

【辨证要点】**胃脘灼痛、消谷善饥**与**实热症状**共见。

(十一)寒滞胃肠证

【证候表现】**胃脘、腹部冷痛,痛势剧烈**,遇寒加剧,得温则减,恶心呕吐,吐后痛缓,或口泛清水,口淡不渴,**腹泻清稀**,或**腹胀便秘,面白或青,恶寒肢冷**,舌苔白润,脉弦紧或沉紧。

【辨证要点】**胃脘冷痛、恶心呕吐**与**实寒证症状**共见。

(十二)食滞胃肠证

【证候表现】**脘腹胀满疼痛、拒按,厌食,嗳腐吞酸**,呕吐酸馊食物,**吐后胀痛得减**,或腹痛,肠鸣,**矢气臭如败卵**,泻下不爽,大便酸腐臭秽,或大便秘结,舌苔厚腻,脉滑。

【辨证要点】**脘腹胀满疼痛,嗳腐吞酸,泻下臭秽**与**气滞症状**共见。

(十三)胃肠气滞证

【证候表现】胃脘、腹部胀满疼痛,走窜不定,痛而欲吐或欲泻,泻而不爽,嗳气,肠鸣,矢气,得嗳气、矢气后痛胀可缓解,或无肠鸣、矢气则胀痛加剧,或大便秘结,苔厚,脉弦。

【辨证要点】**脘腹胀痛走窜、嗳气、肠鸣、矢气**等为辨证要点。

(十四)寒饮停胃证

【证候表现】脘腹痞胀,胃中有振水声,呕吐清水痰涎,口淡不渴,眩晕,舌苔白滑,脉沉弦。

【辨证要点】以**脘腹痞胀,胃中有振水声,呕吐清水**为辨证要点。

四、肝与胆病辨证

(一)肝血虚证

【证候表现】头晕目眩,视力减退或夜盲,或**肢体麻木,关节拘急,手足震颤,肌肉瞤动**,或为妇女月经量少、色淡,甚则闭经,爪甲不荣,面白无华,舌淡,脉细。

【辨证要点】眩晕、视力减退、肢体麻木与血虚症状共见。

(二)肝阴虚证

【证候表现】头晕眼花,两目干涩,视力减退,或胁肋隐隐灼痛,或**手足蠕动,口咽干燥,五心烦热**,两颧潮红,潮热盗汗,舌红少苔,脉弦细数。

【辨证要点】**眩晕、目涩、胁肋隐隐灼痛**与**阴虚症状**共见。

(三)肝郁气滞

【证候表现】**胸胁、少腹胀满疼痛**,走窜不定,情志抑郁,善太息,或咽部异物感,或**颈部瘿瘤、瘰疬,或胁下肿块**;妇女可见乳房作胀疼痛,月经不调,痛经、闭经,舌苔薄白,脉弦。

【辨证要点】**情志抑郁、胸胁、少腹胀痛、脉弦**与**气滞症状**并见。

(四)肝火炽盛证

【证候表现】头晕胀痛,面红目赤,口苦口干,急躁易怒,耳鸣耳聋,或耳痛流脓,或胁肋灼痛,甚或突发血,失眠,不寐或噩梦纷纭,吐血、衄血,小便短黄,大便秘结,舌红苔黄,脉弦数。

【辨证要点】头目胀痛、胁痛、烦躁、耳鸣与实热证症状共见。

(五) 肝阳上亢证

【证候表现】**急躁易怒，失眠多梦**，眩晕耳鸣，头目胀痛，面红目赤，**头重足轻，腰膝酸软**，舌红少津，脉弦有力或弦细数。

【辨证要点】头目胀痛、眩晕耳鸣、急躁易怒、腰膝酸软、头重足轻等上**盛下虚**症状共见。

(六) 肝风内动证

1. 肝阳化风证

【证候表现】眩晕欲仆，步履不稳，语言謇涩，头摇，头痛，手足麻木，肢体震颤，项强，急躁易怒，耳鸣，舌红苔腻，脉弦细有力。甚至**突然昏仆，口眼㖞斜，半身不遂，舌强语謇**。

【辨证要点】眩晕、肢麻、震颤或突然昏倒、半身不遂等为主要表现。

2. 热极生风证

【证候表现】高热口渴，烦躁谵语或神昏，颈项强直，两目上视，四肢抽搐，角弓反张，牙关紧闭，舌质红绛，苔黄燥，脉弦数。

【辨证要点】高热、神昏、抽搐与实热症状共见。

3. 阴虚动风证

【证候表现】手足震颤、蠕动、眩晕耳鸣、口燥咽干，形体消瘦，五心烦热，潮热颧红，舌红少津，脉弦细数。

【辨证要点】手足震颤、蠕动与阴虚症状共见。

4. 血虚生风证

【证候表现】眩晕，夜盲，失眠多梦，手足震颤、肢体麻木，肌肉瞤动，皮肤瘙痒，爪甲不荣，面白无华，舌质淡白，脉细或弱。

【辨证要点】手足震颤、肌肉瞤动、肢体麻木与血虚症状共见。

(七) 寒滞肝脉证

【证候表现】少腹冷痛，阴部坠胀作痛，或阴器收缩引痛，或巅顶冷痛，得温则减，遇寒痛增，恶寒肢冷，舌淡苔白，脉沉紧或弦紧。

【辨证要点】少腹、前阴、巅顶冷痛与实寒症状共见。

(八) 肝胆湿热证

【证候表现】胁肋灼热胀痛，纳呆，厌油腻，大便不调，小便短赤；发热或寒热往来，口苦口干，身目发黄，鲜如橘色，或为阴部瘙痒，阴囊湿疹，阴器肿痛，带下色黄臭秽，舌红，苔黄腻，脉弦滑数。

【辨证要点】胁肋胀痛，厌食腹胀，身目发黄，阴部瘙痒与湿热内蕴症状并见。

(九) 胆郁痰扰证

【证候表现】胆怯易惊，惊悸失眠，烦躁不安，胸胁胀闷，眩晕耳鸣，口苦呕恶，吐痰涎，舌红，苔黄腻，脉弦数。

【辨证要点】惊悸失眠，胆怯易惊与痰热症状并见。

五、肾与膀胱病辨证

(一) 肾阳虚证

【证候表现】腰膝酸冷疼痛，畏冷肢凉，下肢尤甚，头目眩晕，面色㿠白或黧黑，神疲乏力，精神萎靡，**性欲减退，男子阳痿早泄、滑精，女子宫寒不孕、白带清稀量多，五更泄泻**，或**小便频数清长**，夜尿频多，舌淡苔白，脉沉细无力，尺脉尤甚。

【辨证要点】**腰膝冷痛，性欲减退，夜尿频多**与虚寒症状共见。

（二）肾阴虚证

【证候表现】**腰膝酸软而痛，头晕耳鸣，失眠多梦，男子阳强易举、遗精、早泄，女子经少或经闭、崩漏**，口咽干燥，形体消瘦，**五心烦热，潮热盗汗**，小便短黄，舌红少津、少苔或无苔，脉细数。

【辨证要点】**腰酸耳鸣、男子遗精、女子月经失调**与阴虚症状并见。

（三）肾精不足证

【证候表现】小儿**发育迟缓**，身体矮小，囟门迟闭，智力低下，骨骼痿软；男子精少**不育**，女子经闭**不孕**；成人早衰，腰膝酸软，耳鸣耳聋，发脱齿松，健忘恍惚，神情呆钝，两足痿软，动作迟缓，舌淡苔白，脉弱。

【辨证要点】**小儿发育迟缓、成人生育功能低下、早衰**为主要表现。

（四）肾气不固证

【证候表现】**腰膝酸软**，神疲乏力，耳鸣耳聋；**小便频数清长**，或尿后余沥不尽，或**遗尿**，或夜尿频多，或**小便失禁**；男子**滑精、早泄**；女子月经淋漓不尽，带下清稀量多，或胎动易滑。舌淡，苔白，脉弱。

【辨证要点】**腰膝酸软、小便频数清长、滑精、滑胎、带下清稀量多**与气虚症状共见。

（五）肾虚水泛证

【证候表现】**全身浮肿，腰以下尤甚，按之没指，腰膝酸软冷痛**，小便不利，**畏冷肢凉**，腹部胀满，或见心悸，气短，咳喘痰鸣，舌质淡胖，苔白滑，脉沉迟无力。

【辨证要点】**浮肿，腰以下尤甚，小便不利**与肾阳虚症状共见。

（六）膀胱湿热证

【证候表现】小便频数，尿急，排尿灼热涩痛，小便短赤，尿血或有砂石，小腹胀痛，腰痛，或伴发热，舌红苔黄腻，脉滑数。

【辨证要点】**尿频、尿急、尿道灼痛**与湿热症状共见。

六、脏腑兼病辨证

（一）心肾不交证

【证候表现】**心烦失眠**，惊悸健忘，头晕，耳鸣，**腰膝酸软，梦遗**，口咽干燥，**五心烦热，潮热盗汗**，舌红少苔或无苔，脉细数。

【辨证要点】**心烦失眠、腰膝酸软、梦遗**与虚热症状共见。

（二）心脾两虚证

【证候表现】**心悸怔忡**，失眠多梦，头晕健忘，**食欲缺乏，腹胀**，便溏，神疲乏力，或见皮下紫斑，女子月经量少色淡、淋漓不尽，面色萎黄或淡白，唇、甲无华，舌淡嫩，脉弱。

【辨证要点】**心悸失眠，食少便溏，慢性出血**与气血两虚症状并见。

（三）心肺气虚证

【证候表现】**心悸**，胸闷，**咳嗽**，气短而喘，动则尤甚，咯痰清稀，神疲乏力，声低懒言，自汗，面色淡白，舌淡苔白，或唇舌淡紫，脉弱或结或代。

【辨证要点】心悸、胸闷、咳嗽、气喘及气虚症状共见。

（四）心肾阳虚证

【证候表现】**心悸怔忡，腰膝酸冷**，畏寒肢冷，胸闷气喘，肢体浮肿，小便不利，神疲乏力，唇甲青紫，舌淡紫，苔白滑，脉弱。

【辨证要点】**心悸怔忡，腰膝酸冷，肢体浮肿**与**虚寒症状**共见。

（五）心肝血虚证

【证候表现】心悸怔忡，失眠多梦，健忘，头晕目眩，视物模糊，肢体麻木、震颤，女子月经量少色淡，甚则经闭，面白无华，爪甲不荣，舌质淡白，脉细。

【辨证要点】**心悸、多梦、眩晕、爪甲不荣、肢麻**及**血虚症状**共见。

（六）脾肺气虚证

【证候表现】食欲缺乏，腹胀便溏，久咳不止，气短而喘，咯痰清稀量多，面部虚浮，下肢微肿，声低懒言，神疲乏力，面白无华，舌淡，苔白滑，脉弱。

【辨证要点】**咳嗽气喘、食少便溏**及**气虚症状**共见。

（七）脾肾阳虚证

【证候表现】腰膝或下腹冷痛，久泄久痢，或五更泄泻，完谷不化，便质清冷，或全身浮肿，小便不利，形寒肢冷，面色㿠白，舌淡胖，苔白滑，脉沉迟无力。

【辨证要点】**久泻久痢、五更泄泻、腰腹冷痛**及**虚寒症状**并见。

（八）肺肾气虚证

【证候表现】**咳嗽无力，呼多吸少**，气短而喘，**动则尤甚**，吐痰清稀，**声低，乏力，自汗**，耳鸣，**腰膝酸软**，或尿随咳出，舌淡紫，脉弱。

【辨证要点】以**久病咳喘、呼多吸少、动则尤甚**与**气虚症状**并见。

（九）肺肾阴虚证

【证候表现】咳嗽痰少，或痰中带血，或声音嘶哑，**腰膝酸软**，形体消瘦，口燥咽干，骨蒸潮热，盗汗颧红，男子遗精，女子经少，舌红少苔，脉细数。

【辨证要点】**干咳、少痰、腰酸、遗精**及**阴虚症状**共见。

（十）肝火犯肺证

【证候表现】胸胁灼痛，急躁易怒，头胀头晕，面红目赤，口苦口干，**咳嗽**阵作，痰黄稠黏，甚则咳血，舌红，苔薄黄，脉弦数。

【辨证要点】以**胸胁灼痛、急躁、咳嗽阵作或咳血**及**实热症状**共见。

（十一）肝胃不和证

【证候表现】胃脘、胁肋胀满疼痛，走窜不定，**呃逆，嗳气**，吞酸嘈杂，**情绪抑郁，善太息**，或烦躁易怒，舌淡红，苔薄黄，脉弦。

【辨证要点】**脘胁胀痛、嗳气、吞酸、情绪抑郁**等为主要表现。

（十二）肝肾阴虚证

【证候表现】头晕目眩，耳鸣健忘，胁痛，口燥咽干，腰膝酸软，失眠多梦，低热颧红，或五心烦热，男子遗精，女子月经量少，舌红，少苔，脉细数。

【辨证要点】**胸胁隐痛、腰膝酸软、眩晕耳鸣两目干涩**与**虚热症状**共见。

第三章 中药学

第一单元 中药的性能

【复习指导】本单元内容相对较容易,历年必考,应作为重点复习。其中四气、五味、归经、升降浮沉、毒性的含义及标定依据,五味作用及适应证,影响药物升降浮沉的因素,影响药物毒性的因素等内容应重点掌握。

中药的性能是对中药作用的基本性质和特征的概括。包括四气、五味、归经、升降浮沉、毒性5个主要方面。

一、四气

1. 结合有代表性的药物认识四气的确定 四气,是指药物**寒、热、温、凉**4种药性,反映药物影响人体阴阳盛衰、寒热变化的作用趋向。药性寒热属性的标定,是与其所治疗的病证寒热性质相对。即能减轻消除热证的药物,药性一般是寒凉的,如栀子、龙胆草;能减轻消除寒证的药物,药性一般是温热的,如干姜、吴茱萸。寒与凉、热与温只是程度的差异,故四气实质为寒、热两种属性。此外,把寒热偏性不明显者标为平性,如茯苓、山药等。但平性是相对的,平中亦有偏温、偏凉的不同。

2. 四气的作用及适应证 寒凉药具有清热解毒、凉血止血,清热泻火、清热利尿、清化热痰、凉肝息风等作用,用于治疗实热证、温毒发斑、热结便秘、热淋涩痛、痰热喘咳、热极生风等阳热病证;温热药具有补火助阳、散寒止痛、温经通络、暖肝散寒、回阳救逆、温中止呕等作用,用于治疗阳虚证、寒凝疼痛证、寒凝血滞证、寒疝腹痛、亡阳证、中焦虚寒证等阴寒病证。

二、五味

1. 结合代表性药物认识五味的确定 五味最初指药物或食物的真实滋味或气味。其中**辛、甘、酸、苦、咸**为5种基本药味,还包括淡味和涩味。五味标定的依据包括药物真实滋味和药物的作用两个方面,故药味既反映其真实滋味,又是作用的体现。

2. 五味作用及适应证

(1)辛:**能散、能行**,具有发散、行气、行血(活血)作用。即具有解表、行气、行血作用的药物多具有辛味,用治外感表证、气滞证及瘀血证。此外,一些具有"行""散""开"特性的药物,一般也标辛味,如化湿药、开窍药、祛风湿药、温里药中的部分药物。

(2)甘:**能补、能缓、能和**,具有补虚、缓急止痛、缓和药性、调和药味、和中的作用。即具有补虚、缓解疼痛、调和药性、消食和胃作用的药物多具有甘味,用治正气虚弱、脘腹挛急疼痛、药物中毒、饮食积滞等。

(3)酸:**能收、能涩**,具有收敛固涩的作用。收敛固涩作用常见有固表止汗、敛肺止咳、涩肠止泻、固崩止带、固精缩尿作用的药物具有酸味,用治滑脱诸证,如自汗盗汗、肺虚喘咳、久泻久痢、崩漏带下、遗精滑精、遗尿尿频等。

（4）涩：**能收敛固涩**，与酸味作用类似。

（5）苦：**能泄、能燥、能坚阴**，具有清泄、降泄、通泄、燥湿的作用。即具有清热泻火、止咳平喘、止呕止呃逆、通利大便、燥湿作用的药物具有苦味，用治火热证、喘咳、呕吐、便秘、湿证及阴虚内热证。

（6）咸：**能软、能下**，具有软坚散结、泻下通便的作用。即具有软化包块、通便泻下作用的药物可标咸味。用治瘿瘤、瘰疬、痰核、癥瘕及大便秘结。

（7）淡：**能渗、能利**，具有渗湿利水的作用。即具有利水渗湿作用的药物可标淡味，用治水肿、小便不利等。

三、升降浮沉

1. 各类药物的升降浮沉趋向 升降浮沉指药物作用向上、向下、向外、向内4种趋向，反映药物对人体**作用趋向性**的性能。它的标定与疾病所表现的趋向性相对。一般而言，具有发表、透疹、升阳、开窍等作用的药物，药性升浮；具有收敛固涩、清热、利尿、止咳平喘、平肝潜阳等作用的药物，药性沉降。

2. 影响药物升降浮沉的主要因素 药物的四气、五味及药材质地决定其作用的**升降浮沉**。性温热、味辛甘的药物，多升浮；性寒凉，味酸苦涩的药物，多为沉降。质地轻之花叶枝皮等药材，多升浮；质地重之种子、果实、矿物、贝壳等药材，多沉降。

药物升降浮沉会因**炮制和配伍而改变**。通过炮制可以改变药物的升降之性，如姜制发散，酒制升提，盐水制下行。配伍对升降浮沉的影响体现在：升浮药与大剂量沉降药配伍，药性随之沉降；沉降药与大剂量升浮药配伍，药性可随之升浮。

四、归经

归经是指药物对机体某一或某些部位的选择性作用，反映药物**作用部位、作用范围**的一种性能。归经理论的形成是以**脏腑经络学说**为理论基础，以药物所治疗的**具体病证**为依据，经过长期用药实践归纳总结出来的药性理论。如平肝潜阳药能平抑肝阳，主治肝阳上亢之眩晕，主归肝经。羌活发散风寒，主治风寒表证之头身疼痛。因足太阳膀胱经主一身之表，故按六经辨证归膀胱经。

五、毒性

1. 引起毒性反应的原因 毒性是指药物对人体的损害性，反映药物**作用安全性**的一种性能。中药不良反应是指治疗剂量下，出现的与治疗目的无关的不适反应，较轻微，停药后可自行消失。毒性反应相对不良反应而言，对人体的危害性更大，多为器质性损害。

2. 结合具体有毒药物认识其使用的注意事项 毒性反应的有无、大小主要取决于**用量**。此外与药物的品种、产地、采收、储存、炮制、配伍、制剂、给药途径及患者的体质、年龄、证候性质等因素有关。在应用有毒药物时，应当注意：①合理用药。科学合理选择药物，杜绝乱用滥投，孕妇、老幼及体虚者禁用或慎用毒烈之品；注意用药禁忌。②用量准确。采用小剂量渐增法，忌初次大剂量使用。③合理采制。在确保有效性的同时，杜绝伪劣品。④识别过敏体质。此外，还应重视药物的煎煮、服用方法等，从各个环节确保用药安全，避免中毒事件发生。

第二单元　中药的配伍

【复习指导】本单元内容较少，历年必考。其中应重点掌握各种配伍关系的意义及临证用药时如何对待各种配伍关系。

1. 各种配伍关系的意义　中药配伍关系包括单行、相须、相使、相畏、相杀、相恶、相反7种情况，称为中药配伍"七情"。

（1）单行：是指单味药物治疗某种病情单一的疾病，如独参汤。或者两味药物配伍后，各自独行其是，互不影响临床效应的配伍关系。如治食积发热，神曲配伍连翘。

（2）相须：将性能功效相似的药物配合使用，以增强药物治疗效应的配伍关系。如治风寒表证，麻黄配伍桂枝；治亡阳证，附子配伍干姜等。

（3）相使：某方面性能功效相似的药物配合使用，以一种药物为主药，另一种药物为辅药，辅药能提高主药某方面治疗效应的配伍关系。如治气虚水肿，黄芪配伍茯苓。

（4）相畏：一种药物的毒副效应能被另一种药物降低或消除的配伍关系。如生半夏配伍生姜，生半夏畏生姜。

（5）相杀：一种药物能够降低或消除另一种药物毒副效应的配伍关系。如生姜配伍生半夏、生南星，降低其毒性，即生姜杀生半夏、生南星之毒。

（6）相恶：两药合用后，一种药物能使另一种药物治疗效应降低甚至丧失的配伍关系。人参恶莱菔子，人参补气作用被莱菔子降低。

（7）相反：两药合用后，使原有的毒副效应增强，或者产生新的毒副效应的配伍关系。属于临床用药时应当禁忌使用的配伍形式。如乌头反半夏、甘草反甘遂等。

2. 临证用药时怎样对待各种配伍关系　七情配伍关系中，相须、相使可增强临床疗效，相畏、相杀可降低或消除毒副效应，使用药安全有效，是临床用药时应当充分利用的配伍关系；相恶导致治疗效应削弱或消除，原则上应当避免使用；而相反会导致毒副效应增强或产生新的毒副效应，影响临床用药的安全性，是应当禁忌使用的配伍关系。单行药物之间不产生明显影响，但可发挥预期疗效，亦为临床所需。

第三单元　中药的用药禁忌

【复习指导】本单元内容较易，历年必考。其中"十八反"及"十九畏"的内容应重点掌握。用药禁忌主要包括配伍禁忌、妊娠用药禁忌、病证用药禁忌和服药食忌4个方面。

一、配伍禁忌

1. "十八反"的内容　乌头反贝母、瓜蒌、半夏、白蔹、白及；甘草反海藻、甘遂、大戟、芫花；藜芦反人参、沙参、丹参、玄参、苦参、细辛、芍药。

2. "十九畏"的内容　硫黄畏朴硝，水银畏砒霜，狼毒畏密陀僧，巴豆畏牵牛，丁香畏郁金，牙硝畏三棱，川乌、草乌畏犀角，人参畏五灵脂，官桂畏赤石脂。

注意"十九畏"与配伍关系中"相畏"的含义不同。"十九畏"属于药物的配伍禁忌，而相畏是药物配伍后毒副效应减低或消除，是临床用药时提倡采用的配伍形式。

二、证候禁忌

证候禁忌是指某类或者某种病证应当避免使用的药物。凡用药与病证不符,均属于病证用药禁忌。如热证忌用热药,寒证忌用寒药;出血证忌用破血药;体虚多汗者忌用发汗药;邪实正不虚者忌用补虚药,正虚邪不实者忌用攻邪药等。

三、妊娠用药禁忌

1. **妊娠用药禁忌的含义** 妊娠期间对孕妇和胎儿产生严重不良反应的药物,均属妊娠用药禁忌。根据药物产生的损害程度不同,分为禁用药与慎用药两类。

2. **妊娠用药禁忌的分类与使用原则**

(1) 禁用药:多是毒性强,或药性峻猛,或堕胎作用强的药物,如水银、马钱子、轻粉、雄黄、斑蝥、甘遂、芫花、巴豆、牵牛子、大戟、商陆、麝香、三棱、莪术、水蛭、虻虫等。

(2) 慎用药:具有活血通经、破气导滞、攻下通便及辛热或滑利之性的药物,如桃仁、红花、牛膝、枳实、青皮、大黄、番泻叶、芒硝、芦荟、附子、干姜、肉桂、冬葵子、滑石、薏苡仁等。

凡禁用药物,妊娠期禁止使用。慎用药物,则可根据孕妇病情酌情使用。

四、服药的饮食禁忌

1. **服药时一般的饮食禁忌**

(1) 服药期间,忌妨碍消化吸收或影响药物吸收,或与药物存在类似相反和相恶配伍关系的食物。如服用人参忌食萝卜,萝卜会降低人参的补气作用。服用绵马贯众需忌油,以防止中毒。

(2) 热性病证忌辛热、油腻、刺激性食物;寒性病证忌生冷瓜果、清凉饮料;虚性病证忌清泄耗气食物;实性病证忌温补食物等。

2. **特殊疾病的饮食禁忌** 胸痹患者忌高脂肪食物、动物内脏及烟酒。脾胃虚弱患者忌油腻、寒冷坚硬等不易消化食物。黄疸患者忌高脂肪食物及辛辣、烟酒等刺激性物品。肾病水肿患者忌盐及刺激食物。疮疡、皮肤病患者忌腥膻发物和辛辣刺激性食物。

第四单元 中药的剂量与用法

【复习指导】本单元内容较易,历年必考。其中影响中药剂量的因素、中药特殊煎服方法应重点掌握。

一、剂量

影响中药剂量的因素如下。

(1) 药材性质与剂量关系:①有毒或作用峻烈的药物,应将剂量严格控制在安全范围内,从小剂量开始,中病即止。无毒的药物剂量变化幅度稍大。②药材质量优者药力充足,用量不宜大;质量次者药力不足,用量宜大。③花、叶、枝类质地轻的药材,用量宜轻;金石、贝壳类质地重的药材,用量宜重;鲜品因含水,用量较大。④药性较弱,作用温和,药味较淡,用量稍大;药性较强,作用峻烈,药味较浓,用量宜轻。

（2）剂型、配伍、用药目的与剂量关系：①汤剂用量较丸散剂用量稍大。②药物单味使用时，用量较入复方大；同一味药物在复方中作为主药使用时，一般较辅药时用量大。③因用药目的不同，剂量不同。如麦芽消食用10～15g，回乳用60g。

（3）患者状况与剂量关系：剂量与年龄、性别、体质、病程、病势、职业、生活习惯等有关。①年龄。小儿、老年人对药物的耐受力较弱，应减少用量。②性别。妇女在月经期、妊娠期，使用活血通经药物用量不宜过大。③病情病程病势。病情轻，病程长，病势缓用量宜小；病情重，病程短，病势急用量宜大。④体质。体虚者用量宜轻，体质强壮者用量可重。

（4）季节变化与剂量关系：寒冷季节使用温热药时用量偏大，使用寒凉药时用量偏小；反之，炎热季节使用温热药用量偏小，使用寒凉药用量偏大。

二、中药的用法

1. 常规煎煮方法　①煎前浸泡。以花、叶、茎类为主的药物，煎前浸泡20～30分钟；以根，种子，根茎，果实类为主的药物浸泡60分钟左右。②煎药用水。选用清洁、无异味、含杂质少的水，即符合国家饮用水标准的饮用水。③煎药器具。选择材质稳定的砂锅、搪瓷锅、不锈钢锅等器具。④煎煮方法。先用武火煎至煮沸后再改用文火煎煮，并使药液保持微沸状态。以挥发性成分起效，或有效成分不耐久煎的药物，煎沸腾后10～15分钟即可。矿物类、贝壳类有效成分不易煎出的药物及补虚药，煎煮的时间较长，可煎至60分钟。

2. 特殊煎煮方法　①先煎。质地坚硬有效成分不易煎出矿物、贝壳、角甲类药物，一般要先煎30～40分钟，如生石膏、生龙骨、珍珠母、龟甲、鳖甲等。部分有毒性药物需先煎，久煎降低毒性，如乌头类药物。有效成分难以溶出的植物药，如苦楝皮需文火久煎。②后下。气味芳香含挥发油或不易长时间煎煮的药物，如广藿香、豆蔻、肉桂、大黄等。煎煮时间过长有效成分易被破坏的药物，如钩藤。③包煎。花粉、细小的种子类药材，易浮在药液表面，不易煎煮者，如蒲黄、车前子等。淀粉或黏液质含量高，易粘锅糊化或易致药液浑浊者，如五灵脂、灶心土等。绒毛类药材，绒毛脱落混入药液中，刺激咽喉易致咳嗽、呕吐者，如辛夷、旋覆花等。④烊化。胶类药物，如阿胶、鹿角胶、龟甲胶等。⑤另煎。贵重药物，如人参、西洋参、鹿茸等。⑥冲服。一些入水即化的药物或汁液性药物，如芒硝、鲜竹沥。⑦泡服。适合于久煎药效下降及有效成分易溶于水的药物，如大黄、番泻叶、胖大海等。⑧煎汤代水。与他药同煎易使煎液浑浊，难以服用的药物，如灶心土，或者药物质轻，体积大，吸水强，用量多者，如玉米须、金钱草、丝瓜络等。

第五单元　解表药

【复习指导】本单元内容较难，历年必考。其中解表药的使用注意以及具体药物中的麻黄、桂枝、紫苏、防风、荆芥、薄荷、牛蒡子、蝉蜕、桑叶、菊花、柴胡、葛根应重点掌握。

一、概述

解表药的使用注意：①自汗、盗汗、疮疡日久、淋证、失血的患者应慎用或禁用发汗作用强的解表药。②应因时因地制宜，即春夏季节用量宜轻，冬季用量宜重。③入煎剂应当后下。

二、发散风寒药

1. 麻黄

(1) 性能：味辛、微苦，性温。归肺、膀胱经。

(2) 功效：**发汗解表，平喘止咳，利水消肿**。

(3) 应用：①风寒表证。发汗力强，多用于外感风寒无汗的表实证。②咳嗽气喘。平喘止咳作用强，用治多种喘咳证。③风水水肿。即水肿兼有表证者。

(4) 用法用量：煎服，每次 2～9g。发汗解表宜生用，止咳平喘宜炙用。

(5) 使用注意：自汗、盗汗及肺肾虚喘者应慎用。

2. 桂枝

(1) 性能：味辛、甘，性温。归心、肺、膀胱经。

(2) 功效：**发汗解表，温通经脉，温助阳气**。

(3) 应用：①风寒表证。发汗作用较麻黄温和，风寒表证之无汗表实证、有汗表虚证均可使用。②寒凝血滞诸痛证。擅长温散经脉寒邪，可用于寒邪阻滞经脉所致的胸痹痛、虚寒性腹痛、风湿痹痛、痛经、经闭腹痛等多种疼痛证。③痰饮、蓄水证。④心悸。

(4) 使用注意：①忌用于温热病，阴虚阳热及血热妄行之出血证；②孕妇及月经过多者慎用。

(5) 鉴别用药：麻黄与桂枝均具有发汗解表的作用，用于风寒表证的治疗。麻黄发汗力强，多用于风寒无汗之表实证，桂枝发汗力较麻黄缓和，无汗表实证、有汗表虚证均可使用。此外，麻黄兼有平喘止咳、利水消肿的作用，可用于喘咳及水肿的治疗。桂枝兼有温通经脉、温助阳气的作用，可用于寒凝血滞多种疼痛证、痰饮、蓄水证及心悸的治疗。

3. 紫苏

(1) 性能：味辛，性温。归肺、脾经。

(2) 功效：**解表散寒，行气宽中，解鱼蟹毒**。

(3) 应用：①风寒表证，最宜于风寒表证兼有中焦气滞者。②脾胃气滞证，还可用治妊娠呕吐。③进食鱼蟹中毒导致的腹痛吐泻。

4. 生姜

(1) 功效：**解表散寒，温中止呕，温肺止咳，解毒（食毒/药毒）**。

(2) 应用：①风寒表证。②脾胃寒证。③多种呕吐证，最适合胃寒呕吐。④肺寒咳嗽。⑤进食鱼蟹中毒，以及服用生南星、生半夏中毒。

5. 香薷

(1) 功效：**发汗解表，化湿和中，利水消肿**。

(2) 应用：①风寒感冒。②水肿，脚气。

(3) 用法用量：煎服，每次 3～10g，发汗解表、剂量不宜过大，不宜久煎。利水消肿，用量宜大，需浓煎服。

6. 荆芥

(1) 性能：味辛，性微温。归肺、肝经。

(2) 功效：**祛风解表，透疹消疮，止血（炒炭）**。

(3) 应用：①外感表证，如风寒、风热表证。②麻疹透发不畅，风疹瘙痒等；疮疡初起兼有表证。③多种出血证，如衄血、吐血、便血、崩漏等。

(4) 用法用量：煎服，每次5~10g。不宜久煎。发表透疹、消疮宜生用，止血宜炒用。

7. 防风

(1) 性能：味辛、微甘，性微温。归肺、肝、脾经。

(2) 功效：**祛风解表，胜湿止痛，止痉**。

(3) 应用：①外感表证。作用温和，长于祛风，并能止痛，适用于多种表证。②风湿痹痛。③风疹瘙痒。④破伤风，小儿惊风。

(4) 鉴别用药：荆芥与防风性均微温，具有祛风解表之功，风寒表证及风热表证均可使用。此外，荆芥兼有透疹消疮作用，可用于麻疹、风疹透发不畅。炒炭可止血，用于出血证。防风兼能祛风湿止痛，用于风湿痹证，兼能止痉，可用于小儿惊风及破伤风。

8. 羌活

(1) 功效：**发表散寒，除湿，祛风止痛**。

(3) 应用：①风寒表证，头项强痛。②风寒湿痹，善治上半身肩臂部痹痛。

9. 白芷

(1) 功效：**发散风寒，通窍，止痛，燥湿止带，消肿排脓**。

(2) 应用：①风寒表证。风寒表证恶寒发热，鼻塞头痛，或风寒夹湿之鼻塞头痛，身痛多用。②鼻渊。治疗鼻渊所致前额头痛，流浊涕，内服或外用嗅鼻。③多种疼痛证。为治阳明经头痛之要药。④带下病。⑤疮疡肿毒。此外，本品祛风燥湿止痒，可治湿疹瘙痒等皮肤病。

10. 细辛

(1) 功效：**祛风散寒，通窍，止痛，温肺化饮**。

(2) 应用：①风寒感冒；②鼻渊；③头痛、牙痛、风寒湿痹痛；④寒饮咳喘。

(3) 用法用量：煎服，每次1~3g。散剂，每次0.5~1g。外用适量。

(4) 使用注意：①气虚多汗、阴虚阳亢头痛、阴虚或肺热咳嗽者禁用。②有小毒，不宜过量。③不宜与藜芦同用。

11. 藁本

功效：**祛风除湿，散寒止痛**。

12. 苍耳子

(1) 功效：**发散风寒，通鼻窍，祛风湿，止痛**。

(2) 使用注意：血虚头痛不宜使用。有小毒，过量服用易中毒。

13. 辛夷

(1) 功效：**祛风散寒，通鼻窍**。

(2) 应用：①风寒感冒，头痛鼻塞。②鼻渊，鼻衄，鼻塞流涕。

(3) 用法用量：煎服，每次3~10g。宜包煎。

三、发散风热药

1. 薄荷

(1) 性能：味辛，性凉。归肺、肝经。

(2) 功效：**发散风热，清利头目，透疹，利咽，疏肝行气**。

（3）应用：①风热感冒及温病初起，为疏散风热常用之品。②风热上攻之头痛眩晕，用于目赤多泪、喉痹、咽喉肿痛等证。③麻疹不透，风疹瘙痒。④肝气郁滞之胸胁胀闷。⑤夏令感受暑湿秽浊之气之脘腹胀痛、呕吐泄泻。

（4）用法：煎服，每次3～6g。宜后下。叶长于发汗，梗长于理气。

2. 牛蒡子

（1）功效：**发散风热，透疹，利咽，解毒消肿。**

（2）应用：①风热表证，温病初起。②麻疹不透，风疹瘙痒。③热毒证，包括咽喉肿痛、丹毒、疮痈、痄腮等。

（3）使用注意：有滑肠通便作用，气虚便溏者慎用。

3. 蝉蜕

（1）功效：**发散风热，透疹，利咽开音，明目退翳，息风止痉。**

（2）应用：①风热感冒，温病初起。尤宜于风热表证或温病初起之咽喉痒痛或声音嘶哑者。②麻疹不透，风疹瘙痒。③目赤翳障。④惊风抽搐及破伤风。

（3）鉴别用药：薄荷、牛蒡子、蝉蜕。三味药物均具有发散风热、利咽、透疹的作用，临床主要用于风热表证、温病初起、咽喉肿痛、麻疹不透及风疹瘙痒等病症的治疗。薄荷有明显的发汗作用，风热表证无汗者首选。牛蒡子能宣肺祛痰，且长于利咽喉，故尤宜于风热表证咳嗽咯痰、咽喉肿痛者。蝉蜕兼能利咽开音，尤宜于风热表证、咽喉肿痛声音嘶哑、失音者。此外，薄荷还兼能清利头目，可用于风热邪气上攻头面导致的头昏头痛，目赤肿痛；兼能舒理肝气，可用治肝郁气滞之胸胁胀痛，月经不调等。牛蒡子兼有解毒消肿之功，可用于多种热毒证。蝉蜕兼能明目退翳，止痉，可用于目赤肿痛、小儿惊风等证。

4. 桑叶

（1）功效：**发散风热，清肺润燥，清肝平肝，明目。**

（2）应用：①风热感冒及温病初起。②肺热咳嗽，燥热咳嗽。③肝阳上亢，头痛眩晕。④目赤肿痛，目暗昏花。⑤血热出血证。

5. 菊花

（1）功效：**发散风热，清肝平肝，明目，清热解毒。**

（2）应用：①风热感冒及温病初起。②肝阳上亢，头痛眩晕。③目赤肿痛，眼目昏花。④疮痈肿毒。

（3）鉴别用药：桑叶与菊花均有疏散风热、平抑肝阳、清肝明目的作用，用于治疗风热表证，温病初起，肝阳上亢证、肝热目赤肿痛等病证，常相须为用。桑叶兼能清肺润燥，凉血止血，可用治肺热燥咳及血热出血证。菊花兼能清热解毒，用治热毒疮痈。

6. 蔓荆子

功效：**疏散风热，清利头目。**

7. 柴胡

（1）性能：味辛、苦，性微寒。归肝、胆经。

（2）功效：**疏散退热，疏肝解郁，升举阳气。**

（3）应用：①感冒发热，少阳证寒热往来。为治伤寒少阳证往来寒热之要药，常与黄芩合用。②肝郁气滞之胸胁胀痛，月经不调。③中气下陷之脏器下垂病证。此外，还可截疟退热，为治疗疟疾寒热常用药物。

（4）用法：生用解表退热；醋炙疏肝解郁，酒炙升阳。

8. 升麻

功效：**发表退热，透疹，升举阳气，清热解毒**。

9. 葛根

（1）性能：味辛、甘，性凉。归脾、胃、肺经。

（2）功效：**解肌退热，生津止渴，透疹，升阳止泻**。

（3）应用：①表证发热头痛，项背强痛。具有发散表邪、退热功效，风寒、风热均可使用。兼能**舒缓筋脉而解肌**。②热病烦渴，消渴病。③麻疹初起透发不畅。④脾虚泄泻，湿热泻痢初起。⑤中风偏瘫，胸痹胸痛，眩晕头痛。⑥酒伤中毒。

（4）用法：升阳止泻宜煨用；退热、透疹、生津、通经活络、解酒毒宜生用。

（5）鉴别用药：柴胡、升麻与葛根三药均能解表退热，升阳，用于表证发热及清阳不升。其中柴胡解表退热作用最强，与黄芩配伍，还可用于少阳证寒热往来。葛根解表，舒缓筋脉解肌，长于治疗项背强痛。柴胡、升麻升阳举陷，用于中气下陷之内脏下垂，葛根升阳止泻，用于脾虚泄泻，亦可配伍清热燥湿药，用治湿热泻痢初起。升麻与葛根均有透疹作用，用于麻疹不透。此外，柴胡兼能疏肝，用治肝郁气滞证。升麻兼能清热解毒，用治多种热毒证。葛根能生津止渴，可用治热病口渴及消渴证。

第六单元　清热药

【复习指导】本单元内容较多较难，历年必考。其中清热药使用注意以及具体药物中的石膏、知母、栀子、夏枯草、黄芩、黄连、黄柏、地黄、玄参、牡丹皮、赤芍、金银花、连翘、大青叶、蒲公英、鱼腥草、射干、白头翁应重点掌握。

一、概述

清热药使用注意：①脾胃气虚，食少便溏者及阴虚者慎用；②阴盛格阳、真寒假热者禁用；③中病即止，不可过用。

二、清热泻火药

1. 石膏

（1）性能：味辛、甘，性大寒。归肺、胃经。

（2）功效：生用能**清热泻火，除烦止渴**；煅用能**收湿敛疮，止血**。

（3）应用：①外感热病，高热烦渴。为清泻肺胃**气分实热**之要药，常与**知母**相须为用。②肺热喘咳。③胃火亢盛，头痛牙痛，内热消渴。④湿疹瘙痒，水火烫伤，疮疡不敛，外伤出血。

（4）用法：内服宜生用，打碎先煎；外用宜火煅研末。

（5）使用注意：忌用于脾胃虚寒及阴虚内热者。

2. 知母

（1）性能：味苦、甘，性寒。归肺、胃、肾经。

（2）功效：**清热泻火，润燥滋阴**。

（3）应用：①外感热病，高热烦渴。常与**石膏**相须为用。②肺热咳嗽，阴虚燥咳。③内热消渴。④骨蒸潮热。滋肾阴、退骨蒸。⑤肠燥便秘。

（4）用法：清热泻火宜生用；滋阴降火宜盐水炙用。

（5）鉴别用药：石膏与知母均具有清热泻火、除烦止渴的作用，可用于温病气分证，以及肺热证、胃热证，多相须为用。此外石膏煅后外用，能收湿敛疮，用治湿疹、湿疮、烧烫伤等。知母兼能滋阴润燥，能滋养肺、胃、肾三脏之阴，可用于肺热燥咳、胃热消渴及阴虚内热证。

3. 芦根

（1）功效：**清热生津，止渴，清胃止呕，祛痰排脓，利尿**。

（2）应用：①热病心烦口渴。②胃热呕吐。③肺热咳嗽，肺痈。④热淋。

4. 天花粉

（1）功效：**清热生津，止渴，消肿排脓**。

（2）应用：①热病烦渴，内热消渴。②肺热燥咳。③疮痈肿毒。

（3）使用注意：孕妇慎用。不宜与乌头类药材同用。

5. 淡竹叶

功效：**清热泻火，除烦止渴，利尿通淋**。

6. 栀子

（1）性能：味苦，性寒。归心、肺、三焦经。

（2）功效：**清热泻火，除烦，清利热湿，清热凉血；外用消肿止痛**。

（3）应用：①热病心胸烦闷。长于清心火而除烦。②湿热黄疸。③热淋涩痛。④血热吐衄。⑤目赤肿痛。⑥热毒疮疡，跌打损伤。

（4）用法：清热泻火生用，凉血止血炒焦或炒炭用。

7. 夏枯草

（1）功效：**清热泻火，明目，消肿散结**。

（2）应用：①目赤肿痛，目珠疼痛，眩晕头痛。②瘰疬，瘿瘤。③乳痈，乳癖，乳房胀痛。

8. 决明子

（1）功效：**清肝明目，润肠通便**。

（2）用法：润肠通便不宜久煎。

三、清热燥湿药

1. 黄芩

（1）性能：味苦，性寒。归肺、胆、脾、胃、大肠、小肠经。

（2）功效：**清热燥湿，泻火解毒，凉血止血，安胎**。

（3）应用：①多种湿热证。擅长清上焦湿热，尤长于治疗湿温，暑湿证。②肺热咳嗽，高热烦渴。长于清肺热。③疮痈肿毒。④血热出血证。⑤胎热胎动不安。

2. 黄连

（1）性能：味苦，性寒。归心、脾、胃、胆、大肠经。

（2）功效：**清热燥湿，泻火解毒**。

（3）应用：①多种湿热证，善清肠胃湿热，为治湿热痢疾之要药。②脏腑实火证，长于清心、胃二经之热。③热毒证，尤善治疗疮。④血热吐衄。⑤湿疹湿疮，耳道流脓。

3. 黄柏

（1）性能：味苦，性寒。归肾、膀胱经。

（2）功效：**清热燥湿，泻火解毒，除骨蒸。**

（3）应用：①多种湿热证。长于清泻下焦、肝胆湿热，多用于湿热痿证，带下，淋证及湿热黄疸。②阴虚内热证。③热毒疮痈，湿疹湿疮。

（4）鉴别用药：黄芩、黄连、黄柏三味药物均有清热燥湿，清热泻火，清热解毒之功，可用治多种湿热证、脏腑实火证及热毒疮痈。而黄芩长于清上焦湿热、清泄肺热，多用治湿温、暑湿证及肺热咳嗽咳血。此外，还兼有凉血止血，用治血热之咳血咳血等多种出血证。兼能清热安胎，可用于胎热所致的胎动不安。黄连长于清中焦及胃肠湿热，为治湿热痢疾的要药。长于清心、胃二经热邪，用治心火亢盛证及胃热证。黄柏长于清下焦及肝胆湿热，多用治痿证、带下等下焦湿热证，兼能退虚热，可用治阴虚内热之骨蒸潮热盗汗。

4. 龙胆

（1）功效：**清热燥湿，清泻肝火。**

（2）应用：①多种湿热证。②肝热头痛、眩晕，惊风抽搐。善清泻肝胆实火，治肝胆实火、胁痛口苦、头痛耳鸣等，常与柴胡、栀子等配伍。

5. 秦皮

功效：**清热燥湿，止痢，止带，明目。**

6. 苦参

（1）功效：**清热燥湿，杀虫止痒，清热利尿。**

（2）应用：①多种湿热证，如湿热泻痢，便血，黄疸，带下，阴肿阴痒，湿疹湿疮等。②皮肤瘙痒证。③小便不利。

四、清热解毒药

1. 金银花

（1）性能：味辛、甘，性寒。归肺、心、胃经。

（2）功效：**清热解毒，疏散风热，凉血止痢。**

（3）应用：①疮痈疔疮，喉痹，丹毒。为治一切热毒痈疔疮肿的要药。②风热感冒，温病发热。③热毒血痢。单用浓煎频服。

2. 连翘

（1）性能：苦，性微寒。归肺、心、小肠经。

（2）功效：**清热解毒，疏散风热，消肿散结。**

（3）应用：①热毒疮痈及瘰疬。长于清心火而解疮毒，有"疮家圣药"之称。兼能解毒散结，用治瘰疬痰核、瘿瘤等。②风热感冒，温病初起。③热淋涩痛。

（4）鉴别用药：金银花与连翘均有清热解毒、疏散风热之功，可用于风热表证及温病卫分证治疗，常相须为用。然金银花疏散力较强，连翘清泻之力较强。此外，金银花还具有凉血止痢、清解暑热之功，可用于治疗热毒痢疾及暑热证。连翘兼能消肿散结，被称为"创家圣药"，还用于治疗瘰疬、痰核等结块证。此外，兼能清心利尿，用治热淋涩痛。

3. 穿心莲

功效：**清热解毒，燥湿，解毒消肿。**

4. 大青叶
（1）功效：**清热解毒，凉血消斑**。
（2）应用：①温病高热，神昏，温病发斑。②热毒证。

5. 板蓝根
（1）功效：**清热解毒，凉血，利咽**。
（2）应用：①瘟疫时毒，发热咽痛。本品长于利咽喉。②多种热毒证，如咽喉肿痛、大头瘟疫、痄腮丹毒等。

6. 青黛
（1）功效：**清热解毒，凉血消斑，泻火定惊**。
（2）应用：①温病发斑，血热吐衄。②咽痛口疮，痄腮疮痈。③肝火犯肺之咳嗽胸痛，痰中带血。④小儿惊风抽搐。
（3）用法用量：每次 1～3g，宜入丸、散剂用。外用适量。

7. 贯众
（1）功效：**清热解毒，凉血止血，驱虫**。
（2）应用：①风热感冒，风热头痛，温病发斑。②痄腮，疮痈肿痛等。③血热出血证，长于治疗**崩漏**。④虫积腹痛。

8. 蒲公英
（1）功效：**清热解毒，散结消肿，利湿通淋**。
（2）应用：①痈肿疔毒，尤其长于治疗**乳痈**，为治乳痈之要药。②湿热黄疸，热淋涩痛。

9. 紫花地丁
功效：**清热解毒，凉血消肿**。

10. 土茯苓
功效：**解毒，除湿，通利关节**。

11. 鱼腥草
（1）功效：**清热解毒，消痈排脓，利尿通淋**。
（2）应用：①肺痈吐脓，肺热喘咳。为治肺痈要药。②疮痈肿毒。③湿热淋证，湿热痢疾。

12. 射干
（1）功效：**清热解毒，消痰利咽**。
（2）应用：①咽喉肿痛。②痰盛咳喘。

13. 山豆根
功效：**清热解毒，凉血消肿，利咽**。

14. 白头翁
（1）功效：**清热解毒，凉血止痢**。
（2）应用：①热毒血痢。②阴痒带下。

15. 马齿苋
功效：**清热解毒，凉血止血，止痢**。

16. 鸦胆子
（1）功效：**清热解毒，止痢，截疟；外用腐蚀赘疣**。

(2) 用法用量：内服，每次 0.5～2g，用龙眼肉包裹或装入胶囊吞服。外用适量。
(3) 使用注意：①对胃肠道及肝肾均有损害，不宜多服久服。②胃肠出血及肝肾病患者，不宜使用。③孕妇及小儿慎用。

17. 白花蛇舌草

功效：**清热解毒，利尿通淋**。

18. 大血藤

功效：**清热解毒，活血，祛风止痛**。

19. 败酱草

功效：**清热解毒，消痈排脓，祛瘀止痛**。

五、清热凉血药

1. 地黄
(1) 性能：味甘、苦，性寒。归心、肝、肾经。
(2) 功效：**清热凉血，养阴生津，止血**。
(3) 应用：①温病热入营血证，为清热凉血之要药。②血热出血证。③阴虚内热证及温病后期邪伏阴分之夜热早凉。④津伤口渴，消渴及肠燥便秘。

2. 玄参
(1) 性能：味甘、苦、咸，性微寒。归肺、胃、肾经。
(2) 功效：**清热凉血，滋阴，泻火解毒**。
(3) 应用：①温病营血分证，热陷心包证，温毒发斑。②热病伤阴，津伤便秘。③热毒证。
(4) 使用注意：①脾胃虚寒，食少便溏者慎用。②反藜芦。
(5) 鉴别用药：地黄与玄参均有清热凉血、养阴的作用，用于温病热入营血证以及津伤口渴、消渴、阴虚内热证的治疗。地黄兼有止血作用，可用于血热出血证；玄参兼能泻火解毒，可用于热毒证，如疮痈肿痛、咽喉疼痛等。

3. 牡丹皮
(1) 性能：味苦、辛，性微寒。归心、肝、肾经。
(2) 功效：**清热凉血，活血化瘀止痛，退虚热**。
(3) 应用：①温病热入血分证，血热出血证。②多种瘀血证。③阴虚内热证，为治无汗骨蒸之要药。

4. 赤芍
(1) 功效：清热凉血，散瘀止痛。
(2) 应用：①温病热入血分证，血热出血证。②多种瘀血证。③肝热，目赤肿痛，头昏，头痛。
(3) 使用注意：①血寒闭经不宜使用。②不宜与藜芦配伍。
(4) 鉴别用药：牡丹皮与赤芍均有清热凉血、活血化瘀的作用，用于温病热入血分证、瘀血证的治疗。然牡丹皮兼退虚热，用治阴虚内热证。赤芍入肝经，清泻肝火，可用治肝热证。

5. 紫草
(1) 功效：**清热凉血，活血，解毒透疹**。

（2）使用注意：脾虚便溏者忌服。

6. 水牛角

（1）功效：**清热凉血，解毒，定惊。**

（2）用法：镑片或粗粉煎服，宜先煎3小时以上。浓缩粉冲服，每日2次。

六、清虚热药

1. 青蒿

（1）性能：味苦、辛，性寒。归肝、胆经。

（2）功效：**清虚热，凉血，解暑，截疟。**

（3）应用：①阴虚内热之骨蒸潮热，温病后期邪伏阴分之夜热早凉。②暑热外感，发热口渴。③疟疾寒热，为治疟疾之良药。

（4）用法：煎服，不宜久煎，或鲜品捣汁服。

2. 白薇

功效：**清热凉血，利尿通淋，解毒疗疮。**

3. 地骨皮

（1）性能：味甘，性寒。归肺、肝、肾经。

（2）功效：**清虚热，凉血，清泄肺热。**

（3）应用：①阴虚潮热，盗汗骨蒸，为凉血退热除蒸佳品。②血热出血。③肺热咳嗽。④内热消渴。

（4）鉴别用药：牡丹皮与地骨皮均能退虚热，清热凉血，用于虚热证及血热出血证的治疗。此外牡丹皮还可用于温病热入血分证，其兼能活血化瘀，可用于多种瘀血证治疗。地骨皮长于退虚热，兼能清泻肺热，可用于肺热咳嗽。

4. 银柴胡

功效：**清虚热，除疳热。**

5. 胡黄连

（1）功效：**清虚热，除疳热，利湿热。**

（2）鉴别用药：黄连与胡黄连均具有清利湿热的作用，用于治疗湿热证。黄连擅长清泻胃肠湿热，为治湿热痢疾的要药。此外，兼能清热泻火，以清心、肝二经实火见长，用于治疗心火亢盛证、肝热证。兼能清热解毒，可治疗热毒疮痈。胡黄连长于退虚热，除疳热，用于治疗阴虚发热及小儿疳积发热。

第七单元　泻下药

【复习指导】本单元内容较易，历年必考。其中泻下药使用注意及具体药物如大黄、芒硝、甘遂、牵牛子、巴豆应重点掌握。

一、概述

泻下药使用注意：①作用峻猛、有毒之品，孕妇禁用。②有毒药应注意合理炮制，控制用量，掌握用法，中病即止。③注意"十八反"内容，确保用药安全。④作用峻猛或有毒性的泻下药，年老、体弱、小儿、脾胃素虚及月经期、哺乳期妇女慎用。

二、攻下药

1. 大黄

（1）性能：味苦，性寒。归大肠、脾、胃、心、肝经。

（2）功效：**泻下攻积，泻火解毒，凉血止血，祛瘀通经，利湿退黄**。

（3）应用：①实证积滞便秘。**为治积滞便秘之要药，尤宜于热结便秘证**，常与泻下软坚的**芒硝**相须为用。②血热吐衄，目赤肿痛，牙龈肿痛。③热毒疮痈，肠痈。④多种瘀血证。⑤湿热黄疸，淋证，痢疾，水肿。⑥烧烫伤。

（4）用法用量：煎服，每次 3～15g；外用适量。**大黄生用泻下力强，入汤剂宜后下**，也可开水泡服。酒炙大黄长于活血；大黄炭偏于止血。

（5）使用注意：①非实证不宜妄用。②脾胃虚弱者慎用。③妇女月经期、妊娠期、哺乳期禁用或慎用。

2. 芒硝

（1）功效：**泻下软坚，清热消肿**。

（2）应用：①实热积滞之大便秘结，为"咸能软能下"的代表药。②咽痛，目赤，口疮及疮疡肿痛。宜外用。

（3）用法用量：每次 6～12g。**冲入药汁**内，或用开水溶化后服，外用适量。

（4）使用注意：①孕妇及哺乳期妇女慎用。②不宜与硫黄、三棱同用。

（5）鉴别用药：大黄与芒硝均有泻下通便，清热消肿之功，可用于治疗热结便秘及多种肠道积滞证，常相须为用。其清热消肿，均可用于热毒疮痈。此外，大黄还兼有凉血止血、活血化瘀、清利湿热之效，可用于血热出血证、瘀血证、湿热证的治疗。芒硝能泻下软坚，擅除燥屎。其清热消肿多外用，治疗咽喉肿痛、目赤、疮疡肿毒等。

3. 番泻叶

（1）功效：**泻下通便，利水消肿**。

（2）用法用量：煎服，每次 2～6g，**宜后下**；温开水泡服，每次 1.5～3g。

（3）使用注意：忌用于妇女哺乳期、月经期。孕妇禁用。

三、润下药

1. 火麻仁

功效：**润肠通便**。

2. 郁李仁

功效：**润肠通便，下气利水**。

3. 松子仁

功效：**润肠通便，润肺止咳**。

四、峻下逐水药

1. 甘遂

（1）功效：**泻水逐饮，消肿散结**。

（2）用法用量：入丸、散服，每次 0.5～1.5g。内服宜醋制。外用适量。

（3）使用注意：①孕妇及体弱者禁用。②**不宜与甘草同用**。

2. 牵牛子
(1) 功效：**泻水通便，消痰涤饮，攻积杀虫。**
(2) 用法用量：煎服，每次3～6g。入丸散服，每次1.5～3g。炒用。
(3) 使用注意：①禁用于孕妇。②畏巴豆，不宜同用。

3. 巴豆
(1) 功效：**峻下冷积，退肿逐水，利咽祛痰，蚀疮（外用）。**
(2) 用法用量：入丸散或胶囊，每次0.1～0.3g，不入汤剂。外用适量。
(3) 使用注意：①孕妇及体弱者禁用。②不宜与牵牛子同用。

第八单元　祛风湿药

【复习指导】本单元内容难度相对于其他单元较易，历年必考。其中祛风湿药的使用注意及具体药物如独活、蕲蛇、木瓜、防己、秦艽、川乌、桑寄生应重点掌握。

一、概述

祛风湿药使用注意：①阴血亏虚者应慎用温燥的祛风湿药。②痹证属于慢性疾病，服药时间长，多选用丸剂、散剂、膏剂、酒剂等。若为急性期，应选用汤剂。也可制为外敷剂型，直接敷于患处。

二、祛风寒湿药

1. 独活
(1) 性能：味辛、苦，性微温。归肾、膀胱经。
(2) 功效：**祛风湿，通痹止痛，解表。**
(3) 应用：①风寒湿痹，以治<u>下半身风寒湿痹</u>为宜。②风寒夹湿表证。③少阴伏风头痛。此外，因其祛风湿之功，亦可用治皮肤瘙痒。
(4) 鉴别用药：独活与羌活均能祛风湿、止痛、发汗解表，均可用于风湿痹证、头痛、牙痛等疼痛证及风寒表证，二药多相须为用。其中独活长于祛风湿，擅长治疗下半身腰膝的痹痛；羌活擅长治疗上半身肩臂的痹痛，即头背肩项部疼痛。且羌活辛散之力较强，长于发汗解表。

2. 威灵仙
(1) 功效：**祛风湿，通经络，止痛，消骨鲠。**
(2) 应用：①风湿痹痛，为治风湿痹痛要药。②骨鲠咽喉。此外，其通经络止痛，亦用治多种疼痛证；能消痰逐饮，可用治痰饮、噎膈、痞积。
(3) 鉴别用药：独活与威灵仙均性辛温，有祛风湿、止痛之功，用于治疗风湿寒痹证。然威灵仙兼能通经络，故尤宜于风偏盛、筋脉拘挛游走性疼痛者，还可用治中风后遗症之偏瘫、肌肤麻木。独活兼能发汗解表，常用治外感风寒夹湿之证，善入肾经，搜伏风，止痛，用治少阴伏风头痛；而威灵仙兼能消骨鲠，可用治骨鲠咽喉。

3. 川乌
(1) 功效：**祛风湿，温经止痛。**

（2）应用：①风寒湿痹。②心腹冷痛，寒疝疼痛。③跌打损伤，麻醉止痛。
（3）用法：煎服，**宜先煎，久煎**。外用适量。
（4）使用注意：①内服应炮制用，生品内服宜慎。②酒浸、酒煎服易致中毒，应慎用。③孕妇忌用。④不宜与半夏、瓜蒌类、贝母类、白蔹、白及同用。

4. 蕲蛇
（1）性能：味甘、咸，性温；有毒。归肝经。
（2）功效：**祛风湿，通经络，息风止痉**。
（3）应用：①风湿顽痹，中风半身不遂。为祛风要药，尤善治病深日久之风湿顽痹，经络不通者。②小儿惊风，破伤风。③麻风，疥癣。此外，本品可治瘰疬、恶疮。
（4）用法用量：煎服，研末吞服。或酒浸、熬膏、入丸、散服。

5. 木瓜
（1）性能：味酸，性温。归肝、脾经。
（2）功效：**祛风湿，舒筋活络，化湿和胃**。
（3）应用：①风湿痹证，腰膝关节酸重疼痛。为治**痹证筋脉拘挛，关节屈伸不利**要药。②脚气浮肿。③暑湿吐泻，转筋挛痛。为治**吐泻转筋**之要药。此外，还可消食，用于饮食积滞证。

6. 乌梢蛇
（1）功效：**祛风湿，通经络，息风止痉**。
（2）应用：①风湿顽痹，中风半身不遂。②小儿惊风，破伤风。③麻风，疥癣。④瘰疬、恶疮。

三、祛风湿热药

1. 秦艽
（1）性能：味辛、苦，性平。归胃、肝、胆经。
（2）功效：**祛风湿，清湿热，舒筋络，止痹痛，退虚热**。
（3）应用：①风湿痹证，筋脉拘挛，骨节酸痛。**热痹**尤为适宜。②中风半身不遂。③骨蒸潮热，疳积发热。为治虚热要药。④湿热黄疸。

2. 防己
（1）功效：**祛风湿，止痛，利水消肿**。
（2）应用：①风湿痹证。尤宜于风湿痹证湿热偏盛者。②水肿，脚气肿痛，小便不利。③湿疹疮毒。此外，本品有降血压作用，可用于高血压病。
（3）使用注意：苦寒易伤胃，胃纳不佳及阴虚体弱者慎服。
（4）鉴别用药：秦艽与防己均有祛风湿、止痛之功，用治风湿痹证、寒热均可。其中防己长于止痛，秦艽兼能活络，较适合于风湿痹证、筋脉拘挛者。此外，秦艽兼能通经络，退虚热，清利湿热，可用于中风后遗症半身不遂、肌肤麻木；阴虚内热证，以及湿热黄疸。防己兼能利水，可用治水肿、小便不利，脚气浮肿。

3. 豨莶草
（1）功效：**祛风湿，舒利关节，解毒**。
（2）用法用量：煎服，每次9～12g。外用，适量。治风湿痹痛、半身不遂宜制用，治风疹湿疮、痈肿疮毒宜生用。

4. 络石藤功效：祛风通络，凉血消肿。

四、祛风湿强筋骨药

1. 五加皮
（1）功效：祛风除湿，补益肝肾，强筋壮骨，利水消肿。
（2）应用：①风湿痹证。②筋骨痿软，小儿行迟，体虚乏力。③水肿，脚气肿痛。

2. 桑寄生
（1）性能：味苦、甘，性平。归肝、肾经。
（2）功效：祛风湿，补肝肾，强筋骨，安胎。
（3）应用：①风湿痹痛，腰膝酸软，筋骨无力。②胎漏，胎动不安。
（4）鉴别用药：五加皮与桑寄生二药均具有祛风湿、补肝肾、强筋骨之功，临床可用治风湿痹证兼见肝肾不足之腰膝酸软、下肢痿软者。亦可用于单纯的肝肾亏虚证，成年人腰膝酸软，小儿五迟五软。此外，五加皮兼能利尿消肿，可治水肿、脚气。桑寄生兼能安胎，用于胎漏、胎动不安。

3. 狗脊
功效：祛风湿，补肝肾，强腰膝。

第九单元　化湿药

【复习指导】本单元内容较少，较容易，历年必考。其中化湿药的使用注意及具体药物如藿香、苍术、厚朴、砂仁、豆蔻应重点掌握。

一、概述

化湿药使用注意：①化湿药多为辛温香燥之品，阴虚血燥及气虚者慎用。②气味芳香，不宜久煎，入汤剂宜后下。

二、具体药物

1. 藿香
（1）性能：味辛，性微温。归脾、胃、肺经。
（2）功效：化湿，解暑，止呕。
（3）应用：①湿阻中焦证，为芳香化湿浊要药。②呕吐证，尤宜于湿浊中阻之呕吐。③暑湿表证，湿温初起。

2. 佩兰
功效：化湿，解暑。

3. 苍术
（1）性能：味辛、苦，性温。归脾、胃、肝经。
（2）功效：燥湿健脾，祛风湿，发散风寒，明目。
（3）应用：①湿阻中焦证，为燥湿健脾要药。②风湿痹证。③风寒表证。④夜盲，眼目昏涩。

4. 厚朴

(1) 性能：味苦、辛，性温。归脾、胃、肺、大肠经。

(2) 功效：**燥湿，行气消痰，平喘消积**。

(3) 应用：①湿阻中焦，脘腹胀痛，为**消积除胀**要药。②胃肠积滞证。③痰饮喘咳。④梅核气。

(4) 鉴别用药：苍术与厚朴均具有燥湿之功，用于湿浊中阻证。苍术兼能健脾，为燥湿健脾之要药；厚朴兼能行气除胀满，为消积除胀满之要药。此外，苍术能祛风湿，解表，明目，用治风湿痹证湿偏盛、风寒表证夹湿、夜盲症。厚朴能燥湿化痰，用治痰饮喘咳。

5. 砂仁

(1) 功效：**化湿，温中止泻，理气安胎**。

(2) 应用：①湿阻中焦证，脾胃气滞证。②脾胃虚寒，呕吐泄泻。③妊娠恶阻，胎动不安。

(3) 用法用量：煎服，每次3～6g，宜后下。

6. 豆蔻

(1) 功效：**化湿行气，温中止呕**。

(2) 应用：①湿阻中焦证及脾胃气滞证。②呕吐，泄泻。

(3) 用法用量：煎服，每次3～6g，宜后下。

第十单元　利水渗湿药

【复习指导】本单元内容较难，历年必考。其中利水渗湿药的使用注意及具体药物如茯苓、薏苡仁、车前子、金钱草、茵陈应重点掌握。

一、概述

利水渗湿药的使用注意：①阴亏津少、肾虚遗精、遗尿者，宜慎用或禁用。②孕妇应慎用有较强通利作用的药物。

二、利水消肿药

1. 茯苓

(1) 性能：味甘、淡，性平。归心、脾、肾经。

(2) 功效：**利水渗湿，健脾，安神**。

(3) 应用：①多种水湿病证，为**利水渗湿**之要药。②脾虚诸证。③心神不宁证。

2. 薏苡仁

(1) 性能：味甘、淡，性微寒。归脾、胃、肺经。

(2) 功效：**利水渗湿，健脾止泻，除痹，排脓**。

(3) 应用：①多种水湿内停之证。②风湿痹证。③肺痈、肠痈。④赘疣，癌肿。

(4) 用法：清利湿热宜生用，健脾止泻宜炒用。

(5) 鉴别用药：茯苓与薏苡仁均具有利水渗湿、健脾的作用，用于治疗多种水湿内停病证。茯苓性平，为利水渗湿之要药，无论寒热虚实皆可使用。薏苡仁性凉，能清利湿热，属湿热内阻者较茯苓更宜。薏苡仁健脾，且能止泻，脾虚泄泻多用。此外，茯苓能宁心安神，用于心神不宁之心悸、失眠。薏苡仁能除痹、排脓、解毒散结，可用于湿痹拘急、肺痈、肠痈、赘疣、癌肿等。

3. 猪苓

（1）功效：**利水渗湿**。

（2）应用：水湿内停病证。

4. 泽泻

（1）功效：**利水渗湿，泄热，化浊降脂**。

（2）应用：①水湿内停病证。②淋证，带下，阴痒。③高脂血症。

三、利尿通淋药

1. 车前子

（1）性能：味甘，性寒。归肾、肝、肺、小肠经。

（2）功效：**清热利尿通淋，渗湿止泻，明目，祛痰**。

（3）应用：①湿热淋证，小便不利，水肿。**湿热淋证尤为适合**。②暑湿水泻。③目赤肿痛，目暗昏花。④痰热咳嗽。

（4）用法：宜**包煎**。

2. 滑石

（1）功效：**利尿通淋，清解暑热；外用祛湿敛疮**。

（2）应用：①淋证，小便不利。②暑湿、湿温证。③湿疹、湿疮（外用）。

（3）鉴别用药：车前子与滑石均有利尿通淋之功，用于治疗多种淋证。性寒，尤其适用于湿热淋证。车前子兼能渗湿止泻，可用于暑湿水泻；兼能清肝明目，可用于目赤肿痛，配伍后亦可用于肝肾不足之目暗昏花；兼能清肺祛痰，可用于痰热咳嗽。滑石兼能清暑热，可用治暑湿证、湿温证，多与甘草配伍；本品外用能祛湿敛疮，可用于湿疹、湿疮等病证的治疗。

3. 瞿麦

功效：**利尿通淋，通经活血**。

4 地肤子

功效：**清利湿热，祛风止痒**。

5. 海金沙

（1）功效：**清利湿热，通淋止痛**。

（2）用法：宜包煎。

6. 石韦

功效：**利尿通淋，清肺止咳，凉血止血**。

7. 萆薢

功效：**利湿去浊，祛风除痹**。

四、利湿退黄药

1. 茵陈

（1）性能：味苦、辛，性微寒。归肝、胆、脾、胃经。

（2）功效：**清利湿热，利胆退黄**。

（3）应用：①**黄疸**，为治**黄疸**要药，尤宜于**湿热黄疸**。②湿温，暑湿。③湿疹瘙痒。

2. 金钱草
(1) 性能：味甘，性微寒。归肝、胆、肾、膀胱经。
(2) 功效：**利湿退黄，利尿通淋，消肿解毒**。
(3) 应用：①湿热黄疸，能**排石**，为治湿热黄疸、**肝胆结石**之佳品。②石淋，热淋，为治**砂淋**、**石淋**要药。③痈肿疮毒，毒蛇咬伤。

3. 虎杖
(1) 功效：**利湿退黄，解毒，祛瘀止痛，化痰止咳，泻下通便**。
(2) 应用：①湿热黄疸，淋浊，带下。②痈肿疮毒，水火烫伤，毒蛇咬伤。③经闭，癥瘕，风湿痹痛，跌打损伤。④肺热咳嗽。⑤热结便秘。
(3) 鉴别用药：大黄与虎杖均有清利湿热、活血化瘀、清热解毒、泻下通便之功，可用于湿热证、瘀血证、热毒证及热结便秘的治疗。然大黄泻下攻积作用强，还用于多种肠道积滞证，此外，兼能凉血止血，用于血热出血证。虎杖兼能清肺化痰止咳，可用于肺热咳嗽。

第十一单元 温里药

【复习指导】本单元内容较容易，历年必考。其中温里药的使用注意及具体药物如附子、干姜、肉桂、吴茱萸应重点掌握。

一、概述

温里药使用注意：①性辛热燥烈，易伤阴动火，故夏季气候炎热，或素体阴虚火旺者不宜使用。②实热证，阴虚火旺证、津血亏虚证及真热假寒者禁用。③部分药物孕妇应慎用或禁用。

二、具体药物

1. 附子
(1) 性能：味辛、甘，性大热。有毒。归心、脾、肾经。
(2) 功效：**回阳救逆，补火助阳，散寒止痛**。
(3) 应用：①亡阳证，为治**亡阳证**要药，被喻为"回阳救逆第一品"。②肾、脾、心阳虚证。③寒湿痹痛，尤宜于寒痹疼痛。
(4) 用法用量：煎服，每次3～15g。本品有毒，宜先煎0.5～1小时，口尝至无麻辣感为度。
(5) 使用注意：①阴虚阳亢、真热假寒者及孕妇禁用。②内服宜用炮制品，生品外用。③不宜与半夏、瓜蒌、瓜蒌子、瓜蒌皮、天花粉、浙贝母、川贝母、平贝母、伊贝母、湖北贝母、白蔹、白及同用。

2. 干姜
(1) 性能：味辛，性热。归脾、胃、肾、心、肺经。
(2) 功效：**散寒温中，回阳通脉，温肺化饮**。
(3) 应用：①脾胃寒证，尤宜于脾胃寒证，无论虚实均可选用。②亡阳证。③寒饮喘咳。
(4) 鉴别用药：附子与干姜均有回阳、温中散寒之功，可用于亡阳证及脾胃虚寒证。附子回阳作用强，为回阳救逆第一品药。干姜回阳通脉，治亡阳证以辅助附子以增效。此外，附子能补心、脾、肾三脏之阳，用于多种阳虚证的治疗；兼能散寒止痛，用治寒凝痛证，尤其是寒痹疼痛的治疗。而干姜兼能温肺散寒化饮，可用于寒饮喘咳。

3. 肉桂

（1）性能：味辛、甘，性大热。归肾、脾、心、肝经。

（2）功效：**补火助阳，散寒止痛，温经通脉，引火归元**。

（3）应用：①肾、脾、心阳虚证，为治命门火衰之要药。②寒凝诸痛证。③寒凝血瘀证。④虚阳上浮之证。此外，治久病体虚，气血不足，将少量肉桂加入补益气血方中，有鼓舞气血生长之效。

（4）用法用量：煎服，每次1~5g，宜后下，或焗服；研末冲服，每次1~2g。

（5）使用注意：①禁用于阴虚火旺，里有实热，出血倾向者。②孕妇禁用。③不宜与赤石脂同用。

（6）鉴别用药：附子与肉桂二药均具有补火助阳、散寒止痛之效，可用于治疗多种阳虚证及寒凝痛证，两者常配伍使用。此外，附子兼能回阳救逆，为回阳救逆第一品药，用治亡阳证。肉桂兼能温经通脉，引火归元，用于治疗多种寒凝血瘀证及虚阳上浮之证。

4. 吴茱萸

（1）性能：味辛、苦，性热；**有小毒**，归肝、脾、胃、肾经。

（2）功效：**散寒止痛，下气止呕，止泻**。

（3）应用：①寒凝疼痛证，为治肝寒气滞诸痛之常用药，可用治厥阴头痛。②脘腹胀痛，呕吐吞酸。③脾肾阳虚，五更泄泻。

（4）用法用量：煎服，每次2~5g。外用适量。

5. 小茴香

（1）功效：**散寒止痛，理气和胃**。

（2）应用：①疝气疼痛，睾丸偏坠胀痛，痛经等，能行气散寒止痛，又善暖肝温肾，为治寒疝要药。②脾胃寒凝气滞证，用治脘腹胀痛、食少吐泻。

6. 丁香

（1）功效：**温中降逆，散寒止痛，温肾助阳**。

（2）使用注意：不宜与郁金同用。

7. 高良姜

功效：**温中散寒，止呕，止痛**。

8. 花椒

（1）功效：**温中止痛，杀虫止痒**。

（2）用法用量：煎服，每次3~6g。外用适量，煎汤熏洗。

第十二单元 理气药

【复习指导】本单元内容较为重要。其中理气药使用注意，以及具体药物如陈皮、枳实、木香、香附应重点掌握。

一、概述

理气药的使用注意：气阴不足者慎用。

二、具体药物

1. 陈皮
（1）性能：辛、苦，温。归脾、肺经。
（2）功效：**理气健脾，燥湿化痰**。
（3）应用：①脾胃气滞证，可行气止痛、健脾和中，善治寒湿中阻之气滞。②呕吐、呃逆，善于疏理气机、调畅中焦。③湿痰、寒痰咳嗽，本品为燥湿化痰要药，常与半夏相须为用治痰湿咳嗽。④胸痹。

2. 青皮
（1）功效：**疏肝破气，消积化滞**。
（2）应用：肝郁气滞证；气滞脘腹疼痛；食积腹痛；癥瘕积聚，久疟痞块。
（3）鉴别用药：陈皮与青皮均能行气消滞，用于食积气滞，脘腹胀痛。但陈皮性较平和，归脾、肺经，主理脾肺气滞，并能燥湿化痰，主要用于脾胃气滞之脘腹胀满及湿痰、寒痰壅肺之咳嗽、胸闷等证；青皮主归肝、胆、胃经，疏肝破气，常用于肝气郁结、食积气滞及癥瘕积聚等证。

3. 枳实
（1）性能：味苦、辛、酸，性温。归脾、胃、大肠经。
（2）功效：**破气消积，化痰除痞**。
（3）应用：①胃肠积滞，湿热泻痢。行气力强，破气除胀，消积导滞，善治胃肠积滞、热结便秘及湿热泻痢。②胸痹，结胸。本品行气化痰，消痞除满，常用于痰浊胸痹或痰热结胸。③气滞胸胁疼痛。可破气行滞止痛，治疗气血阻滞的胸胁疼痛。④产后腹痛。此外，本品尚可治脏器下垂病症。

4. 木香
（1）性能：味辛、苦，性温。归脾、胃、大肠、胆、三焦经。
（2）功效：**行气止痛，健脾消食**。
（3）应用：①脾胃气滞证。本品善行脾胃之滞气，既为行气止痛要药，又为健脾消食之佳品。②泻痢里急后重。本品为治疗湿热泻痢里急后重要药，常与黄连配伍。③腹痛胁痛，黄疸，疝气疼痛。本品既健脾行气，又疏肝利胆，治气机阻滞腹痛胁痛、黄疸。④胸痹。此外，可减轻补益药的腻胃和滞气之弊。
（4）用法：煎服。生用行气力强，煨用行气力缓止泻，用于泄泻腹痛。

5. 川楝子
（1）功效：**行气止痛，杀虫**。
（2）应用：肝郁化火诸痛证；虫积腹痛；头癣、秃疮。
（3）使用注意：①不宜过量或持续服用。②脾胃虚寒者慎用。

6. 乌药
（1）功效：**行气止痛，温肾散寒**。
（2）应用：寒凝气滞胸腹诸痛证；尿频遗尿。

7. 香附
（1）性能：味辛、微苦、微甘，性平。归肝、脾、三焦经。

(2) 功效：**疏肝解郁，调经止痛，理气调中**。

(3) 应用：①肝郁气滞胁痛、腹痛。本品为疏肝解郁、行气止痛要药。②月经不调，痛经，乳房胀痛。本品疏肝解郁、行气散结、调经止痛，**为妇科调经**要药。③气滞腹痛。

(4) 鉴别用药：木香、香附与乌药均能行气止痛，可治气滞腹痛。但木香归脾胃、大肠经，兼消食健胃，多用于脾胃气滞之脘腹胀满、痢疾里急后重等证；香附性平，入肝经，调经止痛，为调经之要药，多用于肝郁气滞胸胁胀痛、月经不调、痛经等证；乌药上入脾肺，下达肾与膀胱，长于散寒止痛，并能温肾，长于治疗寒凝气滞的胸胁脘腹诸痛、寒疝腹痛及肾阳不足的小便频数与遗尿。

8. 佛手

功效：**疏肝解郁，理气和中，燥湿化痰**。

9. 薤白

(1) 功效：**通阳散结，行气导滞**。

(2) 应用：胸痹心痛；脘腹痞满胀痛，泻痢里急后重。

10. 檀香

(1) 功效：**行气止痛，散寒调中**。

(2) 用法：煎服，宜后下。入丸散。

11. 大腹皮

功效：**行气宽中，利水消肿**。

第十三单元　消食药

【复习指导】本单元具体药物如山楂、莱菔子、鸡内金应重点掌握。

具体药物

1. 山楂

(1) 性能：味酸、甘，性微温。归脾、胃、肝经。

(2) 功效：**消食化积，行气散瘀**。

(3) 应用：①饮食积滞。为消化**油腻肉食积滞**要药。②**泻痢腹痛**，疝气痛。本品炒用能止泻止痢。③产后瘀阻腹痛、痛经。

2. 神曲

(1) 功效：**消食和胃**。

(2) 应用：饮食积滞。丸剂中有金石药加入本品以助消化。

3. 麦芽

(1) 功效：**消食健胃，回乳消胀，疏肝解郁**。

(2) 应用：米面薯蓣食滞；断乳、乳房胀痛；肝气郁滞或肝胃不和之胁痛、脘腹痛。

(3) 用法：煎服。生麦芽长于消食健胃；炒麦芽多用于回乳消胀。

(4) 使用注意：哺乳期妇女不宜使用。

4. 莱菔子

(1) 性能：味辛、甘，性平。归肺、脾、胃经。

(2) 功效：**消食除胀，降气化痰**。

(3) 应用：①食积气滞。本品尤善消食、行气除胀。②咳喘痰多，胸闷食少。常与白芥子、苏子同用。
(4) 使用注意：①气虚及无食积、痰滞者慎用。②不宜与人参同用。

5. 鸡内金
(1) 性能：味甘，性平。归脾、胃、小肠、膀胱经。
(2) 功效：**消食健胃，涩精止遗**。
(3) 应用：①饮食积滞，小儿疳积。本品消食化积作用强，并能健运脾胃。故广泛用于米面薯蓣乳肉等各种食积证。②肾虚遗精、遗尿。③砂石淋证，胆结石。常与金钱草同用。
(4) 用法：煎服。研末服效果比煎剂好。

第十四单元　驱虫药

【复习指导】本单元驱虫药的使用注意，以及具体药物如槟榔应重点掌握。

一、概述

驱虫药的使用注意：①防止用量过大中毒或损伤正气。②孕妇、年老体弱者慎用。③驱虫药一般应在空腹时服用。对发热或腹痛剧烈者，待症状缓解后，再施用驱虫药物。

二、具体药物

槟榔
(1) 性能：味苦、辛，性温。归胃、大肠经。
(2) 功效：**杀虫消积，行气，利水，截疟**。
(3) 应用：①肠道寄生虫病。本品能杀绦虫、蛔虫、蛲虫、钩虫、姜片虫等多种肠道寄生虫，并有泻下之功，有助于驱除虫体。尤善驱绦虫。②食积气滞，泻痢后重。③水肿，脚气肿痛。④疟疾。
(4) 用法用量：煎服，每次3～10g。驱杀绦虫、姜片虫，每次30～60g。生用力佳，炒用力缓；鲜者优于陈久者。
(5) 使用注意：①脾虚便溏或气虚下陷者忌。②孕妇慎用。

第十五单元　止血药

【复习指导】本单元内容较为重要。其中止血药的使用注意，以及具体药物如小蓟、地榆、三七、茜草、白及、艾叶应重点掌握。

一、概述

止血药的使用注意：①凉血止血药与收敛止血药，易凉遏敛邪，有止血留瘀之弊，故出血兼有瘀滞者不宜单独使用。②若出血过多，气随血脱者，当急投大补元气之药，以挽救气脱危候。

二、凉血止血药

1. 小蓟
(1) 性能：味甘、苦，性凉。归心、肝经。

（2）功效：**凉血止血，散瘀解毒消痈**。
（3）应用：①血热出血证。本品兼能利尿通淋，**善治尿血、血淋**。②**热毒痈肿**。可单用内服，也可取鲜品捣烂外敷。

2. 大蓟

（1）功效：**凉血止血，散瘀解毒消痈**。
（2）应用：血热出血证；热毒痈肿。
（3）鉴别用药：大蓟与小蓟二药均能凉血止血、散瘀解毒消痈，用治血热出血证及热毒痈肿，常相须为用。但大蓟解毒散瘀消肿、凉血止血的作用较强；小蓟凉血止血、解毒散瘀消肿作用弱于大蓟，但兼能利尿。

3. 地榆

（1）性能：味苦、酸、涩，性微寒。归肝、大肠经。
（2）功效：**凉血止血，解毒敛疮**。
（3）应用：①血热出血证。尤宜下焦血热的便血、痔血、血痢、崩漏等。②烫伤、湿疹、疮疡痈肿。为治**烫伤**之要药。
（4）使用注意：①凡虚寒性便血、下痢、崩漏及出血有瘀者慎用。②对于大面积烧伤患者，不宜使用地榆制剂外涂，以防其所含鞣质被大量吸收而引起中毒性肝炎。

4. 槐花

（1）功效：**凉血止血，清肝泻火**。
（2）应用：血热出血证；目赤，头痛。

5. 侧柏叶

（1）功效：**凉血止血，化痰止咳，生发乌发**。
（2）应用：血热出血证；肺热咳嗽；脱发，须发早白。

6. 白茅根

（1）功效：**凉血止血，清热利尿，清肺胃热**。
（2）应用：血热出血证；水肿，热淋，黄疸；胃热呕吐，肺热咳嗽。

三、化瘀止血药

1. 三七

（1）性能：味甘、微苦，性温。归肝、胃经。
（2）功效：**化瘀止血，活血定痛**。
（3）应用：①出血证。本品"止血而不留瘀、化瘀而不伤正"，对人体内外各种出血，无论有无瘀滞，均可应用。②跌打损伤，瘀滞肿痛。能活血化瘀而消肿定痛，**为伤科要药**。此外，本品有补虚强壮的作用，民间用治虚损劳伤。
（4）用法用量：多研末吞服，每次 1~3g；煎服，每次 3~9g；亦入丸、散。外用适量，研末外掺或调敷。
（5）使用注意：孕妇慎用。

2. 茜草

（1）性能：味苦，性寒。归肝经。
（2）功效：**凉血化瘀止血，通经**。

(3) 应用：①出血证。用于血热妄行或血瘀脉络之出血证，对**血热夹瘀**的各种出血证，尤为适宜。②血瘀经闭，跌打损伤，风湿痹痛。为妇科调经要药。

3. 蒲黄

(1) 功效：**止血，化瘀，利尿**。

(2) 应用：出血证；瘀血痛证；血淋尿血。

(3) 用法用量：煎服，每次 5～10g，包煎。外用适量。止血多炒用，化瘀、利尿多生用。

(4) 使用注意：孕妇慎用。

(5) 鉴别用药：三七、茜草与蒲黄三药均能止血化瘀，具有止血而不留瘀的特点，可用治瘀血阻滞之多种出血。其中三七作用较优，止血化瘀力强，为止血要药，可广泛用于体内、外各种出血证，同时也长于活血定痛，又为伤科要药；茜草则能凉血化瘀止血，尤宜于血热夹瘀之出血证，并能活血通经；蒲黄化瘀止血并能利尿通淋。

四、收敛止血药

1. 白及

(1) 性能：味苦、甘、涩，性寒。归肺、胃、肝经。

(2) 功效：**收敛止血，消肿生肌**。

(3) 应用：①出血证。为收敛止血之要药，可治疗体内外诸出血证。临床尤多用于**肺、胃**出血证。②痈肿疮疡，手足皲裂，水火烫伤。治痈肿疮疡初起，本品能消散痈疮，对痈肿已溃，久不收口者，本品可生肌敛疮。

(4) 使用注意：不宜与乌头类药材同用。

2. 仙鹤草

(1) 功效：**收敛止血，止痢，截疟，补虚**。

(2) 应用：出血证；腹泻、痢疾；疟疾寒热；脱力劳伤；疮疖痈肿、阴痒带下。

3. 血余炭

(1) 功效：**收敛止血，化瘀利尿**。

(2) 应用：出血证；小便不利。

五、温经止血药

艾叶

(1) 性能：味辛、苦，性温。有小毒。归肝、脾、肾经。

(2) 功效：**温经止血，散寒调经，安胎**。

(3) 应用：①出血证。本品温经止血，适用于**虚寒性**出血，尤宜于**崩漏**。②月经不调、痛经。尤善于调经，为妇科下焦虚寒或寒客胞宫之要药。③胎动不安。为妇科安胎要药。此外，将本品捣绒，制成艾条、艾炷等，用以熏灸体表穴位，能温煦气血，透达经络。

第十六单元　活血化瘀药

【复习指导】本单元内容较为重要。其中活血化瘀药的使用注意，以及具体药物如川芎、延胡索、郁金、丹参、红花、桃仁、益母草、牛膝应重点掌握。

一、概述

活血化瘀药的使用注意：①本类药物行散力强，易耗血动血，月经过多及其他出血无瘀者忌用。②孕妇慎用或忌用。

二、活血止痛药

1. 川芎

（1）性能：味辛，性温。归肝、胆、心包经。

（2）功效：**活血行气，祛风止痛。**

（3）应用：①血瘀气滞痛证。本品既能活血，又能行气，是"血中气药"；为治疗血瘀气滞要药。②头痛，风湿痹痛。本品"上行头目"，为治头痛要药，无论风寒、风热、风湿、血虚、血瘀均可随证配伍用之。此外，还能用治风湿痹痛。

2. 延胡索

（1）性能：味辛、苦，性温。归心、肝、脾经。

（2）功效：**活血，行气，止痛。**

（3）应用：血瘀气滞诸痛证。本品辛散温通，能"行血中气滞，气中血滞，故专治一身上下诸痛"。为活血化瘀止痛之良药，对无论何种痛证，均可配伍应用。

（4）用法：煎服，研粉吞服。

3. 郁金

（1）性能：味辛、苦，性寒。归肝、胆、心经。

（2）功效：**活血止痛，行气解郁，清心凉血，利胆退黄。**

（3）应用：①血瘀气滞痛证。本品既能活血，又能行气，善治气滞血瘀之疼痛。②热病神昏，癫痫痰闭。本品能解郁开窍，又能清心火，故可用于痰浊蒙蔽心窍，热陷心包之神昏。③吐血，衄血，倒经，尿血，血淋。④肝胆湿热黄疸、胆石症。

（4）使用注意：畏丁香。

4. 姜黄

（1）功效：**活血行气，通经止痛。**

（2）应用：血瘀气滞痛证；风湿痹痛；牙痛，疮疡痈肿，皮癣痛痒。

（3）鉴别用药：郁金与姜黄二药均能活血散瘀、行气止痛，用于血瘀气滞之证。但姜黄性温行散，祛瘀力强，以治寒凝气滞血瘀之证为佳，并用于风寒湿痹；郁金苦寒降泄，行气力强，且凉血，治血热瘀滞之证，又能利胆退黄，清心解郁，用于湿热黄疸、热病神昏等证。

5. 乳香

（1）功效：**活血行气止痛，消肿生肌。**

（2）应用：跌打损伤，疮疡痈肿；气滞血瘀痛证。

（3）使用注意：①胃弱者慎用。②孕妇及无瘀滞者忌用。

三、活血调经药

1. 丹参

（1）性能：味苦，性微寒。归心、心包、肝经。

(2) 功效：**活血调经，祛瘀止痛，凉血消痈，除烦安神。**

(3) 应用：①月经不调，闭经痛经，产后瘀滞腹痛。本品祛瘀生新而不伤正，善调经水，为妇科调经要药。临床广泛用于治疗多种瘀血证，尤善治血热瘀滞之证。②血瘀心痛，脘腹疼痛，癥瘕积聚，跌打损伤，风湿痹证。③疮痈肿毒。与清热解毒药同用，可治疗热毒瘀阻引起的疮痈肿毒。④热病烦躁神昏，心悸失眠。

(4) 使用注意：反藜芦。孕妇慎用。

(5) 鉴别用药：川芎与丹参二药均能活血祛瘀，用于各种瘀血病证。但川芎辛温，为血中气药，故适用于血瘀气滞之诸痛证；还能祛风止痛，为治头痛和风湿痹痛之良药。丹参以活血化瘀为主，药性寒凉，故适用于血热瘀滞之证；兼能除烦安神，对热扰心神之心烦失眠有良效。

2. 红花

(1) 性能：味辛，性温。归心、肝经。

(2) 功效：**活血通经，祛瘀止痛。**

(3) 应用：①血滞经闭、痛经，产后瘀滞腹痛。为活血祛瘀、通经止痛要药，是治疗妇科血瘀病证的常用药。②癥瘕积聚。本品能活血通经、祛瘀消癥，治癥瘕积聚。③胸痹心痛、血瘀腹痛、胁痛。善治瘀阻心腹胁痛。④跌打损伤、瘀滞肿痛。为治疗跌打损伤、瘀滞肿痛之要药。⑤瘀滞斑疹色暗。此外，还用于回乳、瘀阻头痛、眩晕、喉痹、中风偏瘫、目赤肿痛等。

3. 桃仁

(1) 功效：**活血祛瘀，润肠通便，止咳平喘。**

(2) 应用：①瘀血阻滞诸证。本品祛瘀力强，为治疗多种瘀血阻滞病证的常用药。②肺痈，肠痈。本品活血祛瘀以消痈，配清热解毒药，用治肺痈、肠痈。③肠燥便秘。④咳嗽气喘。

4. 益母草

(1) 性能：味辛、苦，性微寒。归心、肝、膀胱经。

(2) 功效：**活血调经，利尿消肿，清热解毒。**

(3) 应用：①血滞经闭、痛经、经行不畅、产后恶露不尽、瘀滞腹痛。善于活血祛瘀调经，且作用平和，为妇科经产要药。②水肿，小便不利。本品能利尿消肿，尤宜治疗水瘀互阻的水肿。③跌打损伤，疮痈肿毒，皮肤瘾疹。

5. 牛膝

(1) 性能：味苦、甘、酸，性平。归肝、肾经。

(2) 功效：**活血通经，补肝肾，强筋骨，利水通淋，引火（血）下行。**

(3) 应用：①瘀血阻滞的经闭、痛经、经行腹痛、跌打伤痛。本品活血祛瘀力较强，性善下行，长于活血通经，为治疗经产病要药。②腰膝酸痛，下肢痿软。本品能补肝肾，强筋骨，治肝肾不足，痹证日久腰膝酸痛等证。③淋证，水肿，小便不利。④头痛，眩晕，牙痛，口舌生疮，吐血，衄血。本品苦泄下行，能引火（血）下行，以降上亢之阳和上炎之火。

(4) 用法：煎服。活血通经、利水通淋、引火（血）下行宜生用；补肝肾、强筋骨宜酒炙用。

6. 鸡血藤

(1) 功效：**行血补血，调经，舒筋活络。**

（2）应用：月经不调，痛经，闭经；风湿痹痛，手足麻木，肢体瘫痪，血虚萎黄。

四、活血疗伤药

1. 土鳖虫

功效：**破血逐瘀，续筋接骨**。

2. 骨碎补

功效：**破血续伤，补肾强骨**。

五、破血消癥药

1. 莪术

功效：**破血行气，消积止痛**。

2. 三棱

功效：**破血行气，消积止痛**。

3. 水蛭

功效：**破血通经，逐瘀消癥**。

第十七单元 化痰止咳平喘药

【复习指导】本单元内容较为重要。其中化痰止咳平喘药的使用注意，以及具体药物的半夏、川贝母、浙贝母、瓜蒌、桔梗、苦杏仁、百部、葶苈子应重点掌握。

一、概述

化痰止咳平喘药的使用注意：①某些温燥之性强烈的刺激性化痰药，凡痰中带血或有出血倾向者，应慎用。②麻疹初起有表邪之咳嗽，不宜单投止咳药。

二、温化寒痰药

1. 半夏

（1）性能：味辛，性温。有毒。归脾、胃、肺经。

（2）功效：**燥湿化痰，降逆止呕，消痞散结；外用消肿止痛**。

（3）应用：①湿痰，寒痰证。本品为燥湿化痰、温化寒痰要药。尤善治脏腑之湿痰，常与陈皮相须为用。②呕吐。**本品为止呕要药**，各种原因的呕吐，皆可随证配伍用之，尤其善**止痰饮或胃寒呕吐**。③心下痞，结胸，梅核气。本品辛开散结，化痰消痞，善治心下痞满之证。④瘿瘤，痰核，痈疽肿毒，毒蛇咬伤。本品内服能消痰散结，外用能消肿止痛。

（4）用法用量：煎服，每次3～9g。姜半夏长于降逆止呕，法半夏长于燥湿且温性较弱，半夏曲则有化痰消食之功，竹沥半夏清化热痰。外用适量。

（5）使用注意：①反乌头。②阴亏燥咳、血证、热痰、燥痰慎用。

2. 天南星

（1）功效：**燥湿化痰，祛风解痉；外用散结消肿**。

（2）应用：湿痰，寒痰证；风痰眩晕，中风，癫痫，破伤风；痈疽肿痛，蛇虫咬伤。

（3）用法用量：煎服，每次3～9g，多制用。外用适量。

（4）使用注意：阴虚燥痰及孕妇忌用。

（5）鉴别用药：半夏与天南星二药均辛温有毒，能燥湿化痰、温化寒痰，主治湿痰、寒痰证；外用均能消肿止痛，用治疮疡肿毒及毒蛇咬伤。但半夏善治脏腑湿痰，并能降逆止呕、消痞散结，常用于多种痰湿证、呕吐，以及痞证、结胸等病证；天南星则善治经络之风痰，并能祛风止痉，多用治风痰眩晕、中风、癫痫及破伤风等病证。

3. 白芥子

（1）功效：**温肺化痰，利气散结，通络止痛**。

（2）用法用量：煎服，每次 3～9g。外用适量，研末调敷，或作发泡用。

（3）使用注意：①久咳肺虚及阴虚火旺者忌用。②消化性溃疡、出血者及皮肤过敏者忌用。③用量不宜过大。

4. 旋覆花

（1）功效：**降气化痰，降逆止呕**。

（2）应用：咳嗽痰多，痰饮蓄结，胸膈痞满；嗳气，呕吐。

（3）用法用量：包煎，每次 3～9g。

5. 白前

功效：**降气化痰**。

三、清化热痰药

1. 川贝母

（1）性能：味苦、甘，性微寒。归肺、心经。

（2）功效：**清热化痰，润肺止咳，散结消肿**。

（3）应用：①虚劳咳嗽，肺热燥咳。本品苦寒能清热化痰，又味甘质润能润肺止咳，尤宜于内伤久咳、燥痰、热痰之证。②瘰疬，乳痈，肺痈。善治痰火郁结之瘰疬，热毒壅结之乳痈、肺痈。

（4）使用注意：①反乌头。②脾胃虚寒及有湿痰者不宜用。

2. 浙贝母

（1）性能：味苦，性寒。归肺、心经。

（2）功效：**清热化痰，散结消痈**。

（3）应用：①风热、痰热咳嗽。本品功似川贝母而偏于苦泄，长于清肺热，为治疗肺热咳嗽之常用药物。②瘰疬，瘿瘤，乳痈疮毒，肺痈。本品苦泄，长于消肿散结。

（4）使用注意：同川贝母。

（5）鉴别用药：川贝母与浙贝母均能清热化痰、散结，用于治疗热痰及瘰疬瘿瘤等。但川贝母微寒，味甘，长于润肺，故多用于治疗燥痰，咳嗽痰少及肺燥干咳和肺虚久咳；浙贝母苦寒，长于清热，故多用于治疗热痰之咳嗽痰黄黏稠，以及肺热咳嗽和风热咳嗽。清热散结之功以浙贝母为胜。

3. 瓜蒌

（1）性能：味甘、微苦，性寒。归肺、胃、大肠经。

（2）功效：**清热化痰，宽胸散结，润肠通便**。

（3）应用：①痰热咳喘。本品清肺润燥，善治肺热咳嗽或燥热伤肺之干咳无痰或痰少难咯。②胸痹、结胸。本品利气散结宽胸，治胸痹、痰热结胸。③肺痈，肠痈，乳痈。常配伍清热解毒药以治疗痈证。④肠燥便秘。瓜蒌仁能润肠通便，常与火麻仁、郁李仁等同用。

（4）使用注意：①脾虚便溏者及寒痰、湿痰证忌用。②反乌头。

4. 竹茹

（1）功效：**清热化痰，除烦止呕，凉血止血**。

（2）应用：肺热咳嗽，痰热心烦不寐；胃热呕吐，妊娠恶阻；吐血、衄血、崩漏。

5. 前胡

功效：**降气化痰，疏散风热**。

6. 桔梗

（1）性能：味苦、辛，性平。归肺经。

（2）功效：**宣肺，祛痰，利咽，排脓**。

（3）应用：①咳嗽痰多，胸闷不畅。本品辛散苦泄，专入肺经，化痰并能开宣肺气。因其性平，故咳嗽无论属寒、属热，有痰、无痰均可应用。②咽喉肿痛，失音。本品性善上行，能宣肺利咽开音。③肺痈吐脓。本品宣肺化痰，为治疗肺痈之常用药物。

7. 海藻

（1）功效：**消痰软坚，利水消肿**。

（2）使用注意：传统认为反甘草。

8. 鲜竹沥

（1）功效：**清热豁痰，定惊利窍**。

（2）应用：痰热咳喘；中风痰迷，惊痫癫狂。

（3）用法用量：内服，每次30～60g，冲服。本品可熬膏瓶贮，称为竹沥膏；近年以安瓿瓶密封装置，可以久藏。

9. 天竺黄

功效：**清热化痰，清心定惊**。

四、止咳平喘药

1. 苦杏仁

（1）性能：味苦，性微温。有小毒。归肺、大肠经。

（2）功效：**止咳平喘，润肠通便**。

（3）应用：①咳嗽气喘。本品降肺气兼有宣肺之功，为治**咳喘要药**。随证配伍，可用于多种咳喘病证。②肠燥便秘。本品尚可治疗蛲虫病、外阴瘙痒。

（4）用法：煎服。宜打碎入煎，或入丸、散。

（5）使用注意：①阴虚咳喘及大便溏泄者忌用。②用量不宜过大，婴儿慎用。

（6）鉴别用药：苦杏仁与桃仁均能止咳平喘、润肠通便，用于治疗肺气不宣之咳嗽气喘，以及肠燥便秘。苦杏仁止咳平喘和润肠通便作用均较桃仁强。但桃仁能活血化瘀，可治疗瘀血诸痛及妇女经闭等病证。

2. 紫苏子

（1）功效：**降气化痰，止咳平喘，润肠通便**。

（2）应用：①咳喘痰多。本品止咳平喘，并可降气化痰，常配白芥子、莱菔子。②肠燥便秘。本品有润肠通便之效。常配火麻仁、瓜蒌仁等同用。

(3) 鉴别用药：苦杏仁与紫苏子均止咳平喘、润肠通便，可用于治疗咳嗽气喘，以及肠燥便秘。苦杏仁长于止咳；紫苏子兼能化痰，故适用于痰壅气逆之咳嗽气喘。

3. 百部

(1) 性能：味甘、苦，性微温。归肺经。

(2) 功效：**润肺止咳，杀虫灭虱**。

(3) 应用：①新久咳嗽，百日咳，肺痨咳嗽。本品功专润肺止咳，无论外感、内伤、暴咳、久嗽，均可用之。单用或配伍应用均可。②蛲虫，阴道滴虫，头虱及疥癣。

(4) 用法：煎服，每次 3～9g。外用适量。久咳虚嗽宜蜜炙用。

(5) 使用注意：脾虚食少便溏者忌用。

4. 桑白皮

(1) 功效：**泻肺平喘，利水消肿**。

(2) 应用：①肺热咳喘。本品性寒，专入肺经，长于清肺平喘。为治疗肺热咳喘的常用药物，常配地骨皮。②水肿。本品有利水消肿的功效，常配茯苓皮、大腹皮等。

5. 葶苈子

(1) 性能：味苦、辛，性大寒。归肺、膀胱经。

(2) 功效：**泻肺平喘，利水消肿**。

(3) 应用：①痰涎壅盛，喘息不得平卧。本品苦降辛散，性寒清热，有消痰泻肺平喘作用。②水肿，悬饮，胸腹积水，小便不利。本品能泻肺气之壅闭而通调水道，有利水消肿的功效。

(4) 鉴别用药：桑白皮与葶苈子二药均能泻肺平喘和利水消肿，治疗肺热咳喘及水肿、小便不利等常相须为用。桑白皮甘寒，药性较缓，多用于肺热咳喘、痰黄及皮肤水肿；葶苈子力峻，重在泻肺中水气、痰涎，邪盛喘满不得卧者尤宜，其利水作用较强，可兼治臌胀、胸腹积水等证。

6. 白果

使用注意：本品有毒，不宜多用，小儿尤当注意。

第十八单元　安神药

【复习指导】本单元安神药的使用注意，以及具体药物如朱砂、磁石、酸枣仁应重点掌握。

一、概述

安神药的使用注意：①矿石类安神药作丸、散服，易伤脾胃，不宜长期服用，并需酌情配伍养胃健脾之品。②入煎剂应打碎先煎、久煎。③部分药物具有毒性，须慎用。

二、重镇安神药

1. 朱砂

(1) 性能：味甘，性微寒。有毒。归心经。

(2) 功效：**清心镇惊，安神解毒**。

(3) 应用：①心神不安，心悸，失眠。朱砂甘寒质重，专入心经，寒能降火，重能镇怯，清心安神，最宜心火亢盛之心神不宁、烦躁不眠。②惊风、癫痫。常与牛黄、麝香等开窍、息风药物同用。③疮疡肿毒，咽喉肿痛，口舌生疮。不论内服、外用，均有清热解毒作用。

（4）用法用量：内服，只宜入丸、散服，每次 0.1～0.5g；不宜入煎剂。外用适量。

（5）使用注意：①本品有毒，内服不可过量或持续服用。②孕妇及肝、肾功能不全者禁服。③忌火煅。

2. 磁石

（1）性能：味咸，性寒。归心、肝、肾经。

（2）功效：**镇惊安神，平肝潜阳，聪耳明目，纳气平喘**。

（3）应用：①心神不宁，惊悸，失眠，癫痫。本品质重沉降，入心，而有镇惊安神之功；味咸入肾，又有益肾之效。能护真阴，镇浮阳，安心神。②头晕目眩。③耳鸣耳聋，视物昏花。④肾虚气喘。对肾气不足、摄纳无权之虚喘，常与五味子、胡桃肉、蛤蚧等同用，共奏纳气平喘之效。

（4）用法用量：煎服，每次 9～30g；宜打碎先煎。

（5）使用注意：①不易消化，如入丸散，不可多服。②脾胃虚弱者慎用。

（6）鉴别用药：朱砂与磁石均为重镇安神的常用药，均能镇惊安神，治疗心悸失眠、怔忡恐怯、惊风癫狂。均能明目，治肝肾亏虚之目暗不明。然朱砂有毒，镇心、清心而安神，善治心火亢盛之心神不安；又能清热解毒，治疗热毒疮肿、咽喉肿痛、口舌生疮。磁石无毒，益肾阴、潜肝阳，主治肾虚肝旺、肝火扰心之心神不宁；又能平肝潜阳、聪耳明目、纳气平喘，用治肝阳上亢之头晕目眩，肾虚耳鸣、耳聋，肝肾不足之目暗不明，肾虚喘促。

3. 龙骨

（1）功效：**镇惊安神，平肝潜阳，收敛固涩**。

（2）应用：①心神不宁，心悸失眠，惊痫癫狂。龙骨质重，可用治多种心神不宁及神志失常之证。②肝阳眩晕。本品有较强的平肝潜阳作用，常与牡蛎、赭石、牛膝等配伍。③滑脱诸证。如遗精、滑精、尿频、遗尿、崩漏、带下、自汗、盗汗等多种正虚滑脱之证，皆可用之。④湿疮痒疹，疮疡久溃不敛。

（3）用法用量：煎服，每次 15～30g，宜先煎。外用适量。镇惊安神，平肝潜阳宜生用。收敛固涩宜煅用。

4. 琥珀

（1）功效：**镇惊安神，活血散瘀，利尿通淋**。

（2）用法用量：研末冲服，或入丸、散，每次 1.5～3g。外用适量。不入煎剂。

三、养心安神药

1. 酸枣仁

（1）性能：味甘、酸，性平。归心、肝、胆经。

（2）功效：**养心益肝，安神，敛汗，生津**。

（3）应用：①心悸失眠。本品益心、肝之血而有安神之效。用于阴血虚、心失所养之心悸、怔忡、失眠、健忘等症，常与当归、何首乌、龙眼肉等配伍。②自汗、盗汗。常与五味子、山茱萸、黄芪等同用。此外，有收敛生津止渴之功效，还可用治津伤口渴咽干。

2. 柏子仁

（1）功效：**养心安神，润肠通便**。

（2）应用：心悸失眠，肠燥便秘。还可用治阴虚盗汗，小儿惊痫。

（3）鉴别用药：酸枣仁与柏子仁二药均能养心安神，常相须为用，治疗阴血不足、心神失养的心神不宁病证。但酸枣仁长于益心肝之血，更宜治心肝血虚的心神不宁证，并能敛汗，可治体虚自汗、盗汗；柏子仁长于治疗心阴虚及心肾不交的心神不宁证，并能润肠通便，可治肠燥便秘。

3. 合欢皮

功效：**解郁安神，活血消肿**。

4. 远志

（1）功效：**宁心安神，祛痰开窍，消散痈肿**。

（2）应用：失眠多梦，心悸怔忡、健忘；癫痫惊狂；咳嗽痰多；痈疽疮毒，乳房肿痛，喉痹。

（3）使用注意：凡实热或痰火内盛者，以及有胃溃疡和胃炎者慎用。

第十九单元　平肝息风药

【复习指导】本单元内容比较重要。其中平肝息风药的使用注意，以及具体药物如石决明、牡蛎、羚羊角、牛黄、钩藤、天麻应重点掌握。

一、概述

平肝息风药的使用注意：①脾虚慢惊者，不宜用寒凉之品。②阴虚血亏者，不宜用温燥之品。

二、平抑肝阳药

1. 石决明

（1）性能：咸，寒。归肝经。

（2）功效：**平肝潜阳，清肝明目**。

（3）应用：①肝阳上亢，头痛眩晕。为凉肝、镇肝之要药，兼滋养肝阴之功，肝肾阴虚、肝阳眩晕者尤为适宜。②目赤翳障，视物昏花，青盲雀目。

（4）用法：煎服，宜打碎先煎。平肝、清肝宜生用；外用点眼宜煅用、水飞。

（5）鉴别用药：石决明与决明子均具有清肝明目的作用，用于治疗目赤肿痛、翳障等偏于肝热者。石决明凉肝镇肝，滋养肝阴，无论虚实之目疾均可应用；决明子苦寒，善清肝火而明目，常用于肝经实火之目赤肿痛。此外，石决明又能平肝潜阳，可用于肝阳上亢，头晕目眩的治疗。决明子又润肠通便，用于肠燥便秘证的治疗。

2. 珍珠母

（1）功效：**平肝潜阳，安神定惊，明目退翳**。

（2）用法：煎服，宜打碎先煎。或入丸、散剂。外用适量。

3. 牡蛎

（1）性能：味咸，性微寒。归肝、胆、肾经。

（2）功效：**潜阳补阴，重镇安神，软坚散结，收敛固涩，制酸止痛**。

（3）应用：①肝阳上亢，眩晕耳鸣。既能平肝潜阳，又有补阴之功，常与龙骨、龟甲、牛膝等同用。②心神不宁，惊悸失眠。③瘰疬痰核，癥瘕痞块。治痰火郁结之痰核、瘰疬，常与浙贝母、玄参等配伍。④滑脱诸证。煅后有与龙骨相似的收敛固涩功效，用治遗精、滑精、遗尿、尿频、崩漏、带下、自汗、盗汗等多种正虚不固、滑脱之证。⑤胃痛吞酸。

（4）用法：煎服，宜打碎先煎。外用适量。收敛固涩宜煅用，其他宜生用。

（5）鉴别用药：牡蛎与龙骨二药均具有平肝潜阳、重镇安神、收敛固涩作用，常相须配伍用以治疗肝阳上亢、头晕目眩、心神不安、惊悸失眠及滑脱不禁诸证。此外，牡蛎又软坚散结、制酸止痛，可用于痰核瘰疬、胃酸过多等病证的治疗；龙骨煅后外用能收湿敛疮，可用于湿疹、湿疮等病证的治疗。

4. 代赭石

（1）功效：**平肝潜阳，重镇降逆，凉血止血**。

（2）应用：肝阳上亢，眩晕耳鸣；呕吐，噫气，呃逆；气逆喘息；血热吐衄，崩漏。

（3）用法：煎服，宜打碎先煎。也可入丸、散。外用适量。平肝、降逆宜生用，止血宜煅用。

（4）使用注意：①孕妇慎用。②因含微量砷，故不宜长期服用。

5. 刺蒺藜

功效：**平肝解郁，活血祛风，明目，止痒**。

三、息风止痉药

1. 羚羊角

（1）性能：咸，寒。归肝、心经。

（2）功效：**平肝息风，清肝明目，清热解毒**。

（3）应用：①肝风内动，惊痫抽搐。善清泄肝热、平肝息风、镇惊解痉，为治疗肝风内动、惊痫抽搐之要药，尤宜于热极生风，常与钩藤配伍。②肝阳上亢，头晕目眩。③肝火上炎，目赤头痛。善清泻肝火而明目，可与决明子同用。④温热病壮热神昏，热毒发斑。有清热泻火解毒之功，可与石膏、水牛角等同用。

（4）用法用量：煎服，每次1～3g；宜单煎2h以上。磨汁或研粉服，每次0.3～0.6g。

2. 牛黄

（1）性能：苦、凉。归心、肝经。

（2）功效：**凉肝息风，清心豁痰，开窍醒神，清热解毒**。

（3）应用：①小儿惊风、癫痫。清心凉肝、息风止痉，治疗小儿急惊风之壮热神昏、惊厥抽搐，常与朱砂、全蝎、钩藤等配伍。②热病神昏，中风痰迷。能清心、祛痰、开窍醒神，用于治疗温热病热入心包及中风、惊风、癫痫等痰热阻闭心窍诸证。③口舌生疮，咽喉肿痛，痈肿疔疮。为清热解毒的良药。

（4）用法用量：入丸、散剂，每次0.15～0.35g。外用适量，研末敷患处。

（5）使用注意：①孕妇慎用。②非实热证不宜使用。

（6）鉴别用药：羚羊角与牛黄二药均具有清肝热、息风止痉的作用，可用于温热病壮热神昏及肝风惊厥抽搐的治疗。羚羊角药性偏寒，又可平肝潜阳、清肝明目、清热解毒，常用于治疗肝阳上亢之头晕目眩、肝火目赤头痛及热毒发斑等证。牛黄性凉，又可化痰开窍、清热解毒，可用于治疗热入心包或痰蒙清窍之癫痫及口舌生疮、咽喉肿痛、牙痛、痈疽疔毒等证。

3. 珍珠

功效：**安神定惊，明目消翳，解毒生肌，润肤祛斑。**

4. 钩藤

（1）性能：甘，凉。归肝、心包经。

（2）功效：**息风定惊，清热平肝。**

（3）应用：①**肝风内动，惊痫抽搐**，高热惊厥。为治肝风内动惊痫抽搐之常用药。②头痛眩晕。治肝火上攻或肝阳上亢之头胀头痛、眩晕等症。

（4）用法用量：煎服，每次3～12g，入煎剂**宜后下**。

5. 天麻

（1）性能：甘，平。归肝经。

（2）功效：**息风止痉，平抑肝阳，祛风通络。**

（3）应用：①小儿惊风，**癫痫抽搐，破伤风**。药性平和，可用于治疗各种病因之肝风内动，惊痫抽搐，不论寒热虚实皆可配伍应用。②眩晕，头痛。为治**眩晕头痛之要药**。常与钩藤、川芎等同用。③手足不遂，肢体麻木，风湿痹痛。

（4）鉴别用药：钩藤与天麻二药均具有息风止痉、平肝潜阳的功效，常用于肝风内动、惊痫抽搐，以及肝阳上亢的头痛、头晕、目眩等证的治疗。此外钩藤能清热，尤宜于热极动风与肝经阳热病证；天麻性平，无论寒热虚实皆可应用，又可祛风湿，止痹痛，用于治疗风湿痹痛及肢体麻木、手足不遂等证。

6. 地龙

（1）功效：**清热定惊，通络，平喘，利尿。**

（2）应用：高热惊痫，癫狂；气虚血滞，半身不遂；痹证；肺热哮喘；小便不利，尿闭不通。

7. 全蝎

（1）功效：**息风镇痉，通络止痛，攻毒散结。**

（2）应用：痉挛抽搐；疮疡肿毒，瘰疬结核；风湿顽痹；顽固性偏正头痛。

（3）用法用量：煎服，每次3～6g。研末吞服，每次0.6～1g。外用适量。

（4）使用注意：①有毒，用量不宜过大。②孕妇慎用。

8. 蜈蚣

（1）用法用量：煎服，每次3～5g。研末冲服，每次0.6～1g。外用适量。

（2）使用注意：①有毒，用量不宜过大。②孕妇忌用。

（3）鉴别用药：全蝎与蜈蚣二药均具有息风镇痉、解毒散结、通络止痛之功效，常相须为用。全蝎性平，息风镇痉、攻毒散结之力不及蜈蚣；蜈蚣力猛性燥，善走窜通达，息风镇痉，攻毒疗疮，通痹止痛力强。

9. 僵蚕

（1）功效：**息风止痉，祛风止痛，化痰散结。**

（2）应用：惊痫抽搐；风中经络，口眼㖞斜；风热头痛，目赤，咽痛，风疹瘙痒；痰核，瘰疬。

第二十单元　开窍药

【复习指导】本单元开窍药的使用注意,以及具体药物如麝香应重点掌握。

一、概述

开窍药的使用注意:①为救急、治标之品,耗伤正气,只宜暂服,不可久用。②药物气味辛香,有效成分易挥发,内服多不入煎剂,宜入丸、散剂服用。

二、具体药物

1. 麝香

（1）性能:辛,温。归心、脾经。

（2）功效:开窍醒神,活血通经,消肿止痛。

（3）应用:①闭证神昏。辛温,气极香,有极强的开窍通闭醒神作用,为醒神回苏之要药,无论寒闭、热闭,用之皆效。②疮疡肿毒、瘰疬痰核、咽喉肿痛。有良好的活血散结、消肿止痛作用,内服、外用均有良效。③血瘀经闭、癥瘕、心腹暴痛、头痛、跌打损伤、风寒湿痹。本品开通走窜,可行血中之瘀滞,开经络之壅遏,以通经散结止痛。

（4）用法用量:入丸、散,每次0.03～0.1g。外用适量。不宜入煎剂。

（5）使用注意:孕妇禁用。

2. 冰片

（1）功效:开窍醒神,清热止痛。

（2）应用:闭证神昏;目赤肿痛,喉痹口疮;疮疡肿痛,疮溃不敛,水火烫伤。

（3）用法用量:入丸散,每次0.15～0.3g。外用适量,研粉点敷患处。不宜入煎剂。

（4）使用注意:孕妇慎用。

（5）鉴别用药:麝香与冰片二药均开窍醒神,常相须为用。麝香开窍醒神作用极强,为开窍醒神之要药,热闭、寒闭均可使用;冰片开窍醒神力不及麝香,药性微寒,宜于热闭。此外,麝香又能活血通经、止痛、催生下胎,可用以治疗血瘀经闭、癥瘕、跌打损伤、痹证疼痛、疮疡肿毒、咽喉肿痛,以及难产、死胎、胞衣不下等证;冰片又清热解毒止痛,用于治疗火热目赤肿痛、喉痹、口疮及热毒疮疡肿痛、溃后不敛等证。

3. 苏合香

（1）功效:开窍醒神,辟秽,止痛。

（2）用法用量:入丸、散,每次0.3～1g。外用适量。不入煎剂。

4. 石菖蒲

（1）功效:开窍化痰,醒神益智,化湿和胃。

（2）应用:痰蒙清窍,神昏癫痫;健忘、失眠、耳鸣、耳聋;湿阻中焦,脘痞不饥,噤口下痢。

第二十一单元　补虚药

【复习指导】本单元知识点较多,属于重点内容,历年必考。其中各类补虚药的注意事项,以及人参、黄芪、白术、甘草、鹿茸、杜仲、续断、菟丝子、当归、熟地黄、白芍、北沙参、麦冬、龟甲、鳖甲应重点掌握。

一、概述

补虚药的使用注意：①防止误补。凡身体健康、并无虚弱表现者，不宜滥用，以免导致阴阳平衡失调；实邪方盛，正气未虚者，不宜使用，以免"闭门留寇"。②补气药性多壅滞，易致中满，湿盛中满者忌用。③补阳药性多温燥，易助火伤阴，阴虚火旺者不宜使用。补血药多滋腻黏滞，妨碍运化，凡湿滞脾胃、脘腹胀满、食少便溏者慎用。补阴药多甘寒滋腻，凡脾胃虚弱、痰湿内阻、腹满便溏者不宜用。④补虚药使用时应注意顾护脾胃，适当配伍健脾消食药，以促进运化，使补虚药能充分发挥作用。⑤补虚药若需久服，宜作蜜丸、煎膏（膏滋）、片剂、口服液、颗粒剂或酒剂等，以便保存和服用，若作汤剂，宜文火久煎，使药味尽出。个别挽救虚脱的补虚药，宜制成注射剂，以备急用。

二、补气药

1. 人参
（1）性能：甘、微苦，微温。归肺、脾、心经。
（2）功效：**大补元气，补脾益肺，生津，安神增智**。
（3）应用：①元气虚脱证。为**拯危救脱之要药**。适用于因大汗、大泻、大失血，或大病、久病所致元气虚极欲脱，脉微欲绝的危重证候。可单用本品大量浓煎服。②肺脾心肾气虚证。为**补肺、补脾的要药**。③热病气虚津伤口渴及消渴证。既能补气，又能生津。热病气津两伤者，常配伍石膏、知母等；消渴常配伍天花粉、生地黄等。
（4）用法用量：煎服，每次3～9g；挽救虚脱可用15～30g。宜文火另煎分次兑服。野山参研末吞服，每次2g，每日2次。
（5）使用注意：不宜与藜芦同用。

2. 西洋参
（1）功效：**补气养阴，清热生津**。
（2）应用：气阴两伤证；肺气虚及肺阴虚证；热病气虚津伤口渴及消渴。
（3）用法用量：另煎兑服，每次3～6g。
（4）使用注意：不宜与藜芦同用。

3. 党参
（1）功效：**补脾益肺，养血，生津**。
（2）应用：脾肺气虚证；气血两虚证；气津两伤证。
（3）鉴别用药：人参与党参二药均具有补脾气、补肺气、益气生津、益气生血和扶正祛邪，常用于肺、脾气虚证，气津两伤证，以及正虚邪实病证。人参补气力强，并能大补元气，可用治气虚欲脱的危重病证，还能安神益智、益气壮阳，可治气血不足的心神不安及阳痿证等；而党参补气力弱，但能养血，可用于血虚证等。

4. 太子参
功效：**益气健脾，生津润肺**。

5. 黄芪
（1）性能：甘，微温。归脾、肺经。
（2）功效：**补气升阳，益卫固表，利尿消肿，托毒生肌**。

（3）应用：①**脾气虚证**。为补中益气要药。②**肺气虚证**。善于补益肺气。③**气虚自汗**。常与白术、防风同用。④**气血亏虚，疮疡难溃难腐，或溃久难敛**。

此外，本品尚有补气行滞、补气摄血、补气生津作用，还可用于因气虚所致的出血、消渴、中风后遗症、痹痛麻木等病证。

（4）用法用量：煎服，每次 9～30g。蜜炙可增强其补中益气作用。

（5）鉴别用药：人参与黄芪二药均为补气要药，同用可增强补气之效。人参又大补元气，复脉固脱，并能补心、脾、肺三脏之气，安神增智，为治内伤气虚第一要药；黄芪以补脾、补肺之气为主，并有补气升阳、益卫固表、托毒生肌、利尿消肿等作用，可用于多种气虚证。

6. 白术

（1）性能：甘、苦，温。归脾、胃经。

（2）功效：**补气健脾，燥湿利水，止汗，安胎**。

（3）应用：①**脾气虚证**。为补气健脾要药。②**气虚自汗**。善治脾虚气弱，卫气不固，表虚自汗。③**脾虚胎动不安**。

（4）用法用量：煎服，每次 6～12g。炒用可增强补气健脾止泻作用。

（5）使用注意：热病伤津及阴虚燥渴者不宜。

（6）鉴别用药：白术与苍术二药均具有健脾燥湿的功效，可治脾失健运，湿浊中阻证。但白术能健脾燥湿，并能固表止汗、益气安胎，可用治气虚自汗、气虚胎动不安等；苍术则燥湿力强，尤宜于湿盛者，还能祛风湿、发汗解表、明目，可治风湿痹痛、外感风寒湿表证，以及夜盲症等。

7. 山药

（1）功效：**益气养阴，补脾肺肾，固精止带**。

（2）应用：脾虚证；肺虚证；肾虚证；消渴气阴两虚证。

8. 白扁豆

功效：**健脾化湿，和中消暑**。

9. 甘草

（1）性能：甘，平。归心、肺、脾、胃经。

（2）功效：**补脾益气，祛痰止咳，缓急止痛，清热解毒，调和诸药**。

（3）应用：①心气不足，脉结代，心动悸。有补益心气、益气复脉之功。②脾气虚证。有补益脾气的作用，可配党参、白术等同用。③咳喘。止咳兼能祛痰，略平喘。可因寒热虚实不同，分别配伍用药。④脘腹、四肢挛急疼痛。⑤热毒疮疡，咽喉肿痛，药食中毒。长于解毒。治疗咽喉肿痛可配伍桔梗，治疗痈肿疮毒可配伍金银花、蒲公英。⑥调和药性。能缓和其他药物的烈性或减轻毒副作用，有调和之功。

（4）用法用量：煎服，每次 1.5～9g。生用清热解毒；蜜炙可增强补益心脾之气和润肺止咳作用。

（5）使用注意：①不宜与京大戟、芫花、甘遂、海藻同用。②湿盛胀满、水肿者不宜用。③大剂量久服可致水钠潴留，引起浮肿。

10. 大枣

功效：**补中益气，养血安神**。

11. 蜂蜜

功效：**补中，润燥，止痛，解毒，外用生肌敛疮。**

三、补阳药

1. 鹿茸

（1）性能：甘、咸，温。归肾、肝经。

（2）功效：**补肾阳，益精血，强筋骨，调冲任，托疮毒。**

（3）应用：①肾阳虚衰，精血不足证。为温肾壮阳、补督脉、益精血的要药。阳痿早泄、宫寒不孕、尿频不禁、头晕耳鸣、腰膝酸痛、肢冷神疲等证，可单服。②肾虚骨弱，腰膝无力或小儿五迟。③妇女冲任虚寒，崩漏带下。前者与当归、阿胶、蒲黄等同用，后者与狗脊、山药等同用。④疮疡久溃不敛，阴疽疮肿内陷不起。本品补阳气、益精血而适用于阴疽疮肿内陷不起或疮疡久溃不敛。可与黄芪、当归、肉桂等药配伍应用。

（4）用法用量：每次1～2g，研末吞服；或入丸、散。

（5）使用注意：①服用本品宜从小量开始，缓缓增加，不可骤用大量，以免阳升风动，头晕目赤，或伤阴动血。②凡发热者均当忌服。

2. 紫河车

（1）功效：**补肾补精，益气养血。**

（2）应用：阳痿遗精，腰酸，头晕，耳鸣；气血不足诸证；肺肾虚喘。

3. 淫羊藿

（1）性能：辛、甘，温。归肾、肝经。

（2）功效：**补肾壮阳，祛风湿，强筋骨。**

（3）应用：肾阳虚衰，阳痿尿频，腰膝无力；风寒湿痹，肢体麻木。

4. 巴戟天

（1）功效：**补肾阳，祛风湿，强筋骨。**

（2）应用：阳痿不举，宫冷不孕，小便频数；风湿腰膝疼痛，肾虚腰膝酸软。

5. 仙茅

功效：**补温阳，强筋骨，祛寒湿。**

6. 杜仲

（1）性能：甘，温。归肝经、肾经。

（2）功效：**补肝肾，强筋骨，安胎。**

（3）应用：①肾虚腰痛及各种腰痛。本品善治**肾虚腰痛**。②胎动不安，习惯性堕胎。

（4）鉴别用药：杜仲与桑寄生二药均具补肝肾、强筋骨、安胎的功效。均可用治肾虚腰痛或足膝痿弱，肝肾亏虚之胎动不安。杜仲又可温补肾阳，常用治肾虚阳痿，精冷不固，小便频数，风湿腰痛冷重；桑寄生善祛风湿，常用治痹证日久，伤及肝肾，腰膝酸软，筋骨无力者。

7. 续断

（1）性能：苦、辛，微温。归肝、肾经。

（2）功效：**补肝肾，强筋骨，续折伤，止崩漏。**

（3）应用：①阳痿不举，遗精遗尿。常与鹿茸、肉苁蓉、菟丝子等配伍。②腰膝酸痛，寒湿痹痛。治疗肝肾不足兼寒湿痹痛。③跌打损伤，筋伤骨折。善活血祛瘀，又能壮骨强筋，而有续伤接骨、疗伤止痛之功。治跌仆损伤、骨折、金疮，可配伍骨碎补、自然铜、土鳖虫等。④崩漏下血，胎动不安。可与续断、桑寄生、菟丝子、阿胶等同用。

（4）鉴别用药：杜仲与续断二药均具有补肝肾、强筋骨，安胎之功效，治肾虚腰痛脚弱、筋骨无力、胎动不安常相须为用。杜仲补益作用较好，且可安胎、降压，故肾虚腰酸、胎动不安、习惯性堕胎及高血压肝肾不足或肝阳上亢者尤为常用；续断，补肝肾、强腰膝、安胎作用不及杜仲，但能行血通脉、续筋骨，为补而不滞之品，又为治疗妇科崩漏、乳汁不行、外科痈疽疮疡、伤科跌打损伤所常用。

8. 肉苁蓉
 功效：**补肾阳，益精血，润肠通便。**

9. 补骨脂
（1）功效：**补肾壮阳，固精缩尿，温脾止泻，纳气平喘。**
（2）应用：肾虚阳痿，腰膝冷痛；肾虚滑精，遗尿，尿频；脾肾阳虚，五更泄泻；肾不纳气，虚寒喘咳。

10. 益智仁　功效：**暖肾固精缩尿，温脾止泻摄唾。**

11. 菟丝子
（1）性能：辛、甘，平。归肾、肝、脾经。
（2）功效：**补肾益精，养肝明目，止泻，安胎。**
（3）应用：①肾虚腰痛，阳痿遗精，尿频，宫冷不孕。本品为平补阴阳之品。治腰膝酸痛，可与杜仲等份，山药糊丸服；治阳痿遗精，可配伍枸杞子、覆盆子、五味子等；治小便不禁，可配伍鹿茸、桑螵蛸、五味子等；治遗精、白浊或尿有余沥，可配伍茯苓、石莲子。②肝肾不足，目暗不明。常配熟地黄、菟丝子等。③脾肾阳虚，便溏泄泻。常配人参、白术、补骨脂等同用。④肾虚胎动不安。可配伍续断、桑寄生、阿胶等。

四、补血药

1. 当归
（1）性能：甘、辛，温。归肝、心、脾经。
（2）功效：**补血活血，调经止痛，润肠通便。**
（3）应用：①血虚诸证。本品为补血之圣药，常与黄芪等补气药同用。②血虚血瘀之月经不调、经闭、痛经。既能补血、活血，又能调经，为妇科补血调经的要药。③虚寒性腹痛，跌打损伤，痈疽疮疡，风寒痹痛。为活血之要药。既能补血活血，又能散寒止痛，可随证配伍应用。④血虚肠燥便秘。养血润肠通便，常配火麻仁、肉苁蓉等同用。
（4）用法：煎服，每次5～15g。一般生用，酒炒增强活血作用。补血用当归身，活血用当归尾，和血（补血活血）用全当归。
（5）使用注意：本品味甘滑肠，湿盛中满、大便泄泻者忌服。

2. 熟地黄
（1）性能：甘，微温。归肝、肾经。
（2）功效：**补血滋阴，填精益髓。**
（3）应用：①血虚诸证。为养血补虚之要药。用于血虚萎黄、眩晕、心悸失眠、月经不调、崩漏等症，常与当归、白芍同用。②肝肾阴虚诸证。为补肾阴之要药。

(4) 使用注意：滋腻之性较地黄更甚，有碍消化，凡气滞痰多、脘腹胀痛、食少便溏者忌服。重用久服宜与陈皮、砂仁等同用，以免黏腻碍胃。

3. 白芍

(1) 性能：苦、酸，微寒。归肝、脾经。

(2) 功效：**养血调经，敛阴止汗，柔肝止痛，平抑肝阳**。

(3) 应用：①肝血亏虚，月经不调。能养血调经，治疗经行腹痛，崩漏，常与当归、熟地黄、川芎同用。②肝脾不和，胸胁脘腹疼痛，四肢挛急疼痛。养血敛阴，柔肝缓急止痛，常用治血虚肝郁胁肋疼痛、肝脾失和的脘腹挛急疼痛、血虚四肢拘挛作痛。③肝阳上亢，头痛眩晕。能养血敛阴，平抑肝阳。常与生地黄、牛膝等同用。

(4) 使用注意：①阳衰虚寒之证不宜用。②反藜芦。

(5) 鉴别用药：白芍与赤芍二药的功效和应用均不同。在功效方面，白芍长于养血调经，敛阴止汗，平抑肝阳；赤芍则长于清热凉血，活血散瘀，清泻肝火。在应用方面，白芍主治血虚阴亏、肝阳偏亢所致诸症；赤芍主治血热、血瘀、肝火所致诸症。又白芍、赤芍皆能止痛，均可用于治疗疼痛病证。但白芍长于养血柔肝，缓急止痛，主治肝阴不足、血虚肝旺、肝气不疏所致的胁肋疼痛、脘腹四肢拘挛疼痛；赤芍长于活血祛瘀止痛，主治血滞诸痛证，因能清热凉血，故血热瘀滞者尤为适宜。

4. 阿胶

(1) 功效：**补血，止血，滋阴**。

(2) 应用：血虚诸证；出血证；肺阴虚燥咳；热病伤阴，心烦失眠，阴虚风动，手足瘈疭。

(4) 用法：每次 5～15g，入汤剂宜**烊化冲服**。

(5) 使用注意：本品黏腻，有碍消化，故脾胃虚弱者慎用。

5. 何首乌

(1) 性能：制首乌甘、涩，微温。生首乌甘、苦，平。归肝、肾经。

(2) 功效：**制用可补益精血，固肾乌须。生用可解毒，截疟，润肠通便**。

(3) 主治病证：精血亏虚，头晕眼花，须发早白，腰膝酸软；久疟，痈疽，瘰疬，肠燥便秘。

五、补阴药

1. 北沙参

(1) 性能：甘、微苦，微寒。归肺、胃经。

(2) 功效：**养阴清肺，益胃生津**。

(3) 应用：①肺阴虚证。补肺阴兼能清肺热，用于肺热阴虚引起的燥咳或劳嗽咳血。②胃阴虚证。补胃阴兼能清胃热。用于胃阴虚有热之口干多饮，饥不欲食，大便干结，舌苔光剥或舌红少津，常与石斛、玉竹、乌梅等同用。

(4) 使用注意：不宜与藜芦同用。

2. 南沙参

(1) 功效：**养阴清肺，益胃生津，补气，化痰**。

(2) 使用注意：不宜与藜芦同用。

3. 百合
(1) 功效：**养阴润肺，清心安神**。
(2) 应用：阴虚燥咳，劳嗽咳血；阴虚有热之失眠心悸及百合病心肺阴虚内热证。

4. 麦冬
(1) 性能：甘、微苦，微寒。归胃、肺、心经。
(2) 功效：**养阴润肺，益胃生津，清心除烦**。
(3) 应用：①胃阴虚证。长于滋养胃阴，生津止渴，兼清胃热，用于治疗胃阴不足，舌干口渴，常配伍沙参、生地黄、玉竹等。②肺阴虚证。善养肺阴，清肺热，用于燥咳痰黏，劳嗽咳血。③心阴虚证。养心阴，清心热，略具除烦安神作用。

5. 天冬
(1) 功效：**养阴润燥，清肺生津**。
(2) 应用：肺阴虚证；肾阴虚证；热病伤津之食欲不振、口渴及肠燥便秘。
(3) 鉴别用药：麦冬与天冬二药均为清热滋阴生津之品，同具养肺阴、润肠通便之功，常相须配伍治疗燥咳痰黏、劳嗽咳血、内热消渴及阴亏肠燥便秘。天冬甘苦大寒，清火润燥之功强于麦冬，且可滋肾阴，长于滋肾阴而降虚火，作用部位偏下。麦冬滋阴润燥清热力弱于天冬，而滋腻性较小。能养胃生津、清心除烦，又治胃阴不足之舌干口渴，阴虚火旺之心烦不眠及心神不安等证。凡心肺胃三经阴伤有火之证，皆可用之，作用部位偏上。

6. 石斛
(1) 功效：**益胃生津，滋阴清热**。
(2) 应用：胃阴虚证，热病伤津证；肾阴虚证。

7. 玉竹
(1) 功效：**养阴润燥，生津止渴**。
(2) 应用：肺阴虚证；胃阴虚证；热伤心阴，烦热多汗，惊悸。

8. 黄精
功效：**补气养阴，健脾，润肺，益肾**。

9. 枸杞子
(1) 功效：**滋补肝肾，益精明目**。
(2) 应用：肝肾阴虚及早衰证。

10. 墨旱莲
功效：**滋补肝肾，凉血止血**。

11. 女贞子
(1) 功效：**滋补肝肾，明目乌发**。
(2) 用法：煎服。因主要成分墩果酸不易溶于水，故以入丸散剂为佳。本品以黄酒拌后蒸制，可增强滋补肝肾作用，并使苦寒之性减弱，避免滑肠。

12. 龟甲
(1) 性能：甘，寒。归肾、肝、心经。
(2) 功效：**滋阴潜阳，益肾健骨，养血补心，固经止崩**。
(3) 应用：①阴虚阳亢，阴虚内热，虚风内动。长于滋补肾阴，兼能滋养肝阴。用于阴虚阳亢之头目眩晕，常与天冬、白芍、牡蛎等同用；治疗阴虚内热、骨蒸潮热、盗汗遗精等，常与熟地黄、知母等同用；治疗阴虚风动，与阿胶、鳖甲等同用。②肾虚骨痿，囟门不合。③阴虚血亏之惊悸、失眠、健忘。入心肾，又可养血补心，安神定志。用于心血虚惊悸、失眠、健忘，常与龙骨、远志等配伍。④阴虚血热，冲任不固之崩漏、月经过多。

（4）用法：煎服，每次9～24g，宜先煎。本品经砂炒醋淬后，更容易煎出有效成分，并除去腥气，便于制剂。

13. 鳖甲

（1）性能：甘、咸，寒。归肝、肾经。

（2）功效：**滋阴潜阳，退热除蒸，软坚散结**。

（3）应用：①肝肾阴虚证。滋养之力不及龟甲，长于退虚热、除骨蒸。②癥瘕积聚。长于软坚散结。治久疟、疟母致肝脾大、胁肋疼痛，可配伍柴胡、土鳖虫、牡丹皮等。

（4）用法：煎服，每次9～24g，宜先煎。本品经砂炒醋淬后，有效成分更容易煎出；并可除去其腥气，易于粉碎，方便制剂。

（5）鉴别用药：龟甲与鳖甲二药均具有滋阴清热，潜阳息风的功效，常相须为用，治疗阴虚发热、阴虚阳亢、阴虚风动等证。龟甲滋阴之力较强，并能益肾健骨、养血补心，可用于肾虚骨弱心血不足及阴虚有热的崩漏等症；鳖甲长于清虚热，并善于软坚散结，常用于阴虚发热、癥瘕、疟母等症。

第二十二单元　收涩药

【复习指导】本单元收涩药的使用注意，以及具体药物如五味子、乌梅、山茱萸应重点掌握。

一、概述

收涩药的使用注意：①凡表邪未解，湿热内蕴所致的泻痢、带下、血热出血，以及郁热未清者，均不宜用。②但某些收敛药除收涩作用之外，兼有清湿热、解毒等功效，则又当分别对待。

二、固表止汗药

1. 麻黄根

功效：**固表止汗**。

2. 浮小麦

功效：**固表止汗，益气，除热**。

三、敛肺涩肠药

1. 五味子

（1）性能：酸、甘，温。归肺、心、肾经。

（2）功效：**收敛固涩，益气生津，补肾宁心**。

（3）应用：①久咳虚喘。为治疗久咳虚喘之**要**药。②自汗，盗汗。善能敛肺止汗。③遗精、滑精。治梦遗虚脱，可单用本品。治精滑不固，配伍桑螵蛸、龙骨等，如桑螵蛸丸。

④久泻不止。⑤津伤口渴，消渴。本品益气生津止渴，并能敛汗。⑥心悸、失眠、多梦。既能补益心肾，又能宁心安神。

2. 乌梅

（1）性能：酸、涩，平。归肝、脾、肺、大肠经。

（2）功效：**敛肺，涩肠，安蛔，生津。**

（3）应用：①肺虚久咳。善于敛肺气，止咳嗽。②久泻，久痢。有良好的涩肠止泻作用。③**蛔厥腹痛**，呕吐。蛔虫得酸则静，本品极酸，能安蛔止痛，和胃止呕。④虚热消渴。善能生津液，止烦渴。

（4）鉴别用药：五味子与乌梅二药均有敛肺止咳、涩肠止泻、生津止渴的功效，可配伍用于治疗肺虚久咳、久泻及津伤口渴之证。五味子又能滋肾、固精、敛汗及宁心安神，用于治疗遗精、滑精、自汗盗汗、心悸、失眠、多梦等证；乌梅又具安蛔止痛、止血及消疮毒之功，用于治疗蛔厥腹痛呕吐、崩漏下血、胬肉外突等。

3. 诃子

（1）功效：**涩肠止泻，敛肺止咳，降火利咽。**

（2）应用：久泻、久痢；久咳，失音。

（3）用法：煎服。涩肠止泻宜煨用，敛肺清热、利咽开音宜生用。

4. 肉豆蔻

（1）功效：**涩肠止泻，温中行气。**

（2）应用：虚泻，冷痢；胃寒胀痛，食少呕吐。

5. 赤石脂

（1）功效：**涩肠止泻，收敛止血，生肌敛疮。**

（2）使用注意：①湿热积滞泻痢者忌服。②孕妇慎用。③畏官桂。

四、固精缩尿止带药

1. 山茱萸

（1）性能：酸、涩，微温。归肝、肾经。

（2）功效：**补益肝肾，收敛固涩。**

（3）应用：①腰膝酸软，头晕耳鸣，阳痿。山茱萸酸微温质润，其性温而不燥、补而不峻，既能补肾益精，又能温肾助阳，为平补阴阳之要药。②遗精滑精，遗尿尿频。为固精止遗之要药。③崩漏，月经过多。能补肝肾、固冲任以止血。④大汗不止、体虚欲脱。能收敛止汗，固涩滑脱，为防止元气虚脱之要药。

2. 桑螵蛸

（1）功效：**固精缩尿，补肾助阳。**

（2）应用：遗精滑精，遗尿尿频，白浊；肾虚阳痿。

3. 金樱子

功效：**精缩尿，固崩止带，涩肠止泻。**

4. 海螵蛸

（1）功效：**固精止带，收敛止血，制酸止痛，收湿敛疮。**

（2）应用：遗精，带下；崩漏，吐血，便血及外伤出血；胃痛吐酸；湿疮，湿疹，溃疡不敛。

5.莲子
（1）性能：甘、涩，平。归脾、肾、心经。
（2）功效：**益肾固精，补脾止泻，止带，养心安神**。
（3）应用：遗精滑精；带下；脾虚泄泻；心悸、失眠。

6.芡实
（1）功效：**益肾固精，健脾止泻，除湿止带**。
（2）应用：遗精滑精；脾虚久泻；带下。
（3）鉴别用药：莲子与芡实二药均具有益肾固精、补脾止泻、止带的功效，用于治疗肾虚遗精、遗尿，脾虚泄泻、脾肾虚带下等症。此外，莲子又能养心，可治虚烦、心悸、失眠等症；芡实又除湿止带，为治虚、实带下的常用药。

第二十三单元 攻毒杀虫止痒药

【复习指导】本单元攻毒杀虫止痒药的使用注意，以及具体药物如硫黄应重点掌握。

一、概述

攻毒杀虫止痒药的使用注意：①多具毒性，无论外用或内服，均应严格掌握剂量及用法，不宜过量或持续使用，以防发生毒副反应。②制剂时应严格遵守炮制和制剂法度，以减低毒性而确保用药安全。③内服宜制成丸、散应用。

二、具体药物

硫黄
（1）功效：**外用解毒杀虫止痒，内服补火助阳通便**。
（2）应用：外用治疥癣，湿疹，阴疽疮疡；内服治阳痿，虚喘冷哮，虚寒便秘。

第四章 方剂学

第一单元 总论

【复习指导】本单元内容较多,历年必考。其中方剂与治法的关系、方剂组成与变化形式、常用剂型的特点,应熟练掌握。

一、方剂与治法

1.**方剂与治法的关系** 治法是指导遣药组方的原则,而方剂则是体现和完成治法的主要手段,故称"方从法出,法随证立"。方剂与治法之间的相互关系可以概括为"以法统方",具体体现在"以法组方""以法遣方""以法类方""以法释方"4个方面。

2.常用治法 清代著名医家程钟龄在(《医学心悟·医门八法》)中总结的汗、吐、下、和、温、清、消、补八法,被称为常用治法。现分述如下。

(1)汗法:是指通过开泄腠理、调畅营卫、宣发肺气等方法,使病位在表的外感六淫之邪随汗出而解的一类治法。汗法的运用目的不是出汗,而是要通过出汗,打开腠理、调和营卫、宣畅肺气,进而祛邪外出,使气血调和。除表证外,凡是腠理闭塞、营卫郁滞,或肺气失宣的病证,如麻疹、疮痒初起,风水水肿等,皆可以用汗法治疗。根据病邪性质,汗法可分为辛温发汗、辛凉发汗等。临证之时,根据患者具体病机,本法或与补法、下法、消法等联合使用。汗法使用时,切记中病即止,使"汗而勿伤"。

(2)吐法:是指通过涌吐的方法,使停留在咽喉、胸膈、胃脘的宿食、痰涎或毒物从口中吐出的一类治法。吐法适用于中风痰涎壅盛,宿食停滞胃脘,毒物尚在胃中;或痰涎壅盛导致的癫狂、喉痹,以及干霍乱吐泻不得等病位居上、病势急暴、内有实邪且体质壮实的患者。吐法易伤胃气,因此,产妇、孕妇及体弱者均应禁用或慎用。

(3)下法:是指通过泻下、荡涤、攻逐等方法,使停留在胃肠的宿食、燥屎、冷积、瘀血、结痰、停水等从下窍排出,以祛除病邪的一类治法。凡邪聚肠胃的大便不通、燥屎内结,或热结旁流,以及停痰留饮、瘀血积水等形症俱实之证,都可使用下法。根据病邪性质及体质强弱,下法还可分为寒下、温下、润下、逐水、攻补兼施等,临证时,还可结合其他治法运用。下法也易伤正,故宜中病即止。

(4)和法:是指通过和解或调和的方法,使半表半里之邪,或脏腑、阴阳、表里失和之证得以解除的一类治法。和法既能祛邪,又可调节脏腑功能,且无明显寒热补泻之偏,其作用平和,适用于邪犯少阳、肝脾不和、肠胃不和等证。和法分为和解少阳、调和肝脾、调和肠胃等。

(5)温法:是指通过温里祛寒的方法,以治疗里寒证的一类治法。因里寒证有部位浅深、病情轻重的差异,故温法又可分为温中祛寒、回阳救逆和温经散寒等。

(6)清法:是指通过清热、泻火、解毒、凉血等方法,以治疗里热证的一类治法。因里热证有热在气分、营分、血分、热壅成毒或热在脏腑之异,故清法有清气分热、清营凉血、清热解毒、清脏腑热、清虚热之别。

(7) **消法**：是指通过消食导滞、行气活血、化痰利水、驱虫等方法，使气、血、痰、食、水、虫等渐积形成的有形之邪渐消缓散的一类治法。适用于饮食停滞、气滞血瘀、癥瘕积聚、水湿内停、痰饮不化、疳积虫积及疮疡痈肿等病证。

(8) **补法**：是指通过补益人体气血阴阳，治疗各种虚弱证候的一类治法。此外，对于虚实夹杂证，尤其是正虚不能祛邪的病机，可用补法以培补正气，并配合其他相应治法，从而达到扶正祛邪的治疗目的。补法可分为补气、补血、气血双补、补阴、补阳、阴阳双补等。

大多数疾病的病情是复杂的，故临床常需多种治法联合使用，才能兼顾病机的复杂性。因此，临证时，通过八法的灵活配合运用，治法可变化多端。

二、方剂的组成与变化

1. 方剂的组成原则

(1) **君药**：针对主病或主证起主要治疗作用的药物。

(2) **臣药**：①辅助君药加强治疗主病或主证的药物。②针对**重要的兼病**或兼证起主要治疗作用的药物。

(3) **佐药**：①**佐助药**。配合君、臣药加强治疗作用，或直接治疗**次要兼证**的药物。②**佐制药**。用以消除或减弱君、臣药物的毒性，或制约君、臣药物峻烈之性的药物。③**反佐药**。病重邪甚，可能拒药时，配伍与君药性味相反而又能在治疗中起相成作用的药物，以防止药病格拒。

(4) **使药**：①**引经药**。能引方中诸药至特定病所的药物。②**调和药**。具有调和方中诸药作用的药物。

方剂的君、臣、佐、使，主要是根据药物在方中所起作用的主次地位而确定的。在组方时并没有固定的模式，方剂的君、臣、佐、使的运用，要依据具体病情与治疗要求的不同，以及所选药物的功效来确定。在方剂组成中，君药不能缺少，其药味数一般较少，并且不论何药在作为君药时其用量比其作为臣、佐、使药应用时要大。

2. 方剂的变化形式

(1) **药味增减**：是指在主病、主证、基本病机，以及君药不变的前提下，改变方中的次要药物，以适应改变了的病情需要，即"随症加减"。

(2) **药量增减**：当方剂的组成药物相同，而药物剂量的增加或减少，会使药力相应增减，其结果可能使方剂药力大小发生改变，也可能导致药物配伍关系及君、臣、佐、使发生相应变化，从而使方剂的功用和主治改变。

(3) **剂型更换**：同一首方剂，若其使用剂型不同，虽然其组成药物与剂量完全相同，方剂的功用也会发生变化，但这种改变往往表现在药力大小和峻缓的区别上，在主治病证上也多有轻、重、缓、急的差异。

以上药味、药量、剂型的变化形式可以单独应用，也可以联合使用，使之更加适合临床病证的需要。

三、剂型

1. 汤剂 是指将药物饮片加水、酒或其他溶剂浸泡，再按要求时间煎煮后，去渣取汁而制成的液体剂型。汤剂供内服或外用，内服是临床最常见的方法，而外用如含漱、洗浴及熏蒸等方法也是汤剂的特色使用方法。内服汤剂吸收快，发挥药效迅速，而且可根据病情需要进行加减变化，因此适用于病症较重或病情变化的患者。汤剂的不足是服用量大，或者某些药物的有效成分不容易煎出或者易挥发散失，并且不适宜规模化生产，不方便携带等。

2. 散剂　是指将药物粉碎，混匀后制备成粉末状的制剂。散剂制作方法简便，服用后吸收较快，而且节省药材，方便服用和携带。散剂可供内服与外用。

（1）内服散剂：分为两类。①研为细粉，用温开水冲服，量小者也可直接吞服。这类散剂吸收快，便于携带与服用。②制成粗末，以水煎取汁服用，称为煮散。这种散剂实与汤剂类似。

（2）外用散剂：药物研成为极细粉末，直接作用于病变部位，对创面刺激小，可外敷、掺撒疮面；亦可做点眼、吹喉等用。

3. 丸剂　是指将药物粉碎成细粉或用其提取物，并加入适宜的黏合剂制备成球形的固体剂型。丸剂吸收较慢，效力持久，节省药材，方便携带和服用。丸剂常用于治疗慢性、虚弱性疾病。有些方剂药性峻猛，多由芳香类或剧毒药物组成，因此，这类方剂不宜作汤剂煎服，而宜作丸剂，使药物的芳香之性能够保留或使药物缓慢释放起效，如安宫牛黄丸、舟车丸等。常见的丸剂有蜜丸、水丸、糊丸、浓缩丸等。

（1）蜜丸：是指将药物细粉用炼制后的蜂蜜黏合制备成的丸剂。蜜丸性质柔润，作用和缓持久，并具有补益与矫味等作用，可用于慢性病和虚弱性疾病的治疗，适宜较长期服用。

（2）水丸：亦称水泛丸，是指将药物细粉用水或酒、醋、蜜水、药汁等作为黏合剂制备成的丸剂。水丸容易崩解，溶散较快，吸收与起效快，便于吞服，可用于治疗多种疾病。

（3）糊丸：是指将药物细粉用面糊、米糊、曲糊等为黏合剂制备成的丸剂。糊丸质地坚硬，崩解、溶散迟缓，内服能延长药效、减轻毒烈药的不良反应及对胃肠道的刺激作用。

（4）浓缩丸：是指将药物或部分药物煎汁浓缩成浸膏，并与其他药物细粉混合、干燥、粉碎后，再用水或蜂蜜或药汁制备成的丸剂。浓缩丸的体积小，有效成分含量高，服用剂量小，可用于多种疾病的治疗。

4. 膏剂　是指将药物用水或植物油煎熬去渣而制备成的剂型，可分为内服与外用两类。内服膏剂分为流浸膏、浸膏和煎膏3种；外用膏剂常见软膏、硬膏两类。其中，内服膏剂中的流浸膏和浸膏多用于制备其他剂型，如合剂、糖浆剂、颗粒、片剂等。

（1）煎膏：亦称膏滋，是指将药物加水煎煮去渣，浓缩后，加炼蜜或炼糖制备成的半液体剂型。其特点是体积小、含量高、方便服用、口味甜美，有滋润补益功效，多用于治疗慢性虚弱性疾病，适宜较长时间服用。

（2）软膏：亦称药膏，是指将药物细粉和适宜的基质制备成具有适当稠度的半固体外用制剂。其中，用乳剂型基质的称为乳膏剂，多用于皮肤、黏膜或疮面。软膏具有一定的黏稠性，外涂后逐渐软化或融化，使药物缓慢被吸收，持久发挥疗效，适用于治疗外科疮疡疔肿、烧烫伤等。

（3）硬膏：亦称膏药，古称薄贴，是指以植物油将药物煎至一定程度后去渣，再加入铅丹等搅匀、冷却而成。使用时加温摊涂在布或者纸上，软化后贴于患处或者穴位上，可用于治疗疮疡肿毒、跌打损伤、风湿痹证，以及腰痛、腹痛等。

第二单元　解表剂

【复习指导】本单元内容历年必考，应作为重点复习。其中麻黄汤、桂枝汤、小青龙汤、九味羌活汤、银翘散、麻黄杏仁甘草石膏汤、败毒散应熟练掌握。

一、概述

1. 解表剂的适用范围　适用于表证。凡风寒袭表或者温病初起，以及麻疹、疮疡、水肿、痢疾等疾病初起，症见恶寒、发热、身痛、无汗或有汗、苔薄白、脉浮等。

2. 解表剂的应用注意事项

（1）由于表证有寒热之异，患者体质有强弱之别，故应据具体病机选用辛温解表、辛凉解表和扶正解表之剂。

（2）解表剂多以辛散轻扬、气味芳香之品为主组方，因此，不宜久煎，以免药性耗散，影响疗效。

（3）解表剂一般宜温服，服药后应避风寒，或增衣被，或辅之以粥，以助汗出。服药期间禁食生冷、油腻之品，以免影响药物吸收和药效的发挥。

（4）服解表剂后，应密切观察，取汗标准应以遍身持续微汗为宜。若汗出不彻底，则病邪不易解除，若汗出太过，则又会耗气伤津。若汗出病愈，则当停服，不必尽剂。

（5）表里同病者，一般应先解表，后治里；若表里并重，则当表里双解；若外邪已入里，或麻疹已透，或疮疡已溃等，则不宜使用解表剂。

二、辛温解表

1. 麻黄汤（《伤寒论》）

（1）组成：麻黄三两、桂枝二两、杏仁七十个、炙甘草一两。

（2）功用：发汗解表，宣肺平喘。

（3）主治：**外感风寒表实证**。恶寒发热，头身疼痛，无汗而喘，舌苔薄白，脉浮紧。

（4）配伍意义：方中麻黄为君药，开腠发汗，祛在表之风寒；宣肺平喘，开郁闭之肺气。桂枝解肌发表，温通经脉，透营达卫，为臣药。桂枝既可助麻黄解表，增强发汗之力；又可畅行营阴，通经止痛，二药相须为用，为辛温发汗之常用配伍。佐以杏仁肃降肺气，与麻黄同用，一宣一降，可恢复肺气之宣降，为宣降肺气的常用配伍。炙甘草为使药而兼佐药之用：调和药性，既能助麻、杏之宣降，又能缓麻、桂之峻烈。

（5）配伍特点：麻、桂相须，开腠畅营；麻、杏相使，宣降相因。

2. 桂枝汤（《伤寒论》）

（1）组成：桂枝三两、芍药三两、炙甘草二两、生姜三两、大枣十二枚。

（2）功用：解肌发表，调和营卫。

（3）主治：**外感风寒表虚证**。恶风发热，汗出头痛，鼻鸣干呕，苔白不渴，脉浮缓或浮弱。

（4）配伍意义：方以桂枝为君，助卫阳，通经络，以解肌发表，祛除在表之风邪。白芍养阴敛营，以固外泄之营阴，为臣。桂枝与白芍等量相配，一则营卫同治，祛邪扶正，邪正兼顾；二则相制相成，散中有收，汗中寓补。桂、芍相伍是本方外能解肌发表，内可调和营卫与阴阳的基本结构。生姜既可助桂枝辛散表邪，又兼以和胃止呕；大枣益气补中，伍白芍又能补血合营。姜、枣也是补脾和胃、调和营卫的常用组合，共为佐药。炙甘草调和药性，伍桂枝辛甘化阳以实卫，配芍药酸甘化阴以和营，功兼佐使。

（5）配伍特点：发中有补，散中有收，邪正兼顾，阴阳并调。

3. 大青龙汤（《伤寒论》）

（1）组成：麻黄六两、桂枝二两、炙甘草二两、杏仁四十枚、石膏如鸡子大、生姜三两、大枣十二枚。

（2）功用：发汗解表，兼清里热。

（3）主治：外感风寒，里有郁热证。恶寒发热，头身疼痛，无汗，烦躁，口渴，脉浮紧。

（4）配伍意义：本方由麻黄汤麻黄、甘草加倍，再加石膏、生姜、大枣变化而成。方中重用麻黄为君，辛温发汗解表，开卫表郁闭之力较强，并兼有宣肺平喘之功。桂枝助麻黄发汗解表，温通经脉。石膏性辛寒，但用量较小，既可助麻黄解肌开郁，又能清郁热。以上二药共为臣药。重用麻黄与石膏相配，辛温发汗解表为主，清泄郁热为辅。杏仁肃降肺气，配麻黄宣降肺气以助解表；生姜助麻、桂解表散寒，共为佐药。炙甘草重用与大枣共为佐药，一可益气补中以资汗源，二可缓麻、桂之峻烈，三可调和麻、杏之宣降，四可调和麻、石之寒温。

4. 九味羌活汤（《此事难知》）

（1）组成：羌活、防风、苍术、细辛、川芎、香白芷、生地黄、黄芩、甘草。（注：原书未著剂量）。

（2）功用：发汗祛湿，兼清里热。

（3）主治：外感风寒湿邪，内有蕴热证。恶寒发热，无汗，头痛项强，肢体酸楚疼痛，口苦微渴，舌苔白或微黄，脉浮。

（4）配伍意义：方中羌活辛苦性温，主入太阳经，功可散表寒，祛风湿，利关节，止痹痛，为君；防风辛甘性温，祛风为主，兼能胜湿止痛；苍术辛苦而温，入太阴经，燥湿为主，兼能祛风散寒。防风与苍术相伍，可助羌活祛风散寒，除湿止痛，为臣。细辛、白芷、川芎都可祛风散寒，细辛主入少阴经而功擅止痛；白芷主入阳明经而又能燥湿；川芎主入少阳、厥阴经而功长行气活血以宣痹，此三药与羌活、苍术合用，体现"分经论治"之配伍思路。黄芩、生地黄清泄里热，并防止诸辛温燥烈之药助热伤津，以上五药同为佐药。甘草调和药性为使。

三、辛凉解表

1. 银翘散（《温病条辨》）

（1）组成：连翘一两、金银花一两、苦桔梗六钱、薄荷六钱、鲜竹叶四钱、生甘草五钱、荆芥穗四钱、淡豆豉五钱、牛蒡子六钱、鲜苇根。

（2）功用：辛凉透表，清热解毒。

（3）主治：温病初起，邪郁肺卫证。发热，微恶风寒，无汗或有汗不畅，头痛口渴，咳嗽咽痛，舌尖红，苔薄白或薄黄，脉浮数。

（4）配伍意义：本方重用金银花、连翘为君，气味芳香，疏散风热，清热解毒，辟秽化浊，以透散卫分邪气为主，同时，还可兼顾温热病邪易蕴而成毒及多夹秽浊之气的特点。牛蒡子、薄荷，味辛性凉，疏散风热，清利头目，利咽解毒；荆芥穗、淡豆豉，以其辛温之性，以助解表散邪，从而增强本方辛散透表之力，以上共为臣药。淡竹叶、芦根清热生津；桔梗宣肺止咳利咽，同为佐药。生甘草既能调和药性，护胃安中，又可伍桔梗利咽止咳，为佐使。

本方所用药物均为轻清之品，原书用法强调"香气大出，即取服，勿过煮"，体现了吴氏"治上焦如羽，非轻莫举"的用药思路。

（5）配伍特点：辛凉之中配伍少量辛温之品，既有利于透邪，又不悖辛凉之旨。疏散风邪与清热解毒相配，外散风热，内清热毒，疏清兼顾，以疏散为主。

2.麻黄杏仁甘草石膏汤（《伤寒论》）

（1）组成：麻黄四两、杏仁五十个、炙甘草二两、石膏半斤。

（2）功用：辛凉疏表，清肺平喘。

（3）主治：外感风邪，邪热壅肺证。身热不解，咳逆气急，甚则鼻翼扇动，口渴，有汗或无汗，舌苔薄白或黄，脉浮而数。

（4）配伍意义：方中麻黄辛温，宣肺平喘，解表散邪；石膏辛甘寒，清泄肺热以生津，辛散解肌以透邪；麻黄和石膏相配，一辛温，一辛寒，既宣肺，又清肺，相反之中寓有相辅之意；麻黄得石膏则宣肺平喘而不助热，石膏得麻黄则清解肺热而不凉遏，又是相制为用，共为君药。本方石膏用量倍于麻黄，仍不失为辛凉之剂。杏仁为臣，苦降肺气，平喘止咳；杏仁与麻黄相合则宣降相因，杏仁与石膏相配则清肃协同。炙甘草不仅能益气和中，与石膏相配又可生津止渴，并能调和寒热及宣降，为佐使。

3.桑菊饮（《温病条辨》）

（1）组成：桑叶二钱五分、菊花一钱、杏仁二钱、连翘一钱五分、薄荷八分、苦桔梗二钱、生甘草八分、苇根二钱。

（2）功用：疏风清热，宣肺止咳。

（3）主治：风温初起，肺气失宣证。但咳，身热不甚，口微渴，脉浮数。

四、扶正解表

败毒散（《太平惠民和剂局方》）

（1）组成：柴胡、前胡、川芎、枳壳、羌活、独活、茯苓、桔梗、人参、甘草各三十两，生姜、薄荷少许。

（2）功用：散寒祛湿，益气解表。

（3）主治：气虚外感风寒湿证。憎寒壮热，头项强痛，肢体酸痛，无汗，鼻塞声重，咳嗽有痰，胸膈痞满，舌淡苔白，脉浮而按之无力。

（4）配伍意义：方用羌活、独活为君，发散风寒，除湿止痛；其中羌活善于祛上部之风寒湿邪，独活长于祛下部之风寒湿邪，二药相合，为通治一身风寒湿邪的常用组合。川芎祛风止痛，活血行气；柴胡解肌透邪，并可行气。川芎和柴胡相配，既助君药解表，又可行气活血以宣痹止痛，共为臣。桔梗可宣肺化痰，枳壳能行气宽中，两者相伍，一升一降，为宣降肺气、宽胸利膈的常用组合；前胡降气化痰止咳，茯苓健脾渗湿祛痰，以上皆为佐药。人参益气扶正，一可助正气以鼓邪外出，并寓防邪深入之义；二可令全方散中有补，不致耗伤真元，亦为佐。煎加少许生姜、薄荷以助解表之力；甘草调和药性，兼以益气和中，同为佐使。

第三单元　泻下剂

【复习指导】本单元内容历年必考，应作为重点复习。其中大承气汤、大黄牡丹汤、温脾汤、麻子仁丸、济川煎、十枣汤应熟练掌握。

一、概述

1. 泻下剂的适用范围　适用于里实证，即宿食、燥屎、水饮及瘀血等有形之邪结实于里，以大便秘结不通、脘腹痞满或胀痛等为主要症状。

2. 泻下剂的应用注意事项

（1）辨别里实证的性质及患者正气的强弱，分别选用相应的治法与方剂。热结者，宜寒下；寒结者，宜温下；燥结者，宜润下；因水结者，宜逐水；邪实而正虚者，当攻补兼施。

（2）若患者表证未解，里实已成，应权衡表里证之轻重缓急，或先解表后攻里，或表里双解。

（3）年老体弱、孕妇、产后或正值经期及病后伤津或亡血者，均应慎用或禁用。

（4）泻下剂作用大多峻猛，易伤胃气，应得效即止，慎勿过剂。

二、寒下

1. 大承气汤（《伤寒论》）

（1）组成：大黄四两、厚朴半斤、枳实五枚、芒硝三合。

（2）功用：峻下热结。

（3）主治

①阳明腑实证。大便不通，频转矢气，脘腹痞满，腹痛拒按，按之则硬，甚或潮热谵语，手足濈然汗出，舌苔黄燥起刺，或焦黑燥裂，脉沉实。

②热结旁流证。下利清水，色纯青，其气臭秽，脐腹疼痛，按之坚硬有块，口舌干燥，脉滑实。

③里热实证之热厥、痉病或发狂。

（4）配伍意义：方用苦寒通降之生大黄为君，泻热通便，荡涤胃肠实热积滞。以咸寒润降之芒硝为臣，泻热通便，软坚润燥。芒硝、大黄相须为用，泻下热结之功著。厚朴下气除满，枳实行气消痞，二药同用为佐，既可消痞除满，又能通降胃肠气机，以助硝、黄泻下导滞。

本方先煎枳、朴，后下生大黄，芒硝溶服。其目的为取生大黄峻猛泻下之力，若久煎，则泻下之力缓，不能发挥峻下热结之功。

热结旁流证之"旁流"为现象、热结是本质，本方以峻下使热结去，"旁流"则止，属"通因通用"之法。热厥之"肢冷"为现象，热结是本质，用本方寒下使热结得下，气机得畅，阳气敷布外达而厥逆可除，属"寒因寒用"法。

（5）配伍特点：寒下与行气并重，泻下则畅行胃肠气机，行气则可助泻下。

2. 大黄牡丹汤（《金匮要略》）

（1）组成：大黄四两、牡丹皮一两、桃仁五十个、瓜子半升、芒硝三合。

（2）功用：泻热破瘀，散结消肿。

（3）主治：肠痈初起，湿热瘀滞证。右少腹疼痛拒按，按之其痛如淋，甚则局部肿痞，或右足屈而不伸，伸则痛甚，小便自调，或时时发热，自汗恶寒，舌苔薄腻而黄，脉滑数。

三、温下

温脾汤（《备急千金要方》）

（1）组成：大黄五两、当归、干姜各三两、附子、人参、芒硝、甘草各二两。

(2) 功用：攻下冷积，温补脾阳。
(3) 主治：**阳虚寒积证**。腹痛便秘，脐下绞结，绕脐不止，手足不温，苔白不渴，脉沉弦而迟。
(4) 配伍意义：方中附子大辛大热，温壮脾阳，解散寒凝；大黄泻下通便，攻逐积滞，两药相合，温下并用，共为君药。干姜温中助阳，助附子温阳祛寒；芒硝润肠软坚，协大黄泻下攻积，均为臣药。大黄、芒硝虽为寒凉之品，但与辛温的附子、干姜相伍，则寒凉之性被制，取其泻下攻积之用。当归养血润肠以助通便；人参、甘草益气补脾，合姜、附则温补脾阳；人参配当归补养气血，使下不伤正，共为佐药。甘草又可调和诸药，兼使药之用。

四、润下

麻子仁丸（《伤寒论》）
(1) 组成：麻子仁二升、芍药半斤、枳实半斤、大黄一斤、厚朴一尺、杏仁一升蜜。
(2) 功用：润肠泄热，行气通便。
(3) 主治：**胃肠燥热，脾约便秘证**。大便干结，小便频数，舌红，苔微黄少津，脉数。

第四单元　和解剂

【复习指导】本单元内容历年必考，应作为重点复习。其中小柴胡汤、蒿芩清胆汤、四逆散、逍遥散、半夏泻心汤应熟练掌握。

一、概述

1. 和解剂的适用范围　适用于邪在少阳、肝脾不和、肠胃不和证。和解剂原为治疗伤寒邪入少阳而设，因少阳居于表里之间，既不宜发汗，又不宜吐、下，唯有和解一法最为适宜。然而，足少阳胆附于肝，与肝相表里，胆病可影响肝，肝病也可影响胆，且肝胆疾病又可累及脾胃，导致肝脾不和；若中气虚弱，寒热互结，又可导致肠胃不和。故肝脾不和病证、肠胃不和证也可适用。

2. 应用和解剂的注意事项
(1) 本类方既祛邪又扶正，既透表又清里，既疏肝又理脾，无明显寒热补泻之偏，性质平和，作用和缓，照顾全面，所以应用范围较广，主治病证较为复杂。然而，总以祛邪为主，纯虚证不宜使用，纯实证者亦不可选用，以免贻误病情。
(2) 凡外邪在表，未入少阳者；或邪已入里，阳明热盛者，均不宜使用和解剂。

二、和解少阳

1. 小柴胡汤（《伤寒论》）
(1) 组成：柴胡半斤、黄芩三两、人参三两、半夏半升、炙甘草三两、生姜三两、大枣十二枚。
(2) 功用：和解少阳。
(3) 主治：①**伤寒少阳证**。往来寒热，胸胁苦满，默默不欲饮食，心烦喜呕，口苦，咽干，目眩，舌苔薄白，脉弦。②**热入血室证**。妇人中风，经水适断，寒热发作有时。③**黄疸、疟疾**，以及内伤杂病而见少阳证者。

(4)配伍意义：苦辛微寒之柴胡为君，入肝胆经，透少阳半表之邪，并可疏泄气机之郁滞。苦寒之黄芩，清少阳半里之热，为臣。柴胡升散，黄芩降泄，二药相伍，系和解少阳的基本结构。胆热犯胃，胃失和降，故佐以半夏、生姜和胃降逆止呕。邪从太阳传入少阳，乃因正气不支，则又佐以益气健脾之**人参、大枣**，一可扶正以祛邪，一可益气以防邪内传，俾正气旺盛，则邪无内向之机。炙甘草可助人参、大枣扶正，又能调和诸药，为佐使。

(5)配伍特点：和解少阳为主，兼补胃气；祛邪为主，兼顾正气。

2.蒿芩清胆汤（《重订通俗伤寒论》）

(1)组成：青蒿脑一钱半至二钱，淡竹茹三钱，仙半夏一钱半，赤茯苓三钱，青子芩一钱半至三钱，生枳壳一钱半，陈广皮一钱半，碧玉散（滑石、甘草、青黛）三钱。

(2)功用：清胆利湿，和胃化痰。

(3)主治：**少阳湿热证**。寒热如疟，寒轻热重，口苦膈闷，吐酸苦水，或呕黄涎而黏，甚则干呕呃逆，胸胁胀痛，小便黄少，舌红苔白腻，间现杂色，脉数而右滑左弦者。

(4)配伍意义：方中青蒿苦寒芳香，清透少阳邪热，兼可化湿；黄芩苦寒，善清胆热，并能燥湿，青蒿黄芩相伍，既可内清少阳湿热，又能透邪外出，为治少阳湿热证之常用组合，共为君。竹茹长于清胆胃之热，化痰止呕；枳壳可下气宽中，除痰消痞；半夏燥湿化痰，和胃降逆；陈皮行气化痰，宽胸畅膈，四药相伍，使热清、湿化、痰除，同为臣。赤茯苓、碧玉散清热利湿，导邪从小便而出，为佐使。

三、调和肝脾

1.逍遥散（《太平惠民和剂局方》）

(1)组成：炙甘草半两，当归、茯苓、白芍药、白术、柴胡各一两，烧生姜一块，薄荷少许。

(2)功用：肝疏解郁，养血健脾。

(3)主治：**肝郁血虚脾弱证**。两胁作痛，头痛目眩，口燥咽干，神疲食少，或月经不调，乳房胀痛，脉弦而虚。

(4)配伍意义：方以柴胡为君，疏肝解郁，条达肝气。当归甘辛苦温，养血和血；白芍酸苦微寒，养血敛阴，柔肝缓急；归、芍和柴胡相伍，补肝体，助肝用，使血和则肝和，血充则肝柔，共为臣。白术、茯苓、炙甘草益气健脾，实土以御木侮，并使营血生化有源，共为佐。煎加少许薄荷，疏散肝气，透达郁热；烧生姜和中运脾，辛散达郁，亦共为佐。炙甘草调和诸药，为使。

(5)配伍特点：肝脾同调，以疏肝为主；气血兼顾，以理气为先。

2.四逆散（《伤寒论》）

(1)组成：炙甘草、枳实、柴胡、芍药各十分。

(2)功用：透邪解郁，疏肝理脾。

(3)主治：①**阳郁厥逆证**。手足不温，或腹痛，或泄利下重，脉弦。②**肝脾气郁证**。胁肋胀闷，脘腹疼痛，脉弦。

四、调和肠胃

半夏泻心汤（《伤寒论》）

(1)组成：半夏半升，黄芩、干姜、人参各三两，黄连一两，大枣十二枚，炙甘草三两。

（2）功用：寒热平调，消痞散结。
（3）主治：寒热错杂之痞证。心下痞，但满而不痛，或呕吐，肠鸣下利，舌苔腻而微黄。
（4）配伍意义：辛温之半夏为君，散结除痞，降逆止呕。辛热之干姜为臣，温中散寒；黄芩、黄连苦寒，泄热除痞。君臣相配，寒热平调，辛开苦降。而寒热错杂，又源于中虚失运，故佐以甘温之人参、大枣，益气补脾。炙甘草补脾和中，调和诸药，为佐使。
（5）配伍特点：寒热并用，辛开苦降，补泻兼施。

第五单元　清热剂

【复习指导】本单元内容历年必考，应作为重点复习。其中白虎汤、清营汤、凉膈散、普济消毒饮、龙胆泻肝汤、左金丸、清胃散、芍药汤应熟练掌握。

一、概述

1. 清热剂的适用范围　适用于里热证，即表证已解，热已入里，或里热已盛而尚未结实。
2. 清热剂的使用注意
（1）辨明里热的病位：邪热在气，则清气分热；邪热入营血，则清营凉血；热盛于脏腑则需结合脏腑所在的部位选择方药。
（2）辨明热证的真假。
（3）辨明热证的虚实。
（4）权衡轻重，量证投药。
（5）热邪炽盛，患者服清热剂后，入口即吐者，可少佐温热之品，或采用凉药热服的反佐法。

二、清气分热

白虎汤（《伤寒论》）
（1）组成：石膏一斤、知母六两、炙甘草二两、粳米六合。
（2）功用：清热生津。
（3）主治：气分热盛证。壮热面赤，烦渴引饮，汗出恶热，脉洪大有力。
（4）配伍意义：君药为生石膏，功善清解，透热出表。知母为臣药，既助石膏清肺胃之热，又滋阴润燥。石膏与知母相伍，可增强清热生津、除烦止渴之功。佐药为粳米、炙甘草，益胃生津，防止寒凉的石膏知母伤中之弊。炙甘草兼为使药，调和诸药。

三、清营凉血

1. *清营汤*（《温病条辨》）
（1）组成：犀角（水牛角代）三钱、生地黄五钱、玄参三钱、竹叶心一钱、麦冬三钱、丹参二钱、黄连一钱五分、金银花三钱、连翘二钱。
（2）功用：清营解毒，透热养阴。
（3）主治：热入营分证。身热夜甚，神烦少寐，时有谵语，目喜开或喜闭，口渴或不渴，斑疹隐隐，舌绛而干，脉细数。

（4）配伍意义：君药为犀角（水牛角代）清营分热毒。生地黄、麦冬、玄参相伍，甘寒养阴，清营凉血，共为臣药。君臣相配，清营热，滋营阴。邪入营分，伍用金银花、连翘、淡竹叶为佐药，清热解毒，轻清透邪，使营分热邪有外达之机，即"入营犹可透热转气"；黄连清心解毒；丹参清热凉血，活血化瘀，防止热与血结成瘀。黄连和丹参，亦为佐药。

2.犀角地黄汤（《小品方》，录自《外台秘要》）
（1）组成：犀角（水牛角代）一两，生地黄半斤，芍药三分，牡丹皮一两。
（2）功用：清热解毒，凉血散瘀。
（3）主治：热入血分证。
①热扰心神：身热谵语，舌绛起刺，脉细数。
②热伤血络：斑色紫黑、吐血、衄血、便血、尿血等，舌红绛，脉数。
③蓄血瘀热：喜忘如狂，漱水不欲咽，大便色黑易解等。

四、清热解毒

1.黄连解毒汤（《肘后备急方》，名见《外台秘要》引崔氏方）
（1）组成：黄连三两，黄芩、黄柏各二两，栀子十四枚。
（2）功用：泻火解毒。
（3）主治：三焦火毒证。大热烦躁，口燥咽干，错语不眠；或热病吐血、衄血；或热甚发斑，或身热下利，或湿热黄疸；或外科痈疡疔毒，舌红苔黄，脉数有力。
（4）配伍意义：君药为黄连，清泻心火，兼泻中焦之火。臣药为黄芩，清上焦之火。黄柏与栀子共为佐药，前者泻下焦之火，后者泻三焦之火，引邪热从小便而出。

2.仙方活命饮（《校注妇人良方》）
（1）组成：白芷六分，贝母、防风、赤芍药、当归尾、甘草节、皂角刺、穿山甲、天花粉、乳香、没药各一钱，金银花、陈皮各三钱，酒适量。
（2）功用：清热解毒，消肿溃坚，活血止痛。
（3）主治：阳证痈疡初起。红肿焮痛，或身热凛寒，苔薄白或黄，脉数有力。
（4）配伍意义：金银花为君，功擅清热解毒疗疮。乳香、没药、当归尾、赤芍、陈皮活血化瘀，行气通络，消肿止痛，均为臣药。疮疡初起，因邪热郁于肌腠之间，故配伍白芷、防风散结消肿，使热毒从外透解；贝母、花粉具有清热化痰散结之功，消散未成之脓；穿山甲、皂刺透脓溃坚，使脓成即溃，均为佐药。甘草清热解毒，兼调和诸药；煎药加酒，旨在助药力直达病所，共为佐使。

五、清脏腑热

1.龙胆泻肝汤（《医方集解》）
（1）组成：龙胆草、黄芩、栀子、泽泻、木通、当归、栀子、生地黄、柴胡、生甘草、车前子。
（2）功用：清泻肝胆实火，清利肝经湿热。
（3）主治：①肝胆实火上炎证。头痛目赤，耳聋耳肿，胁痛口苦，舌红苔黄，脉弦数有力。②肝经湿热下注证。阴肿阴痒，阴汗，筋痿，或带下黄臭等，舌红苔黄腻，脉弦数有力。
（4）配伍意义：龙胆草为君，既可泻肝胆实火，又能利肝经湿热，泻火除湿，两擅其功。黄芩、栀子为臣药，燥湿清热，苦寒泻火，增强君药泻火除湿之力。泽泻、车前子、木通渗湿泄热，导湿热下行；配伍当归和生地黄滋阴补血的原因有二：一则肝乃藏血之脏，肝经实火，易耗阴血；二则方中苦燥渗利伤阴之品较多，有耗伤阴血之弊端。肝喜条达而恶抑郁，肝气不舒，火邪内郁，方中苦寒降泄之品，恐肝胆升发之机受折，故用柴胡疏畅肝胆气机，兼引诸药归肝胆之经；甘草护胃安中，调和诸药。

（5）配伍特点：泻中有补，降中寓升，利中有滋，泻火而不伐胃，祛邪而不伤正。

2. 导赤散（《小儿药证直诀》）

（1）组成：生地黄、木通、生甘草梢各等份，淡竹叶适量。

（2）功用：清心利水养阴。

（3）主治：心经火热证。心胸烦热，意欲饮冷，口渴面赤，口舌生疮；或心热下移小肠，小便赤涩刺痛，舌红脉数。

（4）配伍意义：生地黄甘寒而润，入心、肾二经，凉血滋阴以制心火；木通苦寒，入心与小肠经，上清心经之火，下导小肠之热。生地黄与木通合用，利水不伤阴，滋阴不恋邪，共为君药。淡竹叶为臣药，清心除烦，淡渗利水，导心火下行。生甘草用梢者，为佐使之用，取其清热解毒，直达茎中止痛，防木通和生地黄寒凉伤胃之弊，兼调和诸药。

3. 清胃散（《脾胃论》）

（1）组成：生地黄、当归身各三分，牡丹皮半钱，黄连六分，升麻一钱。

（2）功用：清胃凉血。

（3）主治：胃火牙痛。牙痛牵引头痛，其齿喜冷恶热，牙宣出血，口气热臭，或牙龈红肿溃烂，或唇舌腮颊肿痛，舌红苔黄，脉滑数。

（4）配伍意义：黄连苦寒泻火，直折胃腑之热，故为君药。臣以甘辛微寒之升麻，寓"火郁发之"之意，既可清热解毒，又可升散透发，宣达郁遏之伏火。黄连伍升麻，泻火而无凉遏之弊；升麻伍黄连，散火而无升焰之虞。由于胃热炽盛，易耗伤阴血，故以生地黄和牡丹皮，凉血滋阴，皆为臣药。当归为佐药，养血活血、消肿止痛。升麻兼引经为使。

4. 左金丸（《丹溪心法》）

（1）组成：黄连六两，吴茱萸一两。

（2）功用：清泻肝火，降逆止呕。

（3）主治：肝火犯胃证。胁肋疼痛，嘈杂吞酸，呕吐口苦，舌红苔黄，脉弦数。

（4）配伍意义：重用黄连，清泻肝火，肝火得清，自不横逆犯胃；黄连亦善清胃火，胃火降则其气自和，标本兼顾，为君药。佐以小剂量的吴茱萸，功兼四用：一者条达肝气，郁结得开；二者取其下气之用，助黄连和胃降逆；三者制约黄连之苦寒，使泻火而无凉遏之弊；四者领黄连直达肝经。

5. 苇茎汤（《外台秘要》引《古今录验方》）

（1）组成：苇茎二升，薏苡仁半升，瓜瓣半升，桃仁三十枚。

（2）功用：清肺化痰，逐瘀排脓。

（3）主治：肺痈，热毒壅滞，痰瘀互结证。身有微热，咳嗽痰多，甚则咳吐腥臭脓血，胸中隐隐作痛，舌红苔黄腻，脉滑数。

6. 白头翁汤（《伤寒论》）

（1）组成：白头翁二两，黄柏三两，黄连三两，秦皮三两。

（2）功用：清热解毒，凉血止痢。
（3）主治：热毒痢疾。腹痛，里急后重，肛门灼热，下痢脓血，赤多白少，渴欲饮水，舌红苔黄，脉弦数。

7.泻白散（《小儿药证直诀》）
（1）组成：地骨皮、桑白皮各一两，炙甘草一钱，粳米一撮。
（2）功用：清泻肺热，止咳平喘。
（3）主治：肺热喘咳证。气喘咳嗽，皮肤蒸热，日晡尤甚，舌红苔黄，脉细数。

六、清虚热

青蒿鳖甲汤（《温病条辨》）
（1）组成：青蒿二钱，鳖甲五钱，细生地黄、知母各二钱，牡丹皮三钱。
（2）功用：养阴透热。
（3）主治：温病后期，邪伏阴分证。夜热早凉，热退无汗，舌红苔少，脉细数。
（4）配伍意义：鳖甲直入阴分，既能滋阴退热，又可入络搜邪；青蒿芳香清透，清热透络，引邪外出。青蒿与鳖甲相配，滋阴清热，内清外透，共用为君。臣药为生地黄和知母，滋阴降火。佐药为牡丹皮，泄阴分伏热。

第六单元　祛暑剂

【复习指导】本单元内容历年必考，应作为重点复习。其中香薷散、六一散、清暑益气汤应熟练掌握。

一、概述

1.祛暑剂的适用范围　适用于夏天感受暑邪而发生的疾病，即"暑病"。

"暑病"多有兼证：夏季天暑下迫，地湿上蒸，人处湿热交蒸之中，故暑病多挟湿邪，常兼胸脘痞闷、呕恶泄泻、舌苔白腻等湿阻气机证；暑性升散，汗液外泄，气随津伤，常兼口渴喜饮、体倦少气、汗多脉虚等气津两伤证；夏令露卧饮冷，贪凉受寒，常兼恶寒身痛之表寒证。

2.祛暑剂的使用注意
（1）暑多夹湿，需辨清暑湿主次轻重。如暑重湿轻者，则湿易从火化，祛湿之品不宜过于温燥，以免助热伤津；若湿重暑轻，则暑为湿遏，甘寒之品又当慎用，以免阴柔碍湿。
（2）辨别暑病的本证、兼证及主次轻重。暑病病情各异，兼证不同，则治法用方亦不相同。

二、祛暑解表

香薷散（《太平惠民和剂局方》）
（1）组成：香薷一斤，白扁豆、厚朴各半斤，酒一分。
（2）功用：祛暑解表，化湿和中。
（3）主治：阴暑。恶寒发热，头重身痛，无汗，腹痛吐泻，胸脘痞闷，舌苔白腻，脉浮。
（4）配伍意义：香薷解表散寒，祛暑化湿，重用为君。臣药为厚朴，行气化湿。佐药为白扁豆，渗湿消暑，健脾和中。入酒少许为使，旨在温通以助药力。

三、祛暑益气

清暑益气汤（《温热经纬》）

（1）组成：西洋参、石斛、麦冬、黄连、淡竹叶、荷梗、知母、甘草、粳米、西瓜翠衣。
（2）功用：清暑益气，养阴生津。
（3）主治：暑热气津两伤证。身热汗多，口渴心烦，小便短赤，体倦少气，精神不振，脉虚数。

第七单元　温里剂

【复习指导】本单元内容历年必考，应作为重点复习。其中理中丸、小建中汤、四逆汤、当归四逆汤、阳和汤应熟练掌握。

一、概述

1.温里剂的适用范围　温里剂适用于里寒证，里寒证是指寒邪在里所致的病证，以畏寒肢凉、喜温蜷卧、面色苍白、口淡不渴、小便清长、脉沉迟等为主要症状。

2.温里剂的使用注意
（1）辨别寒证所在部位，有针对性地选择方剂。
（2）辨清证候寒热之真假。
（3）因人、因时、因地制宜，斟酌药量大小。
（4）阴寒太盛，服药入口即吐者，可少佐寒凉之品，或热药冷服，避免寒热格拒。
（5）素体阴虚或失血之人，慎用温里剂，防止温燥药耗伤阴血。
（6）寒为阴邪，易伤阳气，故温里剂多配伍补气药。

二、温中祛寒

1.**理中丸**（《伤寒论》）
（1）组成：人参、干姜、甘草炙、白术各三两。
（2）功用：温中祛寒，补气健脾。
（3）主治

①**脾胃虚寒证**。脘腹绵绵作痛，畏寒肢冷，喜温喜按，食少脘痞，呕吐便溏，舌淡苔白，脉沉迟。

②**阳虚失血证**。衄血、吐血、便血或崩漏等，质地清稀，血色暗淡，四肢不温，面色萎黄，舌淡脉弱。

③**小儿慢惊**。病后喜唾涎沫，胸痹等，由中焦虚寒而致者。

（4）配伍意义：**干姜**温中祛寒，振奋脾阳，为君药。臣药为人参，补气健脾。干姜和人参相伍，"温补并用"，为温中健脾的基本结构。脾虚不运，湿浊内停，故用白术健脾燥湿，为佐药。炙甘草为佐使药，与诸药等量，其意有三：一为益气补中；二为缓急止痛；三为调和药性。

2.**小建中汤**（《伤寒论》）
（1）组成：桂枝三两，甘草二两，大枣十二枚，芍药六两，生姜三两，胶饴一升。
（2）功用：温中补虚，和里缓急。

（3）主治：**中焦虚寒，肝脾不和证**。腹中拘急样疼痛，喜温喜按，神疲乏力；或心中悸动，虚烦不宁，面色无华，舌淡苔白，脉细弦。

（4）配伍意义：本方由桂枝汤倍芍药，加饴糖而成。饴糖为君药，既可温中补虚，又可缓急止痛。桂枝辛温，温助阳气，祛散寒邪；**白芍**酸甘，益阴养血，缓急止痛，二味共为臣药。生姜和大枣为佐药，温中散寒，补脾养血。炙甘草为佐使之用，缓急止痛，调和药性。其中，饴糖配桂枝，辛甘化阳，温补中焦；芍药配甘草，酸甘化阴，缓急止痛。

三、回阳救逆

四逆汤（《伤寒论》）

（1）组成：甘草二两、干姜一两半、生附子一枚。

（2）功用：回阳救逆。

（3）主治：**心肾阳衰寒厥证**。四肢厥逆，恶寒蜷卧，神衰欲寐，面色苍白，呕吐不渴，腹痛下利，舌苔白滑，脉微细。

（4）配伍意义：生附子为君，温壮元阳，破阴逐寒，通行十二经脉，生用则能迅达内外以回阳救逆。干姜为臣药，温中散寒，助阳通脉。附子和干姜相伍，相须为用，乃回阳救逆的基本结构：温先天以生后天，温后天以养先天。**炙甘草**的用意有三：一是益气补中；二是解生附子之毒，缓附、姜峻烈之性；三是调和药物，使药力持久，是佐药而兼使药之用。

四、温经散寒

1. 当归四逆汤（《伤寒论》）

（1）组成：当归三两、桂枝三两、芍药三两、细辛三两、炙甘草二两、通草二两、大枣二十五枚。

（2）功用：温经散寒，养血通脉。

（3）主治：**血虚寒厥证**。手足厥寒，或腰、股、腿、足、肩臂疼痛，口不渴，舌淡苔白，脉沉细或细而欲绝。

（4）配伍意义：当归养血和血，桂枝温经散寒，温通血脉，两药相伍，共为君药。白芍和细辛共为臣药：白芍养血和营，助当归补益营血；细辛温经散寒，助桂枝温通血脉。通草通经脉；大枣和甘草共为佐药，益气健脾养血。重用大枣，不仅与当归、白芍相伍，补益营血，而且防止桂枝、细辛燥烈太过，耗伤阴血。炙甘草为使，调和药性。

2. 阳和汤（《外科证治全生集》）

（1）组成：熟地黄一两、麻黄五分、鹿角胶三钱、白芥子二钱、肉桂一钱、生甘草一钱、炮姜炭五分。

（2）功用：温阳补血，散寒通滞。

（3）主治：**阴疽**。如流注、痰核、贴骨疽、鹤膝风、脱疽等，患处漫肿无头，皮色不变，酸痛无热，舌淡苔白，脉沉细。

第八单元　表里双解剂

【复习指导】本部分内容历年必考。其中大柴胡汤的组成、主治应熟练掌握。

一、概述

1. 表里双解剂的适用范围　表里双解剂适用于表证未除,里证又急之表里同病的病证。
2. 表里双解剂的使用注意
(1)必须既有表证,又有里证,方可应用。
(2)辨清表证与里证的寒、热、虚、实后,针对病情,选择适当的方剂。
(3)分清表证与里证的轻重主次,权衡解表药与里药的比例,避免太过或不及之弊。

二、解表清里

葛根黄芩黄连汤(《伤寒论》)
(1)组成:葛根半斤,炙甘草二两,黄芩三两,黄连三两。
(2)功用:解表清里。
(3)主治:协热下利。身热下利,胸脘烦热,口干作渴,喘而汗出,舌红苔黄,脉数或促。

三、解表攻里

大柴胡汤(《金匮要略》)
(1)组成:柴胡半斤,黄芩三两,芍药三两,半夏半升,生姜五两,枳实四枚,大枣十二枚,大黄二两。
(2)功用:和解少阳,内泻热结。
(3)主治:少阳阳明合病。往来寒热,胸胁苦满,呕不止,郁郁微烦,心下痞硬,或大便不解或下利,舌苔黄,脉弦数有力。
(4)配伍意义:本方是小柴胡汤与小承气汤两方加减合成,是和解与泻下并用的方剂。小柴胡汤是治疗邪在少阳的主方,因伴见阳明胃家实的症状,故去补人参、甘草,加大黄、枳实、芍药治疗阳明热结。重用柴胡,为君药,配臣药黄芩,除少阳之邪。轻用大黄,大黄和枳实相伍,泻阳明热结,行气消痞,共为臣药。芍药缓急止痛,与大黄相伍,治腹中实痛;芍药与枳实相伍,理气和血,除心下满痛。半夏配伍大量生姜,治呕逆不止,共为佐药。大枣和生姜,和营卫,行津液,兼调和诸药,为使药。

第九单元　补益剂

【复习指导】本单元内容历年必考,应作为重点复习。其中四君子汤、参苓白术散、补中益气汤、生脉散、四物汤、当归补血汤、归脾汤、炙甘草汤、六味地黄丸、大补阴丸、一贯煎、肾气丸,应熟练掌握。

一、概述

1. 补益剂的适用范围　补益剂主要适用于虚证。凡是由于正气虚弱,气、血、阴、阳耗伤所导致的病证,均可用使用补益剂治疗。
2. 补益剂的使用注意
(1)要辨清虚证的实质和具体的病位。虚证辨气血阴阳哪方面虚损,并结合心肝脾肺肾等部位的不同,临证区分清楚,予以补益。
(2)要辨清虚实真假。真虚假实证宜用补益剂,若误用攻伐之剂,则虚者更虚;若为真实假虚证,若误用补益之剂,则实者更实,贻误病情。

(3) 要注意脾胃功能。补益药易壅中滞气,故应在方中适当加入理气醒脾之品,以助运化,使补而不滞。

(4) 采用适宜的煎服方法。补益药大多为味厚滋腻之品,宜文火久煎,促使药力尽出;服药时间大多以空腹或饭前服用为佳,有利于药物的吸收,若急证则不受时间限制。

二、补气

1. 补中益气汤(《内外伤辨惑论》)

(1) 组成:黄芪五分,病甚、劳役热甚者一钱;炙甘草五分,人参三分,当归二分,橘皮二分或三分,升麻二分或三分,柴胡二分或三分,白术三分。

(2) 功用:补中益气,升阳举陷。

(3) 主治:①**脾虚气陷证**。饮食减少,体倦肢软,少气懒言,面色萎黄,大便稀溏,舌淡,脉虚,以及脱肛、子宫脱垂、久泻、久痢、崩漏等。②**气虚发热证**。身热自汗,渴喜热饮,气短乏力,舌淡,脉虚大无力。

(4) 配伍意义:**重用黄芪为君**,补中益气,升阳固表。配伍人参、白术、炙甘草三味药为臣,甘温补中,以增黄芪补气健脾之功。当归养血活血,补充营血的不足;陈皮理气和胃,令诸药补而不滞,两者共为佐药。并配以少量轻清升散之柴胡、升麻升阳举陷,助黄芪升提下陷之中气;炙甘草益气补中,调和诸药,均为佐使药。

(5) 配伍特点:益气补脾为主,升举清阳为辅,补中寓升;甘温益气为主,佐以行气,补而不滞;补气兼补血,气血同治。

2. 四君子汤(《太平惠民和剂局方》)

(1) 组成:人参、白术、茯苓、炙甘草各等份。

(2) 功用:益气健脾。

(3) 主治:**脾胃气虚证**。面色萎白,语声低微,四肢倦怠,气短乏力,食少便溏,舌淡苔白,脉虚弱。

(4) 配伍意义:方中以甘温之人参为君,益气健脾养胃,脾气健旺,则运化正常,气血化生有源。脾胃气虚,运化乏力,湿浊内生,臣以苦温之白术以健脾燥湿。白术与人参配伍,增强益气健脾之功。佐以甘淡之茯苓以健脾渗湿。茯苓、白术相伍,健脾祛湿之功显著,并能顺应脾喜燥恶湿的生理特性。炙甘草甘温益气,助参、术益气补中,调和诸药,为佐使药。

3. 参苓白术散(《太平惠民和剂局方》)

(1) 组成:莲子肉一斤、薏苡仁一斤、砂仁一斤、桔梗一斤、白扁豆一斤、白茯苓二斤、人参二斤、炒甘草二斤、白术二斤、山药二斤、大枣数枚。

(2) 功用:益气健脾,渗湿止泻。

(3) 主治:**脾虚湿盛证**。饮食不化,胸脘痞闷,肠鸣泄泻,四肢乏力,形体消瘦,面色萎黄,舌淡苔白腻,脉虚缓。

(4) 配伍意义:方中配伍四君子汤(人参、白术、茯苓、炙甘草)益气健脾除湿。山药、莲子肉助四君子汤健脾益气止泻;薏苡仁健脾渗湿,白扁豆健脾化湿,二药共助白术、茯苓健脾祛湿以止泻。配以砂仁芳香醒脾,化湿和胃,行气导滞,令全方补而不滞。**桔梗**宣肺利气,通调水道,且载药上行,与补脾药共用,有"培土生金"之意;炙甘草、大枣补脾和胃,且炙甘草调和诸药。

4. 生脉散（《医学启源》）

（1）组成：人参五分、麦冬五分、五味子七粒。

（2）功用：益气生津，敛阴止汗。

（3）主治：①温热、暑热，耗气伤阴证。汗多神疲，体倦乏力，气短懒言，咽干口渴，舌干红少苔，脉虚数。②久咳伤肺，气阴两虚证。干咳少痰，短气自汗，口干舌燥，脉虚细。

（4）配伍意义：方中以甘温之人参为君，大补元气，益肺生津。臣以甘寒之麦冬，养阴清热，润肺生津，与人参相伍，气阴双补，相得益彰。配以酸温五味子为佐，敛肺止汗，生津止渴。三药相伍，一补一润一敛，以增益气养阴，生津止渴，敛阴止汗之效。

三、补血

1. 四物汤（《仙授理伤续断秘方》）

（1）组成：当归，川芎，白芍，熟、干地黄各等份。

（2）功用：补血调血。

（3）主治：营血虚滞证。头晕目眩，心悸失眠，面色无华，妇人月经不调，量少或经闭不行，脐腹作痛，甚或瘕块硬结，舌淡，口唇、爪甲色淡，脉细弦或细涩。

（4）配伍意义：方中熟地黄味厚滋腻，补肾填精，滋养阴血，为补血要药，为君药。臣以辛甘而温之当归，补血养肝，兼活血，为养血调经良药。佐以酸甘质柔之白芍，养血敛阴，助地、归滋阴养血之功，且柔肝缓急止痛；川芎辛散温通，调畅气血，与当归相伍则畅达血脉之力益彰。

2. 归脾汤（《正体类要》）

（1）组成：白术、当归、白茯苓、炒黄芪、远志、龙眼肉、炒酸枣仁各一钱，人参一钱，木香五分，炙甘草三分，生姜、大枣适量。

（2）功用：益气补血，健脾养心。

（3）主治：①心脾气血两虚证。心悸怔忡，健忘失眠，盗汗，体倦食少，面色萎黄，舌淡，苔薄白，脉细弱。②脾不统血证。便血，皮下紫癜，妇女崩漏，月经超前，量多色淡，或淋漓不止，舌淡，脉细弱。

（4）配伍意义：方中以甘温之参、芪、术、草健脾益气，使气旺而血生；当归、龙眼肉养血补心；酸枣仁、茯苓、远志宁心安神；木香理气醒脾，既助中焦运化之功，又使全方补而不滞，滋而不腻；煎药时加少量姜、枣调和脾胃，以资生化。

四、气血双补

炙甘草汤（《伤寒论》）

（1）组成：炙甘草四两，生姜三两，桂枝三两，人参二两，生地黄一斤，阿胶二两，麦冬半升，麻仁半升，大枣三十枚，清酒适量。

（2）功用：益气滋阴，通阳复脉。

（3）主治：①阴血阳气虚弱，心脉失养证。脉结代，心动悸，虚羸少气，舌光少苔，或质干而瘦小者。②虚劳肺痿。干咳无痰，或咳吐涎沫，量少，形瘦短气，虚烦不眠，自汗盗汗，咽干舌燥，大便干结，脉虚数。

（4）配伍意义：方中重用炙甘草，补气生血，养心益脾；重用生地黄，滋阴养血，充脉养心。二药重用，益气养血以复脉之本，共为君药。配伍人参、大枣，益心气，补脾气，以资气血生化之源；阿胶、麦冬、麻仁，滋心阴，养心血，充血脉，共为臣药。桂枝、生姜辛行温通走散，温心阳，通血脉，使气血流通以助脉气续接，并防诸厚味滋腻之品补腻太过，是为佐药。煎煮时加入清酒，以酒性辛热，温通血脉，以行药力，是为使药。

五、补阴

1. 六味地黄丸（《小儿药证直诀》）

（1）组成：熟地黄八钱、山萸肉四钱、干山药四钱、泽泻三钱、牡丹皮三钱、茯苓三钱。

（2）功用：滋补肝肾。

（3）主治：**肝肾阴虚证**。腰膝酸软，头晕目眩，耳鸣耳聋，盗汗，遗精，消渴，骨蒸潮热，手足心热，口燥咽干，牙齿松动，足跟作痛，小便淋沥，以及小儿囟门不合，舌红少苔，脉沉细数。

（4）配伍意义：方中重用熟地黄为君，滋阴补肾，填精益髓。山茱萸补益肝肾，涩精敛汗，取"肝肾同源"之意；山药补益脾阴，固肾止遗，共为臣药。熟地黄、山药、山茱萸三药配合，肾、肝、脾三阴并补，是为"三补"，且以补肾阴为主。泽泻利湿而泄肾浊，且防熟地黄之滋腻；茯苓淡渗脾湿，并助山药之健运，与泽泻相伍共泄肾浊，以助真阴复其位；牡丹皮清泄虚火，并能制约山茱肉之温涩。泽泻、茯苓、牡丹皮称为"三泻"，是为佐药。

（5）配伍特点：肝、脾、肾三阴并补，以补肾阴为主；三补三泻，以补为主。

2. 百合固金汤（《慎斋遗书》）

（1）组成：熟地黄三钱、生地黄三钱、当归身三钱、白芍一钱、甘草一钱、桔梗八分、玄参八分、贝母一钱、半麦冬一钱半、百合一钱。

（2）功用：滋养肺肾，止咳化痰。

（3）主治：**肺肾阴亏，虚火上炎证**。咳嗽气喘，痰中带血，咽喉燥痛，头晕目眩，午后潮热，舌红少苔，脉细数。

（4）配伍意义：方中百合滋阴清热，润肺止咳化痰；生地黄、熟地黄滋肾壮水，其中生地黄兼清热凉血止血之效。三药相伍，肺肾同治，金水相生，共为君药。麦冬甘寒，助百合滋阴清热，润肺止咳；玄参咸寒，助二地滋阴凉血，清虚火，兼利咽喉，共为臣药。当归治咳逆上气，伍白芍以养血和血；贝母清热润肺，化痰止咳，俱为佐药。桔梗配伍生甘草，宣肺利咽，化痰散结，并能载药上行；生甘草清热泻火，兼调和诸药，共为佐使药。

3. 大补阴丸（《丹溪心法》）

（1）组成：熟地黄六两、龟甲六两、黄柏四两、知母四两、猪脊髓、蜂蜜适量。

（2）功用：滋阴降火。

（3）主治：**阴虚火旺证**。骨蒸潮热，盗汗遗精，咳嗽咳血，心烦易怒，足膝痛热，舌红少苔，尺脉数而有力。

（4）配伍意义：重用熟地黄、龟甲为君，二药合用滋阴潜阳，壮水制火，以培其本。配伍苦寒之黄柏，清泄相火以坚阴；知母苦寒而润，上能清润肺金，下能滋清肾水，与黄柏相伍，苦寒降火，保存阴液，以清其源，共为臣药。以猪脊髓、蜂蜜为丸，此乃血肉甘润之品，既助熟地黄、龟甲滋阴，又制黄柏之苦燥，俱为佐使。

第四章　方剂学

4. 一贯煎（《续名医类案》）

（1）组成：北沙参、麦冬、当归身、生地黄、枸杞子、川楝子。

（2）功用：滋阴疏肝。

（3）主治：**肝肾阴虚，肝气郁滞证**。胸脘胁痛，吞酸吐苦，咽干口燥，舌红少津，脉细弱或虚弦。亦治疝气瘕聚。

六、补阳

肾气丸（《金匮要略》）

（1）组成：干地黄八两、山茱萸四两、山药四两、泽泻三两、牡丹皮三两、茯苓三两、桂枝一两、炮附子一两。

（2）功用：补肾助阳。

（3）主治：**肾阳不足证**。腰痛足软，身半以下常有冷感，少腹拘急，小便不利，或小便反多，入夜尤甚，阳痿早泄，舌淡而胖，脉虚弱，尺部沉细；以及痰饮，水肿，消渴，脚气，转胞等。

（4）配伍意义：方中附子大辛大热，温肾补火，为温阳诸药之首；桂枝辛甘而温，温助阳气，乃温通阳气要药。二药相伍，补肾阳，助气化，共为君药。重用干地黄补肾填精；配伍山茱萸、山药补肝脾而滋阴，以求阴生阳长，共为臣药。君臣相合，补肾填精，温助肾阳，方中补阳之品药少量轻，而滋阴之品药多量重，可见本方立方之旨，并非峻补元阳，而在微微生火，鼓舞肾气，乃"少火生气"之义。再以泽泻、茯苓利水渗湿，合桂枝化气行水；牡丹皮活血化瘀，合桂枝以行血分之滞。

（5）配伍特点：补阳之中配伍滋阴之品，意在阴中求阳；少量补阳药与大队滋阴药为伍，旨在少火生气；补中有泻，以补为主。

七、阴阳双补

地黄饮子（《圣济总录》）

（1）组成：熟（干）地黄、巴戟天、炒山茱萸、石斛、肉苁蓉、炮附子、五味子、官桂、白茯苓、麦冬、菖蒲、远志各半两，生姜三片，大枣二枚。

（2）功用：滋肾阴，补肾阳，开窍化痰。

（3）主治：**下元虚衰，痰浊上泛之暗痱证**。舌强不能言，足废不能用，口干不欲饮，足冷面赤，脉沉细弱。

（4）配伍意义：方中熟地黄、山茱萸滋补肾阴；肉苁蓉、巴戟天温壮肾阳，四药共为君药。伍辛热之附子、肉桂助肉苁蓉、巴戟天温养下元，摄纳浮阳，引火归原；石斛与麦冬、五味子合用，滋养肺肾，金水相生，壮水以济火，以上均为臣药。石菖蒲、远志、茯苓开窍化痰，交通心肾，是为佐药。再以姜、枣和中调药，功兼佐使。

第十单元　固涩剂

【复习指导】本单元内容历年必考，应作为重点复习。其中牡蛎散、四神丸、固冲汤、易黄汤应熟练掌握。

一、概述

1. 固涩剂的适用范围 固涩剂主要适用于气、血、精、津滑脱散失之证。凡是由于气、血、精、津滑脱不禁，散失不收，表现为自汗、盗汗、久咳不止、久泻不止、小便失禁、遗精滑泄、带下、崩漏等，均可使用固涩剂治疗。

2. 固涩剂的使用注意

(1) 固涩剂治疗滑脱散失之证，皆由正气亏虚所致，故临症应酌情配伍相应的补益药，标本兼顾。

(2) 若是元气大虚、亡阳欲脱所致的大汗淋漓、小便失禁或崩中不止者，需急用大剂参附之品回阳固脱，绝非单纯固涩剂所能治疗。

(3) 固涩剂为正虚无邪者设，故凡外邪未尽，误用固涩者，则有"闭门留寇"之患。此外，对于热病汗出、痰饮咳嗽、火扰遗泄、伤食泄泻、热痢初起、实热崩带等，均非本类方剂所宜。

二、固表止汗

牡蛎散（《太平惠民和剂局方》）

(1) 组成：黄芪一两，麻黄根一两，煅牡蛎一两，小麦百余粒。

(2) 功用：敛阴止汗，益气固表。

(3) 主治：**体虚自汗、盗汗证**。常自汗出，夜卧更甚，心悸惊惕，短气烦倦，舌淡红，脉细弱。

(4) 配伍意义：方中以咸涩微寒之煅牡蛎为君，敛阴潜阳，固涩止汗。以味甘、微温之生黄芪为臣，益气实卫，固表止汗。二药合用，是为敛阴潜阳、益气固表的常用组合。佐以甘平之麻黄根，功专收敛止汗。小麦甘凉，养气阴，退虚热，为佐使药。

三、涩肠固脱

真人养脏汤（《太平惠民和剂局方》）

(1) 组成：人参六钱，当归六钱，白术六钱，肉豆蔻半两，肉桂八钱，炙甘草八钱，白芍药一两六钱，木香一两四钱，诃子一两二钱，罂粟壳三两六钱。

(2) 功用：涩肠固脱，温补脾肾。

(3) 主治：**久泻久痢，脾肾虚寒证**。泻利无度，滑脱不禁，甚至脱肛坠下，脐腹疼痛，喜温喜按，倦怠食少，舌淡苔白，脉迟细。

(4) 配伍意义：方中重用罂粟壳为君药，涩肠止泻。臣以肉豆蔻、诃子，温中涩肠止泻。君臣并用，体现"急则治标"，"滑者涩之"之法。而固涩之品只能治标塞流，不能求本，故佐以人参、白术益气健脾，肉桂温肾暖脾、三药合用，温补脾肾以治本。泻痢日久，必伤阴血，故又佐以当归、白芍养血活血；方中涩补之品，易壅滞气机，故配伍木香理气醒脾，三药合用共奏调气和血之功，既治下痢里急后重腹痛，又使全方涩补不滞。甘草健脾益气和中，且调和诸药，合参、术补中益气，合芍药缓急止痛，为佐使药。

四、涩精止遗

桑螵蛸散（《本草衍义》）

(1) 组成：桑螵蛸一两，远志一两，石菖蒲一两，龙骨一两，人参一两，茯神一两，当归一两，炙龟甲一两（人参汤调下）。

（2）功用：调补心肾，涩精止遗。
（3）主治：**心肾两虚证**。小便频数，或尿如米泔色，或遗尿，或遗精，心神恍惚，健忘，舌淡苔白，脉细弱。
（4）配伍意义：方中桑螵蛸补肾固精缩尿，为君药。龟甲益肾养阴，补心安神，助君药补肾益精；龙骨收敛固涩，镇心安神，助君药固涩止遗，共为臣药。人参补元气摄津液，配茯神则益心气，宁心神；石菖蒲、远志交通心肾，安神定志；当归补心血，合人参补益气血，以上均为佐药。

五、固崩止带

固冲汤（《医学衷中参西录》）
（1）组成：炒白术一两，生黄芪六钱，煅龙骨八钱，煅牡蛎八钱，山萸肉八钱，生杭芍四钱，海螵蛸四钱，茜草三钱，棕榈炭二钱，五倍子五分。
（2）功用：**固冲摄血，益气健脾**。
（3）主治：**脾肾亏虚，冲脉不固证**。猝然血崩或月经过多，或漏下不止，色淡质稀，头晕肢冷，心悸气短，神疲乏力，腰膝酸软，舌淡，脉微弱。
（4）配伍意义：方中重用山萸肉为君药，补益肝肾，且收敛固涩。煅龙骨、煅牡蛎收涩固脱之力强，助君药固涩滑脱；白术、黄芪补气健脾，且黄芪又善升举，二药配伍，以复脾统摄之权，重在治本，四药共为臣药。生白芍补益肝肾，养血敛阴；棕榈炭、五倍子收敛止血；海螵蛸、茜草固摄下焦，化瘀止血，使血止而无留瘀之弊，以上共为佐药。

第十一单元　安神剂

【**复习指导**】本单元内容历年必考，应作为重点复习。其中天王补心丹、酸枣仁汤应熟练掌握。

一、概述

1. 安神剂的适用范围　安神剂适用于神志不安病证。凡由心、肝、肾三脏阴阳偏盛偏衰，或其相互间功能失调所致，表现为失眠健忘、心悸怔忡、烦躁惊狂等，均可使用安神剂治疗。
2. 安神剂的使用注意
（1）神志不安证的病机多虚实夹杂，故组方配伍时，常重镇安神与滋养安神配合运用，以顾虚实。
（2）神志不安病证，有因热、因瘀、因痰、因虚损、因阳明腑实所致者，又当分别应用清热、活血、祛痰、补益、攻下等治法。
（3）某些安神药，如朱砂等有一定毒性，久服能引起慢性中毒，亦应注意。
（4）重镇安神剂多由金石、贝壳类药物组方，易损伤胃气，不宜久服。脾胃虚弱者，宜配合健脾和胃之品。
（5）神志不安病证多与精神因素有关，故药物治疗的同时，适当配合思想开导或安抚，才能疗效显著。

二、重镇安神

朱砂安神丸（《内外伤辨惑论》）

（1）组成：朱砂五钱，黄连六钱，炙甘草五钱，生地黄一钱，当归二钱。

（2）功用：镇心安神，清热养血。

（3）主治：心火亢盛，阴血不足证。失眠多梦，惊悸怔忡，心烦神乱，舌尖红，脉细数。

（4）配伍意义：方中以甘寒质重之朱砂为君，寒能清心泻火，重可镇怯宁心，治标之中兼能治本。黄连苦寒，清泻心火以除烦热，为臣药。君臣相伍，重镇安神，清心除烦，以收泻火安神之功。当归辛甘温润，滋阴养血；生地黄甘苦寒，滋阴清热，均为佐药。炙甘草调和药性，并防朱砂之质重碍胃、黄连之苦寒，为佐使药。

三、滋养安神

1. 天王补心丹（《校注妇人良方》）

（1）组成：人参、茯苓、玄参、丹参、桔梗、远志各五钱，当归、五味子、麦冬、天冬、柏子仁、炒酸枣仁各一两，生地黄四两，朱砂、淡竹叶各适量。

（2）功用：滋阴清热，养血安神。

（3）主治：阴虚血少，神志不安证。心悸怔忡，虚烦失眠，神疲健忘，或梦遗，手足心热，口舌生疮，大便干结，舌红少苔，脉细数。

（4）配伍意义：方中重用生地黄，上养心血，下滋肾阴，兼清虚火，为君药。天门冬、麦冬滋阴清热；酸枣仁、柏子仁养心安神；当归补血润燥，共助君药滋阴补血，养心安神之功，以上均为臣药。玄参滋阴降火；茯苓、远志养心安神；朱砂镇心安神；五味子敛心气，安心神；人参补气生血，安神益智；丹参清心活血，合补血药使补而不滞，以上共为佐药。桔梗为舟楫，载药上行，以使药力留于上部心经，为使药。

2. 酸枣仁汤（《金匮要略》）

（1）组成：炒酸枣仁二升，甘草一两，知母二两，茯苓二两，川芎二两。

（2）功用：养血安神，清热除烦。

（3）主治：肝血不足，虚热内扰证。虚烦失眠，心悸不安，头目眩晕，咽干口燥，舌红，脉弦细。

（4）配伍意义：方中重用酸枣仁为君，入心、肝二经，擅养血补肝，宁心安神。茯苓宁心安神；知母滋阴润燥，清热除烦，共为臣药。君臣相伍，安神除烦之力增。佐以川芎，调肝血而疏肝气，与酸枣仁相伍，具有养血调肝之妙。使以甘草和中缓急，调和诸药。

第十二单元　开窍剂

【复习指导】本单元内容历年必考。应重点掌握开窍剂的适用范围及应用注意事项，以及安宫牛黄丸、紫雪、至宝丹、苏合香丸的功用及主治。

一、概述

1. 开窍剂的适用范围　开窍剂主要适用于窍闭神昏证。凡邪气壅盛、蒙蔽心窍所致的神志昏迷，无论寒湿痰浊蒙蔽心窍所致的寒闭，还是温热邪毒内陷心包，或痰热蒙蔽心窍所致的热闭，均可用开窍剂治疗。

2.开窍剂的使用注意

（1）首先应辨明闭证和脱证。

（2）辨明闭证属寒、属热，正确的选用凉开或者温开方剂。

（3）开窍剂大多由芳香药物组成，其性辛散走窜，临床多用于急救，宜中病即止，不可久服。

（4）开窍剂中麝香等药物有阻碍胎元之弊，孕妇应当慎用。

（5）本类方剂大多制作成为散剂、丸剂、注射剂。散剂、丸剂在使用时，用温开水化服或鼻饲，不宜煎煮，以免药性挥发，影响药物疗效。

二、凉开

1.安宫牛黄丸（牛黄丸）（《温病条辨》）

（1）功用：清热解毒，开窍醒神。

（2）主治：**邪热内陷心包证**。高热烦躁，神昏谵语，舌謇肢厥，舌红或绛，脉数有力。也治中风昏迷，小儿惊厥属邪热内闭者。

2.紫雪（《外台秘要》）

（1）功用：清热开窍，息风止痉。

（2）主治：**温热病，热闭心包及热盛动风证**。高热烦躁，神昏谵语，痉厥，口渴唇焦，尿赤便秘，舌质红绛，苔黄燥，脉数有力或弦数，以及小儿热盛惊厥。

3.至宝丹（《灵苑方》引郑感方，录自《苏沈良方》）

（1）功用：化浊开窍，清热解毒。

（2）主治：**痰热内闭心包证**。神昏谵语，身热烦躁，痰盛气粗，舌绛苔黄垢腻，脉滑数。亦治中风、中暑、小儿惊厥属于痰热内闭者。

三、温开

苏合香丸（吃力伽丸）（《外台秘要》）

（1）功用：芳香开窍，行气止痛。

（2）主治：**寒闭证**。突然昏倒，牙关紧闭，不省人事，苔白，脉迟。亦治心腹卒痛，甚则昏厥。

第十三单元 理气剂

【复习指导】本单元内容历年必考。其中越鞠丸、半夏厚朴汤、瓜蒌薤白白酒汤、天台乌药散、厚朴温中汤、定喘汤、苏子降气汤、旋覆代赭汤应熟练掌握。

一、概述

1.理气剂的适用范围　理气剂是指以理气药为主组成，具有行气或降气的作用，主治气滞或气逆病证的方剂。凡是肝气郁滞而见胁肋胀痛，急躁易怒，疝气疼痛，月经不调，乳房胀痛等；脾胃气滞而见脘腹胀痛，嗳气吞酸，食欲缺乏，恶心呕吐，大便秘结或泻痢不爽等；胃气上逆或肺气上逆而见呕吐、嗳气、咳喘等，均可用理气剂进行治疗。

2.理气剂的使用注意

（1）辨清气病之虚实。属于气滞实证，应当行气，如果误用补气，则气滞愈甚；属于气虚之证，应当补虚，如果误用行气，则使气更虚。

（2）辨兼夹病证。如果气逆不降与气机郁滞相兼为病，则分清主次，行气与降气配合使用；若兼气虚者，则需配伍适量补气之品。

（3）理气药大多属芳香辛燥之品，容易耗气伤津，动血或动胎，应当适可而止，勿过剂；若属于年老体弱、阴虚火旺、孕妇或素有崩漏、吐衄者，应当慎用。

二、行气

1.越鞠丸（《丹溪心法》）

（1）组成：香附、川芎、苍术、栀子、神曲各等份。

（2）功用：行气解郁。

（3）主治：**六郁证**。胸膈痞闷，脘腹胀痛，嗳腐吞酸，恶心呕吐，饮食不消。

（4）配伍意义：本方主治因喜怒无常、忧思过度或饮食失节、寒温不适所致气、血、痰、火、湿、食六郁之证。方中以香附为君，行气解郁，治疗气郁；川芎既可活血祛瘀治疗血郁，又可助香附行气解郁；栀子清热泻火，治疗火郁；苍术燥湿运脾，治疗湿郁；神曲消食导滞，治疗食郁，四药共为臣佐之药。因本方所治之痰郁乃因气滞湿聚而成，若气行湿化，则痰郁亦随之而解，故本方不另用治痰之品，此乃治病求本之意。

2.半夏厚朴汤（《金匮要略》）

（1）组成：半夏一升，厚朴三两，茯苓四两，生姜五两，紫苏叶二两。

（2）功用：行气散结，降逆化痰。

（3）主治：**痰气互结之梅核气**。咽中如有异物梗阻，咳吐不出，吞咽不下，胸膈满闷，或咳或呕，舌苔白润或白滑，脉弦滑。

（4）配伍意义：本方以半夏为君，化痰散结，和胃降逆。厚朴为臣，下气除满，助半夏散结降逆；茯苓健脾渗湿，助半夏化痰；生姜散结，和胃止呕，且可制约半夏毒性；紫苏叶芳香开郁，调畅情志，助厚朴宽胸行气，宣通郁结之气，诸药共为佐药。

3.瓜蒌薤白白酒汤（《金匮要略》）

（1）组成：瓜蒌一枚，薤白半升，白酒七升。

（2）功用：通阳散结，行气祛痰。

（3）主治：**胸阳不振，痰气互结之胸痹轻证**。胸部满痛，甚至胸痛彻背，喘息咳唾，短气，舌苔白腻，脉沉弦或紧。

（4）配伍意义：方中以瓜蒌为君，善于涤痰散结，宽胸理气；薤白善于温通滑利，通阳散结，行气止痛，为臣药。二药配伍，既可散胸中之阴寒，又可化上焦之痰浊，畅胸中之气机，共为治疗胸痹的要药。以白酒为佐药，辛散温通，以增强行气通阳之效。本方药仅三味，但配伍精当，共奏通阳散结、行气祛痰之功，使胸中阳气得以宣通，痰浊得以消散，气机调畅，则胸痹诸症自除也。

4.柴胡疏肝散（《证治准绳》）

（1）组成：柴胡二钱，陈皮二钱，川芎一钱半，枳壳麸炒一钱半，香附一钱半，芍药一钱半，甘草炙五分。

(2) 功用：疏肝行气，活血止痛。

(3) 主治：肝气郁滞证。胁肋疼痛，胸闷善太息，情志抑郁易怒，或嗳气，脘腹胀满，脉弦。

三、降气

1. 苏子降气汤（《太平惠民和剂局方》）

（1）组成：紫苏子二两半，半夏二两半，当归一两半，甘草炙二两，前胡一两，厚朴一两，肉桂一两半，生姜二片，大枣一枚，紫苏叶 2g。

（2）功用：降气平喘，祛痰止咳。

（3）主治：上实下虚喘咳证。痰涎壅盛，胸膈满闷，咳喘短气，呼多吸少，或腰痛足弱，肢体倦怠，或肢体浮肿，舌苔白滑或白腻，脉弦滑。

（4）配伍意义：方以紫苏子为君，降气平喘，祛痰止咳。半夏燥湿化痰降逆；厚朴下气宽中除满；前胡止咳下气祛痰，三药共同加强紫苏子降气祛痰平喘之功，共为臣药。君臣相配，以治痰涎壅盛在肺之上实。肉桂温补下元，纳气平喘，以治下虚；当归既治咳逆上气，又养血补肝，亦可制约诸药温燥；煎加生姜、紫苏叶以宣肺散寒，共为佐药。甘草、大枣和中调药，为使药。

（5）配伍特点：上下并治，标本兼顾，降气祛痰以治标，温肾补虚以治本，以治上治标为主；宣降结合，大队降逆之品中配伍少量宣肺散邪之品，但以降肺为主。

2. 旋覆代赭汤（《伤寒论》）

（1）组成：旋覆花三两，人参二两，生姜五两，代赭石一两，甘草炙三两，半夏二两，大枣十二枚。

（2）功用：降逆化痰，益气和胃。

（3）主治：胃虚痰阻，胃气上逆证。心下痞硬或胀满，按之不痛，嗳气不除，或呃逆、恶心，甚或呕吐，舌淡，苔白腻，脉缓或滑。

（4）配伍意义：方中旋覆花下气消痰，降逆止呃，重用为君；代赭石镇降胃气以除嗳，但其质重碍胃，故用量较轻，为臣药；生姜温胃化饮消痰，降逆和中止呕，并能制约代赭石的寒凉之性；半夏祛痰散结，降逆和胃，并为佐药；人参、大枣、甘草健脾补气，扶助已虚之中气，共为佐使。

3. 定喘汤（《摄生众妙方》）

（1）组成：白果二十一枚，麻黄三钱，紫苏子二钱，甘草一钱，款冬花三钱，杏仁一钱五分，桑白皮三钱，炒黄芩一钱五分，半夏三钱。

（2）功用：宣降肺气，清热化痰。

（3）主治：风寒外束，痰热内蕴证。咳喘痰多气急，质稠色黄，或微恶风寒，舌苔黄腻，脉滑数。

第十四单元 理血剂

【复习指导】本单元内容历年必考。其中桃核承气汤、血府逐瘀汤、补阳还五汤、温经汤、复元活血汤、桂枝茯苓丸、生化汤、咳血方、小蓟饮子、黄土汤应重点掌握细目。

· 151 ·

一、概述

1. **理血剂的适用范围** 理血剂是以活血化瘀药或止血药为主组成,具有消散瘀血或止血作用,治疗瘀血或出血病证的方剂。凡是瘀血阻滞或血溢脉外,离经妄行者,均可用理血剂治疗。

2. **理血剂的使用注意**

(1) 必须辨清造成瘀血或出血的原因,分清标本缓急,做到急则治其标,缓则治其本,或标本兼顾。

(2) 使用活血祛瘀剂时,常辅以养血益气之品,使祛瘀不伤正;峻猛逐瘀之品,中病即止,不可久服,勿使过剂。

(3) 在止血剂中辅以适当的活血祛瘀之品,或选用兼有活血祛瘀作用的止血药,使止血而不留瘀;若属瘀血内阻,血不循经而出血者,当祛瘀为先,因为瘀血不去则出血不止。

(4) 凡妇女经期、月经过多、孕妇,应当慎用或者忌用。

二、活血祛瘀

1. 血府逐瘀汤(《医林改错》)

(1) 组成:桃仁四钱,红花三钱,当归三钱,生地黄三钱,川芎一钱半,赤芍二钱,牛膝三钱,桔梗一钱半,柴胡一钱,枳壳二钱,甘草二钱。

(2) 功用:活血祛瘀,行气止痛。

(3) 主治:**胸中血瘀证**。胸痛,头痛,日久不愈,痛如针刺而有定处,或干呕,或烦闷,或心悸怔忡,失眠多梦,急躁易怒,入暮潮热,唇暗或两目暗黑,舌质暗红,或舌有瘀斑、瘀点,脉涩或弦紧。

(4) 配伍意义:方中桃仁活血行滞止痛,红花活血化瘀止痛,二药共为君药。赤芍、川芎助君药活血止痛,**牛膝**活血通经,引血下行,共为臣药。生地黄、当归养血益阴,清热活血;**桔梗**既能载药上行,又能调畅气机,桔梗与枳壳相伍,一升一降,宽胸行气;柴胡疏肝解郁,升达清阳,与桔梗、枳壳同用,善于理气行滞,使气行则血行,以上均为佐药。甘草调和诸药,为使药。

(5) 配伍特点:一是活血与行气并用,以活血为主;二是祛瘀与养血同施,使驱邪不伤正;三为升降兼顾,既能升达清阳,又可降泄下行,使气血和调。

2. 补阳还五汤(《医林改错》)

(1) 组成:生黄芪四两,当归尾二钱,赤芍一钱半,地龙一钱,川芎一钱,红花一钱,桃仁一钱。

(2) 功用:补气、活血、通络。

(3) 主治:**中风之气虚血瘀证**。半身不遂,口眼㖞斜,语言謇涩,口角流涎,小便频数或遗尿失禁,舌暗淡,苔白,脉缓无力。

(4) 配伍意义:本方**重用生黄芪**,大补元气,意在气旺则血行,瘀去则络通,为君药;当归尾活血通络而不伤血,为臣药;赤芍、川芎、桃仁、红花协同当归尾活血祛瘀;地龙通经活络,周行全身,力专善走,以行药力,诸药共为佐药。

(5) 配伍特点：补气活血，标本兼顾，重在补气治本；补通结合，补气而不壅滞，活血不伤正。

3. 桃核承气汤（《伤寒论》）
(1) 组成：桃仁五十个，大黄四两，桂枝去皮二两，甘草炙二两，芒硝二两。
(2) 功用：逐瘀泻热。
(3) 主治：**瘀热互结之下焦蓄血证**。少腹急结，至夜发热，小便自利，或烦躁谵语，神志如狂，以及经闭，痛经，舌质黯红，脉沉实而涩者。
(4) 配伍意义：桃仁活血祛瘀；大黄泻下通腑，祛瘀清热，两者合用，瘀热并治，共为君药。芒硝泻热软坚，协助大黄泻下通腑，使瘀热从大便而去；**桂枝**通行血脉，既能助桃仁活血，又可防硝、黄寒凉凝血之弊，共为臣药；炙甘草护胃安中，并缓诸药之峻烈，为佐使之用。

4. 温经汤（《金匮要略》）
(1) 组成：吴茱萸三两，当归二两，芍药二两，川芎二两，人参二两，桂枝二两，阿胶二两，生姜二两，甘草二两，半夏半升，麦冬一升，牡丹皮二两。
(2) 功用：温经散寒，祛瘀养血。
(3) 主治：**冲任虚寒，瘀血阻滞证**。经血淋漓不止，或血色暗而有块，月经不调，或超前延后，或逾期不止，或一月再行，少腹里急，腹满，傍晚发热，手心烦热，唇口干燥。舌质黯红，脉细而涩。也治妇人宫冷不孕。
(4) 配伍意义：吴茱萸擅长祛寒行气止痛，川芎擅长活血行气调经，两者共为君药。桂枝温经散寒，通利血脉，当归养血活血以调经；牡丹皮活血化瘀，兼清血分虚热，共为臣药。阿胶养血止血，滋阴润燥；白芍养血柔肝，缓急止痛；麦冬养阴并清虚热，三药合用，养血调肝，滋阴润燥，且清虚热，并能制约吴茱萸、桂枝的温燥之性；人参、甘草益气健脾，以资生化之源；半夏、生姜和胃运脾，通降胃气，合诸活血药以增祛瘀调经之功，合补益气血药可助生化，补而不滞，以上均为佐药。甘草调和诸药，为使药。

5. 生化汤（《傅青主女科》）
(1) 组成：全当归八钱，川芎三钱，桃仁十四枚，炮姜五分，甘草炙五分，黄酒、童便各半，煎服。
(2) 功用：养血祛瘀，温经止痛。
(3) 主治：**血虚寒凝，瘀血阻滞证**。产后恶露不行，小腹冷痛。
(4) 配伍意义：方中重用全当归为君药，补血活血，化瘀生新，行滞止痛。川芎活血行气，桃仁活血祛瘀，均为臣药。炮姜入血散寒，温经止痛；黄酒温通血脉以助药力，共为佐药。炙甘草和中缓急，调和诸药，为使药。原方用童便同煎（现多已不用）者，乃取其益阴化瘀，引败血下行之意。

三、止血

1. 咳血方（《丹溪心法》）
(1) 组成：青黛水飞、瓜蒌仁、海粉（现多用海浮石）、栀子炒黑、诃子各等份。
(2) 功用：清肝宁肺，凉血止血。
(3) 主治：**肝火犯肺之咳血证**。咳嗽痰稠带血，咯吐不爽，心烦易怒，胸胁作痛，咽干口苦，颊赤便秘，舌红苔黄，脉弦数。

(4)配伍意义：方中青黛清肝泻火，凉血止血；栀子清热凉血，泻火除烦，炒黑可入血分而止血，两药合用，澄本清源，共为君药。痰不除则咳不止，咳不止则血不宁，故用瓜蒌仁、海浮石清热化痰，润肺止咳，为臣药。诃子清降敛肺，化痰止咳，为佐药。

2.黄土汤（《金匮要略》）

(1)组成：干地黄、甘草、白术、炮附子、阿胶、黄芩各三两，灶心黄土半斤。

(2)功用：温阳健脾，养血止血。

(3)主治：脾阳不足，脾不统血证。大便下血，先便后血，或衄血、吐血，以及妇人崩漏，血色暗淡，四肢不温，面色萎黄，舌淡苔白，脉沉细无力。

(4)配伍意义：灶心黄土辛温而涩，温中收敛止血，为君药。白术、附子温阳健脾，助君药复脾土统摄之权，共为臣药。生地黄、阿胶滋阴养血，并能止血，得术、附则滋而不腻，避免碍脾；黄芩苦寒，可清肝止血，又合地、胶制约白术、附子温燥之性，防其动血，共为佐药。甘草益气和中，调和诸药，为使药。本方标本兼顾，寒热并用，刚柔相济。

3.小蓟饮子（《玉机微义》）

(1)组成：生地黄、小蓟、滑石、木通、蒲黄、藕节、淡竹叶、当归、山栀子、甘草各等份。

(2)功用：凉血止血，利水通淋。

(3)主治：热结膀胱，热伤血络之血淋、尿血。尿中带血，小便频数，赤涩热痛，舌红，脉数。

第十五单元　治风剂

【复习指导】本单元内容历年必考。其中川芎茶调散、消风散、羚角钩藤汤、镇肝息风汤、天麻钩藤饮应熟练掌握。

一、概述

1.治风剂的适用范围　治风剂是指以辛散祛风或息风止痉药为主组成，具有疏散外风或平息内风作用，治疗风证的方剂。风证分为外风证与内风证；风从外来，侵袭人体所引起的病症，称为外风证，是风邪外袭人体引起的病症，以头痛、恶风，肌肤瘙痒，肢体麻木，骨节疼痛、筋脉抽搐、口眼㖞斜或角弓反张等为主要表现；风从内生者，名为内风证，以眩晕、震颤、四肢抽搐、语言謇涩等为主要表现。

2.治风剂的使用注意

(1)辨清病变属性，热者当清，寒者当温，虚者当补。

(2)辨清风证之属内、属外。外风治宜疏散；内风治宜平息。

(3)内风外风夹杂者，治宜相互兼顾，分清主次。

二、疏散外风

1.川芎茶调散（《太平惠民和剂局方》）

(1)组成：薄荷叶八两，川芎、荆芥各四两，白芷、羌活、甘草炙各二两，细辛一两，防风一两半，清茶适量。

(2) 功用：疏风止痛。

(3) 主治：**外感风邪头痛**。偏正头痛，或巅顶作痛，目眩鼻塞，或恶风发热，舌苔薄白，脉浮。

(4) 配伍意义：川芎上行头目，善于活血祛风止头痛，为治疗头痛的要药，尤其擅长治疗少阳、厥阴经头痛，为君药。薄荷、荆芥疏风止痛，**薄荷用量独重**，一则清利头目，二则以其凉性制约诸风药之温燥，为臣药。羌活、白芷、细辛、防风助君药祛风止痛，共为佐药，其中羌活擅治太阳经头痛；白芷擅治阳明经头痛；细辛擅治少阴经头痛；防风辛散上部风邪。炙甘草调和药性，为使药。茶叶既能清利头目，又能制约辛温药耗散伤正，亦为佐药。

(5) 配伍特点：辛温疏风药为主，少佐苦寒降泄，使温中寓清，升中寓降，升而无过。

2. 消风散（《外科正宗》）

(1) 组成：荆芥、防风、牛蒡子、蝉蜕、苍术、苦参、石膏、知母、当归、胡麻、生地黄各一钱，木通、甘草各五分。

(2) 功用：疏风除湿，清热养血。

(3) 主治：**风热或风湿所致之风疹，湿疹**。皮肤瘙痒，疹出色红，或遍身云片斑点，抓破后渗出津水，苔白或黄，脉浮数。

(4) 配伍意义：痒自风而来，止痒必先疏风，故方用荆芥、防风、蝉蜕、牛蒡子疏风散邪，使风去痒止，四药共为君药。湿热浸淫，故以石膏、知母、生地黄清热凉血，是为热邪而用；苍术祛风燥湿，苦参清热燥湿，是为湿邪而设；木通渗利湿热，导热与湿从小便而去，以上共为臣药。治风必治血，治血风自灭，故以当归，胡麻仁合生地黄养血活血，滋阴润燥，共为佐药。甘草清热解毒，调和药性，为佐使。

3. 小活络丹（活络丹）（《太平惠民和剂局方》）

(1) 组成：川乌、草乌、地龙、天南星各六两，乳香、没药各二两二钱。

(2) 功用：祛风除湿，化痰通络，活血止痛。

(3) 主治：**风寒湿痹**。肢体筋脉疼痛，关节屈伸不利，疼痛游走不定，舌淡紫，苔白，脉沉弦或涩。亦治中风手足不仁，日久不愈，经络中有湿痰瘀血，而见腰腿沉重或腿臂间作痛。

三、平息内风

1. 羚角钩藤汤（《通俗伤寒论》）

(1) 组成：羚角片（先煎）一钱半，霜桑叶二钱，京川贝四钱，鲜生地黄五钱，双钩藤（后下）三钱，滁菊花三钱，茯神木三钱，生白芍三钱，生甘草八分，淡竹茹五钱。

(2) 功用：凉肝息风，增液舒筋。

(3) 主治：**热甚动风证**。高热不退，烦闷躁扰，手足抽搐，发为痉厥，甚则神昏，舌绛而干，或舌焦起刺，脉弦而数。

(4) 配伍意义：方中羚羊角、钩藤清热凉肝，息风止痉，两者共为君药。桑叶、菊花既能清热平肝，又兼疏散风热，使肝热从外疏散，共为臣药。白芍药、生地黄增液舒筋，柔肝解痉；贝母、竹茹清热化痰通经；茯神宁心安神，共为佐药。甘草调和药性，为使药。

2. 镇肝息风汤（《医学衷中参西录》）

(1) 组成：怀牛膝一两，生赭石一两，生龙骨、生牡蛎、生龟板、生杭芍、玄参、天冬各五钱，川楝子、生麦芽、茵陈各二钱，甘草一钱半。

(2) 功用：镇肝息风，滋阴潜阳。
(3) 主治：**类中风**。头目眩晕，目胀耳鸣，脑部热痛，面色如醉，心中烦热；或时常噫气；或肢体渐觉不利，口眼渐形㖞斜，甚或眩晕昏扑，昏不知人，移时始醒，或醒后不能复元，脉弦长有力。
(4) 配伍意义：方中重用怀牛膝，归肝肾，入血分，善下行，意在引血下行，并能补益肝肾，为君药。代赭石质重沉降，长于镇肝降逆而潜阳，合牛膝以引气血下行，急则治标；龙骨、牡蛎镇肝降逆而潜阳，龟甲、白芍、玄参、天冬滋阴潜阳，兼以清热，共为臣药。肝为刚脏，喜条达而恶抑郁，故用茵陈、川楝子、生麦芽清泄肝热，疏肝理气，以利于肝阳的平降镇潜，共为佐药。甘草调和药性，与生麦芽相配能安中和胃，防止方中重镇药物碍胃，为佐使。

3.天麻钩藤饮（《杂病证治新义》）
（1）组成：天麻，钩藤，生决明，山栀，黄芩，川牛膝，杜仲，益母草，桑寄生，首乌藤，朱茯神。
（2）功用：**平肝息风，清热活血，补益肝肾**。
（3）主治：**肝阳偏亢，肝风上扰证**。头痛，眩晕，失眠多梦，或口苦面红，舌红苔黄，脉弦或数。
（4）配伍意义：方中天麻、钩藤清热平肝息风，共为君药；石决明平肝潜阳，除热明目，助天麻、钩藤平肝息风；川牛膝引血下行，兼能活血利水；栀子、黄芩清泻肝热，共为臣药。益母草活血利水；杜仲、桑寄生补益肝肾；首乌藤、朱茯神安神定志，共为佐药。

第十六单元　治燥剂

【复习指导】本单元内容历年必考，应作为重点复习。其中杏苏散、桑杏汤、清燥救肺汤、麦冬汤的组成、功用、主治、配伍意义、配伍特点应熟练掌握。

一、概述

1.治燥剂的适用范围　治燥剂主要适用于燥证。燥证有外燥和内燥之分。外燥证是秋令燥邪所致的病证，症见头痛、咳嗽、鼻塞咽干等；内燥证是燥从内生所致的病证，症见咽喉燥痛、干咳少痰或无痰、舌红少苔等。

2.治燥剂的使用注意
（1）应辨清外燥和内燥，外燥宜轻宣，内燥宜滋润。
（2）疏散外燥易伤津，用量宜轻；滋润内燥易壅滞，适当配伍辛开药。
（3）燥证夹湿者，应兼顾，但用药应有主次之别。

二、轻宣外燥

1.杏苏散（《温病条辨》）
（1）组成：紫苏叶，半夏，茯苓，前胡，苦桔梗，枳壳，甘草，生姜，大枣，杏仁，橘皮。
（2）功用：轻宣凉燥，理肺化痰。
（3）主治：**外感凉燥证**。恶寒无汗，头微痛，咳嗽痰稀，鼻塞咽干，苔白脉弦。
（4）配伍意义：苏叶发表散邪，开宣肺气，使凉燥之邪从表而解；杏仁降利肺气，润燥止咳化痰，两药相配，一宣一降，调理肺气，共为君药。桔梗宣利肺气止咳，助紫苏叶开宣肺气；枳壳宽胸理气；半夏燥湿化痰降逆；橘皮理气化痰燥湿；前胡疏风散邪，降气化痰，助杏仁降气化痰；茯苓健脾渗湿，杜生痰之源；生姜助苏叶解表散寒，以上共为臣药。大枣、甘草补益肺气，与生姜相伍，调和营卫，通行津液，且调和诸药，为佐使药。全方合用，共奏轻宣凉燥、理肺化痰之功。

2. 清燥救肺汤（《医门法律》）

（1）组成：霜桑叶三钱，煅石膏二钱五分，甘草一钱，人参七分，胡麻仁一钱，阿胶八分，麦冬一钱二分，杏仁七分，枇杷叶一片。

（2）功用：清肺润燥，益气养阴。

（3）主治：温燥伤肺，气阴两伤证。干咳无痰，气逆而喘，头痛身热，咽喉干燥，鼻燥，胸满胁痛，心烦口渴，舌干少苔，脉虚大或数。

（4）配伍意义：方中重用桑叶为君，质轻性寒，清泄肺中燥热之邪。臣以石膏辛甘而寒，清泄肺经之热；麦冬甘寒清热，养阴润肺。石膏用量轻于桑叶，不碍君药之轻宣；麦冬滋润，然用量不及桑叶之半，不碍君药之外散。君臣相配，宣中有清，清中有润，是为清宣润肺的常用组合。人参益气生津；麻仁润肺养阴；阿胶润肺补血；杏仁降肺气，兼润肺；枇杷叶清降肺气止咳，共为佐药。甘草益中气，补肺气，调和诸药，为佐使。

3. 桑杏汤（《温病条辨》）

（1）组成：桑叶一钱，杏仁一钱五分，沙参二钱，象贝一钱，香豉一钱，栀皮一钱，梨皮一钱。

（2）功用：清宣温燥，润肺止咳。

（3）主治：外感温燥证。身热不甚，口渴，咽干鼻燥，干咳无痰或痰少而黏，舌红，苔薄白而干，脉浮数而右脉大者。

三、滋阴润燥

麦门冬汤（《金匮要略》）

（1）组成：麦冬七升，半夏一升，人参三两，甘草二两，粳米三合，大枣四枚。

（2）功用：清养肺胃，降逆下气。

（3）主治

①虚热肺痿。咳嗽气喘，咽喉不利，咯痰不爽，或咳唾涎沫，口干咽燥，手足心热，舌红少苔，脉虚数。

②胃阴不足证。呕吐，纳少，呃逆，口渴咽干，舌红少苔，脉虚数。

（4）配伍意义：重用麦冬为君药，养肺胃阴津，清肺胃虚热。人参益气生津，补肺胃之虚，是为臣药。粳米、大枣益脾胃之气，助人参益胃生津，寓"培土生金"之意；半夏降逆下气，和胃止呕，化其痰涎，并制约滋补药，使滋而不腻，共为佐药。甘草润肺利咽，益气和中，调和诸药，为佐使药。

（5）配伍特点：大量甘润药中佐以少量辛燥之品，润燥得宜，滋而不腻，燥不伤津；益胃气而润肺燥，培土生金，肺胃同治。

第十七单元 祛湿剂

【复习指导】本单元内容历年必考，应作为重点复习。其中平胃散、藿香正气散、茵陈蒿汤、三仁汤、八正散、甘露消毒丹、五苓散、猪苓汤、防己黄芪汤、实脾散、真武汤、苓桂术甘汤、完带汤、独活寄生汤、羌活胜湿汤应熟练掌握。

一、概述

1. 祛湿剂的适用范围 适用于湿病，包括外湿证和内湿证。外湿证是因居住湿地、阴雨湿蒸、汗出沾衣，则湿邪外袭而引起的病证，症见头痛身重、肢节酸痛、筋脉不利或面目浮肿等。内湿证是因过食生冷或肥甘之品，过饮酒酪，则湿从内生，症见脘腹胀满、呕恶泄利，或水肿淋浊、黄疸、痿痹等。

2. 祛湿剂的使用注意
（1）辨明病变的寒热，夹寒者宜温，夹热者宜清。
（2）辨明病变的虚实，实者宜渗利，虚者宜温化。
（3）祛湿药多苦燥，使用时注意保护阴津。

二、燥湿和胃

1. 藿香正气散（《太平惠民和剂局方》）
（1）组成：大腹皮、白芷、紫苏、茯苓各一两，半夏曲、白术、陈皮、厚朴、桔梗各二两，藿香三两，炙甘草二两半，生姜三片，大枣一枚。
（2）功用：解表化湿，理气和中。
（3）主治：外感风寒，内伤湿滞证。恶寒发热，头痛，胸膈满闷，脘腹疼痛，恶心、呕吐，肠鸣、泄泻，舌苔白腻，脉浮或濡缓以及山岚瘴疟等。
（4）配伍意义：方中藿香为君，既以其辛温之性而解在表之风寒，又取其芳香之气而化在里之湿浊，且可辟秽和中而止呕，为治霍乱吐泻之要药。半夏曲、陈皮燥湿理气，和胃降逆而止呕；白术、茯苓健脾祛湿以止泻，共同助藿香化湿浊而止吐泻，俱为臣药。湿浊中阻，气机不畅，佐以大腹皮、厚朴行气化湿，畅中行滞，且有气行则湿化之义；紫苏、白芷辛温发散，可助藿香外散风寒，且紫苏醒脾宽中，行气止呕，白芷兼能燥湿化浊；桔梗宣利肺气，能解表，又助化湿；煎加生姜、大枣，内调脾胃，外和营卫。使以甘草调和药性，且助生姜、大枣以和中。
（5）配伍特点：外散风寒与内化湿浊相伍，健脾利湿与理气和胃共施；表里同治，以治里为主。

2. 平胃散（《简要济众方》）
（1）组成：苍术四两，厚朴三两，陈皮二两，炙甘草一两，生姜二片，大枣二枚。
（2）功用：燥湿运脾，行气和胃。
（3）主治：湿滞脾胃证。脘腹胀满，不思饮食，口淡无味，嗳气吞酸，恶心呕吐，肢体沉重，怠惰嗜卧，且常多自利，舌苔白腻而厚，脉缓。
（4）配伍意义：方中苍术辛香苦温，燥湿运脾，使湿祛则脾运有权，脾健则湿邪得化，为君药。湿邪阻碍气机，气行则湿化，故以厚朴为臣，行气除满，且可化湿；陈皮为佐，理气和胃，燥湿醒脾。甘草为使，调和诸药，且益气健脾和中。煎加生姜、大枣，以生姜温散水湿，且能和胃降逆；大枣补脾益气，助甘草培土以制水，生姜、大枣相合尚能调和脾胃。

三、清热祛湿

1. 茵陈蒿汤（《伤寒论》）

（1）组成：茵陈六两，栀子十四枚，大黄二两。

（2）功用：清热，利湿，退黄。

（3）主治：湿热黄疸。一身面目俱黄，且黄色鲜明，发热，无汗或但头汗出，口渴欲饮，恶心呕吐，小便短赤，大便不爽或秘结，舌红苔黄腻，脉沉数或滑数有力。

（4）配伍意义：方中重用茵陈蒿苦寒降泄，善能清热利湿，疏利肝胆，为治黄疸之要药，是为君药。臣药以栀子清热降火，且通利三焦，助茵陈引湿热从小便而去。佐药以大黄泻热逐瘀，通利大便，导湿热从大便而下。

（5）配伍特点：利湿与泻热并进，通利二便，前后分消。

2. 八正散（《太平惠民和剂局方》）

（1）组成：车前子、瞿麦、萹蓄、滑石、山栀子仁、炙甘草、木通、大黄各一斤，灯芯草适量。

（2）功用：清热泻火，利水通淋。

（3）主治：湿热淋证。尿频尿急，溺时涩痛，尿色浑赤，淋沥不畅，甚则癃闭不通，小腹急满，口燥咽干，舌苔黄腻，脉滑数。

（4）配伍意义：方中滑石滑利窍道，清热利湿；木通上清心火，下利湿热，使湿热之邪从小便而去，共为君药。萹蓄、瞿麦、车前子为臣，均为清热利水通淋的常用药。佐以山栀子仁清泄三焦，通利水道，可增强君、臣药清热利水通淋之功，使湿热从小便而去；大黄荡涤邪热，且通利肠腑，使湿热从大便而去；灯芯草利水通淋，三药共为佐药。甘草调和诸药，兼能清热缓急止痛，是为佐使之用。

3. 三仁汤（《温病条辨》）

（1）组成：杏仁五钱，飞滑石六钱，白通草二钱，白蔻仁二钱，淡竹叶二钱，厚朴二钱，生薏苡仁六钱，半夏五钱。

（2）功用：宣畅气机，清利湿热。

（3）主治：湿温初起或暑温夹湿之湿重于热证。头痛恶寒，肢体倦怠，身重疼痛，面色淡黄，胸闷不饥，且午后身热，苔白不渴，脉弦细而濡。

（4）配伍意义：方中杏仁宣利上焦肺气，气行则湿化；白蔻仁芳香化湿，行气宽中，畅中焦之脾气；薏苡仁甘淡性寒，淡渗利水而健脾，使湿热从下焦而去；三仁合用，宣通三焦，共为君药。滑石、通草、竹叶甘寒淡渗，助君药以利湿清热，是为臣药；半夏、厚朴行气化湿，且散结除满，是为佐药。

四、利水渗湿

1. 五苓散（《伤寒论》）

（1）组成：猪苓十八铢，泽泻一两六铢，白术十八铢，茯苓十八铢，桂枝半两。

（2）功用：利水渗湿，温阳化气。

（3）主治：膀胱气化不利之蓄水证。小便不利，头痛微热，烦渴欲饮，甚则水入即吐；

或脐下动悸，吐涎沫而头目眩晕；或短气而咳；或水肿，泄泻。舌苔白，脉浮。

（4）配伍意义：重用泽泻为君，直达肾与膀胱，利水渗湿。臣以茯苓、猪苓之淡渗，增强君药利水渗湿之力。佐以白术健脾燥湿以制水；膀胱的气化有赖于阳气的蒸腾，故佐以桂枝温阳化气以助利水，又可解表散邪以祛表邪。

2. 猪苓汤（《伤寒论》）

（1）组成：猪苓、茯苓、泽泻、阿胶、滑石各1两。

（2）功用：利水，养阴，清热。

（3）主治：**水热互结证**。小便不利，发热，口渴欲饮，或心烦不寐，也或兼有咳嗽、呕恶、下利，舌红苔白或微黄，脉细数。也治血淋，小便涩痛，点滴难出，小腹满痛者。

（4）配伍意义：猪苓为君，取其归肾、膀胱经，专以淡渗利水。臣以泽泻、茯苓之甘淡，用以助猪苓利水渗湿之力，且泽泻性寒兼可泄热，茯苓健脾以助运湿。佐入滑石甘寒，利水、清热两彰其功；阿胶滋阴润燥，既益已伤之阴，又防诸药渗利重伤阴血。

3. 防己黄芪汤（《金匮要略》）

（1）组成：防己一两，黄芪一两一分，甘草半两，白术七钱半，生姜四片，大枣一枚。

（2）功用：益气祛风，健脾利水。

（3）主治：表虚不固之**风水或风湿证**。汗出恶风，身重微肿，或肢节疼痛，小便不利，舌淡苔白，脉浮。

五、温化寒湿

1. 实脾散（《重订严氏济生方》）

（1）组成：厚朴、白术、木瓜、木香、草果仁、大腹子、附子炮、白茯苓、炮干姜各一两，炙甘草半两，生姜五片，大枣一枚。

（2）功用：温阳健脾，行气利水。

（3）主治：**脾肾阳虚，水气内停之阴水**。身半以下肿甚，手足不温，口中不渴，胸腹胀满，大便溏薄，舌苔白腻，脉沉弦而迟。

（4）配伍意义：方中附子、干姜为君，附子善于温肾阳而助气化以行水；干姜偏于温脾阳而助运化以制水，二药相合，温肾暖脾，扶阳抑阴。臣以茯苓、白术渗湿健脾，使水湿从小便去。佐以木瓜除湿醒脾和中；厚朴、木香、大腹子（槟榔）、草果行气导滞，令气化则湿化，气顺则胀消；且草果、厚朴兼可燥湿，槟榔又能利水。甘草、生姜、大枣益脾和中，生姜兼能温散水气，甘草调和诸药，共为佐使之用。

2. 真武汤（《伤寒论》）

（1）组成：茯苓三两，芍药三两，白术二两，生姜三两，附子一枚。

（2）功用：温阳利水。

（3）主治：**阳虚水泛证**。畏寒肢厥，小便不利，心下悸动不宁，头目眩晕，身体筋肉瞤动，站立不稳，四肢沉重疼痛，浮肿，尤以腰下为甚；或腹痛，泄泻；或咳喘，呕逆。舌质淡胖，边有齿痕，舌苔白滑，脉沉细。

（4）配伍意义：附子大辛大热，温肾助阳以化气行水，兼暖脾土，以温运水湿，为君药。臣以茯苓利水渗湿，使水邪从小便而去；白术健脾燥湿。佐以生姜温散，既助附子温阳散寒，又合苓、术宣散水湿。白芍亦为佐药，其意有四：一为利小便以行水气，《本经》言其能"利

· 160 ·

小便"，《名医别录》亦谓之"去水气，利膀胱"；二为柔肝缓急以止腹痛；三为敛阴舒筋以解筋肉瞤动；四为可防止温燥药物燥伤阴津，以利于久服缓治。

3. 苓桂术甘汤（《金匮要略》）

(1) 组成：茯苓四两，桂枝三两，白术二两，炙甘草二两。

(2) 功用：温阳化饮，健脾利湿。

(3) 主治：**中阳不足之痰饮**。胸胁支满，目眩心悸，短气而咳，舌苔白滑，脉弦滑或沉紧。

六、祛湿化浊

完带汤（《傅青主女科》）

(1) 组成：白术一两，山药一两，人参二钱，白芍五钱，车前子三钱，苍术二钱，甘草一钱，陈皮五分，黑芥穗五分，柴胡六分。

(2) 功用：补脾疏肝，化湿止带。

(3) 主治：**脾虚肝郁，湿浊带下**。带下色白，清稀如涕，面色㿠白，肢体倦怠，大便溏薄，舌淡苔白，脉缓或濡弱。

(4) 配伍意义：重用白术、山药益气补脾，白术善健脾燥湿，山药能固涩止带，共为君药。人参补中益气，助君药补脾；苍术燥湿运脾，助白术祛湿；白芍柔肝抑木，使木达而脾土自强，同为臣药。佐以陈皮理气和中，既可使君药补而不滞，又可令气行而湿化；车前子利湿清热，配苍术、白术使湿浊之邪由小便而去；柴胡、芥穗辛温升散，得白术可升发脾胃清阳，配白芍可疏达肝气之郁，俱为佐药。甘草益气补中，调和药性，为佐使药。

七、祛风胜湿

1. 独活寄生汤（《备急千金要方》）

(1) 组成：独活三两，桑寄生、杜仲、牛膝、细辛、秦艽、茯苓、肉桂心、防风、川芎、人参、甘草、当归、芍药、干地黄各二两。

(2) 功用：祛风湿，止痹痛，益肝肾，补气血。

(3) 主治：**痹证日久，肝肾两虚，气血不足证**。腰膝疼痛、痿软，肢节屈伸不利，或麻木不仁，畏寒喜温，心悸、气短，舌淡苔白，脉细弱。

(4) 配伍意义：重用独活为君，性善下行，以祛下焦与筋骨间的风寒湿邪。臣以细辛、秦艽、防风、桂心，细辛入少阴肾经，搜剔阴经之风寒湿邪；秦艽可祛风湿，舒经络而利关节；桂心可温经散寒，通利血脉；防风可祛一身之风而胜湿，君臣相伍，祛风湿，止痹痛。本证因痹证日久而出现肝肾两虚，气血不足，故佐以桑寄生、杜仲、牛膝以补益肝肾而强壮筋骨，且桑寄生兼可祛风湿，牛膝能活血以通利筋脉；地黄、当归、芍药、川芎可养血和血，人参、茯苓、甘草健脾益气，其中芍药与甘草相合，尚能柔肝缓急，以助舒筋；当归、牛膝、川芎、桂心活血，寓"治风先治血，血行风自灭"之意。甘草调和诸药，兼使药之用。

(5) 配伍特点：以祛风寒湿邪为主，辅以补肝肾、益气血之品，邪正兼顾，祛邪不伤正，扶正不恋邪。

2. 羌活胜湿汤（《脾胃论》）

(1) 组成：羌活、独活各一钱，藁本、防风、甘草炙各五分，蔓荆子三分，川芎二分。

(2) 功用：祛风，胜湿，止痛。

(3) 主治：**风湿在表之痹证**。肩背痛不可回顾，头痛身重，或腰脊疼痛，难以转侧，苔白，脉浮。

(4) 配伍意义：方中羌活、独活共为君药，祛风除湿，通利关节。其中羌活善祛上部风湿，而独活善祛下部风湿，两药相合，则能散一身上下之风湿，通利关节而止痹痛。臣药以防风、藁本祛风胜湿，且善止头痛。佐药以川芎活血行气，祛风止痛；蔓荆子祛风止痛。使药以甘草调和诸药。

第十八单元　祛痰剂

【复习指导】本单元内容历年必考，应作为重点复习。其中二陈汤、温胆汤、清气化痰丸、小陷胸汤、贝母瓜蒌散、半夏白术天麻汤应熟练掌握。

一、概述

1. 祛痰剂的适用范围　适用于痰病。痰有广义与狭义之分：广义之痰，泛指符合痰的病证表现的病理变化，病变部位较为广泛。如《医方集解》曰："在肺则咳，在胃则呕，在头则眩，在心则悸，在背则冷，在胁则胀，其变不可胜穷也。"狭义之痰，专指有形之痰。由于痰可留滞于脏腑、经络、肢体而致病，故临床表现多样，常见的病证有咳嗽、喘证、眩晕、头痛、胸痹、呕吐、痰厥、癫狂、惊痫、中风、痰核、瘰疬等。

2. 祛痰剂的使用注意
(1) 辨清痰证的性质，分清寒热燥湿的不同而选用相应的方剂。
(2) 辨治痰病，必治脾，治脾以杜绝生痰之源。
(3) 酌情配伍温药，即"病痰饮者，当以温药和之"。
(4) 治痰药多伤津，故应兼顾阴津，以免化痰伤津。

二、燥湿化痰

1. 二陈汤（《太平惠民和剂局方》）
(1) 组成：半夏、橘红各五两，白茯苓三两，炙甘草一两半，生姜七片，乌梅一个。
(2) 功用：燥湿化痰，理气和中。
(3) 主治：**湿痰证**。咳嗽痰多，色白而易咯，胸膈痞闷且不欲饮食，恶心呕吐，或头眩心悸，肢体困倦，舌苔白滑，脉滑。
(4) 配伍意义：半夏辛温而性燥，尤善燥湿化痰，且能降逆和胃止呕，为君药。湿痰易致气机阻滞，臣以辛苦温燥之橘红，理气行滞，燥湿化痰，体现了"治痰先治气，气顺则痰消"之意。半夏橘红相配，燥湿化痰，理气和中，为治湿痰阻滞证的基本结构。半夏、橘红二药，以陈久者良，即《医方集解》所云："陈皮、半夏贵其陈久，则无燥散之患，故名二陈"。茯苓渗湿健脾，以杜生痰之源；生姜能助半夏、橘红以降逆化痰；又可制半夏之毒；再以少许乌梅收敛肺气，与半夏相伍，散中有收，祛痰而不伤正，均为佐药。炙甘草调和诸药，为使药。

2. 温胆汤（《三因极一病证方论》）
(1) 组成：半夏、竹茹、枳实各二两，陈皮三两，炙甘草一两，茯苓一两半，生姜五片，大枣一枚。

（2）功用：理气化痰，和胃利胆。
（3）主治：**胆胃不和，痰热内扰证**。胆怯易惊，心烦不眠，口苦吐涎，或呕恶呃逆，或眩晕，或癫痫，苔腻微黄，脉弦滑。
（4）配伍意义：半夏燥湿化痰，降逆和胃，为君药。臣以竹茹，清热化痰，除烦止呕。君臣相配，既化痰浊，又清胆热，令胆气清肃，胃气顺降，则胆胃得和，烦呕自止。治痰须治气，气顺则痰消。故以枳实破气消痰，散结除痞；陈皮理气燥湿而化痰，茯苓健脾渗湿，生姜、大枣和中培土，且生姜能制约半夏毒性，均为佐药。炙甘草益气和中，调和诸药，为使药。

三、清热化痰

清气化痰丸（《医方考》）
（1）组成：陈皮、杏仁、枳实、黄芩、瓜蒌仁、茯苓各一两，胆南星、半夏各一两半。
（2）功用：清热化痰，理气止咳。
（3）主治：**热痰咳嗽**。咳嗽痰黄，黏稠难咯，胸膈痞闷，甚则气急呕恶，舌质红，苔黄腻，脉滑数。

四、润燥化痰

贝母瓜蒌散（《医学心悟》）
（1）组成：贝母一钱五分，瓜蒌一钱，花粉、茯苓、橘红、桔梗各八分。
（2）功用：润肺清热，理气化痰。
（3）主治：**燥痰咳嗽**。咳嗽痰少，咯痰不爽，涩而难出，咽干口燥哽痛，或上气喘促，苔白而干。

五、温化寒痰

苓甘五味姜辛汤（《金匮要略》）
（1）组成：茯苓四两，甘草三两，干姜三两，细辛三两，五味子半升。
（2）功用：温肺化饮。
（3）主治：**寒饮咳嗽**。咳嗽痰多，清稀色白，口淡喜唾，胸膈痞满，舌苔白滑，脉弦滑。

六、化痰息风

半夏白术天麻汤（《医学心悟》）
（1）组成：半夏一钱，天麻、茯苓、橘红各一钱，白术三钱，甘草五分，生姜一片，大枣二枚。
（2）功用：化痰息风，健脾祛湿。
（3）主治：**风痰上扰证**。眩晕，头痛，胸膈痞满，痰多，呕恶，舌苔白腻，脉弦滑。
（4）配伍意义：半夏功善燥湿化痰，降逆消痞；天麻入肝经，尤善平肝息风而止眩晕，天麻与半夏相配，为治风痰眩晕的常用组合，共为君药。脾为生痰之源，白术健脾燥湿，茯苓健脾渗湿，共治生痰之本，均为臣药。橘红理气化痰，气顺则痰消；生姜、大枣调和脾胃，且生姜可制半夏之毒，共为佐药。甘草和中而调和诸药，为使药。本方是以二陈汤去乌梅，加天麻、白术、大枣而成。

第十九单元　消食剂

【复习指导】本单元内容历年必考，应作为重点复习。其中保和丸、枳实导滞丸、健脾丸应熟练掌握。

一、概述

1. 消食剂的适用范围　适用于饮食积滞。
2. 应用消食剂的使用注意
（1）辨清病变属性，实证以消食为主，虚证以消补为主。
（2）消食剂属于攻伐之剂，不宜长期服用，纯虚无实者禁用。

二、消食化滞

保和丸（《丹溪心法》）

（1）组成：山楂六两，神曲二两，半夏、茯苓各三两，陈皮、连翘、莱菔子各一两。
（2）功用：消食和胃。
（3）主治：**食积证**。脘腹痞满胀痛，嗳腐吞酸，恶食呕恶，或大便泄泻，舌苔厚腻，脉滑。
（4）配伍意义：方中重用山楂为君，能消各种饮食积滞，长于消肉食油腻之积。神曲消食健脾，长于化酒食陈腐之积；莱菔子下气消食除胀，长于消谷面之积，二药共用为臣。君臣相配，相辅相成，效力更著，可消一切饮食积滞，为消食化积的常用组合。食积易于阻气、生湿、化热，故用半夏、陈皮辛温，理气化湿，和胃止呕；茯苓甘淡，健脾利湿，和中止泻；**连翘**味苦微寒，既可散结以助消积，又可清解食积所生之热，四药共为佐药。

三、健脾消食

健脾丸（《证治准绳》）

（1）组成：白术二两半，木香、黄连、甘草各七钱半，白茯苓二两，人参一两五钱，神曲、陈皮、砂仁、炒麦芽、山楂、山药、肉豆蔻各一两。
（2）功用：健脾和胃，消食止泻。
（3）主治：**脾虚食积证**。食少难消，脘腹痞闷，大便溏薄，倦怠乏力，苔腻微黄，脉虚弱。
（4）配伍意义：方中重用白术、茯苓为君，健脾祛湿以止泻。山楂、神曲、麦芽消食和胃；人参、山药益气补脾，以助苓、术健脾之力，共为臣药。木香、砂仁、陈皮皆芳香之品，理气开胃，醒脾化湿，既可解除脘腹痞闷，又可使全方补而不滞；肉豆蔻温涩，可合山药以涩肠止泻；黄连清热燥湿，可清解食积所化生之热，共为佐药。甘草补中且调和诸药，是为佐使之用。
（5）配伍特点：补气健脾药与消食行气药同用，为消补兼施之剂，补而不滞，消不伤正，补重于消。

第二十单元　驱虫剂

【复习指导】 本单元内容历年必考。其中乌梅丸应熟练掌握。

乌梅丸（《伤寒论》）

（1）组成：乌梅三百枚，细辛六两，干姜十两，黄连十六两，当归四两，附子六两，蜀椒四两，桂枝六两，人参六两，黄柏六两，蜂蜜适量。

（2）功用：温脏安蛔。

（3）主治：**蛔厥证**。脘腹阵痛，烦闷呕吐，时发时止，得食而吐，甚则吐蛔，手足厥冷。兼治久痢久泻。

（4）配伍意义：重用乌梅为君，取其味酸以安蛔止痛。蜀椒、细辛皆辛温之品，辛能伏蛔，温可祛脏寒，且蜀椒有直接杀虫之力；黄连、黄柏味苦性寒，苦能下蛔，寒可清热；四药相配，温清并用，伏蛔下蛔，共为臣药。附子、桂枝、干姜温脏祛寒；人参、当归补益气血，扶助正气，共为佐药。以蜜为丸，取其甘缓和中，为使药。

本方所治的**久痢久泻**，多因正虚邪恋，寒热错杂，脾肾虚寒，气血不足，而湿热未尽所致。方中重用乌梅涩肠止泻，可治久利滑脱；蜀椒、细辛、附子、桂枝、干姜能温肾暖脾，振奋阳气；人参益气健脾，与温热之品伍用，能温补脾肾；当归养血和血；黄连、黄柏清热燥湿，以除余邪。

第五章 中西医结合内科学

第一单元 呼吸系统疾病

【复习指导】本单元历年必考，应作为重点复习。其中常见呼吸系统疾病的概念、临床表现、诊断、鉴别诊断、特效性治疗和急重症治疗是考试的重点，应掌握。掌握常见呼吸系统疾病中医辨证论治的证候、治法、常用方剂。病因、发病机制、中医病因病机、病理、实验室及其他检查及疾病的预防应熟悉。慢性阻塞性肺疾病、支气管哮喘、肺炎、肺结核、慢性肺源性心脏病均为重点掌握的疾病。熟悉原发性支气管肺癌。

一、慢性阻塞性肺疾病

慢性阻塞性肺疾病（COPD）是一种具有气流受限特征的肺部疾病，气流受限不完全可逆，且呈进行性发展。属于中医学的"肺胀""喘证""久咳"范畴。

（一）西医病因、发病机制

1. 吸烟 是**最常见因素**。焦油、尼古丁和氢氰酸等化学物质，损伤气道上皮、纤毛，使黏液腺和杯状细胞增生肥大。

2. 理化因素 职业粉尘及化学物质，如烟雾、变应原、工业废气及室内空气污染等；空气污染，如二氧化硫、二氧化氮、氯气等。

3. 感染 是COPD发生、发展的重要因素之一。**细菌或病毒感染**是急性加重期最常见的原因。

4. 氧化应激及炎症机制 氧化应激增加，多种炎症细胞致慢性炎症。蛋白酶-抗蛋白酶失衡，蛋白酶增多或抗蛋白酶不足均可致组织结构破坏产生肺气肿。

5. 其他 机体内在因素、自主神经失调、营养状况、气温、营养、遗传、过敏等。

（二）临床表现

1. 症状 慢性咳嗽、咳痰。一般为白色黏液或浆液性泡沫样痰，偶可带血丝。急性期痰量增多，可有脓性痰。**气短或呼吸困难**，逐渐加重，是COPD的标志性症状。

2. 体征 早期体征可无异常。

（1）视诊：**桶状胸**。

（2）触诊：双侧语颤减弱。

（3）叩诊：**过清音**，肺下界下移，肺下界移动度减小。

（4）听诊：两肺呼吸音减弱，呼气延长，部分患者可闻及湿和（或）干啰音。

（三）并发症

1. 慢性呼吸衰竭 **低氧血症和（或）高碳酸血症**。

2. 自发性气胸 突然加重的呼吸困难、发绀，鼓音，呼吸音减弱或消失，X线检查可以确诊。

3. 慢性肺源性心脏病 肺动脉高压、右心室肥厚扩大、右心衰竭。

（四）实验室及其他检查

1. 肺功能检查 **肺功能检查**是判断气流受限的主要客观指标。吸入支气管舒张药后第1秒用力呼气容积占用力肺活量百分比（FEV_1/FVC）＜70%及FEV_1＜80%预计值者，可确定为不能完全可逆的气流受限。

2. 胸部 X 线检查　对 COPD 诊断特异性不高，主要作为确定肺部并发症及与其他肺部疾病鉴别诊断之用。高分辨率 CT 对有疑问病例的鉴别诊断有一定的意义。

3. 血气分析　可判断酸碱平衡失调、呼吸衰竭的类型及 COPD 的病情严重程度。

4. 其他　痰培养可检出病原菌，血白细胞增高、核左移等。

（五）诊断和严重程度分级

1. 诊断　**不完全可逆性气流受限**是诊断 COPD 的必备条件。①吸入支气管舒张药后 $FEV_1/FVC < 70\%$ 及 $FEV_1 < 80\%$ 预计值，可确定为不完全可逆性气流受限；②有少数患者无咳嗽、咳痰症状，仅在肺功能检查时 $FEV_1/FVC < 70\%$，而 $FEV_1 \geq 80\%$ 预计值，在除外其他疾病后，亦可诊断为 COPD。病程分为急性加重期、稳定期。

2. 病情严重程度分级　见表 5-1。

表 5-1　COPD 分期严重程度分级

分级	特征
0 级：高危	有罹患 COPD 的危险因素
Ⅰ级：轻度	$FEV_1/FVC < 70\%$，$FEV_1 \geq 80\%$ 预计值，有或无慢性咳嗽、咳痰
Ⅱ级：中度	$FEV_1/FVC < 70\%$，$50\% \leq FEV_1 < 80\%$ 预计值，有或无慢性咳嗽、咳痰症状
Ⅲ级：重度	$FEV_1/FVC < 70\%$，$30\% \leq FEV_1 < 50\%$ 预计值，有或无慢性咳嗽、咳痰症状
Ⅳ级：极重度	$FEV_1/FVC < 70\%$，$FEV_1 < 30\%$ 预计值或 $FEV_1 < 50\%$ 预计值，伴有呼吸衰竭

（六）西医治疗

1. 稳定期治疗

（1）戒烟、脱离污染环境。

（2）支气管舒张药：肾上腺素受体激动剂，如沙丁胺醇、特布他林等；抗胆碱药，如异丙托溴铵；茶碱类，如茶碱缓释片。

（3）祛痰药：盐酸氨溴索、羧甲司坦等。

（4）糖皮质激素：重度、极重度、反复加重的患者，可长期吸入糖皮质激素与长效 β_2 肾上腺素受体激动药联合制剂。常用沙美特罗加氟替卡松、福莫特罗加布地奈德。

（5）长期家庭氧疗。

2. 急性期治疗

（1）支气管舒张剂。

（2）**低流量吸氧**：一般吸入浓度为 28%～30%。

（3）抗生素：根据病原菌类型及药物敏感情况选用抗生素，如 β 内酰胺类/β 内酰胺酶抑制药、第二代头孢菌素、大环内酯类或喹诺酮类等。

（4）糖皮质激素：对急性加重期患者可考虑口服泼尼松龙，也可静脉给予甲泼尼龙。

（七）中医辨证论治

1. 外寒里饮证

证候：咳嗽喘逆不得卧，气短气急，咳痰稀白量多、呈泡沫状，胸部膨满，口干不欲饮，面色青暗，周身酸楚，头痛，恶寒，无汗，舌体胖大，舌质暗淡，苔白滑，脉浮紧。

治法：温肺散寒，涤痰降逆。

方药：**小青龙汤**加减。

2. 痰浊阻肺证

证候：喘而胸满窒闷，甚则胸盈仰息，咳嗽，痰多黏腻色白，咳吐不利，兼有呕恶，食少，口黏不渴，舌苔白腻，脉滑或濡。

治法：健脾化痰，降气平喘。

方药：**二陈汤**合**三子养亲汤**加减。

3. 痰热郁肺证

证候：喘咳气涌，胸部胀痛，痰多质黏色黄，或夹有血色，伴有胸中烦闷，身热，有汗，口渴而喜冷饮，面赤，咽干，小便赤涩，大便或秘，舌质红，舌苔薄黄或腻，脉滑数。

治法：清热化痰，宣肺平喘。

方药：**桑白皮汤**或**越婢加半夏汤**加减。

4. 痰蒙神窍证

证候：咳逆喘促，神志恍惚，表情淡漠，嗜睡，或烦躁不安，或谵妄，撮空理线，昏迷，或肢体蠕动，抽搐，咳痰黏稠，或黄黏不爽，或伴有痰鸣，唇甲青紫，舌质暗红或淡紫或紫绛，苔白腻或黄腻，脉细滑数。

治法：涤痰，开窍，息风。

方药：**涤痰汤、安宫牛黄丸或至宝丹**加减。

5. 肺脾气虚证

证候：喘促短气，气怯声低，言语无力，痰吐稀薄，自汗畏风，面色苍白，食少脘胀，便溏或食后即便，咳声低弱，极易感冒，舌胖，边有齿痕，苔薄白或薄白腻，脉细弱。

治法：健脾益肺。

方药：**生脉散**合**六君子汤**加减。

6. 肺肾气虚证

证候：呼吸浅短难续，甚则张口抬肩，倚息不能平卧，咳嗽，痰白如沫，咳吐不利，胸满闷窒，声低气怯，心慌，形寒汗出，面色晦暗，或腰膝酸软，小便清长，或尿后余沥，或咳则小便自遗，舌淡或暗紫，苔白润。

治法：补肺纳肾，降气平喘。

方药：**补虚汤**合**参蛤散**。

7. 阳虚水泛证

证候：喘咳不能平卧，咳痰清稀，胸满气憋，面浮，下肢肿，或一身悉肿，腹部胀满有水，尿少，脘痞，纳差，心悸，怕冷，面唇青紫，舌胖质暗，苔白滑，脉沉细滑或结代。

治法：温肾健脾，化饮利水。

方药：**真武汤**合**五苓散**加减。

二、支气管哮喘

支气管哮喘是由嗜酸性粒细胞、肥大细胞、T淋巴细胞、中性粒细胞、气道上皮细胞等多种细胞和细胞组分参与的**气道慢性炎症性疾病**。存在气道高反应性、广泛可逆性气流受限。

临床特点有反复发作性的喘息、气急、胸闷或咳嗽等症状，常在夜间和（或）清晨发作、加剧，多数患者可自行缓解或经治疗后缓解。病程延长部分可产生气道不可逆性缩窄和气道重塑。属于中医学的"哮病""喘证"范畴。

（一）西医病因、发病机制

1. 病因

（1）遗传因素：与多基因遗传有关。

（2）激发因素：①吸入物，花粉、尘螨、动物毛屑、真菌、硫酸、氨气、粉尘、油烟、甲醛、甲酸、煤气等。②感染，细菌、病毒、支原体、寄生虫等感染。③食物，鱼、虾、奶、蛋类等。④药物，阿司匹林、普萘洛尔等。⑤其他，如剧烈运动、气候骤然变化、精神因素等。

2. 发病机制　哮喘的发病与炎症反应、变态反应、气道高反应性及神经机制等因素相互作用有关。气道炎症是最重要的发病机制。变态反应、气道高反应性是哮喘发生发展的重要因素。神经因素主要表现为胆碱能神经功能亢进。

（二）中医病因病机

本病多有宿痰内伏于肺，由于复感外邪、饮食、情志、劳倦等，诱动内伏之宿痰，致痰阻气道，壅遏肺气，肺气上逆，气机不利而发病。本病病位在肺，与脾、肾、肝、心密切相关。其病性属本虚标实，病理因素以痰为主。痰主要由于肺不布津，脾失转输，肝不散精，肾失蒸腾气化，以致津液凝聚成痰，伏藏于肺，成为发病的"夙根"，遇各种诱因而引发。

（三）临床表现

1. 症状　反复发作性伴有哮鸣音的呼气性呼吸困难为特点，部分患者有发作性胸闷和咳嗽，严重者端坐呼吸、发绀、汗出等。数分钟、数小时至数天，经用支气管舒张剂治疗或自行缓解。常夜间、凌晨发作或加重。发作前可有鼻痒、喷嚏、胸闷等先驱症状。

2. 体征　发作时胸部呈过度充气状态，可有"三凹征"，肺部有广泛的哮鸣音，呼气音延长。严重哮喘，心率增快、奇脉、胸腹反常运动和发绀等。

（四）实验室及其他检查

1. 痰液检查　较多嗜酸性粒细胞。

2. 呼吸功能性查

（1）通气功能检查：哮喘发作时，FEV_1、$FEV_1/FVC\%$、呼气峰值流速（PEF）等均降低。通气功能障碍，可逆性。

（2）支气管激发试验：吸入激发剂如组胺、乙酰甲胆碱后，FEV_1 下降 > 20%。

（3）支气管舒张试验：吸入支气管舒张剂如沙丁胺醇、特布他林等后，FEV_1 增加 ≥ 12%，且其绝对值增加 200ml 或以上；PEF 较治疗前增加 60L/min 或增加 ≥ 20%。

（4）PEF 及其变异率的测定　发作时 PEF 下降，昼夜 PEF 变异率 ≥ 20%。

3. 动脉血气分析　动脉血氧分压降低，二氧化碳分压下降，pH 上升呈呼吸性碱中毒。重度哮喘，二氧化碳潴留，出现呼吸性酸中毒，同时还可合并代谢性酸中毒。

4. 胸部 X 线检查　缓解期多无明显异常。发作时可见两肺透亮度增加；反复发作或并发呼吸道感染，肺纹理增加及炎性浸润阴影。

5. 特异性变应原的检测

(五)诊断与鉴别诊断

1. 诊断要点

(1) 反复发作喘息、气急、胸闷或咳嗽，多与接触变应原、冷空气、物理或化学性刺激及病毒性上呼吸道感染、运动等有关。

(2) 发作时在双肺可闻及散在或弥漫性，以呼气相为主的哮鸣音，呼气相延长。

(3) 上述症状和体征可经治疗缓解或自行缓解。

(4) 除外其他疾病所引起的喘息、气急、胸闷和咳嗽。

(5) 临床表现不典型者，至少具备以下1项：①支气管激发试验或运动激发试验阳性。②支气管舒张试验阳性。③PEF变异率≥20%。

符合(1)～(4)条或(4)、(5)条者，可以诊断为哮喘。哮喘分为急性发作期、慢性持续期和缓解期；依据病情，分轻、中、重、危重4度。

2. 鉴别诊断

(1) 心源性哮喘：多有高血压、冠心病、风湿性心脏病和二尖瓣狭窄等病史和体征。咳出粉红色泡沫痰，广泛的湿啰音和哮鸣音，左心界扩大，心率增快，心尖部可闻及奔马律。胸部X线检查可见心脏增大，肺淤血征，有助于鉴别。血浆脑钠肽检测有助于心源性或肺源性呼吸困难的鉴别。

(2) 喘息型慢性支气管炎：多见于中老年人，有长期吸烟或接触有害气体的病史。慢性咳嗽，喘息长年存在，肺气肿体征，两肺或可闻及湿啰音。支气管舒张药和口服吸入激素治疗性试验有助于鉴别。

(3) 上气道阻塞：根据临床病史，特别是出现吸气性呼吸困难，以及痰液细胞学或细菌学检查，胸部X线、CT或MRI或支气管镜检查等，常可明确诊断。

(4) 变态反应性肺浸润：患者多有变应原接触史，症状较轻，常有发热，胸部X线检查可见多发性、此起彼伏的淡薄斑片浸润阴影，可自行消失或再发。肺组织活检也有助于鉴别。

(六)西医治疗

1. 常用药物

(1) 激素：是最有效的控制气道炎症的药物。给药途径包括吸入、口服和静脉应用等。吸入为首选途径。①气雾剂，**二丙酸倍氯米松、布地奈德、丙酸氟替卡松、环索奈德**。②口服药，泼尼松龙。③静脉给药，氢化可的松、甲泼尼龙。

(2) β_2受体激动药：①短效β_2受体激动药。沙丁胺醇和特布他林等。气雾剂、干粉剂和溶液等，速效、短效，是缓解轻中度哮喘的首选药。口服给药，缓效、短效。贴剂给药：妥洛特罗。②长效β_2受体激动药。沙美特罗、福莫特罗等，适合于中至重度持续哮喘患者的长期治疗。

(3) 白三烯受体拮抗药：扎鲁司特、孟鲁司特。

(4) 茶碱类：氨茶碱和控(缓)释型茶碱，静脉给药适用于哮喘急性发作且近24h内未用过茶碱类药物的患者。

(5) 抗胆碱药物：溴化异丙托品、泰乌托品。

(6) 变应原特异性免疫疗法：皮下注射尘螨、猫毛、豚草等变应原提取液。

(7) 其他：酮替芬、氯雷他定、阿司咪唑、曲尼司特、免疫调节剂(甲氨蝶呤、环孢素、金制剂等）和免疫球蛋白等。

2.急性发作期治疗

（1）轻度：吸入短效 β_2 受体激动药，如效果不佳，选用短效 β_2 受体激动药控释片或茶碱控释片，或雾化吸入溴化异丙托品。

（2）中度：吸入激素、β_2 受体激动药。氨茶碱静脉滴注，必要时加用溴化异丙托品、白三烯受体拮抗药，或口服激素。

（3）重度至危重度：①氧疗与辅助通气。吸入氧浓度25%~40%。如病情恶化，必要时机械通气。②激素。常用氢化可的松、甲泼尼龙静脉给药，病情好转后，口服、吸入激素。③解痉平喘，β_2 受体激动药、氨茶碱、抗胆碱药酌情选用。④纠正水、电解质、酸碱失衡。补液、纠酸、纠正电解质紊乱及呼吸衰竭。⑤抗感染。选择有效抗生素。⑥并发症的处理，如气胸治疗等。

3.非急性发作用期治疗

（1）间隙至轻度：吸入或口服 β_2 受体激动药控制症状，或小剂量茶碱、小剂量吸入激素。

（2）中度：吸入 β_2 受体激动药，效果不佳时选用口服 β_2 受体激动剂控释片或茶碱控释片，口服白三烯受体拮抗剂。必要时，加用抗胆碱药、吸入激素。

（3）重度：规律吸入 β_2 受体激动药或口服 β_2 受体激动药、茶碱控释片，或 β_2 受体激动药联用抗胆碱药或加用白三烯受体拮抗药，吸入激素。若还有症状，需规律口服泼尼松、泼尼松龙。

（七）中医辨证论治

1.发作期

（1）寒哮证

证候：呼吸急促，喉中哮鸣有声，胸膈满闷如塞，咳不甚，咳吐不爽，痰稀薄色白，面色晦滞，口不渴或渴喜热饮，天冷或受寒易发。形寒畏冷，初起多兼恶寒、发热、头痛等表证，舌苔白滑，脉弦紧或浮紧。

治法：温肺散寒，化痰平喘。

方药：**射干麻黄汤**加减。

哮久阳虚，发作频繁，发时喉中痰鸣如鼾，气短不足以息，咳痰清稀，面色苍白，汗出肢冷，舌淡苔白，脉沉细者，当温阳补虚，加用附子、补骨脂等温补肾阳。

（2）热哮证

证候：气粗息涌，咳呛阵作，喉中哮鸣，胸高胁胀，烦闷不安，汗出，口渴喜饮，面赤口苦，咳痰色黄或色白，黏浊稠厚，咳吐不利，舌质红，苔黄腻，脉滑数或弦滑。

治法：清热宣肺，化痰定喘。

方药：**定喘汤**加减。

2.缓解期

（1）肺虚证

证候：喘促气短，语声低微，面色㿠白，自汗畏风，咳痰清稀色白，多因气候变化而诱发，发前喷嚏频作，鼻塞流清涕，舌淡苔白，脉细弱。

治法：补肺固卫。

方药：**玉屏风散**加减。

（2）脾虚证

证候：倦怠无力，食少便溏，面色萎黄无华，痰多而黏，咳吐不爽，胸脘满闷，恶心纳呆，或食油腻易腹泻，每因饮食不当而诱发，舌质淡，苔白滑或腻，脉细弱。

治法：健脾化痰。

方药：**六君子汤**加减。

（3）肾虚证

证候：平素息促气短，呼多吸少，动则为甚，形瘦神疲，心悸，腰酸腿软，劳累后哮喘易发，或面色苍白，畏寒肢冷，自汗，舌淡苔白，质胖嫩，脉沉细；或颧红，发热，汗出黏手，舌红少苔，脉细数。

治法：补肾纳气。

方药：**金匮肾气丸或七味都气丸**加减。

三、肺炎

肺炎是由多种病原微生物、理化因素、免疫损伤及药物等引起的终末气道、肺泡腔及肺间质的炎症。主要表现为寒战、高热、咳嗽、咳痰、胸痛、呼吸困难等。属于中医学的"咳嗽""喘证""肺炎咳嗽"等范畴。

（一）西医病因、发病机制

1. 细菌　肺炎链球菌、金黄色葡萄球菌、肺炎克雷伯杆菌、甲型溶血性链球菌、流感嗜血杆菌、铜绿假单胞菌等。

2. 非典型病原体　军团菌、支原体和衣原体。

3. 病毒　冠状病毒、腺病毒、呼吸道合胞病毒、流感病毒、麻疹病毒、巨细胞病毒等。

4. 真菌　白念珠菌、曲霉菌、隐球菌、肺孢子菌等。

5. 其他　立克次体、弓形虫、寄生虫等。

6. 理化因素　放射性损伤，胃酸或内源性脂类物质吸入等。

（二）病理

1. 细菌性肺炎

（1）肺炎链球菌肺炎：多呈大叶性或肺段性分布。典型病理分为4期，即早期、红色肝变期、灰色肝变期、消散期。

（2）葡萄球菌肺炎：常呈大叶性分布，化脓性炎症或多发性脓肿，可形成肺大疱、囊状气肿、气胸或脓气胸。

（3）克雷伯杆菌肺炎：常呈大叶性分布，以右上叶多见。细菌引起肺组织坏死、液化，形成脓腔、空腔。

（4）军团菌肺炎：化脓性支气管炎，大叶实变。多灶性，渗出物中含有大量纤维蛋白，可致肺纤维化。少数有空洞形成。

2. 病毒性肺炎　细支气管炎、肺泡炎，更多为间质性肺炎。局灶性或广泛弥漫性，病变吸收后可纤维化，结节性钙化。

3. 支原体肺炎　细支气管炎、支气管肺炎或间质性肺炎。

4. 肺炎衣原体肺炎　化脓性细支气管炎，继而发生支气管肺炎或间质性肺炎。

5. 真菌性肺炎 凝固性坏死、细胞浸润和化脓,可有过敏反应或形成慢性肉芽肿。

6. 非感染性肺炎

(1) 放射性肺炎:肺血管损伤、充血、水肿及细胞浸润,淋巴管扩张和透明膜形成。

(2) 吸入性肺炎:急性炎症反应、周围炎性物质浸润,间质性肺水肿,可遗留肺纤维化。

(三) 中医病因病机

本病的病因包括劳倦过度,或寒温失调,起居不慎,卫外功能减弱,暴感外邪犯肺等。**邪犯肺卫、痰热盛肺、热闭心神、阴竭阳脱、正虚邪恋**为病机要点。病位在肺,与心、肝、肾关系密切。分虚、实两类,以实者居多。外邪内侵,邪郁于肺,化热、生痰、酿毒,三者互结于肺。外邪或入里化热,或痰热壅盛,或热闭心神。若风温热邪,久羁不解,易深入下焦,下竭肝肾,导致真阴欲竭,气阴两伤。治疗得当,则邪退正复。

(四) 临床表现

1. 细菌性肺炎

(1) 肺炎链球菌肺炎:寒战,发热,胸痛,咳嗽,咳痰,呼吸困难。早期肺部无明显异常体征,**肺实变**时,浊音、语颤增强、支气管呼吸音、湿啰音;病变累及胸膜时,可有胸膜摩擦音。

(2) 葡萄球菌肺炎:院外感染起病较急,中毒症状、胸痛、咳、痰、粉红色乳状痰,常有进行性呼吸困难、发绀。院内感染起病稍缓慢,亦有高热、脓痰,老年人症状多不典型。

(3) 克雷伯杆菌肺炎:起病突然,高热,临床表现重,痰液常呈砖红色胶冻状或灰绿色,常有呼吸困难。可有典型肺实变体征。

(4) 军团菌肺炎:轻者仅有流感样症状,可自愈。有的高热,稽留热型,咳嗽、脓痰、血痰。急性病容,肺内干、湿啰音,肺实变体征等。

2. 病毒性肺炎

(1) 症状:症状较轻,但起病较急,初起见上呼吸道感染症状,随即出现咳嗽,多为阵发性干咳,伴有胸痛、气喘、持续发热等。

(2) 体征:一般不明显。

3. 肺炎支原体肺炎

(1) 症状:持久**阵发性刺激性呛咳**为本病的突出症状。常于秋季发病,起病较缓,主要表现为上呼吸道感染症状。

(2) 体征:咽部充血,有时有颈淋巴结肿大。肺部一般无明显异常体征。

4. **肺炎衣原体肺炎** 起病隐袭,临床症状较轻或无症状。体征少,部分患者有啰音。可有肺外表现如鼻窦炎、中耳炎、关节炎、脑炎等。

5. 真菌性肺炎

(1) 肺放线菌病:起病缓慢,可有低热或不规执发热,咳嗽较轻,黏液或脓性痰,有时带血,痰中有时可找到由菌丝缠结成的"硫黄颗粒"。

(2) 肺念珠菌病:支气管型、肺炎型不同临床表现。典型者咳白色粥样痰,也可呈乳酪块状,痰液有酵母臭味或口腔及痰中有甜酒样芳香味为其特征性表现。

6. 非感染性肺炎

(1) 放射性肺炎:刺激性干咳、气急和胸痛,呈进行性加重。严重者呼吸衰竭。放射部位皮肤萎缩、硬结、色素沉着。继发感染时肺部可闻及干湿啰音和胸膜摩擦音。

(2)吸入性肺炎：常有吸入诱因史，初期有呛咳、气急，逐渐出现呼吸困难、发绀、咳淡红色浆液性泡沫状痰，并发细菌感染时咳大量脓痰。急性期双肺可听到较多湿啰音，伴有哮鸣音，有时可见局限性肺实变体征。

(五)实验室及其他检查

1. 周围血象检查　多数白细胞总数可增高，以中性粒细胞增加为主，常有核左移或细胞内出现中毒颗粒。军团菌、葡萄球菌肺炎可有贫血。病毒性肺炎时，淋巴细胞增多。肺炎支原体感染时，红细胞沉降率常增快，常伴有轻度贫血、网织红细胞增多。

2. 病原体检查　痰涂片、痰培养、血培养，有助于确诊并指导治疗。

3. X线检查

(1)肺炎链球菌肺炎：早期肺纹理增粗，随病情进展可见大片炎症浸润阴影或实变影，消散期可见散在的大小不一的片状阴影。

(2)葡萄球菌肺炎：肺段或肺叶实变，其内有空洞，或小叶状浸润中出现单个或多发的液气囊腔。X线阴影的易变性，表现为某处炎性阴影消失而在另一部位出现新的病灶，或单一病灶融合成大片阴影。

(3)克雷伯杆菌肺炎：表现多样，肺大叶实变好发于右肺上叶、双肺下叶，有多发性蜂窝状肺脓肿形成等。

(4)军团菌肺炎：早期为单侧斑片状肺泡内浸润，继而有肺叶实变，可迅速发展至多肺叶段，以下叶多见。

(5)病毒性肺炎：可见肺纹理增多，小片状或广泛浸润，病情严重者可见双肺下叶弥漫性密度均匀的小结节状浸润影，边缘模糊。

(6)支原体肺炎：肺部多种形态的浸润影，呈节段性分布，多见于肺下野，近肺门较深，逐渐向外带伸展。

(7)真菌性肺炎：表现多种多样，除曲菌球外均缺少特征性。

(8)肺炎衣原体肺炎：以单侧下叶肺泡渗出为主，双侧病变可表现为间质性肺炎与肺泡渗出同时存在。

(9)非感染性肺炎：放射性肺炎急性期在照射的肺叶上出现弥漫性模糊阴影，边缘模糊，类似支气管炎或肺水肿。后期发展为纤维化，病变呈条索状或团块状收缩或局限性肺不张。吸入性肺炎 X 线检查可见两肺散在不规则片状模糊影，以右肺多见。

(六)诊断与鉴别诊断

1. 诊断要点　根据病史、症状和体征，结合 X 线检查，可做出初步诊断。对痰液、血液进行病原菌检测，是确诊各型肺炎的主要依据。

2. 鉴别诊断

(1)肺结核：有潮热、盗汗、消瘦、乏力等结核中毒症状，痰中可找到结核杆菌。X 线可见病灶多在肺尖或锁骨上下，密度不均匀，久不消散，可形成空洞和肺内播散。

(2)急性肺脓肿：早期临床表现与肺炎链球菌肺炎相似。但随病程进展，以咳出大量脓臭痰为特征。X 线可见脓腔及液平。

(3)肺癌：老年患者，常有吸烟史。多无显著急性感染中毒症状，有时痰中带血，周围血白细胞计数不高。当肺癌伴发阻塞性肺炎时，经抗生素治疗后炎症 X 线阴影虽可消退，但肿瘤阴影反而明显。CT、MRI、纤维支气管镜、反复痰脱落细胞学检查等，有助于诊断与鉴别诊断。

（4）其他肺炎：肺动脉栓塞常有深静脉血栓形成、心肺疾病、静脉炎等危险因素；表现为胸痛、咯血、晕厥、呼吸困难、低氧血症和低碳酸血症等；X 线影像学检查、CT 肺动脉造影、MRI 等有助于诊断。另外，下叶肺炎可能出现腹部症状，应注意与急性胆囊炎、肠下脓肿、阑尾炎等相鉴别。

（七）西医治疗

1. 一般治疗　休息，隔离消毒，预防交叉感染，保证营养。重症患者要积极治疗，监测心率、血压、神志、体温、呼吸及尿量等。

2. 病因治疗　及早应用抗生素是感染性肺炎的首选治疗手段。一经诊断，留取痰标本后，即应给予抗生素治疗。

（1）肺炎链球菌肺炎：首选青霉素 G。对青霉素过敏者，可用大环内酯类如红霉素或罗红霉素，亦可用喹诺酮类药物。对耐药或重症患者，可用头孢噻肟钠、头孢曲松钠等头孢菌素类。对多重耐药菌株感染者，可用万古霉素、利奈唑胺等。

（2）葡萄球菌肺炎：现多选用耐青霉素酶的半合成青霉素或头孢菌素，常用药物有苯唑西林钠、氯唑西林、头孢呋辛、头孢噻吩等；如联合氨基糖苷类如阿米卡星有更好疗效。严重病例或甲氧西林耐药菌株者，可选用万古霉素、替考拉宁、利奈唑胺等。

（3）克雷伯杆菌肺炎：常选用第二、三代头孢菌素类如头孢噻肟钠或头孢他啶，与氨基糖苷类如妥布霉素或阿米卡星联合用药。

（4）军团菌肺炎：首选红霉素，亦可与利福平联合应用。

（5）病毒性肺炎：利巴韦林、阿昔洛韦、阿糖腺苷、金刚烷胺等。

（6）肺炎支原体肺炎：大环内酯类是治疗的首选药物，如红霉素、阿奇霉素；其次是氟喹诺酮类、四环素类。

（7）肺炎衣原体肺炎：首选红霉素，也可用阿奇霉素、多西环素及氟喹诺酮类。

（8）真菌性肺炎：轻症患者通过消除诱因，病情常能逐渐好转；病情严重者则应及时应用抗真菌药物，如氟康唑、伊曲康唑、两性霉素 B 等。

（9）非感染性肺炎：放射性肺炎要立刻停止放射治疗，急性期可应用泼尼松；吸入性肺炎要明确并祛除病因，继发感染时要选择合适的抗生素。

3. 支持疗法

（1）咳嗽、咳痰：咳嗽有痰者，一般祛痰药即可达到减轻咳嗽的作用，而不用镇咳药。咳嗽剧烈时，可适当用止咳药物，必要时可酌情给予小剂量可待因。

（2）发热：尽量物理降温，少用阿司匹林或其他解热药。鼓励多饮水，失水者，适当输注糖盐水。

（3）其他：酌情使用镇痛药，吸氧，腹部热敷、肛管排气，暂时禁食、禁饮，胃肠减压，镇静等。

4. 感染性休克的治疗

（1）控制感染：早期、足量、联合用药，最好依据药敏试验选择抗生素。适度加大抗生素剂量或缩短给药时间。

（2）补充血容量：是治疗休克的基本方法。一般先给**低分子右旋糖酐**，继之生理盐水、葡萄糖盐水等，以维持有效血容量。输液先多后少、先快后慢，同时注意心、肺功能情况。

（3）纠正酸中毒：5%碳酸氢钠。

（4）血管活性药物的应用：多巴胺、异丙肾上腺素、间羟胺等。

（5）糖皮质激素的应用：对病情危重、全身毒血症严重的患者，可短期静脉滴注氢化可的松或地塞米松。

（6）纠正水、电解质和酸碱紊乱：及时纠正钾、钠、氯紊乱及酸、碱中毒。

5.局部治疗

（1）雾化吸入：抗菌药物通过超声雾化器吸入。

（2）局部灌注：支气管肺泡灌洗术治疗重症肺炎合并呼吸衰竭患者。

（八）中医辨证论治

1.邪犯肺卫证

证候：发病初起，咳嗽咳痰不爽，痰色白或黏稠色黄，发热重，恶寒轻，无汗或少汗，口微渴，头痛，鼻塞，舌边尖红，苔薄白或微黄，脉浮数。

治法：疏风清热，宣肺止咳。

方药：**三拗汤或桑菊饮**加减。

2.痰热壅肺证

证候：咳嗽，咳痰黄稠或咳铁锈色痰，呼吸气促，高热不退，胸膈痞满，按之疼痛，口渴烦躁，小便黄赤，大便干燥，舌红苔黄，脉洪数或滑数。

治法：清热化痰，宽胸止咳。

方药：**麻杏石甘汤**合**千金苇茎汤**加减。

3.热闭心神证

证候：咳嗽气促，痰声辘辘，烦躁，神昏谵语，高热不退，甚则四肢厥冷，舌红绛，苔黄而干，脉细滑数。

治法：清热解毒，化痰开窍。

方药：**清营汤**加减。

4.阴竭阳脱证

证候：高热骤降，大汗肢冷，颜面苍白，呼吸急迫，四肢厥冷，唇甲青紫，神志恍惚，舌淡青紫，脉微欲绝。

治法：益气养阴，回阳固脱。

方药：**生脉散**合**四逆汤**加减。

5.正虚邪恋证

证候：干咳少痰，咳嗽声低，气短神疲，身热，手足心热，自汗或盗汗，心脚烦闷，口渴欲饮或虚烦不眠，舌红，苔薄黄，脉细数。

治法：益气养阴，润肺化痰。

方药：**竹叶石膏汤**加减。

四、肺结核

肺结核是由**结核分枝杆菌**引起的慢性传染性肺部感染性疾病。以咳嗽、咳血、呼吸困难、胸痛等呼吸系统症状及低热、盗汗、消瘦、乏力、食欲不振等全身中毒症状为主要表现。属于中医学的"肺痨"范畴。

（一）西医病因、病理和发病机制

1. 病因

（1）病原学：结核分枝杆菌。

（2）传播途径：主要是通过呼吸道传染，肺结核尤其是痰涂片阳性、未经治疗的患者是主要传染源。

（3）人群易感性：普遍易感。

2. 病理及发病机制　结核病的基本病理变化是炎性渗出、增生和**干酪样坏死**。入侵结核菌的数量、毒力，免疫力与变态反应的高低决定结核病的发生、发展与转归。

（1）以渗出为主的病变。

（2）以增生为主的病变：典型的**结核结节**，由淋巴细胞、上皮样细胞、朗汉斯巨细胞及成纤维细胞组成。

（3）以干酪样坏死为主的病变：干酪坏死病变镜检为红染无结构的颗粒状物，含脂质多，肉眼观察呈淡黄色，状似奶酪。

（二）中医病因病机

病因有两个方面：一为外因感染，痨虫袭肺；二为内伤体虚，气血不足，阴精耗损。痨虫袭肺是本病发病不可缺少的外因，正虚则是引起发病的主要内因，两者相互为因。**肺阴亏损、阴虚火旺、气阴耗伤、阴阳两虚**是中医病机要点。

本病病位在肺，与脾、肾两脏的关系最为密切，同时也可涉及心、肝。基本病机以痨虫损肺，阴虚为主，并可导致气阴两虚，甚则阴损及阳。初起肺体受损，肺阴耗伤，肺失滋润，表现为肺阴亏损之候；继则肺肾同病，兼及心肝，而致阴虚火旺；或因肺脾同病，导致气阴两伤；病久肺、脾、肾三脏皆损，阴损及阳，出现阴阳两虚。

（三）临床表现

1. 症状

（1）全身中毒症状：发热最常见，多为长期午后潮热，可伴有乏力、盗汗、食欲缺乏、体重减轻、面颊潮红、妇女月经失调等。

（2）呼吸系统症状：①咳嗽、咯痰，干咳或少量黏液痰，继发感染则痰呈脓性。②咳血，见于近50%患者。痰中带血、少量咳血、少数大量咳血。患者就诊的主要原因之一。③胸痛。④呼吸困难，进行性呼吸困难或急骤加重的呼吸困难。

2. 体征　病变范围较大时，出现肺实变体征。锁骨上下、肩胛间区闻及湿啰音对诊断有很大帮助。巨大空洞叩诊可呈金属调空瓮音。肺不张时，患侧胸廓下陷、肋间变窄、气管移位与叩浊。

3. 特殊表现　过敏反应、无反应肺结核（结核败血症）。

4. 并发症　气胸、支气管扩张症、脓胸和慢性肺源性心脏病等。

(四)实验室及其他检查

1.结核分枝杆菌检查 是确诊肺结核病的主要方法。每一个有肺结核可疑症状或肺部有异常阴影的患者都必须查痰,且需多次查痰。

(1)涂片法。

(2)培养法:常作为结核病诊断的"金标准",同时可进行药物敏感性和菌型鉴定。

(3)其他检测技术:特异性抗原和抗体、PCR、核酸探针检测特异性DNA片段,色谱技术检测结核菌体特异成分等。

2.影像学检查 胸部X线检查是早期诊断肺结核的主要方法。

(1)原发型肺结核:原发灶、淋巴管炎和肺门或纵隔的淋巴结肿大。

(2)急性血行播散性肺结核:分布均匀、大小密度相近的粟粒状阴影。

(3)继发型肺结核:浸润性病灶、干酪样病灶、空洞、纤维钙化的硬结病灶等表现。

3.结核菌素试验 对青少年结核病诊断有参考意义。结核菌素试验阳性表示曾有结核感染;呈强阳性反应,常表示为活动性结核病。

4.其他检查 纤维支气管镜检查及钳取活体组织病理检查、分泌物或冲洗液标本病原体检查等。

(五)诊断与鉴别诊断

1.诊断要点 结合流行病学资料、临床表现、实验室检查、影像学检查综合分析。痰菌检查、影像学检查为主要依据。

(1)有与开放性肺结核患者密切接触史。

(2)起病隐匿、病程迁延,反复咳嗽、咳痰,或呼吸道感染抗菌治疗无效或效果不显著。

(3)长期低热,伴有乏力、盗汗、体重减轻等。

(4)咳血或痰中带血。

(5)肺部听诊锁骨上、下及肩胛间区闻及湿啰音或局限性哮鸣音。

(6)存在结核病好发危险因素,如糖尿病、肾衰竭、应用免疫抑制剂等。

(7)出现结节性红斑、疱疹性角膜炎、风湿性关节炎等过敏反应表现。

(8)既往有淋巴结结核等肺外结核病史。

2.鉴别诊断

(1)肺癌:多见于中老年吸烟男性。多有刺激性咳嗽、痰中带血、胸痛及进行性消瘦,常无明显毒性症状。X线胸片示癌肿呈分叶状,病灶边缘常有切迹、毛刺。痰液脱落细胞检查及通过纤维支气管镜活检,能发现癌细胞。

(2)肺炎:肺炎球菌肺炎患者咳铁锈色痰,X线征象病变常局限于一叶,普通抗生素治疗有效。干酪样肺炎患者咳黄色黏痰,X线征象病变多位于右上叶,可波及右上叶尖、后段,呈云絮状、密度不均,可出现虫蚀样空洞,痰中易找到结核菌,抗结核治疗才有效。

(3)肺脓肿:肺脓肿起病较急,高热,大量脓痰;痰中有多种普通细菌;血白细胞总数及中性粒细胞增多;空洞多见于肺下叶,有液平面,周围有炎性浸润;抗生素治疗有效。

(4)支气管扩张症:有慢性咳嗽、咳痰及反复咳血史;X线胸片多无异常发现,或仅见局部肺纹理增粗或卷发状阴影;痰结核菌阴性;CT有助于确诊。

(5)慢性支气管炎:反复慢性咳嗽、咳痰史,少有咳血,无明显的中毒全身症状。X线检查仅有肺纹理增粗和肺气肿征象。

（6）尘肺：二氧化矽、石棉、氧化铁及某些有机物质的吸入，可使肺 X 线片出现浸润阴影，其中矽肺的聚合性团块中甚至出现空洞，与结核病相似。但上述疾病为职业性，有粉尘接触史。

（六）西医治疗

1. 抗结核化学药物治疗

（1）基本原则：早期、联合、适量、规则和全程使用敏感药物，以联合和规则用药最为重要。

（2）常用化疗药物：第一线杀菌药物，异烟肼、利福平、链霉素和吡嗪酰胺；第二线抑菌药物，乙胺丁醇和对氨基水杨酸钠等。

（3）化疗方法

初治涂阴肺结核治疗方案：①每日用药方案。2HRZ/4HR，即强化期 2 个月，异烟肼、利福平、吡嗪酰胺，每日 1 次；巩固期 4 个月，异烟肼、利福平，每日 1 次。②间歇用药方案。$2H_3R_3Z_3/4H_3R_3$，即强化期 2 个月，异烟肼、利福平、吡嗪酰胺，隔日 1 次或每周 3 次；巩固期 4 个月，异烟肼、利福平，隔日 1 次或每周 3 次。

初治涂阳肺结核治疗方案（含初治涂阴有空洞形成或粟粒型肺结核）：2HRZE/4HR、$2H_3R_3Z_3E_3/4H_3R_3$。

复治涂阳肺结核治疗方案：2HRZSE/4～6HRE、$2H_3R_3Z_3S_3E_3/6H_3R_3E_3$。

必须采用全程督导化疗管理，以保证患者不间断地规律用药。

（4）疗效判定：以痰结核菌持续 3 个月转阴为主要指标。X 线检查病灶吸收、硬结为第 2 指标。临床症状在系统治疗数周后即可消失，因此不能作为判定疗效的决定指标。

（5）化疗失败的原因与对策：化疗失败的重要原因多为化疗方案不合理，未规律用药，或停药过早，或细菌耐药，机体免疫力低下等。为了避免失败，化疗方案必须正确拟订，患者在督导下坚持早期、适量、规律、全程联用敏感药物。

2. 糖皮质激素的应用　适应证为急性粟粒型肺结核、干酪性肺炎、急性结核性渗出性胸膜炎等。

3. 对症治疗

（1）发热、盗汗等毒性症状：高热时可给小量退热药口服或物理降温等，盗汗甚者可于睡前服阿托品。

（2）咳嗽、咳痰：剧烈干咳时可服喷托维林或可待因，痰多黏稠者可用稀化痰液的药物。

（3）痰中带血或小咯血：维生素 K、氨甲苯酸、卡络柳钠（安络血）等。中等或大量咯血时应严格卧床休息，胸部放置冰袋，并配血备用。

（4）大咯血的紧急处理

一般处理：患侧卧位，安静休息，必要时可用小量镇静药、止咳药。年老体弱、肺功能不全者，慎用强镇咳药，以免抑制咳嗽反射和呼吸中枢。在抢救大咯血时，应特别注意保持呼吸道的通畅。若有窒息征象，应立即取头低足高体位，轻拍背部，以便血块排出，并尽快挖出口、咽、喉、鼻部血块。

止血药物：脑垂体后叶素 5U 加入 50% 葡萄糖液 40ml 中，缓慢静脉推注；或用 10U 加入 5% 葡萄糖液 500ml 中静脉滴注。亦可选用氨基己酸、氨甲苯酸、肾上腺素等。

输血：咳血过多者，酌情输血。

局部止血：纤维支气管镜确定出血部位，用浸有稀释的肾上腺素海绵压迫或填塞于出血部位止血；或采用支气管动脉栓塞法等止血；必要时可考虑肺叶、肺段切除术。

4. 手术治疗。

（七）中医辨证论治

1. 肺阴亏损证

证候：干咳，咳声短促，咳少量白黏痰，或痰中有血丝或血点，色鲜红，胸部隐隐闷痛，低热，午后手足心热，皮肤干灼，口咽干燥，少量盗汗，舌边尖红，无苔或少苔，脉细数。

治法：滋阴润肺。

方药：**月华丸**加减。

2. 阴虚火旺证

证候：咳呛气急，痰少黏稠或咳少量黄痰，时时咳血，血色鲜红，午后潮热，五心烦热，骨蒸颧红，盗汗量多，心烦失眠，性急善怒，胁肋掣痛，男子梦遗失精，女子月经不调，形体日渐消瘦，舌红绛而干，苔黄或剥。脉细数。

治法：滋阴降火。

方药：**百合固金汤**合**秦艽鳖甲散**加减。

3. 气阴耗伤证

证候：咳嗽无力，气短声低，咳痰清稀色白量较多，偶或带血，或咳血，血色淡红，午后潮热，伴有畏风怕冷，自汗与盗汗并见，纳少神疲，便溏，面色㿠白，舌质光淡，边有齿印，苔薄，脉细弱而数。

治法：益气养阴。

方药：**保真汤**加减。

4. 阴阳两虚证

证候：咳逆喘息少气，喘促气短，动则尤甚，咳痰色白，或夹血丝，血色暗淡，潮热，自汗，盗汗，声嘶或失音，面浮肢肿，心慌，唇紫肢冷，形寒或见五更泄泻，口舌生糜，大肉尽脱，男子滑精、阳痿，女子经少、经闭，舌质光淡隐紫少津，脉微细而致，或虚大无力。

治法：滋阴补阳。

方药：**补天大造丸**加减。

（八）预防

主要是控制传染源，早期发现，彻底治愈患者；预防接种等措施，保护易感人群；消毒、隔离传染性患者，以切断传播途径。

五、原发性支气管肺癌

简称肺癌，是起源于支气管黏膜或腺体的最常见的肺部原发性恶性肿瘤。临床早期表现为刺激性干咳、咳痰、痰中带血等呼吸道症状，随病情进展，出现胸痛、呼吸困难、声音嘶哑、上腔静脉阻塞综合征等局部压迫症状，还可通过淋巴道、血道远处转移，晚期出现恶病质。属于中医学的"肺癌""肺积""息贲"等范畴。

（一）西医病因、病理及分类

1. 病因 吸烟、空气污染是肺癌的首要病因；其次是职业致癌因素（石棉、砷、铬、煤烟、氯乙烯等）、电离辐射、遗传易感基因、营养状况、间质性肺纤维化、免疫功能低下、内分泌功能失调等。

2. 病理

（1）按解剖学分类

中央型肺癌：约占 3/4，以鳞状上皮细胞癌和小细胞未分化癌较为多见。

周围型肺癌：约占 1/4，以腺癌较为多见。

（2）按组织学分类

小细胞肺癌：恶性程度最高。患者年龄较轻，多有吸烟史。癌细胞体积小，多发生于肺门附近的大支气管，常侵犯管外肺实质，生长快，侵袭力强，远处转移早。小细胞肺癌内分泌肽类颗粒，可引起类癌综合征。对放疗和化疗较敏感。

非小细胞肺癌：①鳞状上皮细胞癌。为最常见的类型，多见于老年男性，多有吸烟史，以中央型肺最多见。一般生长缓慢，转移晚，手术切除机会较多，5年生存率较高。但对放疗和化疗的敏感性不如小细胞癌。②腺癌。女性多见，与吸烟关系不大，主要与肺组织炎性瘢痕关系密切。本型多表现为周围型。局部浸润和血行转移较鳞癌早。③大细胞未分化癌。癌细胞大，分化差，恶性程度高，较小细胞癌转移晚，手术切除机会较大。④其他。鳞腺癌、类癌、支气管腺体癌等。

（二）中医病因病机

基本原因是正气虚损与邪毒入侵相互作用，导致痰瘀毒聚、壅结于肺。病因病机包括**正气虚损、痰浊聚肺、情志失调、烟毒内蕴、邪毒侵肺**等。在这些病因的作用和影响下，肺气失宣，郁滞不行，气不布津，聚液生痰或血瘀于内，毒聚、痰湿、血瘀、气郁交结于肺，日久成积。气滞血瘀、痰湿毒蕴、阴虚毒热、气阴两虚为病机要点。

病位在肺，其发生发展关乎五脏，晚期更致五脏受累，气血阴阳失调。正虚为根本，因虚致实，全身为虚，局部为实；虚以阴虚、气阴两虚多见，实则以气滞、血瘀、痰凝、毒聚等病机为主。

（三）临床表现

1. 原发肿瘤引起的症状 早期可无明显症状。病情发展到一定程度时，出现症状：①咳嗽、咳痰，刺激性干咳或有少量黏液痰；持续性咳嗽，呈高音调金属音，为特征性阻塞性咳嗽；如继发感染时，则咳脓痰。②咳血，痰内间断或持续带血、大咳血。③气促，局限性喘鸣、胸闷、气急等。④胸痛、发热、体重下降等。

2. 肿瘤局部扩展引起的症状 ①胸痛：不规则钝痛、或剧烈痛，且有定点或局部压痛，呼吸、咳嗽则加重。②呼吸困难：肿瘤压迫大气道，可出现吸气性呼吸困难。③咽下困难：侵及食管时可表现咽下困难，尚可引起支气管－食管瘘。④声音嘶哑：瘤肿或转移性淋巴结压迫喉返神经（左侧多见）所致。⑤上腔静脉压迫综合征：侵犯纵隔，压迫阻滞上腔静脉回流，导致**上腔静脉压迫综合征**，则表现为头、颈、前胸部及上肢水肿淤血等。⑥霍纳综合征：肺上沟癌压迫颈部交感神经引起同侧**霍纳（Horner）综合征**，表现眼睑下垂、眼窝内陷、睑孔缩小、额部少汗等。

3. 肿瘤远处转移引起的症状　肺癌转移至脑、肝、骨、肾上腺、皮肤等组织，可出现相应的表现。右锁骨上淋巴结是肺癌常见的转移部位。

4. 肺癌的肺外表现

（1）副癌综合征：主要有下列几种表现。①杵状指（趾）和肥大性骨关节病。②皮肤黝黑或皮肌炎。③分泌促性腺激素引起男性乳房发育。④异位促肾上腺皮质激素样分泌引起库欣综合征。⑤高钙血症。⑥分泌抗利尿激素引起稀释性低钠血症。⑦神经－肌肉综合征等。

（2）类癌综合征：阵发性心动过速、哮鸣样支气管痉挛、水样腹泻、皮肤潮红等。

（四）实验室及其他检查

1. 胸部 X 线检查　是发现肺癌的最基本方法。

（1）中央型肺癌：①直接征象。有一侧肺门类圆形阴影，边缘毛糙，可有分叶或切迹。②间接征象。有局限性肺气肿、肺不张、阻塞性肺炎和继发性肺脓肿等。

（2）周围型肺癌：局限性小斑片状阴影，肿块周边可有毛刺、切迹和分叶，可见偏心性癌性空洞。

（3）细支气管－肺泡癌：结节型和弥漫型。

2. CT 检查　是肺癌诊断、分期、疗效评价及治疗随诊最重要和最常用的方法。

3. MRI 检查　是观察纵隔、肺门大血管受侵情况及淋巴结肿大的首选检查方法。

4. 痰脱落细胞检查。

5. 支气管纤维镜检查。

6. 病理学检查　对肺癌的诊断具有决定性意义。

7. 放射性核素扫描　可对肿瘤进行定位、定性诊断。

8. 开胸手术　开胸手术探查。

9. 其他　肿瘤标志物检测和基因诊断，后者有助于早期诊断肺癌。

（五）诊断与鉴别诊断

1. 诊断　高危人群，特别是 40 岁以上男性长期或重度吸烟者，应提高警惕，及时进行排癌检查。

（1）刺激性咳嗽 2～3 周而抗感染、镇咳治疗无效。

（2）近 2～3 个月持续痰中带血而无其他原因可以解释者。

（3）原有慢性呼吸道疾病，近来咳嗽性质改变者。

（4）同一部位、反复发作的肺炎。

（5）原因不明的肺脓肿，无毒性症状，无大量脓痰，无异物吸入史，且抗感染治疗疗效不佳者。

（6）无中毒症状的血性、进行性增多的胸腔积液者。

（7）原因不明的四肢关节疼痛及杵状指（趾）。

（8）X 线显示局限性肺气肿或段、叶性肺不张者。

（9）肺部孤立性圆形病灶和单侧性肺门阴影增大者。

（10）原有肺结核病灶已稳定，而其他部位又出现新增大的病灶者。

2. 鉴别诊断

（1）肺结核：①结核球。需与周围型肺癌相鉴别。结核球多见于年轻患者，可有反复血痰史，病灶多位于上叶后段和下叶背段，边界清楚，无毛刺，偶见分叶，可有包膜，密度高，可有钙化点，周围有结核病灶。如有空洞形成，多为中心性薄壁空洞，洞壁规则，直径很少超过3cm。②肺门淋巴结结核。需与中央型肺癌相鉴别。前者多见于儿童或老年人，有结核中毒症状，结核菌素试验多呈强阳性，抗结核治疗有效，影像学检查有助于鉴别诊断。③急性粟粒型肺结核。应与弥漫性细支气管-肺泡癌相鉴别。前者表现为病灶大小相等、分布均匀的粟粒样结节，常伴有全身中毒症状，抗结核治疗有效。而肺泡癌多为大小不等、分布不均的结节状播散病灶，一般无发热，可从痰中查找癌细胞。

（2）肺炎：起病急骤，寒战、高热及呼吸道症状，X线检查示云絮影，不呈段叶分布，无支气管阻塞，少见肺不张，经抗感染治疗病灶吸收迅速而完全。而癌性阻塞性肺炎呈段或叶分布，常有肺不张，吸收缓慢，炎症吸收后可见块状影。还可通过纤维支气管镜检查和痰脱落细胞学等检查加以鉴别。

（3）肺脓肿：肺脓肿起病急，伴有高热，咳大量脓痰，中毒症状明显，X线胸片上表现为薄壁空洞，内有液平，周围有炎症改变。癌性空洞常先有咳嗽、咳血等肿瘤症状，后出现咳脓痰、发热等继发感染症状；X线胸片可见癌肿块影有偏心空洞，壁厚，内壁凸凹不平。

（六）西医治疗

1. 手术　肺切除术是早期肺癌的主要治疗方法。适应证：①Ⅰ期、Ⅱ期、部分ⅢA期非小细胞肺癌和Ⅰ期小细胞肺癌。②部分Ⅳ期非小细胞肺癌，有单发对侧肺转移，单发脑或肾上腺转移者。③临床高度怀疑肺癌的肺内结节者，经各种检查无法定性诊断，可手术探查。

2. 化疗　代表性药物有足叶乙苷、顺铂、卡铂、长春瑞滨、吉西他滨、阿霉素、紫杉醇、多西紫杉醇、培美曲塞二钠、拓扑替康、伊立替康等。

（1）小细胞肺癌：对化疗敏感，可提高缓解率。常用方案是足叶乙苷加顺铂（EP）或足叶乙苷加卡铂（EC）。

（2）非小细胞肺癌：可使部分患者缓解。常用方案有紫杉醇加顺铂（TP）、长春瑞滨加顺铂（NP）、吉西他滨加顺铂（GP）。

对化疗无效或不能耐受化疗的患者，可进行优势人群筛选后采用**吉非替尼、厄洛替尼**等**靶向药物治疗**，靶向药物联合化疗可提高疗效。

（3）姑息性化疗：主要用于晚期肺癌，可延缓病变发展，减少患者症状，提高生存质量，延长生存时间。

3. 放疗　包括根治性放疗、姑息性放疗、辅助性放疗和预防性放疗等。

4. 生物缓解调节剂　干扰素、白细胞介素-2、肿瘤坏死因子、胸腺肽等。

5. 其他　支气管动脉灌注化疗、腔内放疗、激光切除，以及经纤维支气管镜介导治疗等。

（七）中医辨证论治

1. 气滞血瘀证

证候：咳嗽不畅，咳痰不爽，胸胁胀痛或刺痛，面青唇暗，大便秘结，舌质暗紫或有瘀斑，脉弦或涩。

治法：活血散瘀，行气化滞。

方药：**血府逐瘀汤**加减。

2. 痰湿毒蕴证

证候：咳嗽，痰多，气憋胸闷，或胸胁疼痛，纳差便溏，身热尿黄，舌质暗或有瘀斑，苔厚腻，脉滑数。

治法：祛湿化痰，清热解毒。

方药：**导痰汤**加减。

3.阴虚毒热证

证候：咳嗽，无痰或少痰，或有痰中带血，甚则咳血不止，心烦，少寐，手足心热，或低热盗汗，或邪热炽盛，羁留不退，口渴，大便秘结，舌质红，苔薄黄，脉细数或数大。

治法：养阴清热，解毒散结。

方药：**沙参麦冬汤**合**五味消毒饮**。

4.气阴两虚证

证候：咳嗽无力，有痰或无痰，痰中带血，神疲乏力，时有心悸，汗出气短，口干，发热或午后潮热，手足心热，纳呆脘胀，便干或稀，舌质红苔薄，或舌质胖嫩有齿痕，脉细数无力。

治法：益气养阴，化痰散结。

方药：**沙参麦冬汤**加减，亦可选用**大补元煎**、**生脉散**、**麦味地黄丸**加减。

六、慢性肺源性心脏病

慢性肺源性心脏病是指由支气管-肺组织、胸廓或肺血管的慢性病变引起的肺循环阻力增高，导致**肺动脉高压**和**右心室肥大**，甚至发生**右心衰竭**的心脏病。除原发肺、胸原发疾患各种症状外，临床特点主要为呼吸衰竭、心力衰竭及其他脏器受累的表现等。归属于中医学的"心悸""肺胀""喘证""水肿"等范畴。

(一) 西医病因和发病机制

1.病因

(1) 支气管、肺疾病：以**慢性阻塞性肺疾病**最为多见，占80%～90%，其次为支气管哮喘、支气管扩张症、重症肺结核、尘肺、结节病、肺间质纤维化、过敏性肺泡炎、嗜酸性肉芽肿、药物相关性肺疾病等。

(2) 胸廓运动障碍性疾病：脊椎结核、严重的脊椎后凸或侧凸、强直性脊柱炎、胸膜广泛粘连、胸廓成形术后、脊髓灰质炎等。

(3) 肺血管疾病：反复血栓栓塞性肺动脉高压、肺小动脉炎、结节性多动脉炎、原发性肺动脉高压等。

(4) 其他：原发性肺泡通气不足、睡眠呼吸暂停综合征、高原性低氧血症、先天性口咽畸形等。

2.发病机制　中间关键环节是**肺血管循环阻力增加**、**肺动脉高压**。

(1) 肺动脉高压的形成：①肺血管阻力增加的功能性因素。缺氧、高碳酸血症使肺血管收缩、痉挛，尤其是呼吸道感染时，更加严重。缺氧是肺动脉高压形成最重要的因素。②肺血管阻力增加的解剖学因素。肺细小动脉炎症；肺泡内压增加，压迫肺泡壁毛细血管；肺泡壁毛细血管床减少。**肺血管重建**，无肌层出现肌层，肌层增厚，纤维增生，纵行肌束，纤维性基质增多，肺血管变硬。③血液黏稠度增加和血容量增多。

在肺动脉高压的发生机制中，功能性因素较解剖学因素更为重要。在肺源性心脏病急性加重期，缺氧和高碳酸血症得到纠正后，肺动脉压可明显降低。

（2）心脏病变和心力衰竭：长期肺循环高阻力时，为克服肺动脉压升高带来的压力负荷，右心室发生代偿性肥厚。随着病情的进展，特别是急性加重期，肺动脉压持续升高，超过右心室的代偿能力，右心失代偿。

慢性肺心病除右心室改变外，近2/3的患者可发生左心室肥厚，甚至导致左心衰竭。

（3）其他重要器官的损害：缺氧和高碳酸血症尚可导致脑、肝、肾、胃肠等系统其他重要器官发生病理改变。

（二）中医病因病机

本病多因慢性咳喘反复发作，迁延不愈逐渐发展而成。形成发生的病因有外邪侵袭、肺脾肾虚、痰瘀互结等。在这些病因的作用和影响下，热毒、痰浊、瘀血、水停相互搏结，损伤肺脏；病久由肺及脾，累及于肾，终致肺、脾、肾三脏俱虚，使病情进一步恶化。**痰浊壅肺、痰热郁肺、痰蒙神窍、阳虚水泛、肺肾气虚、气虚血瘀**为病机要点。

本病病位在肺、脾、肾、心，属本虚标实之证。早期表现为肺、脾、肾三脏气虚，后期则心肾阳虚；外邪侵袭、热毒、痰浊、瘀血、水停为标。急性发作期以邪实为主，虚实错杂，缓解期以脏腑虚损为主。

（三）临床表现

1. 肺、心功能代偿期（缓解期）

（1）症状：咳嗽、咳痰、喘息，活动后可有心悸、呼吸困难、乏力和劳动耐力下降，不同程度发绀。

（2）体征：**肺气肿体征**，如桶状胸、过清音、呼吸音降低，偶有干湿啰音，心音遥远。P_2亢进，$P_2 > A_2$，提示**肺动脉高压**。右心室肥大，三尖瓣区收缩期杂音或剑突下心脏搏动明显。

2. 肺、心功能失代偿期（急性发作期）

（1）呼吸衰竭：出现缺氧和二氧化碳潴留的一系列症状。

①症状：呼吸困难加重，夜间为甚，常有头痛、失眠、食欲缺乏，但白天嗜睡，甚至出现表情淡漠、神志恍惚、谵妄等。

②体征：明显发绀，球结膜充血、水肿，严重时可有视网膜血管扩张、视盘水肿等。腱反射减弱或消失，出现病理反射。

（2）右心衰竭

①症状：心悸、食欲缺乏、恶心、腹胀等。

②体征：颈静脉怒张，肝大压痛，肝-颈静脉反流征阳性，下肢水肿，重者可有腹水。周围性发绀，心率增快，可出现心律失常。

少数患者可出现急性左心衰竭、肺水肿及全心衰竭。

（四）并发症

1. 肺性脑病　肺源性心脏病死亡的首要原因。为慢性肺、胸疾病伴有呼吸衰竭，出现严重缺氧、二氧化碳潴留，从而引起一系列精神障碍、神经症状的一种综合征。

2. 酸碱平衡失调及电解质紊乱　最常见的并发症。出现各种不同类型的酸碱平衡失调及电解质紊乱。慢性肺心病急性加重期，常见呼吸性酸中毒合并代谢性酸中毒及高钾血症。治疗过程中、治疗后，又易转为呼吸性酸中毒并发代谢性碱中毒及低钾、低氯血症。

3. 心律失常　多表现为房性心律失常。

4. 休克　较常见的严重并发症及致死原因之一。可出现中毒性休克、心源性休克、失血性休克。

5.消化道出血 是慢性肺源性心脏病心肺衰竭的晚期并发症之一,肺性脑病时尤易发生,死亡率较高。

6.其他 功能性肾衰竭、弥散性血管内凝血等。

(五)实验室及其他检查

1.血液检查 红细胞计数和血红蛋白常代偿性增高,全血黏度和血浆黏度常增高。细胞免疫功能一般低于正常。血清中IgA、IgG常增高,血清补体含量低于正常。电解质可有多种改变,部分患者肝、肾功能异常。

2.X线检查 主要肺动脉高压及右心室增大征象。肺动脉段弧突出或其高度≥3mm;右下肺动脉增宽(其横径≥15mm,横径与气管横径比值≥1.07)等,提示**肺动脉高压**。右心室增大,心脏呈垂直位,心力衰竭时可见全心扩大。

3.心电图检查 表现右心房、右心室增大的特点。P波高尖呈肺型P波;电轴右偏,极度顺钟向转位、$R_{V1}+S_{V5}≥1.05mV$;右束支传导阻滞图形等。

4.血液气体分析 血气分析对于判断酸碱平衡失调及电解质紊乱类型具有重要意义。

5.超声心动图检查 右肺动脉内径增大,右心室流出道内径增宽,右心室内径增大,右心室前壁及室间隔厚度增加,搏动幅度增强,左、右心室内径比减小等。

6.右心导管检查 可直接测定肺动脉和右心室压力,有助于慢性肺源性心脏病的早期诊断。

7.其他 痰细菌学、肺功能检查等。

(六)诊断与鉴别诊断

1.诊断

(1)有慢性胸肺疾病史,或具有明显的肺气肿、肺纤维化体征。

(2)出现肺动脉高压和右心室增厚的客观征象,如剑突下明显的收缩期搏动,或三尖瓣区收缩期杂音,P_2亢进,胸骨左缘第2~3肋间收缩期抬举性搏动。

(3)右心功能失代偿的表现,如肝大压痛,肝-颈静脉反流征阳性,踝以上水肿伴有颈静脉怒张。

(4)辅助检查异常,如X线检查有肺动脉高压和右心室增大的征象;心电图检查示心电图改变,肺型P波、右心室高电压、电轴右偏等;超声心动图检查显示右心室内径增大,右心室流出道增宽及肺动脉内径增大等;动脉血气分析示低氧血症、高碳酸血症等。

2.鉴别诊断

(1)冠心病:慢性肺心病无典型心绞痛或心肌梗死的临床表现,多有胸肺疾病史,心电图中ST-T段改变多不明显,类似陈旧性心肌梗死的图形多出现于慢性肺心病急性发作期和明显右心衰竭时,随着病情的好转,这些图形也可很快消失。

(2)风湿性心脏病:风湿性心脏病没有慢性肺胸疾病史,没有肺气肿的体征,而有风湿热、风湿性关节炎等病史,尤其是超声心动图发现瓣膜器质性狭窄或关闭不全是最重要的鉴别依据。此外,X线、心电图、动脉血氧饱和度、二氧化碳分压等均可资鉴别。

(3)原发性扩张型心肌病:多见于中青年,无明显慢性呼吸道感染病史及显著肺气肿体征,无突出的肺动脉高压征;心脏增大常呈球形,常伴有心力衰竭、房室瓣膜相对关闭不全所致杂音;心电图无明显顺钟向转位及电轴右偏;心脏超声常提示心腔扩大,整体收缩活动减弱，左心室射血分效降低。

（4）缩窄性心包炎：相关病史、典型的心室舒张受限，以及X线胸片侧位常可发现心包钙化等征象，可资鉴别。

（七）西医治疗

1. 急性加重期

（1）控制感染：是治疗的关键。最好根据痰菌培养及药敏试验结果选用抗生素。目前主张联合用药，同时针对革兰氏阴性、阳性病菌。院外感染，以革兰氏阳性菌为主，选用大环内酯类、第二代以上头孢菌素类和第三代以上喹诺酮类；院内感染，以革兰氏阴性菌为主，首选第三代头孢菌素类。

（2）改善呼吸功能、控制呼吸衰竭：采取综合措施，包括缓解支气管痉挛、清除痰液、畅通呼吸道，持续鼻导管低浓度低流量吸氧，应用呼吸兴奋剂等，以纠正缺氧和二氧化碳潴留。必要时气管切开、气管插管和机械呼吸机通气。

（3）控制心力衰竭：慢性肺源性心脏病患者一般在积极控制感染、改善呼吸功能后心力衰竭便能得到改善，慎用利尿药、强心药。但对部分重症患者，仍需要酌情给予利尿药、正性肌力药或扩血管药物等。

①利尿药：宜选用作用缓和的利尿药，小剂量、短疗程、间歇给药，排钾和保钾利尿药联合（如氢氯噻嗪和螺内酯）使用。严重水钠潴留者，可短期用呋塞米。

②正性肌力药：选用小剂量（一般约为常规剂量的1/2或2/3量）、作用快、排泄快、静脉使用的洋地黄类药物（如毛花苷C）。应用指征：a.感染已被控制、呼吸功能已改善、用利尿药后有反复水肿的心力衰竭患者；b.以右心衰竭为主要表现而无明显感染的患者；c.合并急性左心衰竭的患者。注意：a.为避免发生药物毒性反应，用药前应注意纠正缺氧，防治低钾血症；b.因低氧血症、感染等均使心率增快，不宜以心率作为衡量洋地黄类药物的应用和疗效考核指征。

③血管扩张药：酚妥拉明、硝普钠、硝酸异山梨酯、卡托普利、一氧化氮（NO）、川芎嗪等。

（4）控制心律失常：如果心律失常持续存在，可酌情合理选用抗心律失常药；但应避免使用β受体阻滞药，以免引起支气管痉挛。

（5）抗凝治疗：普通肝素或低分子肝素。

（6）其他并发症治疗：①纠正酸碱平衡失调和电解质紊乱；治疗脑水肿、降低颅内压，快速静脉滴注20%甘露醇；肺性脑病出现兴奋、躁动时，慎用对中枢神经影响小的镇静药。②防治消化道出血、休克、肾衰竭、弥散性血管内凝血等。

2. 缓解期

（1）呼吸锻炼，治疗原发病。

（2）增强机体抵抗力，应用核酸注射液、免疫核糖核酸、左旋咪唑等，预防呼吸道感染。

（3）家庭氧疗。

（八）中医辨证论治

1. 急性期

（1）痰浊壅肺证

证候：咳嗽痰多，色白黏腻或呈泡沫样，短气喘息，稍劳即著，脘痞纳少，倦怠乏力，舌质偏淡，苔薄腻或浊腻，脉滑。

治法：健脾益肺，化痰降气。

方药：**苏子降气汤**加减。

（2）痰热郁肺证

证候：喘息气粗，烦躁，胸满，咳嗽，痰黄或白，黏稠难咳，或身热，微恶寒，有汗不多，溲黄便干，口渴，舌红，舌苔黄或黄腻，边尖红，脉数或滑数。

治法：清肺化痰，降逆平喘。

方药：**越婢加半夏汤**加减。

（3）痰蒙神窍证

证候：神志恍惚，谵语，烦躁不安，撮空理线，表情淡漠，嗜睡，昏迷，或肢体蠕动，抽搐，咳逆，喘促，咳痰不爽，苔白腻或淡黄腻，舌质暗红或淡紫，脉细滑数。

治法：涤痰开窍，息风止痉。

方药：**涤痰汤**加减，另服**安宫牛黄丸或至宝丹**。

（4）阳虚水泛证

证候：面浮，下肢肿，甚则一身悉肿，腹部胀满有水，心悸，咳喘，咳痰清稀，脘痞，纳差，尿少，怕冷，面唇青紫，舌胖质暗，苔白滑，脉沉细。

治法：温肾健脾，化饮利水。

方药：**真武汤合五苓散**加减。若水肿势剧，上凌心肺，心悸喘满，倚息不得卧者，加沉香、牵牛花、川椒目、葶苈子、万年青根行气逐水；血瘀甚，发绀明显，加泽兰、红花、丹参、益母草、北五加皮化瘀行水。

2. 缓解期

（1）肺肾气虚证

证候：呼吸浅短难续，声低气怯，甚则张口抬肩，倚息不能平卧，咳嗽，痰白清稀如沫，胸闷，心慌形寒，汗出，舌淡或暗紫，脉沉细微无力，或有结代。

治法：补肺纳肾，降气平喘。

方药：**补肺汤**加减。如见喘脱危象者，急用**参附汤送服蛤蚧粉或黑锡丹**补气纳肾，回阳固脱。

（2）气虚血瘀证

证候：喘咳无力，气短难续，痰吐不爽，心悸，胸闷，口干，面色晦暗，唇甲发绀，神疲乏力，舌淡暗，脉细涩无力。

治法：益气活血，止咳化痰。

方药：**生脉散**合**血府逐瘀汤**加减。

第二单元　循环系统疾病

【复习指导】本单元内容有一定难度，但历年必考，应作为重点复习。掌握心力衰竭、原发性高血压、心绞痛、急性心肌梗死等疾病的概念、临床表现、诊断、针对性治疗；掌握心脏性猝死的基础心肺复苏。熟悉心力衰竭、原发性高血压、心绞痛、急性心肌梗死等疾病中医辨证论治的证候、治法、常用方剂。了解病因、发病机制、中医病因病机、病理、实验室及其他检查、疾病的预防；了解心律失常。

一、心力衰竭

（一）基本病因

1. 原发性心肌损害　①缺血性心肌损害；②心肌炎和心肌病；③心肌代谢性疾病。
2. 心脏负荷过重　①压力负荷（后负荷）过重；②容量负荷（前负荷）过重。

（二）诱因

有基础心脏病的患者，常在一定诱因作用下发生心力衰竭，包括：①**感染**，呼吸道感染是最常见、最重要的诱因；②心律失常；③过度劳累与情绪激动。

（三）病理生理

当心肌收缩力减弱时，为了保证正常的心排血量，机体通过以下机制进行代偿。

1. Frank-Starling机制　即增加心脏的前负荷，使回心血量增多，心室舒张末期容积增加，心室肌受牵拉增大，则心室肌的收缩力增强，心排血量增加。另一方面心室舒张末期容积增加，意味着心室扩张、舒张末压力增高，相应的心房压、静脉压也随之升高，待静脉压达到一定高度时即出现肺淤血或体循环静脉淤血。
2. 心肌肥厚　心脏后负荷增加时，以心肌肥厚为主要代偿机制，肥厚心肌收缩力增强，心排血量增加。但肥厚心肌以心肌纤维增多为主，心肌细胞数目并不增加。心肌细胞核增大及线粒体增大、增多落后于心肌纤维的增多，心肌细胞能源不足，最终发展至心肌细胞坏死。
3. 神经体液的代偿机制　包括：①交感神经兴奋性增强；②肾素-血管紧张素-醛固酮系统（RAAS）激活；③各种体液因子如心钠肽（ANP）和脑钠肽（BNP）分泌增加。

（四）临床分型

1. 根据心力衰竭发生的缓急　分为急性心力衰竭和慢性心力衰竭。
2. 根据心力衰竭的主要部位　分为左心衰竭、右心衰竭和全心衰竭。
3. 根据心室舒缩功能障碍不同　分为收缩性心力衰竭和舒张性心力衰竭。
4. 根据心排血量的量　分为低排血量性心力衰竭和高排血量性心力衰竭。

（五）心力衰竭分期及心功能分级

1928年美国纽约心脏病学会（NYHA）按诱发心力衰竭症状的活动程度将心功能的受损状况分为4级。Ⅰ级，日常活动无心力衰竭症状；Ⅱ级，日常活动出现心力衰竭症状；Ⅲ级，低于日常活动出现心力衰竭症状；Ⅳ级，休息状态下出现心力衰竭症状。反映左心室收缩功能的射血分数（EF）与心功能分级并非完全一致。

二、急性心力衰竭

急性心力衰竭（AHF）是指急性心脏病变引起心排血量显著、急骤降低或心室负荷急性加重，导致心排血量显著、急骤降低及体循环、肺循环压力突然增高，出现组织灌注不足和（或）急性体、肺循环淤血的综合征。临床上以急性左心衰竭较常见，急性右心衰竭则较少见。本病属于中医学的"喘证""怔忡""心水""水肿""亡阳"等范畴。

（一）西医病因及发病机制

1. 急性心肌坏死和（或）损伤

（1）急性心肌梗死（AMI）：主要见于大面积的心肌梗死，部分老年患者和糖尿病患者以急性左心衰竭为 AMI 首发症状；急性右心室心肌梗死时右心室排血量减少，左心室充盈量减少，左心室舒张末期容量下降，左心室心排血量亦相应下降，产生心源性低排血量。

（2）急性心肌缺血：缺血面积大、缺血严重也可诱发急性心力衰竭。缺血性心脏病慢性心功能不全基础上因缺血发作或其他诱因可出现急性心力衰竭。

2. 急性血流动力学障碍

（1）急性机械性阻塞：如严重的瓣膜狭窄、心室流出道梗阻、心房黏液瘤嵌顿二尖瓣口、肺动脉总干或大分支栓塞等。

（2）心脏负荷突然加重：①急性心肌梗死、感染性心内膜炎或外伤所致急性瓣膜穿孔或腱索断裂所致的急性瓣膜反流，室间隔破裂穿孔而使心室容量负荷突然剧增。②输液、输血过多过快，使心脏容量负荷突然加重。③高血压心脏病因血压突然升高使左心室后负荷急剧增加。

3. 慢性心力衰竭的急性失代偿　稳定的慢性心力衰竭在一定促发因素下可在短时间内急剧恶化、失代偿而表现为急性心力衰竭，这些促发因素包括突然停药或减药、突发严重心肌缺血、伴发感染、突发严重影响血流动力学的心律失常及伴发急性肾衰竭等。主要的病理生理改变为慢性心力衰竭基础上心脏收缩力进一步严重减弱，每搏量及心排血量急剧减少，左心室舒张末压迅速升高，肺静脉回流受阻，肺静脉压短时间内急剧升高，肺毛细血管压随之升高，血管内液体渗入肺间质和肺泡内，出现急性肺水肿。

（二）临床表现

1. 早期表现　患者出现原因不明的疲乏、运动耐力明显减低或静息状态下心率增加 15～20 次/分，这个阶段往往被患者忽略，继而逐渐出现一系列呼吸困难的表现，包括劳力性呼吸困难、高枕卧位、夜间阵发性呼吸困难等。查体可发现左心室增大、心尖区闻及舒张早期或中期奔马律、P$_2$亢进、两肺底细湿啰音等。

2. 急性肺水肿　突然出现的严重呼吸困难，面色灰白、发绀、大汗、烦躁不安，频繁咳嗽，**咳出大量白色或粉红色泡沫痰**。查体患者呈端坐呼吸，呼吸频率可达 30～50 次/分，听诊**双肺满布湿啰音和哮鸣音**，心率增快，心尖区可闻及**奔马律**。

3. 心源性休克　患者出现持续低血压、组织低灌注状态、血流动力学障碍、低氧血症和代谢性酸中毒等。其中组织低灌注状态可表现为：①皮肤苍白、湿冷或出现发绀、紫色条纹等。②心率＞110 次/分。③尿量明显减少（＜20ml/h），甚至无尿。④意识障碍，表现为烦躁不安、激动焦虑、恐惧和濒死感；当收缩压＜70mmHg 时可出现抑制症状，如神志恍惚、表情淡漠、反应迟钝等，逐渐发展至意识模糊甚者昏迷。

（三）诊断及急性左心衰竭严重程度分级

1. 诊断　有心脏病的基础，突然出现典型的急性左心衰竭症状和体征可初步诊断，结合辅助检查可明确诊断。

2. 急性左心衰竭严重程度分级

（1）Killip 法：①Ⅰ级，无心力衰竭。②Ⅱ级，有心力衰竭，两肺中下部有湿啰音，占肺野下 1/2，可闻及奔马律，X 线胸片有肺淤血。③Ⅲ级，严重心力衰竭，有肺水肿，细湿啰音布满两肺（超过肺野下 1/2）。④Ⅳ级，心源性休克，低血压（收缩压＜90mmHg）、发绀，出汗，少尿。

（2）Forrester 法：可用于评估心肌梗死或其他原因所致的急性心力衰竭，其分级依据为血流动力学指标如 PCWP、CI 及外周组织低灌注状态，适用于心脏监护室、重症监护室和有血流动力学监测条件的病房、手术室。

（3）临床程度分级：根据 Forrester 法修改而来，由于分级标准主要根据末梢循环的视诊观察和肺部听诊，无须特殊的检测条件，适用于一般的门诊和住院患者。

（四）西医治疗

1. 一般处理　①体位：静息时明显呼吸困难者应端坐位，双腿下垂以减少回心血量。②吸氧：鼻导管高流量给氧或面罩加压给氧，氧气可通过加入适量 50%～70% 酒精或有机硅消泡剂，使泡沫的表面张力降低而破裂，改善肺泡通气。③开放静脉通道。④饮食：进易消化食物，避免一次大量进食，不要饱餐。⑤出入量管理：限制饮水量和静脉输液速度。

2. 药物治疗　①镇静药：主要应用吗啡。②支气管解痉药：氨茶碱可扩张支气管，并有正性肌力及扩血管作用。③利尿药：采用静脉利尿制剂，首选呋塞米。④血管扩张药物：能降低心室前后负荷，从而缓解肺淤血，可用硝普钠、硝酸酯类药物等。⑤正性肌力药物：洋地黄类（毛花苷 C）、多巴胺、多巴酚丁胺等。

3. 非药物治疗　包括主动脉内球囊反搏、机械通气、血液净化、心脏同步化治疗（CRT）、植入型心律转复除颤器（ICD）、心脏移植等。

三、慢性心力衰竭

（一）中医病因病机

1. **气虚血瘀**　是心力衰竭的基本证候，可见于心力衰竭的各期。心主血脉，气为血之帅，气行则血行。心气不足，鼓动无力，必致血行不畅而成瘀，出现口唇青紫，甚至胁痛积块。

2. **气阴两虚**　可见于心力衰竭各期，气虚致气化功能障碍，阴液生成减少。

3. **阳虚水泛**　多见于心力衰竭中后期，或久病体弱，素体阳虚的患者。

4. **痰饮阻肺**　本证属本虚标实而以标实为主。痰浊壅肺，肺失宣肃，通调水道无能则水停饮聚，宗气难以灌心脉而心气鼓动无力，血脉不畅，渐致心力衰竭。

心力衰竭病位在心，病变脏腑涉及肾、肺、脾、肝，为本虚标实之证，本虚为气虚、阳虚、阴虚，标实为血瘀、痰饮、水停。

（二）临床表现

1. **左心衰竭**　以肺淤血及心排血量降低致组织器官低灌注等临床表现为主。

（1）症状：①呼吸困难。最早出现的症状是劳力性呼吸困难，即在体力活动时出现呼吸困难，休息即缓解。随着病情发展逐渐出现端坐呼吸、夜间阵发性呼吸困难。②咳嗽、咳痰和咯血。③其他。如疲乏、头晕、心慌、少尿等。

（2）体征：①心脏体征。除基础心脏病的体征外，一般均有左心室肥大，心率增快，肺动脉瓣区第二心音亢进，心尖可闻及舒张期奔马律。可有交替脉，严重者有发绀。动脉血压一般正常，有时脉压减小。②肺部体征。两肺底常可闻及湿啰音，多为双侧性。

2. **右心衰竭**　以体循环静脉淤血为主要表现。

（1）症状：主要由慢性持续体循环静脉淤血引起各脏器功能改变所致。如长期胃肠道淤血所致的食欲缺乏、腹胀、恶心、呕吐，肝淤血所致上腹饱胀、腹痛，肾淤血所致白天少尿、夜尿增多、蛋白尿等。

(2) 体征：除原有心脏病体征，若右心显著扩大形成功能性三尖瓣关闭不全可闻及三尖瓣区收缩期杂音，体循环淤血体征如颈静脉怒张和（或）肝颈静脉反流征阳性，下垂部位凹陷性水肿，胸腔积液和（或）腹水，肝大等。

3. 全心衰竭　左、右心衰竭均存在，有肺淤血、心排血量降低致器官低灌注和体循环淤血的相关症状和体征。

（三）实验室及其他检查

1. X线检查　肺门及上肺血管影增强；可见 Kerley B 线、肺动脉影增宽；肺门影可呈蝴蝶状。

2. 心电图检查　可有左、右心室肥厚，V1 导联 P 波终末电势（PtfV1）≤ -0.04mm·s。

3. 超声心动图　提供心腔大小变化及心瓣膜情况，评估心脏收缩及舒张功能。

4. 心力衰竭标志物　BNP/NT-proBNP 的测定有助于心力衰竭诊断和预后判断。

（四）诊断与鉴别诊断

1. 诊断　有明确器质性心脏病的基础，结合症状、体征、实验室及其他检查可做出诊断。临床诊断应包括心脏病的病因、病理解剖、病理生理、心律及心功能分级等内容。

2. 鉴别诊断

（1）与引起呼吸困难的疾病相鉴别：如慢性阻塞性肺气肿、支气管哮喘等。慢性阻塞性肺气肿所致夜间呼吸困难无夜间阵发性发作的特点，咳痰后可缓解。支气管哮喘青少年多见，有过敏史，肺部以哮鸣音为主，心界不大，无舒张期奔马律等，吸入 β_2 受体激动药或静脉注射氨茶碱均可缓解。粉红色泡沫痰也是心源性哮喘和支气管哮喘的一个鉴别要点，支气管哮喘患者一般无粉红色泡沫痰。

（2）与引起水肿的疾病相鉴别：如肾性水肿、心包疾病和肝硬化等。肾性水肿多为晨起眼睑、颜面部组织较疏松部位水肿，伴有高血压及尿液检查异常，无颈静脉怒张，肝颈静脉反流征阴性；肝硬化患者腹水常较外周水肿明显，可有以脐为中心向周围伸展的腹壁静脉曲张，无颈静脉怒张，肝-颈静脉反流征阴性；心包疾病与右心衰竭均可因体循环静脉淤血表现为水肿、颈静脉怒张、肝大、肝区压痛、肝颈静脉反流征阳性，但心包疾病时可有心尖搏动减弱、奇脉等，超声心动图可帮助确诊。

（五）西医治疗

1. 一般治疗　祛除或缓解病因，祛除诱发因素，改善生活方式，定期随访等。

2. 药物治疗

（1）利尿剂：所有心力衰竭患者，有液体潴留的证据或原先有过液体潴留，均应给予利尿药。常用的利尿药有：①排钠、排钾利尿药，以呋塞米为代表的袢利尿药，以氢氯噻嗪为代表的作用于远曲小管的噻嗪类利尿药。②保钾利尿剂，如螺内酯、氨苯蝶啶、阿米洛利等，螺内酯为醛固酮拮抗药，后两者不受醛固酮调节。

（2）血管紧张素转化酶抑制剂（ACEI）：全部收缩性心力衰竭患者必须应用 ACEI，包括无症状性心力衰竭、LVEF < 40% 者，除非有禁忌证或不能耐受。常用 ACEI 药物包括卡托普利、依那普利、培哚普利等，不良反应主要有低血压、肾功能恶化、钾潴留、干咳和血管神经性水肿。双侧肾动脉狭窄、血肌酐升高（> 265μmol/L）、高血钾（> 5.5mmol/L）、收缩压 < 90mmHg 者禁用 ACEI。

（3）**血管紧张素Ⅱ受体拮抗剂（ARB）**：可用于心力衰竭各阶段患者，亦可用于不能耐受 ACEI 的患者，替代 ACEI 作为一线治疗。

（4）**β受体阻滞药**：所有病情稳定且无禁忌证的心功能不全患者一经诊断均应立即使用。常用药物包括美托洛尔、比索洛尔、卡维地洛等。禁忌证包括支气管痉挛性疾病、心动过缓（＜60次/分）、二度及以上房室传导阻滞（除非已安装起搏器）。不良反应常发生在使用早期，包括低血压、液体潴留、心力衰竭恶化、心动过缓、房室传导阻滞等。

（5）**洋地黄类**：心力衰竭是其主要适应证，尤其是伴有快心室率心房颤动的心力衰竭，不推荐应用于 NYHA 心功能Ⅰ级患者。主要药物包括地高辛、毛花苷 C、毒毛花苷 K 等。洋地黄过量或中毒、梗阻性肥厚型心肌病、部分或完全性房室传导阻滞为洋地黄的禁忌证。急性心肌梗死早期（24 小时内）、肺源性心脏病伴有急性呼吸功能衰竭、严重二尖瓣狭窄伴有窦性心律并发肺水肿者慎用。洋地黄中毒表现包括：①胃肠道反应。如厌食、恶心、呕吐、腹泻、腹痛等。②神经系统表现。如头痛、疲乏、眩晕、噩梦、谵妄、幻觉，还有黄视、绿视及视物模糊等视觉障碍。③心律失常。是洋地黄中毒的最重要表现。使用洋地黄过程中，心律突然转变是诊断洋地黄中毒的重要依据。

（6）**醛固酮受体拮抗药**：适用于 NYHA Ⅲ～Ⅳ级的中、重度心力衰竭患者，急性心肌梗死后合并心力衰竭且 LVEF ＜ 40% 的患者亦可以应用。螺内酯是常用的醛固酮受体拮抗剂，本药主要的不良反应是高钾血症和肾功能异常。

3.非药物治疗　心脏同步化治疗（CRT）、植入型心律转复除颤器（ICD）、心脏移植等。

（六）中医辨证论治

1.气虚血瘀证

证候：心悸怔忡，胸闷气短，甚则咳喘，动则尤甚，神疲乏力，面白或暗淡，自汗，口唇青紫，甚者胁痛积块，颈脉怒张，舌质紫暗或有瘀斑，脉虚涩或结代。

治法：养心补肺，益气活血。

方药：**保元汤**合**桃红饮**加减。

2.气阴两虚证

证候：心悸气短，身重乏力，心烦不寐，口咽干燥，小便短赤，甚则五心烦热，潮热盗汗，眩晕耳鸣，肢肿形瘦，唇甲稍暗，舌质暗红，少苔或无苔，脉细数或促或结。

治法：益气养阴，活血化瘀。

方药：**生脉饮**合**血府逐瘀汤**加减。

3.阳虚水泛证

证候：心悸怔忡，气短喘促，动则尤甚，或端坐而不得卧，精神萎靡，乏力懒动，腰膝酸软，形寒肢冷，面色苍白或晦暗，肢体浮肿，下肢尤甚，甚则腹胀脐突，尿少或夜尿频多，舌淡苔白，脉沉弱或迟。

治法：温阳利水。

方药：**参附汤、五苓散**合**葶苈大枣泻肺汤、丹参饮**加减。

4.痰饮阻肺证

证候：咳喘气急，张口抬肩，不能平卧，痰多色白或黄稠，心悸烦躁，胸闷脘痞，面青汗出，口唇青紫，舌质紫暗，舌苔厚腻或白或黄，脉弦滑而数。

治法：温化痰饮，泄肺逐水。
方药：**苓桂术甘汤、葶苈大枣泻肺汤**合**保元汤、丹参饮**加减。

四、心律失常

心律失常是指心脏激动异常或传导异常，激动异常包括激动的起源、顺序、频率、节律异常，传导异常包括传导速度、途径异常。

本病归属于中医学的"心悸""怔忡"等范畴。

（一）分类

1. 激动形成异常

（1）窦房结心律失常：窦性心动过缓、窦性心动过速、窦性停搏、窦性心律失常。

（2）异位心律：①主动性异位心律，期前收缩（房性、房室交界性、室性）；阵发性心动过速（房性、房室交界性、房性折返性、室性）；心房扑动、心房颤动；心室扑动、心室颤动。②被动性异位心律，逸搏（房性、房室交界性、室性）；逸搏心律（房性、房室交界性、室性）。

2. 激动传导异常

（1）生理性干扰及房室分离。

（2）病理性：①传导阻滞（窦房传导阻滞、房内传导阻滞、房室传导阻滞、室内传导阻滞）。②房室间传导途径异常（预激综合征）。

（二）发生机制

心律失常发生有多种不同机制，主要包括激动形成异常、激动传导异常或两者兼而有之。

1. 激动形成异常　包括窦房结自身激动程序与规律异常、心脏激动全部或部分起源于窦房结以外的部位。起源于窦房结以外的心脏激动称为异位节律，分为主动性和被动性。

2. 激动传导异常　最多见的为传导阻滞，包括传导延缓或中断；另一类为传导途径异常，激动通过房室之间的附加旁路传导，使一部分心肌提前激动。

五、快速性心律失常

快速性心律失常是一组包括临床表现、起源部位、传导路径、电生理和预后意义很不相同的心律失常，包括各种原因引起的过早搏动、心动过速、扑动和颤动，除窦性心动过速外，激动均起源于异位起搏点。

本病属于中医学的"心悸""怔忡""胸痹""喘证""眩晕"等范畴。

（一）西医病因

快速性心律失常可发生于无器质性心脏病者，但心脏病患者发生率更高。

1. 室上性心动过速　多无器质性心脏病，如房室结内折返性心动过速和房室折返性心动过速。

2. 过早搏动　窦房结以外的异位起搏点提前发生激动引起的心脏搏动，称为过早搏动，简称早搏，又称期前收缩，是临床最常见的心律失常之一。发生机制包括折返激动、触发活动或异位起搏点兴奋性增高，生理情况下见于剧烈活动、过量饮用烟、酒、咖啡、茶等，病理情况下如高血压、冠心病、心肌炎时也可出现。

3. 室性心动过速　绝大多数见于器质性心脏病患者，如扩张型心肌病、冠心病心肌梗死或梗死后心功能不全，偶见于无器质性心脏病者，如原发性Q-T间期延长综合征、洋地黄中毒、低血钾症等。

4. 心房颤动和心房扑动　大多数见于器质性心脏病患者,如心脏瓣膜病二尖瓣狭窄、冠心病、高血压心脏病、甲状腺功能亢进症、心肌病、肺源性心脏病等,偶见于健康人。

(二) 中医病因病机

本病与感受外邪、情志失调、饮食不节、劳欲过度、久病失养等有关。

1. 感受外邪　内舍于心,邪阻于脉,心血运行受阻,或风寒湿热等外邪内侵于心,耗伤心气或心阴,心神失养,引起心悸之证。

2. 情志失调　恼怒伤肝,肝气郁滞,日久化火,气火扰心则心悸;忧思伤脾,阴虚亏耗,心失所养则心悸;大怒伤肝,大恐伤肾,怒则气逆,恐则精却,阴虚于下,火逆于上,撼动心神而心悸。

3. 饮食不节　嗜食肥甘,饮酒过度,损伤脾胃,运化失司,湿聚成痰,痰浊阻滞心脉。

4. 劳欲过度　房劳过度,肾精亏耗,心失所养;思虑过多,劳伤心脾,心气受损,亦可诱发心悸。

5. 久病失养　水肿日久,水饮内停,水气凌心而心悸;咳喘日久,心肺气虚,诱发心悸。

本病病位在心,与肝、胆、脾、胃、肾、肺诸脏腑有关。病理性质包含虚、实两个方面:虚为气、血、阴、阳不足,心失所养而心悸;实为气滞血瘀、痰浊水饮、痰火扰心引起,虚实之间可相互夹杂或转化。

(三) 临床表现

1. **阵发性室上性心动过速**　呈阵发性,心率在160次/分以上,感心悸、胸闷、头晕、乏力、胸痛或紧压感。持续时间长者,可出现面色苍白、四肢厥冷、血压降低,偶可晕厥。

2. 过早搏动　可无症状,频发者可有心悸、胸闷、头晕、乏力等。听诊有心脏提前搏动。

3. **心房颤动**　阵发性心房颤动或心房颤动心室率快者有心悸、胸闷、头晕、乏力等。听诊心音强弱不等、心律绝对不规则、脉搏短绌。也可发生血流动力学障碍,使原有器质性心脏病患者病情加重。

4. 室性心动过速　临床表现的轻重与发作时的心室率、持续时间、基础心脏病变和心功能状况不同而异。非持续性室速(发作时间短于30s,能自行终止)的患者通常无症状;持续性室速(发作时间超过30s,需药物或电复律终止)常伴有明显血流动力学障碍,出现低血压、少尿、晕厥、气促等。

(四) 心电图诊断

1. 室上性心动过速　分房性与房室交界性心动过速,但常因P波不易辨识,故统称为室上性心动过速(室上速)。发作有突发突止特点,节律快而规则,频率一般在160~250次/分,QRS波形态一般正常(伴有束支阻滞或室内差异性传导时,QRS波可增宽畸形)。

2. 期前收缩

(1) 房性期前收缩:①提前出现的异位P′波,形态与窦性P波不同。②P′-R间期>0.12s。③QRS波形态通常正常,亦可出现室内差异性传导而使QRS波增宽或未下传。④代偿间歇多不完全。

(2) 房室交界性期前收缩:①提早出现的室上性QRS波群。②提早出现的QRS波群之前或之后可有逆行P′波,也可无P′波。P′波在QRS波群之前,P′-R间期<0.12s;P′

在QRS波群之后，RP′间期＜0.20秒。③QRS波形态可正常，亦可出现室内差异性传导而增宽。④大多代偿间歇完全。

（3）室性期前收缩：①提前出现的、宽大畸形的QRS波群，时限通常≥0.12s，其前无相关P或P′波。②T波方向与QRS波群的主波方向相反。③代偿间歇完全。

3. 室性心动过速　①相当于一系列连续的室性期前收缩（连续3次或3次以上），频率多在140～220次/分，R-R间距大致相等，节律可略有不齐。②QRS波群畸形、增宽，时间≥0.12秒，T波方向与QRS主波方向相反。③有时可见房室分离。④偶可发生心室夺获或室性融合波。出现心室夺获或室性融合波，是判断室性心动过速可靠的依据。

4. 房颤与房扑
（1）心房颤动：①P波消失，代之以一系列大小不等、间距不均、形态各异的心房颤动波（f波），其频率为350～600次/分，通常在V_1导联最清楚，其次为Ⅱ、Ⅲ、aVF导联。②R-R间距绝对不齐，即心室律完全不规则。③QRS形态正常或因室内差异传导而增宽畸形。

（2）心房扑动：①P波消失，代之以连续性锯齿样F波，各波大小、形态相同，频率规则，为240～350次/分，大多不能全部下传，常以固定房室比例（2∶1或3∶1～5∶1）下传，心室率不规则。②QRS波与T波形态正常，偶尔因室内差异传导、合并预激综合征或伴束支传导阻滞而增宽畸形。

（五）西医治疗

1. 一般治疗　解除患者顾虑，适当活动，忌烟、少饮咖啡、浓茶，避免劳累。适当给予镇静药、安眠药物也可奏效。

2. 室上性心动过速
（1）药物治疗：包括终止急性发作和预防复发。如患者心功能、血压正常，可先尝试刺激迷走神经、颈动脉窦按摩、Valsalva动作、诱导恶心、压迫眼球等。药物包括腺苷、普罗帕酮、维拉帕米、β受体阻滞剂、洋地黄制剂，腺苷为首选药物。

（2）非药物治疗：食管心房调搏术常能有效中止发作。当患者出现血流动力学不稳定时，立即电复律。此外，目前导管射频消融术根治室上性心动过速的成功率达95%以上。

3. 过早搏动
（1）房性期前收缩：频繁发作伴明显症状的应适当治疗。常用药物有β受体阻滞药、维拉帕米、普罗帕酮及胺碘酮等。

（2）房室交界性期前收缩：通常不需要治疗，但起源点较低或出现过早可能会诱发室性快速心律失常，应予以控制。

（3）室性期前收缩：首先应对患者室性前期收缩的类型、症状及其原有心脏病做全面了解，再决定是否给予治疗、采取何种方法治疗及治疗的终点。

4. 房颤　治疗目标是减少血栓栓塞、消除或减轻症状、控制心室率和（或）恢复及维持窦性心律。

（1）抗凝：房颤最常见、最严重的并发症是附壁血栓脱落造成重要器官的栓塞，特别是**脑栓塞**。目前主要对策是抗凝治疗，常用药物为华法林，治疗期间监测INR。

（2）控制心室率：对于无器质性心脏病患者，目标心室率＜110次/分，合并器质性心脏病患者，根据具体情况决定目标心率。控制心室率的药物包括β受体阻滞药、非二氢吡啶类钙离子拮抗药（不伴有失代偿期心力衰竭）、胺碘酮等。

（3）复律并维持窦性心律：方法有药物转复、直流电同步复律、导管消融、外科迷宫手术等。

5. **房扑** 药物治疗原则同房颤。

6. **室性心动过速**

（1）终止室速发作：①有血流动力学障碍的持续性室速，如患者已发生低血压、休克、心绞痛、充血性心力衰竭或脑血流灌注不足，无论是否有器质性心脏病，应迅速施行直流电复律。②无血流动力学障碍的持续性室速，首先给予利多卡因静脉注射，也可选用索他洛尔、普罗帕酮，无效者或伴有心动不全者可选用胺碘酮静脉注射。

（2）预防复发：①药物预防，可选用终止发作有效的相同药物预防复发。②埋藏式心脏复律除颤器（ICD）预防复发。

（六）中医辨证论治

1. **心神不宁证**

证候：心悸心慌，善惊易恐，坐卧不安，失眠多梦，舌苔薄白，脉虚数或结代。

治法：镇惊定志，养心安神。

方药：安神定志丸加减。

2. **气血不足证**

证候：心悸短气，活动尤甚，眩晕乏力，面色无华，舌质淡，苔薄白，脉细弱。

治法：补血养心，益气安神。

方药：归脾汤加减。

3. **阴虚火旺证**

证候：心悸不宁，心烦少寐，头晕目眩，手足心热，耳鸣腰酸，舌质红，苔少，脉细数。

治法：滋阴清火，养心安神。

方药：天王补心丹加减。

4. **气阴两虚证**

证候：心悸短气，头晕乏力，胸痛胸闷，少气懒言，五心烦热，失眠多梦，舌质红，少苔，脉虚数。

治法：益气养阴，养心安神。

方药：生脉散加减。

5. **痰火扰心证**

证候：心悸时发时止，胸闷烦躁，失眠多梦，口干口苦，大便秘结，小便黄赤，舌苔黄腻，脉弦滑。

治法：清热化痰，宁心安神。

方药：黄连温胆汤加减。

6. **心脉瘀阻证**

证候：心悸不安，胸闷不舒，心痛时作，或见唇甲青紫或有瘀斑，脉涩或结代。

治法：活血化瘀，理气通络。

方药：桃仁红花煎加减。

7. 心阳不振证
证候：心悸不安，胸闷气短，面色苍白，形寒肢冷，舌质淡白，脉虚弱或细。
治法：温补心阳，安神定悸。
方药：参附汤合桂枝甘草龙骨牡蛎汤加减。

六、缓慢性心律失常

缓慢性心律失常是指有效心搏每分钟低于60次的各种心律失常。
本病属于中医学"心悸""眩晕""胸痹""厥证"等范畴。

（一）西医病因

1. 缓慢性窦性心律失常　可见于健康人，尤其是运动员及强体力劳动者。老年人、睡眠状态、迷走神经张力增高亦可出现。器质性心脏病如冠心病、心肌病、心肌炎、应用洋地黄及β受体阻滞药等药物，均可引起缓慢性窦性心律失常。

2. 房室传导阻滞　常见病因有心肌炎、急性下壁及前壁心肌梗死、原因不明的希－浦系统纤维化、冠心病、高血钾、应用洋地黄及缺氧等。

3. 病态窦房结综合征　见于冠心病、原发性心肌病、心脏瓣膜病、高血压心脏病、心肌炎、先天性心脏病等。

（二）中医病因病机

本病病因与饮食失宜、七情内伤、劳倦内伤、久病失养、感受外邪有关。
本病病位在心，病机特点是本虚标实，本虚是气、血、阴、阳亏虚，以气阳不足为多，标实是痰浊、瘀血、气滞、水饮。

（三）临床表现

所有的缓慢性心律失常均可导致患者出现与心动过缓有关的心、脑供血不足的症状，如发作性头晕、黑蒙、乏力等，严重者发生晕厥。一度房室传导阻滞听诊时第一心音强度减弱。二度Ⅰ型房室传导阻滞第一心音逐渐减弱并有心搏脱落，二度Ⅱ型房室传导阻滞亦有间歇性心搏脱漏，但第一心音强度恒定。

（四）心电图诊断

1. 窦性心动过缓　①窦性P波在Ⅰ、Ⅱ、aVF、$V_4 \sim V_6$导联直立，aVR导联倒置。②窦性P波规律发生，频率在60次/分以下（P-P或R-R间期＞1秒），通常不低于40次/分。

2. 房室传导阻滞

（1）一度房室传导阻滞：①窦性P波规则出现，每个窦性P波后都有QRS波。②P-R间期延长，P-R间期≥0.21秒（老年人＞0.22秒）。

（2）二度Ⅰ型房室传导阻滞：①窦性P波规则出现。②P-R间期呈进行性延长（但P-R间期的增量逐渐减少），直至出现一次心室漏搏，其后P-R间期又恢复为最短，再逐渐延长，直至再次出现心室漏搏。此现象周而复始形成文氏周期。③R-R间距渐短突长。④心室漏搏所致的最长R-R间歇，短于任何两个最短的R-R间距之和。

（3）二度Ⅱ型房室传导阻滞：①窦性P波规则出现。②P-R间期恒定（正常范围或延长）。③QRS波群呈周期性或不定期性地成比例地脱漏。

（4）三度房室传导阻滞：①房室分离，P波与QRS波群各自独立，互不相关，呈现完全性房室分离。②逸搏心律，QRS波群的形态和时间主要取决于逸博部位。如阻滞部位以下的潜在起搏点位于希氏束附近，则心室率一般为40～60次/分，QRS波群正常，称为交界性逸搏；如位于传导系统的远端，则心室率一般为 20～40 次 / 分，QRS 波群宽大畸形，此系室性逸搏。

3. 病态窦房结综合征　①持续而显著的窦性心动过缓：心率＜50 次 / 分，且不易用阿托品等药物纠正。常伴有窦性停搏或窦房阻滞。②心动过缓－心动过速综合征：在显著窦性心动过缓基础上，常出现室上性快速心律失常（房速、房扑、房颤等）。由于房性快速性心律失常均发生在缓慢性心律失常的基础上，又称"慢快综合征"。③双结病变：若病变同时累及房室交界区，可出现窦房阻滞与房室阻滞并存，或发生窦性停搏时长时间不出现交界性逸搏，称为双结病变。

（五）西医治疗

1. 药物治疗　可选用阿托品或异丙肾上腺素等。

2. 人工心脏起搏

（六）中医治疗

1. 心阳不足证

证候：心悸气短，动则加剧，或突然晕倒，汗出倦怠，面色苍白或形寒肢冷，舌淡苔白，脉虚弱或沉细而迟。

治法：温补心阳，通脉定悸。

方药：人参四逆汤合桂枝甘草龙骨牡蛎汤加减。

2. 心肾阳虚证

证候：心悸气短，动则加剧，面色苍白，形寒肢冷，腰膝酸软，小便清长，下肢浮肿，舌质淡胖，脉沉迟。

治法：温补心肾，温阳利水。

方药：参附汤合真武汤加减。

3. 气阴两虚证

证候：心悸气短，乏力，失眠多梦，自汗盗汗，五心烦热，舌质淡红少津，脉虚弱或结、代。

治法：益气养阴，养心通脉。

方药：炙甘草汤加减。

4. 痰浊阻滞证

证候：心悸气短，心胸痞闷胀满，痰多，食少腹胀，或有恶心，舌苔白腻或滑腻，脉弦滑。

治法：理气化痰，宁心通脉。

方药：涤痰汤加减。

5. 心脉痹阻证

证候：心悸，胸闷憋气，心痛时作，或形寒肢冷，舌质暗或有瘀点、瘀斑，脉虚或结代。

治法：活血化瘀，理气通络。

方药：血府逐瘀汤加减。

七、心脏性猝死

（一）定义

心脏性猝死是指由于心脏原因引起的无法预料的自然死亡，常以突然意识丧失为表现，死亡出乎意料，在急性症状出现后 1h 内（亦有规定为 24h 内）发生。

本病归属于中医学的"厥证""厥脱""眩晕""喘脱"等范畴。

（二）病因

在美国约80%的心脏性猝死由冠心病及其并发症引起，此外肥厚型心肌病、扩张型心肌病、心脏瓣膜病、先天性心血管疾病、急性心脏压塞、充血性心力衰竭、电解质失衡、Q-T间期延长综合征等均可引起猝死。左心室射血分数＜30%是猝死的最强预测因素，心肌梗死后出现的频发性与复杂性室性期前收缩亦提示有发生猝死的危险。

（三）心电图检查

临床常见四种心电图表现，包括：①心室颤动或扑动。心室肌不规则的颤动或扑动，心电图出现心室颤动或扑动波。②心室静止。心室完全丧失电活动而处于静止状态，心电图上出现直线或仅有心房波。③心肌电-机械分离。心电图上出现宽而畸形、频率较慢的QRS波群，频率多在30次/分以下，但不产生有效的心肌机械性收缩。④无脉性室性心动过速。脉搏消失的室性心动过速。在上述四种情况中，以心室颤动最多见。

（四）诊断

诊断要点：①意识突然丧失。②无呼吸，或仅是喘息。③心大动脉（颈动脉或股动脉）搏动消失。

（五）西医治疗

1. 基础心肺复苏

（1）**胸外按压**：是建立人工循环的主要方法。胸外按压时，患者应仰卧于硬板床或地上，术者跪在患者旁或站在床旁的椅凳上，一只手的手掌放置在胸骨中下1/3交界处或两乳头连线与胸骨交点，另一只手的手掌根部放在该手的手背上，按压时术者双手臂应伸直，双肩在患者胸骨上方正中，垂直向下用力按压，按压深度为5～6cm，按压后放松，允许胸廓充分回弹，血液回流。按压频率100～120次/分，按压应规律地、均匀地、不间断地进行，下压与放松的时间大致相等。放松时定位的手掌跟不要离开胸骨定位点，中断时间限制在10s以内。

（2）开通气道：保持呼吸道通常是成功复苏地重要一步，可采用仰头抬颏法开放气道。方法是：术者将一手置于患者前额用力加压，使头后仰，另一手的示、中指抬起下颏，使下颏尖、耳垂的连线与地面呈垂直状态，以通畅气道。应清除患者口中的异物和呕吐物、取下活动性义齿。

（3）人工呼吸：气管内插管是建立人工通气的最好方法。在抢救过程中，院内一般用呼吸面罩暂时支持通气，院外则采用口对口人工呼吸。口对口人工呼吸时，在保持呼吸道通畅和患者口部张开情况下，用按于前额一手的拇、示指捏闭患者鼻孔，术者深吸一口气后，将自己的口唇紧贴患者做深而快的用力呼气，直至患者胸部上抬。如果一个人进行心肺复苏，则在连续胸部按压30次后，吹气两口，即30：2；如果两人进行复苏，每6秒进行1次人工呼吸，同时持续胸外按压。口对口人工呼吸只是临时性紧急措施，应马上争取气管内插管，以人工气囊挤压或人工呼吸机进行辅助呼吸与输氧，纠正低氧血症。

2. 药物治疗　心脏骤停患者在进行心肺复苏时应尽早开通静脉通道。药物包括肾上腺素、利多卡因、胺碘酮或溴苄胺、碳酸氢钠、葡萄糖酸钙等。

3. **复苏后处理** 维持有效的循环和呼吸功能，预防再次心脏骤停，维持水、电解质和酸碱平衡，防治脑水肿、急性肾衰竭和继发感染等。

（六）中医辨证论治

1. 气阴两脱证

证候：神萎倦怠，气短，四肢厥冷，心烦胸闷，尿少，舌质深红或淡，少苔，脉虚数或微。

治法：益气救阴。

方药：**生脉散**加减。

2. 痰蒙神窍证

证候：神志恍惚，气粗息涌，喉间痰鸣，口唇、爪甲暗红，舌质暗，苔厚腻或白或黄，脉沉实。

治法：豁痰活血，开窍醒神。

方药：**菖蒲郁金汤**加减。

3. 元阳暴脱证

证候：神志恍惚，或昏愦不语，面色苍白，四肢厥冷，舌质淡润，脉微细欲绝。

治法：回阳固脱。

方药：**独参汤或四味回阳饮**加减。

（七）预防

心搏骤停的预防迄今仍是一个医学难题，很关键的一步是识别心搏骤停的高危对象。心肌梗死后、充血性心力衰竭、室性心动过速、心室颤动等均有极高的心脏猝死风险，可通过测定左心室功能、监测动态心电图、心率变异性、Q-T间期离散度等方法预测心脏骤停的风险，预防的方法包括药物（如β受体阻滞药）、埋藏式心脏复律除颤器（ICD）等。

八、原发性高血压

高血压是以体循环动脉压增高为主要表现的临床综合征，可分为原发性和继发性高血压，其中95%以上是原发性高血压，继发性高血压为某些疾病的临床表现，有明确病因，约占高血压的5%。

高血压属于中医学的"风眩""眩晕""头痛""中风"等范畴。

（一）西医病因

1. 遗传因素 高血压具有明显的家族聚集性。

2. 环境因素 高钠低钾膳食、超重和肥胖、饮酒、精神紧张、缺乏体力活动、口服避孕药、睡眠呼吸暂停低通气综合征等。

（二）发病机制

1. 血压调节机制失代偿 血压的高低主要取决于心排血量及体循环的周围血管阻力。血压的急性调节主要通过压力感受器及交感神经活动来实现，而慢性调节则主要通过肾素-血管紧张素-醛固酮系统（RAAS）及肾脏对体液容量的调节来完成。如上述调节机制失去平衡即会导致高血压。

2. 遗传因素 高血压病患者中有家族史者达40%～60%，有明显家族聚集性。动物实验早已从大鼠中选出自发性高血压大鼠（SHR），高度提示遗传的作用。

3. 肾素-血管紧张素-醛固酮系统（RAAS）平衡失调 肾缺血时刺激肾小球入球动脉

的球旁细胞分泌肾素，肾素可将肝脏合成的血管紧张素原水解为血管紧张素Ⅰ（ATⅠ），再经过肺、肾等组织的血管紧张素转化酶（ACE）的作用转化为ATⅡ。ATⅡ可以直接使小动脉平滑肌收缩、外周阻力增加；使交感神经冲动发放增加；刺激肾上腺皮质球状带，使醛固酮分泌增加，导致体内水钠潴留。最近几年发现，心脏、肾脏、肾上腺、中枢神经、血管壁也有局部RAAS，通过旁分泌或自分泌调节组织功能，这对高血压的形成、血压的调节可能具有较强的作用。

4. 精神神经学说　外界及内在环境的不良刺激引起长时间的精神紧张、焦虑、烦躁等情绪波动，使大脑皮质的抑制和兴奋过程平衡失调，对皮质下中枢的调节失控，以致交感神经活动增强、儿茶酚胺类介质释放，引起全身细小动脉痉挛，引起血管平滑肌增生，肾素释放增多，这些因素促使高血压形成并持续处于高血压状态。

5. 钠潴留　高钠饮食可使某些体内有遗传性钠运转缺陷的患者血压升高。钠摄入过多可使水钠潴留、血容量增多，心排血量增加导致血压升高。此外，血管平滑肌细胞内Na^+水平增高，可使细胞内Ca^{2+}水平增高，小动脉收缩，外周阻力增高，参与高血压的发生。

6. 血管内皮功能异常　血管内皮细胞生成的活性物质对血管舒缩等有调节作用，如前列环素（PGI_2）、内皮源性舒张因子（EDRF）、一氧化氮（NO）等具有舒张血管的作用，而内皮素（ET-1）、血管收缩因子（EDCF）、血管紧张素Ⅱ（ATⅡ）等具有收缩血管的作用。高血压时，一般NO生成减少，而ET-1增加，血管平滑肌细胞对舒张因子的反应减弱，而对收缩因子反应增强。

7. 胰岛素抵抗（IR）　大多数高血压病的患者有IR。高胰岛素血症可使肾小管钠重吸收增加、交感神经活性增高、使细胞内钠及钙增加、刺激血管壁增生，从而导致血压升高。

（三）中医病因病机

1. 肝阳上亢　素体阳盛，肝阳偏亢，日久化火生风，风升阳动，上扰清窍，则发眩晕。长期忧郁恼怒，肝气郁结，气郁化火，肝阴暗耗，阴虚阳亢，风阳生动，上扰清窍，发为眩晕。

2. 痰湿中阻　嗜酒肥甘，饥饱无常，或思虑劳倦，伤及于脾，脾失健运，水谷不化生精微，聚湿生痰，痰浊上扰，蒙蔽清窍，发而为眩。

3. 淤血阻络　久病入络，随着病情的迁延不愈，日久殃及血分，血行不畅，淤血内停，滞于脑窍，清窍失养，发为眩晕。

4. 肝肾阴虚　肝阴不足可致肾阴不足，肾水不足亦可引起肝阴亏乏。水不涵木，阳亢于上，清窍被扰而作眩晕。

5. 阴阳两虚　久病体虚，累及肾阳，肾阳受损，或阴虚日久，阴损及阳，导致阴阳两虚，髓海失于涵养，而见眩晕等。

高血压的主要病机环节为风、水、痰、瘀、虚，与肝、脾、肾等脏腑关系密切。病机性质为本虚标实，肝肾阴虚为本，肝阳上亢、痰瘀内蕴为标。

（四）临床表现

1. 症状　可见头晕、头痛、情绪易激动、注意力不集中、疲劳、心悸等。

2. 体征　除血压升高外，其他体征一般较少。周围血管搏动、血管杂音、心脏杂音等是重点检查内容。

3. 并发症　血压持续升高，可有心、脑、肾等靶器官损害。

(1) 心：血压出血升高致左心室肥厚、扩大形成高血压性心脏病，最终可导致充血性心力衰竭。高血压是冠状动脉粥样硬化的重要危险因素之一。

(2) 脑：长期高血压，由于小动脉、微动脉瘤形成及脑动脉粥样硬化，可并发急性脑血管病，包括脑出血、短暂性脑缺血、脑血栓形成等。

(3) 肾：高血压病有肾动脉硬化等，引起肾脏病变，早期可无表现，病情发展可出现肾功能损害。

4. 高血压危重症

(1) **恶性高血压**：多见于中青年，发病急骤，血压显著升高，舒张压常≥130mmHg，头痛、视力减退、视网膜出血、渗出和视神经盘水肿，肾功能损害明显，出现蛋白尿、血尿、管型尿，迅速发生肾功能不全。如不及时治疗，可因肾衰竭、心力衰竭或急性脑血管病而死亡。

(2) **高血压危象**：因交感神经活性亢进和血中儿茶酚胺过多，在高血压病进程中发生短暂收缩压急剧升高（可达260mmHg），也可伴有舒张压升高（120mmHg以上），同时出现剧烈头痛、头晕、烦躁、心悸、多汗、恶心、呕吐、面色苍白或潮红、视物模糊等表现。控制血压后病情可迅速好转，但易复发。

(3) 高血压脑病：多发生在重症高血压患者，由于血压升高超过脑血管调节极限，脑血管波动性扩张，脑灌注过多，血管内液体渗入脑组织，引起脑水肿及颅内压升高，患者出现严重头痛、呕吐、意识障碍，轻者仅有烦躁、意识模糊，或者一过性失明、失语、偏瘫等，严重者发生抽搐、昏迷。

(五) 实验室及其他检查

1. **基本项目** 尿常规、肾功能、血脂、血糖、葡萄糖耐量试验及血浆胰岛素测定等。

2. **推荐项目** 24小时动态血压监测、超声心动图、颈动脉超声、尿蛋白定量、眼底检查、X线胸片、脉搏波传导速度及踝臂血压指数等。

(六) 诊断（血压分级及危险分层）

1. 在未服用抗高血压药物的情况下，非同日3次血压测量值收缩压均≥140mmHg和（或）舒张压≥90mmHg者（每次不少于3次读数，取平均值）即可确诊为高血压。

2. **按血压水平分类和分级** 见表5-2。

表5-2 血压水平分类和分级

分类	收缩压（mmHg）		舒张压（mmHg）
正常血压	<120	和	<80
正常高值	120～139	和（或）	80～89
高血压	≥140	和（或）	≥90
1级高血压（轻度）	140～159	和（或）	90～99
2级高血压（中度）	160～179	和（或）	100～109
3级高血压（重度）	≥180	和（或）	≥110
单纯收缩期高血压	≥140	和	<90

3. 高血压诊断应包括心血管危险因素、靶器官损害与相关临床情况及危险分层的评估。

心血管危险分层根据血压水平、心血管危险因素、靶器官损害、临床并发症和糖尿病，分为低危、中危、高危和极高危4个层次。具体见表5-3。

表5-3 高血压患者心血管危险分层标准

其他危险因素和病史	高血压分级		
	1级	2级	3级
无	低危	中危	高危
1～2个其他危险因素	中危	中危	极高危
≥3个其他危险因素或靶器官损害	高危	高危	极高危
临床并发症或合并糖尿病	极高危	极高危	极高危

（七）鉴别诊断

1. **肾实质病变** ①急性肾小球肾炎：起病急骤，发病前1～3周多有链球菌感染史，有发热、水肿、血尿等表现。尿常规检查可见蛋白、红细胞和管型，血压为一过性升高。青少年多见。②慢性肾小球肾炎：由急性肾小球肾炎转变而来，或无明显急性肾炎病史，而有反复水肿、明显贫血、血浆蛋白低、氮质血症，蛋白尿出现早而持久，血压持续升高。

2. **肾动脉狭窄** 有类似恶性高血压的表现，药物治疗无效。一般可见舒张压中、重度升高，可在上腹部或背部肋脊角处闻及血管杂音。肾盂造影、反射性核素肾图及超声检查有助于诊断。肾动脉造影可明确诊断。

3. **嗜铬细胞瘤** 表现为阵发性或持续性血压升高，阵发性血压升高时还可伴有心动过速、出汗、头痛、面色苍白等症状，历时数分钟或数日，一般抗高血压药无效，发作间隙血压正常。血压升高时测血或尿儿茶酚胺及其代谢物香草基杏仁酸（VMA）有助于诊断，超声、放射性核素及CT、MRI对肾脏部位检查可显示肿瘤部位而帮助诊断。

4. **原发性醛固酮增多症** 女性多见。以长期高血压伴有顽固性低血钾为特征，可有多饮、多尿、肌无力、周期性麻痹等。血压多为轻、中度升高。实验室检查有低血钾、高血钠、代谢性碱中毒、血浆肾素活性降低、血及尿醛固酮增多、尿钾增多。螺内酯试验阳性具有诊断价值。超声检查、放射性核素、CT、MRI可确定肿瘤部位。

5. **库欣综合征** 又称皮质醇增多症。患者除有高血压外还有满月脸、水牛背、向心性肥胖、毛发增多、血糖升高等。24h尿中17-羟类固醇或17-酮类固醇增多，地塞米松抑制试验或肾上腺素兴奋试验阳性，有助于诊断。颅内蝶鞍X线检查、肾上腺CT扫描及放射性碘化胆固醇肾上腺扫描可定位诊断。

（八）西医治疗

1. **改善生活行为** 减轻体重，减少钠盐摄入，补充钙和钾，减少脂肪摄入，戒烟，限制饮酒，增加运动等。

2. **降压药物的应用**

（1）**利尿药**：用于轻、中度高血压，尤其是老年高血压、单纯收缩期高血压、难治性高血压、心力衰竭合并高血压的治疗。包括噻嗪类、袢利尿药、保钾利尿药、吲达帕胺。

（2）**β受体阻滞药**：常用药物有美托洛尔、阿替洛尔、比索洛尔、卡维地洛、拉贝洛尔等。

1、2级高血压患者比较适用，尤其是心率较快的中青年患者，或合并有心绞痛、心肌梗死、慢性心力衰竭、交感神经活性增高及高动力状态的高血压患者。对脂代谢、糖代谢可能有影响，糖尿病及高脂血症患者酌情使用。不宜用于支气管哮喘、病态窦房结综合征、房室传导阻滞、外周动脉疾病等，急性充血性心力衰竭慎用。

（3）**钙通道阻滞药（CCB）**：可用于中、重度高血压治疗，适用于单纯性收缩压增高的老年患者。CCB 有维拉帕米、地尔硫草、二氢吡啶类等。前两者抑制心肌收缩及自律性和传导性，不宜应用于心力衰竭、窦房结功能低下、心脏传导阻滞患者。二氢吡啶类对心肌收缩性、传导性及自律性的抑制少，应用较为普遍，包括硝苯地平、非洛地平、拉西地平等。

（4）**ACEI**：用于各种类型、各种程度的高血压，ACEI 具有改善胰岛素抵抗和改善蛋白尿的作用，对伴有心力衰竭、左心室肥大、心肌梗死后、心房颤动、蛋白尿或微量蛋白尿、慢性肾疾病、代谢综合征、糖耐量降低及糖尿病肾病者尤为适宜。妊娠高血压、严重肾衰竭、高血钾者禁用。不良反应为刺激性干咳，少数患者可出现皮疹及血管神经性水肿。高血钾症、妊娠妇女和双侧肾动脉狭窄患者禁用，血肌酐超过 3mg/dl 慎用。

（5）**ARB**：总体作用明显优于 ACEI。此类药物不良反应较少，可能有轻微头痛、水肿等，一般不引起刺激性干咳。其治疗对象和禁忌证与 ACEI 相同，用于不耐受 ACEI 的干咳患者。

（6）**α受体阻滞药**：一般不作为高血压的首选药，适用于高血压伴有前列腺增生等患者，也用于难治性高血压患者的治疗。α受体阻滞药最主要的不良反应是首剂低血压反应、直立性低血压及耐药性，最好住院时使用。目前不主张单独使用。

3.抗高血压药物的合理应用

（1）降压应用的基本原则：①小剂量。采用较小的有效治疗剂量，并根据需要逐步增加剂量。②优先选择长效制剂。尽可能使用每日 1 次而有持续 24 小时降压作用的长效药物。③联合用药，用低剂量单药治疗，疗效不够时可以采用两种或多种药物联合治疗。④个体化。根据患者具体情况和耐受性及个人意愿或长期承受能力，选择适合患者的降压药物。

（2）抗高血压药物的选择：①合并心力衰竭者选用利尿药、ACEI、β受体阻滞药，不宜选用α受体阻滞药及 CCB；②轻度肾功能不全者可用 ACEI；③老年人收缩期高血压宜选用利尿药、长效二氢吡啶类；④糖尿病患者用 ACEI 和 ARB，也可用 CCB；⑤心病、心肌梗死后患者选用β受体阻滞药或 ACEI，稳定型心绞痛可用 CCB；⑥高脂血症用 CCB、ACEI，不宜用β受体阻滞药及利尿药；⑦妊娠者可用甲基多巴、美托洛尔、硝苯地平，不宜用 ACEI、ARB；⑧脑血管动脉硬化用 ACEI、CCB；⑨中年舒张期高血压可用长效 CCB、ACEI；⑩合并支气管哮喘、抑郁症、糖尿病者不宜用β受体阻滞药；痛风不宜用利尿药；心脏传导阻滞者不宜用β受体阻滞药及非二氢吡啶类 CCB。

（3）降压目标：①目前一般主张降低血压至控制目标值（140/90mmHg 以下）或理想水平（120/80mmHg 以下）。②糖尿病、慢性肾疾病、心力衰竭或病情稳定的冠心病合并高血压者，血压控制目标值＜130/80mmHg。③老年高血压患者血压降至 150/90mmHg，如果能耐受，可进一步降至 140/90mmHg 以下，＞80 岁高龄老年人血压目标值＜150/90mmHg。

4.高血压危重症的处理及治疗

（1）处理原则：①进入急诊抢救室或加强监护室，持续监测血压。②立即进行降压治疗以阻止靶器官进一步损害。③视临床情况的不同使用短效静脉抗高血压药物。④初始阶段（数分钟至1h内）血压控制的目标为平均动脉压的降低幅度不超过治疗前水平的25%，随后2～6小时内血压降至较安全水平，一般为160/100mmHg左右，如果可耐受这样的血压水平，且临床情况稳定，在以后的24～48h逐渐降低血压达正常水平。

（2）治疗：①迅速降压。静脉滴注硝普钠、硝酸甘油、尼卡地平、乌拉地尔、拉贝洛尔等迅速将血压降至160/100mmHg以下。②降低颅内压。可用呋塞米、20%甘露醇。③制止抽搐。地西泮、苯巴比妥钠或水合氯醛保留灌肠。

（九）中医辨证论治

1. 肝阳上亢证

证候：头晕头痛，口干口苦，面红目赤，烦躁易怒，大便秘结，小便黄赤，舌质红，苔薄黄，脉弦细有力。

治法：平肝潜阳。

方药：**天麻钩藤饮**加减。

2. 痰湿内盛证

证候：头晕头痛，头痛如裹，困倦乏力，胸闷，腹胀痞满，少食多寐，呕吐痰涎，肢体沉重，舌胖苔腻，脉濡滑。

治法：祛痰降浊。

方药：**半夏白术天麻汤**加减。

3. 瘀血阻窍证

证候：头痛经久不愈，固定不移，头晕阵作，偏身麻木，胸闷，时有心前区痛，口唇发绀，舌紫，脉弦细涩。

治法：活血化瘀。

方药：**通窍活血汤**加减。

4. 肝肾阴虚证

证候：头痛耳鸣，目涩，咽干，五心烦热，盗汗，不寐多梦，腰膝酸软，大便干涩，小便热赤，舌红少苔，脉细数或细弦。

治法：滋补肝肾，平潜肝阳。

方药：**杞菊地黄丸**加减。

5. 肾阳虚衰证

证候：头晕眼花，头痛耳鸣，形寒肢冷，心悸气短，腰膝酸软，遗精阳痿，夜尿频多，大便溏薄，舌淡胖，脉沉弱。

治法：温补肾阳。

方药：**济生肾气丸**加减。

（十）预防

高血压及其引起的心脑血管疾病是目前疾病死亡主要病因之一。因此，必须及早发现、及时治疗、终身服药，尽量防止及逆转靶器官的损害，减少其严重后果。

根据不同的情况进行针对性预防，高血压的预防一般分为3级：一级预防是针对高危人群和整个人群，以社区为主，注重使高血压易感人群通过减轻体重、改善饮食结构、戒烟、限酒、增加体育活动等预防高血压的发生；二级预防是针对高血压患者，包括一切预防内容，并采取简便、有效、安全、价廉的药物进行治疗；三级预防是针对高血压重症的抢救，预防其并发症的产生和死亡。

九、冠状动脉粥样硬化性心脏病

冠状动脉粥样硬化性心脏病简称冠心病，是指因冠状动脉粥样硬化使血管腔狭窄、阻塞，和（或）冠状动脉痉挛导致心肌缺血缺氧或坏死而引起的心脏病，亦称缺血性心脏病。

（一）危险因素

危险因素包括血脂异常、高血压、吸烟、糖尿病或糖耐量异常、性别、年龄、肥胖、长期精神紧张及遗传因素等。

（二）西医分型

1. 急性冠状动脉综合征　①不稳定型心绞痛；②非 ST 段抬高性心肌梗死；③ ST 段抬高性心肌梗死；④猝死。

2. 慢性冠心病　①稳定型心绞痛。②冠状动脉正常的心绞痛（如 X 综合征）。③无症状性心肌缺血。④缺血性心肌病。

（三）冠心病一级与二级预防

1. 一级预防　防控冠心病危险因素，预防冠状动脉粥样硬化及冠心病。

2. 二级预防　已有冠心病病史者，应预防降低严重心血管事件的发生。二级预防措施包括非药物干预（即治疗性生活方式改善）与药物治疗及心血管危险因素的综合防控。包括抗血小板聚集、β受体阻滞剂、控制血脂水平和戒烟、控制饮食和治疗糖尿病、向患者与家属普及有关冠心病的教育和鼓励有计划的有氧运动锻炼等。

十、心绞痛

心绞痛由冠状动脉供血不足，心肌急剧的、暂时的缺血与缺氧所致。男性多于女性，多数患者在 40 岁以上，劳累、情绪激动、饱食、受寒、急性循环衰竭等为常见诱因。

本病与中医学的"胸痹""心痛"相类似，可归属于"卒心痛""厥心痛"等范畴。

（一）西医病因病机

任何原因引起冠状动脉供血与心肌需血之间发生矛盾，冠状动脉血流量不能满足心肌代谢需要，引起心肌急剧的、暂时性缺血缺氧时，即产生心绞痛。冠状动脉粥样硬化时，血流量减少、扩张性降低且供血量相对固定。休息时可无症状。一旦心脏负荷加重导致心肌耗氧量增加，或冠状动脉发生痉挛，或突然发生循环血容量减少等情况，都可导致心肌缺血引起心绞痛。这种痛觉反映在与传入水平相同脊髓段的脊神经所分布的皮肤区域，即胸骨后和两臂的前内侧与小指，尤其是左侧。

（二）病理

至少一支冠状动脉主支管腔显著狭窄达横切面的 75% 以上；另外，有 15% 的心绞痛患者冠状动脉造影并无明显病变，提示可能是冠状动脉痉挛、冠状循环的小动脉病变、交感神经过度活动或心肌代谢异常等所致。

（三）中医病因病机

1. 心血瘀阻　是本病病机的根本，各种病因最终导致血行瘀滞，心脉不畅，发为本病。

病程日久，淤血不去，新血不生，心气瘀阻，心阳不振，可向心肾阳虚转化。

2. 痰浊内阻　饮食不节、情志失调均可导致痰浊内生，胸阳失展，气机痹阻，脉络阻滞，发为本病。病延日久，每可耗气伤阳，向气虚血瘀、气阴两虚或心肾阳虚证转化。

3. 阴寒凝滞　素体阳虚，胸阳不展，阴寒之邪乘虚侵袭，阴寒凝滞，气血痹阻，心阳不振，发为本病。多因气候骤冷或感寒而发病或加重，日久寒邪伤人阳气，亦可向心肾阳虚转化。

4. **气虚血瘀**　是本病的基本病机。五脏之气虚，在气虚的基础上，气血运行不畅，心脉阻滞，发为本病。

5. 气阴两虚　中老体衰或久病者，心气不足，阴血耗伤，导致血行瘀滞，发为本病。

6. 心肾阳虚　多见于中老年人及病程迁延者，肾气渐衰，肾阳虚不能鼓舞五脏之阳，心阳、脾阳随之而虚，胸阳不振，气机痹阻，血行瘀滞，发为本病。

本病病位在心，涉及肝、脾、胃、肾等脏。病性总属本虚标实，虚为气虚、阴虚、阳虚而心脉失养，以心气虚为常见；实为寒凝、气滞、痰浊、血瘀痹阻心脉，而以血瘀为多见。

（四）临床表现

1. 症状　典型的心绞痛具有以下5个特点。

（1）部位：主要在胸骨上段或中段之后，可波及心前区，常放射至左肩、左臂内侧达环指和小指，或致颈、咽或下颌部。

（2）性质：常为压榨性、闷胀性或窒息性，也可有烧灼感。

（3）诱因：发作常由体力劳动或情绪激动所诱发，饱食、寒冷、吸烟、心动过速、休克等亦可诱发。

（4）持续时间：疼痛出现后常逐渐加重，然后在3～5min内逐渐消失，很少超过15min。

（5）缓解方式：一般停止诱发症状的活动后即可缓解，舌下含服硝酸甘油能在几分钟内缓解。

2. 体征　平时一般无体征。发作时心率增快、血压升高、皮肤冷或出汗，第四或第三心音奔马律。暂时性心尖区收缩期杂音（乳头肌功能不全），第二心音逆分裂或交替脉。

（五）实验室及其他检查

1. **心电图**　是发现心肌缺血、诊断心绞痛最常用的检查方法。

（1）静息时心电图：约50%的患者在正常范围，部分患者有非特异性ST段和T波异常，也可有陈旧性心肌梗死的改变，也可出现各种心律失常。

（2）心绞痛发作时心电图：大多数患者可出现典型的缺血性改变，即以R波为主的导联中，出现ST段压低≥0.1mV，有时出现T波倒置。

（3）心电图运动负荷试验：无发作时心电图异常和静息心电图无改变的患者可考虑心电图运动负荷试验以激发心肌缺血性改变。通常使用活动平板运动或蹬车运动试验。心电图改变主要是以ST段水平型或下斜型压低≥0.1mV(J点后60～80毫秒)持续2min作为阳性标准。

（4）心电图连续动态监测：连续记录24min心电图（动态心电图），可从中发现心电图ST-T段改变和各种心律失常，出现时间可与患者的症状和活动状态相对应。

2. 冠状动脉造影　对冠心病有确诊价值。一般认为管腔直径狭窄70%～75%以上会严重影响血供，50%～70%者也具有诊断意义。

3. 冠状动脉CT　无创性冠状动脉CT为新兴的冠心病诊断方法，与冠状动脉造影一致性较高，具有较高阴性预测价值。

4. 超声检查　可检查到缺血区心室壁的运动异常，冠状动脉内超声显像可显示血管壁的粥样硬化病变。

（六）诊断

1. 诊断要点　根据典型的发作特点和体征，结合存在的冠心病危险因素，除外其他原因所致的心绞痛，一般即可确立诊断。

2. 分型

（1）稳定型心绞痛：即稳定型劳力性心绞痛。心绞痛发作的性质在1个月以上无改变，即疼痛发作频率大致相同，疼痛的部位、性质、诱因的程度、持续时间、缓解方式无明显改变。

（2）不稳定型心绞痛：主要包括以下亚型。①初发劳力性心绞痛，病程在1个月内新发生的心绞痛（无心绞痛或有心绞痛但近半年内未发作过）。②恶化劳力性心绞痛，病情突然加重，表现为胸痛发作次数增加，持续时间延长，诱发心绞痛的活动阈值明显减低，按加拿大心血管学会劳力性心绞痛分级加重Ⅰ级以上并至少达到3级，硝酸甘油缓解症状的作用减弱。③静息心绞痛，心绞痛发生在休息或安静状态，发作持续时间相对较长，含服硝酸甘油效果欠佳。④梗死后心绞痛，是指急性心肌梗死发病24h后至1个月内发生的心绞痛。⑤变异型心绞痛，休息或一般活动时发生的心绞痛，发作时心电图显示ST段暂时性抬高。

（七）鉴别诊断

1. 急性心肌梗死　本病疼痛部位与心绞痛相仿，但性质更剧烈、持续时间可达数小时，常伴有休克、心律失常及心力衰竭，含服硝酸甘油多不能缓解。心电图中面向梗死部位的导联ST段抬高，并有病理性Q波。实验室检查血清心肌酶、肌红蛋白、肌钙蛋白Ⅰ或肌钙蛋白T等增高。

2. 心脏神经症　本病患者常主诉胸痛，但多为短暂（几秒）的刺痛或持久（几个小时）的隐痛，常喜欢不时地深吸气或做叹息性呼吸。胸痛部位多在左胸乳房下心尖部附近，或经常变动，疼痛不在疲劳当时而在之后，含化硝酸甘油无效或10多分钟后才见效。

3. 肋间神经痛和肋软骨炎　常累及1~2个肋间，为刺痛或灼痛，多为持续性而非发作性，体位改变或牵扯可加重疼痛，沿神经走向有压痛。

4. 其他疾病引起的心绞痛　严重的主动脉瓣狭窄或关闭不全、风湿性冠状动脉炎、梅毒性主动脉炎引起冠状动脉口狭窄或闭塞、肥厚型心肌病、X综合征等病均可引起心绞痛，可根据其他临床表现进行鉴别。

5. 不典型疼痛　还需与反流性食管炎、膈疝、消化性溃疡、颈椎病等相鉴别。

（八）西医治疗

1. 一般治疗　急性发作时应立即休息，缓解后一般可进行适度活动，以不出现心绞痛症为度。对不稳定型心绞痛及疑为心肌梗死前兆的患者，应予以住院休息一段时间，并严密监测观察。

2. 预防并发症的治疗　主要是治疗动脉粥样硬化，包括降血脂、抗血小板等。

3. 药物治疗

（1）发作时的治疗：选用速效的**硝酸酯制剂**，舌下含化。

（2）缓解期的治疗：使用作用时间较持久的抗心绞痛药物以防止心绞痛发作，可单独选用、交替应用或联合使用以下药物，如硝酸酯制剂、β受体阻滞药、钙通道阻滞药、ACEI或ARB、曲美他嗪。

4. 介入治疗。

5. 外科手术治疗。

（九）中医辨证论治

1. 心血瘀阻证

证候：胸痛较剧，如刺如绞，痛有定处，入夜加重，伴有胸闷，日久不愈，或因暴怒而致心痛剧痛，舌质紫暗，或有瘀斑，舌下络脉青紫迂曲，脉弦涩或结、代。

治法：活血化瘀，通脉止痛。

方药：**血府逐瘀汤**加减。

2. 痰浊闭阻证

证候：胸闷痛如窒，气短痰多，肢体沉重，形体肥胖，纳呆恶心，舌苔浊腻，脉滑。

治法：通阳泄浊，豁痰宣痹。

方药：**瓜蒌薤白半夏汤**合**涤痰汤**加减。

3. 阴寒凝滞证

证候：猝然胸痛如绞，天冷易发，感寒痛甚，形寒，甚则四肢不温，冷汗自出，心悸短气，舌质淡红，苔白，脉沉细或沉紧。

治法：辛温通阳，散寒止痛。

方药：**枳实薤白桂枝汤**合**当归四逆汤**加减。

4. 气虚血瘀证

证候：胸痛隐隐，时轻时重，遇劳则发，神疲乏力，气短懒言，心悸自汗，舌质淡暗，舌体胖有齿痕，苔薄白，脉缓弱无力或结代。

治法：益气活血，通脉止痛。

方药：**补阳还五汤**加减。

5. 气阴两虚证

证候：胸闷隐痛，时作时止，心悸气短，倦怠懒言，头晕目眩，心烦多梦，或手足心热，舌红少津，脉细弱无力或结代。

治法：益气养阴，活血通络。

方药：**生脉散**合**炙草汤**加减。

6. 心肾阴虚证

证候：胸闷痛或灼痛，心悸盗汗，虚烦不寐，腰膝酸软，头晕耳鸣，舌红少苔，脉沉细数。

治法：滋阴益肾，养心安神。

方药：**左归丸**加减。

7. 心肾阳虚证

证候：心悸而痛，胸闷气短，甚则胸痛彻背，心悸汗出，畏寒肢冷，下肢浮肿，腰酸无力，面色苍白，唇甲淡白或青紫，舌淡白或紫暗，脉沉细或沉微欲绝。

治法：益气壮阳，温经止痛。

方药：**参附汤**合**右归丸**加减。

十一、心肌梗死

心肌梗死是指心肌持续而严重的急性缺血导致的心肌坏死，是冠心病的严重类型。本病归属于中医学的"真心痛"范畴，常合并"心悸""心力衰竭""脱证"等。

（一）西医病机

绝大多数心肌梗死的病因是冠状动脉粥样硬化，其他少见原因有冠状动脉栓塞、冠状动脉口阻塞、冠状动脉炎症、冠状动脉夹层和冠状动脉先天畸形等。

冠状动脉粥样硬化可造成一支或多支血管管腔狭窄和心肌供血不足，若侧支循环未充分建立，一旦血供急剧减少或中断，使心肌严重而持久地急性缺血达20～30min以上，即可发生心肌梗死。绝大多数心肌梗死是在不稳定斑块基础上，继发了斑块破裂、出血和血栓形成，导致管腔急性闭塞而形成的。

（二）病理

1. 冠状动脉病变

（1）左冠状动脉前降支闭塞：引起左心室前壁、心尖部、下侧壁、前间隔和二尖瓣前乳头肌梗死。

（2）右冠状动脉闭塞：引起左心室膈面（右冠状动脉占优势时）、后间隔和右心室梗死，并可累及窦房结和房室结。

（3）左冠状动脉回旋支闭塞：引起左心室高侧壁、膈面（左冠状动脉占优势时）和左心房梗死，可能累及房室结。

（4）左冠状动脉主干闭塞：引起左心室广泛梗死。

2. 心肌病变　受累冠状动脉闭塞后20～30min，即有少数心肌坏死，1～2h之间绝大部分心肌呈凝固性坏死，心肌间质充血、水肿，伴有大量炎症细胞浸润。以后坏死心肌纤维逐渐溶解、形成肌溶灶，随后逐渐有肉芽组织形成。心肌梗死发生后，坏死心室壁在心腔内压力的作用下向外膨出，可引起心脏逐渐形成心室壁瘤。严重者可引起室间隔穿孔或室壁破裂。急性心肌梗死的坏死组织经过炎症反应，1～2周后开始吸收，并逐步被结缔组织替代，6～8周形成瘢痕愈合，称为陈旧性或愈合性心肌梗死。

（三）中医病因病机

1. 气滞血瘀　抑郁忧思，或恼怒伤肝，肝失条达，气机不利，津液失布，痰湿阻滞，血脉不畅，血停为瘀，痰瘀阻于心脉；或劳倦过度，损伤心脾，心血耗损则心脉失养，脾气受损则健运失常，气血生化不足，久之则脉行涩滞，痰瘀阻于心脉，心脉突然闭塞，气血运行中断，发为本病。

2. 寒凝心脉　素体阳虚，胸阳不展，阴寒之邪乘虚侵袭，阴寒凝滞，心阳不振，气血痹阻，遇气候骤冷或感寒使心脉突然闭塞，气血运行中断，发为本病。

3. 痰瘀互结　恣食膏粱厚味，或饮食不节，损伤脾胃，或贪逸恶劳，终日伏案，多坐少动，气机不畅，痰湿积聚，瘀血内生，痰瘀互阻，心脉不畅，心脉突然闭塞，气血运行中断，发为本病。

4. 气虚血瘀　本病的基本病机，气虚可仅为心气虚，亦可为五脏之气虚，在本虚的基础上，气血运行不畅，血停为瘀，或气血生化不足，脉行涩滞，心脉突然闭塞，气血运行中断，发为本病。

5. 气阴两虚　年老体衰或久病者，心气不足，阴血耗伤，气阴亏虚，气血生化不足，亦可导致脉行涩滞，导致血行瘀滞，在诱因作用下，心脉突然闭塞，气血运行中断，发为本病。

6. 阳虚水泛　年老久病或劳倦过度者，心肾阳虚，胸阳不展；气化不利，气血生化无源，脉络涩滞，心脉突然闭塞，气血运行中断，发为本病。阳不化气利水，常导致水饮凌射心肺。

7. 心阳欲脱　寒凝心脉或气虚、气阴两虚，阴损及阳，心气心阳耗损至极，可出现心阳暴脱、阴阳离决之危证。

<u>本病基本病机为心脉痹阻不通，心失所养。</u>病位在心，与肝、脾、肾相关。<u>病性本虚标实，本虚是气虚、阳虚、阴虚，以心气虚为主，标实为寒凝、气滞、血瘀、痰阻，以血瘀为主。</u>

（四）临床表现

1. 诱因和前驱症状　本病的诱因有饱餐、重体力活动、情绪过分激动、血压剧升或用力大便、休克、脱水、出血、外科手术或严重心律失常等，在寒冷天气、早晨6时至中午12时多发。近2/3的患者在发病前数日有胸骨后或心前区疼痛、胸部不适、活动时心悸、憋气、上腹部疼痛、头晕、烦躁等症状，以初发型心绞痛或恶化型心绞痛最为常见。

2. 症状

（1）疼痛：<u>最早出现的症状</u>，疼痛部位、性质与心绞痛相似。<u>疼痛无明显诱因，程度重而不能耐受，持续时间可超过30min甚至长达数小时，休息和舌下含化硝酸甘油不缓解。</u>少数患者无疼痛，一开始即表现为休克或心力衰竭。

（2）全身症状：38℃左右的发热，很少超过39℃，同时有心动过速等表现。由坏死物质吸收所致。

（3）胃肠道症状：更常见于下壁心肌梗死。疼痛剧烈时伴有剧烈的恶心、呕吐和上腹胀痛。与迷走神经受坏死心肌刺激和心排血量降低组织灌注不足等因素有关。肠胀气亦不少见。

（4）心律失常：见于75%～95%的患者，多见于起病1～2周，24h内最多见。<u>以室性心律失常多见，尤其是**室性期前收缩**。</u>如频发、成对出现、多源、R on T室性期闪收缩或短阵室性心动过速，常为心室颤动的先兆。

（5）低血压和休克：心源性休克为心肌广泛坏死（超过左心室的40%）的结果。患者表现为收缩压＜80mmHg，烦躁不安、面色苍白、皮肤湿冷、脉细而快、大汗淋漓、尿量减少（＜20ml/h）、神志迟钝，甚至昏厥。血压下降的原因还包括疼痛、神经反射引起的周围血管扩张、血容量不足等。

（6）心力衰竭：主要是急性左心衰竭，可在起病最初几天内发生，或在疼痛、休克好转阶段发生，为梗死后心脏舒缩功能显著下降或不协调所致。发生率为32%～48%。右心室梗死者可一开始即出现右心衰竭的表现。

3. 体征　部分患者可出现心脏浊音界扩大、第一心音减弱、房性或室性奔马律。10%～20%的患者可在起病后第2～3天出现心包摩擦音，为反应性纤维素性心包炎所致。心尖区收缩期杂音伴有收缩期喀喇音，为二尖瓣乳头肌功能失调或断裂所致，可有心律失常、休克、心力衰竭的体征。

4. 并发症

（1）**乳头肌功能失调或断裂**：可出现收缩中晚期喀喇音和吹风样收缩期杂音，乳头肌整体断裂者可迅速发生肺水肿，在数日内死亡。

（2）**心脏破裂**：游离壁心脏破裂，造成心包积血引起心脏压塞而猝死；室间隔穿孔可引起心力衰竭和休克而在数日内死亡。

（3）**动脉栓塞**：1%～6%的患者可发生动脉或肺动脉栓塞。

（4）**心室壁瘤**：主要见于左心室，发生率为5%～20%，X线、超声心动图、放射性核素等检查可见局部心缘突出，搏动减弱或有反常搏动。

（5）**心肌梗死后综合征**：发生率约10%，可能为机体对坏死物质的过敏反应，于心肌梗死后数周至数月出现，表现为心包炎、胸膜炎或肺炎，有发热、胸痛等症状。

（五）实验室及其他检查

1. 心电图检查　心肌梗死典型的心电图有特征性改变，呈动态演变，并有定位意义，有助于估计病情演变和预后（表5-4）。

（1）**ST段抬高心肌梗死（STEMI）**：①ST段弓背向上型抬高，在面向坏死区周围心肌损伤区的导联上出现。②T波倒置，在面向损伤区周围心肌缺血区的导联上出现。③宽而深的Q波（病理性Q波），在面向透壁心肌坏死区的导联上出现。病理性Q波一般是指Q波时间＞0.04s，深度大于同导联R波的1/4。

（2）**非ST段抬高心肌梗死（NSTEMI）**：心电图有两种类型。①无病理性Q波，有普遍性ST段压低≥0.1mV，但aVR导联（有时还包括V_1导联）ST段抬高，或对称性T波倒置，为心内膜下急性心肌梗死所致。②无病理性Q波，也无ST段变化，仅有T波倒置改变。

（3）**定位和定范围**：ST段抬高急性心肌梗死的定位和定范围可根据出现特征性改变的导联来判断（表5-4）。

表5-4　心肌梗死心电图定位诊断

部位	特征性心电图改变导联
前间壁	$V_1 \sim V_3$
前壁	$V_3 \sim V_5$
广泛前壁	$V_1 \sim V_6$
下壁	Ⅱ、Ⅲ、aVF
正后壁	$V_7 \sim V_8$
高侧壁	Ⅰ、aVL
右心室	$V_3R \sim V_5R$

2. 血清心肌标志物检查

（1）**肌红蛋白**：出现早，也十分敏感，持续时间短，若其水平再次升高可用于梗死延展或再梗死的判定，缺点是特异性不强。

（2）**cTnI和cTnT**：特异性高，但出现稍迟，若症状出现后6h内测定为阴性者，6h后应再次复查，其另一缺点是持续时间长，对判断是否有新的再梗死不利。

（3）**CK-MB**：不如cTnI、cTnT敏感，但对早期（＜4h）心肌梗死的诊断有较重要的价值，其升高程度能较准确地反映梗死地范围，其高峰时间是否提前有助于判断溶栓是否再通。

（4）CK、AST、LDH：这几个是传统测量指标，对于及早确诊急性心肌梗死，其特异性及敏感性均远不如前述标志物，但仍有一定的参考价值。

3. **超声心动图** 观察心室壁节段性运动和左心室功能，诊断室壁瘤和乳头肌功能失调等。

4. **冠状动脉造影** 为诊断的"金标准"。

5. **放射性核素检查** 可观察心室壁的运动和左心室的射血分数，有助于判断心室功能、诊断室壁运动失调和心室壁瘤，观察心肌的代谢变化，判断心肌细胞的存活与否。

（六）诊断

临床一般根据：①缺血性胸痛的临床病史。②心电图的动态演变。③血清心肌坏死标志物浓度的动态改变做出判断。

新版定义的心肌梗死标准为：血清心肌标志物（主要是肌钙蛋白）升高（至少超过99%参考值上限），并至少伴有以下1项临床指标：①缺血症状。②新发生的缺血性心电图改变：新的ST-T段改变或左束支传导阻滞。③心电图可见病理性Q波形成。④影像学证据显示有新的心肌活性丧失或新发的局部室壁运动异常。⑤冠状动脉造影或尸检证实冠状动脉内有血栓。

（七）鉴别诊断

1. **心绞痛** 常有诱发因素，疼痛持续时间短，含化硝酸甘油可缓解。无心律失常、血压下降、心力衰竭的表现。也不可能出现发热、血白细胞总数增高、红细胞沉降率增快和血清酶升高。心电图无变化或出现暂时性ST-T段改变、无异常Q波。

2. **急性心包炎** 疼痛持续，疼痛与发热同时出现，呼吸和咳嗽时加重。早期即有心包摩擦音。心电图除aVR导联外，其余导联ST段弓背向下的抬高、T波倒置，无坏死性Q波。

3. **急性肺动脉栓塞** 有呼吸困难、胸痛、咳血和休克等表现。有发绀、P_2亢进、颈静脉怒张、肝大、下肢水肿等右心室负荷剧增的表现。心电图表现为Ⅰ导联S波加深，Ⅲ导联Q波显著，胸导联过渡区左移，右胸导联T波倒置。

4. **急腹症** 急性胰腺炎、消化性溃疡穿孔、急性胆囊炎、胆石症等均有上腹部疼痛，可能伴有休克。病史、体格检查、心电图、血清心肌标志物检查有助于鉴别。

5. **主动脉夹层** 胸痛一开始即达高峰。两上肢的血压、脉搏有明显的差异，可有下肢暂时性瘫痪、偏瘫和主动脉瓣关闭不全的表现。超声心动图、磁共振显像等有助于诊断。

（八）西医治疗

本病是临床急危重症，治疗上争分夺秒，尽早实施再灌注治疗（溶栓、介入和冠状动脉旁路移植术等），再通梗死相关血管，挽救濒死心肌，防止心肌梗死扩大或缩小心肌缺血范围，以降低病死率，改善预后。

1. **一般治疗** 卧床休息、持续心电、血压和血氧饱和度监测、建立静脉通道、镇痛、吸氧、抗血小板、纠正水、电解质及酸碱平衡失调、流质、半流质饮食、防止便秘。

2. **再灌注治疗** 起病3～6h，最多在12h内，使闭塞的冠状动脉再通，心肌得到再灌注。一般3h内能挽救大部分存活心肌，3～6h能挽救部分心肌，6～12h仅能挽救少部分心肌，依然可以获益。

（1）介入治疗（PCI）：具备施行介入治疗条件的医院在患者抵达急诊科明确诊断之后，

对需要行直接PCI者,给予常规治疗和术前准备后将患者送导管室。①直接PCI。适应证包括ST段抬高和新出现左束支传导阻滞的心肌梗死、ST段抬高心肌梗死并发心源性休克、适合再灌注治疗而有溶栓治疗禁忌证者、无ST段抬高心肌梗死但梗死相关动脉严重狭窄、血流≤TIMI Ⅱ级。②补救性PCI。溶栓治疗后仍有明显胸痛,ST段抬高无显著回落,临床提示未再通者,应尽快进行急诊冠状动脉造影,若TIMI血流0~Ⅱ级应立即行补救性PCI。③溶栓治疗再通者的PCI。溶栓治疗成功的患者,如无缺血复发,应在7~10d后行择期冠状动脉造影,若病变适宜可行PCI。

（2）溶栓疗法:如无条件施行PCI或因转送患者到可施行介入治疗的医院将会错过再灌注时机（转运具有介入条件医院超过120min）,无禁忌证时应立即（接诊患者后30min内）行本法治疗。常用药物包括:①非特异性纤溶酶原激活剂。尿激酶、链激酶。②特异性纤溶酶原激活剂。人重组组织型纤溶酶原激活剂阿替普酶、瑞替普酶、兰替普酶等,均需联合肝素使用。其适应证和禁忌证见表5-5。

3. 药物治疗　包括硝酸酯类、抗血小板药、抗凝药、β受体阻滞剂、ACEI、ARB和极化液疗法。

表5-5　溶栓疗法的适应证和禁忌证

适应证	禁忌证
发病12h内不具备急诊PCI条件（Ⅰ,A）	既往任何时间脑出血病史
发病时间≤3h不能及时PCI（Ⅰ,A）	脑血管结构异常（如动静脉畸形）
就诊至球囊扩张时间与就诊至溶栓开始时间相差＞60min,且就诊至球囊扩张时间＞90min（Ⅰ,B）	颅内恶性肿瘤（原发或转移）
再梗死患者,不能在发作60min内进行冠状动脉造影和PCI者（Ⅱb,C）	6个月内缺血性卒中或短暂性脑缺血史（不包括3h内的缺血性卒中）
发病12~24h仍有进行性缺血性疼痛和至少2个胸导联或肢体导联ST段抬高＞0.1mV者,无PCI条件（Ⅱa,B）	可疑主动脉夹层
	活动性出血或者出血素质（不包括月经来潮）

4. 消除心律失常　①发生心室颤动或持续多型室性心动过速者,尽快非同步直流电复律;持续性单型室性心动过速伴心绞痛、肺水肿、低血压者或室性心动过速药物疗效不满意者,也应及早同步直流电复律;②持续性单型室性心动过速不伴前述情况者,首先给予药物治疗。频发室性期前收缩、成对室性期前收缩、非持续性室速,可严密观察,或以利多卡因静脉注射;室性心律失常反复发作者可用胺碘酮静脉注射;③对缓慢性心律失常可用阿托品肌内或静脉注射;④三度、二度Ⅱ型房室传导阻滞、双束支传导阻滞及二度Ⅰ型房室传导阻滞、症状性窦性心动过缓经阿托品治疗无效者,宜安装临时心脏起搏器;⑤室上性快速心律失常用维拉帕米、地尔硫䓬、美托洛尔、胺碘酮等,药物不能控制时可考虑同步直流电转复。一般禁用洋地黄制剂。

5. 治疗心力衰竭　主要是治疗急性左心衰竭:①利尿药。②静脉滴注硝酸甘油。③尽早口服ACEI。④肺水肿合并严重高血压是静脉滴注硝普钠的最佳适应证。⑤洋地黄制剂在发病24h内甚至心肌梗死后数日应尽量避免使用，在合并快速心房颤动时，可用胺碘酮。⑥急性肺水肿伴有严重低氧血症者可行人工机械通气。⑦必要时可使用小剂量多巴胺或多巴酚丁胺。

6. 控制休克　①补充血容量。②升压药，多巴胺、间羟胺、去甲肾上腺素静脉滴注。③主动脉内球囊反搏。④其他，纠正酸中毒、避免脑缺血、保护肾功能等。

7. 非ST段抬高心肌梗死的处理　与ST段抬高心肌梗死有所区别，此类患者不宜溶栓治疗，应以积极抗凝、抗血小板治疗和PCI为主。

（九）中医辨证论治

1. 气滞血瘀证

证候：胸中痛甚，胸闷气促，烦躁易怒，心悸不宁，脘腹胀痛，唇甲青紫，舌质紫暗或有瘀斑，脉沉弦涩或结代。

治法：活血化瘀，通络止痛。

方药：**血府逐瘀汤**加减。

2. 寒凝心脉证

证候：心痛如绞，胸痛彻背，胸闷憋气，形寒畏冷，四肢不温，冷汗自出，心悸短气，舌质紫暗，苔薄白，脉沉细或沉紧。

治法：散寒宣痹，芳香温通。

方药：**当归四逆汤**合**苏合香丸**加减。

3. 痰瘀互结证

证候：胸痛剧烈，如割如刺，胸闷如窒，气短痰多，心悸不宁，腹胀纳呆，恶心呕吐，舌苔浊腻，脉滑。

治法：豁痰活血，理气止痛。

方药：**瓜蒌薤白半夏汤**合**桃红四物汤**加减。

4. 气虚血瘀证

证候：胸闷心痛，动则加重，神疲乏力，气短懒言，心悸自汗，舌体胖大有齿痕，舌质暗淡，苔薄白，脉细弱无力或结代。

治法：益气活血，祛瘀止痛。

方药：**补阳还五汤**加减。

5. 气阴两虚证

证候：胸闷心痛，心悸不宁，气短乏力，心烦少寐，自汗盗汗，口干耳鸣，腰膝酸软，舌红，苔少或剥脱，脉细数或结代。

治法：益气滋阴，通脉止痛。

方药：**生脉散**合**左归饮**加减。

6. 阳虚水泛证

证候：胸痛胸闷，喘促心悸，气短乏力，畏寒肢冷，腰部、下肢浮肿，面色苍白，唇甲淡白或青紫，舌淡胖或紫暗，苔水滑，脉沉细。

治法：温阳利水，通脉止痛。

方药：**真武汤**合**葶苈大枣泻肺汤**加减。

7. 心阳欲脱证

证候：胸闷憋气，心痛频发，四肢厥冷，大汗淋漓，面色苍白，口唇发绀，手足青至节，虚烦不安，甚至神志淡漠或突然昏厥，舌质青紫，脉微欲绝。

治法：回阳救逆，益气固脱。

方药：**参附龙牡汤**加减。

（十）预防

已有冠心病及心肌梗死病史者应预防再次梗死及其他心血管事件，为冠心病二级预防。二级预防应全面综合考虑，可归纳为 A、B、C、D、E 5 个方面：A 即阿司匹林，抗血小板聚集（氯吡格雷、替格瑞洛），抗心绞痛（硝酸酯制剂）。B 即 β 受体阻滞药，预防心律失常，减轻心脏负荷等。C 即控制血脂水平，戒烟，中医药防治。D 即控制饮食，治疗糖尿病。E 即普及有关冠心病的教育，包括患者和家属；鼓励有计划、适当的运动锻炼。

第三单元 消化系统疾病

【复习指导】本单元内容有一定难度，历年必考，应作为重点复习。其中常见消化系统疾病的概念、临床表现、诊断、鉴别诊断、治疗和急重症治疗是考试的重点，应掌握。掌握常见消化系统疾病中医辨证论治的证候、治法、常用方剂。病因、发病机制、中医病因病机、病理、实验室和其他检查及疾病的预防应熟悉。急性胃炎、慢性胃炎、消化性溃疡、肝硬化、上消化道出血均为重点掌握的疾病，熟悉胃癌、原发性肝癌、溃疡性结肠炎。

一、急性胃炎

急性胃炎是指各种病因引起的**急性胃黏膜炎症**。临床表现以急性发病、腹胀、腹痛为主。本病与中医学的"胃瘅"相类似，可归属于"胃痛""血证""呕吐"等范畴。

（一）病因和发病机制

1. 急性应激 是最主要的病因，如严重创伤、大手术、严重感染、大面积烧伤、脑血管意外、休克和过度紧张等。

2. 化学性损伤 主要是药物，最常见的药物是**非甾体抗炎药（NSAID）**，如阿司匹林、吲哚美辛等。

3. 细菌感染 造成急性胃炎的主要细菌是**幽门螺杆菌（HP）**。

（二）病理

急性胃炎的病理变化为**胃黏膜固有层炎症**，以中性粒细胞浸润为主。

（三）临床表现

多数以急性起病，症状轻重不一。

1. 症状 上腹饱胀、隐痛、食欲缺乏、恶心、呕吐、嗳气，重者可有呕血和黑粪，细菌感染者常伴有腹泻。

2. 体征 上腹部压痛或脐周压痛，肠鸣音亢进。

（四）中医病因病机

本病中医病因主要为**饮食不节、七情内伤、外邪直中**等多种病因可引起本病，但以饮食伤胃、情志不畅为主要发病原因。

本病病位**在胃，与肝脾**有关。病机为**胃失和降，胃络受损**所致。

（五）实验室及其他检查

内镜检查可明确病变的性质与程度。

（六）诊断与鉴别诊断

1. 诊断　确诊有赖于内镜检查（内镜检查宜在**出血发生后 24～48h** 进行）。有近期服用 NSAID 史、严重疾病状态或大量饮酒患者，如出现呕血或黑粪，则应考虑存在急性糜烂出血性胃炎的可能。

2. 鉴别诊断

（1）急性胆囊炎：突发右上腹阵发性绞痛，常在饱餐、进油腻食物后或夜间发作，右上腹压痛、反跳痛及肌紧张、**Murphy 征阳性**，白细胞计数轻度升高，腹部 B 超、CT 或 MRI 等影像学检查可确诊。

（2）急性胰腺炎：既往有胆道结石病史或高脂血症病史，发病前常有暴饮暴食史。突发剧烈而持续的上腹痛、恶心、呕吐、腹部压痛，肌紧张，血清淀粉酶增高。

（七）西医治疗

治疗原则是祛除病因，积极治疗原发病，保护胃黏膜和对症处理。

（八）中医辨证论治

1. 寒邪客胃证

证候：胃脘暴痛，遇寒痛剧，得热痛减，喜热饮食，脘腹胀满，舌淡苔白，脉弦紧迟。

治法：温中散寒，和胃止痛。

方药：**香苏散**合**良附丸**加减。

2. 脾胃湿热证

证候：胃痛灼热，胸腹痞满，头身重着，口苦口黏，纳呆，肛门灼热，大便不爽，舌苔厚腻，脉弦滑。

治法：清化湿热，理气止痛。

方药：**清中汤**加减。

3. 食积气滞证

证候：伤食胃痛，饱胀拒按，嗳腐酸臭，厌恶饮食，恶心欲吐，吐后症轻，舌苔厚腻，脉弦滑。

治法：消食导滞，调理气机。

方药：**保和丸**加减。

4. 肝气犯胃证

证候：胃脘痞闷，胃部胀痛，痛窜胁背，气怒痛重，嗳气呕吐，嘈杂吐酸，舌苔薄白，脉弦。

治法：疏肝和胃，理气止痛。

方药：**柴胡疏肝散**加减。

5. 胃络瘀阻证

证候：胃脘疼痛如针刺，痛有定处，拒按，入夜尤甚，舌暗红或有瘀斑，脉弦涩。

治法：活血通络，理气止痛。

方药：**失笑散**合**丹参饮**加减。

6. 脾胃虚寒证

证候：胃脘隐痛，喜按喜暖，纳少便溏，倦怠乏力，遇冷痛重，得暖痛减，口淡流涎，舌淡苔白，脉细弦紧。

治法：温补脾胃，散寒止痛。

方药：**黄芪建中汤**。

7. 胃阴不足证

证候：胃热隐痛，口干舌燥，五心烦热，渴欲含漱，嘈杂干呕，大便干燥，舌红无苔，舌裂纹少津，脉细数。

治法：养阴益胃，和中止痛。

方药：**一贯煎**合**芍药甘草汤**加减。

二、慢性胃炎

慢性胃炎是指由各种病因引起的胃黏膜慢性炎症。主要表现为上腹胀满、上腹隐痛、反酸、嗳气、纳呆等症状。

本病可归属于中医学的"胃痛""痞满""嘈杂""呕吐"等范畴。

（一）病因与发病机制

1. 幽门螺杆菌（HP）感染　是最主要的病因。

2. 免疫因素　是慢性胃体炎的主要原因。

3. 其他　酗酒、非甾体抗炎药、刺激性食物、幽门括约肌功能不全等。慢性右心衰竭、肝硬化门静脉高压症亦可以引起胃黏膜淤血、缺氧导致胃黏膜损伤。

（二）病理

病理学改变是炎症、萎缩和化生。

（三）中医病因病机

本病中医病因主要为**脾胃虚弱**，加之内外之邪乘袭所致，主要与饮食所伤、七情失和等有关。

本病病位在胃，与肝、脾关系密切。病机有"不通则痛"和"不荣则痛"之分。初起多实，病在气分；久病以虚为主，或虚实相兼、寒热错杂，病可入血分。

（四）临床表现

慢性病程，临床表现缺乏特异性。症状轻重与病变程度不一致。

1. 症状　部分患者表现为上腹胀满不适、隐痛，嗳气，反酸，食欲缺乏等症状；可伴有大便隐血试验阳性、黑粪甚至血便、消瘦等。

2. 体征　多不明显，有时上腹部可有压痛。

（五）实验室及其他检查

1. 胃镜及组织学检查　是慢性胃炎诊断的最可靠方法。

2. 幽门螺杆菌检测　详见"消化性溃疡"一单元。

3. 自身免疫性胃炎的相关检查　血壁细胞抗体和内因子抗体，血清维生素 B_{12} 浓度及吸收试验，胃体胃炎壁细胞抗体和内因子抗体阳性，维生素 B_{12} 水平低下。

4. 胃液分析和血清胃泌素（G 细胞）测定。

（六）诊断与鉴别诊断

1. 诊断　**胃镜及组织学检查**是慢性胃炎诊断的关键。HP 检测有助于病因诊断，壁细胞抗体和内因子抗体及维生素 B_{12} 的检测有助于自身免疫性胃炎的诊断。

2. 鉴别诊断

（1）消化性溃疡：上腹部疼痛具有周期性、节律性、季节性（好发于秋冬和冬春之交）。胃镜检查可明确。

（2）慢性胆囊炎：右上腹隐痛反复发作，进食油腻食物常加重。腹部 B 超可见胆囊炎性改变，静脉胆道造影时胆囊显影淡薄或不显影，多合并胆囊结石。

（3）功能性消化不良：临床表现多样性，可有上腹胀满、疼痛，食欲不佳等。胃镜检查无明显胃黏膜病变或仅有轻度炎症，钡剂检查可见胃排空减慢。

（4）胃神经症：多见于年轻妇女，常伴有神经官能症的全身症状。上腹胀痛症状使用一般对症药物多不能缓解，予以心理治疗或服用镇静药有时可获疗效。胃镜检查多无阳性发现。

（七）西医治疗

治疗原则：减轻或消除损伤因子、增强黏膜屏障。

1. 根除 HP　详见"消化性溃疡"一单元。

2. 对症治疗　①腹胀为主要症状者给予胃动力药，如甲氧氯普胺、吗丁啉、莫沙比利等。②有恶性贫血者，给予维生素 B_{12} 肌内注射、叶酸等。③反酸明显者可用抑制胃酸分泌药物如 H_2 受体拮抗药（H_2-RA），或质子泵抑制剂（PPI），或碱性抗酸药（氢氧化铝等）。

3. 胃黏膜保护药　适用于有胃黏膜糜烂、出血或症状明显者。药物有胶体果胶铋、硫糖铝、氢氧化铝凝胶等。

4. 异型增生的治疗　定期随访，预防性手术（内镜下胃黏膜切除术）。

（八）中医辨证论治

1. 肝胃不和证

证候：胃脘胀痛或痛窜两胁，每因情志不舒而病情加重，得嗳气或矢气后稍缓，嗳气频频，嘈杂泛酸，苔薄白，脉弦。

治法：疏肝理气，和胃止痛。

方药：柴胡疏肝散加减。

2. 脾胃虚弱证

证候：胃脘隐痛，喜温喜按，食后胀满痞闷，纳呆，便溏，神疲乏力，舌质淡红，苔薄白，脉沉细。

治法：健脾益气，温中和胃。

方药：四君子汤加减。

3. 脾胃湿热证

证候：胃脘灼热胀痛，嘈杂，脘腹痞闷，口干口苦，渴不欲饮，身重肢倦，尿黄，舌质红，苔黄腻，脉滑。

治法：清利湿热，醒脾化浊。

方药：三仁汤加减。

4. 胃阴不足证

证候：胃脘隐隐作痛，嘈杂，口干咽燥，五心烦热，大便干结，舌红少津，脉细。

治法：养阴益胃，和中止痛。

方药：**益胃汤**加减。

5. 胃络瘀阻证

证候：胃脘疼痛如针刺，痛有定处，拒按，入夜尤甚，或有便血，舌暗红或紫暗，脉弦涩。

治法：化瘀通络，和胃止痛。

方药：**失笑散**合**丹参饮**加减。

三、消化性溃疡

消化性溃疡是指胃肠道黏膜被**胃酸和胃蛋白酶自身消化**而形成的慢性溃疡。病变超过**黏膜肌层**而有别于糜烂，**胃溃疡（GU）与十二指肠溃疡（DU）**最常见。主要表现为**慢性、节律性、周期性发作的上腹部疼痛**，伴有中上腹饱胀、嗳气、反酸等。发病具有**季节性**：多发病于秋冬和冬春之交。

本病可归属于中医学的"胃脘痛""泛酸"等范畴。

（一）病因与发病机制

病因

（1）HP 感染：是消化性溃疡的主要原因。

（2）药物：非甾体抗炎药是第二主因。糖皮质激素、化疗药物等也可以导致溃疡。

（3）胃酸和胃蛋白酶：**胃酸/胃蛋白酶**是溃疡形成的直接原因。

（4）其他因素：遗传（消化性溃疡存在家族聚集性现象）；胃、十二指肠运动异常可加重对黏膜的损害；急性应激可引起急性应激性溃疡，使已有溃疡发作或加重；吸烟影响溃疡愈合和促进溃疡复发。

（二）病理

DU 多发生于**十二指肠球部，前壁**较常见，偶有发于球部以下者，称为球后溃疡；GU 以**胃角和胃窦小弯**常见。溃疡一般为单发，也可多发，在胃或十二指肠发生两个或两个以上溃疡称为多发性溃疡。溃疡直径一般＜10mm，GU 稍大于 DU，偶可见到＞20mm 的巨大溃疡。

溃疡典型形状呈圆形或椭圆形，直径＜10mm（GU 直径＜25mm）；溃疡边缘整齐，具有炎性水肿和结缔组织增生等病变；溃疡的底部洁净，覆盖有灰白色纤维渗出物；溃疡发展时或累及肌层和浆膜层，有时穿透浆膜层，引起穿孔。

（三）中医病因病机

本病中医病因常与脾胃虚弱、饮食不节、情志所伤有关。

本病病位在胃，与肝、脾关系密切，是以脾胃虚弱为本，气滞、寒凝、热郁、湿阻、血瘀为标的虚实夹杂之证。基本病机为**胃气阻滞，胃失和降，不通则痛**。

（四）临床表现

主要表现为上腹部疼痛，且上腹部疼痛的发作有以下特点：慢性反复性、周期性（与缓解期交替）、节律性（多于进食有关：饥饿痛或餐后痛）、季节性（多于冬春和秋冬之交发作）。

1. 症状　上腹痛为主要症状。

（1）性质：多为灼痛、胀痛、剧痛和（或）饥饿样不适感。

（2）部位：多位于上腹、可偏左或偏右。

（3）典型节律性：**DU 空腹痛和（或）午夜痛**，腹痛多于进食或服用抗酸药后缓解；GU 患者也可发生规律性疼痛，但多为**餐后痛**，偶有夜间痛。

2. 体征　溃疡活动时上腹部可有局限性压痛，缓解期无明显体征。
3. 特殊类型的消化性溃疡
（1）复合溃疡：是指胃和十二指肠均有活动性溃疡。
（2）幽门管溃疡：常伴有胃酸过多，缺乏典型溃疡的周期性和节律性疼痛，餐后即出现剧烈疼痛、早期出现呕吐，抑酸药疗效差，易出现幽门梗阻、穿孔或出血等并发症。
（3）球后溃疡：多发于十二指肠降段、水平段的溃疡。夜间疼痛和背部放射痛更为多见，内科治疗效果差，易并发出血。
（4）巨大溃疡：直径＞2cm的溃疡，常见于有非甾体抗炎药服用史及老年患者。易发展为穿透性。
（5）无症状性溃疡：无消化性溃疡的任何症状，一般因其他疾病做胃镜或X线钡剂造影或并发上消化道出血或穿孔时发现，多见于长期服用非甾体抗炎药的患者及老年人。

（五）并发症
1. 上消化道出血　是消化性溃疡最常见的并发症，DU较GU更多见，尤以十二指肠球部后壁和球后溃疡更多见；是上消化道大出血最常见的病因。
2. 穿孔　溃疡进一步发展穿透浆膜层即为穿孔。主要表现为急性腹膜炎。
3. 幽门梗阻　主要为DU引起，其次为球后溃疡。
4. 癌变　少数GU发生癌变（DU一般不发生癌变）。长期慢性GU病史、年龄大于45岁，溃疡顽固不愈，大便隐血试验持续阳性者应提高警惕。

（六）实验室检查及其他检查
1. 幽门螺杆菌检测　是常规检查项目。快速尿素酶试验操作简单，费用低，为首选方法。^{13}C或^{14}C尿素呼气试验敏感且特异性高，无须胃镜检查，可用于根除治疗后复查的首选。
2. 胃镜检查　胃镜是消化性溃疡诊断的首选方法。
3. X线钡剂检查　X线发现龛影是消化性溃疡的直接征象，有确诊价值；局部压痛、十二指肠球部激惹和畸形、胃大弯侧痉挛性切迹是溃疡的间接征象，仅提示可能有溃疡。
4. 胃液分析和血清胃泌素测定　有助于胃泌素瘤的鉴别诊断。

（七）诊断与鉴别诊断
1. 诊断要点
（1）慢性、周期性、节律性上腹部疼痛是疑诊消化性溃疡的重要病史。
（2）胃镜检查可以确诊。
（3）不能接受胃镜检查者，X线钡剂发现龛影也可以诊断。
2. 鉴别诊断
（1）胃癌：疼痛多为持续性，制酸药效果不佳；大便隐血试验持续阳性。X线、内镜和病理组织学检查对鉴别意义大。
（2）胃泌素瘤：其特点为多发性溃疡、不典型部位溃疡、难治性溃疡、易穿孔、出血。血清胃泌素常＞500pg/ml；胃液分析、超声、CT等检查有助于鉴别诊断。
（3）功能性消化不良：多发于年轻女性；无器质性疾病。X线和胃镜检查正常或只有轻度胃炎；胃排空试验可见胃蠕动减慢。
（4）慢性胆囊炎和胆石症：疼痛位于右上腹，多在进食油腻后加重，并牵涉至右背部，可伴有发热、黄疸、墨菲征阳性。腹部 B 超和逆行胆道造影有助于鉴别。

(八)西医治疗

1. 一般治疗　生活有规律,避免过度劳累,精神放松,定时定量进餐,忌辛辣食物,戒烟,避免服用对胃肠黏膜有损害药物。

2. 根除 HP　目前推荐方案有三联疗法(表 5-6)和四联疗法。**三联疗法为 1 种 PPI ＋ 2 种抗生素或 1 种铋剂＋ 2 种抗生素,疗程为 7 ～ 14d;四联疗法为 1 种 PPI ＋ 1 种铋剂＋ 2 种抗生素。**

表 5-6　根除幽门螺杆菌的常用三联疗法

PPI 或铋剂(选择 1 种)	抗菌药物(选择 2 种)
奥美拉唑	克拉霉素
兰索拉唑	羟氨苄青霉素
枸橼酸铋钾	甲硝唑
果胶铋	替硝唑
	喹诺酮类抗生素

3. 制酸药物治疗

(1) H_2 受体拮抗药:**西咪替丁、雷尼替丁、法莫替丁**等。常用剂量分别为 400mg,每日 2 次;150mg,每日 2 次;20mg,每日 2 次。

(2) PPI:抑制壁细胞内的 H^+-K^+-ATP 酶,**奥美拉唑、兰索拉唑、泮托拉唑**等,常用剂量为分别为 20mg、30mg、40mg,每日 1 次。

4. 保护胃黏膜　硫糖铝、枸橼酸铋钾和前列腺素类药物(如米索前列醇)等。

5. NSAID 相关溃疡　暂停或减少 NSAID 的剂量,然后按上述方案治疗。若病情需要必须要继续服用 NSAID,则尽可能选用对胃肠黏膜损害较少的药物,或合用 PPI 或米索前列醇。

6. 消化性溃疡的方案及疗程　制酸药物的疗程通常为 **4 ～ 6 周**,部分患者需要 8 周。根除 HP 所需的 1 ～ 2 周疗程可重叠在 4 ～ 8 周的抑酸药物疗程内,也可在抑酸疗程结束后进行。此方案及疗程可使溃疡愈合率超过 90%。

7. 外科治疗　手术指征:①大出血经内科紧急处理无效;②急性胃肠穿孔;③器质性幽门梗阻;④ GU 癌变;⑤严格内科治疗无效的顽固性溃疡。

(九)中医辨证论治

1. 肝胃不和证

证候:胃脘胀痛,痛引两胁,情志不遂而诱发或加重,嗳气,泛酸,口苦,舌淡红,苔薄白,脉弦。

治法:疏肝理气,健脾和胃。

方药:**柴胡疏肝散**加减。

2. 脾胃虚寒证

证候:胃痛隐隐,喜温喜按,畏寒肢冷,泛吐清水,腹胀便溏,舌淡胖边有齿痕,苔白,脉迟缓。

治法：温中散寒，健脾和胃。
方药：**黄芪建中汤**加减。

3. 胃阴不足证
证候：胃脘隐痛，似饥而不欲食，口干而不欲饮，大便干，舌红少津少苔，脉细数。
治法：益阴养胃。
方药：**益胃汤**加减。

4. 湿热中阻证
证候：胃脘灼痛，泛酸，脘痞腹胀，纳呆恶心，口渴不欲饮水，小便黄，大便不畅，舌红，苔黄腻，脉滑数。
治法：清化湿热，理气和胃。
方药：**清中汤**加减。

5. 瘀血停胃证
证候：胃痛如刺，痛处固定，按之痛甚，入夜尤甚，有呕血或黑粪，舌质紫暗，或有瘀斑，脉涩。
治法：活血化瘀，通络和胃。
方药：**失笑散**合**丹参饮**加减。

6. 寒邪客胃证
证候：胃脘暴痛，遇寒痛剧，得热痛减，喜热饮食，口不渴，舌淡苔白，脉弦紧。
治法：温胃散寒，理气止痛。
方药：**良附丸**加减。

7. 饮食伤胃证
证候：伤食胃痛，嗳腐吞酸，或呕吐不消化食物，吐后痛减，不思饮食，大便不爽，得失气或便后稍舒，舌苔厚腻，脉滑。
治法：消食导滞，和胃止痛。
方药：**保和丸**加减。

四、胃癌

胃癌是指源于胃黏膜上皮细胞的恶性肿瘤，主要是**胃腺癌**。
本病归属于中医学的"胃癌""反胃""积聚"等范畴。

（一）病因与发病机制

病因 病因和发病机制尚未完全清楚。目前认为胃癌的病因与幽门螺杆菌、**环境、饮食、遗传因素**共同作用有关。其中**饮食因素**是最主要的病因。

癌前状态分为癌前疾病和癌前病变。癌前疾病是指与胃癌相关的胃良性疾病，有发生胃癌的危险性，比如：①慢性萎缩性胃炎；②慢性胃溃疡；③胃息肉；④残胃炎；⑤巨大黏膜皱襞症。癌前病变是指较易转变为癌组织的病理学变化，主要是指异型增生。

（二）病理

1. **胃癌的发生部位** 胃癌可发生于胃的任何部位，50%以上发生于胃窦部、胃小弯及前后壁，其次在贲门部，胃体相对较少。
2. **大体形态分型** 早期胃癌是指病变仅限于黏膜及黏膜下层，而不论有无淋巴结转移。

中晚期胃癌（进展期胃癌）是指癌性病变侵及肌层或全层，常有转移。

3. 组织学分型　根据腺体的形成及黏液分泌能力可分为管状腺癌、黏液腺癌、髓样癌和弥散型癌 4 种；胃癌以腺癌为主。根据分化程度可分为高分化、中分化、低分化 3 种。根据肿瘤起源分为肠型胃癌和弥漫型胃癌；根据其生长方式可分为膨胀型和浸润型。

4. 转移途径　癌细胞主要通过四种转移途径，其中以**淋巴结转移**最常见。

（1）直接蔓延：扩散至相邻器官。

（2）淋巴结转移：是最早、最常见的转移方式。先转移到局部淋巴结再转移到远处淋巴结，如转移至左锁骨上淋巴结时，称为 Virchow 淋巴结。

（3）血行转移：最常转移至**肝脏**，其次是肺、腹膜及肾上腺，也可转移至肾、脑、骨髓等。

（4）腹腔内种植：癌细胞侵及浆膜层脱落入腹腔，种植于肠壁和盆腔，如种植于卵巢，称为 Krukenberg 瘤；也可在直肠周围形成结节状肿块。

（三）中医病因病机

中医学认为，本病的发生与饮食不节、情志失调、素体亏虚有关。

本病发病一般较缓，病位在胃，与肝、脾、肾等脏关系密切，病机总属本虚标实。本虚以**胃阴亏虚、脾胃虚寒和脾肾阳虚**为主，标实为**痰瘀互结**；初期为痰气瘀滞互结，以标实为主，久则病邪伤正，本虚标实，或以本虚为主。

（四）临床表现

1. 症状

（1）早期胃癌多无症状，部分患者可有消化不良症状。进展期胃癌可有上腹痛、餐后加重、纳差、厌食、乏力及体重减轻等。

（2）发生并发症或转移时可出现吞咽困难、幽门梗阻、上消化道出血等及转移至脏器所出现的受累脏器（肝、肺）的症状等。

2. 体征

（1）早期胃癌可无任何体征，进展期胃癌在上腹部可扪及肿块、压痛。

（2）胃癌转移致肝大、黄疸甚至腹水、脾大、左锁骨上淋巴结肿大等。

（3）胃癌的伴癌综合征包括血栓性静脉炎、黑棘病和皮肌炎等。

3. 并发症

（1）出血：多呈呕血和（或）黑粪，约 5% 可发生难治性大出血。

（2）幽门或贲门梗阻。

（3）穿孔：较良性溃疡少见，多发生于幽门前区的溃疡型癌。

（五）实验室检查及其他检查

1. X 线钡剂检查　局部胃壁僵硬、皱襞中断，蠕动波消失，凸入胃腔内的充盈缺损，恶性溃疡直径多大于 2.5cm，边缘不整齐，可示"半月征""环提征"。

2. 内镜检查　**胃镜结合黏膜活检**是诊断胃癌最可靠的手段。

（六）诊断与鉴别诊断

1. 诊断　主要依据**胃镜检查及病理活检**。对有中上腹痛、消化不良、呕血或黑粪者应及时行胃镜检查。

2. 鉴别诊断

（1）胃溃疡：上腹部疼痛具有慢性、反复发作的周期性、节律性，应用抑酸药物可缓解。X线钡剂造影可见溃疡龛影，胃镜和活组织病理检查可鉴别。

（2）慢性萎缩性胃炎：有上腹部饱胀不适、恶心、食欲缺乏等消化不良症状，但腹部无肿块，无淋巴结肿大，大便隐血试验阴性，X线钡剂造影、胃镜和活组织病理检查可鉴别。

（七）西医治疗

1. 手术治疗　**手术治疗**是目前唯一有可能根治胃癌的手段，也是治疗胃癌的主要手段。
2. 化学疗法。
3. 内镜治疗。

（八）中医辨证论治

1. 痰气交阻证

证候：胸膈或胃脘满闷作胀或痛，胃纳减退，厌食肉食，或有吞咽哽噎不顺。呕吐痰涎，苔白腻，脉弦滑。

治法：理气化痰、消食散结。

方药：**启膈散**加减。

2. 肝胃不和证

证候：胃脘痞满，时时作痛，窜及两胁，嗳气频繁或进食发噎，舌质红，苔薄白或薄黄，脉弦。

治法：疏肝和胃，降逆止痛。

方药：**柴胡疏肝散**加减。

3. 脾胃虚弱证

证候：胃脘隐痛，喜按喜暖，面色无华，大便溏薄，舌淡，有齿痕，苔薄白，脉细弱。

治法：健脾益气。

方药：**参苓白术散**加减。

4. 胃热伤阴证

证候：胃脘嘈杂灼热，痞满吞酸，食后痛胀，口干喜冷饮，五心烦热，便结尿赤，舌质红绛，舌苔黄糙或剥苔、无苔，脉细数。

治法：清热和胃，养阴润燥。

方药：**玉女煎**加减。

5. 瘀毒内阻证

证候：脘痛剧烈或向后背放射，痛处固定、拒按，上腹肿块，肌肤甲错，眼眶呈暗黑，舌质紫暗或瘀斑，舌下脉络紫胀，脉弦涩。

治法：理气活血，软坚消积。

方药：**膈下逐瘀汤**加减。

6. 痰湿阻胃证

证候：脘膈痞闷，呕吐痰涎，进食发噎不利，口淡纳呆，大便时结时溏，舌体胖大有齿痕，苔白厚腻，脉滑。

治法：燥湿健脾，消痰和胃。

方药：**开郁二陈汤**加减。

7. 气血两虚证

证候：神疲乏力，面色无华，少气懒言，动则气促，自汗，消瘦，舌苔薄白，舌质淡白，舌边有齿痕，脉沉细无力或虚大无力。

治法：益气养血，健脾和营。

方药：**八珍汤**加减。

五、肝硬化

肝硬化是由多种病因引起的、以**肝细胞广泛变性坏死、肝组织弥漫性纤维化、假小叶**和**再生结节形成**组织学特征的**慢性进行性肝病**。后期出现肝脏变形硬化、肝小叶结构和血液循环途经显著改变。临床以**肝功能减退和门静脉高压症**为特征，晚期出现上消化道出血、肝性脑病、继发感染等严重并发症。

肝硬化可分为代偿期和失代偿期。代偿期属于中医学的"积聚"范畴；失代偿期与中医学的"水臌"相类似，可归属于"单腹胀""鼓胀"等范畴，还涉及"黄疸""胁痛""水肿""血证"等病症。

（一）病因和发病机制

1. 病因 在我国肝硬化主要由**病毒性肝炎**所致；在欧美国家则由**酒精性肝硬化**所致者多见。

（1）病毒性肝炎：主要为**乙型、丙型病毒性肝炎**，通常经过慢性肝炎阶段演变为肝硬化，甲型和戊型病毒型肝炎除重症外，一般不发展为肝硬化。

（2）慢性酒精中毒：每日摄取乙醇 50g，达 10 年以上，乙醇及其中间代谢产物乙醛的毒性作用，引起慢性酒精性肝炎，发展为酒精性肝硬化。

（3）胆汁淤积：慢性持续性肝内胆汁瘀积或肝外胆管阻塞，胆酸和胆红素刺激，可引起胆汁淤积性肝炎，发展为肝硬化。

（4）循环障碍：慢性充血性心力衰竭、缩窄性心包炎、肝静脉阻塞综合征等。

（5）非酒精性脂肪性肝炎（NASH）：约 20% 的 NASH 可发展为肝硬化。

（6）其他：遗传代谢性疾病，工业毒物或药物中毒性、自身免疫性慢性肝炎致肝硬化，血吸虫病性肝硬化，隐源性肝硬化等。

2. 发病机制 肝硬化发展的基本特征是**肝细胞坏死、再生、肝纤维化和肝内血管增殖、循环紊乱**。

（二）中医病因病机

本病的病因多由酒食不节、情志失调、虫毒感染及黄疸、积聚等迁延日久，引起肝、脾、肾亏损，气滞、血瘀、水停腹中所致。

本病的病位在肝，与脾、肾密切相关；初起在肝、脾，久则及肾。基本病机为肝、脾、肾三脏功能失调，气滞、血瘀、水停腹中；病机特点多属本虚标实。本病晚期水湿郁而化热，蒙闭心神，引动肝风，迫血妄行，出现神昏、痉厥、出血等危象。

（三）临床表现

1. 肝功能代偿期 此期临床表现多不明显，症状较轻，且缺乏特异性，可有肝大及质地改变，部分有脾大、肝掌和蜘蛛痣。肝功能正常或有轻度异常。

2. 肝功能失代偿期 此期主要为**肝功能减退**及**门静脉高压症**的临床表现。

（1）肝功能减退的临床表现：①全身症状。消瘦乏力，精神不振，面色晦暗、黝黑呈肝病面容，部分有不规则低热和黄疸。②消化道症状。常见食欲减退，厌食，勉强进食后上腹部饱胀不适，恶心呕吐，腹泻等。③出血倾向及贫血。④内分泌紊乱。主要有雌激素、醛固酮及抗利尿激素增多。

（2）门静脉高压症的临床表现：①脾大。②侧支循环的建立和开放，临床上三大重要的侧支开放，分别为食管下段与胃底静脉曲张、腹壁静脉曲张、痔静脉曲张。③腹水。是肝硬化代偿功能减退最突出的体征。

（四）并发症

1. 上消化道出血 是肝硬化最常见的并发症。

2. 肝性脑病 是肝硬化最严重的并发症，亦是最常见的死亡原因。

3. 感染 自发性腹膜炎是常见且严重的并发症。

4. 原发性肝癌 肝硬化易并发肝癌，10%～25%的肝癌是在肝硬化基础上发生的。当患者出现肝区疼痛、肝大、血性腹水、无法解释的发热时要怀疑此病。

5. 肝肾综合征 是指发生在严重肝病基础上的肾衰竭，但肾脏本身并无器质性损害，亦称为**功能性肾衰竭**。

6. 电解质和酸碱平衡紊乱 常见的电解质紊乱有低钠血症、低钾低氯血症与代谢性碱中毒。

（五）实验室检查及其他检查

1. 血常规 代偿期多正常，失代偿期有不同程度的贫血。脾功能亢进时，三系均有减少。

2. 尿常规 代偿期一般无明显变化，失代偿期有时可有蛋白、管型和血尿。有黄疸时可出现胆红素，并有尿胆原增加。

3. 肝功能试验

（1）血清酶学：转氨酶升高与肝脏炎症、坏死相关。GGT 及 ALP 也可有轻至中度升高。

（2）蛋白质代谢：肝功能受损时，白蛋白与球蛋白比值（A/G）降低或倒置。

（3）凝血酶原时间：肝功能代偿期多正常，失代偿期则有不同程度地延长。

（4）胆红素代谢：失代偿期血清胆红素半数以上增高，有活动性肝炎或胆管阻塞时，直接胆红素可以增高。

4. 腹水检查 腹水呈淡黄色漏出液，外观透明。如并发腹膜炎时，其透明度降低，比重增高，利凡他试验阳性，白细胞数增多，腹水培养可有细菌生长。腹水呈血性应高度怀疑癌变，应做细胞学检查。

5. 影像学检查

（1）X 线检查：食管静脉曲张时，呈现虫蚀状或蚯蚓状充盈缺损，以及纵行黏膜皱襞增宽。胃底静脉曲张时，可见菊花样缺损。

（2）CT 和 MRI 检查：早期肝大，晚期缩小，肝左、右叶比例失调，右叶萎缩，左叶代偿性增大，肝表面不规则，脾大，腹水等。

（3）超声检查：B 型超声检查可显示肝大小、外形改变和脾大，门静脉高压症时门静脉主干内径增宽，有腹水时可在腹腔内见到液性暗区。

6. 内镜检查 **纤维胃镜**可直接观察食管静脉曲张的程度与范围，其准确率较 X 线高。在并发上消化道出血时,急诊胃镜可查明出血部位,并进行治疗。

7. 腹腔镜检查　可直接观察肝脏表面、色泽、边缘及脾脏情况,并可在直视下进行有选择性穿刺活检。

8. **肝活组织检查**　有确诊价值,尤其适用于代偿期肝硬化的早期诊断、肝硬化结节与小肝癌鉴别及鉴别诊断有困难的其他情况者。

(六)诊断与鉴别诊断

1. 诊断依据

(1)主要指征:①内镜或食管吞钡 X 线检查发现食管静脉曲张。②B 超提示肝回声明显增强、不均、光点粗大;或肝表面欠光滑,凹凸不平或呈锯齿状;或门静脉内径 > 13mm;或脾大,脾静脉内径 > 8mm。③腹水伴有腹壁静脉怒张。④CT 显示肝外缘结节状隆起,肝裂扩大,尾叶 / 右叶比例 > 0.05,脾大。⑤腹腔镜或肝穿刺活组织检查诊为肝硬化。以上除⑤外,其他任何一项结合次要指征,可以确诊。

(2)次要指征:①化验。一般肝功能异常(A/G 倒置、蛋白电泳 A 降低、γ-G 升高、血清胆红素升高、凝血酶原时间延长等),或 HA、PIIIP、MAO、ADA、LN 增高。②体征。肝病面容(脸色晦暗无华),可见多个蜘蛛痣、色暗、肝掌、黄疸、下肢水肿、肝脏质地偏硬、脾大、男性乳房发育。以上化验及本征所列,不必悉具。

2. 病因诊断依据

(1)肝炎后肝硬化:需有 HBV(任何 1 项)或 HCV(任何 1 项)阳性,或有明确重症肝炎史。

(2)酒精性肝硬化:需有长期大量嗜酒史(每天摄入乙醇 50ml,10 年以上)。

(3)血吸虫性肝纤维化:需有慢性血吸虫史。

(4)其他病因引起的肝硬化:需有相应的病史及诊断,如长期右心衰竭或下腔静脉阻塞、长期使用损肝药物、自身免疫性疾病、代谢障碍性疾病等。

对代偿期患者的诊断常不容易,因临床表现不明显,对怀疑者应定期追踪观察,必要时进行肝穿刺活组织病理检测才能确诊。

3. 鉴别诊断

(1)与其他原因引起的肝脾大相鉴别:与血液病、代谢性疾病的肝脾大相鉴别,必要时做肝活检。

(2)与其他原因引起的腹水鉴别:如结核性腹膜炎、慢性肾小球肾炎、缩窄性心包炎、腹内肿瘤、卵巢癌等。肝硬化腹水为漏出液,合并自发性腹膜炎为渗出液,以中性粒细胞增多为主;结核性腹膜炎为渗出液,腺苷脱氨酶(ADA)增高;肿瘤性腹水比重介于渗出液和漏出液之间,腹腔积液 LDH/ 血液 LDH > 1,可找到肿瘤细胞。腹水检查不能明确诊断时,可行腹腔镜检查,常有助于鉴别。

(3)肝硬化并发症的鉴别诊断:上消化道出血应与消化性溃疡、糜烂性出血性胃炎、胃癌相鉴别;肝性脑病应与尿毒症、糖尿病酮症酸中毒等相鉴别。

(七)西医治疗

1. 一般治疗

(1)代偿期宜适当减少活动,可参加轻体力工作,避免过度劳累;失代偿期应卧床休息。

(2)饮食以高热量、高蛋白、富含维生素、易消化的软食为主,禁酒,避免食用粗糙、坚硬食物；严重肝功能损害或有肝性脑病先兆者应限制或禁食蛋白；有腹水时应低盐或无盐饮食。

（3）支持治疗。

2. 药物治疗

（1）抗病毒治疗：对于乙肝病毒感染的患者，首选恩替卡韦、替诺福韦等核苷类似物，不宜使用干扰素。

（2）保护肝细胞的药物：水飞蓟素、肌苷、甘草甜素、还原型谷胱甘肽等。

（3）维生素类药物：维生素 C 和 B 族维生素制剂。

（4）抗纤维化药物：可酌情使用秋水仙碱。

3. 腹水的治疗

（1）限制钠、水的摄入。

（2）利尿药：临床常用醛固酮拮抗药螺内酯与呋塞米联合应用，可按 5：2 比例逐渐增加两种药的剂量。用利尿药以体重每日下降不超过 0.5kg 为宜。

（3）提高血浆胶体渗透压：每周定期、少量、多次静脉输注白蛋白、血浆或新鲜血液。

（4）放腹水同时补充白蛋白：对于难治性腹水患者，可采用放腹水加输注白蛋白疗法。

（5）腹水浓缩回输：适用于难治性腹水，特别适用于肝硬化腹水伴有肾功能不全者。

（6）外科治疗：腹腔-颈静脉引流，经颈静脉肝内门-体分流术、脾切除、肝移植等。

4. 并发症的治疗

（1）上消化道出血：参见上消化道出血。

（2）肝性脑病：主要减少氨的来源，减少氨产生，增加排出如使用导泻、降氨药，调节水电解质平衡，应避免使用镇静药等。

（3）肝肾综合征：①早期预防和消除诱发肝肾衰竭的因素。②避免使用损害肾脏的药物。③纠正水、电解质和酸碱失衡，静脉输入右旋糖酐、白蛋白或浓缩腹水回输，提高有效循环血容量，改善肾血流。④使用血管活性药物，能改善血流量，增加肾小球滤过率，降低肾小管阻力，如多巴胺等。

（4）自发性腹膜炎：一旦诊断成立，应**早期、联合、足量的抗感染药物治疗**。

（八）中医辨证论治

1. 气滞湿阻证

证候：腹大胀满，按之软而不坚，胁下胀痛，饮食减少，食后胀甚，得嗳气或矢气稍减，小便短少，舌苔薄白腻，脉弦。

治法：疏肝理气，健脾利湿。

方药：**柴胡疏肝散**合**胃苓汤**加减。

2. 寒湿困脾证

证候：腹大胀满，按之如囊裹水，甚则颜面微浮，下肢浮肿，怯寒懒动，精神困倦，脘腹痞胀，得热则舒，食少便溏，小便短少，舌苔白滑或白腻，脉缓或沉迟。

治法：温中散寒，行气利水。

方药：**实脾饮**加减。

3. 湿热蕴脾证

证候：腹大坚满，脘腹撑急，烦热口苦，渴不欲饮，或有面目肌肤发黄，小便短黄，大便秘结或溏滞不爽，舌红，苔黄腻或灰黑，脉弦滑数。

治法：清热利湿，攻下逐水。

方药：**中满分消丸**合**茵陈蒿汤**加减。

4. 肝脾血瘀证

证候：腹大胀满，脉络怒张，胁腹刺痛，脸色晦暗黧黑，胁下癥块，面颈胸壁等处可见红点赤缕，手掌赤痕，口干不欲饮，或大便色黑，舌质紫暗，或有瘀斑，脉细涩。

治法：活血化瘀，化气行水。

方药：**调营饮**加减。

5. 脾肾阳虚证

证候：腹大胀满，形如蛙腹，朝宽暮急，神疲怯寒，面色苍黄或白，脘闷纳呆，下肢浮肿，小便短少不利，舌淡胖，苔白滑，脉沉迟无力。

治法：温肾补脾，化气利水。

方药：**附子理中汤**合**五苓散**加减。

6. 肝肾阴虚证

证候：腹大胀满，甚或青筋暴露，面色晦滞，口干舌燥，心烦失眠，牙龈出血，时或鼻衄，小便短少，舌红绛少津，少苔或无苔，脉弦细数。

治法：滋养肝肾，化气利水。

方药：**一贯煎**合**膈下逐瘀汤**加减。

六、原发性肝癌

原发性肝癌是指肝细胞或肝内胆管细胞发生的癌肿，是我国常见的恶性肿瘤之一，其死亡率在消化系统恶性肿瘤中列第二位。本病归属于中医学的"肝积""癥积""黄疸"等范畴。

（一）病因和发病机制

1. 病毒性肝炎　在我国，慢性病毒性肝炎是原发性肝癌最主要的病因。
2. 肝硬化　原发性肝癌合并肝硬化者占50%～90%。
3. 黄曲霉素　粮油、食品受黄曲霉素B_1污染严重的地区，肝癌的发病率较高。
4. 饮用水污染　蓝绿藻产生藻类毒素污染水源，与肝癌发病可能有关。
5. 遗传因素　肝癌的家族聚集现象是否与遗传有关，还待进一步研究。
6. 其他　如接触化学致癌物、华支睾肝吸虫感染等。

（二）病理

1. 形态分型　①块状型，最多见。②结节型。③弥漫型，此型最少见。④小癌型。
2. 组织学分型　①肝细胞型。②胆管细胞型。③混合型，此型少见。
3. 转移途径

（1）肝内转移：肝内血行转移发生最早，最常见。

（2）肝外转移：①血行转移，最常见的转移部位是肺。②淋巴转移，最常转移到肝门淋巴结。③种植转移，少见。

（三）中医病因病机

本病的形成与演变大致可分3个阶段：情志不遂→肝气不舒→肝郁气滞，气机阻滞，凝聚日久，积而成块。病从无形到有形而终不能治。

本病病位主要在**肝**，易损及脾土。基本病机为**正气亏虚，邪毒凝结于内**。始于气滞，发于血瘀，终归于气血水互结而成黄疸、臌胀。

（四）临床表现

1.肝区疼痛　最常见，50%以上患者有肝区疼痛，多呈持续性胀痛或钝痛。

2.肝大　肝呈进行性增大，质地坚硬，表面凹凸不平，有大小不等的结节或巨块，边缘钝而不整齐，常有不同程度的压痛。

3.黄疸　可因肝细胞损害而引起，也可因癌块压迫或侵犯肝门附近的胆管，或癌组织和血块脱落引起胆道梗阻所致。

4.肝硬化征象。

5.全身表现　有进行性消瘦、发热、食欲缺乏、乏力、营养不良和恶病质等。

6.转移灶症状　胸腔转移以右侧多见；骨骼或脊柱转移，可有局部压痛或神经受压症状；颅内转移癌可伴有神经定位体征。

（五）并发症

1.肝性脑病　是最严重的并发症，见于肝癌终末期，约1/3的肝癌患者因此而死亡。

2.上消化道出血　由肝癌并发肝硬化引起，有15%的肝癌患者因此而死亡。

3.肝癌结节破裂出血　约有10%的肝癌患者因此而致死。

4.继发性感染　易并发肺炎、自发性腹膜炎、肠道感染和真菌感染等。

（六）实验室检查及其他检查

1.**甲胎蛋白（AFP）**　目前仍是原发性肝癌特异性的标志物和主要诊断指标。

2.超声显像　B型超声显像是目前肝癌筛查的首选检查方法。

3.CT　是肝癌诊断的重要手段，也是目前诊断小肝癌和微小肝癌的最佳方法。

4.MRI　能清楚地显示肝细胞癌内部结构特征，对显示子瘤和瘤栓有价值。

5.选择性肝动脉造影　对直径在1~2cm的小肝癌，可以更精确地做出诊断，因有一定创伤性，不列为首选。

6.肝穿刺活检　在超声或CT引导下用细针穿刺行组织学检查是确诊肝癌的最可靠方法，但属创伤性检查。

（七）诊断依据

满足下列3项中的任何一项，即可诊断肝癌，这是国际上广泛使用的肝癌诊断标准。

1.具有两种典型影像学（超声检查、增强CT、MRI或选择性肝动脉造影）表现，病灶＞2cm。

2.1项典型的影像学表现，病灶＞2cm，AFP＞400ng/ml。

3.肝活检阳性。

（八）鉴别诊断

1.继发性肝癌　肝外癌灶转移至肝者，呈多发结节，临床以原发癌的表现为主。血清AFP检测一般为阴性。

2.肝硬化结节　增强CT/MRI可见病灶动脉期强化，呈"快进快出"，诊断为肝癌；若无强化，则考虑为肝硬化结节。

3.活动性病毒性肝炎　病毒性肝炎活动时血清AFP往往呈短期升高，应定期多次测定血清 AFP 和 ALT，或联合检测其他肝癌标志物并进行分析。

4.肝脓肿　临床表现为发热、肝区疼痛、压痛明显，白细胞计数和中性粒细胞升高。超声检查可发现脓肿的液性暗区。

5.肝脏其他良性占位病变　肝血管瘤、多囊肝、包虫病等可用 CT、MRI、超声等检查帮助诊断。

（九）西医治疗

肝癌对化疗和放疗不敏感，常用的治疗方法有手术切除、肝移植、血管介入、射频消融术等。肝癌**治疗性切除术**是目前治疗肝癌最有效的方法之一。

1.**手术治疗**　外科治疗手段主要是肝切除和肝移植手术。

2.**介入治疗**　介入治疗是肝癌的主要治疗方法，经**导管动脉灌注化学治疗和栓塞治疗**是应用最多的介入治疗方法。目前认为，早、中期肝癌患者应列为介入治疗的主要对象，待介入治疗后可酌情行外科手术切除。

3.**局部消融治疗**　目前以射频、微波消融和无水乙醇注射最为常用。

4.**靶向治疗**　索拉非尼是一种口服的多靶点、多激酶抑制剂。

（十）中医辨证论治

1.气滞血瘀证

证候：两胁胀痛，腹部结块，推之不移，脘腹胀闷，纳呆乏力，嗳气泛酸，大便不实，舌质红或暗红，有瘀斑，苔薄白或薄黄，脉弦或涩。

治法：疏肝理气，活血化瘀。

方药：**逍遥散**合**桃红四物汤**加减。

2.湿热瘀毒证

证候：胁下结块坚实，痛如锥刺，脘腹胀满，目肤黄染，日渐加深，面色晦暗，肌肤甲错，或高热烦渴，口苦咽干，小便黄赤，大便干黑，舌质红有瘀斑，苔黄腻，脉弦数或涩。

治法：清热利湿，化瘀解毒。

方药：**茵陈蒿汤**合**鳖甲煎丸**加减。

3.肝肾阴虚证

证候：腹大胀满，积块膨隆，形体羸瘦，潮热盗汗，头晕耳鸣，腰膝酸软，两胁隐隐作痛，小便短赤，大便干结，舌红少苔或光剥有裂纹，脉弦细或细数。

治法：养阴柔肝，软坚散结。

方药：**滋水清肝饮**合**鳖甲煎丸**加减。

七、溃疡性结肠炎

溃疡性结肠炎（UC）是一种**异常免疫介导的肠道慢性及复发性炎症性疾病**，病变主要累及**大肠黏膜和黏膜下层**，呈连续性弥漫性分布，属于炎症性肠病中的主要疾病类型之一。主要临床表现为**腹泻、腹痛和黏液脓血便**。病情轻重不一，有终身复发倾向。

本病与中医学的"大瘕泻"相似，属于"泄泻""痢疾"等病证范畴。

（一）西医病因、发病机制和病理

1.**病因**　尚未完全明确，由遗传、环境、感染和免疫多种因素相互作用所致。

2.病理

（1）病变主要累及大肠**黏膜和黏膜下层**。

（2）病变特点：弥漫性、连续性。

（3）镜检：可见黏膜及黏膜下层有淋巴细胞、浆细胞、嗜酸性及中性粒细胞浸润。

（二）中医病因病机

本病中医病因主要为饮食不节、脾胃虚弱、情志失调及先天禀赋不足等，发生脏腑功能失常，气机紊乱，湿热内蕴，肠络受损，久而由脾及肾，气滞血瘀，寒热错杂。

本病是以**脾胃虚弱**为本，以湿热蕴结、瘀血阻滞、痰湿停滞为标的本虚标实病证。病初与脾、胃、肠有关，后期涉及肾脏。

（三）临床表现和临床分型

1.临床表现

（1）腹泻和黏液脓血便：腹泻主要与炎症导致大肠黏膜对水钠吸收障碍及结肠运动功能失常有关；**黏液脓血便**是本病活动期的重要表现；大便次数及便血的程度反映病情轻重，粪质亦与病情轻重有关。

（2）腹痛：多有轻至中度腹痛，为左下腹或下腹阵痛，亦可累及全腹。**有"疼痛→便意→便后缓解"的规律**，若并发中毒性巨结肠或炎症波及腹膜，有持续性剧烈腹痛。

（3）消化道症状：可有腹胀、食欲缺乏、恶心、呕吐等其他消化道症状。

（4）全身及肠外表现：如发热、营养不良等全身表现；外周关节炎、结节性红斑、坏疽性脓皮病、巩膜外层炎、前葡萄膜炎、口腔复发性溃疡等。

2.临床分型　按病程、程度、范围及病期进行综合分型。

（1）临床类型：①初发型。是指无既往史的首次发作。②慢性复发型。最多见，发作期与缓解期交替。③慢性持续型。症状持续，间以加重的急性发作。④急性暴发型。起病急，病情重，毒血症明显，可伴有中毒性结肠扩张、肠穿孔、败血症等。

（2）临床严重程度：①轻型。腹泻每日4次以下，便血轻或无，无发热，脉快，贫血无或轻，红细胞沉降率正常。②中型。介于轻型与重型之间，腹泻每日4次或以上，仅有轻微全身表现。③重型。腹泻每日6次以上，有明显黏液血便，体温＞37.7℃持续2天以上，脉搏＞90次/分；血红蛋白＜100g/L，红细胞沉降率＞30mm/h，红细胞沉降率白蛋白＜30g/L；体重短期内明显减轻。

（3）病变范围：分为直肠炎、左半结肠炎、全结肠炎。

（4）据病期分型：分为活动期和缓解期。

（四）实验室及其他检查

1.血液检查　可有轻、中度贫血。

2.粪便检查　活动期有黏液脓血便。

3.**纤维结肠镜检查**　是最有价值的诊断和鉴别诊断的方法，通过结肠黏膜活检，可明确病变的性质。病变多从**直肠**开始，呈**连续性、弥漫性**分布。

4.**钡剂灌肠检查**　为重要的诊断方法。

5.自身抗体检测　外周血中性粒细胞胞质抗体（p-ANCA）可能是相对特异性的抗体。

（五）诊断与鉴别诊断

1. 诊断标准

（1）具有持续或反复发作腹泻和黏液血便、腹痛，伴有（或不伴有）不同程度的全身症状。

（2）排除细菌性痢疾、阿米巴痢疾、慢性血吸虫病、肠结核等感染性肠炎及克罗恩病、缺血性肠炎、放射性肠炎等。

（3）具有上述结肠镜检查特征性改变中至少 1 项及黏膜活检组织学所见。

符合以上 3 点即可诊断。

2. 鉴别诊断

（1）慢性细菌性痢疾：有急性细菌性痢疾病史，粪便可分离出痢疾杆菌，结肠镜检查取黏液脓性分泌物培养的阳性率较高，抗菌药物治疗有效。

（2）阿米巴肠炎：主要侵及右侧结肠，也可累及左侧。结肠溃疡较深，边缘潜行，溃疡间结肠黏膜正常。粪便或结肠镜溃疡渗出物检查，可发现阿米巴的包囊或滋养体。抗阿米巴治疗有效。

（3）大肠癌：多见于中年之后，肛门指检可触及包块，纤维结肠镜检、X 线钡剂灌肠检查及活检有鉴别价值。

（4）克罗恩病（CD）：与溃疡性结肠炎同属炎症性肠病，为一种慢性肉芽肿性炎症。病变可累及胃肠道各部位，而以**末段回肠及其邻近结肠**为主，直肠受累少见，多呈**节段性、非对称性**分布，肠腔狭窄多见且为偏心性。临床主要表现为腹痛、腹泻、瘘管、肛门病变和不同程度的全身症状，脓血便少见。

（5）血吸虫病：有疫水接触史，常有肝脾大，粪便检查可发现血吸虫虫卵，孵化毛蚴阳性。直肠镜检查在急性期可见黏膜黄褐色颗粒，活检黏膜压片或组织病理检查发现血吸虫虫卵。

（6）肠易激综合征：粪便可有大量黏液，但无脓血。X 线钡剂灌肠及结肠镜检查无器质性病变。常伴有神经官能症。

（六）西医治疗

1. 一般治疗

（1）休息：以减轻肠蠕动和症状，减少体力消耗。

（2）饮食和营养：给予流质或半流饮食，待病情好转后改为富营养少渣饮食；病情严重应禁食，并给予完全胃肠外营养治疗。避免食用可疑不耐受食物（如鱼、虾、牛奶、花生等）；忌食辣椒、冰冻或生冷食品；戒除烟酒嗜好。

（3）心理治疗：通过心理治疗减轻患者因情绪变动对病情的影响。

2. 控制炎症反应

（1）5-氨基水杨酸制剂（5-ASA）：抑制肠黏膜的前列腺素合成和炎症介质白三烯的形成。**柳氮磺胺吡啶（SASP）**是治疗本病的常用药。适用于轻、中度患者或经糖皮质激素治疗已有缓解的溃疡性结肠炎患者。

（2）新型 5-ASA 制剂：对 SASP 不能耐受者尤为适合。灌肠剂适用于病变局限在直肠乙状结肠者，栓剂适用于病变局限在直肠者。

（3）糖皮质激素：**急性发作期**有较好疗效。

（4）免疫抑制剂：硫唑嘌呤或巯嘌呤可试用于对激素治疗效果不佳或对激素依赖的慢性持续型病例。严重不良反应主要是**白细胞减少**等骨髓抑制表现。

3. 手术治疗 主要针对并发症，如完全性肠梗阻、瘘管与脓肿形成、急性穿孔或不能控制的大量出血等。

（七）中医辨证论治

1. 湿热内蕴证

证候：腹泻，脓血便，里急后重，腹痛灼热，发热，肛门灼热，溲赤，舌红苔黄腻，脉滑数或濡数。

治法：清热利湿。

方药：**白头翁汤**加味。

2. 脾胃虚弱证

证候：大便时溏时泻，迁延反复，粪便常有黏液或脓血，食少，腹胀，肢体倦怠，神疲懒言，舌质淡胖或边有齿痕，苔薄白，脉细弱或濡缓。

治法：健脾渗湿。

方药：**参苓白术散**加减。

3. 脾肾阳虚证

证候：腹泻迁延日久，腹痛喜温喜按，腹胀，腰酸膝软，食少，形寒肢冷，神疲懒言，舌质淡或有齿痕，苔白润，脉沉细或迟弱。

治法：健脾温肾止泻。

方药：**理中汤**合**四神丸**加味。

4. 肝郁脾虚证

证候：腹泻前有情绪紧张或抑郁恼怒等诱因，腹痛即泻，泻后痛减，食少，胸胁胀痛，嗳气，神疲懒言，舌质淡，苔白，脉弦或弦细。

治法：疏肝健脾。

方药：**痛泻要方**加味。

5. 阴血亏虚证

证候：大便秘结或少量脓血便，腹痛隐隐，午后发热，盗汗，五心烦热，头晕眼花，舌红少苔，脉细数。

治法：滋阴养血，清热化湿。

方药：**驻车丸**。

八、上消化道出血

上消化道出血是指<u>屈氏韧带以上的消化道</u>包括**食管、胃、十二指肠或胰、胆**等病变引起的出血及**胃－肠吻合术**和**空肠病变**引起的出血。在短时间内失血超过1000ml或**循环血容量的20%**称为大出血，主要表现为**呕血和（或）黑粪、血便**等，急性大出血时伴有急性周围循环衰竭表现。本病可归属于中医学的"呕血""便血"等范畴。

（一）西医病因

1. 上消化道疾病 如食管疾病、胃及十二指肠疾病等。**消化性溃疡**是上消化道出血主要原因。

2. 门静脉高压症　引起食管-胃底曲张静脉破裂或门静脉高压性胃病。

3. 上消化道邻近器官或组织的疾病　①胆道出血。②胰腺疾病累及十二指肠。③主动脉瘤破入食管、胃、十二指肠。④纵隔肿瘤或脓肿破入食管。

4. 全身性疾病　①血管性疾病。②血液病。③尿毒症。④结缔组织病。

5. 应激性胃黏膜损伤　应激状态下产生的急性糜烂出血性胃炎至溃疡形成。

（二）中医病因病机

病因主要为饮食不节、情志内伤、劳倦内伤等有关，在这些病因的作用和影响下，发生热伤胃络或气不统血而血溢胃肠。

病位在胃，与大肠、肝、脾关系密切。初起多由火热之邪作祟，瘀热互结为标，以标实为主。久病则气血两虚。若呕血、便血不止，气随血脱可致亡阴、亡阳之"脱证"。

（三）临床表现

上消化道出血的临床表现取决于病变部位与性质、出血量多少与速度。

1. 呕血与黑粪　呕血与黑粪是上消化道出血的特征性表现。

2. 失血性周围循环衰竭　表现为头昏、心悸、乏力，突然起立时发生晕厥，肢体冷感，心率加快，血压偏低等。严重者呈休克状态。

3. 贫血和血象变化　贫血程度除取决于失血量外，还与出血前有无贫血基础、出血后液体平衡状况等因素有关。急性出血，一般需经3～4h以上才出现贫血，出血后24～72h血液稀释到最大限度。急性出血患者为正细胞正色素性贫血，可暂时出现大细胞性贫血；慢性失血则呈小细胞低色素性贫血。骨髓象有明显代偿性增生。

4. 发热　出血24h内出现低热，多在38.5℃以下，持续3～5d后恢复正常。

5. 氮质血症　大量血液蛋白质的消化产物在肠道被吸收，血中尿素氮浓度可暂时升高，称为肠源性氮质血症。

（四）实验室检查及其他检查

1. 血象检查　出血早期血象无明显改变，3～4h后可出现不同程度的正细胞正色素性贫血，白细胞计数轻至中度升高。

2. 氮质血症　一次性出血后可引起BUN开始上升，24h左右达高峰，4d左右恢复正常。

3. 胃镜检查　为目前诊断上消化道出血病因的首选方法。一般主张在出血后**24～48h**检查，称为急诊胃镜检查。

4. 其他检查　选择性腹腔动脉造影、放射性核素检查、胶囊内镜及小肠镜检查适用于不明原因的小肠出血和不适宜胃镜检查的大出血。

（五）诊断与鉴别诊断

1. 消化道出血诊断的确立　根据呕血、黑粪和失血性周围循环衰竭的典型临床表现，呕吐物或大便隐血试验呈强阳性，血红蛋白、红细胞计数及血细胞比容下降的实验室证据，排除消化道以外的出血因素，即可确立诊断。单纯便血者要判断是上消化道还是下消化道出血。

2. 出血严重程度的估计和周围循环状态的判断　成年人每日消化道出血＞5ml即可出现大便隐血试验阳性，每日出血量＞50ml可出现黑粪，胃内蓄积血量＞250ml可引起呕血。一次出血量＜400ml时，多不引起全身症状；出血量＞400ml，可出现头晕、心悸、乏力等全身症状；短时间内出血量超过1000ml，可出现休克表现。

3. 出血是否停止的判断　临床上出现下列情况应考虑继续出血或再出血：①反复呕血，或黑粪次数增多，粪质稀薄，伴有肠鸣音亢进。②周围循环衰竭表现经充分补液及输血后未见明显改善，或暂时好转而又恶化。③血红蛋白浓度、红细胞计数与血细胞比容持续下降，网织红细胞计数持续升高。④补液与尿量足够的情况下，血尿素氮持续或再次升高。

4. 出血病因的诊断　①慢性、周期性、节律性上腹痛多提示消化性溃疡，特别是出血前疼痛加重，出血后减轻或缓解。②服用非甾体抗炎药等损伤胃黏膜的药物或应激状态，可能为急性糜烂出血性胃炎。③有病毒性肝炎、血吸虫病或酗酒病史，并有肝病与门静脉高压的临床表现者，可能是食管-胃底曲张静脉破裂出血。④中年以上患者近期出现上腹痛，伴有厌食、消瘦者，应警惕胃癌。⑤肝功能试验结果异常、血常规白细胞及血小板减少等有助于肝硬化的诊断。

（六）西医治疗

1. 一般急救措施　卧床休息，保持呼吸道通畅，必要时给氧。活动性出血期间禁食。严密监测生命体征等。

2. 积极补充血容量　改善急性失血性周围循环衰竭的关键是**输血**，一般输**浓缩红细胞**，严重活动性大出血考虑输**全血**。紧急输血指征：①当改变体位时出现晕厥、血压下降和心率加快，心率＞120次/分或收缩压＜90mmHg，或较基础血压下降＞30%。②血红蛋白＜70g/L或血细胞比容＜25%。

3. 止血措施

（1）食管-胃底曲张静脉破裂出血：出血量大，死亡率高。①药物止血，如生长抑素、奥曲肽、血管加压素等，**生长抑素及奥曲肽**对本病具有肯定止血疗效，且不良反应少，是治疗食管-胃底静脉曲张破裂出血的最常用药物。②气囊压迫止血，三腔二囊管，在药物治疗无效的大出血暂时使用，为后续有效止血起"桥梁"作用。③内镜治疗，可止血且有效防止早期再出血，是目前治疗食管-胃底曲张静脉破裂出血的重要手段。④外科手术或经颈静脉肝内门-体静脉分流术。

（2）非曲张静脉上消化道大出血：①抑制胃酸分泌。提高胃内pH，具有止血作用，因为血小板聚集及血浆凝血功能所诱导的止血作用需在pH＞6.0时才能有效发挥，而且新形成的凝血块在pH＜5.0的胃液中会迅速消化。常用H2受体拮抗药和质子泵抑制剂，以质子泵抑制剂效果好，并应静脉给药。②内镜治疗。③介入治疗。血管介入栓塞胃及十二指肠动脉。④手术治疗。

（七）中医辨证论治

1. 胃中积热证

证候：吐血紫暗或咖啡色，甚则鲜红，常混有食物残渣，大便黑如漆，口干喜冷饮，胃脘胀闷灼痛，舌红苔黄，脉滑数。

治法：清胃泻火，化瘀止血。

方药：**泻心汤**合**十灰散**加减。

2. 肝火犯胃证

证候：吐血鲜红或紫暗，口苦目赤，胸胁胀痛，心烦易怒，或有黄疸，舌红苔黄，脉弦数。

治法：泻肝清胃，降逆止血。

方药：**龙胆泻肝汤**加减。

3.脾不统血证

证候：吐血暗淡，大便漆黑稀溏，面色苍白，头晕心悸，神疲乏力，纳少，舌淡红，苔薄白，脉细弱。

治法：益气健脾，养血止血。

方药：**归脾汤**加减。

4.气随血脱证

证候：吐血倾盆盈碗，大便溏黑甚则紫暗，面色苍白，大汗淋漓，四肢厥冷，眩晕心悸，烦躁口干，神志恍惚，昏迷，舌淡红，脉细数无力或脉微细。

治法：益气摄血，回阳固脱。

方药：**独参汤或四味回阳饮**加减。

第四单元　泌尿系统疾病

【复习指导】本单元历年必考，应作为重点复习。其中常见泌尿系统疾病的概念、临床表现、诊断、鉴别诊断、特异性治疗和急重症治疗是考试的重点，应掌握。掌握常见泌尿系统疾病中医辨证论治的证候、治法、常用方剂。病因、发病机制、中医病因病机、病理、实验室及其他检查及疾病的预防应熟悉。慢性肾小球肾炎、肾病综合征、急性肾衰竭、慢性肾衰竭、尿路感染均为重点掌握的疾病。

一、慢性肾小球肾炎

慢性肾小球肾炎是由多种原因引起的、不同病理类型组成的原发于肾小球的一组疾病。起病方式各异、病情迁延、病程绵长、病变进展缓慢，临床表现多种多样，可有水肿、蛋白尿、血尿、管型尿、高血压中的一项或多项，随着病情发展，常伴有不同程度的肾功能损害、代谢性酸中毒、贫血、矿物质代谢、电解质紊乱等。本病以青壮年男性居多。本病与中医学的"石水"相似，可归属于"水肿""腰痛""尿血""虚劳"等范畴。

（一）西医病因及发病机制

1.病因　15%～20%由急性链球菌感染后肾炎迁延不愈。其他细菌及病毒（如乙型肝炎病毒等）感染亦可引起。

2.病理　常见的病理类型有**微小病变型肾炎、系膜增生性肾小球肾炎**（包括IgA和非IgA系膜增生性肾小球肾炎）、**膜性肾病**及**局灶性节段性肾小球硬化，膜增生性肾小球肾炎**。

（二）中医病因病机

主因**先天禀赋不足或劳倦过度、饮食不节、情志不遂等引起肺、脾、肾虚损，气血阴阳不足所致，又常因外感风、寒、湿、热之邪**而发病。

本病病位在肾，与肺、脾相关，为**本虚标实**之证，本虚常见肺肾脾气虚、脾肾阳虚、肝肾阴虚和气阴两虚；标实则以湿、瘀、浊为多。

（三）临床表现

1.症状　早期可有疲倦乏力、腰部酸痛、食欲缺乏等，多数有水肿，一般不严重，有的无明显症状。

2. 体征

（1）**水肿**：晨起明显，轻者仅面部、眼睑部位水肿，重者全身水肿，甚至胸腔积液、腹水。

（2）**高血压**：血压可正常或轻度升高，随病程进展多发生高血压。

（3）**贫血**：随病程进展可有轻度贫血。若肾功能损害，可呈中度以上贫血。

（四）实验室及其他检查

1. 尿液检查　尿蛋白一般在 1～3g/d，可见颗粒管型和透明管型，可有血尿，急性发作期可出现镜下血尿，甚至肉眼血尿。

2. 肾功能检查　肾功能不全时，主要表现为肾小球滤过率（GFR）下降，肌酐清除率（Ccr）降低。

（五）诊断与鉴别诊断

1. 诊断要点

（1）起病缓慢，病情迁延，临床表现可轻可重，或时轻时重。随着病情发展逐渐出现肾功能减退、贫血、电解质紊乱等并发症。

（2）有**水肿、蛋白尿、血尿、管型尿、高血压**等表现中的一种或数种。

（3）可有肾炎急性发作，常因感染诱发。

2. 鉴别诊断

（1）急性肾小球肾炎：有前驱感染，并以急性发作起病的慢性肾炎需与此病相鉴别。慢性肾炎急性发作病情多在短期内（数日）急骤恶化，血清 C_3 一般无动态变化。

（2）慢性肾盂肾炎：女性多见，有反复尿路感染病史，发作时尿中可见大量白细胞、细菌，可有红细胞，尿细菌学培养阳性，肾功能损害以肾小管为主。在疾病晚期，影像学检查可见双肾不等大、集合系统形态异常等。

（3）原发性高血压肾损害：多见于中老年患者，高血压病程较长，肾损害出现于高血压之后，肾小管功能损害早于肾小球，常伴有心脑血管并发症、高血压其他靶器官损害，如心、脑、眼底改变，肾穿刺有助于鉴别。

（4）继发性肾病：需与狼疮性肾炎、紫癜性肾炎、糖尿病肾病鉴别。但狼疮性肾炎多见于女性，常有发热、皮疹、关节痛、抗核抗体阳性等；紫癜性肾炎常有皮肤紫癜、腹痛、关节痛等症状；糖尿病肾病则有长期糖尿病病史、血糖升高，肾组织病理检查有助于鉴别。

（六）西医治疗

1. 积极控制高血压、减少尿蛋白

（1）治疗原则：①血压控制在理想水平，即 24h 蛋白尿定量≥1g，血压控制在 125/75mmHg 以下，24h 蛋白尿定量＜1g，血压控制＜130/80mmHg。②选择具有延缓肾功能恶化、保护肾功能作用的抗高血压药物。

（2）抗高压药物选择：①容量依赖性高血压患者可选用噻嗪类利尿药，如氢氯噻嗪。②肾素依赖性高血压应首选 ACEI 或 ARB，如洛丁新、缬沙坦。③心率较快的中青年患者或合并心绞痛患者，可选用 β 受体阻滞剂，如美托洛尔。④老年患者及合并糖尿病、冠心病患者，选用钙离子拮抗剂，如氨氯地平或硝苯地平控释片。⑤若高血压难以控制可以选用不同类型降压药联合应用。

ACEI 可作为慢性肾炎患者控制高血压的**首选药物**。但在应用 ACEI 及 ARB 时应注意防止高血钾症，血肌酐＞350μmo/L 的非透析患者不宜使用。少数患者应用 ACEI 药物有刺激性干咳，ARB 不引起干咳。

2.限制蛋白及磷的摄入量　对无肾功能减退者蛋白质的摄入量以 0.8g/（kg·d）为宜。肾功能不全氮质血症时蛋白质摄入量应限制在 0.5～0.8g/（kg·d），高生物效价的动物蛋白应占 1/3，如鸡蛋、牛奶、瘦肉等。在低蛋白饮食时，可适当增加糖类含量，同时辅以必需氨基酸。

3.血小板解聚药　对系膜毛细血管性肾小球肾炎有一定的降尿蛋白作用。如大剂量双嘧达莫（300～400mg/d）或小剂量阿司匹林（40～80mg/d）。

4.避免肾损伤因素　如避免劳累、感染、妊娠和应用肾毒性药物（如氨基糖苷类抗生素等）。

（七）中医辨证论治

1.本证

（1）脾肾气虚证

证候：神疲乏力，腰脊酸痛，或浮肿，纳呆或脘胀，大便溏薄，尿频或夜尿多，舌质淡，有齿痕，苔薄白，脉细。

治法：补气健脾益肾。

方药：**异功散加味**。

（2）肺肾气虚证

证候：颜面浮肿或肢体肿胀，面色萎黄，易感冒，自汗出，疲倦乏力，少语懒言，腰脊酸痛，舌淡，苔白，脉细弱。

治法：补益肺肾。

方药：**玉屏风散**合**金匮肾气丸**加减。

（3）脾肾阳虚证

证候：全身浮肿，面色苍白，畏寒肢冷，腰脊冷痛，神疲，纳少，便溏，遗精，阳痿，早泄，或月经失调，舌质嫩淡胖，边有齿痕，脉沉细或沉迟无力。

治法：温补脾肾。

方药：**附子理中丸或济生肾气丸**加减。

（4）肝肾阴虚证

证候：目睛干涩或视物模糊，头晕耳鸣，五心烦热或手足心热，口干咽燥，腰膝酸痛，遗精，或月经失调，舌红少苔，脉弦细或细数。

治法：滋养肝肾。

方药：**杞菊地黄丸**加减。

（5）气阴两虚证

证候：面色无华，少气乏力，或易感冒，午后低热，或手足心热，腰酸痛，或见浮肿，口干咽燥或咽部暗红，咽痛，舌质红，少苔，脉细或弱。

治法：益气养阴。

方药：**参芪地黄汤**加减。

2.标证

（1）水湿证

证候：颜面或肢体浮肿，舌苔白或白腻，脉缓或沉缓。

治法：利水消肿。
方药：**五苓散**合**五皮饮**加减。
（2）湿热证
证候：面浮肢肿，身热汗出，口干不欲饮，胸脘痞闷，腹部胀满，纳差，尿黄短少，便溏，舌红，苔黄腻，脉滑数。
治法：清热利湿。
方药：**三仁汤**加减。
（3）血瘀证
证候：面色黧黑或晦暗，腰痛固定或呈刺痛，肌肤甲错，肢体麻木，舌质紫暗或有瘀斑，脉细涩。
治法：活血化瘀。
方药：**血府逐瘀汤**加减。
（4）湿浊证
证候：纳呆，恶心或呕吐，口中黏腻，脘胀或腹胀，身重困倦，精神萎靡，浮肿尿少，舌苔腻，脉沉细或沉缓。
治法：健脾化湿泄浊。
方药：**胃苓汤**加减。

二、肾病综合征

肾病综合征是肾小球疾病的常见表现。临床特征：①大量蛋白尿（≥3.5g/24h），②低白蛋白血症（≤30g/L），③水肿，④高脂血症，其中"**大量蛋白尿**"和"**低蛋白血症**"为**肾病综合征最基本的特征**。本病与中医学中的"肾水"相似，可归属于"腰痛""水肿""虚劳"等范畴。

（一）西医病因及发病机制

病因 根据病因分为原发性和继发性，排除继发性可诊断为原发性肾病综合征。

（1）原发性肾病综合征：以微小病变型肾病、系膜增生性肾炎、膜性肾病、系膜毛细血管性肾炎及肾小球局灶节段性硬化病理类型最为常见。

（2）继发性肾病综合征：病因有很多，常见有糖尿病肾病，系统性红斑狼疮肾炎，乙肝相关性肾炎，肾淀粉样变性，新生物（实体瘤、白血病及淋巴瘤），药物及感染等。

（二）中医病因病机

本病以**水肿**为特征，是全身气化功能障碍的一种表现，由于外感风寒或风热之邪内舍于肺，或痈疡疮毒内犯，或久居湿地，或素体脾虚及烦劳过度等导致脏腑功能失调，导致肺失通调，脾失转输，肾失开合，终致膀胱气化无权，三焦水道失畅，水液停聚而成本病。

本病的发病是由**脏腑功能失调、水液代谢失常**所致。主要表现为**肺、脾、肾**三脏功能失调。病位在**肺、脾、肾**，以**肾**为本。

（三）临床表现

原发性肾病综合征常无明显病史，继发性肾病综合征常有明显的原发病史。临床常见"**三高一低**"（大量蛋白尿、低蛋白血症、高度水肿、高脂血症）经典的肾病综合征症状。

1. 主要症状　水肿，乏力，纳差，肢节酸重，甚至胸闷气喘、腹胀膨隆、腰痛等。

2. 体征

（1）**水肿**：患者水肿常渐起，最初多见于踝部，呈凹陷性，晨起时眼睑、面部可见水肿。随病情进展进展至全身。

（2）**高血压**：20%～40%的成年 NS 患者有高血压，水肿明显者约 50% 有高血压。部分患者为容量依赖型；肾素依赖型高血压主要与肾脏基础病变有关。

（3）**低蛋白血症与营养不良**：长期持续性大量蛋白尿导致血浆蛋白降低，白蛋白下降尤为明显。

（四）主要并发症

1. **感染**　为肾病综合征患者的常见并发症，常见感染好发部位为呼吸道→泌尿道→皮肤。

2. **血栓、栓塞并发症**　为本病**严重的、致死性**并发症之一。其中以**肾静脉血栓**最为常见。血浆白蛋白 < 20g/L 时，提示存在高凝状态，应预防性抗凝治疗。

3. **急性肾损伤**　有效血容量不足致肾血流量下降，诱发肾前性氮质血症，可呈少尿，尿钠减少伴有血容量不足的临床表现，可经扩容、利尿后恢复。另有急性肾实质性肾衰竭，常见于 50 岁以上患者，表现为少尿甚或无尿，扩容、利尿无效。

4. **脂肪代谢紊乱**　高脂血症可促进血栓、栓塞并发症的发生，还将增加心血管系统并发症，并可促进肾小球硬化和肾小管间质病变的发生，促进肾脏病变的慢性进展。

5. **营养不良**　蛋白质营养不良引起肌萎缩、儿童生长发育障碍、甲状腺激素水平下降、维生素 D 缺乏、钙磷代谢障碍和继发性甲状旁腺功能亢进；小细胞性（缺铁性）贫血；锌、铜缺乏等多种原因所致乏力、伤口愈合缓慢等营养不良表现。

（五）实验室及其他检查

1. **尿常规及 24h 尿蛋白定量**　尿蛋白定性多为（＋＋＋～＋＋＋＋），定量 > 3.5g/24h。

2. **血清蛋白测定**　呈现低蛋白血症（≤ 30g/L）。

3. **血脂测定**　血清胆固醇（TC）、三酰甘油（TG）、低和极低密度脂蛋白（LDL 和 VLDL）浓度增加，高密度脂蛋白（HDL）可以增加、正常或减少。

4. **肾功能测定**　肾功能多数正常（肾前性氮质血症者例外）或肾小球滤过功能减退。

5. **肾 B 超、双肾 ECT**　此项理化检查有助于本病的诊断。

6. **肾活检**　是确定肾组织病理类型的唯一手段。

（六）诊断与鉴别诊断

1. **诊断要点**　原发性肾病综合征的诊断主要依靠排除继发性肾病综合征。诊断要点包括：①大量蛋白尿（> 3.5g/24h）。②低蛋白血症（血浆白蛋白 ≤ 30g/L）。③明显水肿。④高脂血症，其中"大量蛋白尿"和"低蛋白血症"为诊断 NS 的**必备条件**。

2. 鉴别诊断

（1）系统性红斑狼疮性肾炎：好发于青、中年女性，伴有发热、皮疹及关节痛，尤其是面部蝶形红斑最具诊断价值。免疫学检查可检测出多种自身抗体。

（2）过敏性紫癜性肾炎：好发于青少年，有典型的皮肤紫癜，可伴有关节痛、腹痛及黑便，多在皮疹出现后 1～4 周出现血尿和（或）蛋白尿。

（3）乙型肝炎病毒相关性肾炎：乙型肝炎病毒抗原阳性，需行肾活检证实乙型肝炎病毒或其抗原沉积确诊。

(4）糖尿病肾病：多发生于糖尿病10年以上的患者，早期可发现尿微量白蛋白排出增加，以后逐渐发展成大量蛋白尿、肾病综合征。眼底检查可见微动脉瘤。

（七）西医治疗

1. 治疗原则　最好能根据病理类型施治。治疗时不应仅以减少或消除尿蛋白为目的，还应重视保护肾功能，减缓肾功能恶化的趋势与程度，预防并发症的发生。

2. 一般治疗

（1）休息。

（2）饮食治疗：应给予正常量0.8～1.0g/（kg·d）的优质蛋白饮食；脂肪的摄入，宜少进富含饱和脂肪酸（动物油脂）的饮食，多食富含多聚不饱和脂肪酸（如植物油、鱼油）及富含可溶性纤维（如燕麦、米糠及豆类）的饮食，减轻高脂血症；水肿时应低盐（＜3g/d）饮食。

3. 对症治疗

（1）利尿消肿：原则是不宜过快、过猛。常用药物有如下。①噻嗪类利尿药，常用氢氯噻嗪。长期服用应防止低钾、低钠血症。②潴钾利尿药，可与噻嗪类利尿药合用，常用氨苯蝶啶或醛固酮拮抗剂螺内酯。长期服用需防止高钾血症，肾功能不全者慎用。③袢利尿药，常用呋塞米（速尿），或布美他尼（丁尿胺），口服或静脉注射。④渗透性利尿药，常应用不含钠的右旋糖酐40（低分子右旋糖酐）或淀粉代血浆（706代血浆）。⑤提高血浆胶体渗透压，采用血浆或血浆白蛋白等静脉输注，输完后用呋塞米加于葡萄糖溶液中缓慢静脉滴注，效果更佳。对严重低蛋白血症、高度水肿而又少尿的患者和伴有心脏病的患者慎用。

（2）减少尿蛋白：ACEI（如洛丁新）、ARB（如缬沙坦）、长效二氢吡啶类钙拮抗药（如氨氯地平）等，均可通过有效控制血压而显示出减少尿蛋白的作用。此外，ACEI、ARB有不依赖于降低全身血压的减少尿蛋白的作用。

4. 免疫调节治疗

（1）糖皮质激素：使用原则和方案如下。①**起始足量**，常用药物为泼尼松1mg/（kg·d），口服8周，必要时可延长至12周。②**缓慢减药**，足量治疗后每1～2周减原用量的10%，当减至20mg/d左右时症状易反复，应更加缓慢减量。③**长期维持**，最后以最小有效剂量（10mg/d）作为维持量，再服半年至1年或更长。激素可采取全日量顿服或在维持用药期间两日量隔日一次顿服，以减轻激素的不良反应。

（2）细胞毒药物：这类药物可用于"激素依赖型"或"激素抵抗型"的患者，协同激素治疗。若无激素禁忌，一般不作为首选或单独治疗用药。①环磷酰胺，是国内外最常用的细胞毒药物。应用剂量为2mg/（kg·d），分1～2次口服。也可采用静脉滴注1g，每月1次，累积剂量达6～8g后停药。主要不良反应为骨髓抑制及中毒性肝损害，并可出现性腺抑制、脱发、胃肠道反应及出血性膀胱炎，用药前充分水化，尽量上午用药以减少出血性膀胱炎的发生。②环孢素，用于治疗激素及细胞毒药物无效的难治性肾病综合征。因有肝肾毒性，并可致高血压、高尿酸血症、多毛、牙龈增生等不良反应和停药后易复发等，限制其临床广泛使用。③吗替麦考酚酯，广泛用于肾移植后排异反应，不良反应相对较小。

（八）中医辨证论治

1. 风水相搏证

证候：起始眼睑浮肿，继则四肢、全身亦肿，皮肤光泽，按之凹陷易回复，伴有发热、咳嗽、咽痛、小便不利等症,舌苔薄白,脉浮。

治法:疏风解表,宣肺利水。

方药:**越婢加术汤**加减。

2. 湿毒浸淫证

证候:眼睑浮肿,延及全身,身发痈疮,恶风发热,小便不利,舌质红,苔薄黄,脉浮数或滑数。

治法:宣肺解毒,利湿消肿。

方药:**麻黄连翘赤小豆汤**合**五味消毒饮**。

3. 水湿浸渍证

证候:全身水肿,按之没指,伴有胸闷腹胀,身重困倦,纳呆,泛恶,小便短少,舌苔白腻,脉濡缓。

治法:健脾化湿,通阳利水。

方药:**五皮饮**合**胃苓汤**。

4. 湿热内蕴证

证候:浮肿明显,肌肤绷急,胸闷烦热,腹大胀满,口苦,口干,小便短赤,大便干结,舌红苔黄腻,脉沉数或濡数。

治法:清热利湿,利水消肿。

方药:**疏凿饮子**加减。

5. 脾虚湿困证

证候:浮肿,按之凹陷不易回复,面色萎黄,神疲乏力,腹胀纳少,尿少色清,大便或溏,舌质淡,苔白腻或白滑,脉沉缓或沉弱。

治法:温运脾阳,利水消肿。

方药:**实脾饮**加减。

6. 肾阳衰微证

证候:面浮身肿,按之凹陷不起,形寒神疲,面色灰滞,心悸,气促,腰部冷痛酸重,小便量少或增多,舌质淡胖,苔白,脉沉细或沉迟无力。

治法:温肾助阳,化气行水。

方药:**济生肾气丸**合**真武汤**。

三、尿路感染

尿路感染简称尿感,是由各种病原体入侵泌尿系统引起的尿路炎症,是临床常见病和多发病。女性和男性的发病比例约为 10:1。根据感染部位,可分为**上尿路感染(肾盂肾炎)**和**下尿路感染(膀胱炎)**。根据临床症状的有无,尿感可分为**有症状尿感**和**无症状尿感**,根据有无尿路功能上或解剖上的异常等,尿感又可分为**复杂性尿感**和**非复杂性尿感**。本病归属于中医学的"淋证"(热淋、劳淋等)"腰痛""虚劳"等范畴。

(一)西医病因、发病机制

1. 病原体　**细菌**是尿路感染中**最多见**的病原体,其中95%以上是革兰阴性杆菌(大多指大肠杆菌)所致,阳性菌属约占5%。革兰氏阴性菌属中以**大肠埃希菌最为常见**,占80%~90%。

2. 易感因素 ①**尿路梗阻**；②**尿路损伤**；③**尿路畸形**；④**女性尿路解剖生理特点**；⑤**机体抵抗力下降**；⑥**遗传因素**。

3. 感染途径 ①**上行感染**：为尿路感染的**主要途径**，约占尿路感染的 95%，常见的病原菌为**大肠杆菌**。②**血行感染**：体内局部感染灶的细菌入血而引发，较少见，不足 3%。③**直接感染**：细菌从邻近器官的病灶直接入侵肾脏导致感染。④**淋巴道感染**：盆腔和下腹部的器官感染时，细菌从淋巴道感染泌尿系统，极为罕见。

（二）中医病因病机

尿路感染主要与**湿热毒邪蕴结膀胱及脏腑功能失调**有关。

本病病位在**肾与膀胱**，与肝、脾密切相关。**病机为湿热蕴结下焦，肾与膀胱气化不利**。本病以**肾虚**为本，膀胱湿热为标，早期以实为主，表现为膀胱湿热或肝胆郁热，日久则虚实夹杂，湿热与脾肾亏虚并见，迁延日久可进展为癃闭、关格。

（三）临床表现

1. 膀胱炎 即下尿路感染，占尿路感染的 60% 以上。主要表现为**尿频、尿急、尿痛、排尿困难**、白细胞尿，偶可有血尿，甚至肉眼血尿，膀胱区可有不适等，部分患者迅速出现排尿困难。一般无全身症状，少数患者可有腰痛、发热，体温多在 38℃ 以下。多见于中青年妇女。

2. 肾盂肾炎

（1）急性肾盂肾炎：本病可见于任何年龄，育龄期妇女最多见，起病急骤。临床表现有两组症候群。①**全身感染的症状**，高热、寒战、头痛、周身酸痛、恶心、呕吐，体温多在 38℃ 以上，热型多呈弛张热，亦可呈间歇热或稽留热，常伴有白细胞计数升高和红细胞沉降率增快。②**泌尿系统的症状**，尿频、尿急、尿痛、排尿困难、腰痛和（或）下腹疼痛、肋脊角及输尿管点压痛，肾区压痛和叩痛等，患者多有腰酸痛或钝痛，少数还有剧烈的腹部阵发性绞痛，沿输尿管向膀胱方向放射。

（2）慢性肾盂肾炎：泌尿系统及全身表现均不典型，半数以上患者有急性肾盂肾炎病史，间断出现尿频、排尿不适、腰酸痛等，可有不同程度的低热及肾小管功能受损表现（夜尿增多、低比重尿等）。病情持续可进展为慢性肾衰竭。

3. 无症状性菌尿 患者无尿路感染的症状，尿常规可无明显异常，但尿培养有真性细菌。

（四）并发症

1. 肾乳头坏死 是**肾盂肾炎的严重并发症之一**，主要临床表现为**高热、剧烈腰痛和血尿**等，可有坏死组织脱落从尿中排出，发生肾绞痛。

2. 肾周围脓肿 多因严重肾盂肾炎直接扩展而来，其致病菌多为革兰氏阴性杆菌，患者多有糖尿病、尿路结石等易感因素。除原有肾盂肾炎症状加剧外，多有明显的单侧腰痛，且在向健侧弯腰时疼痛加重。

（五）实验室检查及其他检查

1. 尿常规检查 尿沉渣镜检白细胞 > 5/HP，称为白细胞尿，可有白细胞尿、血尿、蛋白尿。

2. 尿白细胞排泄率 准确留取 3h 尿液，立即进行尿白细胞计数，所得白细胞数按每小时折算，正常人白细胞计数 < 2×10^5/h，白细胞计数 > 3×10^5/h 为阳性，介于 $(2 \sim 3) \times 10^5$/h 为可疑。

3.尿涂片细菌检查　清洁中段尿沉渣涂片,用高倍镜检查,若每高倍视野下可见1个或更多细菌,提示尿路感染。检出率达80%～90%。

4.尿细菌培养　可采用清洁中段尿、导尿及膀胱穿刺尿做细菌培养,其中膀胱穿刺尿培养结果最可靠。中段尿细菌定量培养≥10^5/ml,称为真性菌尿,可**确诊**尿路感染;尿细菌定量培养10^4～10^5/ml为可疑阳性,需复查;如<10^4/ml,可能为污染。耻骨上膀胱穿刺尿细菌定性培养有细菌生长,即为真性菌尿。

5.亚硝酸盐还原试验　此法诊断尿路感染的敏感性在70%以上,特异性在90%以上。

6.血常规　急性肾盂肾炎时血白细胞常升高,中性粒细胞增多,核左移。

7.肾功能　慢性肾盂肾炎肾功能受损时可出现肾小球滤过率(GFR)下降,血肌酐(Cr)升高等。

8.影像学检查　如B超、X线腹部平片、静脉肾盂造影(IVP)、排尿期膀胱输尿管反流造影、逆行性肾盂造影等,及时发现有无尿路结石、梗阻、反流、畸形等导致尿路感染反复发作的因素。尿路感染急性期不宜做静脉肾盂造影,可行B超检查。

(六)诊断与鉴别诊断

1.尿路感染的诊断　**典型的尿路感染有尿路刺激征、感染中毒症状、腰部不适等,结合尿液改变和尿液细菌学检查**,诊断不难。实验室诊断标准如下。

(1)正规清洁中段尿(要求尿停留在膀胱中4～6h以上)细菌定量培养,菌落数≥10^5/ml。

(2)清洁离心中段尿沉渣白细胞数>10个/HP,有尿路感染症状。

以上具备(1)、(2)两项可以确诊。如无(2)项,则应再做尿菌计数复查,如仍≥10^5/ml,且两次的细菌相同者,可以确诊。

(3)做膀胱穿刺尿培养,细菌阳性(不论菌数多少)。

(4)做尿菌培养计数有困难者,留取清晨清洁中段尿(尿停留于膀胱4～6h以上)正规方法的离心尿沉渣革兰染色找细菌,细菌>1个/油镜视野,有尿路感染症状。

具备(3)、(4)任一项均可确诊。

(5)尿细菌数在10^4～10^5/ml者应复查,如仍为10^4～10^5/ml,需结合临床表现来诊断或做膀胱穿刺尿培养来确诊。

2.尿路感染的定位诊断

(1)根据临床表现定位:上尿路感染(急性肾盂肾炎)常有发热、寒战,甚至出现毒血症症状,伴有明显腰痛、输尿管点和(或)肋脊点压痛、肾区叩击痛等;下尿路感染(膀胱炎)则常以膀胱刺激征为突出表现,一般少有发热、腰痛等。

(2)根据实验室检查定位:出现下列情况提示上尿路感染。①膀胱冲洗后尿细菌培养阳性。②尿沉渣镜检有白细胞管型,并排除间质性肾炎、狼疮性肾炎等疾病。③尿NAG升高、尿$β_2$-MG升高。④尿渗透压降低。

3.**慢性肾盂肾炎的诊断**　反复发作的尿频、尿急、尿痛1年以上,多次尿细菌培养为阳性,影像学检查可见肾外形不规则或肾盂肾盏变形,并有持续性肾小管功能损害。

4.尿路感染的鉴别诊断

(1)急性发热性疾病:伤寒病、流感等均有寒战、高热等,容易与急性肾盂肾炎混淆。通过肾区压痛和叩击痛的症状及尿常规和尿细菌学检查,多可鉴别。

（2）肾结核：鉴别要点在于尿细菌学检查。尿结核菌阳性，或结核菌素试验和静脉肾盂造影等有助于诊断。

（3）肾小球肾炎：肾盂肾炎尿蛋白量＜2g/24h，若尿蛋白量＞3g/24h 多为肾小球病变。肾活体组织检查有助于确诊。

（4）尿道综合征：有明显的排尿困难、尿频，但无发热等全身症状，血常规检查白细胞不增高，亦无真性细菌尿。

（七）西医治疗

1. 一般治疗　休息，多饮水，勤排尿。**碱化尿液**，可减轻膀胱刺激征，同时增强某些抗菌药物的疗效，可用碳酸氢钠 1.0g，每日 3 次。

2. 抗感染治疗

（1）急性膀胱炎：①单剂量疗法。常用有羟氨苄青霉素、环丙沙星、氧氟沙星、复方新诺明、阿莫西林，1 次顿服。②3 日疗法。可选用磺胺类、喹诺酮类、半合成青霉素或头孢类等抗生素，任选 1 种药物，连用 3d，约 90% 的患者可治愈。

（2）肾盂肾炎：①病情较轻者，可口服药物治疗，疗程为 10～14d。常用药物有**喹诺酮类**如氧氟沙星、环丙沙星，**半合成青霉素类**如阿莫西林，**头孢菌素类**如头孢呋辛等。治疗 14d 后，通常 90% 的患者可治愈。如尿菌仍阳性，应参考药敏试验选用有效抗生素继续治疗 4～6 周。②严重感染全身中毒症状明显者需住院治疗，应静脉给药。常用药物如氨苄西林、头孢噻肟钠、头孢曲松钠、左氧氟沙星等，必要时联合用药。**氨基糖苷类抗生素肾毒性大，应慎用。**

（3）无症状性菌尿：是否治疗目前有争议，一般认为有下述情况者应予以治疗。妊娠期无症状性菌尿；学龄前儿童；曾出现有症状感染者；肾移植、尿路梗阻及其他尿路有复杂情况者。根据药敏试验结果选择有效抗生素，主张短疗程用药，如治疗后复发，可选长程低剂量抑菌疗法。

（八）中医辨证论治

1. 膀胱湿热证

证候：小便频数，灼热刺痛，尿色黄赤，小腹拘急胀痛，或腰痛拒按，或见恶寒发热，或见口苦，大便秘结，舌质红，苔薄黄腻，脉滑数。

治法：清热利湿通淋。

方药：**八正散**加减。

2. 肝胆郁热证

证候：小便不畅，少腹胀满疼痛，小便灼热刺痛，有时可见血尿，烦躁易怒，口苦口黏，或寒热往来，胸胁苦满，舌质暗红，可见瘀点，脉弦或弦细。

治法：疏肝理气，清热通淋。

方药：**丹栀逍遥散**合**石韦散**加减。

3. 脾肾亏虚，湿热屡犯证

证候：小便淋沥不已，时作时止，每于劳累后发作或加重，尿热，或有尿痛，面色无华，神疲乏力，少气懒言，腰膝酸软，食欲缺乏，口干不欲饮水，舌质淡，苔薄白，脉沉细。

治法：健脾补肾。

方药：**无比山药丸**加减。

4. 肾阴不足，湿热留恋证

证候：小便频数，滞涩疼痛，尿黄赤浑浊，头晕耳鸣，四肢乏力，腰膝酸软，手足心热，口干口渴，舌质红少苔，脉细数。

治法：滋阴益肾，清热通淋。

方药：**知柏地黄丸**加减。

四、急性肾衰竭

急性肾衰竭（ARF）是一组**以肾小球滤过率迅速下降为特点**的临床综合征。其临床指标为血肌酐、尿素、其他代谢废物及体液的潴留。广义的 ARF 可分为**肾前性、肾性和肾后性 3 类**。狭义的 ARF 是指急性肾小管坏死（ATN）。本病归属于中医学的"癃闭""关格"等范畴。

（一）西医病因及发病机制

1. 病因

（1）肾前性急性肾衰竭：血容量减少（如各种原因的液体丢失和出血）、有效动脉血容量减少和肾内血流动力学改变等。

（2）肾性急性肾衰竭：肾实质损伤，常见的是肾缺血或肾毒性物质（包括外源性毒素，如生物毒素、化学毒素、抗菌药物、造影剂等和内源性毒素，如血红蛋白、肌红蛋白等）损伤肾小管上皮细胞。

（3）肾后性急性肾衰竭：特征是急性尿路梗阻。

2. 发病机制

（1）肾小管损伤：当肾小管急性严重损伤时，以肾小管阻塞和肾小管基底膜断裂引起的肾小管内液反漏入间质，从而引起急性肾小管上皮细胞变性、坏死，肾间质水肿，肾小管阻塞，肾小球有效滤过压降低。

（2）肾小管上皮细胞代谢障碍：肾小管上皮细胞的损伤及代谢障碍，导致肾小管上皮细胞死亡。

（3）肾血流动力学变化：肾缺血和肾毒素的作用致使肾素-血管紧张素系统、前列腺素、内皮素等血管活性物质释放，导致肾血液灌注量减少，肾小球滤过率下降而致急性肾衰竭。

（4）缺血再灌注损伤：肾缺血再灌注损伤主要为氧自由基及细胞内钙超负荷，使肾小管上皮细胞内膜脂质过氧化增强，导致细胞功能紊乱，以致细胞死亡。

（5）表皮生长因子：急性肾衰竭时由于肾脏受损，导致表皮生长因子降低。

（6）炎症因子的参与：炎症介质（IL-6、IL-18、TNFα、TGFβ、MCP-1、RANTES）等使内皮细胞受损，导致肾组织进一步损伤，GFR 下降。

（二）中医病因病机

本病发生多与外感六淫疫毒、饮食不当、意外伤害、失血失液、中毒虫咬、药毒伤肾等因素有关，形成**火热、湿毒、瘀浊**之邪，壅塞三焦，决渎失司，膀胱和三焦气化不利而致本病的发生。

本病病位在**肾**，涉及**肺、脾（胃）、三焦、膀胱**。病机主要为肾失气化，水湿浊瘀不能排出体外。初期主要为火热、湿毒、瘀浊之邪壅滞三焦，水道不利，以实热居多，后期以脏腑虚损为主。

(三) 临床表现

临床病程典型，可分为三期。

1. 少尿期 在短时间内尿量明显减少，可出现恶心呕吐、腹胀腹泻、消化道出血、高血压、心力衰竭、意识障碍、抽搐昏迷、严重的酸中毒和电解质异常。此期一般持续 7～14d，可出现少尿（＜400ml/d）。也可没有少尿，称为非少尿型 ARF。

2. 多尿期 急性肾衰竭患者尿量超过 400ml 时，则由少尿期进入多尿期，此期通常持续 1～3 周。

3. 恢复期 肾小管细胞再生、修复，肾小管完整性恢复。肾小球滤过率逐渐恢复正常或接近正常范围。少数患者可最终遗留不同程度的肾结构和功能缺陷。

(四) 实验室检查及其他检查

1. 肾功能 ①血尿素氮：进行性升高，每日可上升 3.6～10.7mmol/L。血肌酐每日上升 44.2～176.8μmol/L。②电解质紊乱：少尿期可出现高钾血症，血钾可超过 6.5mmol/L，可伴有低钠血症和高磷血症。多尿期可出现低血钾、低血钠等电解质紊乱。③酸碱平衡紊乱：可出现二氧化碳结合力下降、代谢性酸中毒。

2. 尿常规 尿呈等张（比重 1.010～1.016），蛋白尿（常为＋～＋＋），尿沉渣常有颗粒管型、上皮细胞碎片、红细胞和白细胞。

3. 尿渗透浓度 尿渗透浓度＜350mOsm/L。

4. 滤过钠排泄分数（FENa） 急性肾小管坏死及肾后性急性肾衰竭时多大于 1%；肾前性急性肾衰竭、急性肾小球肾炎和血管炎时＜1%。

5. 肾衰竭指数（RFI） 用于鉴别肾前性急性肾衰竭和急性肾小管坏死，一般认为肾前性急性肾衰竭＜1；急性肾小管坏死时多见＞1。

6. 影像学检查 双肾超声显像可用于与慢性肾衰竭相鉴别。怀疑尿路梗阻时，尿路超声显像、X 线腹部平片、必要时 CT 检查有助于诊断。判断肾血管堵塞等疾病时，X 线、放射性核素检查、血管造影等对诊断有帮助，需注意造影剂对肾脏的毒性作用。

7. 肾穿刺活检 为明确肾实质性急性肾衰竭的病因，可进行肾穿刺活检，并可判断治疗的有效性。病情严重、有出血倾向不宜做此检查。

(五) 诊断与鉴别诊断

1. 诊断

（1）常继发于各种严重疾病所致的周围循环衰竭或肾中毒后，但亦有个别病例可无明显的原发病。

（2）急剧地发生**少尿（＜400ml/24h）**，个别严重病例（肾皮质坏死）可**无尿（＜100ml/24h）**，但在非少尿型者可无少尿表现。

（3）急骤发生并与日俱增的氮质血症，血肌酐每日上升 88.4～176.8μmol/L，尿素氮上升 3.6～10.7mmol/L。

（4）尿常规检查：尿呈等张（比重 1.010～1.016），蛋白尿（常为＋～＋＋），尿沉渣常有颗粒管型、上皮细胞碎片、红细胞和白细胞。

（5）经数日至数周后，如处理恰当，会出现多尿期。

2. 鉴别诊断

（1）慢性肾衰竭：多为双侧肾缩小、贫血、尿毒症面容、肾性骨病和神经病变等。其次，应除外肾前性和肾后性原因。

（2）肾前性少尿：发病前有容量不足、体液丢失等病史，体检发现皮肤和黏膜干燥、低血压、颈静脉充盈不明显者，应首先考虑为肾前性少尿。

（3）肾后性梗阻：有结石、肿瘤或前列腺肥大病史患者，突发完全无尿或间歇性无尿。肾绞痛，胁腹或下腹部疼痛；肾区叩击痛阳性；如膀胱出口处梗阻，则膀胱区因积尿而膨胀，叩诊呈浊音均提示存在尿路梗阻的可能。超声显像和X线检查等可帮助确诊。

（4）其他肾性ARF：肾性ARF可见于急进性肾小球肾炎、急性间质性肾炎等，以及全身性疾病的肾损害如过敏性紫癜性肾炎、狼疮肾炎等。肾病综合征有时亦可引起ARF。

ARF通常根据各种疾病所具有的特殊病史、临床表现、检验异常及对药物治疗的反应做出鉴别诊断。肾活检常可帮助鉴别。

（六）西医治疗

1. 纠正可逆因素　积极纠正引起急性肾衰竭的原发可逆因素，如心力衰竭、急性大出血、严重外伤，积极抗感染、纠正休克、血容量不足等。避免使用或停用肾毒性药物。

2. 营养支持　保证每日足够的热量供给。一般需要量为每日105～126kJ（25～30kcal/kg）。

3. 积极控制感染　根据细菌培养和药敏试验，选择无肾毒性或肾毒性小的药物。

4. 维持水、电解质和酸碱平衡　少尿期严格记录24h出入量，量出为入，纠正高血钾及代谢性酸中毒。多尿期则需防止脱水及低血钾。

5. 特殊药物　①利尿药：呋塞米（速尿），只应用于急性肾衰竭少尿期，进入多尿期后应停用。②钙拮抗剂：应用于缺血性急性肾衰竭的早期。硝苯地平口服，避免舌下含服。注意有降低血压作用，禁用于低血压及休克期患者。

6. 透析疗法　对内科保守治疗无效，出现以下指征者应考虑行急诊透析：①少尿或无尿2d。②尿毒症症状明显。③肌酐清除率较正常下降超过50%，或血尿素氮升高达21mmol/L，血肌酐升高达442μmol/L。④血钾超过6.5mmol/L。⑤代谢性酸中毒：CO_2^- CP≤13mmol/L。⑥肺水肿、充血性心力衰竭、脑水肿。透析疗法包括血液透析、腹膜透析、连续性肾替代疗法（CRRT）等。

五、慢性肾衰竭

慢性肾衰竭（CRF）是常见的临床综合征。各种原发或继发性慢性肾脏病缓慢进展出现肾功能减退而致衰竭。临床以毒素潴留、代谢产物产生、酸碱平衡和水、电解质紊乱及某些内分泌功能异常等表现为特征。本病归属于中医学的"溺毒""癃闭""关格""肾劳"等范畴。

（一）西医病因及发病机制

1. 病因　主要有原发性与继发性肾小球肾炎，肾小管间质病变（慢性肾盂肾炎、慢性尿酸性肾病、梗阻性肾病、药物性肾病等），肾血管病变，遗传性肾病（如多囊肾、遗传性肾炎），糖尿病肾病，高血压肾小动脉硬化，肿瘤相关性肾病等。

2. 发病机制

（1）慢性肾衰竭进展的发病机制：①肾单位高滤过；②肾单位高代谢；③肾组织上皮细胞表型转化；④血管紧张素Ⅱ（AngⅡ）促进血压升高并诱导细胞增生等；⑤细胞因子-生长因子促进细胞外基质增多；⑥蛋白尿可引起肾小管损害、间质炎症及纤维化；⑦细胞凋亡，肾脏固有细胞减少。

（2）尿毒症症状的发生机制：①尿毒症毒素的作用。小分子[分子量＜500道尔顿（D）]毒性物质以尿素的量最多，占"非蛋白氮"的80%或更多。中分子[分子量500～10 000道尔顿（D）]物质主要与尿毒症脑病、某些内分泌紊乱、细胞免疫低下等可能有关。大分子[分子量＞10 000道尔顿（D）]物质也具有某些毒性。②体液因子如EPO、骨化三醇的缺乏，可分别引起肾性贫血和肾性骨病。③营养素如蛋白质和某些氨基酸的缺乏等，可引起营养不良、消化道症状、免疫功能降低等。

（二）中医病因病机

因感受外邪、饮食不当、劳倦过度、药毒伤肾、劳伤久病等导致肾元虚衰，湿浊内蕴而发病。**脾肾亏虚为本，湿浊内蕴为标**，脾虚则运化无权，肾虚则开合失司，日久气损及阳，阳损及阴，最后导致肾气衰败，不能分清泌浊，浊毒内停壅滞、瘀血阻滞。

本病病位主要在**肾**，涉及**肺**、**脾**（**胃**）、**肝**等脏腑。其**基本病机**是肾元虚衰，湿浊内蕴，为本虚标实之证。本虚以肾元亏虚为主；标实见水气、湿浊、湿热、血瘀、肝风之证。

（三）临床表现及肾功能分期

1. 临床表现　CRF的代偿期和失代偿早期，患者可无任何症状，或仅有乏力、腰酸、夜尿增多等轻度不适；少数患者可有食欲缺乏、代谢性酸中毒及轻度贫血。CRF中期以后，上述症状更趋明显。在晚期尿毒症时，可出现严重高钾血症、急性心力衰竭、消化道出血、中枢神经系统障碍等，甚至有生命危险。

（1）水、电解质代谢紊乱：①代谢性酸中毒。食欲缺乏、恶心、呕吐、虚弱无力、呼吸深长等。②水钠代谢紊乱。水钠潴留可表现为不同程度的皮下水肿和（或）体腔积液，易出现血压升高、左心功能不全和脑水肿。③钾代谢紊乱。高钾血症或低钾血症。严重高钾血症（血清钾＞6.5mmol/L）需抢救治疗。④钙磷代谢紊乱。主要表现为低钙和高磷。

（2）蛋白质、糖类、脂肪和维生素的代谢紊乱：CRF患者蛋白质代谢紊乱一般表现为蛋白质代谢产物蓄积（氮质血症），糖代谢异常主要表现为糖耐量减低和低血糖症两种情况。

（3）心血管系统表现：心血管病变是慢性肾衰竭患者的主要并发症之一和最常见的死因。尤其是进入终末期肾病阶段，死亡率进一步增高（占尿毒症死因的45%～60%）。常见心血管表现：①高血压和左心室肥厚。②心力衰竭，是尿毒症患者最常见的死亡原因。③尿毒症性心肌病。④心包病变。⑤血管钙化和动脉粥样硬化。

（4）呼吸系统症状：体液过多或酸中毒时均可出现气短、气促，严重酸中毒可致呼吸深长。体液过多、心功能不全可引起肺水肿或胸腔积液。由尿毒症毒素诱发的肺泡毛细血管渗透性增加、肺充血可引起"尿毒症肺水肿"，此时肺部X线检查可出现"蝴蝶翼"征，及时利尿或透析可迅速改善上述症状。

（5）胃肠道症状：主要表现有食欲缺乏、恶心、呕吐、口腔有尿味。消化道出血也较常见，其发生率比正常人明显增高，多是由于胃黏膜糜烂或消化性溃疡，尤以前者为最常见。

(6) 血液系统表现：CRF 患者血液系统异常**主要表现**为肾性贫血和出血倾向。

(7) 神经肌肉系统症状：早期症状可有疲乏、注意力不集中、失眠等。其后会出现记忆力减退、性格改变、抑郁、判断力降低。尿毒症时常有昏迷、反应淡漠、谵妄、惊厥、幻觉、精神异常等。

(8) 内分泌功能紊乱：①肾脏本身内分泌功能紊乱，如 1,25-$(OH)_2$ 维生素 D_3、红细胞生成素不足和肾内肾素 – 血管紧张素 II 过多。②外周内分泌腺功能紊乱，大多数患者均有继发性甲状旁腺功能亢进症（血 PTH 升高），部分患者（大约 1/4）有轻度甲状腺素水平降低；其他如胰岛素受体障碍、性腺功能减退等也相当常见。

(9) 骨骼病变：肾性骨营养不良（即肾性骨病）**相当常见**，包括纤维囊性骨炎（高转化性骨病）、骨生成不良、骨软化症（低转化性骨病）及骨质疏松症。

2. 肾功能分期　慢性肾衰竭的肾功能损害程度可分为以下几期。

(1) 肾贮备功能下降期：约相当于 K/DOQI 的第 2 期，肾小球滤过率（GFR）减少至正常的 50%～80%，血肌酐正常，患者无特殊症状。

(2) 氮质血症期：约相当于 K/DOQI 的第 3 期，是肾衰竭的早期，GFR 减少至正常的 20%～50%，出现氮质血症，血肌酐高于正常，但小于 442μmol/L，可有轻度贫血、多尿和夜尿多。

(3) 肾衰竭期：约相当于 K/DOQI 的第 4 期，GFR 减少至正常的 10%～20%，血肌酐显著升高（451～707μmol/L），贫血较明显，夜尿增多、水及电解质紊乱，可有轻度心血管、中枢神经系统、胃肠道症状。

(4) 尿毒症期：约相当于 K/DOQI 的第 5 期，是肾衰竭的晚期，GFR 减少至正常的 10% 以下，血肌酐＞707μmol/L，肾衰竭的临床表现和血生化异常十分显著。

（四）实验室检查及其他检查

1. 肾功能检查　血尿素氮（BUN）、血肌酐（Scr）上升，Scr＞133μmol/L，内生肌酐清除率（Ccr）＜80ml/min，二氧化碳结合力下降，血尿酸升高。

2. 尿常规检查　血尿、蛋白尿、管型尿或低比重尿。

3. 血常规检查　不同程度的贫血。

4. 电解质检查　低钙、高磷、高钾等。

5. B 超检查　可见双肾明显缩小、实质回声欠清、结构模糊。

（五）诊断

诊断要点：主要依据慢性肾脏病史，食欲缺乏、恶心、呕吐、贫血等尿毒症症状，血清尿素氮、血肌酐、血尿酸等含氮物质水平升高，泌尿系超声提示肾体积缩小等。

（六）西医治疗

慢性肾衰竭的治疗包括内科保守治疗和肾脏替代治疗。

1. 早、中期慢性肾衰竭的防治对策和措施

(1) 饮食治疗：应用优质低蛋白、低磷饮食，加用酮酸制剂。

(2) 控制高血压：透析前 CRF（GFR≤10ml/min）患者的血压，一般应控制在 120～130mmHg/75～80mmHg 或以下。

(3) ACEI 和 ARB 的独特作用：ACEI 和 ARB 具有良好降压作用，还有其独特的减低

高滤过、减轻蛋白尿的作用。

（4）控制蛋白尿：将患者蛋白尿控制在＜0.5g/24h，或明显减轻微量白蛋白尿。

（5）严格控制血糖：糖尿病患者空腹血糖控制在5.0～7.2mmol/L（睡前6.1～8.3mmol/L），糖化血红蛋白（HbAlc）＜7%可延缓患者CRF进展。

（6）其他：积极纠正酸中毒、贫血，改善钙磷代谢紊乱、继发性甲状旁腺功能亢进，减少尿毒症毒素蓄积，应用他汀类降脂药，戒烟等。

2. CRF的营养治疗

（1）饮食治疗：①限制蛋白饮食：GFR为10～20ml/min者，0.6g/（kg·d），GFR＞20ml/min者，可加5g。GFR降至50ml/min以下时，需进行蛋白质限制，其中50%～60%为富含必需氨基酸的蛋白质，如鸡蛋、鱼、瘦肉、牛奶等。②高热量摄入：热量每日至少需要125.6kJ/kg（30kcal/kg），消瘦或肥胖者酌情加减。可多食入植物油和食糖，如觉饥饿可食甜薯、芋头、马铃薯等。食物应富含B族维生素、维生素C和叶酸等。③其他：给予低磷饮食，每日不超过600mg。此外，除有高血压、水肿、少尿者要限制食盐，有水肿、心力衰竭、尿少者应严格控制进水量，尿量每日少于1000ml者要限制钾的摄入。

（2）必需氨基酸（EAA）的应用：如果GFR≤10ml/min时，需加用EAA或EAA及其α-酮酸混合制剂。

3. CRF的药物治疗

（1）纠正酸中毒和水、电解质紊乱：①纠正代谢性酸中毒：主要口服碳酸氢钠，严重酸中毒静脉输入。②水钠紊乱的防治：钠盐摄入6～8g/d。有明显水肿、高血压者，钠摄入量一般为2～3g/d，个别严重病例可限制为1～2g/d。也可根据需要应用襻利尿药（呋塞米、布美他尼等）。噻嗪类利尿药及潴钾利尿药对CRF患者（Scr＞220μmol/L）不宜应用，因此时疗效甚差。对严重肺水肿、急性左心衰竭者，常需及时给予血液透析或持续性血液滤过。③高钾血症的防治：GFR＜25ml/min（或Scr＞309.4～353.6μmol/L）时，即应适当限制钾的摄入。当GFR＜10ml/min或血清钾水平＞5.5mmol/L时，应更严格限制钾摄入。对已有高钾血症的患者，应积极纠正酸中毒，除口服碳酸氢钠外，必要时（血钾＞6mmol/L）可静脉给予碳酸氢钠，根据病情需要4～6小时可重复给予。<u>高钾血症的处理措施：襻利尿药，呋塞米40～80mg静脉滴注或推注，必要时将剂量增至100～200mg。葡萄糖-胰岛素溶液输入</u>（葡萄糖4～6g中，加胰岛素1U）。<u>降钾树脂</u>，增加肠道钾排出，其中以聚苯乙烯磺酸钙更为适用。<u>严重高钾血症</u>（血钾＞6.5mmol/L），伴有少尿、利尿效果欠佳者，应及时给予血液透析治疗。

（2）高血压的治疗：ACEI、ARB、CCB、襻利尿药、β受体阻滞药、血管扩张药等均可应用，以ACEI、ARB、CCB应用广泛。应注意<u>ACEI及ARB有使钾升高及一过性血肌酐升高的不良反应，需严密监测</u>。透析前慢性肾衰竭患者的血压应＜130/80mmHg，但维持透析患者血压一般不超过140/90mmHg即可。

（3）贫血的治疗和rHuEPO的应用：Hb＜100～110g/L或Hct＜30%～33%，即可开始应用rHuE-PO治疗。影响rHuEPO疗效的主要原因是<u>功能性缺铁</u>。因此，在应用rHuEPO时，应同时重视补充铁剂。

（4）低钙血症、高磷血症和肾性骨病的治疗：当GFR＜30ml/min时，除限制磷摄入外，可应用磷结合剂，根据血钙水平选择含钙磷结合剂或者是非含钙磷结合剂，含钙磷结合剂有醋酸钙、碳酸钙，非含钙磷结合剂包括碳酸司维拉姆、碳酸镧咀嚼片。对明显低钙血症患者，可口服骨化三醇。

（5）防治感染：根据感染部位及药敏试验选用敏感抗生素，并根据肌酐清除率调整抗生素用量。

（6）高脂血症的治疗。

（7）吸附疗法和导泻疗法：活性炭制剂、氧化淀粉或大黄制剂或甘露醇（导泻疗法）等，均是应用胃肠道途径增加尿毒症毒素的排出。

4. 尿毒症的替代治疗　当慢性肾衰竭患者 GFR 为 6～10ml/min（Scr＞707μmol/L），并有明显尿毒症临床表现，经治疗不能缓解时，则应行透析治疗。对糖尿病肾病，可适当提前（GFR10～15ml/min）安排透析。

（1）血液透析：血透治疗一般每周 3 次，每次 3～4h。

（2）腹膜透析：在保存残存肾功能方面优于血透，费用也较血透低。尤其适用于老年人、糖尿病患者、心血管功能不稳定者、小儿患者或做动静脉内瘘有困难者。

（3）肾移植：成功的肾移植会恢复正常的肾功能（包括内分泌和代谢功能），可使患者几乎完全康复。肾移植需长期服用免疫抑制剂，以防排斥反应，常用的药物为糖皮质激素、环孢素、吗替麦考酚酯等。

（七）中医辨证论治

1. 本虚证

（1）脾肾气虚证

证候：气短懒言，倦怠乏力，纳呆腹胀，腰酸膝软，口淡不渴，大便溏薄，舌淡有齿痕，苔白或白腻，脉沉细。

治法：补气健脾益肾。

方药：**六君子汤**加减。

（2）脾肾阳虚证

证候：面色萎黄或黧黑晦暗，下肢浮肿，按之凹陷难复，神疲乏力，畏寒肢冷，口黏淡不渴，腰膝酸痛或腰部冷痛，纳差夜尿频多清长，便溏或五更泄泻，舌淡胖嫩，齿痕明显，脉沉弱。

治法：温补脾肾。

方药：**济生肾气丸**加减。

（3）气阴两虚证

证候：面色少华，神疲乏力，腰膝酸软，口干唇燥，饮水不多，或手足心热，夜尿清长，大便干燥或稀，舌淡有齿痕，脉沉细。

治法：益气养阴，健脾补肾。

方药：**参芪地黄汤**加减。

（4）肝肾阴虚证

证候：头晕头痛，耳鸣眼花，两目干涩或视物模糊，口干咽燥，渴而喜饮或饮水不多，腰膝酸软，尿少色黄，大便易干，舌淡红少津，苔薄白或少苔，脉弦或细弦，常伴有血压升高。

治法：滋肾平肝。

方药：**杞菊地黄汤**加减。

（5）阴阳两虚证

证候：浑身乏力，畏寒肢冷，或手足心热，口干欲饮，腰膝酸软，或腰部酸痛，小便黄赤或清长，大便稀溏或五更泄泻，舌胖润有齿痕，舌苔白，脉沉细，全身虚弱症状明显。

治法：温扶元阳，补益真阴。

方药：**金匮肾气丸或全鹿丸**加减。

2. 标实证

（1）湿浊证

证候：恶心呕吐，胸闷纳呆，或口淡黏腻，口有尿味。

治法：和中降逆，化湿泄浊。

方药：**小半夏加茯苓汤**加减。

（2）湿热证

证候：中焦湿郁化热，常见口干口苦，甚则口臭，恶心频频，舌苔黄腻。下焦湿热可见小溲黄赤或溲解不畅，尿频、尿急、尿痛等。

治法：中焦湿热宜清化和中，下焦湿热宜清利湿热。

方药：**中焦湿热以黄连温胆汤**加减；**下焦湿热以四妙丸**加减。

（3）水气证

证候：面、肢浮肿或全身浮肿，甚则有胸腔积液、腹水。

治法：利水消肿。

方药：**五皮饮或五苓散**加减。

（4）血瘀证

证候：面色晦暗或黧黑或口唇紫暗，腰痛固定或肢体麻木，舌紫暗或有瘀点瘀斑，脉涩或细涩。

治法：活血化瘀。

方药：**桃红四物汤**加减。

（5）肝风证

证候：头痛头晕，手足蠕动，筋惕肉瞤，抽搐痉厥。

治法：镇肝息风。

方药：**天麻钩藤饮**加减。

第五单元　血液及造血系统疾病

【复习指导】本单元历年必考，应作为重点复习。其中常见血液及造血系统疾病概念、临床表现、诊断、鉴别诊断、特效性治疗和急重症治疗是考试的重点，应掌握。掌握常见的呼吸系统疾病中医辨证论治的证候、治法、常用方剂。病因、发病机制、中医病因病机、病理、实验室及其他检查和疾病的预防应熟悉。缺铁性贫血、再生障碍性贫血、急性白血病、特发性血小板减少性紫癜均为应重点掌握的疾病，熟悉白细胞减少症、粒细胞缺乏症、慢性白血病。

· 256 ·

一、缺铁性贫血

缺铁性贫血是多种原因引起体内贮存铁缺乏,血红蛋白合成障碍的贫血。临床特点是外周血表现为小细胞低色素性贫血,骨髓、肝、脾等器官组织中缺乏可染色铁,血清铁浓度、运铁蛋白饱和度和血清铁蛋白降低。归属于中医学的"血劳""萎黄""黄胖""虚劳"等范畴。

(一)西医病因

1. 铁损失过多 慢性失血是引起缺铁性贫血的主要原因。如消化性溃疡、息肉、肿瘤,食管裂孔疝、食管或胃底曲张静脉破裂,寄生虫感染和痔等慢性胃肠道失血;肺结核、支气管扩张、肺癌等致咳血;宫内放置节育环、子宫肌瘤及月经失调等致月经过多等。

2. 铁摄入不足 婴幼儿、青少年和月经期、妊娠期或哺乳期妇女需铁量增加,而铁摄入不足。

3. 铁吸收不良 胃大部切除术、胃空肠吻合术后、萎缩性胃炎、长期腹泻等。

(二)中医病因病机

中医学认为,本病的形成多由先天禀赋不足、饮食失调、长期失血、劳倦过度、妊娠失养、病久虚损、虫积等引起脾胃虚弱、血少气衰所致。饮食失调、脾胃虚弱、气血亏虚、脾肾两虚、虫积日久,是其病因病机要点。

本病病位在脾胃,与肝、肾相关。脾胃虚弱,运化失常,虫积及失血导致气血生化不足,是本病发生的基本病机。本病多属虚证,但也有虚实夹杂者。

(三)临床表现

1. 贫血本身的表现 苍白,疲乏,头晕耳鸣,记忆力减退,晕厥,心悸,气短等。

2. 组织缺铁的表现

(1)精神和行为改变:疲乏、烦躁和头痛;患儿发育迟缓、易激惹、注意力不集中等;部分患者出现异食癖。

(2)消化道黏膜病变:口腔炎、舌炎、唇炎、萎缩性胃炎等。

(3)外胚叶组织病变:皮肤干燥,毛发干枯脱落,指甲缺乏光泽、脆薄易裂甚至反甲等。

(四)实验室及其他检查

1. 血象 呈小细胞低色素性贫血。血涂片中体积小,但大小不一,中央淡染区扩大。

2. 骨髓象 增生活跃或明显活跃,以中、晚幼红细胞系为主,体积小、核染色质致密、胞浆少偏蓝色,呈"核老浆幼"现象。骨髓可染铁消失,是诊缺铁性贫血敏感和可靠的指标。

3. 血清铁、总铁结合力及铁蛋白 血清铁 $< 8.95 \mu mol/L$,总铁结合力 $> 64.4 \mu mol/L$,转铁蛋白饱和度 $< 15\%$。血清铁蛋白 $< 20 \mu g/L$ 表示贮存铁减少,$< 12 \mu g/L$ 为贮存铁耗尽。血清铁蛋白是反映贮存铁缺乏的重要指标,可用于早期诊断和人群铁缺乏症的筛选。

4. 红细胞内卟啉代谢 红细胞内游离原卟啉 $> 0.9 \mu mol/L$(全血),锌原卟啉 $> 0.96 \mu mol/L$(全血),红细胞内游离原卟啉 $> 4.5 \mu g/gHb$。

(五)诊断与鉴别诊断

1. 诊断要点

(1)小细胞低色素性贫血。

(2)有缺铁的依据。贮铁耗尽:①血清铁蛋白 $< 12 \mu g/L$;②骨髓铁染色显示骨髓小粒

可染铁消失，铁粒幼红细胞＜15%。缺铁性红细胞生成：①符合贮铁耗尽诊断标准。②血清铁＜8.95μmol/L，总铁结合力＞64.4μmol/L，转铁蛋白饱和度＜15%。③红细胞内游离原卟啉＞4.5μg/gHb。

（3）存在铁缺乏的病因，铁剂治疗有效。

2. 鉴别诊断

（1）珠蛋白生成障碍性贫血：有家族史，有慢性溶血表现。血清铁蛋白、骨髓可染铁、血清铁和转铁蛋白饱和度不低且常增高。血涂片中可见多量靶形红细胞，血红蛋白电泳异常。

（2）慢性病性贫血：血清铁、血清转铁蛋白饱和度、总铁结合力减低，但血清铁蛋白和骨髓铁正常或增多。

（3）铁粒幼细胞性贫血：多见于中老年人；无缺铁的表现，骨髓小粒含铁血黄素颗粒增多，铁粒幼细胞增多，并出现环形铁粒幼细胞。

（4）转铁蛋白缺乏症：原发性者，常染色体隐性遗传所致，幼儿时发病，伴有发育不良和多脏器功能受损；继发性者，有严重肝病、肿瘤等原发病的表现。血清铁、总铁结合力、血清铁蛋白及骨髓含铁血黄素均明显降低。

（六）西医治疗

1. 病因治疗　改善饮食，抗溃疡治疗，手术，调理月经，驱虫治疗等。

2. 铁剂治疗

（1）口服铁剂：是治疗的首选，如硫酸亚铁、多糖铁复合物、富马酸亚铁等。口服铁剂从小剂量开始，餐后或饭后服用减少胃肠道不良反应。进食鱼、肉类、维生素C等可促进铁剂的吸收。贫血纠正后，仍需持续4～6个月，以补充体内的贮存铁。

（2）注射铁剂：注射铁剂不良反应较多，适用于口服铁剂消化道反应严重，不能耐受者；口服铁剂不能奏效者；需要迅速纠正缺铁者等。常用的有右旋糖酐铁、山梨醇枸橼酸铁。

铁注射剂量（mg）＝（需达到的血红蛋白浓度－患者的血红蛋白浓度）×患者体重（kg）×0.33

3. 辅助治疗　输血、维生素E、饮食调理等。

（七）中医辨证论治

脾虚是本病的主要病机，故健脾益气生血是主要治法。

1. 脾胃虚弱证

证候：面色萎黄，口唇色淡，爪甲无泽，神疲乏力，食少便溏，恶心呕吐，舌质淡，苔薄腻，脉细弱。

治法：健脾和胃，益气养血。

方药：**香砂六君子汤**合**当归补血汤**加减。

2. 心脾两虚证

证候：面色苍白，倦怠乏力，头晕目眩，心悸失眠，少气懒言，食欲缺乏，毛发干脱，爪甲裂脆，舌淡胖，苔薄，脉濡细。

治法：益气补血，养心安神。

方药：**归脾汤或八珍汤**加减。

3. 脾肾阳虚证

证候：面色苍白，形寒肢冷，腰膝酸软，神倦耳鸣，唇甲淡白，或周身浮肿，甚则腹水，大便溏薄，小便清长，男子阳痿，女子经闭，舌质淡或有齿痕，脉沉细。

治法：温补脾肾。

方药：**八珍汤**合**无比山药丸**加减。

4. 虫积证

证候：面色萎黄少华，腹胀，善食易饥，恶心呕吐，或有便溏，嗜食生米、泥土、茶叶等，神疲肢软，气短头晕，舌质淡，苔白，脉虚弱。

治法：杀虫消积，补益气血。

方药：**化虫丸**合**八珍汤**加减。

二、再生障碍性贫血

简称再障，是由多种病因引起的骨髓造血组织减少、造血功能衰竭，出现以全血细胞减少为主要表现的一组综合征。临床特点为**全血细胞减少、贫血、出血和感染**等。属于中医学的"虚劳""血虚""血证"等范畴。

（一）西医病因发病机制

1. 病因

（1）药物和化学毒物：是首位因素。最常见于氯霉素、合霉素、抗肿瘤药和保泰松，其次为磺胺类、有机砷及抗癫痫药，偶有抗甲状腺药、西米替丁、肼屈嗪、氯丙嗪等。非药物化学物品以苯及其衍生物为多见，还有杀虫剂、农药、染发剂等。

（2）电离辐射：如 X 线、镭、放射性核素等。

（3）病毒感染：病毒性肝炎与再障有肯定关系，人类微小病毒 B19 和 EB 病毒也与再障有关。

（4）免疫因素：胸腺瘤、系统性红斑狼疮和类风湿关节炎等与免疫有关的疾病可继发再障。

（5）其他因素：阵发性睡眠性血红蛋白尿与再障关系密切。再障还可继发于慢性肾衰竭、严重甲状腺或腺垂体功能减退症等。

2. 发病机制

（1）造血干细胞缺陷：造血干细胞量和质的改变，传统认为是发病的主要机制。体外培养示红系、粒系、巨核细胞系集落形成单位显著减少，减少的程度与病情的严重性相关。造血干细胞在正常骨髓基质中不能增加或增殖能力显著降低。

（2）骨髓造血微环境异常：骨髓的基质细胞分泌细胞外基质、释放造血刺激因子，支持和调节造血细胞的生长与发育。骨髓活检骨髓"脂肪化"、静脉窦壁水肿、出血、毛细血管坏死。患者基质细胞分泌造血因子的功能缺陷。

（3）免疫机制异常：外周血及骨髓淋巴细胞比例增高。T 细胞亚群失衡，T 细胞分泌的造血负调控因子明显增多，髓系细胞凋亡亢进。近期认为，细胞功能异常亢进通过细胞毒性 T 细胞直接杀伤或和淋巴因子介导的造血干细胞过度凋亡引起骨髓衰竭是再障的主要发病机制。

（二）中医病因病机

中医学认为，再障的发生主要因先天不足、外感六淫、邪毒外侵、七情妄动、饮食不节、或大病久病之后伤及脏腑气血，元气亏损，精血虚少，气血生化不足而致。

先天不足，肾精亏虚；七情妄动，伤及五脏；饮食不节，伤及脾胃；外感六淫，伤及肝脾肾；邪毒外侵，入血伤髓；病久不愈，瘀血阻滞，为再障发病的病机要点。阴阳虚损为本病的基本病机。

本病多为虚证，也可见虚中夹实。病变部位在骨髓，发病脏腑为心、肝、脾、肾，肾为根本，是由精气内夺而引起。虚劳损及于肾，必影响多脏腑阴阳，涉及肝之阴血、脾肾之阳气，而致肝肾阴虚或脾肾阳虚。

（三）临床表现

再障主要表现为贫血、出血和感染。一般无肝脾大。

1. 重型再障（SAA） 起病急，进展快，病情重。出血和感染常为本型首发及突出表现。

（1）出血：皮肤黏膜出血，内脏出血时可见呕血、咳血、便血、血尿、阴道出血、眼底出血等；颅内出血最严重，是本病死亡的主要原因。

（2）感染：高热、超高热。以呼吸道感染最常见，其次有消化道、泌尿生殖道及皮肤、黏膜感染等，严重者常导致败血症。感染细菌以大肠埃希菌、铜绿假单胞菌等革兰氏阴性杆菌、金黄色葡萄球菌和真菌为主。

（3）贫血：苍白、乏力、心悸和气短等。

2. 非重型再障（NSAA） 以贫血为首发和主要表现，乏力、心悸、头晕等；出血轻，多限于皮肤黏膜；感染，以呼吸道感染为主。少数患者后期出现重型再障的临床表现。

（四）实验室及其他检查

1. 血象 全血细胞减少，正细胞正色素性贫血，网织红细胞明显减少。重型再障血象降低程度更为严重。

2. 骨髓象 多部位骨髓增生减低，粒、红及巨核细胞三系列造血细胞明显减少，淋巴细胞、网状细胞及浆细胞等非造血细胞比例明显增多。非重型再障不同部位骨髓象不一致，必要时多部位穿刺帮助诊断。

3. 骨髓活检 红骨髓显著减少，脂肪组织增加，重型几乎均变成脂肪髓。

4. 发病机制相关检查 $CD4^+/CD8^+$比值降低，Th1/Th2细胞比值增高，$CD8^+$ T 细胞、$CD25^+$ T 细胞和 $\gamma\delta TCR^+$ T 细胞增高，血清 IL-2、IFN-γ、TNF 增高；骨髓细胞染色体核型正常，骨髓铁染色贮铁增多，中性粒细胞碱性磷酸酶染色强阳性；溶血检查均阴性。

（五）诊断与鉴别诊断

1. 诊断要点

（1）全血细胞减少，网织红细胞＜0.01，淋巴细胞比例增高。

（2）一般无脾大。

（3）骨髓检查显示至少一个部位增生减低或重度减低（如增生活跃，巨核细胞应明显减少），骨髓小粒成分中见非造血细胞增多。

（4）能除外其他引起全血细胞减少的疾病，如阵发性睡眠性血红蛋白尿（PNH），骨髓增生异常综合征（MDS）中的难治性贫血、急性造血功能停滞、骨髓纤维化、急性白血病、恶性组织细胞病等。

（5）一般抗贫血药物治疗无效。

2. 重型再障诊断标准

具备下述 3 项中的两项：①网织红细胞 < 0.01，绝对值 < $15×10^9$/L。②中性粒细胞绝对值 < $0.5×10^9$/L。③血小板 < $20×10^9$/L。

3. 鉴别诊断

（1）阵发性睡眠性血红蛋白尿：出血和感染较少见；溶血性贫血，网织红细胞增高，脾脏可能肿大，骨髓幼红细胞增生；糖水试验及酸溶血（Ham）试验呈阳性反应；尿中含铁血黄素，阵发性血红蛋白尿。骨髓、血可出现 CD55⁻、CD59⁻的各系血细胞。

（2）骨髓增生异常综合征：骨髓增生活跃或明显活跃，骨髓象三系中均可见病态造血。染色体检查核型异常占 20%～60%。

（3）低增生性白血病：多见于老年人，血象中可有幼稚细胞，主要靠骨髓检查鉴别，原始或幼稚细胞增多，原始细胞 30%以上。

（4）其他疾病：如血小板减少性紫癜、粒细胞缺乏症、脾功能亢进等，经仔细检查及骨髓检查一般不难鉴别。

（六）西医治疗

1. 一般治疗 避免接触对骨髓造血有毒性的物质，禁用对骨髓有抑制作用的药物；防止交叉感染，注意皮肤及口腔卫生。

2. 支持疗法

（1）防治感染：加强护理、消毒隔离减少感染的机会。感染时，及早应用强力广谱抗生素治疗，并尽可能查明致病微生物。

（2）止血：可用酚磺乙胺、氨基己酸。严重出血尤其内脏出血者，输入浓缩血小板或新鲜全血是控制出血的最有效办法。

（3）输血：严重贫血，血红蛋白 < 60g/L 的患者，可输注浓集红细胞。

3. 针对发病机制的治疗

（1）免疫抑制治疗

①抗淋巴/胸腺细胞球蛋白（ALG/ATG）：用前先做过敏试验，马 ALG 10～15mg/（kg·d），兔 ATG 3～5mg/（kg·d），同时联用激素，连用 5d，间隔 2～3 周后可重复应用。可与环孢素组成强化免疫抑制方案。

②环孢素：一般疗程长于 1 年。应参考患者的血药浓度、造血功能、T 细胞免疫恢复情况、药物不良反应等调整用药剂量和疗程。

③其他：CD3 单克隆抗体、麦考酚吗乙酯、环磷酰胺、甲泼尼龙等。

（2）刺激造血功能治疗

①雄激素：司坦唑（康力龙）、十一酸睾酮（安雄）、达那唑、丙酸睾酮等。

②造血生长因子：重组人粒-单核细胞集落刺激因子和重组人红细胞生成素。

4. 造血干细胞移植 适用于 40 岁以下、无感染及其他并发症、有合适供体的重型患者。

（七）中医辨证论治

补肾法是治疗非重型再障的基本方法，以滋肾阴、温肾阳或阴阳双补为主，兼顾健脾、活血化瘀；治疗重型再障多以清热凉血解毒法论治。

1. 肾阴虚证

证候：面色苍白，唇甲色淡，心悸乏力，颧红盗汗，手足心热，口渴思饮，腰膝酸软，出血明显，便结，舌质淡，舌苔薄，或舌红少苔，脉细数。

治法：滋阴补肾，益气养血。

方药：**左归丸**合**当归补血汤**加减。

2. 肾阳亏虚证

证候：形寒肢冷，气短懒言，面色苍白，唇甲色淡，大便稀溏，面浮肢肿，出血不明显，舌体胖嫩，舌质淡，苔薄白，脉细无力。

治法：补肾助阳，益气养血。

方药：**右归丸**合**当归补血汤**加减。

3. 肾阴阳两虚证

证候：面色苍白，倦怠乏力，头晕心悸，手足心热，腰膝酸软，畏寒肢冷，齿鼻衄血或紫斑，舌质淡，苔白，脉细无力。

治法：滋阴助阳，益气补血。

方药：**左归丸**、**右归丸**合**当归补血汤**加减。

4. 肾虚血瘀证

证候：心悸气短，周身乏力，面色晦暗，头晕耳鸣，腰膝酸软，皮肤紫斑，肌肤甲错，胁痛，出血不明显，舌质紫暗，有瘀点或瘀斑，脉细或涩。

治法：补肾活血。

方药：**六味地黄丸或金匮肾气丸**合**桃红四物汤**加减。

5. 气血两虚证

证候：面白无华，唇淡，头晕心悸，气短乏力，动则加剧，舌淡，苔薄白，脉细弱。

治法：补益气血。

方药：**八珍汤**加减。

6. 热毒壅盛证

证候：壮热，口渴，咽痛，鼻衄，齿衄，皮下紫癜、瘀斑，心悸，舌红而干，苔黄，脉洪数。

治法：清热凉血，解毒养阴。

方药：**清瘟败毒饮**加减。

三、白细胞减少症与粒细胞缺乏症

外周血白细胞数持续低于 $4.0\times10^9/L$，称为**白细胞减少症**；中性粒细胞绝对数低于 $2.0\times10^9/L$ 时，称为**粒细胞减少症**；低于 $0.5\times10^9/L$ 时称为**粒细胞缺乏症**。本病属于中医学的"虚劳""虚损"或"温病"等范畴。

（一）西医病因及发病机制

1. 中性粒细胞生成缺陷

（1）生成减少：①细胞毒性药物、化学毒物、电离辐射等，引起中性粒细胞减少的最常见原因。②再生障碍性贫血、白血病、骨髓癌及转移癌导致骨髓病性中性粒细胞生成障碍。③异常免疫和感染等。

（2）成熟障碍：维生素 B_{12} 或叶酸缺乏或代谢障碍、急性白血病、骨髓增生异常综合征等。

2. 中性粒细胞破坏或消耗过多

（1）免疫性因素：系统性红斑狼疮、类风湿关节炎、Felty 综合征及免疫性新生儿中性粒细胞减少等。

（2）非免疫因素：病毒感染、败血症、脾功能亢进等。

3. 中性粒细胞分布异常

（1）中性粒细胞转移至边缘池，导致循环池的粒细胞相对减少，见于异体蛋白反应、内毒素血症等。

（2）粒细胞滞留循环池其他部位，如血液透析、脾大，粒细胞分别滞留于肺血管内和脾脏。

（二）中医病因病机

本病病因多为禀赋不足、劳伤过度、饮食不节、毒物损伤，伤及脏腑，脾肾亏虚，气血阴阳诸虚而成。

先天不足、烦劳或房劳过度、饮食不节、毒物损伤、久病失治为本病病机要点。病位在脾、肾和骨髓，病性以虚损为主，以肝、脾、肾及气血亏虚为本。急性者则可表现为正虚邪犯之虚实夹杂证。

（三）临床表现

1. 粒细胞缺乏症　起病多急骤，可突然畏寒、高热、头痛、乏力、出汗、周身不适。急性咽峡炎多见，口腔、鼻腔、食管、肠道、肛门、阴道等黏膜处，可出现坏死性溃疡。严重肺部感染、败血症、脓毒血症、中毒性休克等，死亡率高。

2. 白细胞减少症　起病较缓慢，少数患者可无症状。多数患者可有头晕、乏力、食欲缺乏及低热等表现。

（四）诊断与鉴别诊断

1. 诊断　外周血白细胞数持续低于 $4.0 \times 10^9/L$，称为白细胞减少症；中性粒细胞绝对数低于 $2.0 \times 10^9/L$ 时，称为粒细胞减少症；低于 $0.5 \times 10^9/L$ 时，称为粒细胞缺乏症。应详细询问病史，有助于寻找病因。

2. 鉴别诊断

（1）白细胞不增多型白血病：多伴有贫血、血小板减少及不同部位出血，外周血涂片可找到幼稚细胞，骨髓检查原始、幼稚细胞增多。

（2）急性再生障碍性贫血：急性起病，全血细胞减少，网织红细胞明显减少，多有出血且贫血显著。骨髓增生低下，三系细胞减少。

（五）西医治疗

1. 病因治疗　立即停用有关药物；感染引起者，积极控制感染；继发于其他疾病者，积极治疗原发病。

2. 粒细胞缺乏症

（1）防治感染：消毒隔离，防治感染。发生感染时，以足量的广谱抗生素做经验性治疗；同时进行胸部 X 线检查，反复做咽拭子，血、尿、大便等培养及**药敏试验**，以明确感染的性质和部位，必要时再调整用药。

（2）升高粒细胞：重组人粒系集落刺激因子或粒-单系集落刺激因子。

（3）其他：输注浓缩白细胞、大剂量丙种球蛋白和新鲜全血等。

3. 白细胞减少症

（1）一般治疗：注意预防和控制感染。

（2）升粒细胞：鲨肝醇、利血生、维生素B_4、碳酸锂等。

4.免疫抑制剂　免疫异常致粒细胞缺乏者，可用糖皮质激素等免疫抑制剂治疗。

（六）中医辨证论治

1.气血两虚证

证候：面色萎黄，头晕目眩，倦怠乏力，少寐多梦，心悸怔忡，纳呆食少，腹胀便溏，舌质淡，苔薄白，脉细弱。

治法：益气养血。

方药：**归脾汤**加减。

2.脾肾亏虚证

证候：神疲乏力，腰膝酸软，纳少便溏，面色㿠白，畏寒肢冷，大便溏薄，小便清长，舌质淡，舌体胖大或有齿痕，苔白，脉沉细或沉迟。

治法：温补脾肾。

方药：**黄芪建中汤**合**右归丸**加减。

3.气阴两虚证

证候：面色少华，疲倦乏力，头昏目眩，五心烦热，失眠盗汗或自汗，舌红，苔剥，脉细弱。

治法：益气养阴。

方药：**生脉散**加减。

4.肝肾阴虚证

证候：腰膝酸软，头晕耳鸣，五心烦热，失眠多梦，遗精，低热，口干咽燥，舌红少苔，脉细数。

治法：滋补肝肾。

方药：**六味地黄丸**加减。

5.外感温热证

证候：发热不退，口渴欲饮，面赤咽痛，头晕乏力，舌质红绛，苔黄，脉滑数或细数。

治法：清热解毒，滋阴凉血。

方药：**犀角地黄汤**合**玉女煎**加减。

四、急性白血病

急性白血病是造血干细胞的恶性克隆性疾病。克隆中的白血病细胞增殖失控、分化障碍、凋亡受阻而停滞在细胞发育的不同阶段，在骨髓或其他造血组织中白血病细胞大量增生聚集，并浸润其他器官和组织，而正常造血受到抑制。临床特点有感染、出血、贫血，以及肝、脾、淋巴结肿大等浸润征象。实验室检查有血、骨髓白细胞质和量的异常。

依据法美英（FAB）分类法，分为**急性淋巴细胞白血病（ALL）**和**急性髓细胞白血病（AML）**两大类。

（一）西医病因、发病机制

1.生物因素　主要是病毒。人类T淋巴细胞病毒Ⅰ型可引起成人T细胞白血病/淋巴瘤，EB病毒、HIV病毒与淋巴系统恶性肿瘤关系密切。

2.物理因素　X线、γ射线等电离辐射。

3.化学因素　苯、氯乙烯、乙双吗啉、金属毒物和长期应用抗癌药物（特别是多种烷化剂）等。

4.遗传因素　家族性白血病，某些遗传性疾病和免疫缺陷疾病患者如先天愚型（Down）综合征、先天性全血细胞减少、先天性血管扩张症。

5.其他血液病　骨髓增生异常综合征、淋巴瘤、多发性骨髓瘤、阵发性睡眠性血红蛋白尿等。

总之，病毒感染、电离辐射、化学物质、遗传为病因；免疫功能缺陷有助于发病；染色体异常，癌基因活化，抑癌基因失活，基因突变是白血病发生的主要机制。

（二）中医病因病机

本病病因病机包括热毒和正虚两方面。白血病的成因与正气不足，邪毒内陷血脉，阻碍气血生化，或有害物质伤及营血、肾精，累及骨髓，气血生化失常等有关。主要病因病机有**热毒久蕴，正气虚衰，浊邪内结、瘀血内阻**。以发热、出血、血亏、骨痛、肿块等为临床特征。病性为本虚标实。正气亏虚为本，热毒邪为标，多以标实为主。病位在骨髓，表现在营血，与肾、肝、脾有关。病性多属虚实夹杂，病情危重，预后差。

（三）临床表现

1.正常骨髓造血功能受损表现

（1）贫血：面色苍白、浮肿、乏力、心悸、气短等，呈进行性发展。

（2）感染：感染以口腔和咽部最多见，肺部、肛周及皮肤、胃肠道、泌尿道也较常见。早期主要是革兰氏阳性球菌如粪链球菌、金黄色葡萄球菌等；以后长期抗生素或激素治疗，革兰氏阴性杆菌感染较多见。

（3）出血：皮肤黏膜出血，咳血、呕血、便血、尿血等。眼底出血可致视力减退、颅内出血可致抽搐、昏迷、死亡等。

2.白血病细胞增殖浸润表现

（1）淋巴结和肝脾大。

（2）骨骼和关节疼痛，胸骨下端压痛明显，儿童多见。部分患者出现**绿色瘤**，骨膜无痛性肿块，多发于眼眶周围。

（3）眼球突出，复视或失明。

（4）口腔和皮肤表现，牙龈肿胀多见于急性单核细胞白血病；出现病疹、结节、斑块、溃疡、蜂窝织炎、病毒性疱疹等。

（5）中枢神经系统白血病，以急淋白血病最常见，儿童患者尤甚。脑膜浸润最多见，轻者表现为头痛、头晕，重者有呕吐、颈项强直，甚至抽搐、昏迷。

（6）睾丸白血病多见于急淋白血病化疗缓解后的男童或青年人，是仅次于中枢神经系统白血病髓外复发的原因。

（7）白血病细胞浸润其他组织器官，如心肺、消化道、泌尿生殖系统等。

（四）实验室及其他检查

1.血象　贫血。多数白细胞增多，超过 $10×10^9/L$ 以上者，称为白细胞增多性白血病，血涂片易见数量不等的原始和幼稚细胞；白细胞数正常或减少，低者小于 $1.0×10^9/L$，称为白细胞不增多性白血病。血小板减少。

2.骨髓象　具有决定性诊断价值。骨髓增生明显活跃或极度活跃，原始和幼稚细胞大量增生。世界卫生组织（WHO）分类将骨髓原始细胞≥20%定为急性白血病的诊断标准。有核细胞显著增生，以原始细胞为主，而较成熟中间阶段细胞缺如，并残留少且成熟粒细胞，形成所谓的"裂孔"现象。Auer小体仅见于急性髓细胞性白血病。

3. 细胞化学染色　主要用于白血病的分型。

4. 免疫学检查　根据白血病细胞表达的系列相关抗原，确定其系列来源。

5. 染色体和基因检测　常伴有染色体和基因改变，有助于诊断分型、治疗监测。

6. 血液生化检测　血清尿酸增高。DIC时，可出现凝血机制障碍。中枢神经系统白血病时，脑脊液压力增高，白细胞数增多，蛋白质增多，可找到白血病细胞。

（五）诊断与鉴别诊断

1. 诊断要点　根据临床表现、血象和骨髓象特点，诊断不难。骨髓象检查原始和早幼粒细胞≥30%为诊断的主要依据，按WHO分类将骨髓原始细胞≥20%定为急性白血病的诊断标准。诊断成立后，应进一步分型，便于治疗方案的选择和预后估计。

2. 鉴别诊断

（1）骨髓增生异常综合征：骨髓中原始细胞＞20%。

（2）某些感染引起的白细胞异常：传染性单核细胞增多症血中可出现异形淋巴细胞，但形态与原始细胞不同，血清中嗜异性抗体效价逐步上升，病程短，可自愈。百日咳、传染性淋巴细胞增多症、风疹等病毒感染时，血象中淋巴细胞增多，但淋巴细胞形态正常，预后良好。骨髓象原始幼稚细胞均不增多。

（3）巨幼细胞贫血：骨髓中原始细胞不增多，幼红细胞PAS反应常为阴性，叶酸、维生素B_{12}治疗有效。

（4）急性粒细胞缺乏症恢复期：多有明确病因，血小板正常，原、幼粒细胞中无Auer小体及染色体异常，短期内骨髓成熟粒细胞恢复正常。

（六）西医治疗

1. 一般治疗

（1）高白细胞血症紧急处理：白细胞＞$100×10^9$/L时，应立即使用血细胞分离机清除过高白细胞；同时予以化疗和水化，预防并发症。

（2）防治感染。

（3）纠正贫血：严重贫血可输浓集红细胞或全血。

（4）控制出血：输注浓集血小板悬液。发生DIC时，立即适当抗凝治疗。

（5）其他：防治高尿酸血症肾病，维持营养。

2. 化学药物治疗

（1）第一阶段：诱导缓解，化学治疗是此阶段白血病治疗的主要方法。目的是达到完全缓解并延长生存期。VLDP（长春新碱、左旋门冬酰胺酶、柔红霉素、泼尼松）联合是治疗急性淋巴细胞白血病的最常用方案；IA（去甲氧柔红霉素、阿糖胞苷），DA（柔红霉素、阿糖胞苷）联合是治疗急性髓细胞白血病的最常用方案。

（2）第二阶段：缓解后治疗，强化及巩固化疗、髓外白血病的防治和造血干细胞移植。

（七）中医辨证论治

诱导缓解期，中医药治疗可减少化疗的毒副作用；完全缓解或在骨髓移植后，应以中药扶正培本为主，注意益气养阴，扶正减毒。

1. 热毒炽盛证

证候：壮热，口渴多汗，烦躁，头痛面赤，身痛，口舌生疮，咽喉肿痛，面颊肿胀疼痛，或咳嗽，咳黄痰，皮肤、肛门疖肿，便秘尿赤，或见吐血、衄血、便血、尿血、斑疹，或神昏谵语，舌质红绛，苔黄，脉洪大。

治法：清热解毒，凉血止血。

方药：**黄连解毒汤**合**清营汤**加减。

2. 痰热瘀阻证

证候：腹部积块，颌下、腋下、颈部有痰核单个或成串，痰多，胸闷，头重，纳呆，发热，肢体困倦，心烦口苦，目眩，骨痛，胸部刺痛，口渴而不欲饮，舌质紫暗，或有瘀点、瘀斑，舌苔黄腻，脉滑数或沉细而涩。

治法：消热化痰，活血散结。

方药：**温胆汤**合**桃红四物汤**加减。

3. 阴虚火旺证

证候：皮肤瘀斑，鼻衄，齿衄，发热或五心烦热，口苦口干，盗汗，乏力，体倦，面色晦滞，舌质红，苔黄，脉细数。

治法：滋阴降火，凉血解毒。

方药：**知柏地黄丸**合**二至丸**加减。

4. 气阴两虚证

证候：低热，自汗，盗汗，气短，乏力，面色不华，头晕，腰膝酸软，手足心热，皮肤瘀点、瘀斑，鼻衄、齿衄，舌淡有齿痕，脉沉细。

治法：益气养阴，清热解毒。

方药：**五阴煎**加味。

5. 湿热内蕴证

证候：发热，有汗而热不解，头身困重，腹胀纳呆，关节酸痛，大便不爽或下利不止。肛门灼热，小便黄赤而不利，舌红，苔黄腻，脉滑数。

治法：清热解毒，利湿化浊。

方药：**葛根芩连汤**加味。

五、慢性粒细胞白血病

慢性粒细胞白血病是一种主要涉及髓系获得性造血干细胞恶性克隆性疾病。临床特点有外周血**不成熟性粒细胞（以中晚幼为主）**显著增多，**Ph 染色体和 BCR-ABL 融合基因**阳性，脾大，病程较缓慢。

（一）临床表现

1. 慢性期　一般持续 1～4 年。乏力、低热、多汗或盗汗、体重减轻、眼底充血及出血等。**脾大**为最显著的体征，质地坚实，表面光滑，无压痛。脾梗死时可有明显压痛，并有摩擦音。白细胞极度增高时，可发生"**白细胞淤滞症**"。

2. 加速期　持续几个月到数年。发热、虚弱、进行性体重下降、骨骼疼痛，逐渐出现贫血和出血，脾脏进行性肿大。原来治疗有效的药物失效。

3. 急变期　与急性白血病类似。多数急粒变，少数为急淋变或急单变，偶有其他细胞类型的急性变。预后极差，往往在数月内死亡。

（二）实验室及其他检查

1. 慢性期

（1）血象：白细胞数明显增高，常超过 $20×10^9/L$，可达 $100×10^9/L$ 以上，以中性中幼、晚幼和杆状核粒细胞居多，原始细胞＜10%。

（2）中性粒细胞碱性磷酸酶（NAP）测定：活性减低或呈阴性反应。

（3）骨髓象：增生明显至极度活跃，以粒细胞为主，粒：红比例明显增高，中性中幼、晚幼及杆状核粒细胞明显增多，原始细胞少于 10%。

（4）细胞遗传学及分子生物学改变：出现 Ph 染色体、BCR-ABL 融合基因。

（5）血液生化：尿酸增高，乳酸脱氢酶增高。

2. 加速期　外周血或骨髓原始细胞≥10%，外周血嗜碱性粒细胞＞20%，不明原因的血小板进行性减少或增加。

3. 急变期　外周血中原粒＋早幼粒细胞＞30%。骨髓中原始细胞或原淋＋幼淋或原单＋幼单＞20%，原粒＋早幼粒细胞＞50%，出现髓外原始细胞浸润。

（三）诊断与鉴别诊断

1. 诊断　凡有不明原因的持续性白细胞数增高，根据典型的血象、骨髓象改变、脾大、Ph 染色体阳性和 BCR-ABL 融合基因阳性，即可做出诊断。少数其他类型的白血病也可出现 Ph 染色体，应注意鉴别。

2. 鉴别诊断

（1）脾大疾病：肝硬化、血吸虫病、慢性疟疾、黑热病、脾功能亢进等，有各自原发病的临床特点；血象及骨髓象无白血病的典型改变。

（2）骨髓纤维化：外周血白细胞数一般比白血病少，多不超过 $30×10^9/L$，且波动不大。NAP 阳性。幼红细胞持续出现于外周血中，红细胞形态异常，特别是泪滴状红细胞。多次多部位骨髓穿刺干抽。骨髓活检网状纤维染色阳性。

（3）类白血病反应：有严重感染、恶性肿瘤相应原发病的临床表现；白细胞数可达 $50×10^9/L$，粒细胞胞质中常有中毒颗较和空泡；NAP 反应强阳性；血小板和血红蛋白大多正常；原发病控制后，白细胞恢复正常。

上述各个疾病 Ph 染色体及 BCR-ABL 融合基因均阴性。

（四）西医治疗

注重慢性期早期治疗，力争细胞遗传学和分子生物学水平的缓解。

1. 细胞淤滞症紧急处理　同急性白血病，并用羟基脲和别嘌醇。

2. 化学治疗

（1）羟基脲：当前首选化疗药物，为细胞周期特异性抑制 DNA 合成的药物，起效快，但持续时间短。

（2）白消安（马利兰）。

（3）其他药物：阿糖胞苷、高三尖杉酯碱、靛玉红、异靛甲、二溴卫茅醇、美法仑、环磷酰胺、砷剂及其他联合化疗亦有效。

3. 其他治疗

（1）干扰素 a。

（2）甲磺酸伊马替尼：慢性期 400mg/d，长期维持，完全缓解率 96%；进展、加速期：600～800mg/d。不良反应有呕吐、水肿、皮疹、骨髓抑制。

（3）异基因造血干细胞移植：是目前认为根治慢性白血病的标准治疗。患者年龄以 45 岁以下为宜，骨髓移植应在慢性期血象及体征控制后尽早进行。

4. 晚期的治疗 晚期患者对药物耐受性差，缓解率低，且缓解期很短。

（五）中医辨证论治

1. 阴虚内热证

证候：低热，多汗或盗汗，头晕目眩，虚烦，面部潮红，口干口苦，消瘦，手足心热，皮肤瘀斑或鼻衄、齿衄，舌质光红，苔少，脉细数。

治法：滋阴清热，解毒祛瘀。

方药：**青蒿鳖甲汤**加减。

2. 瘀血内阻证

证候：形体消瘦，面色晦暗，胸骨按痛，胁下积块按之坚硬、刺痛。皮肤瘀斑，鼻衄、齿衄，尿血或便血，舌质紫暗，脉细涩。

治法：活血化瘀。

方药：**膈下逐瘀汤**加减。

3. 气血两虚证

证候：面色萎黄或苍白，头晕眼花，心悸，疲乏无力，气短懒言，自汗，食欲缺乏，舌质淡，苔薄白。脉细弱。

治法：补益气血。

方药：**八珍汤**加减。

4. 热毒壅盛证

证候：发热甚或壮热，汗出，口渴喜冷饮，衄血发斑或便血、尿血，身痛骨痛，左胁下积块进行性增大、硬痛不移，倦怠神疲，消瘦，舌红，苔黄，脉数。

治法：清热解毒为主，佐以扶正祛邪。

方药：**清营汤**合**犀角地黄汤**加减。

六、特发性血小板减少性紫癜

特发性血小板减少性紫癜（ITP）是一组获得性**免疫介导**的血小板破坏所致的出血性疾病。临床特点为出血，轻者皮肤黏膜出血，重者内脏出血；实验室检查有血小板减少、骨髓巨核细胞质与量异常、血小板生存时间缩短、抗血小板自身抗体、异常细胞毒 T 淋巴细胞等。

本病属于中医学的"血证""阴阳毒""肌衄""葡萄疫""紫斑"等范畴。

（一）西医病因发病机制

1. 感染 与 ITP 发病有密切关系，尤其是病毒感染。急性型患者在发病前 2 周左右有上呼吸道感染病史；慢性型患者常因感染而致病情加重。

2. 免疫因素 是 ITP 发病的主要机制。患者血浆和血小板表面可检测到**血小板膜糖蛋白特异性自身抗体（PAIg）**，PAIg 破坏血小板，抑制巨核细胞成熟。**CD8$^+$细胞毒 T 细胞**抑制巨核细胞、破坏血小板。

3. 脾的作用　脾是自身抗体产生的主要部位，也是血小板破坏的重要场所。由于外周血破坏，骨髓巨核细胞和血小板生成代偿性更新加快。

4. 其他因素　慢性 ITP 与雌激素有关。

（二）中医病因病机

本病病因多为外感热毒之邪内伤脏腑、气血阴阳失调，导致血不循经，溢于脉外。**热盛迫血**、**阴虚火旺**、**气不摄血**、**瘀血阻滞**为病机要点。病位在血脉，与心、肝、脾、肾关系密切。病理性质有虚实之分，热盛迫血为实；阴虚火旺，气不摄血为虚。若病久不愈，导致瘀血阻滞者，则表现为虚实夹杂。

（三）临床表现

1. 急性型　儿童多见，男女相近。起病前 1～3 周呼吸道病毒感染史，秋冬季多。起病急，发热，畏寒，突然广泛而严重的皮肤黏膜紫癜、血肿。四肢以下肢居多，分布不均。口腔血疱、胃肠道及泌尿道出血并不少见。颅内出血少见。多数有自限性。

2. 慢性型　青中年女性居多。起病隐匿，皮肤紫癜、黏膜出血轻，有时月经过多为主要表现。常反复发作，每次出血可持续数日至数月。反复发作者，可引起贫血及轻度脾大。自发缓解少。

（四）实验室及其他检查

1. 血小板　急性型 ITP 血小板多在 $20×10^9$/L 以下；慢性型 ITP 常在 $50×10^9$/L 左右。血小板平均体积偏大，易见大型血小板。

2. 骨髓象　巨核细胞数量增加或正常；发育成熟障碍，急性型者尤甚，表现为巨核细胞体积变小，胞质内颗粒减少，幼稚巨核细胞增加，成熟巨核细胞显著减少，产板差或不产生血小板。

3. 抗血小板抗体测定　80% 以上患者 PAIg、PAC_3 阳性，急性型比慢性型高。

4. 其他　贫血，少数免疫性溶血。

（五）诊断与鉴别诊断

1. 诊断

（1）广泛出血累及皮肤、黏膜及内脏。

（2）多次检查血小板计数减少。

（3）脾一般不大。

（4）骨髓巨核细胞增多或正常，有成熟障碍。

（5）具备下列 5 项中任何 1 项者：①泼尼松治疗有效；②切脾治疗有效；③血小板相关抗体 Ig 阳性；④PAC3 阳性；⑤血小板寿命测定缩短。

（6）排除其他继发性血小板减少症。

2. 分型与分期　新诊断 ITP：3 个月内。持续性 ITP：3～12 个月。慢性 ITP：超过 12 个月。重症 ITP：PT＜1 万。难治性 ITP：确诊 ITP 患者，切脾无效或复发，要治疗。

3. 鉴别诊断　排除继发性血小板减少症，如再生障碍性贫血、脾功能亢进、骨髓增生异常综合征、白血病、系统性红斑狼疮、药物性免疫性血小板减少等，通过临床表现及血液、骨髓检查可助区别。过敏性紫癜外周血小板计数、骨髓巨核细胞正常。

（六）西医治疗

无明显出血倾向，血小板计数高于 $30×10^9/L$，临床观察暂不治疗。有出血症状，积极治疗。

1. **一般治疗** 避免外伤，出血严重者应注意休息。注意止血药的应用及局部止血。

2. **糖皮质激素** 是治疗本病的首选药物，近期有效率约为80%。常用泼尼松口服，病情严重者，**甲基泼尼松龙或地塞米松**静脉滴注。

3. **脾切除** 适应证：①激素和各种内科治疗无效，病程6个月以上；②激素停药或减量后复发，或需较大剂量（泼尼松30mg/d以上）维持才能控制出血者；③激素治疗有禁忌证，或随访有困难者；④放射性核素标记血小板输入体内后，脾区放射性指数较高者。以**脾动脉栓塞**替代脾切除，亦有良效。

4. **免疫抑制剂治疗** 不宜首选。常用药物有长春新碱、环磷酰胺、硫唑嘌呤、环孢素、霉酚酸酯、抗CD20单克隆抗体等。

5. **其他治疗** 达那唑、氨肽素、血小板生成素等。

6. **急症处理** 是指血小板低于 $20×10^9/L$，出血严重，疑或有颅内出血，手术，分娩患者。①成分输血、鲜血。②大剂量丙种球蛋白0.4g/kg静脉滴注5天。③血浆置换。④大剂量甲基泼尼松龙1g/d静脉滴注，3～5天为1疗程。

（七）中医辨证论治

1. **血热妄行证**

证候：皮肤紫癜，色泽新鲜，起病急骤，紫斑以下肢最为多见，形状不一，大小不等，有的甚至互相融合成片，发热，口渴，便秘，尿黄，常伴有鼻衄、齿衄，或有腹痛，甚则尿血、便血，舌质红，苔薄黄，脉弦数或滑数。

治法：清热凉血。

方药：**犀角地黄汤**加减。

2. **阴虚火旺证**

证候：紫斑较多、面色紫红、下肢尤甚，时发时止，头晕目眩，耳鸣，低热颧红，心烦盗汗，齿衄鼻衄，月经量多，舌红少津，脉细数。

治法：滋阴降火，清热止血。

方药：**茜根散或玉女煎**加减。

3. **气不摄血证**

证候：斑色暗淡，多散在出现，时起时消。反复发作，过劳则加重，可伴有神情倦怠，心悸，气短，头晕目眩，食欲缺乏，面色苍白或萎黄，舌质淡，苔白，脉弱。

治法：益气摄血，健脾养血。

方药：**归脾汤**加减。

4. **瘀血内阻证**

证候：肌衄、斑色青紫，鼻衄，吐血，便血，血色紫暗，月经有血块，毛发枯黄无泽，面色黧黑，下睑色青，舌质紫暗或有瘀斑、瘀点，脉细涩或弦。

治法：活血化瘀止血。

方药：**桃红四物汤**加减。

第六单元　内分泌与代谢疾病

【复习指导】本单元内容虽不属于考试的重点，但却是容易得分的部分。需要明晰概念；重视实验室检查；治疗方式的选择是复习的重中之重。掌握甲状腺功能亢进症、糖尿病的中医辨证论治的证候、治法、常用方剂。病因、发病机制、中医病因病机、病理及预防应熟悉。水、电解质代谢失调，其中水和钠代谢紊乱是必须掌握的内容，其他相关内容应熟悉。

一、甲状腺功能亢进症

甲状腺功能亢进症（简称甲亢）是指各种原因导致**循环血中甲状腺激素分泌过多**，引起**甲状腺毒症**，以 Graves 病（GD）最为常见。GD 是一种自身免疫性疾病，主要临床表现有高代谢症候群、弥漫性甲状腺肿、眼征。

本病与中医学的"瘿气"相似，可归属于"瘿病""心悸""瘿瘤"等范畴。

（一）西医病因及发病机制

本病有显著的遗传倾向，主要是以**遗传易感**为背景，在**环境因素**如精神刺激、感染等作用下诱发的器官特异性**自身免疫病**。

（二）中医病因病机

病因主要为情志失调和体质因素。体质因素是内因，情志失调是发病的主要诱因。

本病基本病机为**气滞痰凝，气郁化火，耗气伤阴**。本病初起多属实，以气滞痰凝、肝火旺盛为主；病久阴损气耗，多以虚为主，表现为气阴两虚之证；亦可致气血运行不畅、血脉瘀滞之实证。病位在颈前，与肝、肾、心、胃等脏腑关系密切。

（三）临床表现

1. 临床特点　女性的患病率高于男性，以 20～40 岁的中青年女性多见，起病缓慢，仅少数急性起病。

2. 症状

（1）高代谢症候群：怕热多汗，平时有低热，危象时可有高热、心悸、食欲亢进，体重减轻，疲乏无力。

（2）精神神经系统：神经过敏、易激动、烦躁多虑、失眠紧张。也有部分患者表现为寡言、抑郁（淡漠型甲状腺功能亢进）。伸舌、手时可有细震颤，腱反射亢进。

（3）心血管系统：心悸，胸闷，气促，稍活动后更加剧，严重者可导致甲状腺功能亢进性心脏病。心动过速，常为窦性，休息和睡眠时心率仍快。心律失常以**期前收缩**最为常见。

（4）消化系统：食欲亢进，易饥多食，大便次数增多，甚至可出现慢性腹泻，是由于肠蠕动增快所致。

（5）肌肉骨骼系统：肌肉软弱无力，可伴有周期性麻痹、甲状腺功能亢进性肌病、重症肌无力。

（6）生殖系统：女性可出现月经减少，甚至闭经；男性患者则常出现阳痿，偶见乳房发育。

3. 体征

（1）甲状腺肿：甲状腺一般呈弥漫性肿大，双侧对称，质软。肿大的甲状腺可触及震颤并可闻及血管杂音。

（2）眼征：非浸润性突眼和浸润性突眼。

（3）皮肤及肢端表现：胫前黏液性水肿。

4.特殊的临床表现及类型

（1）甲状腺危象：主要诱因有感染、手术、创伤、精神刺激等。临床表现为原有甲状腺功能亢进症状加重，包括高热、大汗、心动过速（心率140次/分以上）、恶心、呕吐、腹泻等，严重者出现嗜睡、谵妄、昏迷，部分患者有心力衰竭、肺水肿等。

（2）甲状腺毒症性心脏病：表现为心脏扩大、心律失常或心力衰竭。甲状腺功能亢进控制后可恢复正常。

（3）淡漠型甲状腺功能亢进：多见于老年患者，主要表现为明显消瘦、心悸、乏力、震颤、头晕、昏厥、神经质或神志淡漠、腹泻、厌食，可伴有心房颤动和肌病等。

（4）亚临床甲状腺功能亢进：其特点是血T_3、T_4正常，TSH降低。需要在排除其他能够抑制TSH的疾病前提下，才能确诊。

（5）其他：①T_3型和T_4型甲状腺毒症；②妊娠期甲状腺功能亢进症。

（四）实验室检查及其他检查

1.血清甲状腺激素的测定　血清游离甲状腺素（FT_4）和游离三碘甲状腺原氨酸（FT_3）：直接且准确地反映甲状腺功能状态，敏感性和特异性明显优于TT_4、TT_3。

2.血清TSH测定　甲状腺功能亢进时TSH较甲状腺激素灵敏度高，是反映甲状腺功能最有价值的指标，甲状腺性甲状腺功能亢进TSH降低；垂体性甲状腺功能亢进TSH不降低或升高。对亚临床型甲状腺功能亢进和亚临床型甲状腺功能减退的诊断及治疗监测均有重要意义。

3.甲状腺摄^{131}I率测定　正常时，3h为5%~25%，24h为20%~45%，高峰在24h出现。甲状腺功能亢进时甲状腺摄^{131}I率增高，3h＞25%，24h＞45%，且高峰前移。

4.甲状腺抗体检查　**促甲状腺激素受体抗体（TRAb）**具有早期诊断意义，对随访疗效、判断能否停药及治疗后复发的可能性等有一定的指导意义。GD患者甲状腺球蛋白抗体（TgAb）、甲状腺过氧化酶抗体（TPOAb）等测定也可呈阳性，但滴度不如桥本甲状腺炎高，如长期持续阳性且滴度较高提示有进展，为自身免疫性甲状腺功能减退的可能。

5.血液和造血系统　周围血中白细胞总数可偏低，而淋巴细胞及单核细胞均相对增加，血小板寿命较短。

6.影像学检查　超声、CT、放射性核素检查有一定的鉴别诊断价值。

（五）诊断与鉴别诊断

1.诊断　临床表现结合实验室检查，可以明确诊断甲状腺功能亢进。在确诊甲状腺功能亢进的基础上，排除其他原因所致的甲状腺功能亢进，结合患者眼征、弥漫性甲状腺肿、TRAb阳性，即可诊断为GD。

2.鉴别诊断

（1）单纯性甲状腺肿：除甲状腺肿大外，无甲状腺功能亢进的症状和体征，甲状腺激素及TSH测定正常。

（2）神经官能症：由于自主神经调节紊乱，也可出现心悸、气短、易激动、手颤、乏力、多汗等症状，与甲状腺功能亢进患者临床表现相似，但无突眼，甲状腺不肿大，甲状腺激素及TSH测定正常。

(3) 其他部分不典型患者：常以心脏症状为主，如心律失常或充血性心力衰竭等，易被误诊为心脏疾病；以低热、多汗为主要表现者，需与结核病相鉴别；老年甲状腺功能亢进的临床表现多不典型，常有淡漠、厌食等症，且消瘦明显，应与癌症相鉴别。

(六) 西医治疗

1. 一般治疗　休息，解除精神压力，避免精神刺激和劳累过度。加强支持疗法，忌食辛辣及含碘丰富的食物，少喝浓茶、咖啡。

2. 抗甲状腺药物治疗　**分为硫脲类和咪唑类**，药物有丙基硫氧嘧啶（PTU）、甲基硫氧嘧啶（MTU）、甲巯咪唑、卡比马唑。其作用机制主要为抑制甲状腺激素的合成，其中丙基硫氧嘧啶还有抑制T_4在周围组织中转化为T_3的作用。

3. 辅助药物治疗　β受体阻滞药能改善交感神经兴奋性增高的表现，常用制剂为普萘洛尔，支气管哮喘病史患者使用**选择性β受体阻滞药普萘洛尔**，如倍他乐克、比索洛尔等。碘化物可抑制甲状腺激素的释放，仅用于抢救甲状腺功能亢进危象和甲状腺功能亢进的手术治疗前准备。

4. ^{131}I放射性治疗　**妊娠及哺乳期女性是绝对禁忌**。远期并发症为甲状腺功能减退且为永久性。

5. 手术治疗　外科手术是治疗甲状腺功能亢进症的主要治疗方法之一，手术的方式主要是甲状腺次全切除术。易导致永久性甲状腺功能减退。

6. **甲状腺危象的治疗**　治疗诱因，如控制感染等；抑制甲状腺素的合成与释放，常首选**丙基硫氧嘧啶**600mg口服，以后每6h给予200mg，待症状缓解后逐步减至一般治疗量；还可联合使用碘剂。使用β受体阻滞药以减轻交感神经兴奋症状和抑制T_4转化为T_3；氢化可的松50～100mg，加入5%～10%葡萄糖中静脉滴注，每8h 1次；高热者予以物理降温。必要时可以选用腹膜透析、血液透析或血浆置换等措施。

(七) 中医辨证论治

1. 气滞痰凝证

证候：颈前肿胀，烦躁易怒，胸闷，两胁胀满，善太息，失眠，月经不调，腹胀便溏，舌质淡红，舌苔白腻，脉弦或弦滑。

治法：疏肝理气，化痰散结。

方药：**逍遥散**合**二陈汤**加减。

2. 肝火旺盛证

证候：颈前肿胀，眼突，烦躁易怒，易饥多食，手指颤抖，恶热多汗，面红烘热，心悸失眠，头晕目眩，口苦咽干，大便秘结，月经不调，舌质红，舌苔黄，脉弦数。

治法：清肝泻火，消瘿散结。

方药：**龙胆泻肝汤**加减。

3. 阴虚火旺证

证候：颈前肿大，眼突，心悸汗多，手颤，易饥多食，消瘦，口干咽燥，五心烦热，急躁易怒，失眠多梦，月经不调，舌质红，舌苔少，脉细数。

治法：滋阴降火，消瘿散结

方药：**天王补心丹**加减。

4.气阴两虚证

证候：颈前肿大，眼突，心悸失眠，手颤，消瘦，神疲乏力，气短汗多，口干咽燥，手足心热，纳差，大便溏薄，舌质红或淡红，舌苔少，脉细或细数无力。

治法：益气养阴，消瘿散结。

方药：生脉散加味。

二、糖尿病

糖尿病是由多种原因引起**胰岛素分泌和（或）其生物作用障碍**导致的一组以**慢性高血糖为主要特征**的**代谢紊乱临床综合征**。临床表现为多尿、多饮、多食及消瘦，同时伴有脂肪、蛋白质、水和电解质等代谢障碍，且可以并发多种慢性并发症。可出现急性代谢紊乱，如糖尿病酮症酸中毒、高血糖高渗综合征、乳酸性酸中毒等而危及生命。

本病可归属于中医学的"消渴病"，并发症可归于"虚劳""胸痹""中风""雀目""疮痈"和"脱疽"等范畴。

（一）西医病因及发病机制

1.病因 糖尿病是由**遗传因素、环境因素**共同作用的**多基因遗传病**。

2.发病机制

（1）1型糖尿病：**是以胰岛B细胞破坏、胰岛素分泌缺乏**为特征的**自身免疫性疾病**。

（2）2型糖尿病：其发病与**胰岛素分泌和（或）生物作用障碍**有关。

（二）中医病因病机

病因主要包括禀赋不足、饮食失节、情志失调、劳欲过度等。

消渴病的主要病位在肺、胃、肾，而以肾为关键。

本病基本病机为**阴津亏损、燥热偏胜；以阴虚为本，燥热为标**，两者互为因果，阴虚燥热，可变证百出。瘀血贯穿在消渴病的始终。

（三）临床表现及分类

1.临床表现

（1）代谢紊乱症候群："三多一少"，即多尿、多饮、多食和体重减轻。可有皮肤瘙痒，尤其外阴瘙痒。血糖升高较快时可致视物模糊。

（2）反应性低血糖：因进食后胰岛素分泌高峰延迟，餐后3～5h血浆胰岛素水平不适当地升高而引起低血糖。

（3）急、慢性并发症或伴发病。

2.分类 1型糖尿病；2型糖尿病；某些特殊类型糖尿病；妊娠期糖尿病（GDM）。

（四）并发症

1.急性并发症

（1）DKA：是由各种诱因导致的体内胰岛素缺乏引起糖、脂肪、蛋白质代谢紊乱，出现以**高血糖、高血酮、代谢性酸中毒**为主要表现的临床综合征。表现为烦渴、尿多、乏力、恶心呕吐、精神萎靡或烦躁、神志恍惚、嗜睡、昏迷，严重酸中毒时出现深大呼吸，呼吸有烂苹果味。

(2) 高血糖高渗综合征（HHS）：是因高血糖引起的**血浆渗透压增高，以严重脱水和进行性意识障碍为特征**的临床综合征。表现为烦渴、多尿，严重者出现脱水症候群，如皮肤干燥、口干、脉速、血压下降、休克、神志障碍、昏迷等。实验室检查示血酮、尿酮正常。

2. 感染

（1）皮肤化脓性感染：糖尿病患者常发生疖、痈等皮肤化脓性感染，可反复发生，有时可引起败血症或脓毒血症。

（2）真菌感染：皮肤真菌感染如股癣、体癣常见；真菌性阴道炎和巴氏腺炎是女性患者常见并发症，多为白念珠菌感染所致。

（3）肺结核：糖尿病合并肺结核的发生率较非糖尿病高。

（4）泌尿道感染：肾盂肾炎和膀胱炎多见于女性患者，反复发作可转为慢性。

3. 慢性并发症

（1）大血管病变：主要侵犯主动脉、冠状动脉、脑动脉、肾动脉、肢体外周动脉等，基本病理改变为**动脉粥样硬化**。①糖尿病性心脏病，发病率是非糖尿病患者的2～3倍。②糖尿病性脑血管病，其中脑出血少见，**脑梗死居多**，以多发性病灶和中、小脑梗死为特点，少数呈现短暂性脑缺血发作。③糖尿病下肢动脉硬化闭塞症，早期仅感下肢困倦、无力、感觉异常、麻木、膝以下发凉，继之出现间歇性跛行、静息痛，严重时发生下肢溃疡、坏疽。

（2）微血管病变：基本病理改变为**毛细血管基底膜增厚**。①糖尿病肾病，美国糖尿病协会（ADA）推荐筛查和诊断微量白蛋白尿采用测定即时**尿标本的白蛋白/肌酐比率**（2007年），＜30μg/mg、30～299μg/mg 和≥300μg/mg 分别为正常、微量白蛋白尿和大量白蛋白尿。②糖尿病性视网膜病变，视网膜改变可分为6期，分属两大类。一类为背景性视网膜病变；另一类为增殖性视网膜病变。③糖尿病心肌病，心脏微血管病变和心肌代谢紊乱可引起心肌广泛灶性坏死，诱发心力衰竭、心律失常、心源性休克和猝死。

（3）神经系统：①周围神经病变。通常为对称性，下肢较上肢严重，病情缓慢。临床表现为肢端感觉异常分布如袜套或手套状，伴有麻木、针刺、热灼、疼痛，后期可出现运动神经受累肌力减弱甚至肌萎缩和瘫痪。②自主神经病变。临床表现为瞳孔改变（缩小且不规则、对光反射消失、调节反射存在），排汗异常（无汗、少汗或多汗），胃排空延迟（胃轻瘫）、腹泻（饭后或午夜）、便秘，直立性低血压、持续心动过速、心搏间距延长，以及残尿量增加、尿失禁、尿潴留、阳痿等。③中枢神经系统并发症。神志改变，脑老化加速及老年性痴呆危险性增高等。

（4）糖尿病足：又称**糖尿病性肢端坏疽**。表现为下肢疼痛、感觉异常和间歇性跛行，皮肤溃疡、肢端坏疽。

（5）其他：糖尿病还可引起视网膜黄斑病、白内障、青光眼等其他眼部并发症，皮肤病也很常见。

（五）实验室检查及其他检查

1. 尿糖　尿糖阳性是诊断糖尿病的线索。尿糖阴性不能排除糖尿病，尿糖阳性不能诊断糖尿病。

2. 血糖　**血浆血糖**可诊断糖尿病。

3. 口服葡萄糖耐量试验（OGTT）　当**血糖高于正常范围而又未达到诊断糖尿病标准时**，需进行OGTT。

4. 糖化血红蛋白（GHbA1） GHbA1c 可反映患者近 **8～12 周总的血糖水平**，为糖尿病控制情况的主要监测指标之一。果糖胺反映患者近 **2～3 周内总的血糖水平**，为糖尿病患者近期病情监测的指标。

5. 血浆胰岛素和 C-肽测定

（1）血浆胰岛素：T1DM 患者胰岛素分泌绝对减少，空腹及餐后胰岛素值均低于正常，进餐后胰岛素分泌无增加；T2DM 患者胰岛素测定可以正常、增高、降低。

（2）C-肽水平：与血浆胰岛素测定意义相同，且不受外源胰岛素影响，故能**较准确反映胰岛 B 细胞功能**。

6. 有关病因和发病机制的检查 GAD65 抗体、IAA 及 IA-2 抗体的联合检测；胰岛素敏感性检查；基因分析等。

7. 其他 根据病情需要选用血脂、肝肾功能等常规检查，急性严重代谢紊乱时的酮体、电解质、酸碱平衡检查，心、肝、肾、脑、眼科及神经系统的各项辅助检查等。

（六）诊断与鉴别诊断

1. 诊断

（1）糖尿病：有糖尿病症状，并且随机血糖 ≥ 11.1mmol/L 或者 FPG ≥ 7.0mmol/L；或 OGTT 2hPG ≥ 11.1mmol/L。

（2）空腹血糖受损（IFG）：FPG ≥ 6.1mmol/L 且 < 7.0mmol/L，2hPG < 7.8mmol/L。

（3）糖耐量减低（IGT）：FPG < 7.0mmol/L，2hPG ≥ 7.8mmol/L 且 < 11.1mmol/L。

如无糖尿病症状，结果应另一日重复检测确认。其中，空腹的定义是至少 8h 未摄入热量。HbA1c ≥ 6.5%。试验应该用美国糖化血红蛋白标准化计划组织（NGSP）认证的方法进行。但在我国，目前 HbA1c 只能作为糖尿病诊断的参考指标。

2. 鉴别诊断

（1）与其他原因所致的尿糖阳性鉴别：①肾性糖尿。因肾糖阈降低所致，尿糖阳性，但血糖及 OGTT 正常。②甲状腺功能亢进症、胃空肠吻合术后。因糖类在肠道吸收快，可引起进食后 1/2～1h 血糖过高，出现糖尿，但 FPG 和 2h PG 正常。③弥漫性肝病。葡萄糖转化为肝糖原功能减弱，肝糖原贮存减少，进食后 30min 血糖过高，出现糖尿，但 FPG 偏低，餐后 2～3h 血糖正常或低于正常。④急性应激状态。急性应激状态下胰岛素拮抗激素（如肾上腺素、促肾上腺皮质激素、肾上腺皮质激素和生长激素）分泌增加，可使糖耐量减低，出现一过性血糖升高、尿糖阳性，应激过后可恢复正常。⑤药物对糖耐量的影响。有服用噻嗪类利尿药、呋塞米、糖皮质激素、口服避孕药、阿司匹林、吲哚美辛、三环类抗抑郁药等药物史。停药后可恢复。

（2）继发性糖尿病：①胰腺炎、胰腺癌、肢端肥大症（或巨人症）、皮质醇增多症、嗜铬细胞瘤可分别引起继发性糖尿病或糖耐量异常，但均有相应疾病的症状和体征。②长期服用大量肾上腺皮质激素可引起类固醇糖尿病，服药史可资鉴别。

（七）西医治疗

1. 糖尿病教育。

2. 饮食治疗

（1）总热量的制定：①计算标准体重。标准体重（kg）= 身高（cm）− 105。②计算每日所需总热量。成年人休息状态下每千克标准体重为25～30kcal，轻体力劳动为30～35kcal，中度体力劳动为35～40kcal，重体力劳动为40kcal。儿童、孕妇、乳母、营养不良和消瘦，以及伴有消耗性疾病者酌情增加；肥胖者酌减，使患者恢复至标准体重的±5%左右。

（2）合理分配三大营养物质：糖尿病患者每日饮食中三大营养物质占全日总热量的比例为糖类含量占50%～60%，蛋白质占15%，脂肪约占30%。糖尿病肾病患者蛋白量酌减；儿童、孕妇、营养不良或伴有消耗性疾病者蛋白量酌增。三餐分配为1/5、2/5、2/5或1/3、1/3、1/3；也可分四餐为1/7、2/7、2/7、2/7。禁烟限酒。

3.运动治疗　应进行规律而又适宜的运动，应根据年龄、性别、体力、病情及有无并发症等选择，循序渐进，长期坚持。

4.自我监测　每2～3个月定期查糖化血红蛋白，了解血糖总体控制情况，调整治疗。每年1～2次全面复查，了解血脂及心、肾、神经和眼底情况。

5.口服药治疗

（1）磺脲类。主要作用机制为促进胰岛素释放，增强靶组织细胞对胰岛素的敏感性，抑制血小板聚集，减轻血液黏稠度。①适应证：T2DM经饮食及运动治疗后不能使病情获得良好控制的患者。②禁忌证：T1DM、T2DM合并严重感染、DKA、高渗性昏迷、进行大手术、肝肾功能不全，以及合并妊娠的患者。③使用方法：小剂量开始，于餐前30min口服，老年人尽量用短、中效药物以免发生低血糖。④不良反应：低血糖，恶心、呕吐、消化不良，胆汁淤积性黄疸，肝功能损害，贫血，皮肤过敏，体重增加，心血管系统疾病等。

（2）双胍类。主要作用机制为增加周围组织对葡萄糖的利用，抑制葡萄糖从肠道吸收，增加肌肉内葡萄糖的无氧酵解，抑制糖原的异生，增加靶组织对胰岛素的敏感性。①适应证：如果没有禁忌证，且能够耐受，二甲双胍是2型糖尿病起始治疗的首选药物。尤其是无明显消瘦的患者及伴血脂异常、高血压或高胰岛素血症的患者，作为一线用药，可单用或联合其他药物。T1DM与胰岛素联合应用可能减少胰岛素用量和血糖波动。②禁忌证：肝、肾、心、肺功能减低及高热患者；慢性胃肠病、慢性营养不良消瘦者不宜使用；T1DM不宜单独使用；T2DM合并急性代谢紊乱、严重感染、外伤、大手术者，以及孕妇、哺乳期妇女等；对药物过敏或严重不良反应者；酗酒者；肌酐清除率<60ml/min时，不宜使用。③使用方法：小剂量开始。④不良反应：胃肠道反应、皮肤过敏反应、乳酸性酸中毒。

（3）α糖苷酶抑制剂。主要作用机制为延缓小肠葡萄糖吸收，降低餐后血糖。①适应证：空腹血糖正常而餐后血糖高者。②禁忌证：胃肠道功能障碍，严重肝肾功能不全，儿童，孕妇，哺乳期妇女。③使用方法：小剂量开始，与三餐第一口糖类食物嚼服。④不良反应：胃肠道反应。

（4）噻唑烷二酮。主要作用机制为增强靶组织对胰岛素的敏感性，减少胰岛素抵抗。①适应证：T2DM患者，特别是胰岛素抵抗患者。②禁忌证：T1DM，儿童，孕妇，哺乳期妇女，有心脏病、心力衰竭倾向或肝疾病。③使用方法：由小剂量开始，每日1次或2次。④不良反应：水肿、体重增加。

（5）非磺脲类胰岛素促泌剂。主要作用机制为改善早相胰岛素分泌。①适应证：T2DM早期餐后高血糖阶段，或以餐后高血糖为主的老年患者。②禁忌证：同磺脲类。③使用方法：

由小剂量开始,于餐前或进餐时口服。④不良反应:同磺脲类。

(6)胰岛素治疗。①适应证:T1DM;继发型糖尿病;GDM;DKA、高渗性昏迷和乳酸性酸中毒伴有高血糖;T2DM 口服降糖药物治疗无效;糖尿病合并严重并发症;妊娠、围术期;新诊断的 2 型糖尿病,如有明显的高血糖症状和(或)血糖或 A1C 水平明显升高可考虑短期胰岛素强化治疗。②常用类型:根据来源不同分为动物胰岛素、人胰岛素、胰岛素类似物。根据作用时间分为短效胰岛素、中效胰岛素、长效胰岛素和预混胰岛素。③使用原则及方法。胰岛素治疗应在综合治疗基础上进行,由小剂量开始,根据血糖情况逐渐调整;力求模拟生理性胰岛素分泌模式(持续性基础分泌和进餐后胰岛素分泌迅速增加)。④抗药性和不良反应。每日胰岛素需要量超过 100U 或 200U 时,应改用人胰岛素注射剂或加大胰岛素剂量,并可考虑应用糖皮质激素及口服降糖药物联合治疗;主要不良反应是**低血糖**反应,其他包括过敏反应、胰岛素性水肿、屈光不正、注射部位脂肪营养不良等。

(7)其他。胰高血糖素样多肽类似物-1 和 DPP-Ⅳ抑制剂;胰岛移植和胰岛细胞移植(多用 T1DM 患者)。

(8)糖尿病急性并发症的治疗。①糖尿病酮症酸中毒。**补液**,是 DKA 首要的、极其关键的措施;小剂量胰岛素疗法(每小时输注胰岛素 0.1U/kg);纠酸;补钾;处理诱因和防治并发症。②高血糖高渗综合征。补液、小剂量胰岛素疗法、补钾;积极处理诱因和防治并发症同 DKA 治疗。如无休克或休克已纠正,在输入生理盐水后血浆渗透压高于 350mOsm/L,血钠高于 155mmol/L,可考虑输入适量低渗溶液如 0.45% 氯化钠。③低血糖反应及昏迷。采血样检测血糖明确诊断;迅速提高血糖水平;低血糖昏迷长达 6h 以上,需给予脱水治疗。

(八)中医辨证论治

1. 阴虚燥热证

(1)上消(肺热伤津证)

证候:烦渴多饮,口干舌燥,尿频量多,多汗,舌边尖红,苔薄黄,脉洪数。

治法:清热润肺,生津止渴。

方药:**消渴方**加减。

(2)中消(胃热炽盛证)

证候:多食易饥,口渴多尿,形体消瘦,大便干燥,苔黄,脉滑实有力。

治法:清胃泻火,养阴增液。

方药:**玉女煎**加减。

(3)下消(肾阴亏虚证)

证候:尿频量多,浑浊如脂膏,或尿有甜味,腰膝酸软,乏力,头晕耳鸣,口干唇燥,皮肤干燥,瘙痒,舌红少苔,脉细数。

治法:滋阴固肾。

方药:**六味地黄丸**加减。

2. 气阴两虚证

证候:口渴引饮,能食与便溏并见,或饮食减少,精神不振,四肢乏力,体瘦,舌质淡红,苔白而干,脉弱。

治法:益气健脾,生津止渴。

方药：**七味白术散**加减。

3. 阴阳两虚证

证候：小便频数，浑浊如膏，甚则饮一溲一，面色黧黑，耳轮焦干，腰膝酸软，形寒畏冷，阳痿不举，舌淡苔白，脉沉细无力。

治法：滋阴温阳，补肾固涩。

方药：**金匮肾气丸**加减。

4. 痰瘀互结证

证候："三多"症状不明显，形体肥胖，胸脘腹胀，肌肉酸胀，四肢沉重或刺痛，舌暗或有瘀斑，苔厚腻，脉滑。

治法：活血化瘀祛痰。

方药：**平胃散**合**桃红四物汤**加减。

5. 脉络瘀阻证

证候：面色晦暗，消瘦乏力，胸中闷痛，肢体麻木或刺痛，夜间加重，唇紫，舌暗或有瘀斑，或舌下青筋紫暗怒张，苔薄白或少苔，脉弦或沉涩。

治法：活血通络。

方药：**血府逐瘀汤**加减。

6. 并发症

（1）疮痈

证候：消渴易并发疮疡痈疽，反复发作或日久难愈，甚则高热神昏，舌红，苔黄，脉数。

治法：清热解毒。

方药：**五味消毒饮**合**黄芪六一散**加减。

（2）白内障、雀目、耳聋

证候：初期视物模糊，渐至昏蒙，直至失明；或夜间不能视物，白昼基本正常；也可出现暴盲，或见耳鸣、耳聋、逐渐加重。

治法：滋补肝肾，益精养血。

方药：**杞菊地黄丸、羊肝丸、磁朱丸**加减。

（九）预防

三级预防：Ⅰ级预防是避免糖尿病发病；Ⅱ级预防是及早检出并有效治疗糖尿病；Ⅲ级预防是延缓和（或）防治糖尿病的发病。

三、水、电解质代谢失调

（一）失水

失水是指体液丢失所造成的体液容量不足。根据水和电解质（主要是钠离子）丢失的比例和性质，将失水分为**高渗性失水、等渗性失水和低渗性失水**。

1. 西医病因及发病机制

（1）高渗性失水：水的丢失大于电解质的丢失，细胞外液容量减少而渗透压增高，导致抗利尿激素、醛固酮分泌增加，主要见于如下。

1）水摄入不足：①昏迷、创伤、拒食、吞咽困难、淡水供应不足如沙漠迷路、海滩、地震等。

②脑外伤、脑卒中等导致渴感中枢迟钝或渗透压感受器不敏感。

2）水丢失过多：①经肾丢失。尿崩症、渗透性利尿、使用脱水药物或非溶质性利尿。②肾外丢失。皮肤失水如高温、高热、剧烈运动等大量出汗及烧伤开放性治疗失水；呼吸道失水如哮喘、过度换气、气管切开等使肺中水分呼出较多。③水向细胞内转移。

（2）等渗性失水：水和电解质以血浆正常比例丢失，有效循环血容量减少。①经消化道丢失。呕吐、腹泻、胃肠梗阻等，是最常见的原因。②经皮肤丢失。如大面积烧伤的早期等渗出性皮肤病变。③体液积存在组织间隙。如大量放胸腔积液、腹水等。

（3）低渗性失水：电解质的丢失大于水的丢失，水向细胞内转移，导致细胞内液低渗，细胞水肿。

1）补充水分过多：高渗或等渗性失水时，补充过多的水分。

2）肾丢失：①过量使用噻嗪类、呋塞米等排钠利尿药。②肾小管内存在大量不被吸收的溶质，抑制水和钠的重吸收。③急性肾衰竭多尿期、肾小管性酸中毒、糖尿病酮症酸中毒等。④肾上腺皮质功能减退。

2. 临床表现

（1）高渗性失水：失水多于失钠，细胞外液容量不足，渗透压升高。①轻度失水。当失水量相当于体重的2%～3%时，出现口渴、尿量减少、尿比重增高。②中度失水。当失水量相当于体重的4%～6%时，出现口渴严重、声音嘶哑、咽下困难，有效血容量不足，心率增快、皮肤干燥、弹性下降；进而因细胞内失水出现乏力、头晕、烦躁等。③重度失水。当失水量相当于体重的7%～14%时，脑细胞失水严重，出现神经系统异常症状如躁狂、谵妄、定向力失常、幻觉、晕厥；体温中枢神经细胞脱水，出现脱水热；当失水量超过15%时，可出现高渗性昏迷、低血容量性休克，严重者可出现急性肾衰竭。

（2）等渗性失水：有效血容量和肾血流量减少而出现口渴、尿少，严重者血压下降，但渗透压基本正常。

（3）低渗性失水：早期即发生有效血容量不足和尿量减少，严重者可致细胞内低渗和细胞水肿。无口渴感是低渗性失水的特征。临床上，依据缺钠的程度可分为：①轻度失水。每千克体重缺钠8.5mmol（血浆钠130mmol/L左右）时，血压可在100mmHg以上，患者出现疲乏无力、尿少、口渴、头晕等。尿钠极低或测不出。②中度失水。每千克体重缺钠8.5～12.0mmol（血浆钠120mmol/L左右）时、血压可在100mmHg以下，患者出现恶心、呕吐、肌肉挛痛（以腓肠肌明显）、四肢麻木及直立性低血压。尿钠测不出。③重度失水。每千克体重缺钠8.5～12.0mmol（血浆钠110mmol/L左右）时、血压可在80mmHg以上，以神经精神症状如神志淡漠、昏厥、木僵以致昏迷为突出，伴有四肢发凉、体温低、脉细弱等休克表现。

3. 诊断　①病史。②有失水的临床表现，如口渴、尿少、皮肤黏膜干燥、血压下降等。③根据实验室检查结果可辨别失水的类型。

4. 治疗　记录每日出入水量，监测电解质变化。积极治疗原发病，避免不适当的利尿、鼻饲高蛋白饮食等。已发生失水时，应根据失水的类型、程度和机体的情况，决定补液量、种类、途径和速度。

（1）补液总量：应包括已丢失的液体量和目前继续丢失的液体量（如呕吐物、肠道引流液等）及每日生理必需的液体量（约1500ml）。已丢失液体量可以按以下方法估算：①依据失水程度计算。以轻、中、重度失水的程度计算。②依据原体重量估算。30～40ml/kg。③依据血钠浓度计算。有3种计算方法，适用于高渗性失水。丢失量＝正常体液总量－现有体液总量。正常体液量＝原体重×0.6，现有体液量＝正常血清钠÷实测血清钠×正常体液总量。丢失量＝（实测血清钠－正常血清钠）×现体重×0.6÷正常血清钠。丢失量＝所需补液量（ml）＝K×现有体重（kg）×［实测血清钠值－正常血清钠值（mmol/L）］，其中公式中的系数K，男性为4，女性为3。④依据血细胞比容计算。适用于低渗性失水。

丢失量＝（所测血细胞比容－正常血细胞比容）÷正常血细胞比容×体重（kg）×200。其中正常血细胞比容男性为0.48，女性为0.42。

（2）补液种类：高渗性失水补液中含钠液体约占1/3，等渗性失水补液中含钠液体约占1/2，低渗性失水补液中含钠液体约占2/3。①高渗性失水，补水为主，补钠为辅。经口、鼻饲者，可直接补充水分。经静脉者，初期给予5%葡萄糖溶液，待血钠回降，尿比重降低，可给予5%葡萄糖氯化钠注射液。渗透压升高明显或血钠＞150mmol/L者，初时可使用0.45%氯化钠溶液，以血钠每小时下降0.50mmol/L为宜，血钠降至140mmol/L为目的。有酸中毒者酌加5%碳酸氢钠溶液。但需注意监测病情，避免发生溶血。②等渗性失水，补充等渗溶液为主。首选0.9%氯化钠溶液，但长期使用可引起高氯性酸中毒。0.9%氯化钠溶液1000ml＋5%葡萄糖溶液500ml＋5%碳酸氢钠溶液100ml配成溶液更符合生理需要。③低渗性失水，以补充高渗性溶液为主。可在上述等渗性失水所配的溶液中，用10%葡萄糖溶液250ml替换5%葡萄糖溶液500ml。如缺钠明显（Na^+＜120mmol/L），为避免水分过多使心脏负担过重，在心、肾功能允许的条件下，可小心静脉缓慢滴注3%～5%氯化钠溶液。

补钠量可参照以下公式计算：补钠量＝［142－所测血清钠值（mmol/L）］×体重（kg）×0.2。根据所需补钠量，按氯化钠1g含Na^+17mmol计算，即为所需氯化钠量。

（3）补液方法：①补液途经。尽量口服或鼻饲，不足部分或中、重度失水者需静脉补充。②补液速度。先快后慢。中、重度失水，一般在开始4～8h输入液体总量的1/3～1/2，其余1/2～2/3在24～48h补足，具体患者补液速度要考虑年龄，并根据病情及心、肺、肾功能予以调整。补液过程中，密切监测血压、脉搏、呼吸、皮肤弹性、尿量、血及尿的实验室检查结果作为衡量疗效的指标。③注意事项。补液过程中，密切监测血压、脉搏、呼吸、皮肤弹性、尿量；血及尿的实验室检查结果作为衡量疗效的指标；急需大量快速补液时，需鼻饲补液，若经静脉补液时宜监测中心静脉压（＜120mmHg为宜）；尿量增多至30～40ml/h以上，要注意预防低钾血症的发生，日补钾量可达10～12g。

（二）水过多和水中毒

水过多是指水在体内积聚过多，导致细胞外液量增加、血浆渗透压下降和循环血容量增多的一种病理状态。如过多的水进入细胞内，导致细胞内水过多则称为水中毒。水过多常伴有电解质比例失调，是稀释性低钠血症的病理表现。

1.西医病因及发病机制　多因水调节机制障碍，而又未限制饮水或不恰当补液引起。

（1）抗利尿激素代偿性分泌增多。

（2）抗利尿激素分泌失调综合征：内源性抗利尿激素持续性分泌，使水排泄发生障碍，体液总量明显增多，有效循环血容量和细胞内液增加，血钠低。一般不出现水肿。

(3)肾排水障碍：多见于急性肾衰竭少尿期、急性肾小球肾炎等致肾血流量及肾小球滤过率降低，而摄入水分未加限制时。其特征是有效循环血容量大致正常。

(4)肾上腺皮质功能减退症：盐皮质激素和糖皮质激素分泌不足使肾小球滤过率降低。

(5)渗透阈重建：肾排泄水的功能正常，但能兴奋抗利尿激素分泌的渗透阈降低（如孕妇）。

(6)抗利尿激素用量过多：见于中枢性尿崩症治疗不当时。

2.临床表现

(1)急性水过多及水中毒：起病急骤，精神神经症状表现突出，如头痛、视物模糊、嗜睡、凝视失语、定向失常、共济失调、肌肉抽搐、意识障碍或精神失常等，重者惊厥、昏迷。

(2)慢性水过多及水中毒：当血浆渗透压低于260mOsm/L（血钠125mmol/L）时，有疲倦、表情淡漠、恶心、食欲缺乏等表现和皮下组织肿胀。当血浆渗透压下降至240～250mOsm/L（血钠115～120mmol/L）时，出现头痛、嗜睡、神志错乱、谵妄等神经精神症状。当血浆渗透压下降至230mOsm/L（血钠110mmol/L）时，可发生抽搐、昏迷。血钠在48h内迅速降低至108mmol/L以下，可致神经系统永久性损伤或死亡。

3.诊断及治疗

(1)诊断：①病因。②临床表现。③血浆渗透压降低、血钠降低。

(2)治疗：①轻症水过多和水中毒，限制进水量，使进水量少于尿量。②急重症水过多和水中毒，保护心、脑功能，纠正低渗状态。

高容量综合征：以脱水为主，减轻心脏负荷。首选呋塞米或依他尼酸等襻利尿药。有效血容量不足者要补充有效血容量。

低渗血症：迅速纠正细胞内低渗状态，除限水、利尿外，应使用3%～5%氯化钠溶液，一般剂量为5～10ml/kg，严密观察心、肺功能的变化，调节剂量和低速。应注意补钾、纠酸及抗惊厥。

肾衰竭者或难以处理的急性水中毒，可采用腹膜透析或血液透析治疗。

(三)低钠血症

低钠血症是指**血清钠＜135mmol/L**，与体内总钠量无关，仅反映在血浆中钠的浓度降低，并不一定表示体内总钠量的丢失。

1.西医病因及发病机制

(1)缺钠性低钠血症：即低渗性失水，主要由于体液丢失时失钠多于失水，体内的总钠量和细胞内的钠减少。

(2)稀释性低钠血症：即水过多，血清钠被稀释所致。总钠量可正常或增加。可由于慢性心力衰竭、肝硬化腹水、肾病综合征等引起。

(3)转移性低钠血症：少见，机体缺钠时，钠从细胞外转移至细胞内。总体钠正常，细胞内液钠增多，血清钠减少。

(4)特发性低钠血症（消耗性低钠血症）：多见于恶性肿瘤、肝硬化晚期、营养不良、年老体衰及其他慢性消耗性疾病晚期。

(5)脑性盐损耗综合征：由于下丘脑或脑干损伤导致下丘脑与肾脏神经联系中断，导致远曲小管出现渗透性利尿，血钠、氯、钾降低，尿中含量增高。

2.临床表现　取决于血钠降低的程度和速度。缺钠性低钠血症和稀释性低钠血症的临床表现可参阅低渗性失水、水过多部分。特发性低钠血症低钠程度较轻，患者可有原发病的表现，一般无因血钠降低引起的症状。

3.诊断与治疗　缺钠性低钠血症和稀释性低钠血症详见"低渗性失水"和"水过多"章节。治疗特发性低钠血症主要是治疗原发病。

（四）高钠血症

高钠血症是指**血清钠＞145mmol/L**，机体总钠量可增高、正常或减少。

1.西医病因及发病机制

（1）浓缩性高钠血症：即高渗性失水，最常见。体内总钠减少，而细胞内和血清钠浓度增高，见于单纯性失水或失水大于失钠时。

（2）潴钠性高钠血症：较少见，主要因肾排钠减少和（或）钠的摄入过多所致。

（3）特发性高钠血症：由于释放抗利尿激素的"渗透压阈值"升高所致。

2.临床表现　浓缩性高钠血症的临床表现详见高渗性失水。潴钠性高钠血症以神经精神症状为主要临床表现，症状轻重与血钠升高的速度和程度有关。

3.诊断　血清钠浓度＞145mmol/L即可诊断。结合临床表现可判断高钠血症的类型。

4.治疗　浓缩性高钠血症的治疗详见"高渗性失水"，但在纠正高渗状态时不宜过急，以免引起脑水肿（详见"高渗性失水"治疗）。潴钠性高钠血症除限制钠的摄入外，可用5%葡萄糖液稀释疗法或鼓励多饮水，但必须同时使用排钠性利尿药。

（五）低钾血症

低钾血症是指**血清钾＜3.5mmol/L**的一种病理生理状态。造成低钾血症的主要原因是**体内总钾量的丢失**，称为**钾缺乏症**。临床上体内总钾量不缺乏，也可因稀释或转移到细胞内而导致血清钾降低；反之，虽然钾缺乏，但如血液浓缩，或钾从细胞内转移至细胞外，血钾浓度又可正常甚至增高。

1.西医病因及发病机制

（1）缺钾性低钾血症：体内总钾量、细胞内、血清钾浓度均降低。①摄入钾不足，长期禁食、偏食、厌食，每日钾的摄入小于3g，并持续2周以上。②排出钾过多，常见于胃肠或肾丢失过多的钾。③其他原因所致的失钾，如大面积烧伤、放腹水、腹腔引流、透析、长期高温作业等。

（2）转移性低钾血症：细胞外钾转移至细胞内引起。体内总钾量正常，血清钾浓度降低。常见于代谢性或呼吸性碱中毒或酸中毒的恢复期；注射大量葡萄糖（特别是同时给予胰岛素时）；叶酸和维生素B_{12}治疗贫血；急性应激状态和周期性瘫痪；反复输入冷存的红细胞等。

（3）稀释性低钾血症：细胞外液水潴留时，血钾浓度相对降低，但体内总钾量和细胞内钾正常，见于水过多或水中毒，或过多过快补液而未及时补钾时。

2.临床表现

（1）缺钾性低钾血症：取决于低钾的程度，但又不呈平行关系。一般血清钾＜3.0mmol/L时出现症状。①骨骼肌表现：一般血清钾＜3.0mmol/L时，表现为活动困难、疲乏、软弱。低于2.5mmol/L时，严重者可发生软瘫、全身肌无力、腱反射迟钝或消失，甚至膈肌、呼吸肌麻痹，呼吸困难、吞咽困难。病程长者伴有肌纤维溶解、坏死、萎缩和神经退变等。②中枢神经系统表现：症状轻者表现为萎靡不振，重者反应迟钝，定向力障碍，嗜睡甚至意识障碍、昏迷。③消化系统表现：恶心、呕吐、厌食、腹胀、便秘、肠蠕动减弱或消失、肠麻痹等，严重者肠黏膜下组织水肿。④循环系统表现：早期由于心肌应激性增强，心动过速，可发生各种心律失常，严重者呈低钾性心肌病，肌纤维横纹消失、心肌坏死、纤维化。血管平滑肌麻痹可引起血压下降、休克。更严重者因心室扑动、心室颤动、心搏骤停或休克而死亡。⑤泌尿系统表现：长期失钾可导致肾小管上皮细胞变性坏死，尿浓缩功能下降而出现口渴、多饮、夜尿多；进而发生失钾性肾病，出现蛋白尿和管型尿等。⑥代谢紊乱表现：代谢性碱中毒、细胞内酸中毒、反常酸性尿。

(2) 转移性低钾血症：亦称周期性瘫痪。常在半夜或凌晨突然起病，主要表现为发作性肢体软弱乏力，多数以双下肢为主，少数累及上肢；严重者累及颈部以上部位和膈肌；1～2h达到高峰，一般持续数小时，个别达数日。

(3) 稀释性低钾血症：主要见于水过多或水中毒时。

3.诊断　一般根据病史、血清钾测定可做出诊断，特异性的心电图有助于诊断。反复发作性周期性瘫痪是转移性低钾血症的重要特点。

4.治疗　积极治疗原发病，给予富含钾的食物。

(1) 补钾：①补钾量。临床上主要参照血清钾水平。轻度缺钾，血清钾在3.0～3.5mmol/L水平，需补充100mmol（相当于氯化钾8.0g）；中度缺钾，血清钾在2.5～3.0mmol/L水平，需补充钾300mmol（相当于氯化钾24g）；重度缺钾，血清钾在2.0～2.5mmol/L水平，需补充钾500mmol（相当于氯化钾40g）。②补钾方法。轻度缺钾可鼓励进食含钾食物或口服补钾，以氯化钾为首选。重度缺钾需静脉补钾，10%氯化钾15～30ml加入5%～10%葡萄糖溶液1000ml（钾浓度相当于20～40mmol/L）内，静脉滴注。静脉补钾时，钾浓度不宜超过40mmol/L（即＜0.3%）。

(2) 注意事项：①在静脉补钾过程中，为预防高血钾，可将氯化钾加入5%～10%葡萄糖溶液中。②补钾时必须检查肾功能和尿量，每日尿量＞700ml或每小时尿量在30ml以上补钾较为安全。③钾进入细胞内较为缓慢，完全纠正缺钾最少也要4d，故静脉滴注1～2d后能口服者宜改为口服。④对难治性低钾血症应注意是否合并碱中毒或低镁血症。⑤低钾血症与低钙血症并存时，应补充钙剂。⑥对输注较高浓度的钾溶液患者，应进行持续心电监护和每小时测定血钾，避免高钾血症和心脏停搏。

(六) 高钾血症

高钾血症是指**血清钾浓度＞5.5mmol/L**的一种病理生理状态，此时体内钾总量可增多、正常或缺乏。

1.西医病因及发病机制

(1) 钾过多性高钾血症：机体钾总量增多致血清钾过高，主要见于肾排钾减少，也见于摄入钾过多。

(2) 转移性高钾血症：主要是细胞内钾释放或转移到细胞外。①组织破坏，如溶血、烧伤、组织创伤、炎症坏死、肿瘤化疗时肿瘤细胞破坏、横纹肌溶解等。②细胞膜转运功能障碍，代谢性酸中毒时钾离子转移到细胞外，H^+转移到细胞内；严重失水、休克致组织缺氧等；剧烈运动、癫痫持续等，均可使钾从细胞内释放或转细胞外致高钾血症。

(3) 浓缩性高钾血症：重度失水、失血、休克等致有效循环血容量减少，血液浓缩而钾浓度相对升高，多同时伴有肾前性少尿及排钾减少。

（4）假性高钾血症：如试管内溶血、静脉穿刺技术不良、血小板增多、白细胞增多等导致细胞内钾外移引起。

2.临床表现

（1）病史：有原发病的患者可见引起高钾血症原发病的表现。

（2）症状和体征：①神经肌肉系统。四肢松弛性瘫痪，手足、口唇麻木，腱反射消失，也可出现动作迟钝、嗜睡等中枢神经症状。②心血管系统。主要表现为对心肌的抑制作用，可使<u>心脏停搏于舒张期；心率减慢</u>等各种心律失常。③消化系统。有恶心、呕吐、腹胀麻痹等表现。

3.诊断　有导致血钾增高，特别是肾排钾减少的基础病，血清钾＞5.5mmol/L可确诊。心电图可作为诊断、判定程度和观察疗效的重要指标。血钾水平与体内总钾含量不一定呈平行关系。钾过多时可因细胞外液水过多或碱中毒使血钾不高；反之，钾缺乏可因血液浓缩或酸中毒使血钾升高。

4.治疗

（1）积极治疗原发病。

（2）紧急处理：血钾＞6.0mmol/L，或心电图有典型高钾表现者，需紧急处理。治疗原则是迅速降低血钾水平，保护心脏。①对抗钾的心脏抑制作用：乳酸钠或碳酸氢钠液；钙剂；高渗盐水；葡萄糖和胰岛素；选择性 $β_2$ 受体激动药。②促进排钾：肾排钾如高钠饮食，应用排钾利尿药、盐皮质激素等；肠道排钾如阳离子交换树脂口服；透析疗法（血液透析最佳）。③减少钾的来源。

第七单元　风湿性疾病

【复习指导】本单元内容只有类风湿关节炎一个病种，为历年必考。其中概念、临床表现、诊断、鉴别诊断、治疗和急重症治疗是考试的重点，应掌握。掌握中医辨证论治的证候、治法、常用方剂。病因、发病机制、中医病因病机、病理、实验室及其他检查和疾病的预防应熟悉。

类风湿关节炎

类风湿关节炎是一种以**侵蚀性、对称性多关节炎**为主要表现的**慢性、全身性自身免疫性疾病**。

本病与中医学的"痹症"相似，归属于"痛痹""痛风""历节""历节病""白虎历节病"等范畴。

（一）西医病因及病理

1.病因

（1）感染因素：目前认为一些感染因素如病毒、支原体、细菌等可通过分子模拟等机制导致患者的自身免疫反应。

（2）遗传因素：本病有一定遗传倾向。RA患者中的HLA-DR4阳性率明显高于正常人群，且其表达量与病情严重程度成正比。

（3）免疫紊乱：**免疫紊乱**是RA主要的发病机制。

2. **病理** 类风湿关节炎的基本病理改变为**滑膜炎和血管炎**。**滑膜炎**是关节表现的基础，**血管炎**是关节外表现的基础，其中血管炎是 RA 预后不良的因素之一。血管炎可以发生在关节外的任何组织，类风湿结节是血管炎的一种表现，常见于关节伸侧受压部位的皮下组织，但也可见于肺。

（二）中医病因病机

凡先天禀赋不足、劳逸失度、情志失调、饮食所伤等，风、寒、湿、热等外邪乘虚而入，痹阻经络关节，导致气血运行不畅，气滞致瘀，津停为痰，瘀血痰浊组织经络，深入关节筋骨，甚则危害脏腑。

正气亏虚是本病发病的内在因素，**外邪侵袭**是本病发病的外在条件。关节、经络痹阻，不通而痛。病位在关节、经络，与肝、脾、肾有关。

（三）临床表现

1. 临床特点 80% 于 35～50 岁发病，女性患者约 3 倍于男性。起病多缓慢、隐匿。受累关节以**腕、掌指、近端指间关节**最常见，其次为足、膝、踝、肘、肩等关节。

2. 关节表现

（1）晨僵：晨起时受累关节出现较长时间的僵硬感觉，一般持续 1h 以上。其持续时间长短反映滑膜炎症的严重程度。

（2）疼痛与压痛：**疼痛**往往是出现最早的表现。最常出现的部位为腕、掌指关节，近端指间关节，其次是趾、膝、踝、肘、肩等关节。多呈对称性、持续性，但时轻时重。疼痛的关节往往伴有压痛。

（3）关节肿：呈**对称性**，以腕、掌指关节，近端指间关节，膝关节最常受累。关节畸形、关节功能障碍多见于较晚期患者。

（4）关节畸形：多见于较晚期患者，关节周围肌肉的萎缩、痉挛则使畸形更为加重。最常见的关节畸形是腕和肘关节强直、掌指关节的半脱位、手指向尺侧偏斜和呈"天鹅颈"样及"纽扣花样"表现。重症患者关节呈纤维性或骨性强直失去关节功能，致使生活不能自理。

（5）关节功能障碍：美国风湿病学会将因本病而影响生活的程度分为 4 级。①Ⅰ级，能照常进行日常生活和工作。②Ⅱ级，能生活自理，并参加一定工作，但活动受限。③Ⅲ级，仅能生活自理，不能参加工作和其他活动。④Ⅳ级，生活不能自理。

3. 关节外表现

（1）**类风湿结节**：是本病较的常见的关节外表现，多在关节的隆突部位及皮肤的受压部位，常提示疾病处于活动阶段。

（2）类风湿血管炎：重症患者可见出血性皮疹，或指（趾）端坏疽、皮肤溃疡、巩膜炎等。但本病的血管炎很少累及肾脏。

（3）肺：多伴有咳嗽、气短症状，并有 X 线异常改变。

（4）心脏：心包炎最常见。通过超声心动图检查可发现约 30% 的患者有心包积液。

（5）神经系统：神经受压是 RA 患者出现神经系统病变的常见原因。

（6）其他：30%～40% 的患者可继发干燥综合征；小细胞低色素性贫血；Felty 综合征是类风湿关节炎者伴有脾大、中性粒细胞减少，有的甚至出现贫血和血小板减少。

（四）实验室检查及其他检查

辅助检查

（1）血象：有轻至中度贫血。活动期血小板可增高，白细胞总数及分类大多正常。

（2）炎性标志物：红细胞沉降率和C反应蛋白（CRP）常升高，并且与疾病的活动度相关。

（3）自身抗体：①类风湿因子（RF），70%的患者IgM型RF阳性，其滴度一般与本病的活动性和严重性成比例。②抗角蛋白抗体谱，抗核周因子（APF）、抗角蛋白抗体（AKA）、抗聚角蛋白微丝蛋白抗体（AFA）、抗环瓜氨酸肽抗体（抗CCP）等，对早期诊断和鉴别诊断有一定意义，尤其是血清RF阴性、临床症状不典型的患者。其中抗CCP抗体对RA的诊断敏感性和特异性高。

（4）关节滑液：正常人关节腔内滑液不超过3.5ml，类风湿关节炎时滑液增多，微浑浊，黏稠度降低，呈炎性特点，滑液中白细胞升高。

（5）关节影像学检查：①X线片。对RA诊断、关节病变分期、病变演变的监测均很重要。初诊至少应摄手指及腕关节的X线片，早期可见关节周围软组织肿胀影，关节端骨质疏松（Ⅰ期）；进而关节间隙变窄（Ⅱ期）；关节面出现虫蚀样改变（Ⅲ期）。晚期可见关节半脱位和关节破坏后的纤维性和骨性强直（Ⅳ期）。②CT及MRI。对诊断早期RA有帮助。

（五）诊断与鉴别诊断

1. 诊断　RA的诊断主要依靠临床表现、实验室检查及影像学检查。目前普遍采用美国风湿病学会（ACR）1987年修订的分类标准，共7项：①晨僵持续至少1h（≥6周）。②3个或3个以上关节肿胀（≥6周）。③腕关节或掌指关节或近端指间关节肿胀（≥6周）。④对称性关节炎（≥6周）。⑤类风湿皮下结节。⑥手和腕关节的X线有关节端骨质疏松和关节间隙狭窄。⑦类风湿因子阳性（该滴度在正常的阳性率<5%）。

上述7项中，符合4项即可诊断为类风湿关节炎。

2. 鉴别诊断

（1）骨关节炎：①发病年龄多在50岁以上。②主要累及膝、髋等负重关节和手指远端指间关节。③关节活动后疼痛加重，经休息后明显减轻。④红细胞沉降率轻度增快，RF阴性。⑤X线显示关节边缘呈唇样骨质增生或骨疣形成。

（2）痛风性关节炎：①患者多为中年男性。②关节炎的好发部位为第1跖趾关节。③高尿酸血症。④关节附近或皮下可见痛风结节。⑤血清自身抗体阴性。

（3）强直性脊柱炎：①青年男性多见，起病缓慢。②主要侵犯骶髂关节及脊柱，或伴有下肢大关节的非对称性肿胀和疼痛。③X线可见骶髂关节侵蚀、破坏或融合。④90%～95%的患者HLA-B27阳性而RF为阴性。⑤有家族发病倾向。

（4）系统性红斑狼疮：早期出现手部关节炎时，需与RA相鉴别。本病特点如下。①X线检查无关节骨质改变。②大多为女性。③常伴有面部红斑等皮肤损害。④多数有肾损害或多脏器损害。⑤血清抗核抗体和抗双链DNA抗体显著增高。

（六）西医治疗

1. 一般治疗　包括教育、休息、急性期关节制动、恢复期关节功能锻炼、配合适当的物理治疗等。

2. 药物治疗 主要包括**非甾体抗炎药（NSAIDs）、改善病情抗风湿药（DMARDs）、糖皮质激素、植物药和生物制剂**五大类。

（1）非甾体抗炎药（NSAIDs）：具有抗炎、镇痛、退热及减轻关节肿胀的作用，是临床最常用的 RA 治疗药物，能有效缓解症状，但不能控制病情进展，应与改善病情抗风湿药同服。选择性 COX-2 抑制剂与传统 NSAIDs 类药物相比，胃肠道不良反应明显减少，但可能增加心血管事件的发生率。常用药物：①塞来昔布，100mg，每日 2 次。②依托考昔，120mg，每日 1 次。

用药应遵循个体化原则，一种药物服用 2 周以上，疗效仍不明显者，可改用另外一种 NSAIDs 类药物，不宜联合应用。由于同时抑制胃黏膜合成生理性前列腺素，所以常有胃肠道不良反应如腹痛，严重者可致出血、穿孔，故临床使用时宜合用保护胃黏膜药物，活动性溃疡禁用，心血管病、肝病、肾病慎用。经治疗关节肿痛及晨僵消失后，可停用抗炎药物。

（2）改善病情抗风湿药（DMARDs）：一般起效缓慢，对疼痛的缓解作用较差，但能延缓或髓质关节的侵蚀及破坏。①**甲氨蝶呤（MTX）**，是 RA 的首选用药，并将其作为联合治疗的基本药物。常用剂量为 7.5～20mg，每周 1 次，一次口服，肌内注射或静脉注射。疗程至少半年。该药疗效肯定，费用低。主要不良反应为骨髓抑制，用药期间应定期做血常规检查。②**柳氮磺吡啶**，常用剂量为每日 2～3g，分两次服用，宜从小剂量每日 500mg 开始。不良反应有恶心、食欲下降、皮疹。对磺胺过敏者禁用。③**来氟米特**，常用剂量 10～20mg，每日 1 次。与 MTX 有协同作用，常联合使用。不良反应有腹泻、肝损伤、骨髓抑制和脱发等。④氯喹和羟氯喹，长期服用可出现视物盲点，眼底有"牛眼"样改变，服药半年左右应查眼底。⑤青霉胺，现已少用。⑥金制剂（gold salt），有口服及注射两种剂型，适于早期或轻型患者，现很少使用。⑦环孢素，突出的不良反应是血肌酐和血压升高。

（3）糖皮质激素：有强大的抗炎作用，能迅速改善关节肿痛和全身症状。治疗原则是小剂量、短疗程且必须同时应用 DMARDs，若伴有心、肺或神经系统等受累的患者，可给予短期使用中至大量激素，一旦缓解迅速减至小剂量。应注意补充钙剂和维生素 D。

关节腔注射激素有利于减轻关节炎症状，但过频的关节腔穿刺可能增加感染风险，并可发生类固醇晶体性关节炎。

（4）植物药制剂：有雷公藤总苷（最常用）、白芍总苷、青藤碱等。

（5）生物制剂：可治疗 RA 的生物制剂主要包括肿瘤坏死因子（TNF）-α 拮抗药、白细胞介素（IL）-1 和 IL-6 拮抗药、抗 CD20 单抗及细胞毒 T 细胞活化抗原 -4 抗体等。

3. 外科手术治疗 包括关节置换和滑膜切除手术。急性期采用滑膜切除术，可使病情得到一定缓解，但容易复发，必须同时应用 DMARDs 药物治疗。晚期患者关节畸形、失去功能者，可采用关节成形术或关节置换术，改善关节功能。

（七）中医辨证论治

1. 风湿痹阻证

证候：肢体关节游走性疼痛，肿胀重着，屈伸不利。舌质淡红，苔白腻，脉濡或浮缓。

治法：祛风除湿，通络止痛。

方药：**羌活胜湿汤**加减。

2. 寒湿痹阻证

证候：肢体关节冷痛、肿胀，遇寒加重，得温痛减，关节拘急，屈伸不利，晨僵、畏寒。舌质淡，苔白或白腻，脉弦紧、弦缓或沉等。

治法：温经散寒，祛湿通络。

方药：**乌头汤**加减。

3. 湿热痹阻证

证候：关节红肿热痛，晨僵，发热，口渴，纳呆，大便黏滞不爽，小便黄，舌质红，苔黄或黄腻，脉濡数或滑数。

治法：清热除湿，祛风通络。

方药：**宣痹汤**合**三妙散**加减。

4. 痰瘀互结证

证候：关节肿痛日久不消，屈伸受限，肢体顽麻，晨僵，皮下结节，肌肤紫暗、舌质暗红或有瘀斑、瘀点，苔白或厚腻，脉沉细涩或沉滑。

治法：活血化瘀，祛痰通络。

方药：**身痛逐瘀汤**合**指迷茯苓丸**加减。

5. 肝肾亏虚证

证候：形体消瘦，肌肉萎缩，关节变形，骨节烦疼、僵硬，活动受限，筋脉拘急，腰膝酸软无力，舌淡苔薄白，脉沉细。

治法：补益肝肾，蠲痹通络。

方药：**独活寄生汤**加减。

第八单元 神经系统疾病

【复习指导】本单元常见神经系统疾病的概念、临床表现、诊断、鉴别诊断、特效性治疗和急重症治疗是考试的重点，应掌握。掌握常见神经系统疾病中医辨证论治的证候、治法、常用方剂。西医病因病理、中医病因病机、实验室及其他检查和疾病的预防应熟悉。短暂性脑缺血发作、脑梗死、脑出血、癫痫为重点掌握的疾病，帕金森病、痴呆为熟悉的疾病。

一、短暂性脑缺血发作（TIA）

短暂性脑缺血发作（TIA）是局灶性缺血所致的无急性梗死病灶形成的短暂性神经功能障碍，临床症状通常在**1小时内完全恢复但预示着之后较高的脑梗死发生率**，故应引起重视。属于中医学的"中风""眩晕"等范畴。

（一）西医病因和发病机制

1. 血流动力学改变　在颅内动脉有严重狭窄的情况下，血压的一过性降低时可使原来靠侧支循环维持供血的脑区发生一过性缺血。

2. 微栓子学说　目前认为微栓子来源于动脉粥样硬化处的附壁血栓和不稳定斑块脱落、心源性栓子及胆固醇结晶，微栓子进入颅内血管，引起微栓子在脑内末梢小动脉内停滞，不久碎裂或溶解随血液流走，血流恢复，症状消失，就造成一过性神经症状发作。因动微栓子继续存在，故易于反复发作。

3. 血液成分改变　各种原因所致的高凝状态都可引发 TIA。
4. 其他　椎动脉 – 锁骨下动脉盗血等也可引发 TIA。

(二) 中医病因病机

本病的病因主要有以下 3 个。

1. 肝阳偏亢　患者通常素体阴虚，阴不制阳，阳亢于上，或挟痰挟瘀，上扰头目而见眩晕、偏瘫等。
2. 痰浊内生　嗜食肥甘厚腻，聚湿生痰，痰浊中阻，清阳不升，浊阴不降，而见本病。
3. 瘀血停滞　气血亏虚，瘀血停滞，脉络失养，发为本病。

本病病位在经络，基本病机是气虚血瘀，且痰浊与瘀血互为因果，痰瘀互结，又易挟肝阳上扰脑络。

(三) 临床表现

1. 颈内动脉 TIA

(1) 常见症状：对侧单肢或一侧上、下肢无力或轻**偏瘫**，可伴有对侧面瘫、舌瘫。

(2) 特征性症状：眼动脉交叉瘫（病变侧单眼一过性黑蒙或失明、对侧偏瘫及感觉障碍），Horner 征交叉瘫（病变侧 Horner 征、对侧偏瘫），主侧半球受累则可引起失语。

2. 椎 – 基底动脉 TIA

(1) 常见症状：**眩晕**、平衡功能障碍、复视。

(2) 特征性症状：跌倒发作，短暂性全面性遗忘，双侧视力障碍发作。

(四) 辅助检查

1. 头颅影像学检查　头颅 CT 有助于排除类似 TIA 表现发病的颅内病变，MRI 的阳性率更高。
2. 超声检查　用于颅内外血流状况的评估、微栓子监测等。
3. 脑血管影像学　MRA、CTA 及 DSA 检查可见血管狭窄，以后者最准确。
4. 其他　血常规、生化、凝血功能、自身免疫抗体谱、心电图、心脏超声等其他血管相关危险的筛查。

(五) 诊断和鉴别诊断

1. 诊断　TIA 的诊断主要依据病史。临床遇到中老年患者突然出现局灶性神经功能缺失，并**持续时间短、恢复完全不留后遗症、CT/MRI 检查无责任病灶、反复发作**等特点，应高度疑诊 TIA，排除其他诊断后可以诊断 TIA。只明确是颈内动脉或椎 – 基底动脉系统的 TIA 是不够的，应尽可能明确 TIA 发生的病因。

2. 鉴别诊断

(1) 部分性癫痫：多见于短暂的肢体的抽搐或者感觉异常，多有**脑电图**异常，头颅 CT 或 MRI 可发现对应病灶。

(2) 梅尼埃病：也称内耳性眩晕，其眩晕多超过 24h，会反复发作，伴有耳鸣、听力减退或耳聋等。

(3) 晕厥：主要与跌倒发作相鉴别，多在久立后发作，有意识丧失而无神经缺失症状，特别应注意的是**心源性晕厥**，包括心律失常性晕厥和器质心脏病性晕厥，发作时血压过低，动态心电图、超声心动图等检查可见异常。

（六）西医治疗与预防

TIA 是卒中的高危因素，应该被当作神经系统急症看待，需对其积极进行治疗。

1. 病因治疗　需严格控制卒中危险因素。如高血压、心脏病、糖代谢异常及糖尿病、脂代谢异常、睡眠呼吸暂停、高同型半胱氨酸血症、吸烟等。

2. 药物治疗

（1）抗血小板治疗：**阿司匹林肠溶片（50～325mg/d）**或**氯吡格雷（75mg）**均可作为非心源性 TIA 患者的**首选抗血小板聚集药物**。发病 24 小时内，具有脑卒中高复发风险（ABCD^2 评分≥4分）的急性非心源性 TIA，建议在评估出血风险后尽早给予阿司匹林联合氯吡格雷治疗，持续 21 天；发病 30 天内伴有症状性颅内动脉严重狭窄（狭窄率为 70%～99%）的 TIA 患者，阿司匹林联合氯吡格雷双抗治疗则需要持续 90 天。双抗治疗之后可单用阿司匹林或氯吡格雷作为二级预防一线用药。

（2）抗凝治疗：对伴有心房颤动的 TIA 患者，推荐使用适当剂量的**华法林**口服抗凝治疗，华法林的目标剂量是维持 INR 在 2.0～3.0。新型口服抗凝血药（达比加群、利伐沙班、阿哌沙班及依度沙班）可作为华法林的替代药物。

（3）其他：血浆纤维蛋白原明显增高者可降纤治疗。

3. 血管内治疗　对于症状性颅内外动脉狭窄的患者可考虑血管内治疗，主要有颈动脉内膜剥脱术和支架成形术。

（七）中医辨证论治

1. 肝肾亏虚、风阳上扰证

症状：眩晕耳鸣，头痛且胀，面潮红，急躁易怒，或猝然半身不遂、肢体麻木、言语謇涩，为时短暂，舌质红，苔黄或少苔，脉弦或细数。

治法：平肝息风，育阴潜阳。

方剂：**镇肝息风汤**加减。

2. 气虚血瘀、脉络瘀阻证

症状：头晕目眩，面色萎黄，或暗淡无华，动则加重，或猝然半身不遂、肢体麻木、言语謇涩，为时短暂，舌质暗淡，或有瘀点，苔薄白，脉细涩无力。

治法：补气活血，通经活络。

方剂：**补阳还五汤**加减。

3. 痰瘀互结、阻滞脉络证

症状：头晕目眩，头重如裹，胸脘满闷，或猝然半身不遂、肢体麻木、言语謇涩，为时短暂，舌质暗，苔腻，脉滑或涩。

治法：燥湿化痰，活血通络。

方剂：**黄连温胆汤**合**桃红四物汤**加减。

二、脑血栓形成

脑梗死是各种原因所致的局部脑组织血液供应减少或中断，脑组织缺血缺氧性坏死，进而产生局灶性的神经功能缺失表现，脑梗死约占全部脑卒中的 80%。常见的类型有脑血栓形成、腔隙性梗死和脑栓塞等。

脑血栓形成是在动脉粥样硬化或**动脉炎的基础上**，脑血管管腔狭窄或闭塞，脑局部血流明显减少甚至供血中断,继之缺血缺氧、软化坏死,临床上出现局灶性神经系统症状的疾病。本病归属于中医学的"中风"范畴。

(一) 西医病因、发病机制及病理

1. 病因及发病机制

(1) **动脉粥样硬化**:是最常见的病因,多发生于动脉的起始部和分叉处。

(2) **动脉炎**:是次要原因,多继发于自身免疫性疾病(如抗磷脂抗体综合征),感染(如细菌、病毒、螺旋体感染),或与可卡因、苯丙胺等药物有关。

(3) **其他**:如血液系统疾病(红细胞增多症、血小板增多症),高凝状态(蛋白C和蛋白S异常疾病)等。

2. 病理 急性脑梗死病灶由中心坏死区和周围的缺血半暗带组成。缺血半暗带的脑细胞电生理活动基本停止,细胞膜及细胞结构大致完整,代谢出现障碍,具有可逆性,**抢救缺血半暗带仍然**是脑梗死急性期治疗的首要策略。目前普遍把脑缺血的超早期溶栓的溶栓**时间窗**定为 6h 内。血管内取栓的时间窗有延长趋势,目前推荐距最后正常时间 6~16h,也有研究支持延长至距最后正常时间 16~24h,经严格临床及影像学评估后可进行机械取栓治疗。随着对缺血半暗带的认识的加深,血管再通治疗以"时间窗"接受患者治疗的理念转向以"组织学改变"选择患者。

(二) 中医病因病机

中风的发生,多因年老体衰,肝肾阴虚,肝阳暴亢,风火上扰,或内生湿浊,郁而化热,风痰瘀血,痹阻脉络,或痰热互结,浊毒内生,上扰清窍,或气虚血瘀,血行不畅。归纳其病机有**风、火、痰、瘀、虚**。有外邪侵袭者称为外风,无外邪侵袭而发病者称为内风,该病以内因引发者居多。病位在脑,与肝脾肾密切相关。由于病情轻重的不同,又有中经络和中脏腑之别,中经络者轻,不伴有神志障碍,中脏腑者重,伴有神志障碍。

(三) 临床表现

1. 一般特点 以中、老年人多见,多静态下发病,部分患者发病前有 TIA 发作史,神经系统局灶性症状和体征持续超过 24h,脑干梗死、大面积梗死可出现意识障碍,神经系统局灶性症状和体征符合血管分布。

2. 临床常见动脉闭塞综合征

(1) **大脑中动脉闭塞综合征**:大脑中动脉是血栓形成性脑梗死的主要累及血管。①**主干闭塞**。可导致典型的"三偏征",优势半球受累可有失语。②皮质支闭塞,上部分闭塞时出现运动性失语,面部及上肢症状重于下肢;下部分闭塞时出现感觉性失语,命名性失语。③深穿支闭塞,对侧上下肢均等性偏瘫、偏身感觉障碍,伴有对侧同向偏盲;累及优势半球可出现失语。

(2) **大脑前动脉闭塞综合征**:主要表现是对侧肢体瘫痪,**瘫痪以下肢和足为重**,出现尿潴留(累及中央旁小叶),淡漠、欣快、反应迟钝等精神障碍(额极与胼胝体受累),强握反射、吸吮反射等原始反射(额叶受累)。

(3) 大脑后动脉闭塞综合征:主干闭塞主要表现是对侧同向偏盲,而偏瘫和偏身感觉障碍较轻,丘脑综合征。

(4) 椎-基底闭塞动脉综合征:基底动脉主干闭塞预后差,另外可见延髓背外侧综合征和基底动脉尖综合征。

（四）辅助检查

1. 颅脑 CT　梗死灶多在 24h 后显示，疑诊脑梗死者需尽快完成头颅 CT 以排除脑出血。

2. 头颅 MRI　与 CT 相比，能更早地显示梗死病灶，特别是弥散加权成像（DWI）较常规 MRI 更敏感；并且能显示微小病灶和后颅窝的梗死灶，但是 DWI 阴性不能完全排除脑梗死。

3. 超声检查　用于颅内外血流状况的评估、微栓子监测等。

4. 脑血管影像　MRA、CTA 及 DSA 检查可以了解血管情况，以后者最准确。

（五）诊断和鉴别诊断

1. 诊断

（1）病史：急性起病，中老年患者，合并脑血管病危险因素。

（2）局灶性神经症状和体征：持续超过 24h。

（3）影像学检查：排除出血性脑卒中。

在此基础上排除非血管性病因即可诊断。

2. 鉴别诊断

（1）出血性卒中：主要是出血性卒中多在活动中发病，头颅 CT 检查可提供确定的鉴别诊断。

（2）脑栓塞：脑栓塞起病，多在数秒至数分钟达到高峰，有栓子的来源，主要是心源性栓子。

（六）西医治疗与预防

1. 一般治疗　主要是维持生命体征和处理并发症，包括控制血压，控制血糖，脱水治疗，营养支持，防止深静脉血栓形成，预防感染，预防压疮，必要时行抗感染、保护胃黏膜治疗。

2. 特异性治疗　包括超早期溶栓治疗、血管内治疗、抗血小板治疗、抗凝治疗、脑保护治疗和外科治疗。

（1）超早期溶栓治疗：静脉溶栓治疗是目前最主要的恢复血流措施，重组组织型纤溶酶原激活剂（rt-PA）和尿激酶是我国目前使用的主要溶栓药，目前认为 rt-PA 的时间窗为 4.5 小时内，尿激酶为 6 小时内。

（2）血管内介入治疗：血管内机械取栓是近年脑梗死治疗最重要的治疗进展，临床证实可显著改善急性大动脉闭塞导致脑梗死患者的预后。随着机械取栓技术的逐渐成熟，血管内治疗的时间窗有逐渐扩大的趋势，距最后正常时间 16～24h，经严格临床及影像学评估后仍可进行机械取栓治疗。动脉溶栓：由于缺乏充分的证据证实动脉溶栓的获益，因此，目前一线的血管内治疗是血管内机械取栓治疗，而不是动脉溶栓。

（3）抗血小板治疗：如患者不符合静脉溶栓或血管内取栓适应证，且无消化道溃疡等禁忌证，应在发病后尽早给予负荷量的阿司匹林（160～300mg/d），急性期后可改为预防剂量（50～300mg/d）。如接受静脉溶栓治疗者，阿司匹林等抗血小板药物一般应在溶栓 24 小时后开始使用。未接受静脉溶栓治疗的患者，如 NIHSS 评分≤3 分，建议在发病 24 小时内尽早启动 21 天的双重抗血小板（阿司匹林和氯吡格雷）治疗方案。

（4）抗凝治疗：不推荐急性期应用抗凝药物来预防卒中复发、阻止病情进展和改善预后，也不推荐在卧床患者中常规使用预防性抗凝治疗（皮下注射低分子肝素或普通肝素）。

（5）脑保护治疗：在临床实践中可根据具体情况个体化使用。

（6）降纤治疗：高纤维蛋白原血症者可选用降纤治疗，注意监测凝血相关指标。

3. 并发症处理

（1）脑水肿与颅内压增高：甘露醇和高张盐水可明显减轻脑水肿，降低颅内压，减少脑疝的发生风险，必要时也可选用甘油果糖或呋塞米。

（2）梗死后出血性转化：心源性脑栓塞、大面积脑梗死、影像学显示占位病灶、年龄＞70岁、应用抗栓药物（尤其是抗凝药物）或溶栓药物等是出血转化的高危因素。症状性出血转化的治疗措施参见脑出血章节；无症状性出血转化者目前无特殊治疗建议。

（3）深静脉血栓形成和肺栓塞：对于已发生深静脉血栓及肺栓塞高风险且无禁忌者，可给予低分子肝素抗凝治疗，有抗凝禁忌者换为阿司匹林治疗。

（4）癫痫：不需要预防性应用抗癫痫药物，卒中后2～3个月发生的癫痫，以长期抗癫痫药物治疗。

4. 外科治疗　脑梗死伴有占位效应和进行性神经功能恶化者，为了挽救生命，目前可考虑行去骨片减压手术。

（七）中医辨证论治

1. 肝阳暴亢，风火上扰证

症状：平素眩晕耳鸣，头痛，急躁易怒，突然发生半身不遂、肢体麻木、言语謇涩、口角㖞斜，舌质红，苔黄，脉弦。

治法：平肝息风，活血通络。

方剂：**天麻钩藤饮**加减。

2. 风痰瘀血，痹阻脉络证

症状：肌肤不仁，手足麻木，突然发生半身不遂、肢体麻木、言语謇涩、口角㖞斜，或兼见手足拘挛，关节疼痛，舌质红，苔薄白，脉浮数。

治法：祛风化痰通络。

方剂：**真方白丸子**加减。

3. 痰热腑实，风痰上扰证

症状：猝然半身不遂、肢体麻木、言语謇涩、口角歪斜，口黏痰多，腹胀便秘，头晕，舌质红苔黄腻或黄厚腻，脉弦滑。

治法：通腑泄热，化痰理气。

方剂：**星蒌承气汤**加减。

4. 气虚血瘀证

症状：半身不遂，肢体麻木，口角歪斜，气短声低，面色萎黄或面色无华，舌质淡暗或有瘀斑，苔薄白，脉细涩无力。

治法：补气活血，通经活络。

方剂：**补阳还五汤**加减。

5. 阴虚风动证

症状：平素头晕头痛，耳鸣目眩，少寐多梦，五心烦热，猝然半身不遂、肢体麻木、言语謇涩、口角㖞斜，舌质红，苔少或无苔，有裂纹，脉细弦数或弦滑。

治法：滋阴潜阳，息风通络。

方剂：**镇肝息风汤**加减。

6. 脉络空虚，风邪入中证

症状：半身不遂、肢体麻木、言语謇涩、口角㖞斜，或兼见恶寒发热，肌体拘急，关节酸痛，舌苔薄白，脉浮弦或弦细。

治法：祛风通络，养血合营。

方剂：**大秦艽汤**加减。

7. 痰热内盛，蒙闭清窍证

症状：猝然昏仆，不省人事，面赤身热，口噤手握，气粗口臭，便秘，苔黄腻，脉弦滑数。

治法：清热化痰，醒神开窍。

方剂：首先灌服（或鼻饲）**至宝丹或安宫牛黄丸**以辛凉透窍，并用**羚羊角汤**加减以清肝息风。

8. 痰湿壅盛，阻闭心神证

症状：猝然昏仆，不省人事，面白唇暗，静卧不烦，四肢不温，痰涎壅盛，苔白腻，脉沉滑缓。

治法：辛温开窍，涤痰息风。

方剂：急用**苏和香丸**灌服，并用**涤痰汤**加减。

9. 元气败脱，心神涣散证

症状：猝然昏仆，不省人事，口合目张，鼻鼾息微，手撒肢冷，二便失禁，肢体软瘫，舌痿，脉细弱。

治法：益气回阳，救阴固脱。

方剂：**急用大剂参附汤**合**生脉饮**加减。

三、脑栓塞

脑栓塞是指**异常的栓子**沿血循环进入颅内动脉系统，引起动脉管腔急性闭塞，造成其供血区域缺血、梗死和坏死，产生相应临床表现，也称栓塞性脑梗死。

（一）西医病因病理

1. 病因和发病机制　已知的脑栓塞依据栓子的来源分为两类，约有10%原因不明。

（1）心源性：心源性栓子是脑栓塞的主要原因，**心房颤动**最常见。

（2）非心源性：常见的有动脉-动脉栓塞、脂肪栓塞、空气栓子等。

脑栓塞以颈内动脉系统特别是大脑中动脉栓塞常见，不同于脑血栓形成往往建立侧支循环，栓子脱落突然堵塞动脉不能迅速建立侧支循环，脑栓塞发病往往更急更重，且因栓子常为多发且易破碎，梗死灶常为多发性。

2. 病理　脑栓塞的病理表现同脑血栓形成大致相同，不过出血转化的发生率较高，其出血血肿少见，多是在梗死灶基础上的点状、片状渗血。

（二）临床表现

1. 任何年龄均可发病，以青壮年多见，是发病最急的卒中，且多表现为完全性卒中，栓塞易反复发生或继发出血。

2. 50%以上的患者起病是出现轻度意识障碍。

3. 局灶性神经缺失症状与栓塞动脉供血区的功能相对应。

4. 有栓子来源的基础疾病。

(三)辅助检查

1. 头颅CT及MRI检查　CT及MRI检查显示梗死病灶多呈多发，可有缺血性和出血性梗死的改变，出现出血转化更支持脑栓塞。CTA或MRA等可显示栓塞血管的部位。

2. 栓子来源相关检查　主要有心电图、超声心动图、颈动脉超声检查。

(四)诊断和鉴别诊断

1. 诊断　多数无前驱症状，急骤发病，有风湿性心脏病或颈部动脉重度粥样硬化等栓子来源。表现为颈动脉系统和(或)椎-基底动脉系统的症状和体征，伴有其他脏器、皮肤、黏膜等栓塞症状。头颅CT及MRI检查可见多发的梗死灶，常见出血转化。

2. 鉴别诊断　相比脑血栓形成，脑栓塞以青壮年多见，多在活动中起病，发展更快，多存在风湿性心脏病相关心源性栓子的基础疾病，多有轻度意识障碍，梗死病灶多发并易合并出血(表5-7)。

表5-7　脑血栓形成和脑栓塞的鉴别

	脑血栓形成	脑栓塞
发病年龄	多发生在中老年人	多见于青壮年
起病状态	多在静态下	不定
发病缓急	较缓(小时、日)	急(分钟)
常见病因	动脉粥样硬化	心脏瓣膜病
TIA病史	有	无
CT/MRI	梗死灶局限于某一血管区域，出血转化少	多发的梗死灶，常见出血转化

(五)西医治疗

治疗基本同脑血栓形成，不同之处在于同时还要积极处理不同性质的栓子和栓子的原发病。

1. 溶栓治疗　有溶栓指征者可考虑溶栓治疗，但因其易并发出血所以适应证更应严格掌握。

2. 降颅内压治疗　栓塞面积大或小脑梗死者可发生严重的脑水肿危及生命，应积极进行脱水，必要时可行**去骨瓣减压**。

3. 抗凝治疗　心房颤患者可通过药物或者**电复律**恢复窦性心律，复律失败应采取**预防性抗凝治疗**。

4. 不同栓子的治疗　气栓者应采取头低位、左侧卧位，继发癫痫者抗癫痫治疗。减压病者立即行高压氧治疗。脂肪栓可用肾上腺皮质激素、白蛋白、乙醇等。感染性栓子需用有效足量的抗感染治疗。

（六）中医辨证论治

详见"脑血栓形成"的中医辨证论治。

四、腔隙性脑梗死

腔隙性脑梗死是发生于大脑半球深部白质及脑干的**微梗死**，经慢性愈合后所形成的不规则腔隙，直径一般不超过 20mm。

其最主要的诊断标准是依据病灶大小，也就是病灶直径，属于组织学诊断，这一诊断逐渐淡化，2017 年发布的《中国脑血管疾病分类 2015》没有再保留腔隙性梗死这一分类。

（一）病因、发病机制、病理

1. 病因及发病机制　目前认为高血压、微动脉粥样硬化、糖尿病是常见的病因。发病机制与大脑中动脉主干的斑块阻塞穿支动脉、穿支血管内的粥样硬化病变及小血管的塌陷和玻璃样变等有关，此外，血管内膜功能异常及血脑屏障紊乱也参与发病过程。

2. 病理　腔隙性梗死灶多位于基底节，呈不规则的类圆形的病灶，直径在 20mm 以下。病变血管多为**穿支动脉**，可见透明变性、玻璃样脂肪变性、玻璃样小动脉坏死等。

（二）临床表现

临床以中、老年人多见，多为急性起病，临床表现多样，一般症状较轻，临床表现取决于病灶的位置，腔隙性综合征的临床表现复杂多变，常见的腔隙性综合征有以下四种。

1. 纯运动性轻偏瘫　病灶位于基底节、放射冠、脑干等。表现为对侧面及上、下肢不同程度瘫痪，而无感觉障碍、视野缺失、失语等。

2. 纯感觉性轻偏瘫　病灶多位于丘脑，表现为对侧躯体出现感觉症状，大多数主诉为感觉减退和（或）感觉异常。

3. 共济失调性轻偏瘫　病灶多位于桥脑基底部上 1/3 与下 2/3 交界处，是由于基底动脉的旁正中动脉闭塞而使病变所致，临床表现为病变对侧的纯运动性轻偏瘫和小脑性共济失调，以下肢为重，也可有构音障碍和眼震。

4. 感觉运动性卒中　病灶位于丘脑后腹核并累及内囊后肢，临床常见先以偏身感觉障碍起病，继而出现轻偏瘫等症状。

（三）辅助检查

1. 头颅 CT　可在基底节、脑干发现单个或多个小腔隙性病灶，边界清晰，无占位效应。

2. 头颅 MRI　腔隙病灶在 T_1 像是等或低信号，T_2 像高信号。比 CT 阳性率高且显示脑干病灶更清晰，特别是在 T_2 加权像中阳性率几乎达到 100%。

（四）诊断和鉴别诊断

1. 诊断

（1）中老年发病，有长期高血压病史或其他血管危险因素。

（2）临床表现符合腔隙综合征之一。

（3）CT 或 MRI 检查证实存在责任病灶，EEG、脑脊液正常。

（4）预后良好，多在短期内恢复。

2. 鉴别诊断　临床应与可引起腔隙综合征的其他病因鉴别，如脑微出血灶、感染、囊虫病、Moyamoya 病、脑脓肿等。

（五）西医治疗

治疗措施基本同"脑动脉血栓形成"，包括控制血压血糖等危险因素，使用抗血小板聚集、扩容、钙离子拮抗药等。

中医辨证论治详见"脑血栓形成"。

五、脑出血

脑出血是指原发性非外伤性的脑动脉破裂所致脑实质内的出血，又称自发性脑出血。其发生绝大多数是高血压伴发的小动脉病变在血压骤升时破裂所致，原发性脑出血合并高血压者可高达70%～80%，所以我国一直沿用"高血压脑出血"命名。本病与中医学的"中风"相似，归属于"薄厥""仆击""风痱""类中"等范畴。

（一）西医病因、发病机制、病理

1.病因及发病机制　50%以上的脑出血是由高血压所致，高血压性动脉硬化是最常见的病因。其次原因有血管结构异常（脑动静脉畸形、脑动脉瘤、脑淀粉样血管病变或肿瘤侵袭血管壁），血液成分异常（血液病、抗凝或溶栓治疗后）。此外，脑动脉本身的结构特点是其容易出血的基础原因，豆纹动脉是脑出血好发动脉。

2.病理　病理检查可见出血侧半球肿胀、充血，血肿周围脑组织受压，水肿明显，严重时可使脑组织和脑室移位、变形，甚至形成脑疝，这是脑出血最常见的直接死因。

由于脑出血后的缺损症状主要是由于出血和血肿引起的脑组织受压，而不像脑梗死是细胞的缺血坏死，因此脑出血后神经功能可有相当的恢复。

（二）中医病因病机

本病的发生主要原因在于患者平素气血亏虚，肝、脾、肾三脏阴阳失调，每遇突然恼怒、暴饮暴食、房事劳累、外邪引动等诱因，以致气血运行受阻，或阴不制阳，阳亢于上，阳亢风动，血之于气并行于上，挟痰挟火，横窜经脉，蒙蔽清窍，而形成上实下虚，阴阳互不维系的危急证候。烦劳过度，年老体衰，正气不足，络脉空虚，五志过极，阳亢风动，饮食不节，痰浊蒙窍为病机要点。其病位在脑，脏腑涉及肝、脾、肾，病性为本虚标实，上盛下虚。

（三）临床表现

1.一般表现

冬、春季节发病，发病年龄＞50岁，男性多于女性，有高血压病史。诱因多在活动中，激动、酗酒、疲劳中发病，表现为突然出现头痛、头晕、麻木无力、呕吐、昏迷。

2.不同出血部位的临床表现

（1）基底节出血：占脑出血的70%左右，是高血压脑出血的常见部位。壳核和丘脑出血典型可见"三偏征"，尾状核出血少见，往往继发蛛网膜下腔出血而血肿较小，故脑膜刺激征明显而无明显瘫痪。

（2）脑叶出血：由血管结构异常导致。常见头痛、呕吐、脑膜刺激征及相应脑叶的局灶性症状。

（3）脑干出血：一般预后不良，以脑桥出血常见，典型表现是交叉性瘫痪，针尖样瞳孔，中枢性高热。

（4）小脑出血：多表现为眩晕、呕吐、枕部头痛，同侧肢体共济失调而无肢体瘫痪。大量出血可致脑疝。

（5）脑室出血：多数是小量出血，临床表现类似蛛网膜下腔出血，有头痛、呕吐和脑膜刺激征。大量出血形成脑室铸型预后凶险。

（四）辅助检查

1. 头颅CT检查 脑出血在CT上表现为高密度影，是诊断脑卒中首选的影像学检查方法，可以显示血肿部位、大小、形态、中线结构及动态观察病情。

2. 头颅MRI检查 急性期不如CT敏感，但对脑干出血、脑血管畸形、脑肿瘤比CT敏感。

3. DSA检查 对疑诊脑血管畸形、Moyamoya病、血管炎等可行DSA检查。

（五）诊断和鉴别诊断

1. 诊断

（1）多数为50岁以上的高血压病患者，在动态下急性起病。

（2）突发头痛、呕吐、意识障碍和偏瘫失语等局灶性神经功能缺损症状。

（3）头颅CT检查可见脑内高密度影。

（4）当头颅CT检查显示是典型的出血部位，包括基底节区、脑室、丘脑、脑干、小脑半球等考虑为高血压脑出血；当出血在脑叶则应完善磁敏感加权（SWI）是否是脑淀粉样血管病变，如出血部位多发需要增强MRI检查排除脑肿瘤或海绵状血管畸形（CM）等疾病及有无血液系统疾病。

2. 鉴别诊断

（1）脑梗死：多在静态下急性起病，头痛、呕吐、昏迷等全脑症状较少，头颅CT或MRI检查可以提供重要的鉴别价值。

（2）其他系统原因引起的昏迷：有意识障碍的脑出血患者需与其他系统疾病相鉴别，病史和相应的辅助检查可提供鉴别诊断线索，且后者头颅CT检查未见出血。

（3）蛛网膜下腔出血（SAH）：虽然同样多在活动下起病，有头痛、呕吐等症状，但是SAH头痛更剧烈，头颅CT检查可协助诊断。

（六）西医治疗

1. 一般治疗 一般应卧床休息，避免情绪波动及血压升高。维持生命体征平稳和水、电解质平衡。注意监测瞳孔和意识变化。

2. 内科治疗

（1）降低颅内压，控制脑水肿：若患者具有颅内压增高的临床或影像学表现可应用脱水剂，**20%甘露醇**是首选脱水药，其他常用脱水药物有甘油果糖、利尿药、高渗盐水、白蛋白等，应用上述药物均应监测肾功能电解质，维持内环境稳定。

（2）控制血压：大部分急性脑出血患者伴有明显血压升高，颅内压下降后血压多随之下降，急性期160/90mmHg可作为参考的降压目标值，常用的静脉降压药物有乌拉地尔、尼卡地平、硝酸甘油等。

（3）止血药：对于凝血功能正常的患者，一般不建议常规使用止血药。

（4）并发症的防治：①感染。主要是肺部感染、尿路感染的治疗，可根据经验及微生物培养、药敏试验等选用抗生素治疗。②应激性溃疡。脑出血早期可使用质子泵抑制剂预防应激性溃疡。发生上消化道出血时可用冰盐水80～100ml加去甲肾上腺素4～8mg口服，也可云南白药0.5g，每日4次口服。③稀释性低钠血症。应限水补钠，特别注意的是补钠速度宜缓慢，以免导致脑桥中央髓鞘溶解。

3.**手术治疗** 我国目前外科治疗的主要目标在于及时清除血肿、快速缓解严重颅内高压及脑疝、挽救患者生命，并尽可能地缓解由血肿压迫所致继发性脑损伤和残废症状。

（七）中医辨证论治

1. 风火上扰证

症状：半身瘫痪、肢体麻木、言语謇涩、口角㖞斜等，伴有眩晕耳鸣，头痛，烦躁易怒，口苦咽干，舌质红绛，苔黄，脉弦数。

治法：平肝息风，清热泻火。

方剂：**天麻钩藤饮**加减。

2. 痰热腑实证

症状：半身瘫痪、肢体麻木、言语不利、口角㖞斜等，伴有头痛头晕，目眩，痰多，腹胀，大便干结，舌质红苔黄腻或黄厚腻，脉弦滑。

治法：通腑泄热，化痰息风。

方剂：**黄连温胆汤和大承气汤**加减。

3. 风痰瘀阻证

症状：半身瘫痪、肢体麻木、言语謇涩、口角㖞斜，伴有口黏痰多，舌质淡暗，苔薄白或白腻，脉弦滑。

治法：息风化痰通络。

方剂：**化痰通络汤**加减。

4. 气虚血瘀证

症状：半身瘫痪、肢体麻木、口角歪斜等，伴有气短声低，面色萎黄或无华，舌质淡暗或有瘀斑，苔薄白，脉细涩无力。

治法：补气活血，通经活络。

方剂：**补阳还五汤**加减。

5. 阴虚风动证

症状：半身不遂、肢体麻木、言语謇涩、口角㖞斜等，伴有头晕头痛，耳鸣目眩，手足心热，少寐多梦，舌质红，苔少或无苔或有裂纹，脉细弦数或弦滑。

治法：滋阴潜阳，息风通络。

方剂：**育阴通络汤**加减。

6. 痰湿蒙神证

症状：半身不遂、肢体麻木、言语謇涩、口角㖞斜等，不省人事或神识昏蒙，面白唇暗，痰鸣辘辘，静卧不烦，四肢不温，苔白腻，脉沉滑缓。

治法：醒神开窍，燥湿化痰。

方剂：**涤痰汤**加减。

7. 痰热内闭证

症状：半身不遂、肢体麻木、言语謇涩、口角㖞斜等，不省人事或神识昏蒙，面赤身热，烦躁不安，气粗口臭，便秘，舌质红绛，苔黄腻，脉弦滑数。

治法：清热化痰，醒神开窍。

· 301 ·

方剂：首先灌服（或鼻饲）**至宝丹或安宫牛黄丸**以辛凉透窍，并用**黄连温胆汤**加减。

8. 元气败脱证

症状：猝然昏仆，不省人事，目合口张手撒，面色苍白，四肢湿冷，鼻鼾息微，二便失禁，肢体软瘫，舌痿，脉细弱。

治法：益气回阳固脱。

方剂：**参附汤**合**生脉饮**加减。

六、蛛网膜下腔出血

蛛网膜下腔出血（SAH）是颅内血管破裂致血液流入蛛网膜下腔的急性出血性脑血管疾病，一般所说的蛛网膜下腔出血仅指原发性的先发于脑的蛛网膜下腔出血。本病属于中医学的"真头痛"范畴。

（一）西医病因、病理

1. 病因及发病机制　最常见的病因是**先天性动脉瘤**（占50%以上）、脑动静脉畸形、动脉源性动脉瘤等，儿童病因中还有是烟雾病。剧烈活动、用力、激动饮酒导致血管破裂的诱因。

2. 病理　病理生理改变主要是血液流入蛛网膜下腔，刺激痛觉敏感结构，引起血管痉挛，继发化学性脑膜炎，促使颅内压升高，还可出现急性阻塞性脑积水或交通性脑积水，以及神经内分泌紊乱及自主神经功能紊乱。

（二）中医病因病机

本病乃肝经病变，病位在脑，与肝肾密切相关。以实证居多，风、火、痰、瘀为其标，肝肾阴虚，气血亏虚为其本。病理性质属于本虚标实证，两者可互为因果。

（三）临床表现

1. 一般表现　可发生于任何年龄，以中青年多见。大多数无前驱症状急性发病，部分可有用力、激动、剧烈活动等诱因。**突发剧烈头痛、呕吐、脑膜刺激征、均匀血性脑脊液以后黄变**是临床的三大特征性表现。

2. 特殊表现　与破裂血管部位有关，如后交通动脉瘤压迫动眼神经可产生动眼神经麻痹（眼外肌及瞳孔均受累），动静脉畸形常见癫痫发作。

3. 并发症　**再出血、脑血管痉挛和阻塞性脑积水**是SAH的三大严重并发症。

（四）辅助检查

1. **头颅CT检查**　是疑诊SAH的首选检查，显示为蛛网膜下腔高密度影，多位于外侧裂池、环池。因为出血及脓肿在CT成像上均显示为高密度影。因此，确诊仍需结合病史和脑脊液检查。

2. **脑脊液检查**　对诊断有决定性意义。SAH急性期脑脊液表现为均匀血性，压力可增高，白细胞正常范围。出血停止或1周后脑脊液逐渐黄变。

3. **CTA及DSA检查**　DSA检查是明确SAH病因及发现颅内动脉瘤的"金标准"，DSA不能及时实施时，可予以CTA或MRA检查。

（五）诊断和鉴别诊断

1. 诊断　临床症状为突发剧烈头痛，伴见恶心、呕吐、意识障碍、癫痫、脑膜刺激征阳性，同时头颅CT检查发现蛛网膜下腔呈高密度影，即可确诊SAH。若临床表现不典型，头颅 CT 检查未发现异常，但仍不排除 SAH，则尽早行腰椎穿刺检查。如果脑脊液为均匀血性改变，亦可确诊 SAH。

2.鉴别诊断

（1）脑出血：CT 检查可见出血在脑实质，多见于高血压患者，并伴有偏瘫等局灶性神经缺损症状等可以鉴别。

（2）颅内感染：脑膜炎临床表现也有头痛、呕吐和脑膜刺激征。但与 SAH 相比，起病较缓，头痛程度相对较轻，常伴有发热。脑脊液检查提示的是感染相（细胞数增多、蛋白增加等），而非出血。头颅 CT 检查无蛛网膜下腔出血表现等特点可以鉴别（表 5-8）。

表 5-8 脑出血和蛛网膜下腔出血的鉴别

项目	脑血栓形成	脑栓塞
发病年龄	多发生于中、老年人	多见于青壮年
起病状态	多在静态下	不定
发病缓急	较缓（小时、天）	急（分）
常见病因	动脉粥样硬化	心脏瓣膜病
TIA 病史	有	无
CT/MRI 检查	梗死灶局限于某一血管区域，出血转化少	多发的梗死灶，常见出血转化

（六）西医治疗

1.内科治疗

（1）一般治疗：同脑出血。

（2）**防治再出血**：及时去除动脉瘤等潜在的风险是预防再出血最根本的措施，早期、短疗程抗纤溶药物可减少再出血的发生，常用药物如氨基己酸或氨甲环酸。此外，收缩压需控制在 160mmHg 以下。

（3）**防治血管痉挛**：**尼莫地平**是首选药物，维持有效的循环血容量是基础。

（4）其他：急性脑积水患者可考虑行脑室引流，伴有症状的慢性脑积水患者可行临时或永久的脑脊液分流术。有明确癫痫发作的患者必须用药治疗，但是不主张预防性应用。

2.外科治疗 动脉瘤的手术主要是动脉瘤颈夹闭术或血管内介入栓塞术，手术方式与动脉瘤的部位、患者病情密切相关。

（七）中医辨证论治

1.肝阳暴亢证

症状：突然剧烈头痛，伴有恶心呕吐，烦躁不安，面潮红，渴喜冷饮，舌质红，苔黄或少苔，脉弦。

治法：平肝潜阳。

方剂：**镇肝息风汤**加减。

2.痰瘀阻络证

症状：头痛日久，痛有定处，伴有恶心呕吐，颈强直，口渴不欲饮，舌质暗，有瘀斑，苔白腻或黄腻，脉弦。

治法：活血化瘀，清热化痰。

方剂：**通窍活血汤**合**涤痰汤**加减。

3. 元气败脱证

症状：猝然昏仆，不省人事，频频呕吐，鼻鼾息微，手撒肢冷，二便失禁，肢体软瘫，舌痿，脉细弱。

治法：益气固脱，回阳救逆。

方剂：急用**大剂参附汤**合**生脉饮**加减。

七、癫痫

癫痫是由**大脑神经元突然病理性放电**所引起的反复发作性短暂大脑功能失常为特征的慢性脑部疾病，有**突然发生、反复发作**的特点。基于不同异常同步放电累及的部位不同，临床可表现为运动异常、感觉异常、意识障碍、精神行为异常和自主神经异常等不同临床表现。癫痫与中医学的"痫证"相类似，可归属于"癫痫""羊痫风"等范畴。

（一）西医病因、病理

1. 病因　癫痫的病因非常复杂，基于病因可分为两大类。

（1）特发性癫痫及癫痫综合征：主要是由遗传因素所致，无器质性脑损伤，单基因或多基因遗传，临床表现有一定的特征性。

（2）症状性癫痫及癫痫综合征：主要是由各种原因的脑损伤所致，包括**结构性**（脑肿瘤、脑血管疾病）、**感染性**（脑炎脑膜炎、脑寄生虫病）、**免疫性**（变性或脱髓鞘病）、**代谢性**（氨基酸代谢病、线粒体病）及未知病因等。

2. 发病机制　发病机制非常复杂，**神经元异常放电**是癫痫的电生理基础，放电通过突触联系和强直后易化继发异常电位的联系传播，其终止可能是脑结构的主动抑制作用。

（1）痫性放电的起始：目前认为癫痫是**离子通道病**，钠、钾、钙离子通道与癫痫发病相关性比较明确。各种原因所致的离子通道结构和功能改变，引起离子跨膜运动改变而致神经元异常放电。这里需要明确两个概念——致痫灶和癫痫病理灶，致痫灶是痫性放电的部位，癫痫病理灶则是指在头颅CT/MRI检查显示或在显微镜下发现的异常的脑组织，是癫痫发作的病理基础。需要明确的是，直接导致癫痫发作的是致痫灶，而非癫痫病理灶。有的致痫灶位于病理灶边缘，有的位于病理灶的中心，甚至远离病理灶。

（2）痫性放电的传播：异常放电可通过突触联系和强制后易化传播扩散，不同的传播通路产生不同的临床发作类型。当异常放电仅局限于大脑皮质的某一区域时，表现为局灶性发作，或局灶躯体运动发作，或局灶躯体和特殊感觉发作；若在此局部的反馈回路中持续传导，则导致局灶性发作的持续状态；若传播至同侧其他区域甚至一侧半球，表现为临床典型的杰克逊发作（发作常常是从一侧手指→面部→下肢和半侧肢体的发作过程）。当异常放电扩散到对侧大脑半球时，则为局灶发作继发全身性发作；当异常放电广泛投射至双侧大脑皮质和网状脊髓束受到抑制时则表现为临床最常见的**全身强直阵挛发作**。

（3）痫性放电的终止：其机制未明，可能脑内存在主动的抑制机制，可能通过突触后电位的负反馈进而激活抑制放电的神经通路。

3. **病理** 癫痫的病因不同可呈现不同的病理改变。难治性癫痫患者手术切除组织的病理研究提示海马硬化具有一定代表性。

（二）中医病因病机

本病为先天遗传与后天所伤，气机逆乱、脑神机失养而发病。病理因素涉及痰、瘀、风、火，其中痰浊内阻，脏气不平，阴阳偏胜，神机受累，元神失控是病机的关键所在。且痫病之痰，具有随风气而聚散和胶固难化两大特点，因而痫病之所以久发难愈，缠绵不止，正是由于"顽痰"所致。

（三）临床表现

1. **局灶性发作** 临床起始症状和脑电图特点均提示痫性放电起源于**一侧大脑半球**，持续时间多不超过1min，意识一般不受影响，如异常放电向周围正常脑区扩散可继发为全身性发作。分为单纯局灶性发作，复杂局灶性发作，局灶发作继发全身发作。

（1）单纯局灶性发作：①局灶性运动性发作。表现为局部肢体抽动，病灶在对侧运动区。部分运动性发作后遗留暂时性肢体瘫痪，称为Todd瘫痪，一般24小时内恢复正常活动。②局灶性感觉发作。躯体感觉性发作表现为肢体麻木感、针刺感，病灶在中央后回体感觉区。也会有特殊感觉性发作，表现为视、听、嗅、味幻觉和发作性眩晕。③自主神经症状发作。表现为口干烦渴、欲排尿感、全身皮肤发红、出汗、呕吐、腹痛。病灶在岛回或扣带回。④精神性发作。表现为各类型遗忘症（似曾相识、不曾相识等），情感异常（无名恐惧、忧虑等），错觉（视物变大变小），病灶常在边缘系统。

（2）复杂局灶性发作：以前常称为精神运动性发作，因病灶多在颞叶也称"颞叶癫痫"，常表现为突然凝视不动，均出现**意识障碍**，多数伴有自动症和遗忘症，脑电图表现为一侧或两侧颞区慢波，间有棘波或尖波。自动症多表现为患者先瞪视不动，然后做出无意识动作，口消化道、手足语言性自动症，也可以表现为奔跑、乘船上车。

2. **全身性发作** 神经元异常放电起源于**双侧大脑半球**，发作时多伴有意识障碍或以意识障碍为首发症状。

（1）全身强直阵挛发作（GTCS）：是最常见的发作类型，以意识丧失和四肢对称性抽搐为特征。发作可分3期。①强直期。患者意识丧失，突然倒地，可能造成局部损伤，全身骨骼肌呈持续性收缩；眼球上视，喉部痉挛，发出怪叫；口先张，而后闭，可能咬破舌尖；躯干先屈后反张，出现震颤。②阵挛期。阵挛频率由快变慢，一般持续不超过1min，最后一次强烈阵挛后，抽搐突然停止。③惊厥后期。患者一般首先恢复呼吸，而后心率、血压、瞳孔等恢复正常，继而意识苏醒，自发作至意识清醒的时间通常是5～10min。患者清醒后常有头晕、头痛、全身肌肉酸痛、疲乏无力等临床表现，对抽搐全无记忆，还有的进入昏睡，之后恢复如常人。

少数患者在全面发作时只有强直或阵挛形式，成为强直发作或阵挛发作。

（2）失神发作：常在儿童中发病，典型失神发作表现为患儿意识突然中断，两眼瞪视不动，中断正在进行的动作，手中持物可能坠落，可伴有简单的自动性动作（如舔唇、咀嚼、吞咽等），一般不会跌倒，持续约数秒，事后对发作全无记忆。发作较频繁，每日数次多者数百次，脑电图可见双侧对称3周/秒棘慢波或多棘－慢波。4岁以前或者15岁以后再诊断本病需慎重。

（3）肌阵挛发作：表现为颜面或肢体肌肉突然的短暂快速的抽动样收缩，可单个出现，或成簇发生，发作时间短。脑电图可见多棘－慢波、棘－慢波。

（4）失张力发作：也称跌倒发作。肌张力突然丧失，局部失肌张力发作时导致头或肢体下垂，全身失张力发作时表现为突然全身松软跌倒在地。脑电图可见多棘－慢波或低电位快波。

3. 癫痫持续状态　一次癫痫发作（包括各种类型癫痫发作）持续间大大超过了该型癫痫发作大多数患者发作的时间，或反复发作，在发作间期意识一直不清的状态。传统定义是持续时间超过30min以上。癫痫持续状态是严重危及生命的发作情况，必须紧急处理尽快终止。因此，从临床实践角度，一般而言全面性惊厥性发作的持续时间超过5min，或者非惊厥性发作（如失神发作）、部分性发作（如杰克逊发作）的持续时间超过15min，或者30min内反复发作而发作间歇期意识未完全恢复正常者，即考虑为早期癫痫持续状态。任何类型癫痫均可出现癫痫持续状态，但通常所指的是临床最常见的全面强直阵挛发作持续状态。

（四）辅助检查

1. 脑电图　脑电图是最常用的一种辅助检查方法，不仅可以记录到癫痫波有助于诊断，而且可以基于波形区分发作的类型。

2. 影像学检查　神经影像学检查可确定脑结构性异常或损害，就病因学检查来讲，头颅MRI检查较CT更为敏感。功能影像学检查可辅助癫痫病灶的定位。

（五）诊断和鉴别诊断

1. 诊断　癫痫的诊断需要完善3个步骤：是不是癫痫发作，是哪种类型的癫痫发作和癫痫的原因是什么。

临床具有发作性、短时性、刻板性的发作可疑诊，其发作的病史，特别是首次详细的发作过程和表现具有很高的诊断价值，结合脑电图可区别发作类型，神经影像学检查可确定脑结构性异常或损害。

2. 鉴别诊断

（1）晕厥：多有明显诱因，如久站或者突然严重心律失常而致大脑一过性供血中断，常有头晕、眼前发黑、胸闷胸痛等先兆，跌倒时较缓慢，面色苍白，四肢软而无力，全身大汗出，脉搏微弱。

（2）假性癫痫发作：又称癔病性发作，发作中哭叫、闭眼、躲闪、瞳孔正常；不符合癫痫发作的分类标准；发作期和发作间期无癫痫样放电。但是值得注意的是，假性癫痫发作中仍有10%的患者同时存在真正的癫痫。

（六）治疗预防

1. 药物治疗　并非所有癫痫发作起始即需要药物治疗，应结合癫痫发作的诱因、频率及合并的基础疾病、遗传背景等综合考虑，评估患者在癫痫发作复发与抗癫痫治疗的风险/收益比后给出治疗建议。药物选择主要取决于发作类型（表5-9）。

表 5-9 癫痫药物的选择

发作类型	可选用药物	可能加重发作的药物
GTCS	丙戊酸钠，拉莫三嗪，卡马西平，拉莫三嗪，苯妥英钠	
失神发作	丙戊酸钠，乙琥胺，拉莫三嗪，左乙拉西坦	苯妥英钠，苯巴比妥，卡马西平
单纯局灶性发作	卡马西平，苯妥英钠，托吡酯，拉莫三嗪，丙戊酸钠，加巴喷丁，苯妥英钠，奥卡西平，左乙拉西坦	
肌阵挛发作	丙戊酸钠，氯硝西泮，拉莫三嗪，左乙拉西坦	苯妥英钠，加巴喷丁，卡马西平，拉莫三嗪（婴儿重症肌阵挛癫痫）

此外，抗癫痫用药还应综合考虑患者年龄、全身状态、经济情况，结合对药物的治疗反应，监测药物血药浓度和不良反应，尽量单药治疗原则和长期治疗原则。不当的增减、停换药都可诱发、加重癫痫发作。

2. **癫痫持续状态** 治疗原则是快速终止发作。

（1）**地西泮**：是**首选药物**。静脉缓慢注射（每分钟不超过 2mg），应注意呼吸功能的评估。

（2）苯妥英钠：在使用地西泮控制发作后，作为长效抗癫痫药物可以防止复发，应注意心功能的评估。

（3）苯巴比妥：肌内注射，对呼吸抑制作用较轻，注意观察呼吸和血压。

（4）丙戊酸：丙戊酸静脉疗效与静脉苯巴比妥相当，但耐受性更佳。

若持续 1~2 小时仍不能控制，建议考虑使用麻醉药物，发作控制后使用长效抗癫痫药物过渡及维持。同时癫痫持续状态多继发脑水肿、吸入性肺炎等，以甘露醇脱水，保持呼吸道通畅，必要时抗感染治疗，维持水、电解质、酸碱平衡。

3. **外科治疗** 难治性癫痫，或者有明确癫痫病灶且在可切除区域的癫痫可以考虑手术切除治疗。

此外，按照国际标准联合用药治疗 1~2 年仍不能控制的耐药性癫痫，外科治疗失败，不适合手术切除颅内病灶的耐药性癫痫，可行迷走神经刺激治疗。

（七）中医辨证论治

本病为发作性疾病，中医辨证分发作期和休止期论治。发作时以实证为主，宜先治其标，治疗原则为涤痰息风，开窍定痫。休止期，宜治其本，多以健脾化痰，补益肝肾，育阴息风，活血通络等。

1. 发作期

（1）阳痫

症状：突然跌仆，不省人事，口吐痰沫，四肢抽搐，痰涎壅盛，平素多见头晕、胸胁痞满，舌质红，苔白腻或黄腻，脉多弦滑有力。

治法：急以开窍醒神，继以泻热涤痰息风。

方药：**黄连解毒汤送服定痫丸**。

（2）阴痫

症状：突然跌仆，不省人事，口吐痰沫，四肢抽搐，声音微小，平素多见神疲乏力，纳呆腹胀，舌质淡，苔白腻，脉多沉细或沉迟。

治法：温阳除痰，顺气定痫。

方药：**五生饮**合**二陈汤**加减。

2. 休止期

（1）肝火痰热证

症状：发作时昏仆抽搐，吐涎或有吼叫，平时急躁易怒，咯痰不爽，口苦咽干，便秘溲黄，目赤。舌红、苔黄腻、脉弦滑而数。

治法：清热泻火，化痰开窍。

方剂：**当归龙荟丸**合**涤痰汤**加减。

（2）瘀阻清窍证

症状：平素头晕头痛，痛有定处，发病单侧肢体抽搐，或一侧面部抽动，颜面口唇青紫。多继发于外伤等，或先天脑发育不全。舌质暗红或有瘀斑，舌苔薄白，脉涩，或弦。

治法：活血化瘀，通络息风。

方剂：**通窍活血汤**加减。

（3）脾虚痰盛证

症状：反复发痫，神疲乏力，心悸气短，失眠多梦，面色苍白，体瘦纳呆，大便溏薄。舌质淡，苔白腻，脉沉细而弱。

治法：健脾和胃，化痰息风。

方剂：**六君子汤**合**天王补心丹**加减。

（4）肝肾阴虚证

症状：痫病频发，神思恍惚，头晕目眩，两目干涩，健忘失眠，腰膝酸软。舌质红苔少，脉沉细而数。

治法：滋补肝肾，育阴息风。

方剂：**左归丸**加减。

第九单元　理化因素所致疾病

【复习指导】本单元内容有一定难度，历年必考，应作为重点复习。其中急性中毒的临床表现、处理原则及治疗方法是重点，应熟练掌握。毒物入侵人体及其在体内的代谢途径、作用机制和诊断应熟悉。各类毒物中毒的临床表现及其诊治为了解。

一、急性中毒总论

进入人体的化学物质达到**中毒量**产生**组织和器官损害引起的全身性疾病**，称为中毒。引起中毒的化学物质，称为毒物。根据接触毒物的毒性、剂量和时间，中毒分为急性中毒和慢性中毒两大类。急性中毒是指机体一次大剂量接触或 24h 内多次接触毒物引起急性病理变化而出现的临床表现。急性中毒发病急，病情重，变化快，如不积极治疗，常危及生命。慢性中毒是指长时间接触毒物、毒物在人体蓄积而出现的临床表现。慢性中毒起病缓，病程长，常缺乏特异性诊断指标，容易误诊和漏诊。慢性中毒常为职业中毒。

本病在中医学中亦称"中毒"。

(一)西医病因及发病机制

1.病因　①职业性中毒：在生产过程中，接触有毒原料、中间产物或成品，如果不注意劳动防护，即可发生中毒。在保管、使用和运输方面，如不遵守安全防护制度，也会发生中毒。②生活性中毒：误食、意外接触毒物、用药过量、自杀或谋害等情况下，大量毒物进入人体都可引起中毒。

2.发病机制　①局部刺激、腐蚀作用；②缺氧；③麻醉作用；④抑制酶的活力；⑤干扰细胞或细胞器的生理功能；⑥竞争相关受体。

(二)临床表现

不同化学物质急性中毒表现不完全相同，严重中毒时，共同表现有发绀、昏迷、惊厥、呼吸困难、休克和少尿等。

1.皮肤黏膜表现　①皮肤及口腔黏膜灼伤；②发绀；③黄疸。

2.眼部表现　①瞳孔扩大：见于阿托品、东莨菪碱类中毒。②瞳孔缩小：见于有机磷（OPI）、氨基甲酸酯类杀虫药中毒；③视神经炎，见于甲醇中毒。

3.神经系统表现　①昏迷；②谵妄；③肌纤维颤动；④惊厥；⑤瘫痪；⑥精神失常。

4.呼吸系统表现　①呼出特殊气味：有机磷农药中毒有蒜臭味，氰化物中毒有苦杏仁味；②呼吸加快；③呼吸减慢；④肺水肿。

5.循环系统表现　①心律失常。②心搏骤停：心肌毒性作用；缺氧；严重低钾血症。③休克。

6.泌尿系统表现　①肾小管堵塞；②肾缺血；③肾小管坏死，最终导致急性肾衰竭，出现少尿或无尿。

7.血液系统表现　①溶血性贫血；②出血；③白细胞减少和再生障碍性贫血；④血液凝固障碍。

8.发热

(三)诊断

中毒诊断主要依据毒物接触史、中毒临床表现、实验室毒物检查分析和调查周围环境有无毒物存在，与其他症状相似疾病鉴别后诊断。

1.毒物接触史　是诊断中毒的重要依据。

2.临床表现　有以下情况应考虑中毒的可能：①不明原因的昏迷；②难以解释的精神改变；③年轻患者不明原因的心律失常；④不明原因的心搏骤停；⑤不明原因的无尿、少尿；⑥不明原因的发绀；⑦难以解释的外伤；⑧不明原因的出血、溶血、贫血；⑨不明原因的多系统损害。

3.实验室检查　急性中毒时，应常规留取剩余的毒物或可能含毒的标本，如呕吐物，胃内容物，以及尿、粪和血标本等。必要时进行毒物分析或细菌培养。慢性中毒，检查环境中和人体内有无毒物存在，有助于确定诊断。

(四)西医治疗

治疗原则：立即终止毒物接触，行紧急复苏和对症支持治疗，清除体内尚未吸收的毒物，应用解毒药，预防并发症等。

二、急性一氧化碳中毒

急性一氧化碳中毒是机体在短时间内吸入过量一氧化碳（CO）引起的中毒。临床上主要表现为意识障碍，严重可引起死亡，是常见的生活中毒和职业中毒。

（一）西医病因及发病机制

1. 病因　在生产过程中接触CO；**家庭用煤炉排烟不畅、煤气泄漏，在通风不良的浴室内用燃气加热淋浴**等，则是生活性CO中毒最常见的原因。

2. 发病机制　CO中毒主要引起**组织缺氧**。CO吸入后，与血液中红细胞的血红蛋白结合，形成稳定的碳氧血红蛋白（COHb）。CO中毒时，体内血管吻合支少且代谢旺盛的器官如大脑和心脏最易受损。

（二）临床表现

1. 急性中毒　正常人血液中COHb含量可达5%～10%。按中毒程度可分为3级。

（1）轻度中毒：血COHb浓度达20%～30%。有不同程度的头痛、头晕、恶心、呕吐、心悸、四肢无力、嗜睡等。原有冠心病的患者可出现心绞痛。及时脱离中毒环境，吸入新鲜空或氧疗，症状很快消失。

（2）中度中毒：血COHb浓度高于30%～40%。表现为嗜睡、意识模糊或浅昏迷，口唇黏膜可呈樱桃红色，氧疗后可恢复正常，一般无明显并发症。

（3）重度中毒：血COHb浓度达40%～60%。迅速出现昏迷、呼吸抑制、肺水肿、心律失常或心力衰竭。患者可表现为去皮质综合征状态（睁眼昏迷）。部分患者合并吸入性肺炎。

2. 急性CO中毒迟发脑病　部分急性CO中毒患者抢救苏醒后，经过2～60d的"假愈期"，可出现迟发脑病。

（1）精神意识障碍：呈现痴呆状态、谵妄状态或去皮质状态。

（2）锥体外系神经障碍：出现震颤麻痹综合征（面具面容、四肢肌张力增强、静止性震颤、前冲步态等）。

（3）锥体系神经损害：如偏瘫、病理反射阳性或尿失禁等。

（4）大脑皮质局灶性功能障碍：如失语、失明、不能站立及继发性癫痫。

（5）脑神经及周围神经损害：如视神经萎缩、听神经损害及周围神经病变等。

（三）实验室检查及其他检查

1. 血液COHb测定

（1）加碱法：加碱后血液仍保持淡红色不变（正常血液加碱后则呈绿色），提示COHb浓度高达50%以上。

（2）分光镜检查法：监测血中COHb浓度，不仅能明确诊断，而且有助于分型和估计预后（应在脱离中毒现场8h以内尽早抽取静脉血标本）。

2. 脑电图检查　可见弥漫性低波幅慢波，与缺氧性脑病进展相平行。

3. 头颅CT检查　脑水肿时可见脑部有病理性密度减低区。

4. 血气分析　血氧分压降低。

5. 心电图检查　可见ST段和T波改变、传导阻滞等。

（四）诊断与鉴别诊断

1. 诊断

（1）病史为有CO接触史。

（2）急性发生的中枢神经损害的症状和体征。皮肤黏膜呈樱桃红色为其特征性体征，但仅见于20%的患者。

（3）血中COHb测定有确定诊断价值，停止接触CO超过8h多已降至正常。

（4）除外其他引起昏迷的疾病，如脑血管意外、脑震荡、脑膜炎、糖尿病酮症酸中毒等。

2. 鉴别诊断

（1）急性脑血管疾病：临床也可见头痛、呕吐、意识障碍等表现，但以突然发生的剧烈头痛、意识障碍和"三偏"症状（病变对侧偏瘫、偏身感觉障碍和同向偏盲）为特征性临床表现，中老年人多见，可与急性CO中毒相鉴别。

（2）流行性脑脊髓膜炎：冬、春季节发病，儿童多见。以突起高热、头痛呕吐、皮肤瘀点、脑膜刺激征阳性为临床特点。

（3）糖尿病酮症酸中毒：可有恶心呕吐、意识障碍等，其特点为既往有糖尿病病病史，因感染、停用或减用胰岛素、饮食失调、应激状态等诱发，临床表现还可有食欲减退、尿量增多、呼吸深快、呼气有烂苹果味、尿糖及尿酮呈强阳性。

（五）西医治疗

1. 终止CO吸入　迅速将患者转移到空气新鲜处。

2. 纠正缺氧　鼻导管或面罩吸氧。高压氧舱治疗CO中毒可缩短昏迷时间和病程，降低病死率；且可减少迟发性脑病的发生。

3. 防治脑水肿　严重中毒后2～4h即可发生脑水肿，24～48h达高峰，因而脱水疗法非常重要。目前常采取以下方法：①20%甘露醇1～2g/kg静脉快速滴注（10ml/min）。②糖皮质激素有助于缓解脑水肿，但其临床价值尚待验证。③对昏迷时间长、伴有高热的患者给予头部物理降温或冬眠药物。④有频繁抽搐者，首选地西泮10～20mg静脉注射。抽搐停止后再静脉滴注苯妥因钠0.5～1g，剂量可在4～6h重复。

4. 促进脑细胞恢复　可选用ATP、辅酶A、细胞色素C、大剂量维生素C、胞磷胆碱等。

5. 对症治疗　昏迷期间加强护理，保持呼吸道通畅，必要时进行气管切开，防治肺部感染、压疮等并发症的发生。

6. 迟发脑病治疗　可给予高压氧、糖皮质激素、血管扩张药、神经细胞营养药、抗帕金森病药物及其他对症和支持治疗。

三、有机磷杀虫药中毒

有机磷杀虫药（OPI）中毒是指OPI抑制体内**乙酰胆碱酯酶（AChE）活性**，使体内生理效应部位ACh大量蓄积，使胆碱能神经持续过度兴奋，出现**毒蕈碱样、烟碱样和中枢神经系统**等中毒症状和体征。严重者常死于呼吸衰竭。

（一）病因及发病机制

1. 病因　OPI中毒的常见原因为生产中毒、使用中毒和生活中毒。

2. 发病机制　OPI可迅速从消化道、呼吸道或皮肤黏膜进入人体。OPI的中毒机制主要是在人体内迅速与ChE结合，形成磷酰化胆碱酯酶，磷酰化胆碱酯酶不能水解ACh，引起ACh蓄积，出现相应的临床表现。

（二）临床表现

可有接触部位的局部损害，如皮肤黏膜的炎症、水疱、剥脱等。典型症状按发生先后分别有胆碱能兴奋或危象、中间型综合征、迟发性多发性神经病。

1. 急性中毒（急性胆碱能危象）　急性中毒发病时间与毒物种类、剂量、吸收途径和机体的状态（如空腹、饭后、酒后等）有关。口服中毒多在10min至2h发病；吸入约30min内发病；皮肤吸收中毒，一般在接触2～6h后出现症状。急性胆碱能危象表现如下。

（1）毒蕈碱样症状：又称M样症状。主要是副交感神经末梢过度兴奋，类似毒蕈碱样作用。引起平滑肌痉挛、括约肌松弛、腺体及气道分泌物增加等。①平滑肌痉挛，表现为瞳孔缩小、腹痛、腹泻。②括约肌松弛，表现为大、小便失禁。③腺体分泌增加，表现为大汗、多泪和流涎。④气道分泌物明显增多，表现为咳嗽、气促，双肺有干或湿啰音，严重者发生肺水肿。

（2）烟碱样症状：又称N样症状。①在横纹肌神经-肌肉接头处乙酰胆碱堆积，出现肌纤维颤动、全身肌强直性痉挛，也可出现骨骼肌过度兴奋后就抑制，发生肌力减退，甚至呼吸肌麻痹引起呼吸停止。②交感神经节节后纤维末梢释放儿茶酚胺，表现为血压增高和心律失常。

（3）中枢神经系统症状：由于乙酰胆碱在脑内蓄积，可出现头晕、头痛、倦怠、烦躁不安、言语不清、不同程度的意识障碍。重者可发生脑水肿，甚至呼吸中枢麻痹。

有些急性OPI（乐果和马拉硫磷）中毒者，经积极抢救，病情好转后，在数日至1周后，病情突然急剧恶化，再次出现胆碱能危象，甚至肺水肿、昏迷，或死亡，称为反跳。

2. 迟发性多发性神经病　为急性重度、中度中毒后2～3周，症状消失后出现的感觉、运动型多发性神经病，主要累及肢体末端，发生下肢瘫痪、四肢肌萎缩等。神经-肌电图检查提示神经源性损害。胆碱酯酶活性可正常。多见于甲胺磷、敌敌畏、乐果和敌百虫中毒。

3. 中间型综合征（intermeediate syndrome）　重度OPI中毒后24～96h及复能药用量不足的患者，经治疗胆碱能危象消失、意识清醒或未恢复和迟发性多发性神经病发生前，突然出现屈颈肌和四肢近端肌肉无力和第Ⅲ、Ⅵ、Ⅸ、Ⅹ对脑神经支配的肌肉无力，出现眼睑下垂、眼外展及眼球活动受限、面瘫和呼吸肌麻痹。因其发生时间介于中毒急性期之后和迟发性多发性神经病之前，故称为中间综合征。胆碱酯酶活性多在30%以下。多见于含二甲氧基的化合物中毒如甲胺磷、敌敌畏、乐果、久效磷中毒。

（三）实验室检查及其他检查

ChE活力是诊断OPI中毒的特异性实验室指标，对判断中毒程度、疗效和预后极为重要。以正常人血ChE活力值作为100%，急性OPI中毒时，ChE活力值在70%～50%为轻度中毒，50%～30%为中度中毒，30%以下为重度中毒。对长期OPI接触者，血ChE活力值测定可作为生化监测指标。

呕吐物、清洗液、尿液或血液中测到相应毒物或其代谢产物可以明确有机磷农药的具体名称甚至浓度，有助于诊断和治疗。

（四）诊断与鉴别诊断

1. 诊断

（1）OPI接触史。

（2）呼出气体或呕吐物或皮肤等部位有特异性的大蒜味，有胆碱能兴奋或危象的临床表现，特别是流涎、多汗、瞳孔缩小、肌纤维颤动和意识障碍等。

(3) 全血 ChE 活力不同程度降低。

(4) 血、胃内容物 OPI 及其代谢物检测。

2. 急性中毒诊断分级　以临床表现为主要依据，血液胆碱酯酶活性可作为参考指标。

(1) 轻度中毒：以 M 样症状为主，没有肌纤维颤动等 N 样症状，ChE 活力为 70%～50%。

(2) 中度中毒：M 样症状加重，出现肌纤维颤动等 N 样症状，ChE 活力为 50%～30%。

(3) 重度中毒：除有 M、N 样症状外，并伴有肺水肿、呼吸衰竭、脑水肿、昏迷四项中任意一项表现，ChE 活力 < 30%。

3. 鉴别诊断　需要进行鉴别诊断的疾病主要有中暑、食物中毒、急性胃肠炎、脑炎、脑干出血或梗死及其他农药中毒等。根据有无 OPI 接触史、临床特征性表现和实验室检查、头颅 CT 或 MRI，一般不难做出鉴别。

（五）西医治疗

1. 迅速清除毒物

(1) 迅速离开有毒现场，脱去污染衣物，用肥皂和微温清水清洗污染的皮肤、毛发和指甲再用流动微温清水冲洗。

(2) 口服中毒者，用清水、2% 碳酸氢钠溶液（敌百虫中毒者忌用）或 1∶5000 高锰酸钾溶液（对硫磷中毒者忌用）洗胃，毒物品种不清的也可用温清水洗胃，直到洗出液清亮无大蒜味为止，最好保留胃管，间隔 2h 左右可多次重复洗胃，当然洗胃液量要比第一次少得多。洗胃后用硫酸镁或甘露醇导泻；静脉输液增加尿量，促进毒物排出。中毒严重者可在彻底洗胃的前提下进行血液净化，以进一步清除血中毒物。

2. 紧急复苏　OPI 中毒常死于肺水肿、呼吸肌麻痹、呼吸中枢衰竭。要采取紧急复苏措施，必要时应用机械通气。肺水肿应用阿托品，不能应用氨茶碱和吗啡。

3. 解毒药　在清除毒物过程中，应同时应用胆碱受体拮抗药和胆碱酯酶复能药。用药原则为早期、足量、联合和重复应用解毒药。

(1) 胆碱受体拮抗药：<u>阿托品</u>为代表药物，主要作用于外周 M 胆碱能受体，缓解 M 样症状，根据中毒轻重、用药后 M 样症状缓解程度，决定剂量、用药途径和间隔时间，尽早使患者达到并维持"阿托品化"（表现为用阿托品后，瞳孔较前扩大、口干、皮肤干燥、心率增快和肺湿啰音消失）。其他胆碱受体阻断药还有<u>山莨菪碱</u>（作用与阿托品类似）、<u>东莨菪碱</u>（对中枢 M 和 N 受体阻断作用强于对外周 M 受体作用）和<u>长托宁</u>（即盐酸戊乙奎醚，对中枢 M、N 受体和外周 M 受体均有阻断作用，但选择性作用于 M_1、M_3 受体亚型，对 M_2 受体作用极弱，对心率无明显影响）。切忌盲目大量用药，尤其是轻度中毒患者，谨防阿托品中毒（出现瞳孔明显扩大、神志模糊、烦躁不安、谵妄、惊厥、昏迷及尿潴留等情况）。

(2) 胆碱酯酶复能药：为肟类化合物能使被抑制的 ChE 恢复活性。ChE 复能药尚能对抗外周 N2 受体，控制肌纤维颤动等 N 样症状。ChE 复能药不良反应有头晕、视物模糊、复视、血压升高等。临床应用的胆碱酯酶复能药有氯解磷定（氯磷定）、碘解磷定、双复磷等。<u>氯磷定</u>是目前临床上首选的 ChE 复能药，其复能作用强，毒性反应小，静脉注射或肌内注射均可，起效快。由于 ChE 复能药不能活化老化的胆碱酯酶，故要早期用药，并且用量要足。

以上两类解毒药对有机磷中毒患者来说是"双刃剑",既有治疗作用又有毒性反应。阿托品本身就是毒性很强的药物;过量应用 ChE 复能药反而抑制胆碱酯酶活力,甚至引起癫痫样发作。因此,既要坚持用早、用足、用全(两类解毒药合用)、重复应用的用药原则,又要密切观察病情变化,防止解毒药过量,尤其要避免阿托品中毒。

4. 对症治疗

(1) 监护生命体征,保持呼吸道通畅。

(2) 防治上消化道出血。

(3) 营养、保护心肌。

(4) 其他。有脑水肿时,可用甘露醇、呋塞米等脱水;维持水、电解质及酸碱平衡;注意预防肺炎、压疮等并发症并及时处理;合理营养支持。中度和重度中毒患者避免过早活动,防止病情突变。

5. 中间型综合征治疗　立即给予人工机械通气。用氯解磷定肌内注射,连用 2～3d。积极对症处理。

6. 迟发性多发性神经病治疗　可给予维生素 B_1、维生素 B_{12} 等营养神经药物治疗,以及运动功能的康复锻炼。

第十单元　肺系病证

【复习指导】本单元应掌握感冒、喘证的概念、诊断要点,以及中医辨证论治的证候、治法、常用方剂。中医病因病机、病证鉴别是熟悉内容。

一、感冒

感冒是感受触冒风邪或时行疫毒,邪犯卫表而导致的常见的外感疾病,临床表现以鼻塞、流涕、打喷嚏、咳嗽、头痛、恶寒、发热、全身不适、脉浮为其主要特征。

(一) 病因病机

感冒因六淫、时行之邪,侵袭肺卫,以致卫表不和,肺失宣肃而为病。六淫外侵,卫气失调,或时行病毒为患,造成广泛流行。或生活起居不当,寒温失调及过度疲劳,以致肌腠不密,营卫失和,外邪乘袭发病。外邪侵犯肺卫的途径有两个:或从口鼻而入;或从皮毛内侵。因病邪在外、在表,故常出现卫表不和的上焦肺系症状。

(二) 感冒的诊断及病证鉴别

1. 诊断

(1) 多以鼻咽症状为主,可见恶风或恶寒、鼻塞、流涕、多嚏、咽痒、咽痛、周身酸楚不适等,或有发热。由于风邪兼夹病邪的不同,症状表现各异。

(2) 时行感冒多呈流行性,在同一时期发病人数剧增,且病症相似,多突然起病,恶寒、发热(多为高热)、周身酸痛、疲乏无力,病情一般较普通感冒为重。

(3) 病程一般 3～7d,普通感冒一般不传变,时行感冒少数可传变入里,变生他病。

(4) 四季皆可发病,而以冬、春两季为多。

2. 病证鉴别

(1) 感冒与风温:感冒与风温初期相似,感冒多无发热或发热不高,汗出身凉脉静而渐愈,病程多不超过 1 周,多不传变。风温病势急骤,多有发热甚或高热,得汗后热虽暂降,但脉数不静，身热旋即复起，且常见传变入里之候而出现神昏、谵妄、惊厥、出血等证，传染性强。

（2）普通感冒与时行感冒的区别：普通感冒病情较轻，全身症状不重，初起一般多见鼻塞、流涕、打喷嚏、声重、恶风，继则发热、咳嗽、咽痒或痛、头痛、身楚不适等，少有传变，在气候变化时发病率可以升高，但呈散发性，无明显流行特点。时行感冒病情较重，发病急，全身症状显著，常突然恶寒，甚则寒战、高热、周身酸痛，可以发生传变，具有广泛的传染、流行性。

（三）感冒的辨证论治

遵循"其在皮者，汗而发之"之义，感冒的治疗要点为解表达邪。风寒治以辛温发汗，风热治以辛凉解暑，暑湿杂感者又当清暑祛湿解表。虚体感邪则应扶正与解表并施。

1. 风寒束表证

证候：恶寒发热，无汗，头痛，鼻塞流清涕，咽痒，咳痰稀薄色白，口不渴或渴喜热饮，舌苔薄白而润，脉浮或浮紧。

治法：辛温解表

方剂：**荆防达表汤或荆防败毒散**。

2. 风热犯表证

证候：发热重，恶风，汗出不畅，面红，咳嗽，痰黏或黄，咽燥，或咽喉乳蛾红肿疼痛，鼻塞流浊涕，口干欲饮，舌苔薄白或微黄，舌尖红，脉浮数。

治法：辛凉解表。

方剂：**银翘散或葱豉桔梗汤**加减。

3. 暑湿伤表证

证候：发热恶风，汗少，头昏重，肢体酸胀疼痛，咳嗽痰黏，鼻流浊涕，口中黏腻，渴不多饮，胸闷脘痞，便溏，小便短赤，舌苔薄黄而腻，脉濡数。

治法：清暑祛湿解表。

方剂：**新加香薷饮**加减。

4. 气虚感冒

证候：恶寒较甚，发热，无汗，头身痛，咳嗽，咳白痰，无力，平素神疲倦怠，反复感冒，舌淡苔白，脉浮而无力。

治法：益气解表。

方剂：**参苏饮**加减。

5. 阴虚感冒

证候：身热，微恶风寒，少汗，头昏，心烦，口干，干咳少痰，舌红少苔，脉细数。

治法：滋阴解表

方剂：**葳蕤汤**加减。

二、喘证

喘证是指由于外感或内伤，导致**肺失宣降，肾失摄纳**而致以呼吸困难，甚则张口抬肩，鼻翼扇动，不能平卧为特征的一种病证。轻者仅仅呼吸困难，不能平卧，严重者可致喘脱。可见于多种急、慢性疾病的过程中。

(一)病因病机

喘证的成因概括为**外感与内伤**两类。外感为**六淫乘袭**，内伤可由**饮食不当、情志失调、劳欲久病**等所致。外邪侵袭因外感风寒，邪袭于肺，内则壅遏肺气，外则郁闭皮毛，肺卫为邪所伤，肺气不得宣发，或因风热犯肺，肺气壅实，甚则热耗津液聚集成痰，清肃失司，以致肺气上逆作喘。若表寒未解，内已化热，或肺热素盛，寒邪外束，热不得泄，则热为寒郁，肺失宣降，气逆而喘。

喘证的基本病机为外邪侵袭或痰浊内阻而致肺气上逆而作喘促；或肺肾亏虚，摄纳无权而发喘。"肺为气之本，肾为气之根"，喘证的病位主要肺和肾，涉及肝脾。病理性质有虚实两方面，"在肺为实，在肾为虚"。

喘证的严重阶段肺肾俱虚，则心气、心阳亦同时衰竭，气阳亏虚不能鼓动血脉运行，血行瘀滞可见面色唇舌、指甲青紫，甚则出现喘脱亡阳亡阴的危险证候。

(二)诊断及鉴别诊断

1. 诊断

(1)以喘促气逆、呼吸困难，甚至张口呼吸、鼻翼扇动、不能平卧、口唇发绀为特征。

(2)多有慢性咳嗽、哮病等肺系病史，每遇外感及劳累而诱发。

2. 鉴别诊断

(1)喘证与气短：两者同为呼吸异常。喘证主要表现为呼吸困难，张口抬肩，甚至不能平卧，实证气盛声高，虚证气弱声低。短气即少气，主要表现为呼吸浅促，或短气不足，似喘而无声，亦不张口抬肩，但卧为快。

(2)喘证与哮病：喘指气息而言，为气促气喘，胸满室闷，甚则张口抬肩。哮指声响而言，必见喉中哮鸣有声，亦伴呼吸困难。喘未必兼哮，而哮必兼喘。

(三)喘证的辨证论治

本病辨证首分虚实。虚喘，以培补摄纳为主，或补肺，或健脾，或补肾，阳虚则温补，阴虚则滋养。实喘治肺，以祛邪利气为主，或温宣，或清肃，或化痰。虚实夹杂、寒热互见者，又当根据具体情况辨证选方用药。此外，还应当注意积极地治疗原发病，不能见喘治喘。

1. 实喘

(1)风寒壅肺证

证候：喘息咳逆，呼吸急促，胸部胀闷，痰多稀薄色白质黏，伴有头痛，恶寒，或有发热，口不渴，无汗，苔薄白而滑，脉浮紧。

治法：宣肺散寒。

方药：**麻黄汤**合**华盖散**加减。

(2)表寒肺热证

证候：喘逆上气，胸胀或痛，咳而不爽，痰多黏稠，伴有形寒，烦闷，身痛，口渴，苔薄白或薄黄，舌边红，脉浮数或滑。

治法：解表清里，化痰平喘。

方药：**麻杏石甘汤**加减。

(3)痰热郁肺证

证候：喘咳气壅，胸部胀痛，痰多质黏或夹有血色，伴有胸中烦闷，身热有汗，口渴咽干，小便赤涩，大便或秘，舌质红，舌苔薄黄或腻，脉滑数。

治法：清热化痰，宣肺平喘。

方药：**桑白皮汤**加减。

（4）痰浊阻肺证

证候：喘而胸满窒闷，甚则倚息不能平卧，咳嗽咳痰，痰白多黏腻，咳吐不利，伴有呕恶纳呆，口黏不渴，舌苔白腻，脉滑或濡。

治法：祛痰降逆，宣肺平喘。

方药：**二陈汤**合**三子养亲汤**加减。

（5）肺气郁痹证

证候：每因遇情志诱发，呼吸短促，咽中不适，气憋，但喉中痰鸣不甚，或无痰声。平素忧思抑郁，苔薄，脉弦。

治法：疏肝解郁，降气平喘。

方药：**五磨饮子**加减。

2. 虚喘

（1）肺气虚耗证

证候：喘促短气，咳声低弱，痰吐稀薄，自汗畏风，易感冒，或潮热盗汗，面颧潮红，舌质淡红或有剥苔，脉软弱或细数。

治法：补肺益气养阴。

方药：**生脉散**合**补肺汤**加减。

（2）肾虚不纳证

证候：喘促日久，动则喘甚，形瘦神疲，腰膝酸软，浮肿溏泻，肢冷面青，舌淡苔白或黑而润滑，脉微细或沉弱；或见喘咳，面红烦躁，口咽干燥，汗出如油，舌红少津，脉细数。

治法：补肾纳气。

方药：**金匮肾气丸**合**参蛤散**加减。

（3）正虚喘脱证

证候：喘逆剧甚，张口抬肩，端坐不能平卧，心悸，烦躁不安，汗出如珠，肢冷，脉浮大无根，或见歇止，或模糊不清。

治法：扶阳固脱，镇摄肾气。

方药：**参附汤送服黑**锡丹。

第十一单元　心系病证

【复习指导】本单元应掌握不寐的概念、诊断要点，以及中医辨证论治的证候、治法、常用方剂。中医病因病机、病证鉴别是熟悉内容。

不寐

不寐是以经常不能获得正常睡眠，主要表现为睡眠时间的不足，深度不够为特征的一类病证，轻者入睡困难，易醒，醒后再入睡困难，重者彻夜不能眠，影响正常学习工作和生活。

（一）病因病机

不寐的病因较多，其中饮食不节，情志失常，劳思过度及病后体虚等因素，均能导致心神不安，神不守舍，而致不寐。

其病位主要在心，与肝、脾、肾等脏腑密切相关。不寐的病理机制总属为阳盛阴衰，阴阳失交，阳不能入于阴而至不寐。

（二）诊断及病证鉴别

1. 诊断

（1）**轻者入寐困难或寐而易醒，醒后不寐，连续3周以上，重者彻夜难眠。**

（2）**常伴有头痛、头晕、心悸、健忘、神疲乏力、心神不宁、多梦等症。**

（3）**本病证常有饮食不节**，情志失常，劳倦、思虑过度，病后体虚等病史。

2. 病证鉴别　不寐应与一时性失眠、生理性少寐、他病痛苦引起的失眠相区别。若因一时情志波动或生活环境改变引起暂时性失眠不属于病态。老年人少寐早醒，亦多属生理状态。若因其他疾病痛苦如头痛引起失眠者，则应以祛除有关病因为首要。

（三）辨证论治

本病辨证首分虚实。虚证，多属阴血不足，心失所养。实证为邪热扰心。次辨病位，病位主要在心，与肝、胆、脾、胃、肾相关。治疗当以补虚泻实，调整脏腑气血阴阳的基础上辅以安神定志是本病的基本治疗方法。

1. 肝火扰心证

证候：入睡困难，甚则彻夜不寐，多梦，性情急躁易怒，伴有头晕头涨，目赤，口干苦，纳呆，便秘溲赤，舌红苔黄，脉弦数。

治法：疏肝泻火，镇心安神。

方药：**龙胆泻肝汤**加减。

2. 痰热扰心证

证候：心烦，胸闷脘痞，泛恶，头重如负重裹，伴有口苦，舌偏红，苔黄腻，脉滑数。

治法：清化痰热，和中安神。

方药：**黄连温胆汤**加减。

3. 心脾两虚证

证候：多梦，易醒，心悸健忘，神疲纳呆，四肢倦怠乏力，腹胀便溏，面色少华，舌淡苔薄，脉细无力。

治法：补益心脾，养血安神。

方药：**归脾汤**加减。

4. 心肾不交证

证候：心烦，多梦，腰膝酸软，潮热盗汗，口干，男子遗精，女子月经不调，舌红少苔，脉细数。

治法：滋阴降火，交通心肾。

方药：**六味地黄丸**合**交泰丸**加减。

5. 心胆气虚证

证候：虚烦不宁，易惊醒，胆怯心悸，伴有心慌气短，遇事善惊，倦怠乏力，舌淡，脉弦细。

治法：益气镇惊，安神定志。

方药：**安神定志丸**合**酸枣仁汤**加减。

第十二单元 脾系病证

【复习指导】本单元应掌握腹痛、泄泻、便秘、痞满的概念、诊断要点，以及中医辨证论治的证候、治法、常用方剂。中医病因病机、病证鉴别是熟悉内容。

一、腹痛

腹痛是指因外感时邪，饮食所伤，情志失调，或素体阳虚等病因，导致脏腑气机不利，气血运行不畅**"不通则痛"**，或脏腑经脉失养**"不荣亦痛"**，临床以胃脘以下、耻骨毛际以上的部位发生疼痛为主症的病证。

（一）病因病机

腹痛致病原因较多，凡**外邪入侵，饮食所伤，情志失调，跌仆损伤，以及阳气虚弱**等原因，引起**腹部脏腑气机不利，气血运行不畅，脏腑经络失养**，均可发生腹痛。

本病的基本病机为**"不通则痛""不荣则痛"**。"不通则痛"为脏腑气机阻滞，气血运行不畅，经脉痹阻，不通则痛。"不荣则痛"为脏腑经络失养，气血运行无力，不荣则痛。病位在腹，病变脏腑涉及肝、胆、脾、肾、大小肠、膀胱、胞宫等，并与手足三阴、足少阳、足阳明经及冲、任、带脉密切相关。这些脏腑经络如有外邪侵袭，或内有所伤，均可引起脏腑气机不利，邪气阻滞于腹中，经脉运行不畅，脏腑经络失养，而致腹痛。腹痛病理因素有六端——寒、热、虚、实、气、血，且六者之间常相互联，或相兼为病。若急性暴痛，治不及时，或治不得当，气血逆乱，可致厥脱之症；若湿热蕴结肠胃，蛔虫内扰，或术后气滞血瘀，可造成腑气不通，气滞血瘀日久，可变生积聚。

（二）诊断及病证鉴别

1. 诊断

（1）凡是以胃脘以下、耻骨毛际以上部位的疼痛为主要表现者，即为腹痛。其疼痛性质各异，包括冷痛、灼痛、隐痛、胀痛、刺痛等。若病因外感，突然剧痛，伴发症状明显者，属于急性腹痛；因于内伤，起病缓慢，痛势缠绵者，则为慢性腹痛。

（2）注意鉴别与腹痛相关的病因，与脏腑经络相关的症状。如涉及肠腑，可伴有腹泻或便秘；寒凝肝脉，痛在少腹，常牵引睾丸疼痛；膀胱湿热可见腹痛牵引前阴，小便淋沥，尿道灼痛；血瘀腹痛常有外伤或手术史；少阳表里同病腹痛可见痛连腰背，伴有恶寒发热，恶心呕吐。

（3）鉴别是何脏腑受病。根据性别、年龄、婚况，结合饮食、情志、受凉等关系，疾病发生发展，以及其他伴随症状以明确病理性质。

2. 病证鉴别

（1）腹痛与胃痛：胃痛部位在心下胃脘之处，常伴有恶心、嗳气等胃病见症，腹痛部位在胃脘以下，常兼便秘、腹泻等。

（2）腹痛与其他内科疾病中的腹痛症状：许多内科疾病常见腹痛的表现，此时的腹痛只是该病的症状。如痢疾之腹痛，伴有里急后重，下利赤白脓血；鼓胀之腹痛，可见腹部胀大如鼓；积聚之腹痛，以腹中包块为特征等。

（3）腹痛与外科、妇科腹痛：内科腹痛常先发热后腹痛，疼痛一般不剧烈，痛无定处，压痛不显。外科腹痛多后发热，疼痛剧烈，有压痛点、腹肌紧张等。妇科腹痛可发热或不发热，痛有定处，多在小腹，与经、带、胎、产有关应及时进行妇科检查，以明确诊断。

（三）辨证论治

腹痛的辨证应辨明**腹痛性质和部位**。治疗腹痛多以"通"字立法，应根据辨证的虚实寒热、在气在血，确立相应治法。在通法的基础上，结合审证求因，标本兼治。实则泻之，虚则补之，热者寒之，寒者热之，滞者通之，瘀者散之。属实证者，重在祛邪疏导；对虚痛，应温中补虚，益气养血，不可滥施攻下。对于久痛入络、绵绵不愈之腹痛，可采取辛润活血通络之法。

1. 寒邪内阻证

证候：腹痛急暴，得温则减，遇冷痛甚，口淡不渴，形寒肢冷，小便清长，大便清稀或秘结，舌质淡，苔白腻，脉沉紧。

治法：散寒温里，理气止痛。

方药：**良附丸**合**正气天香散**加减。

2. 湿热壅滞证

证候：腹胀痛拒按，胸脘痞闷，大便多秘结或溏滞不爽，烦渴引饮，潮热汗出，小便短黄，舌质红，苔黄燥或黄腻，脉滑数。

治法：泄热通腑，行气导滞。

方药：**大承气汤**加减。

3. 饮食积滞证

证候：脘腹胀满疼痛，拒按，恶食，嗳腐吞酸，痛而欲泻，泻后痛减，或大便秘结，舌苔厚腻，脉滑。

治法：消食导滞，理气止痛。

方药：**枳实导滞丸**加减。

4. 肝郁气滞证

证候：腹痛胀闷，痛无定处，攻窜两胁，时聚时散，得暖气或矢气则舒，遇情志变化则剧，舌质红，苔薄白，脉弦。

治法：疏肝解郁，理气止痛。

方药：**柴胡疏肝散**加减。

5. 瘀血内停证

证候：脘腹疼痛，且痛势较剧，痛处不移，痛如针刺，经久不愈，舌质紫暗，脉细涩。

治法：活血化瘀，和络止痛。

方药：**少腹逐瘀汤**加减。

6. 中虚脏寒证

证候：腹痛绵绵，时作时止，喜温喜按，形寒肢冷，神疲乏力，气短懒言，饥饿劳累后更甚，得食或休息后稍减，面色无华，大便溏薄，舌质淡，苔薄白，脉沉细。

治法：温中补虚，缓急止痛。

方药：**小建中汤**加减。

二、泄泻

泄泻是由于多种因素导致**脾胃受损，湿困脾土，传导失司**，临床以排便次数增多，粪质稀溏或完谷不化，甚至泻出如水样为主症的病证。古有将**大便溏薄而势缓者**称为泄，大便清

稀如水而势急者称为泻。但临床上所见泄泻，往往时急时缓，难于截然分开，故合而论之。

（一）病因病机

1. 感受外邪　外感寒、湿、暑、热之邪均可引起泄泻，其中以湿邪最为多见。湿邪易困脾土，脾胃升降失司，导致运化失常，清浊不分，引起泄泻。

2. 饮食所伤　饮食所伤均能化生寒、湿、热、食滞之邪，使脾运失职，升降失调，清浊不分，发生泄泻。

3. 情志失调　忧郁恼怒，精神紧张，易致肝气郁结，木郁不达，横逆犯脾；忧思伤脾，土虚木乘，均可使脾失健运，气机升降失常，水谷不归正化而为泻。

4. 病后体虚　久病失治，脾胃受损，水谷不化，积谷为滞，遂成泄泻。

5. 禀赋不足　由于禀赋虚弱，或素体脾胃虚弱，不能受纳运化某些食物，易致泄泻。

本病的基本病机是脾虚湿盛致使脾失健运，大小肠传化失常，升降失调，清浊不分。**脾虚湿盛**是导致本病发生的关键因素。而湿邪与脾虚，相互影响，互为因果，湿盛可困遏脾运，脾虚又可生湿。本病病位在肠，主病之脏属脾，同时与肝、肾密切相关。

（二）诊断及病证鉴别

1. 诊断

（1）**以便质稀清为诊断的主要依据，或完谷不化，成粪如水样，大便次数增多，每日三五次甚至十余次。**

（2）**常兼有腹胀，腹痛、肠鸣、纳呆。**

（3）**起病急者多有暴饮暴食或误食不洁之物的病史。迁延日久，时发时止者，常由外邪、饮食或情志等因素诱发。**

2. 病证鉴别

（1）泄泻与痢疾：两者均为大便次数增多、粪质稀薄的病证。泄泻以大便次数增加、粪质稀薄为主症，大便不带脓血，也无里急后重，或无腹痛。痢疾以腹痛、里急后重、便下赤白脓血为主症。

（2）泄泻与霍乱：两者均有大便次数增加，甚至水泻表现。霍乱是一种上吐下泻并作的病证，发病特点是来势急骤，病情凶险，起病时先突然腹痛，继则吐泻交作，或吐下如米泔水，常伴有恶寒、发热，若吐泻剧烈，可致目眶凹陷、汗出肢冷等津竭阳衰之危候。泄泻一般预后良好。

（三）辨证论治

泄泻的病机关键为**脾虚湿盛**，故其治疗的基本原则为**健脾化湿**。急性泄泻多以湿盛为主，重在化湿，佐以分利，再根据寒湿和湿热的不同，分别采用温化寒湿与清化湿热之法。久泻以脾虚为主，当以健脾，兼以温肾、升提、固涩。

1. 暴泻

（1）寒湿困脾证

证候：泄泻清稀，甚则如水样，纳呆脘闷，腹痛肠鸣，兼恶寒发热，鼻塞头痛，肢体酸痛，舌苔白或白腻，脉濡缓。

治法：散寒化湿。

方药：**藿香正气散**加减。

（2）肠道湿热证

证候：泄泻腹痛，暴注下迫，或泻而不爽，粪色黄褐而臭，肛门灼热，烦热口渴，小便短黄，舌质红，苔黄腻，脉滑数或濡数。

治法：清热燥湿，分利止泻。

方药：**葛根芩连汤**加减。

（3）食滞肠胃证

证候：腹痛肠鸣，泻下粪便臭如败卵，泻后痛减，嗳腐酸臭，厌食，舌苔垢浊或厚腻，脉滑。

治法：消食导滞，和中止泻。

方药：**保和丸**加减。

2. 久泻

（1）脾胃虚弱证

证候：大便时溏时泻，水谷不化，稍进油腻食物则大便次数增加，面色萎黄无华，舌质淡，苔白，脉细弱。

治法：健脾益气，化湿止泻。

方药：**参苓白术散**加减。

（2）肾阳虚衰证

证候：久泻日久，泄泻多在黎明前后，脐下疼痛，肠鸣即泻，完谷不化，泻后则安，腹部喜暖，常伴有形寒肢冷，腰膝酸软，舌淡苔白，脉沉细。

治法：温肾健脾，固涩止泻。

方药：**四神丸**加减。

（3）肝气乘脾证

证候：平素多见胸胁胀闷，嗳气食少，每因抑郁恼怒，或情绪紧张之时，发生腹痛即泻，腹中雷鸣，攻窜作痛，矢气频作，泻后痛缓，舌淡红，脉弦。

治法：抑肝扶脾。

方药：**痛泻要方**加减。

三、痞满

痞满是因脾胃功能失调，升降失司，胃气壅塞而成的以胸脘痞塞满闷不舒，按之柔软，压之不痛，视之无胀大之形为主要临床特征的一种脾胃病证。

（一）病因病机

脾胃同居中焦，脾主运化、主升清，胃主受纳、主降浊。肝主疏泄，调节脾胃气机。肝气条达，则脾升胃降，气机顺畅。上述病因均可影响到胃，并涉及脾、肝，使中焦气机不利，脾胃升降失职，而发痞满。

痞满的基本病位在**胃**，与**肝、脾**的关系密切。基本病机为**脾胃功能失调，升降失司，胃气壅塞**。

（二）诊断及病证鉴别

1. 诊断

（1）临床以胃脘痞塞、满闷不舒为主症，其痞按之柔软，压之不痛，视之无胀大之形。

（2）发病缓慢，时轻时重，反复发作，病程漫长。

(3) 多由饮食、情志、起居、寒温等因素诱发。

2. 病证鉴别

(1) 痞满与胃痛：两者病位同在胃脘部，且常相兼出现。然胃痛以疼痛为主，胃痞以满闷不适为患。

(2) 痞满与鼓胀：两者均为自觉腹部胀满的病证，但鼓胀以腹部胀大如鼓、皮色苍黄、脉络暴露为主症；胃痞以自觉满闷不舒、外无胀形为特征。鼓胀按之腹皮绷急，胃痞按之柔软。鼓胀有胁痛、黄疸、积聚等病史；胃痞可有胃痛、嘈杂、吞酸等胃病病史。

(3) 痞满与胸痹：胸痹心痛属胸阳痹阻，心脉瘀阻为患，以胸痛，胸闷，短气为主症，伴有心悸、脉结代等症状；胃痞系脾胃功能失调，升降失司，胃气壅塞所致，以胃脘痞塞满闷不舒为主症，多兼饮食纳运无力，偶有胸膈不适，并无胸痛等表现。

(4) 痞满与结胸：两者病位皆在脘部，然结胸以心下至小腹硬满而痛、拒按为特征；痞满在心下胃脘，以满而不痛、手可按压为特点。

(三) 辨证论治

痞满的基本病机是中焦气机不利，脾胃升降失宜，胃气壅塞。治疗总以调理脾胃升降、行气除痞消满为基本法则。实者分别施以泻热、消食、化痰、理气，虚者则重在补益脾胃。对于虚实并见之候，治疗宜补消并用。

1. 实痞

(1) 饮食内停证

证候：脘腹痞闷而胀，进食尤甚，拒按，嗳腐吞酸，腹胀便秘，舌苔厚腻，脉滑。

治法：消食和胃，行气消痞。

方药：**保和丸**加减。

(2) 痰湿中阻证

证候：脘腹痞塞不舒，胸膈满闷，头晕目眩，身重困倦，不思饮食，口淡不渴，小便不利，舌白厚腻，脉沉滑。

治法：除湿化痰，理气和中。

方药：**二陈平胃汤**加减。

(3) 湿热阻胃证

证候：脘腹痞闷，或嘈杂不舒，心中烦热，咽干口燥，口苦，纳少，舌红苔黄腻，脉滑数。

治法：清热化湿，和胃消痞。

方药：**泻心汤**合**连朴饮**加减。

(4) 肝胃不和证

证候：脘腹痞闷，胸胁胀满，心烦易怒，善太息，或吐苦水，大便不爽，舌质淡红，苔薄白，脉弦。

治法：疏肝解郁，和胃消痞。

方药：**越鞠丸**合**枳术丸**加减。

2. 虚痞

(1) 脾胃虚弱证

证候：脘腹满闷，时轻时重，喜温喜按，纳呆便溏，神疲乏力，少气懒言，语声低微，舌质淡，苔薄白，脉细弱。

治法：补气健脾，升清降浊。

方药：**补中益气汤**加减。

（2）胃阴不足证

证候：脘腹痞闷，嘈杂，饥不欲食，口燥咽干，大便秘结，舌红少苔，脉细数。

治法：养阴益胃，调中消痞。

方药：**益胃汤**加减。

第十三单元　肝系病证

【复习指导】本单元应掌握胁痛、积聚、鼓胀的概念、诊断要点，以及中医辨证论治的证候、治法、常用方剂。中医病因病机、病证鉴别是熟悉内容。

一、胁痛

胁痛是指以一侧或两侧胁肋部疼痛为主要表现的病证，是临床上较常见的一种自觉症状。

（一）病因病机

胁痛的病因以**情志所伤、饮食不节、久病体虚、跌仆损伤**为多见。不论肝气郁结、瘀血阻络、湿热蕴结所致的脉络不通，抑或肝阴不足所致络脉失养，均可引发"不通则痛""不荣则痛"的病理变化。

胁痛病位在肝胆，基本病机为**肝络失和**，胁痛的病机有虚实两端，然以实证属多。实者以气滞、血瘀、湿热为主，以气滞为先，虚者以肝阴不足或肝肾精血亏损为主，在胁痛病机演变过程中，常见由气滞发展为血瘀，或由实转虚而致虚实夹杂。

（二）诊断及病证鉴别

1. 诊断

（1）以一侧或两侧胁肋部疼痛为主要表现者，可以诊断为胁痛。疼痛性质可表现为胀痛、窜痛、刺痛、隐痛，多为拒按，间有喜按者。

（2）部分患者可伴见胸闷、急躁、口苦、纳呆等症。

（3）常有饮食不节、肝气郁结、湿邪浸淫、外伤久病等病史。

2. 病证鉴别　胁痛应与悬饮相鉴别，悬饮亦可见胁肋疼痛，但其表现为饮留胁下，伴见咳嗽咳痰，且疼痛随咳嗽、呼吸，常喜向病侧睡卧，患侧肋间饱满，叩呈浊音，或兼见发热。

（三）辨证论治

本病辨证应辨在气在血，又分虚实。气滞以胁胀为主，游走不定，时轻时重，与情绪变化相关；血瘀以刺痛为主，痛处固定。实证之胁痛，宜用理气、活血、清利湿热之法；虚证之胁痛，宜补中寓通，采用滋阴、养血、柔肝之法。胁痛之治疗原则当根据"通则不痛"的理论，以**疏肝和络止痛**为基本治则。

1. 肝郁气滞证

证候：胁肋胀痛，走窜不定，疼痛每因情志变化诱发加重，胸闷腹胀，善太息，纳少口苦，舌苔薄白脉弦。

治法：疏肝泻火，镇心安神。

方药：**柴胡疏肝散**加减。

2. 肝胆湿热证

证候：胁肋胀痛或灼热疼痛，口苦口黏，胸闷纳呆，恶心呕吐，小便黄赤，大便不爽，或兼有身目发黄，舌红苔黄腻，脉弦滑数。

治法：清热利湿。

方药：**龙胆泻肝汤**加减。

3. 瘀血阻络证

证候：胁肋刺痛，痛有定处，痛处拒按，入夜尤其，或见胁肋癥块，舌质紫暗，脉象沉涩。

治法：祛瘀通络。

方药：**血府逐瘀汤或复元活血汤**加减。

4. 肝络失养证

证候：胁肋隐痛不休，遇劳加重，心中烦热，头晕目眩，舌红少苔，脉细弦而数。

治法：养阴柔肝。

方药：**一贯煎**加减。

二、积聚

积聚是指腹内结块，或痛或胀的病证。积属有形，结块固定不移，痛有定处，病在血分，是为脏病。聚属无形，包块聚散无常，痛无定处，病在气分，是为腑病。

（一）病因病机

病因有寒邪、湿热、痰浊、食滞、虫积等。病因复杂交错，多因情志所伤，饮食不节，寒邪直中，或虚劳黄疸迁延不愈，或病后脏腑失和，气机阻滞，瘀血内结。**聚证以气机阻滞为先，积证以瘀血凝结为要**。

（二）诊断及病证鉴别

1. 诊断

（1）腹腔内有可扪及的包块。

（2）常有腹胀或腹痛等症状。

（3）常有情志失调、饮食不节、感受寒邪或黄疸、虫毒、久疟、久泻、久痢等病史。

2. 病证鉴别

（1）积聚与痞满的鉴别：积聚则是腹内结块，或痛或胀，不仅有自觉症状，而且有结块可扪及。痞满是腹部无气聚之形可见，更不能扪及包块。

（2）癥积与瘕聚的鉴别：癥就是积，为有形可征，固定不移，痛有定处，病属血分，多为脏病，病程长，病情一般较重。瘕即是聚，指腹内结块聚散无常，痛无定处，病在气分，多为腑病，病程短，病情一般较轻。

（三）辨证论治

积聚辨证需知**病程，邪正盛衰及伴随症状**，辨其**虚实**之主次。积证治疗分初、中、末3个阶段：初期属邪实，应予以行气活血，软坚消积；中期邪实正虚，予以攻补兼施；后期正虚为主，应宜扶正培本为主，酌以理气、化瘀、消积之品。聚证多实，治疗以行气散结为主。

1. 聚证
(1) 肝气郁结证
证候：腹中结块柔软，攻窜胀痛，时聚时散，胁肋胀闷不适，苔薄，脉弦。
治法：疏肝解郁，行气散结。
方剂：**逍遥散、木香顺气散**加减。
(2) 食滞痰阻证
证候：腹胀痛，按之胀痛尤甚，时有条索状物聚起，便秘，纳呆，舌苔腻，脉弦滑。
治法：理气化痰，导滞通便。
方剂：**六磨汤**加减。

2. 积证
(1) 气滞血阻证
证候：腹部积块固定不移，质软不坚，胸胁胀满，舌黯苔薄，脉弦，舌有紫斑或紫点。
治法：理气消积，活血散瘀。
方剂：**金铃子散**合**失笑散**加减。
(2) 瘀血内结证
证候：腹部积块质地较硬，固定不移，隐痛或刺痛，纳呆，面色晦暗，可见血痣赤缕，女子月经不调。舌质紫或有瘀斑瘀点，脉细涩。
治法：祛瘀软坚，兼调脾胃。
方剂：**膈下逐瘀汤**合**六君子汤**加减。
(3) 正虚瘀结证
证候：久病，积块坚硬，隐痛或剧痛，饮食大减，面色萎黄或黧黑，消瘦脱形，舌质淡紫，或光剥无苔，脉细数或弦细。
治法：补益气血，活血化瘀。
方剂：**八珍汤**合**化积丸**加减。

三、鼓胀

鼓胀是指腹大如鼓的病证，临床表现为腹部胀大、绷急如鼓、皮色苍黄、脉络显露等。

（一）病因病机

多因黄疸、胁痛、积聚日久，导致肝、脾、肾功能失调，气、血、水瘀积于腹内，腹内日渐胀大而成鼓胀之症。

（二）诊断及病证鉴别

1. 诊断

(1) 鼓胀的证候特征：初起脘腹作胀，食后尤甚。继而腹部胀满如鼓，重者腹壁青筋显露，脐孔突起。
(2) 常伴有乏力、纳差、尿少及齿衄、鼻衄、皮肤紫斑等出血现象，可见面色萎黄、黄疸、手掌殷红、面颈胸部红丝赤缕、血痣及蟹爪纹。
(3) 本病常有酒食不节、情志内伤、虫毒感染或黄疸、胁痛、癥积等病史。

2. 病证鉴别

(1) 鼓胀与水肿的鉴别：鼓胀主要为肝、脾、肾受损，气血水互结于腹中。起病以腹部胀大为主，晚期方伴有肢体浮肿，兼见面色暗黄，面颈部有血痣赤缕，腹皮青筋显露等。而水肿主要为肺、脾、肾功能失调，水湿泛溢肌肤。先出现眼睑、头面或下肢浮肿，渐次出现四肢及全身浮肿，晚期才出现腹部胀大，腹壁无青筋暴露。

（2）气臌、水臌、血臌的鉴别：腹部膨隆，嗳气或矢气则舒，腹部按之空空然，叩之如鼓，鼓之如鼓等症为主者，多以气滞为主，是为"气臌"。腹部胀满膨大，状如蛙腹，按之如囊裹水，或见腹部坚满，腹皮绷急，常伴下肢浮肿，多以阳气不振，水湿内停为主，是为"水臌"。腹胀大，内有积块疼痛，外有腹壁青筋暴露，面、颈、胸部出现红丝赤缕者，多以血瘀为主，是为"血臌"。

（三）辨证论治

本病多属**本虚标实**之证。临床首先应辨其**虚实标本的主次**。根据辨证，标实可行气、活血、祛湿利水或用攻逐之法。本虚者，当以温补脾肾或滋养肝肾法，同时配合行气活血利水。

1. 气滞湿阻证

证候：腹胀，按之不坚，胁下胀满或疼痛，纳少，嗳气、矢气腹胀减，小便短少，舌苔薄白腻，脉弦。

治法：疏肝理气，运脾利湿。

方剂：**柴胡疏肝饮或胃苓汤**加减。

2. 水湿困脾证

证候：腹水胀满，面目及下肢浮肿，神情倦怠，纳差，脘腹胀满，怯寒懒动，小便少，便溏，舌苔白腻，脉缓。

治法：温中健脾，行气利水。

方剂：**实脾饮**。

3. 水热蕴结证

证候：腹胀急，口干苦，不欲饮，或有皮肤双目发黄，小便短赤涩，大便秘结或溏泄，舌边尖红、苔黄腻或兼灰黑，脉象弦数。

治法：清热利湿，攻下逐水。

方剂：**中满分消丸**合**茵陈蒿汤**加减。

4. 瘀结水留证

证候：腹胀，青筋显露，面色晦暗，或皮肤见赤丝血缕，口干不欲饮，可有大便色黑，舌质紫黯，脉细涩或扎。

治法：活血化瘀、行气利水。

方药：**调营饮**加减。

5. 阳虚水盛证

证候：腹胀形似蛙腹，面色苍黄，或浮肿，脘闷食少，肢冷浮肿，小便短涩，舌体胖、质紫、苔淡白，脉沉细无力。

治法：温补脾肾，化气利水。

方药：**附子理苓汤或济生肾气丸**加减。

6. 阴虚水停证

证候：腹大胀满，或见青筋暴露，面色晦滞，唇紫，口燥咽干，心烦失眠，小便短少，舌质红绛少津、苔少或光剥，脉弦细数。

治法：滋肾柔肝，养阴利水。

方剂：六味地黄丸合一贯煎加减。

第十四单元 肾系病证

【复习指导】本单元应掌握水肿的概念、诊断要点，以及中医辨证论治的证候、治法、常用方剂。中医病因病机、病证鉴别是熟悉内容。

水肿

（一）概念

水肿是由饮食、劳倦、外邪等病因，引起肺失通调、脾失转输、肾失开合、膀胱气化不利，导致津液输布失常，水液潴留，泛溢肌肤，以头面、四肢、眼睑、腹背，甚至全身浮肿为主要临床表现的一类病证。严重者可伴有胸腔积液、腹水。

（二）病因病机

禀赋不足、饮食不节、外邪侵袭、久病劳倦，导致肺、脾、肾三脏功能失调，气化不利，水液停聚，泛溢肌肤，而成水肿。

1.风邪外袭　风为六淫之首，常夹寒夹热，风寒或风热之邪侵袭肺卫，肺失通调，风水相搏，发为水肿。

2.外感水湿　久居湿地，冒雨涉水，水湿内侵，困遏脾阳，脾胃失其升清降浊之能，水无所制，发为水肿。

3.疮毒内犯　肌肤疮毒，或咽喉肿烂，火热内攻，损伤肺、脾、肾，致津液气化失常，发为水肿。

4.饮食不节　嗜食辛辣，过食肥甘，久则湿热中阻，损伤脾胃；或因生活饥饿，营养不足，脾气失养，以致脾运不健，脾失转输，水湿停滞，发为水肿。

5.禀赋不足久病不愈　先天禀赋薄弱，肾气亏虚，膀胱开合不利，气化失常，水泛肌肤，发为水肿。或因劳倦久病，脾肾亏虚，津液转输及气化失常，发为水肿。

水肿发病的机制主要在于肺失通调、脾失转输、肾失开合、三焦气化不利。其病位在肺、脾、肾，而关键在肾。发病过程中三脏相互联系，相互影响，"以肾为本、以肺为标，而以脾为制水之脏"，实为水肿发病的关键。

（三）诊断及病证鉴别

1.诊断

（1）水肿特点：水肿先从眼睑或下肢开始，继及四肢、全身。轻者仅眼睑或足胫浮肿，重者全身皆肿；甚则腹大胀满，喘息不能平卧。

（2）其他症状：尿少或尿闭，口有秽味，恶心呕吐，头痛，或有神昏谵语、抽搐等危象。

（3）病史：可有乳蛾、疮毒、紫癜、心悸及久病体虚病史。

2.病证鉴别　水肿需与鼓胀相鉴别。鼓胀以腹部胀大、皮色苍黄、脉络暴露为主要临床表现，四肢多不肿，反见瘦削，后期可伴见轻度肢体浮肿。水肿则以头面或下肢先肿，继及全身，一般皮色不变，肿甚者可见腹大胀满，腹壁无青筋暴露。鼓胀是由于肝、脾、肾功能失调，导致气滞、血瘀、水聚腹中。水肿乃肺、脾、肾三脏功能失调，气化不利，而导致水液泛溢肌肤。

（四）辨证论治

辨证以阴阳为纲，首辨阳水、阴水。 阳水多因疮毒、风邪、水湿所致。发病较急，数日之间，肿多由面目开始，自上而下，继及全身，肿处皮肤绷急光亮，按之凹陷即起，兼有发热恶寒等表证；或烦热口渴，小便赤涩，大便秘结，皮肤疮疡等毒热证，属于表证、实证，一般病程较短。阴水多因饮食劳倦、先天或后天因素所致脾肾亏损，发病缓慢，或反复发作，或由阳水转化而来。肿多由足踝开始，自下而上，继及全身，肿处皮肤松弛，按之凹陷不易恢复，甚则按之如泥，兼见神疲乏力、恶寒肢冷、腰酸冷痛、纳呆便溏等脾肾两虚之证。属里、属虚或虚实夹杂，病程较长。

关于水肿的治疗，《素问·汤液醪醴论》提出了"开鬼门""洁净府""去菀陈莝"3条基本原则。阳水以祛邪为主，应予发汗、利水或攻逐，同时配合清热解毒、理气化湿等法。阴水当以扶正为主，健脾、温肾，同时配以利水、活血、祛瘀、养阴等法。虚实夹杂者，则当兼顾，或先攻后补，或攻补兼施。

1. 阳水

（1）风水泛溢证

证候：眼睑浮肿，继则四肢全身皆肿，来势迅速，多有恶风发热、肢节酸楚、小便不利等症。偏于风热者，伴有咽喉红肿疼痛，舌质红，脉浮滑数。偏于风寒者，兼恶寒，咳喘，舌苔薄白，脉浮滑或浮紧。如水肿较甚，亦可见沉脉。

治法：散风清热，宣肺行水。

方药：**越婢加术汤**加减。

（2）湿毒浸淫证

证候：眼睑头面浮肿，延及全身，皮肤光亮，身发疮痍，甚者溃烂，恶风发热，尿少色赤，舌质红，苔薄黄，脉浮数或滑数。

治法：宣肺解毒，利湿消肿。

方药：**麻黄连翘赤小豆汤**合**五味消毒饮**加减。

（3）水湿浸渍证

证候：全身水肿，按之没指，小便短少，胸闷，身体困重，腹胀，纳呆，泛恶，苔白腻，脉沉缓，起病缓慢，病程较长。

治法：健脾化湿，通阳利水。

方药：**五皮饮**合**胃苓汤**加减。若肿甚而喘，可加麻黄、杏仁、紫苏子、葶苈子宣肺泻水而平喘；若湿困中焦，脘腹胀满者，可加椒目、大腹皮、干姜温脾化湿。

（4）湿热壅盛证

证候：遍体浮肿，皮肤绷急光亮，胸脘痞闷，烦热口渴，小便短赤，或大便干结，舌红，苔黄腻，脉沉数或濡数。

治法：分利湿热。

方药：**疏凿饮子**加减。

2. 阴水

（1）脾阳虚衰证

证候：水肿日久，腰以下为甚，按之凹陷不易恢复，面色萎黄，神疲乏力，四肢倦怠，脘腹胀闷，小便短少，纳呆便溏，舌质淡，苔白腻或白滑，脉沉缓或沉弱。

治法：温运脾阳，以利水湿。

方药：**实脾饮**加减。

（2）肾阳衰微证

证候：水肿反复消长不已，面浮身肿，腰以下肿甚，按之凹陷不起，腰部冷痛酸重，尿量减少，四肢厥冷，怯寒神疲，面色灰滞或㿠白，甚者心悸胸闷，喘促难卧，腹大胀满，舌质淡胖，苔白，脉沉细或沉迟无力。

治法：温肾助阳，化气行水。

方药：**济生肾气丸**合**真武汤**加减。

（3）瘀水互结证

证候：水肿迁延不退，肿势轻重不一，全身或四肢浮肿，以下肢为主，腰部刺痛，皮肤瘀斑，或伴有血尿，舌质紫暗或有瘀斑，苔白，脉沉细涩。

治法：活血祛瘀，化气行水。

方药：**桃红四物汤**合**五苓散**加减。

第十五单元　气血津液病证

【复习指导】本单元应掌握郁证、血证、痰饮、自汗、盗汗、内伤发热的概念、诊断要点，以及中医辨证论治的证候、治法、常用方剂。中医病因病机、病证鉴别是熟悉内容。

一、郁证

（一）概念

郁证由**情志不舒、气机郁滞**所致，以情绪不宁、心情抑郁、胸部满闷、胁肋胀痛，或易怒喜哭，或咽中如有异物梗塞等症为主要临床表现的一类病证。

（二）病因病机

郁证的病因总属情志所伤，肝失疏泄，心失所养，脾失健运，脏腑阴阳气血失调所致。

1. 情志失调　恼怒伤肝，肝失条达，气失疏泄，而致肝气郁结。气郁日久化火，则为火郁；气滞血瘀则为血郁；谋虑不遂或忧思过度，久郁伤脾，脾失健运，而蕴湿、生痰、化热等，则又可成为食郁、湿郁、痰郁、热郁。

2. 体质因素　原本肝旺，或体质素弱，复加情志刺激，肝郁抑脾，饮食渐减，生化乏源，日久必气血不足，心脾失养，或郁火暗耗营血，阴虚火旺，心病及肾，而致心肾阴虚。

郁证病位主要在**肝**，但可涉及**心、脾、肾**，但均以**气机郁滞为病理基础**。

（三）诊断及病证鉴别

1. 诊断

（1）**以情绪不宁、忧郁不畅、胸胁胀满疼痛**为主要临床表现，或有易怒易哭，或有咽中如有炙脔，吞之不下、咯之不出的特殊症状。

（2）患者大多数有焦虑、忧愁、悲哀、恐惧等情志内伤的病史，并且郁证病情的反复常与情志因素密切相关。

（3）多发于青中年女性，无其他病证的症状和体征。

2.病证鉴别

(1)郁证之梅核气与虚火喉痹：梅核气多见于中青年女性，因情志抑郁而起病，自觉咽中有物梗塞，但无咽痛及吞咽困难，咽中梗塞的感觉与情绪波动有关，心情愉快、工作繁忙时症状减轻或消失。虚火喉痹则以青中年男性发病较多，多因感冒、长期吸烟、饮酒及嗜食辛辣食物而引发，咽部除有异物感外，尚觉咽干、咽痒、灼热，咽部症状与情绪无关。

(2)郁证之梅核气与噎膈：梅核气应当与噎膈相鉴别。梅核气的诊断要点如上所述。噎膈多见于中老年人，男性居多，梗塞的感觉主要在胸骨后部位，吞咽困难的程度日渐加重。

(四)辨证论治

郁证以**气郁**为主要病变，治疗时应辨清**六郁**。气郁、血郁、火郁主要关系于肝；痰郁、食郁、湿郁主要关系于脾；虚证与心的关系最为密切。**调畅气机、理气开郁、怡情易性是治疗郁病的基本原则**。实证首当理气开郁，根据是否兼有食积、湿滞、痰结、血瘀、火郁、分别采用消食、化湿、祛痰、活血、降火等法。虚证则根据脏腑及气血阴精亏虚的不同或补益心脾，或养心安神，或滋养肝肾。对于虚实夹杂者视虚实的偏重而虚实兼顾。

1.肝气郁结证

证候：精神抑郁，情绪不宁，胸部满闷，胁肋胀痛，痛无定处，不思饮食，脘闷嗳气，大便不调，苔薄腻，脉弦。

治法：疏肝解郁，理气畅中。

方药：**柴胡疏肝散**加减。

2.气郁化火证

证候：性情急躁易怒，胸胁胀满，口苦而干，或头痛，耳鸣，目赤，或嘈杂吞酸，大便秘结，舌质红，苔黄，脉弦数。

治法：疏肝解郁，清肝泻火。

方药：**丹栀逍遥散**加减。

3.痰气郁结证

证候：精神抑郁，胸部窒闷，胁肋胀满，咽中如有异物梗塞，吞之不下，咯之不出，苔白腻，脉弦滑。

治法：行气开郁，化痰散结。

方药：**半夏厚朴汤**加减。

4.心神失养证

证候：精神恍惚，心神不宁，多疑易惊，悲忧善哭，喜怒无常，或时时欠伸，舌质淡，脉弦。

治法：甘润缓急，养心安神。

方药：**甘麦大枣汤**加减。

5.心脾两虚证

证候：多思善疑，面色不华，神疲头晕，心悸胆怯，失眠健忘，纳差，舌质淡，苔薄白，脉细。

治法：健脾养心，补益气血。

方药：**归脾汤**加减。

6.心肾阴虚证

证候：情绪不宁，心悸，健忘，口咽干燥，失眠，多梦，五心烦热，盗汗，舌红少苔，脉细数。

治法：滋养心肾。

方药：**天王补心丹**合**六味地黄丸**加减。

二、血证

（一）概念

凡血液不循常道，或上溢于口鼻诸窍，或下泄于前、后二阴，或渗出于肌肤所形成的一类出血性疾患，统称为血证。本节涉及内科常见的鼻衄、齿衄、咳血、吐血、便血、尿血、紫斑等血证。

（二）病因病机

血证可由饮食不节、情志过极、感受外邪、劳倦过度、久病或热病等多种原因所导致。

1. 饮食不节　饮酒过多，过食辛辣厚味，滋生湿热，热伤脉络，引起吐血、衄血、便血；或损伤脾胃，脾胃虚衰，血失统摄，而引起吐血、便血。

2. 情志过极　情志不遂，恼怒过度，肝气郁结化火，肝火上逆犯肺则引起咳血、衄血，肝火横逆犯胃则引起吐血。

3. 感受外邪　外邪侵袭，或因热病损伤脉络而引起出血，其中以**热邪及湿热**所致者为多。

4. 劳欲体虚　神劳伤心，体劳伤脾，房劳伤肾，劳欲过度，或久病体虚，导致心、脾、肾气阴的损伤。若损伤于气，则气虚不能摄血，以致血液外溢而形成吐血、衄血、便血、紫斑；若损伤于阴，则阴虚火旺，迫血妄行而致衄血、尿血、紫斑。

5. 久病之后　久病导致血证的机制主要有3个方面：久病使阴精耗伤，以致阴虚火旺，迫血妄行而致出血；久病使正气亏损，气虚不摄，血溢脉外而致出血；久病入络，使血脉瘀阻，血行不畅，血不循经而致出血。

出血的病机归结为**火热熏灼、迫血妄行和气虚不摄、血溢脉外**。火热之中，又有**实火和虚火**之分，外感风热燥火、湿热内蕴、肝郁化火等，均属实火，阴虚火旺之火则属虚火。气虚之中又有仅见气虚和气损及阳、阳气亦虚之别。

血证的预后与3个因素有关：一是引起血证的原因；二是与出血量的多少；三是与兼见症状有关。

（三）诊断及病证鉴别

1. 诊断

（1）鼻衄：凡血自鼻道外溢而非因外伤、倒经所致者，均可诊断为鼻衄。

（2）齿衄：血自牙龈或牙缝外溢，且排除外伤所致者，即可诊断为齿衄。

（3）咳血：血由肺、气道而来，经咳嗽而出，或觉喉痒胸闷，一咯即出，血色鲜红，或夹泡沫，或痰血相兼，痰中带血。

（4）吐血：发病急骤，吐血前多有头晕、恶心、胃脘不适等证。血随呕吐而出，常伴有食物残渣等胃内容物，血色多为咖啡色或紫暗色，也可为鲜红色，大便色黑如漆，或呈暗红色。

（5）便血：大便色鲜红、暗红或紫暗，甚至黑如柏油样，次数增多。

（6）尿血：小便中混有血液或夹有血丝，排尿时无疼痛。

（7）紫斑：肌肤出现青紫斑点，小如针尖，大者融合成片，压之不褪色。紫斑好发于四肢，尤以下肢为甚，常反复发作。

2. 病证鉴别

（1）咳血与吐血：**咳血是血由肺来**，经气道随咳嗽而出，血色多为鲜红，常混有痰液，咳血之前多有喉痒、咳嗽、胸闷等症状，大量咳血后，可见痰中带血数天，大便一般不呈黑色。**吐血是血自胃而来**，经呕吐而出，血色紫暗，常夹有食物残渣，吐血之前多有胃脘不适或胃痛、恶心等症状，吐血之后无痰中带血，但大便多呈黑色。

（2）便血与痢疾：痢疾初起有发热、恶寒等症，其便血为脓血相兼，且有腹痛、里急后重、肛门灼热等症。便血无里急后重，无脓血相兼，与痢疾不同。

（3）远血与近血：远血其病位在胃、小肠（上消化道），血与粪便相混，血色如黑漆色或暗紫色。近血来自乙状结肠、直肠、肛门（下消化道），血便分开，或是便外裹血，血色多鲜红或暗红。

（4）尿血与血淋：均表现为血由尿道而出，两者以小便时痛与不痛为其鉴别要点，不痛者为尿血，痛（滴沥刺痛）者为血淋。

（5）紫斑与出疹：均有局部肤色的改变，紫斑呈点状者需与出疹的疹点区别。紫斑隐于皮内，压之不褪色，触之不碍手；疹高出于皮肤，压之褪色，摸之碍手。且两者成因、病位均有不同。

（四）辨证论治

血证具有明确而突出的临床表现－出血，由于引起出血的原因及出血部位不同，应注意辨清不同的病证。

治疗血证，应针对血证的病因病机及损伤脏腑的不同，结合证候虚实及病情轻重辨证论治，可归纳为**治火、治气、治血** 3 个原则。

1. 鼻衄

（1）热邪犯肺证

证候：鼻燥衄血，口干咽燥，身热，恶风，头痛，或兼有咳嗽，痰少等，舌质红，苔薄，脉数。

治法：清泄肺热，凉血止血。

方药：**桑菊饮**加减。

（2）胃热炽盛证

证候：鼻衄，或兼齿衄，血色鲜红，口渴欲饮，鼻干，口干臭秽，烦躁，便秘，舌红，苔黄，脉数。

治法：清胃泻火，凉血止血。

方药：**玉女煎**加减。

（3）肝火上炎证

证候：鼻衄，头痛，烦躁易怒，耳鸣，目眩，两目红赤，口苦，舌红，脉弦数。

治法：清肝泻火，凉血止血。

方药：**龙胆泻肝汤**加减。

（4）气血亏虚证

证候：鼻衄，或兼齿衄、肌衄，面色无华，神疲乏力，头晕，耳鸣，心悸，夜寐不宁，舌质淡，脉细无力。

治法：补气摄血。
方药：归脾汤加减。

2. 齿衄
（1）胃火炽盛证
证候：齿衄，血色鲜红，牙龈红肿疼痛，头痛，口臭，舌红，苔黄，脉洪数。
治法：清胃泻火，凉血止血。
方药：加味清胃散合泻心汤加减。

（2）阴虚火旺证
证候：齿衄，血色淡红，起病较缓，常因受热及烦劳而诱发，齿摇不坚，舌质红，苔少，脉细数。
治法：滋阴降火，凉血止血。
方药：六味地黄丸合茜根散加减。

3. 咳血
（1）燥热伤肺证
证候：喉痒咳嗽，痰中带血，口干鼻燥，或有身热，舌质红，少津，苔薄黄，脉数。
治法：清热润肺，宁络止血。
方药：桑杏汤加减。

（2）肝火犯肺证
证候：咳嗽阵作，痰中带血或纯血鲜红，烦躁易怒，胸胁胀痛，口苦，舌质红，苔薄黄，脉弦数。
治法：清肝泻火，凉血止血。
方药：泻白散合黛蛤散加减。

（3）阴虚肺热证
证候：咳嗽痰少，痰中带血，或反复咳血，血色鲜红，颧红，口干咽燥，潮热盗汗，舌质红，脉细数。
治法：滋阴润肺，宁络止血。
方药：百合固金汤加减。

4. 吐血
（1）胃热壅盛证
证候：脘腹胀闷，嘈杂不适，甚则作痛，吐血色红或紫暗，常夹有食物残渣，口臭，便秘，大便色黑，舌质红，苔黄腻，脉滑数。
治法：清胃泻火，化瘀止血。
方药：泻心汤合十灰散加减。

（2）肝火犯胃证
证候：吐血色红或紫暗，口苦胁痛，心烦易怒，多梦少寐，舌质红绛，脉弦数。
治法：泻肝清胃，凉血止血。
方药：龙胆泻肝汤加减。

（3）气虚血溢证
证候：吐血缠绵不止，时轻时重，血色暗淡，面色苍白，神疲乏力，心悸气短，舌质淡，脉细弱。

治法：健脾益气摄血。

方药：**归脾汤**加减。

5. 便血

（1）肠道湿热证

证候：便血色红黏稠，大便不畅或稀溏，或有腹痛，口苦，舌质红，苔黄腻，脉濡数。

治法：清化湿热，凉血止血。

方药：**地榆散**合**槐角丸**加减。

（2）气虚不摄证

证候：便血色红或紫暗，食少，面色萎黄，体倦，心悸，少寐，舌质淡，脉细。

治法：益气摄血。

方药：**归脾汤**加减。

（3）脾胃虚寒证

证候：便血紫黯，甚则黑色，腹部隐痛，喜热饮，面色不华，神倦懒言，便溏，舌质淡，脉细。

治法：健脾温中，养血止血。

方药：**黄土汤**加减。

6. 尿血

（1）下焦湿热证

证候：小便黄赤灼热，尿血鲜红，心烦口渴，面赤，夜寐不安，舌质红，苔黄腻，脉数。

治法：清热利湿，凉血止血。

方药：**小蓟饮子**加减。

（2）肾虚火旺证

证候：小便短赤带血，头晕耳鸣，神疲，颧红潮热，腰膝酸软，舌质红，脉细数。

治法：滋阴降火，凉血止血。

方药：**知柏地黄丸**加减。

（3）脾不统血证

证候：久病尿血，甚或兼见齿衄、肌衄，食少，面色不华，体倦乏力，气短声低，舌质淡，脉细弱。

治法：补中健脾，益气摄血。

方药：**归脾汤**加减。

（4）肾气不固证

证候：久病尿血，血色淡红，头晕耳鸣，精神困惫，腰膝酸软，舌质淡，脉沉弱。

治法：补益肾气，固摄止血。

方药：**无比山药丸**加减。

7. 紫斑

（1）血热妄行证

证候：皮肤出现青紫斑点或斑块，或伴有齿衄、鼻衄、便血、尿血，或有发热，口渴，便秘，舌质红，苔黄，脉弦数。

治法：清热解毒，凉血止血。

方药：**十灰散**加减。

（2）阴虚火旺证

证候：皮肤出现青紫斑点或斑块，时发时止，常伴有齿衄、鼻衄或月经过多，口渴，心烦，颧红，手足心热，或有潮热，盗汗，舌质红，苔少，脉细数。

治法：滋阴降火，宁络止血。

方药：**茜根散**加减。

（3）气不摄血证

证候：反复发生肌衄，久病不愈，面色苍白或萎黄，神疲乏力，头晕目眩，食欲缺乏，舌质淡，脉细弱。

治法：补气摄血。

方药：**归脾汤**加减。

三、痰饮

（一）概念

痰饮是指体内水液输布、运化失常、停积于某些部位的一类病证。

（二）分类

痰饮包括**痰饮、悬饮、溢饮、支饮** 4 类。饮停胃肠之证，为痰饮；饮水后水流在胁下，咳唾引痛，谓之悬饮；水饮流行，归于四肢，当汗出而不汗出，身体疼痛，谓之溢饮；咳逆倚息，短气不得卧，其形如肿，谓之支饮。

（三）病因病机

外感寒湿、饮食不当或劳欲所伤，以致肺、脾、肾三脏功能失调，水谷不得化为精微输布全身，津液停积为患。

1. 外感寒湿　因气候湿冷，或冒雨涉水，坐卧湿地，寒湿之邪侵袭肌表，阻遏卫阳，致使肺不能宣布水津，脾无以运化水湿，水津停滞，积而成饮。

2. 饮食不当　凡暴饮过量，进食生冷，恣饮冷水；或炎夏受热及饮酒后，因热伤冷，冷热交结，中阳被遏，脾失健运，湿从内生，水液停积而为痰饮。

3. 劳欲体虚　劳倦、纵欲太过，或久病体虚，伤及脾肾之阳，水液失于输化，亦可停而成饮。

痰饮与**肺、脾、肾**功能失调有关。三脏之中，脾运失司，**首当其冲**。本病的病理性质，则**总属**阳虚阴盛，输化失调，因虚致实，水饮停积。

（四）诊断及病证鉴别

1. 诊断　应根据四饮的不同临床特征确定诊断。

（1）痰饮：心下满闷，呕吐清水痰涎，胃肠辘辘有声，体形昔肥今瘦，属饮停胃肠。

（2）悬饮：胸胁胀满，咳唾引痛，喘促不能平卧，属饮流胁下。

（3）溢饮：身体疼痛而沉重，甚则肢体浮肿，当汗出而不汗出，属饮溢肢体。

（4）支饮：咳逆倚息，短气不得平卧，其形如肿，属饮邪支撑胸肺。

2. 病证鉴别

（1）悬饮与胸痹：两者均有胸痛。但胸痹为胸膺部或心前区闷痛，且可引及左侧肩背或左臂内侧，常于饱餐、劳累、受寒、情绪激动后突然发作，历时较短，休息或用药后得以缓解；悬饮为胸胁胀痛，持续不解，多伴有咳唾、转侧、呼吸时疼痛加重，肋间胀满，并有咳嗽、咳痰等肺系证候。

（2）溢饮与风水证：水肿之风水相搏证，可分为表实、表虚两个类型。表实者，水肿而无汗，身体痛重，与水泛肌表之溢饮基本相同。如见肢体浮肿而汗出恶风，则属表虚，与溢饮有异。

（五）辨证论治

应掌握**阳虚阴盛、本虚标实**的特点。本虚为阳气不足，标实指水饮留聚。无论病之新久，都要根据症状辨别两者主次。

痰饮的治疗以**温化**为原则，并根据表里虚实的不同，采取相应的处理。

1. 痰饮

（1）脾阳虚弱证

证候：胸胁支满，心下痞闷，胃中有振水音，脘腹喜温畏冷，泛吐清水痰涎，饮入易吐，口渴不欲饮水，头晕目眩，心悸气短，食少，大便或溏，舌苔白滑，脉弦细而滑。

治法：温脾化饮。

方药：**苓桂术甘汤**合**小半夏加茯苓汤**加减。

（2）饮留胃肠证

证候：心下坚满或痛，自利，利后反快，虽利，心下续坚满，或水走肠间，辘辘有声，腹满，便秘，口舌干燥，舌苔腻，色白或黄，脉沉弦或伏。

治法：攻下逐饮。

方药：**甘遂半夏汤**或**己椒苈黄丸**加减。

2. 悬饮

（1）邪犯胸肺证

证候：寒热往来，身热起伏，汗少，或发热不恶寒，有汗而热不解，咳嗽，痰少，气急，胸胁刺痛，呼吸、转侧疼痛加重，心下痞硬，干呕，口苦，咽干，舌苔薄白或黄，脉弦数。

治法：和解宣利。

方药：**柴枳半夏汤**加减。

（2）饮停胸胁证

证候：胸胁疼痛，咳唾引痛，痛势较前减轻，而呼吸困难加重，咳逆气喘，息促不能平卧，或仅能偏卧于停饮的一侧，病侧肋间胀满，甚则可见病侧胸廓隆起，舌苔白，脉沉弦或弦滑。

治法：泻肺祛饮。

方药：**椒目瓜蒌汤**合**十枣汤**加减。

（3）络气不和证

证候：胸胁疼痛，如灼如刺，胸闷不舒，呼吸不畅，或有闷咳，甚则迁延，经久不已，阴雨更甚，可见病侧胸廓变形，舌苔薄，质暗，脉弦。

治法：理气和络。

方药：**香附旋覆花汤**加减。

（4）阴虚内热证

证候：咳呛时作，咳吐少量黏痰，口干咽燥，心烦，或午后潮热，颧红，手足心热，盗汗，

· 337 ·

或伴有胸胁闷痛，病久不复，形体消瘦，舌质偏红，少苔，脉细数。

治法：滋阴清热。

方药：**沙参麦冬汤**合**泻白散**加减。

3. 溢饮

证候：身体沉重而疼痛，甚则肢体浮肿，恶寒，无汗，或有咳喘，痰多白沫，胸闷，干呕，口不渴，苔白，脉弦紧。

治法：发表化饮。

方药：**小青龙汤**加减。

4. 支饮

（1）寒饮伏肺证

证候：咳逆喘满不得卧，痰吐白沫量多，经久不愈，天冷受寒加重，甚至引起面浮跗肿。或平素伏而不作，遇寒即发，形寒发热，腰痛，背痛，目泣自出，身体振振瞤动。舌苔白滑或白腻，脉弦紧。

治法：宣肺化饮。

方药：**小青龙汤**加减。

（2）脾肾阳虚证

证候：喘促动则为甚，心悸，气短，或咳而气怯，怯寒肢冷，神疲，食少，痰多，胸闷，少腹拘急不仁，脐下动悸，小便不利，足跗浮肿，或吐涎沫而头目昏眩，舌体胖大，质淡，苔白润或腻，脉沉细而滑。

治法：温脾补肾，以化水饮。

方药：**金匮肾气丸**合**苓桂术甘汤**加减。

四、自汗和盗汗

（一）概念

自汗和盗汗是指由于阴阳失调，腠理不固，而致汗液外泄失常的病证。其中，不因外界环境因素的影响，而白昼时时汗出、动辄益甚者，称为自汗；寐中汗出、醒来自止者，称为盗汗，亦称为寝汗。

（二）病因病机

本病大多由邪客表虚、营卫不和，肺气亏虚、卫表不固，阳气虚衰、津液失摄，阴虚火旺、虚火扰津，热邪郁蒸、迫津外泄等所致。

1. 营卫不和　体质虚弱之人，阴阳偏盛、偏衰，或表虚之人，感受风邪，致营卫不和，卫强营弱，卫外失司，营阴不能内守而汗出。

2. 肺气亏虚　素体虚弱，病后体虚，或久患咳喘，耗伤肺气，肺气不足，肌表疏松，腠理不固而汗自出。

3. 阳气虚衰　久病重病，脏气不足，阳气过耗，不能敛阴，卫外不固而汗液外泄，甚则发生大汗亡阳之变。

4. 虚火扰津　烦劳过度，精神过用，伤血失精，致血虚精亏，或邪热伤阴，阴液不足，虚火内生，心液被扰，不能自藏而外泄作汗。

5. 心血不足　劳心过度，久病血虚、血少，心失所养，心神不宁，神不守舍，心液不藏而外泄则盗汗。

6. 热邪郁蒸 风寒入里化热或感受风热、暑热。邪客于肺，肺热内炽，蒸发津液则大汗出。亦有因饮食不节，湿浊困阻，湿热蕴结，熏蒸肝胆，见汗出色黄等。

综上所述，汗证的病位在卫表肌腠，其发生与肺、心、肾密切相关。病理性质有虚、实两端。由热邪郁蒸，津液外泄属实；由营卫不和、肺气亏虚、阳气虚衰、阴虚火旺、心血不足所致者属虚。因气属阳，血属阴，自汗多阳气虚，盗汗多阴血虚。

（三）诊断及病证鉴别

1. 诊断

（1）不受外界环境影响，在头面、颈胸或四肢、全身出汗者，白昼汗出溱溱，动则甚为自汗；睡眠中汗出津津，醒后汗止为盗汗。

（2）除外其他疾病引起的自汗盗汗。其他疾病过程中出现的自汗和盗汗，因疾病不同，各具有该疾病的症状及体征，出汗大多不居于突出地位。

（3）有病后体虚、表虚受风、情志不舒、嗜食辛辣、思虑烦劳过度等易于引起自汗和盗汗的病因存在。

2. 病证鉴别

（1）自汗、盗汗与脱汗：脱汗表现为大汗淋漓，汗出如珠，常同时出现声低息微，精神疲惫，四肢厥冷，脉微欲绝或散大无力，为病势危急的征象，故脱汗又称绝汗。其汗出的情况及病情的程度均较自汗、盗汗为重。

（2）自汗、盗汗与战汗：主要出现于急性热病过程中，表现为突然恶寒战栗，全身汗出，发热，口渴，烦躁不安，为邪正交争的征象。

（3）自汗、盗汗与黄汗：黄汗汗出色黄，染衣着色，常伴见口中黏苦、渴不欲饮、小便不利、苔黄腻、脉弦滑等湿热内郁之证。可以为自汗、盗汗中的邪热郁蒸型，但汗出色黄的程度较重。

（四）辨证论治

着重辨阴阳虚实。根据证候的不同而治以益气，补血，养阴，调和营卫；实症当清肝泄热，化湿和营；虚实夹杂者根据主次适当兼顾。

1. 肺卫不固证

证候：汗出恶风，稍劳汗出尤甚，或表现半身、某一局部出汗，易于感冒，面色㿠白少华，体倦乏力，周身酸楚，苔薄白，脉细弱。

治法：益气固表。

方药：**桂枝加黄芪汤或玉屏风散**加减。

2. 心血不足证

证候：自汗或盗汗，心悸少寐，神疲气短，面色不华，舌质淡，脉细。

治法：养血补心。

方药：**归脾汤**加减。

3. 阴虚火旺证

证候：夜寐盗汗，或有自汗，五心烦热，或兼午后潮热，两颧色红，口渴，舌红少苔，脉细数。

治法：滋阴降火。

方药：**当归六黄汤**加减。

4.邪热郁蒸证

证候：蒸蒸汗出，汗黏，汗液易使衣服黄染，面赤烘热，口苦，烦躁，小便色黄，舌苔薄黄，脉弦数。

治法：清肝泄热，化湿和营。

方药：**龙胆泻肝汤**加减。

五、内伤发热

（一）概念

内伤发热是指以内伤为病因，脏腑功能失调，**气、血、阴、阳失衡为基本病机**，以发热为主要临床表现的病证。

（二）病因病机

病因主要是饮食劳倦、情志失调、久病体虚及外伤出血。其病机主要为气、血、阴、阳亏虚和气、血、痰、湿郁结壅遏而致发热两类。

1.**饮食劳倦** 由于饮食失调，劳倦过度，使脾胃受损，水谷精气不充，以致中气不足，阴火内生，或脾虚不能化生阴血，而引起发热；若脾胃受损，运化失职，以致痰湿内生，郁而化热，进而引起湿郁发热。

2.**情志失调** 情志抑郁，肝气不能条达，气郁化火，或恼怒过度，肝火内盛，导致气郁发热。情志失调亦是导致瘀血发热的原因之一。

3.**久病体虚** 由于久病或素体虚弱失于调养，以致机体的气、血、阴、阳亏虚，阴阳失衡而引起发热。若中气不足，阴火内生，可引起气虚发热；久病心肝血虚，或脾虚不能生血，或长期慢性失血，以致血虚阴伤，无以敛阳，导致血虚发热；素体阴虚，或热病日久，耗伤阴液，或治病过程中误用、过用温燥药物，致阴精亏虚，阴衰则阳盛，水不制火，而导致阴虚发热；寒证日久，或久病气虚，气损及阳，脾肾阳气亏虚，虚阳外浮，导致阳虚发热。

4.**外伤出血** 外伤及出血使血循不畅，瘀血阻滞经络，气血壅遏不通，因而引起瘀血发热；外伤及血证时出血过多，或长期慢性失血，以致阴血不足，无以敛阳而引起血虚发热。

内伤发热归为**虚**、**实**两类。由气郁化火、痰湿停聚、瘀血阻滞所致者属实，其基本病机为气、痰、湿、血等郁结，壅遏化热而引起发热。由中气不足、血虚失养、阴精亏虚及阳气虚衰所致者属虚，其基本病机是气、血、阴、阳亏虚，或因阴血不足，阴不配阳，水不济火，阳气亢盛而发热，或因阳气虚衰，阴火内生，阳气外浮而发热。总属脏腑功能失调、阴阳失衡所导致。

（三）诊断及病证鉴别

1.诊断

（1）起病缓慢，病程较长，多为低热，或自觉发热，而体温并不升高，表现为高热者较少。不恶寒，或虽有怯冷，但得衣被则温。常兼见神疲、头晕、自汗、盗汗、脉弱等证。

（2）一般有气、血、阴、阳亏虚或气郁、血瘀、湿阻的病史，或有反复发热史。

（3）无感受外邪所致的头身疼痛、鼻塞、流涕、脉浮等证。

2.**病证鉴别** 内伤发热应与外感发热相鉴别。内伤发热起病缓慢，病程较长，或有反复发作的病史。多为低热，或自觉发热，而体温并不升高，表现为高热的较少。不恶寒，或虽有怯冷，但得衣被则减。常兼见手足心热、头晕、神疲、自汗、盗汗、脉弱等证。外感发热则因感受外邪而起，起病较急，病程较短，发热的热度大多较高，发热的类型随病种的不同而有所差异，一般外邪不除则发热不退。发热初期大多伴有恶寒，其恶寒得衣被而不减，常兼有头身疼痛、鼻塞、流涕、咳嗽、脉浮等表证。外感发热由感受外邪、正邪相争所致，属实证者居多。

（四）辨证论治

内伤发热的辨证**最重要**的是**辨清证候的虚实**，由**气郁、痰湿、血瘀**所致的内伤发热属实，由**气虚、血虚、阴虚、阳虚**所致的内伤发热属虚。若邪实伤正或阴虚致实，表现为虚实夹杂的证候，应分析其主次。属实者，治宜**解郁、除湿、活血**为主，适当配伍清热。属虚者，则应**益气、养血、滋阴、温阳**，阴虚发热可配伍清退虚热的药物，其余均以补为主。对虚实夹杂者，则宜兼顾之。

1. 阴虚发热证

证候：午后潮热，或夜间发热，不欲近衣，手足心热，口干咽燥，烦躁，少寐多梦，盗汗，舌质红，或有裂纹，苔少甚至无苔，脉细数。

治法：滋阴清热。

方药：**清骨散**加减。

2. 血虚发热证

证候：发热，热势多为低热，面白少华，头晕眼花，体倦乏力，唇甲色淡，心悸不宁，舌质淡，脉细弱。

治法：益气养血。

方药：**归脾汤**加减。

3. 气虚发热证

证候：发热，热势或低或高，常在劳累后发作或加剧，易于感冒，倦怠乏力，气短懒言，自汗，食少便溏，舌质淡，苔薄白，脉细弱。

治法：益气健脾，甘温除热。

方药：**补中益气汤**加减。

4. 阳虚发热证

证候：发热而欲近衣，形寒怯冷，四肢不温，面色㿠白，少气懒言，头晕嗜卧，腰膝酸软，纳少便溏，舌质淡胖，或有齿痕，苔白润，脉沉细无力。

治法：温补阳气，引火归原。

方药：**金匮肾气丸**加减。

5. 气郁发热证

证候：发热多为低热或潮热，热势常随情绪波动而起伏，精神抑郁，胁肋胀满，烦躁易怒，口干而苦，纳食减少，舌红，苔黄，脉弦数。

治法：疏肝理气，解郁泄热。

治法：**丹栀逍遥散**加减。

6. 痰湿郁热证

证候：低热，午后热甚，心内烦热，胸闷脘痞，不思饮食，渴不欲饮，呕恶，大便稀薄或黏滞不爽，舌苔白腻或黄腻，脉濡数。

治法：燥湿化痰，清热和中。

方药：**黄连温胆汤**合**中和汤**加减。

7.血瘀发热证

证候：午后或夜晚发热，或自觉身体某些部位发热，面色萎黄或晦暗，口燥咽干，但不多饮，肢体或躯干有固定痛处或肿块，舌质青紫或有瘀点、瘀斑，脉弦或涩。

治法：活血化瘀。

方药：**血府逐瘀汤**加减。

第十六单元　肢体经络病证

【复习指导】本单元应掌握痿证、腰痛的概念、诊断要点，以及中医辨证论治的证候、治法、常用方剂。中医病因病机、病证鉴别是熟悉内容。

一、痿证

（一）概念

痿证是指肢体筋脉弛缓、软弱无力、日久不能随意运动而致肌萎缩的一种病证。

（二）病因病机

外感湿热、内伤情志、劳倦色欲均能损伤内脏精气，导致筋脉失养，产生痿证。

1.脏腑内热，外感邪毒　素体阴虚阳盛，或脏腑内有蕴热，热毒之邪侵扰肌肤，内舍脾肺，肺热叶焦，中焦郁热，燔灼津液，阴亏血燥，筋脉肌肤失于濡养，发为痿证。

2.肺热伤津，津伤不布　感受温热毒邪，高热不退，或病后余热燔灼，伤津耗气，皆令"肺热叶焦"，不能布送津液以润泽五脏，遂致四肢筋脉失养，痿弱不用。

3.湿热浸淫，气血不运　久处湿地，或冒雨露，浸淫经脉，使营卫运行受阻，郁遏生热，久则气血运行不利，筋脉肌肉失却濡养而弛纵不收，成为痿证；也有因饮食不节，如过食肥甘辛辣，或嗜酒无度，损伤脾胃，内生湿热，阻碍运化，导致脾运不输，筋脉肌肉失养，而产生痿证。

4.脾胃亏虚，精微不输　素体脾胃虚弱，或久病成虚，中气受损，则受纳、运化、输布的功能失常，气血津液生化乏源，无以濡养五脏，运行气血，以致筋骨失养，关节不利，肌肉瘦削，而导致肢体痿弱不用。

5.肝肾亏损，髓枯筋痿　素体肾虚，或因房事太过，乘醉入房，精损难复，或因劳役太过，罢极本伤，阴精亏损，导致肾水亏虚，筋脉失其荣养，而产生痿证；或因五志失调，火起于内，肾水虚不能制火，以致火烁肺金，肺失治节，不能通调津液以溉五脏，脏气伤则肢体失养，导致痿躄。

本病的病机要点为**热毒炽盛、肺热津伤、湿热浸淫、脾胃虚弱、肝肾髓枯**5种，亦有**夹积、夹痰、夹瘀**等。病位在**筋脉肌肉**，与**肺、胃、肝、肾**关系最为密切，病久可涉及五脏。

（三）诊断及病证鉴别

1.诊断

（1）肢体筋脉弛缓不收，下肢或上肢、一侧或双侧软弱无力，甚则瘫痪，部分患者伴有肌萎缩。

（2）由于肌肉痿软无力，可有声嘶低暗、睑废、视歧、抬头无力等症状，甚则影响吞咽、呼吸。

（3）部分患者发病前有感冒、腹泻病史，有的患者有家族遗传史或神经毒性药物接触史。

2. 病证鉴别

（1）痿证与偏枯：偏枯亦称半身不遂，是中风症状，症见一侧上下肢偏废不用，常伴有口眼㖞斜、语言謇涩，久则患肢肌肉枯瘦，瘫痪由中风而致，两者临床不难鉴别。

（2）痿证与痹证：痹证后期，由于肢体关节疼痛，不能运动，肢体长期失用，亦有类似痿证之瘦削枯痿者。但痿证肢体关节一般不痛，痹证则均有疼痛，其病因病机、治法也不相同，应予以鉴别。

（四）辨证论治

痿证辨证，重在**辨脏腑病位，审标本虚实**。痿证初起症见发热、咽痛、咳嗽，或在热病之后出现肢体软弱不用者，病位多在肺；凡见四肢痿软，面浮，下肢微肿，食少纳呆，腹胀便溏，病位多在脾胃；凡以下肢痿软无力明显，甚则不能站立，头晕耳鸣，咽干目眩，腰脊酸软，遗精阳痿，月经不调，病位多在肝肾。

痿证以虚为本，或本虚标实。在治疗上，如《素问·痿论篇》所言："**治痿者独取阳明**"，是指**补脾胃、清胃火、去湿热**。另一方面朱丹溪用"**泻南方、补北方**"，是从**清内热、滋肾阴**方面，达到金水相生、滋润五脏的另一种方法。总的治法正如《医学心悟·痿》所云："不外补中祛湿、养阴清热而已。"

1. 热毒炽盛，气血两燔证

证候：四肢痿软无力，伴有颜面红斑赤肿，或者皮肤瘙痒，伴有壮热，烦躁不宁，咽痛，口渴，饮食呛咳，尿黄或赤，大便干，舌质红绛，苔黄燥，脉洪数。

治法：清热解毒，凉血活血。

方药：**清瘟败毒饮**加减。

2. 肺热津伤，筋失濡润证

证候：病起发热，或热病后突然出现肢体软弱无力，皮肤枯燥，咽干不利，咳呛少痰，心烦口渴，小便黄少，大便干燥，舌质红，苔黄，脉细数。

治法：清热润燥，养肺生津。

方药：**清燥救肺汤**加减。

3. 湿热浸淫，气血不运证

证候：四肢痿软，身体困重，或麻木、微肿，尤以下肢多见，或足胫热气上腾，或有发热，胸痞脘闷，小便短赤涩痛，苔黄腻，脉细数。

治法：清热利湿，通利筋脉。

方药：**加味二妙散**加减。

4. 脾胃亏虚，精微不运证

证候：肢体痿软无力，逐渐加重，面浮不华，神疲乏力，气短，食少，腹胀，便溏，苔薄白，脉细。

治法：补脾益气，健运升清。

方药：**参苓白术散**加减。

5. 肝肾亏损，髓枯筋痿证

证候：起病缓慢，下肢痿软无力，腰脊酸软，不能久立，或伴目眩发落，咽干耳鸣，遗精或遗尿，或妇女月经不调，甚至步履全废，腿胫大肉消脱，舌红少苔，脉细数。

治法：补益肝肾，滋阴清热。

方药：**大补阴煎**加减。

二、腰痛

（一）概念

腰痛是指因感受外邪，或跌仆闪挫，或肾虚引起的腰部气血运行不畅，或失于濡养，以腰部一侧或两侧疼痛为主要症状的一类病证。

（二）病因病机

可概括为**外感、内伤**两个方面。外感以感受风寒湿邪或湿热之邪为主，内伤多属肾虚，外伤损伤经脉，气滞血瘀亦能发生腰痛。

1. 感受寒湿　居处潮湿，或冒雨涉水，或劳汗当风，衣着湿冷，腰府失护，寒湿之邪乘虚而入，以致腰府经脉阻遏，络脉绌急；湿邪留着筋骨肌肉，闭阻气血，寒与湿相合，致腰府经脉受阻，气血运行不畅而发腰痛。

2. 感受湿热　长夏之际，湿热交蒸，或湿蕴生热，湿与热合，滞于腰府，壅遏经脉引起腰痛。

3. 气滞血瘀　跌仆外伤，暴力扭转，或体位不正，腰部用力不当，或因久病导致腰部经络气血运行不畅，阻滞不通，血瘀留着而发生疼痛。

4. 肾亏体虚　先天禀赋不足，加之劳累太过，或久病体虚，或年老体衰，或房事不节，以致肾精亏损，腰府失养而发生腰痛。

腰为肾之府，为肾之精气所濡养。肾与膀胱相表里，足太阳经夹脊入腰中，任、督、冲、带诸脉亦布其间，故内伤则不外乎肾虚。而外感风寒湿热诸邪，以湿性黏滞，最易瘠着腰部，所以外感总离不开湿邪为患。内外二因，相互影响，肾虚是发病关键所在，风寒湿热之痹阻不行，常因肾虚而客。至于劳力扭伤，与血瘀有关。

（三）诊断及病证鉴别

1. 诊断

（1）急性腰痛病程较短，轻微活动即可引起一侧或两侧腰部疼痛加重，脊柱两旁常有明显的按压痛。

（2）慢性腰痛病程较长，缠绵难愈，腰部多隐痛或酸痛。常因天气变化、体位不当、劳累过度等因素而加重。

（3）本病常有居处涉水冒雨、潮湿阴冷、跌仆闪挫或劳损等相关病史。

2. 病证鉴别　本证需与肾痹相鉴别。肾痹是指腰背强直弯曲，不能屈伸，行动困难而言，多由骨痹日久发展而成。腰痛则以腰部疼痛为主。

（四）辨证论治

首先辨别外感与内伤，以明确表里虚实。由感受外邪所致者，多起病较急，腰痛明显，伴有外感症状，属表实，治以祛邪通络为主；由肾虚内伤所致者，起病较慢，腰部酸痛，多反复发作，伴有脏腑虚损的症状，属里虚，治以补肾壮腰为主；虚实兼见者，宜辨主次轻重，标本兼顾；外伤所致者，起病急，疼痛部位固定，瘀血症状明显，其证属实，治宜活血化瘀，通络止痛。

1. 寒湿腰痛证

证候：腰部冷痛重着，转侧不利，逐渐加重，虽静卧而痛不减，遇阴雨天或腰部感寒后加重，舌质淡，苔白腻，脉沉而迟缓。

治法：散寒行湿，温经通络。

方药：**甘姜苓术汤**加味。

2. 湿热腰痛证

证候：腰部弛痛，痛处伴有热感，暑湿阴雨天加重，活动后或可减轻，小便短赤，苔黄腻，脉濡数或弦数。

治法：清热利湿，舒筋止痛。

方药：**四妙丸**加减。

3. 瘀血腰痛证

证候：腰痛如刺，痛有定处，痛处拒按，昼轻夜重，重者不能转侧，轻者俯仰不便，舌质暗紫，或有瘀斑，脉涩。部分患者有外伤、劳损史。

治法：活血化瘀，理气止痛。

方药：**身痛逐瘀汤**加减。

4. 肾虚腰痛证

证候：腰痛隐隐，酸软为主，喜按喜揉，腿膝无力，遇劳更甚，卧则减轻，常反复发作。偏阳虚者，则少腹拘急，面色㿠白，少气乏力，肢寒畏冷，舌淡，脉沉细；偏阴虚者，则面色潮红，口燥咽干，心烦失眠，手足心热，舌红少苔，脉弦细数。

治法：偏阳虚者，宜温补肾阳；偏阴虚者，宜滋补肾阴。

方药：**偏阳虚者，以右归丸为主方；偏阴虚者，以左归丸为主方。如腰痛日久不愈，无明显的阴阳偏虚者，可服用青娥丸补肾治腰痛。**

第六章 中西医结合外科学

第一单元 中医外科证治概要

【复习指导】本单元内容属于理解记忆性知识。熟悉疾病命名的原则，基本术语及含义。掌握外科疾病的发病机制，阴阳辨证，局部辨证（辨痒、辨肿、辨脓），以及内治法的总原则，外治法的适应证及用法。

一、疾病命名原则及基本术语

（一）疾病命名原则

命名原则依据其病因、形态、穴位、脏腑、颜色、特征、发病部位、范围、病程、传染性等进行。

（二）基本术语

1. 疡 是一切外科疾病的总称，又称外疡。古代称外科为疡科，外科医生为疡医。
2. 疮疡 广义是指一切体表浅显外科疾病，狭义是指体表的化脓性疾病。
3. 肿疡 是指外科疾病尚未溃破的肿块。
4. 溃疡 是指外科疾病已溃破的疮面。
5. 痈 是指邪毒壅聚、气血凝滞而发生的化脓性疾病。是指生于体表的化脓性疾病称为外痈；生于脏腑的化脓性疾病称为内痈。痈代指阳证疮疡。
6. 疽 是指邪毒深阻、气血耗伤滞塞而发生的化脓性疾病。是指生于肌肤，初起有脓者，称为有头疽，相当于西医的痈；生于筋骨，初起无脓者，称为无头疽，相当于西医的骨髓炎、化脓性关节炎。疽代指阴证疮疡。
7. 疔 是指生于体表，发病迅速，病势急剧，容易散漫，可损伤筋骨，甚至发生走黄的急性化脓性疾病。
8. 走黄 是指疮疡火毒炽盛，走散入血，内攻脏腑而引起的全身性化脓性感染。颜面疔疮易发生走黄。
9. 内陷 是指疮疡正不胜邪，毒不外泄，反陷入里，客于营血，内传脏腑引起的全身性化脓性感染。有头疽易发生内陷，又称"疽毒内陷"。
10. 根盘 是指肿疡之基地根部周围的硬韧区，边界清楚。阳证疮疡根盘多收束，阴证疮疡根盘多散漫或平塌。
11. 根脚 是指肿疡之基底根部。阳证疮疡根脚多收束，根脚软陷多为成脓，根脚散漫或塌陷多为走黄。
12. 应指 是指疮疡已化脓，用手按压局部时有波动感。
13. 护场 是指疮疡周围的灼红高肿区域，指邪正斗争的场所。有护场提示正气充足，疮疡易愈；无护场提示正气不足，疮疡预后较差。
14. 袋脓 脓疡疮口缩小或切口不当，致空腔较大，状若口袋，脓出不畅，蓄于脓腔底部，称为袋脓。

15. 胬肉　是指疮疡溃破后，疮面过度生长，高突于疮面外的肉芽组织。

16. 痔　痔有峙突之意，凡生于肛门、耳、鼻等孔窍中突起的小肉称为痔。因肛门部较多见，故归属于肛门疾病类。

17. 痰　是指发于皮里膜外、筋肉骨节之间或软或硬、按之有囊性感的包块，属有形之征，多为阴证。相当于西医的结核性疾病或腺体的囊肿性疾病。

18. 结核　即结聚成核之意，既是症状，又是病名。泛指一切皮里膜外浅表部位的病理性肿块，非西医学的结核。

19. 漏　是指溃疡疮口处脓水淋漓不止，久不收口，状若滴漏。包括瘘管和窦道。**瘘管**是指体表与脏腔之间的病理性管道，有内、外口；**窦道**是指深部组织通向体表的病理性盲管，一般只有外口。

20. 瘤　凡瘀血、痰滞、浊气停留于人体组织之中所结成的块状物，称为瘤。相当于西医学的**体表良性肿瘤**。

21. 岩　病变处肿块坚硬如石，高低不平，固定不移，形似岩突，破溃后疮面中间凹陷较深，状如岩穴，称为岩。相当于西医学的癌。

二、致病因素

（一）外感六淫

1. 火　火为阳邪，其性炎上，易伤血络，致病多为阳证。患部特点为肿势急剧，焮红灼热，皮薄光亮，疼痛剧烈，易脓易溃，或有皮下瘀斑。外科疾病以"热毒""火毒"最为常见。常见疾病有疖、痈、发、有头疽、丹毒等。

2. 风　风为阳邪，善行而数变，多为阳证有患部特点为漫肿宣浮，患部皮色不变或微红，发无定处，疼痛轻微，瘙痒脱屑。常见疾病：面游风、痄腮等。

3. 寒　寒为阴邪，凝滞收引，致病多为阴证。患部特点为肿而不硬，不红不热，皮色苍白或紫暗，疼痛酸楚，痛有定处，得暖则减，化脓迟缓。常见疾病有冻疮、脱疽、流痰等。

4. 暑　暑为阳邪，多夹湿邪，致病多为阳证。患部特点为肿胀灼热，皮色焮红，糜烂流脓或伴滋水，或痒或痛。常见疾病有痱子、暑疖、黄水疮等。

5. 湿　湿为阴邪，重浊黏腻，缠绵难愈，反复发作，易侵袭人体下部。致病特点为多为阴证，患处肿胀、水疱、糜烂、渗液，常见疾病有股肿、臁疮、湿疮等。

6. 燥　燥为阳邪，燥邪易伤人体阴液，侵犯皮肤，致患部干燥、枯槁、皲裂、脱屑等。常见疾病有手足皲裂、肛裂等。

（二）感受特殊之毒

特殊之毒包括虫毒、蛇毒、疯犬毒、漆毒、药毒、食物、疫毒。

（三）外来伤害

凡跌仆损伤、金刃竹木创伤、沸水、火焰、寒冷等外在因素都可直接伤害人体，引起局部或破皮肉，或伤血脉，或损伤筋骨，或坏脏腑。

（四）情志内伤

喜、怒、忧、思、悲、恐、惊等精神活动，超过人体自我生理调节范围，引起机体气血、经络、脏腑功能失调，导致外科疾病的发生和发展。

（五）饮食不节

饮食不节包括饮食偏嗜、饥饱失常和饮食不洁3个方面。偏嗜辛辣炙煿、醇酒厚味，可使脾胃功能失调，湿热蕴积，壅遏肌肤，同时复感邪毒，则可发生疔、痈、有头疽等疾病。

（六）劳逸损伤

劳逸损伤包括劳力、劳神、房劳等劳逸失度等因素导致气血津液亏虚或运行不畅，脏腑受损，阴阳失调而发生疾病。

（七）痰饮、瘀血

痰饮、瘀血既是病理因素，又是脏腑功能失调的病理产物。

三、发病机制

邪气作用于机体，与正气相争，邪胜正负，引起局部的气血凝滞，营气不从，经络阻塞，脏腑失和，导致阴阳失衡，产生各种病理变化，是外科疾病总的发病机制。

1. **邪正盛衰** 外科疾病自始至终都存在着邪正斗争的基本矛盾，邪正的盛衰决定着疾病证候的性质，影响疾病的转归和预后。发病后正气不虚，疮疡局部高肿根束，焮热灼痛，脓出稠厚，易溃易敛，预后良好，临床多为阳证、实证。正气不足则疮疡局部平塌，或坚硬不肿，不红不热，不痛或微痛，溃后脓水清稀淋漓，迁延难愈，预后不良，临床多为阴证、虚证、正虚邪实或正虚邪恋。

2. **气血凝滞** 气血凝滞是指气血生化不及或运行障碍，影响气机升降出入，致气血运行失常的病理变化。局部气血凝滞之后，可出现肿胀、结节、肿块、疼痛、出血、皮肤增厚、瘀斑等，是外科疾病的病机关键。若气血凝滞进一步发展，则郁久化热，热盛肉腐，酝酿液化而成脓。

3. **经络阻塞** 经络具有运行全身气血、沟通上下内外、联络脏腑器官、调节功能平衡等生理功能。局部经络受邪阻塞，气血运行不畅，挟邪毒凝滞蕴积，则导致外科疾病的发生。

4. **脏腑失和** 脏腑功能失调是外科疾病发生发展的重要病机。外科疾病虽绝大多数发于体表的皮、肉、脉、筋、骨的某一部位，但常反映了脏腑的病理改变。

四、辨证

（一）阴阳辨证

阴阳辨证是八纲辨证的总纲，也是外科疾病辨证的总纲。

1. **发病缓急** 急性发作者属阳；慢性发作者属阴。
2. **病程长短** 病程较短属阳，病程较长者属阴。
3. **病位深浅** 发于皮肉的属阳；发于筋骨的属阴。
4. **皮肤颜色** 焮赤红活属阳；紫暗或皮色不变属阴。
5. **皮肤温度** 局部灼热属阳；不热或微热属阴。
6. **肿形高度** 局部肿胀形势高起者属阳；平塌下陷者属阴。
7. **肿胀范围** 肿胀局限，根脚收束者属阳；肿胀不局限，根脚散漫者属阴。
8. **肿块硬度** 肿块软硬适度，溃后渐消者属阳；肿块坚硬如石或柔软如棉者属阴。
9. **疼痛感觉** 疼痛比较剧烈者属阳；不痛、隐痛或抽痛者属阴。
10. **溃疡色泽** 疡面红活鲜润属阳，灰暗或光白板亮属阴。

11. **脓液质地** 溃后脓液稠厚的属阳；稀薄或流血水的属阴。

12. **全身症状** 阳证初起常伴有形寒发热、口渴、纳呆、大便秘结、小便短赤，溃后症状逐渐消失；阴证初起一般无明显症状，酿脓期常有骨蒸潮热、颧红，或面白、神疲、自汗、盗汗等症状，溃后尤甚。

13. **预后顺逆** 阳证易消、易溃、易敛，预后多顺（良好）；阴证难消、难溃、难敛，预后多逆（不良）。

（二）辨肿

肿是由各种致病因素导致经络阻塞、气血凝形成的体表症状。肿势的缓急、集散程度，常为判断病情虚实、轻重的依据。常以成因来辨。

1. **火** 肿而色红，皮薄光亮，焮热疼痛，得凉则减，肿势急剧。
2. **寒** 肿而木硬，皮色不泽，苍白或紫暗，皮肤清冷，常伴有酸痛，得暖则舒。
3. **风** 发病急骤，漫肿宣浮，或游走不定，不红微热，轻微疼痛。
4. **湿** 皮肉重垂胀急，深则按之凹陷，浅则光亮水疱，破流黄水，浸淫皮肤。
5. **痰** 肿势或软如棉，或硬如馒，大小不一，形态各异，随处可生，不红不热。
6. **气** 皮紧内软，按之软陷，复手即起，不红不热，常随喜怒消长。
7. **瘀血** 肿而胀急，色初暗褐，后转青紫，逐渐变黄消退。
8. **成脓** 肿势高突，皮肤光亮，焮红灼热，剧烈跳痛，按之应指。

（三）辨痛

痛是气血凝滞、经络阻塞不通痛而成，不通则痛。

1. **以疼痛原因来辨**

（1）热：皮色焮红，灼热疼痛，遇冷则痛减。

（2）寒：皮色不红，不热酸痛，得温则痛缓。

（3）风：痛无定处，忽此忽彼，走注甚速，遇风则剧。

（4）气：攻痛无常，时感抽掣，喜缓怒甚。

（5）湿：痛而酸胀，肢体沉重，按之出现凹陷性水肿，或见糜烂流滋。

（6）痰：疼痛轻微，或隐隐作痛，皮色不变。

（7）瘀血：初起隐痛，微胀，皮色暗褐，或见皮色青紫瘀斑。

（8）化脓：痛势急胀，痛无止时，如有鸡啄，按之中软应指。

2. **以疼痛类别来辨**

（1）卒痛：病势急剧，突然发作，多见于急性疾病。

（2）阵发痛：忽痛忽止，发作无常，时重时轻。多见于石淋、胃肠道寄生虫病等疾病。

（3）持续痛：痛无休止，连续不断，持续不减。常见于肿疡、脓疡等。

3. **以疼痛性质来辨**

（1）刺痛：痛如针刺，病变多在皮肤。

（2）灼痛：痛有灼热感，病变多在肌肤。

（3）裂痛：痛如撕裂，病变多在皮肉。

（4）钝痛：疼痛滞钝，病变多在骨与关节间等。

（5）酸痛：痛而酸楚，病变多在关节间。

（6）抽掣痛：痛有牵动感，并伴有放射痛，传于临近部位。
（7）胀痛：痛有扩张感，胀满不适。
（8）绞痛：发病急骤，剧烈如刀割。
（9）啄痛：痛如鸡啄，有节律性痛，病变多在肌肉，常见于阳证疮疡化脓阶段。

4. 痛与肿结合来辨

（1）先肿而后痛者，其病浅在肌肤，如颈痈。
（2）先痛而后肿者，其病深在筋骨，如附骨疽。
（3）痛发数处，同时肿胀并起，或先后相继者，如流注。
（4）肿势蔓延而痛在一处者，是毒已渐聚；肿势散漫而无处不痛者，是毒邪四散，其势鸱张。
（5）肿块坚硬如石不移，日久逐渐肿胀时觉掣痛者，常为岩证。

（四）辨痒

痒是皮肤病主要的自觉症状，且伴有不同的局部表现，如丘疹、水疱、风团、皮肤潮红、脱屑等。

1. 以原因来辨

（1）风胜：遍体作痒，走窜无定，抓破血溢，多为干性，如牛皮癣、白疕、瘾疹等。
（2）湿胜：黄水淋漓，浸淫四窜，沿表皮蚀烂，越腐越痒，多为湿性，如急性湿疮。
（3）热胜：皮肤焮红灼热作痒，或发于暴露部位，或遍布全身，甚则糜烂滋水淋漓，结痂成片。如接触性皮炎。
（4）虫淫：黄水频流，浸淫蔓延，其痒尤甚，状如虫行皮中，最易传染，如手足癣、疥疮等。
（5）血虚：皮肤干燥、脱屑、变厚，基本无糜烂流滋水，如牛皮癣、慢性湿疮。

2. 以其病变过程来辨

（1）肿疡作痒：一般较为少见，疔疮初起，局部肿势平坦，根脚不聚，可有作痒的感觉，这是毒势炽盛，病变有进一步发展的趋势。
（2）溃疡作痒：如痈疽溃后，肿痛渐消，忽然患部感觉发热奇痒；或因用汞剂、砒剂、膏药等引起皮肤过敏发痒。如溃疡经治疗后，腐肉已脱，新肌渐生之际，皮肉间感觉微微作痒，是毒邪渐化，气血渐充，将要收口之佳象。

（五）辨脓

脓是一种病理产物，由气血所化生，因皮肉之间热盛肉腐蒸酿而成，是肿疡不能消散，病情发展所出现的主要症状。

1. 辨脓的有无　主要从疼痛、肿胀、温度、硬度等方面进行判断。

（1）有脓：按之灼热痛甚，皮薄光亮，局部温度增高，是肿块已软，是指起即复（即应指）者，为脓已成。有脓则为切开排脓的依据。
（2）无脓：按之微热，痛势不甚，肿块仍硬，是指起不复（不应指）者，脓未成。

2. 辨脓的操作方法　按触法、透光法、点压法、穿刺法、B超。

3. 辨脓的部位深浅　确认脓疡深浅可为切开引流提供进刀深度的依据。

（1）浅部脓疡：皮色较前期更鲜，肿块较前期高突，中有软陷，皮薄灼热焮红，轻按则痛而应指。

(2) 深部脓疡：厚不热或微热，不红或微红，肿块散漫坚硬，按之隐隐软陷，重按方痛。常需穿刺确定脓成。

4. 辨脓的形质、色泽和气味

(1) 脓的形质：脓质稠厚者，为气血充足；淡薄者，为气血不足。

(2) 脓的色泽：①黄白质稠，色泽鲜明，为气血充足，是为佳象。②黄浊质稠，色泽不净，为气火有余，尚属顺证。③黄白质稀，色泽洁净，气血虽虚，未为败象。④脓色绿黑稀薄，为蓄毒日久，有损筋伤骨之可能。⑤脓中夹有成块瘀血者，为血络损伤。⑥脓色如姜汁，则每多兼患黄疸，乃病势较重。

(3) 脓的气味：一般略带腥味，其质必稠，多是顺证；脓液腥秽恶臭者，其质必薄，大多是逆证。

五、治法

(一) 内治法

1. 消法　运用不同的治疗方法和方药，使初起的肿疡消散，邪毒不致结聚成脓，是一切肿疡初起的治法总则。此法适用于初期肿疡、非化脓性肿块性疾病、各种皮肤病。

2. 托法　用补益气血和透脓的药物，扶助正气，托毒外出，以免毒邪扩散和内陷的治疗法则。托法适用于外疡中期（成脓期）。分为补托和透托，补托法用于正虚毒盛者；透托法用于毒气虽盛而正气未衰者。

3. 补法　用补养的药物恢复其正气，助养其生新，使疮口早日愈合的治疗法则。此法适用于虚证，特别是溃疡后期，毒势已去，精神衰疲，元气虚弱，脓水清稀，疮口难敛等情况。

(二) 外治法

1. 药物疗法

(1) 膏药

1) 适应证：一切外科疾病初起、成脓、溃后均可使用。

2) 用法：太乙膏、千捶膏均可用于红肿热痛明显之阳证疮疡，为肿疡、溃疡的通用方；阳和解凝膏性偏温热，适用于阴证未溃者。

(2) 油膏

1) 适应证：适用于肿疡、溃疡及皮肤病糜烂渗液不多者；肛门病也常用之。

2) 用法：①肿疡期，金黄膏、玉露膏适用于阳证肿疡、肛门周围痈疽等病；冲和膏适用于半阴半阳证；回阳玉龙膏适用于阴证。②溃疡期，可用生肌玉红膏、红油膏、生肌白玉膏。

(3) 箍围药

1) 适应证：外疡肿势散漫不聚而无集中之硬块者，不论初起、成脓及溃后均可使用。

2) 用法：①金黄散、玉露散适用于红、肿、热、痛的一切阳证疮疡。②冲和膏适用于半阴半阳证者。③回阳玉龙膏适用于阴证。

(4) 掺药

1) 消散药：适用于肿疡初起，肿势局限者。阳毒内消散、红灵丹适用于阳证；阴毒内消散、桂麝散适用于阴证。

2）提脓祛腐药：适用于溃疡初期，脓栓未溶，腐肉未脱，或脓水不净，新肉未生者。常用的有九一丹、八二丹、七三丹、五五丹、九黄丹等。

3）腐蚀药与平胬药：适用于肿疡脓未溃时，以及痔、赘疣等病。常用药物如白降丹、枯痔散等。腐蚀药，一般含有汞、砒成分，腐蚀力较大且有毒性，在应用时必须谨慎。

4）祛腐生肌药：适用于溃疡日久，腐肉难脱或腐肉已脱，新肉不长，久不收口者。回阳玉龙散用于阴证溃疡；月白珍珠散、拔毒生肌散用于阳证溃疡；黄芪六一散、回阳生肌散用于虚证溃疡。

5）生肌收口药：凡疮疡腐肉已脱，脓水将尽时均可使用。常用药有生肌散、八宝丹等。

6）止血药：适用于溃疡或创伤小而出血者。溃疡出血用桃花散，创伤性出血用如圣金刀散，云南白药既可用于溃疡出血，也可用于创伤性出血。

7）酊剂：适用于疮疡未溃及皮肤病等。常用药物有红灵酒、10%土槿皮酊、复方土槿皮酊、白屑风酊、白癜风酊等。

8）洗剂：三黄洗剂有清热止痒之功，用于一切急性皮肤病，如湿疮、接触性皮炎等；颠倒散洗剂有清热散瘀之功，用于酒渣鼻、粉刺。

（5）草药

1）适应证：一切外科疾病具有红肿热痛，辨证阳证者；创伤浅表出血；皮肤病的止痒；毒蛇咬伤等。

2）用法：七叶一枝花、马齿苋、芙蓉花叶、蒲公英、紫花地丁、野菊花、丝瓜叶等，有清热解毒消肿之功，适用于阳证肿疡。

（三）手术疗法

常用的方法有切开法、烙法、砭镰法、挂线法、结扎法、挑治法等。

第二单元　无菌术

【复习指导】本单元掌握内容为无菌术概念及手术人员的准备，以及患者手术区准备。熟悉内容为常用消毒、灭菌方法及注意事项。了解内容为手术进行过程中必须遵守的无菌原则及手术室的要求及管理。

一、概述

无菌术　**无菌术**是一种外科基本操作规范，是针对感染来源所采取的预防措施，由灭菌法、抗菌法、操作规则和管理制度所组成。**灭菌**是指杀灭一切活的微生物，一般使用物理方法。**消毒**是指杀灭病原微生物和其他有害微生物，不要求杀灭所有微生物（如芽孢等），一般使用化学方法。

二、手术器械和物品的消毒与灭菌

1.化学消毒法

（1）乙醇：浓度为70%～75%，适用于皮肤、环境表面及医疗器械的消毒。中效、速效，对皮肤黏膜有刺激性，对金属无腐蚀性，受有机物影响大，易挥发、不稳定。

（2）碘伏：浓度为0.05%～0.5%，适用于皮肤、黏膜消毒，不适用于金属物品的消毒。具有中效、速效、低毒、对皮肤黏膜无刺激的特点，稳定性好。

（3）过氧乙酸消毒剂：浓度为 0.2%～0.5%，适用于医院室内物品表面消毒，广谱、高效、低毒、稳定性差。

2. 物理灭菌法

（1）高压蒸汽灭菌法：是应用最普遍、效果非常可靠的灭菌方法。蒸汽压力达到 102.97～137.2kPa（1.05～1.40kg/cm²）时，温度在 121～126℃，持续 30min，即可杀死包括细菌芽孢在内的一切微生物，达到灭菌目的。适用于金属、玻璃、搪瓷、敷料、橡胶等的灭菌。

（2）煮沸灭菌法：是一种简便、可靠的灭菌方法。专用的煮沸灭菌器或铝锅洗净去油脂后可使用。适用于金属、玻璃、橡胶类等物品。在海平面水平，在水中煮沸至 100℃，持续 15～20min 能杀灭一般细菌，持续煮沸＞1h，可杀灭带芽孢的细菌，海拔每升高 300m 时间延长 2min。

（3）干热灭菌法：是利用火焰或使用干热灭菌器的热力灭菌方法。适用于金属器械的灭菌，锐利器械可使刀刃变钝。

（4）低温灭菌法：适用于不耐高温、湿热的物品，如电子仪器、光学仪器、塑料制品、内镜和一次性诊疗用品等。

三、手术人员和手术室的无菌原则

1. 手术人员的准备

（1）一般准备：在更衣室更换手术室准备的清洁鞋、衣、裤，剪短指甲，帽子遮住全部头发，口罩要遮盖口、鼻。脱去袜子，穿无袖/短袖内衣，衣袖卷至上臂中、上交界部位以上。手臂皮肤有损伤或化脓者，不宜参加手术。

（2）手臂消毒：肥皂水刷手法为经典的手臂消毒方法。

（3）穿无菌手术衣和戴无菌手套。

2. 患者的准备

（1）手术前皮肤准备的目的：是尽可能消灭或减少切口处及其周围皮肤上的细菌。

（2）手术区皮肤消毒：消毒范围应包括切口周围 15cm 的区域，腹部手术肚脐处先滴碘酊，以延长消毒时间。消毒步骤应该自上而下，自内向外。对感染伤口的手术，则应自外而内消毒，逐渐消向感染伤口或会阴处。对婴儿、口腔、肛门、外生殖器、面部皮肤等处，不能使用碘酊，可选用 0.1% 苯扎溴铵、0.1% 洗必泰等涂擦 2～3 遍。

（3）手术区铺无菌巾：皮肤消毒后，应铺置无菌巾，未穿手术衣时，铺巾顺序为：相对不洁区→操作者对侧→切口上侧→操作者的同侧。无菌巾只能由手术区向外移，不得向内移。孔单的头端应盖过麻醉架，两侧和足端部位下垂超过手术床边缘 30cm 以上。

3. 手术进行中的无菌原则

（1）手术人员手臂部不准再接触未经消毒的物品。肩以上、腰以下、背部及手术台平面以下的无菌单均为有菌地带。

（2）不得在肩以上、腰以下和背后传递手术器械、敷料和用品；掉落手术台边或无菌巾单以外的器械物品应再次消毒后使用。

（3）及时更换术中破损或污染的手套、手术衣。

（4）无菌巾单等覆盖物被浸湿时，应加盖无菌巾单。

（5）调换位置时，需先退一步，侧过身，背对背地转身到另一位置。

（6）切开皮肤切口或缝合皮肤的前后，需再次用酒精消毒皮肤。

（7）皮肤切口边缘用纱布遮盖；切开空腔脏器前，先用敷料保护好周围组织，以防止或减少内容物溢出污染。

（8）禁止谈笑；避免向手术区咳嗽或打喷嚏。

（9）参观手术的人员不能贴近手术人员或站在高处平面，少走动；有感染者禁止进入手术室；参观人员应穿着参观衣，并戴好口罩、帽子，参观人数应限制。

（10）每一位工作人员都有执行并监督无菌原则实施的义务。

第三单元 麻醉

【复习指导】本单元掌握内容为麻醉概念及局麻、全麻、椎管内麻醉、复合麻醉的适应证和禁忌证，常见并发症及处理，气管内插管与拔管术。熟悉内容为麻醉前准备、用药及麻醉期的观察。了解内容为针麻的适应证。

一、概述

1. 麻醉方法的分类 麻醉是临床镇痛的理论基础和重症救治的基础学科，麻醉方法分类如下。

（1）全身麻醉：分为吸入麻醉和非吸入性麻醉，简称全麻。

（2）局部麻醉：应用局部麻醉药物暂时阻滞机体某一区域，使局部的痛觉消失，肌张力减弱或消失。局部麻醉可分为黏膜表面麻醉、局部浸润麻醉、局部区域阻滞、神经及神经节阻滞，简称局麻。

（3）椎管内麻醉：将局部麻醉药注入椎管内不同间隙，部分脊神经被阻滞，使脊神经所支配的相应区域产生痛觉和运动消失。根据注射深度可分为蛛网膜下腔阻滞麻醉和硬脊膜外腔阻滞麻醉。

（4）针刺镇痛与辅助麻醉：是依据针刺腧穴止痛理论发展起来的一种特殊麻醉。常用的是体针和耳针麻醉。

（5）复合麻醉：多种麻醉药物和麻醉方法同时联合使用，取长补短，可选择性达到镇静、催眠、肌松等麻醉基本要求，复合麻醉目前广为选用。

2. 麻醉方法的选择 ①估计病情。②根据手术需要。③按麻醉特点进行选择。④麻醉者的业务水平。

二、麻醉前准备与用药

1. 麻醉前准备

（1）麻醉前 1d 应访视患者、熟悉病史、查体及检查等临床资料，做好沟通工作。

（2）对患者耐受麻醉手术的程度做出客观判断，一般国际通用**ASA 麻醉分级**。

Ⅰ：全身情况良好，无脏器疾病，耐受麻醉手术良好。

Ⅱ：脏器虽有轻度病变，但代偿健全，能耐受一般麻醉手术。

Ⅲ：脏器病变严重，功能减损，虽在代偿范围，但对麻醉手术有顾虑。

Ⅳ：脏器病变严重，功能代偿不全，威胁生命，麻醉手术有危险。

Ⅴ：患者的病情危重，随时有死亡威胁，麻醉手术异常危险。

如系急症手术，则在评定级前加 E，以资区别。

2.麻醉前用药

（1）目的：解除精神紧张和恐惧心理、控制不良反应等。

（2）药物：包括镇静催眠药（常用巴比妥）、镇痛药（常用吗啡）、抗胆碱类药（常用阿托品）、特殊药物（降压、降糖药）等。

三、局部麻醉

1.常用局麻药

（1）酯类局麻药有**普鲁卡因、丁卡因**等，酰胺类局麻药有**利多卡因、布比卡因、罗哌卡因**等。

（2）临床上常依据局麻药的作用时间长短分为短效、中效和长效局麻药。**短效者**有普鲁卡因（1～3min 起效，维持1h，一次性限量1000mg）；**中效者**有利多卡因（1～3min 起效，维持1.5～2h，一次性限量400mg）；**长效者**有丁卡因（5～10min 起效，维持3～4h，一次性限量80mg），罗哌卡因（3～7min 起效，维持3～4h，一次性限量150mg）和布比卡因（5～10min 起效，维持3～6h，一次性限量150mg）等。

2.局部麻醉方法的临床应用

（1）**黏膜表面麻醉**：用渗透性强的局麻药喷撒黏膜后痛觉消失的方法称为黏膜表面麻醉。常用于眼、鼻腔、咽喉、气管及尿道等部位的表浅手术或内镜检查术。常用麻醉药有丁卡因、利多卡因。

（2）**局部浸润麻醉**：沿手术区域分层注射局麻药，以阻滞术区的神经末梢，称为局部浸润麻醉。适用于各类中小型手术、封闭治疗和穿刺的局部镇痛。常用局麻药有普鲁卡因、利多卡因。

（3）**区域阻滞麻醉**：在手术部位的周围和基底部注射局麻药，以阻滞相应的神经支和神经末梢，称为区域阻滞麻醉。适用于皮下小包块切除、活检和乳腺手术。常用局麻药有普鲁卡因、利多卡因。

（4）**神经阻滞麻醉**：将局麻药注射于神经干的周围，所支配的区域产生麻醉，称为**神经阻滞麻醉**。代表方式有颈丛神经阻滞、臂丛神经阻滞。臂丛神经阻滞的方法有肌间沟径路穿刺法、锁骨上径路穿刺法和腋窝径路穿刺法三种。

3.局麻药的不良反应与防治

（1）**全身毒性反应**：临床表现主要在中枢神经系统和心血管系统。

（2）**过敏反应**：临床表现主要有皮疹、喉头水肿、支气管哮喘和呼吸困难；严重时可出现过敏性休克。治疗：病情严重时，先用肾上腺皮质激素。支气管哮喘发作时，应用氨茶碱0.25g 静脉缓注。喉头水肿时，应及时吸氧，必要时行气管切开。过敏性休克时，应紧急行抗休克综合治疗。

（3）**特异质反应**：当用小剂量局麻药而出现严重中毒征象时，称为**特异质反应**，亦称高敏反应，以中毒反应处理。

四、椎管内麻醉

1. 蛛网膜下腔麻醉

（1）适应证：中位蛛网膜下腔麻醉，麻醉最高平面为 $T_{6\sim8}$ 胸椎，可行子宫及其附件手术，膀胱、前列腺手术，疝修补术，低位肠道手术等。低位蛛网膜下腔麻醉：麻醉最高平面在第 T_{10} 胸椎，可行剖宫产、前列腺电切术等。鞍区阻滞：肛门会阴部手术、尿道手术等。

（2）禁忌证：中枢神经系统疾病活动期；全身严重感染或穿刺部位有炎症感染等；欠合作者等均禁用。

（3）并发症及处理：头痛、尿潴留，下肢瘫痪。

2. 硬膜外麻醉

（1）适应证：硬膜外麻醉主要适用于腹部尤其是上腹部胃、脾、胆、胰和肝的经腹手术。

（2）禁忌证：与腰麻基本相同。

（3）并发症及处理

①全脊髓麻醉：是指麻醉药部分或全部误入蛛网膜下腔，引起大部分脊神经根阻滞，称为全脊髓麻醉。表现严重者呼吸浅慢、发绀、脉搏摸不到，血压消失，甚至呼吸、心搏停止而死亡。必须立即进行复苏。

②神经损伤：相应的神经分布区出现麻木或运动障碍。

五、全身麻醉

1. 分类　分为吸入麻醉和静脉麻醉。

2. 并发症及处理

（1）喉痉挛：应先祛除病因，用面罩加压给氧。经环甲膜粗针穿刺给氧，必要时行气管切开。

（2）呼吸停止：面罩给氧人工呼吸，或紧急气管内插管机械通气，心搏骤停立即行心肺复苏。

（3）血压下降：失血所致者应迅速补液输血。手术刺激所致者需暂停手术。

六、气管内插管与拔管术

1. 气管内插管的适应证　颌面、颈部、五官等大手术、开胸手术、需要使用肌松药的上腹部或其他部位手术。急性消化道梗阻或急诊饱食患者的手术、神经外科全麻手术、异常体位的全麻手术、颈部巨大包块，纵隔肿瘤或极度肥胖患者的手术、手术区位于或接近上呼吸道的全麻手术、低温或控制性低血压手术、急救与复苏。

2. 常用气管插管方法　按插管途径可分为口腔插管、鼻腔插管与气管造口插管。按插管前麻醉方法可分为诱导插管、半清醒插管及清醒插管。按是否需完全显露声门可分为明视插管和盲探插管。临床最常使用明视插管。拔管指征：患者清醒，呼之有应。通气量正常，肌张力恢复。吞咽反射、咳嗽反射恢复。循环功能好，血氧饱和度正常。

第四单元　体液与营养代谢

【复习指导】本单元掌握内容为外科补液的特点原则和计算方法，脱水、低钾、代酸的概念、病因、病理、临床表现、诊断及治疗。熟悉内容为肠外营养、肠外营养的分类及适应证，以及并发症。了解内容为体液组成、含量、分布、平衡及调节，以及其他电解质、酸碱紊乱。

一、水钠平衡

血清钠浓度为 135～150mmol/L。

1. 等渗性缺水 等渗性缺水又称急性缺水或混合性缺水，发生率最高，水和钠成比例地丧失，血清钠在正常范围。

（1）病因：消化液的急性丧失等，丧失的体液与细胞外液成分基本相同。

（2）临床表现：分为3度。轻度缺水主要是症状方面的表现，如口渴、厌食、肢体软弱无力。体液丧失占体重的2%～4%。中度缺水表现为体格检查的异常、血容量不足征象，表现为脉搏细快、肢端湿冷、眼窝下陷、浅表静脉瘪陷、皮肤弹性差，血压降低或不稳。体液丧失达体重的4%～6%。重度缺水可出现休克和神经精神症状，常伴有代谢性酸中毒。体液继续丢失达体重的6%以上。

（3）治疗：处理原发病；针对细胞外液量的减少，用平衡盐液或等渗盐水尽快补充血容量。补液量的计算方法：根据缺水程度估计，如中度缺水，细胞外液的丧失量已达体重的5%，体重50kg的男患者，其丧失量为50（kg）×5%＝2500ml。当天先补给一半的量，以后酌情补给。还应补给日需量2000ml和钠4.5g。大量输入盐水时要注意高氯性酸中毒。

2. 高渗性缺水 高渗性缺水又称原发性缺水，缺水多于缺钠，血清钠浓度＞150mmol/L，细胞外液渗透压增高。

（1）病因：摄入大量高渗液体等。

（2）临床表现：根据失水程度分为3度。①轻度缺水，失水量占体重的2%～4%，口渴是主要表现。②中度缺水，失水量占体重的4%～6%。表现为极度口渴，体格检查异常如乏力，眼窝凹陷，口舌干燥，心率快，尿少。③重度缺水，失水量占体重的6%以上。可出现休克和神经精神症状，如烦躁、谵妄、昏迷等。

（3）治疗：治疗病因。静脉滴注5%葡萄糖溶液或0.45% NaCl溶液。注意患者既缺水又缺钠，故在补水的同时还需适当补钠。常静脉滴注5%葡萄糖溶液或0.45% NaCl溶液，计算液体量方法：方法一：按体重百分比的丧失来估计，如轻度缺水的缺水量为体重的3%，缺水量为1500ml。方法二：根据血Na^+浓度计算：补水量（ml）＝[血钠测得值（mmol/L）－血钠正常值（mmol/L）]×体重（kg）×4（女性为3，婴儿为5）。补液量（ml）＝[血钠测定值（mmol/L）－142]×体重（kg）×4（女性为3，儿童为5）。如体重60kg的男性患者血Na^+浓度为160mmol/L，则补水量＝（160－140）×60×4＝4800ml。

3. 低渗性缺水 低渗性缺水又称慢性缺水或继发性缺水。缺Na^+多于缺水，血清钠浓度＜135mmol/L，细胞外液呈低渗状态。

（1）病因：长期使用利尿药等。水和钠同时缺乏而单纯补水，未补钠或补钠不足。

（2）临床表现：分为3度。①轻度缺钠，血清钠＜135mmol/L，以症状为主，如感乏力，无口渴感，尿量正常或稍多，尿钠、氯减少，尿比重低；②中度缺钠，血钠＜130mmol/L，有查体异常，如厌食、呕吐、脉速、血压下降、脉压变小、静脉萎陷、视物模糊，尿少，尿钠低；③重度缺钠，血钠＜120mmol/L，有肌痉挛性抽搐、腱反射减弱等神经精神症状，伴有严重休克、少尿、尿素氮升高。

（3）治疗：祛除病因。输入含盐溶液或高渗盐水。补钠量的估计方法一：按临床缺钠程度来估计，每千克体重轻度缺钠丧失 NaCl 0.5g，中度为 0.5～0.75g，重度为 0.75～1.25g。如体重 50kg 的患者，轻度缺钠丧失 NaCl 25g。方法二：需补充的钠盐量（mmol/L）＝[血钠的正常值（mmol/L）－血钠测得值（mmol/L）]×体重（kg）×0.6（女性为0.5）。按 17mmol Na^+＝1g 钠盐计算补给氯化钠的量。当天补给计算量的一半和日需量的 4.5g。

二、钾的异常

血清钾正常值为 3.5～5.5mmol/L，K^+ 是细胞内液的主要阳离子，K^+ 98% 存在于细胞内。

1. 低钾血症　**血清 K^+ 浓度＜3.5mmol/L，称为低钾血症。**

（1）病因：摄入不足，钾在体内分布异常等。

（2）临床表现：轻度低钾可无明显症状；临床表现有神经肌肉系统症状、消化系统症状、循环系统症状。低钾可引起心肌兴奋性、自律性增高，传导性降低。表现为心悸、心动过速、心律失常、传导阻滞，严重时出现室颤，心跳停止于收缩状态，俗称"**低钾三联症**"，以及泌尿系统症状、酸碱平衡的影响。

（3）治疗：积极治疗造成低血钾症的原发疾病，减少或中止钾的继续丧失。注重缺钾的预防，每日预防性补钾氯化钾 3～4g。补钾原则与方法：见尿补钾，尽量口服；低浓度、慢速度；静脉输入的液体中氯化钾浓度不能高于 3‰（即＜40mmol/L）。

2. 高钾血症　**血清 K^+ 浓度＞5.5mmol/L，称为高钾血症。**

（1）病因：钾摄入过多。

（2）临床表现：神经肌肉传导障碍、心血管症状。心电图检查：为 T 波高尖，心室颤动。

（3）治疗：治疗原发疾病。停用含钾药物及食物；降低血清钾浓度，5% $NaHCO_3$ 125～250ml 静脉滴注；25% 葡萄糖溶液 100～200ml，每 4g 糖加入 1U 胰岛素静脉滴注。口服阳离子交换树脂；血液透析；10% 葡萄糖酸钙 20ml 静脉注射对抗 K^+ 和缓解 K^+ 对心肌的毒性作用。

三、酸碱平衡失调

1. 代谢性酸中毒　代谢性酸中毒（简称代酸）是最常见的一种类型，是由于体内非挥发性酸积聚或生成过多，或因失碱过多，血浆 HCO_3^- 原发性减少所引起。

（1）诊断：轻度酸中毒 CO_2CP 为 15～22mmol/L；中度酸中毒 CO_2CP 为 8～15mmol/L；重度酸中毒 CO_2CP＜8mmol/L。

（2）治疗原则：病因治疗，纠正缺水，恢复肾、肺功能，输入碱性药。轻度代酸首要因素是治疗病因，一般不需用碱剂治疗，尿量增加病情就好转。重度应立即静脉给予碱性溶液，常用碱性药如碳酸氢钠。补充量可按下列公式计算。

5% $NaHCO_3^-$（ml）＝[正常值－血 HCO_3^- 测定值（mmol/L）]×体重（kg）×0.4/0.6

通常在补给碱性液时，先按计算量的 1/2～2/3 输入体内，以后依据临床表现和血气分析结果，再决定继续补给量。

2. 代谢性碱中毒　代谢性碱中毒是由于酸丢失或碱摄入过多，使血浆 HCO_3^- 相对或绝对增高所致。

（1）诊断：检查可见血气分析 pH 及 HCO_3^- 明显增高。

（2）治疗原则：治疗原发病。需同时补充氯化钾，必要时可以补充酸溶液。需补酸量（mmol/L）=［测得 HCO_3（mmol/L）－希望 HCO_3（mmol/L）］×体重（kg）×0.4。合并低钙血症而出现手足抽搐者，可给予钙剂。故上述公式计算量，只能作为粗略的估计，先按计算量的 1/2～2/3 输入体内，以后依据临床表现和血气分析结果，再决定继续补给量。纠正碱中毒不宜过速，不要求完全纠正。

3.**呼吸性酸中毒** 发生肺泡通气、弥散及肺循环功能障碍，体内生成的 CO_2 不能排出，血 $PaCO_2$ 增高引起的高碳酸血症。

（1）诊断：症状无特异性，是缺氧、$PaCO_2$ 增高和酸中毒共同作用的结果。临床表现为呼吸困难、躁动不安、发绀。动脉血气分析：pH 降低，$PaCO_2$ 增高，血浆 HCO_3^- 正常。慢性呼吸性酸中毒 pH 下降不明显，$PaCO_2$ 增高，血浆 HCO_3^- 增加，AB＞SB。

（2）治疗原则：祛除病因，保持呼吸道通畅，改善通气功能，行气管插管、气管切开或机械通气。积极治疗原发病，包括控制感染、扩张小支气管、促进咳痰，改善肺泡的通气功能。

四、肠内营养

1.**适应证** 肠内营养（EN）是将营养物质经胃肠道途径供给患者的营养支持方式，有经口的饮食、经管饲的一般流质饮食、部分水解的流质饮食、要素饮食四类。

2.**注意事项** 年龄＜3个月的婴儿宜采用等张的婴儿膳食。小肠广泛切除后宜采用肠外营养，4～6周以后才能逐步增量。胃部分切除后不能耐受高渗糖的膳食，易产生倾倒综合征，有些患者仅能耐受缓慢滴注。空肠瘘的患者缺少足够的小肠吸收面积，不能贸然管饲，以免加重病情。处于严重应激状态不宜给予。严重吸收不良综合征和衰弱的患者在肠内营养以前应给予一段时间肠外营养，以改善小肠酶的活力及黏膜细胞的状态。

五、肠外营养（PN）

1.**适应证** 肠道疾病、高代谢状态、严重创伤、大面积烧伤、严重感染和复杂大手术后。中至重度营养不良经口摄食不能满足需要者，持续 7～10d 经口摄食小于日需要量 50% 者，肿瘤患者的辅助治疗。大手术围术期营养，妊娠剧吐和神经性拒食。

2.**并发症及处理**

（1）插管的并发症：肺与胸膜的损伤，动脉与静脉损伤，神经、胸导管纵隔损伤，导管内栓子形成，心脏并发症等。

（2）导管留置期并发症：静脉血栓形成（应立即拔除导管，并行溶栓治疗），空气栓塞更改体位协助呼吸。导管堵塞后需要换管，应在营养液输注后用肝素稀释液冲洗导管。

（3）感染性并发症：导管感染是长期胃肠外营养最严重的并发症之一，可以行导管尖端培养。

（4）与代谢有关的并发症：糖代谢紊乱、高渗性非酮性昏迷等。

第五单元 输血

【复习指导】本单元掌握内容为输血的适应证、禁忌证和输血不良反应的防治，成分输血的优点。熟悉内容为输血的途径及方法，输血的注意事项。了解内容为常用的血浆代用品种类。

一、外科输血

1. 适应证

(1) 急性出血：当失血量达总血容量的 10%～20%（500～1000ml）以上。
(2) 贫血或低蛋白血症，慢性贫血。
(3) 凝血机制异常和出血性疾病。
(4) 重症感染。
(5) 严重创伤和烧伤。
(6) 手术。

2. 禁忌证 输血并无绝对禁忌证，应输则输。以下情况时输血要慎重：恶性高血压、充血性心力衰竭、急性肾衰竭伴有明显氮质血症者、急性肺水肿、肺栓塞、肝衰竭及各种黄疸。

二、外科输血的不良反应及并发症

1. 不良反应

(1) 非溶血性发热反应：非溶血性发热反应是最常见的一种输血反应，引起发热的主要原因：一是存在致热原；二是抗原抗体反应。
(2) 过敏反应：比较常见。症状：多在输入几毫升血液制品后立刻发生，特点是症状出现越早反应越严重，轻者皮肤瘙痒、面部潮红、局限性或广泛性荨麻疹，严重者可出现哮喘、喉头水肿、恶心、腹痛、腹泻、呼吸困难、神志不清、血压降低甚至休克等。
(3) 溶血反应：是最严重的并发症。分为急性溶血反应和延迟性溶血反应。症状：典型的急性溶血反应多在输血 10～20ml 后，患者突感头痛、呼吸急促、心前区压迫感、全身麻木或剧烈腰背部疼痛。严重时可出现寒战、高热、烦躁不安、呼吸困难、脉搏细弱、休克，继而出现黄疸、酱油色尿，然后出现肾衰竭的症状。麻醉中的手术患者最早且唯一的征象是心动过速、手术区内出血突然增加和低血压。输血后 7～14d 可以发生延迟性溶血反应，表现为不明原因的发热和贫血，也可见黄疸、血红蛋白尿等。症状严重时，经适当处理后可治愈，临床易忽略。
(4) 循环超负荷。
(5) 细菌污染反应。
(6) 其他。

2. 并发症及处理

(1) 发热反应：停止输血；保持静脉通道；对症处理如保暖、退热药、镇静药；伴有寒战者可肌内注射异丙嗪 25mg。高热者予以物理降温或针刺等。
(2) 过敏反应：停止输血，轻者可用抗组胺药或糖皮质激素；重者立即静脉推注 1：1000 肾上腺素 0.5～1ml 和氢化可的松 100mg；如喉头水肿严重，应行气管插管或气管切开，以防窒息。
(3) 溶血反应：抗休克、保护肾功能、对症使用多巴胺、间羟胺升压。
(4) 循环超负荷：停止输血，斜坡卧位，吸氧，使用洋地黄制剂及利尿药，减少回心血量。
(5) 细菌污染反应：抗感染治疗，血袋做培养。

(6) 枸橼酸盐中毒：静脉给予 10% 葡萄糖酸钙 10ml，观察血浆 Ca^{2+} 水平和心电图。
(7) 疾病传播：应严格掌握输血的适应证，对献血人员要做献血前检查，采用成分输血。

3. 自体输血
(1) 优点：不做血型鉴定和交叉配血试验，避免输血反应和传染性疾病发生，节约血源。
(2) 适应证：有大出血的手术和创伤，估计出血量在 1000ml 以上的择期手术；特殊血型者，体外循环或低温下的心内直视手术及其他较大的择期手术与急诊手术。
(3) 禁忌证：血液受胃肠道内容物或尿液等污染；可能有癌细胞的污染；心、肺、肝、肾功能不全者；贫血或凝血因子缺乏者；血液内可能有感染者；胸腹开放性损伤超过 4h 以上者。

4. 成分输血
(1) 优点：疗效好、不良反应少、经济、使用合理。
(2) 主要制品：血细胞成分、血浆成分、血浆蛋白成分。

第六单元　围术期处理

【复习指导】本单元掌握内容为术前常规准备、特殊准备的目的和内容，伤口并发症的诊断及处理。熟悉内容为术后并发症的防治，术后处理的要点。了解内容为术后的监测。

一、术前准备

择期手术前的准备

1. 术前一般准备
(1) 心理准备。
(2) 生理准备：术前床上练习解大、小便。术前教会正确咳嗽和咳痰的方法。有吸烟习惯的患者，术前 2 周应停止吸烟。术前做好血型和交叉配合试验，备好一定数量的血液。术前予以纠正电解质及酸碱平衡失调和贫血。肠道准备：成年人从术前 12h 开始禁食，术前 4h 禁饮，以防呕吐而引起窒息或吸入性肺炎，必要时，可用胃肠减压。涉及胃肠道手术者，术前 1～2d 开始进流质饮食，对于幽门梗阻的患者，尚需进行洗胃。一般性手术术前一日应做肥皂水灌肠。结肠或直肠手术应在术前一日晚上及手术当天清晨行清洁灌肠或结肠灌洗，并于术前 2～3d 开始口服肠道制菌药物。皮肤准备：对于手术的部位，要在术前进行备皮，先行洗浴，对于手术区域内有感染的开放创面者，事先予以敷料封闭。

2. 术前特殊准备
(1) 高血压：患者血压在 160/100mmHg 以下无须特殊处理。
(2) 心脏病：不同的心脏病类型，患者的手术耐受力不同。有非发绀型先天性心脏病、风湿性和高血压心脏病耐受力良好。耐受力较差的心脏病有冠状动脉硬化性心脏病、房室传导阻滞。除急症抢救性手术外，急性心肌梗死 6 个月后手术，心力衰竭控制 3～4 周后手术。
(3) 糖尿病：血糖以控制在轻度升高状态（5.6～11.2mmol/L）为宜。禁食患者应用静脉胰岛素。
(4) 呼吸系统疾病：哮喘和肺气肿最常见。凡有呼吸功能不全的患者，术前都应做血气分析和肺功能检查。对严重肺功能不全者，尤其是伴有感染者先控制感染。术前需戒烟 2 周。

（5）肝脏疾病如肝炎和肝硬化：肝功能轻度损害者，不影响手术耐受力。如果白蛋白＜30g/L，则需通过输入血浆、人体白蛋白制剂。

（6）肾脏疾病：术前评估肾功能，对轻至中度肾功能损害的患者，经过内科治疗，一般能耐受手术。透析后肾重度损害者可施行手术。

（7）肾上腺皮质功能不全：正在应用或在6～12个月曾应用激素治疗超过1～2周者，可在手术前2d开始给予氢化可的松100mg/d，手术当天300mg/d。手术应激过去后可停用。

3. 手术时机

（1）急症手术：为抢救患者生命必须尽快进行的手术。

（2）限期手术：可以在一定时限内选择，不宜延迟过久。

（3）择期手术：手术时机不影响手术的效果。

二、术后的监测及处理

1. 一般监测　心电监测、监测血压、呼吸功能、肝肾功能、体温等。

2. 恶心、呕吐、腹胀、呃逆的处理

（1）予以持续胃肠减压，并可辅以止吐药。

（2）放置肛管，高渗液低压灌肠等。

（3）术后早期发生呃逆可采用压迫眶上缘，屏气；对顽固性呃逆可采用颈部膈神经封闭。

3. 常用导管及引流物的处理　术后常用的导管及引流物种类多。术后要经常检查导管及引流是否通畅，记录引流液的量和性质，及时换药观察伤口情况。盐水纱条一般引流1d，皮下的乳胶片一般引流1～2d，血浆管可引流1周以上。肛门排气后，即可拔除胃肠减压管。

三、术后常见并发症的处理

1. 成人呼吸窘迫综合征的诊断与处理　临床表现进行性呼吸困难、给氧不能纠正的低氧血症、肺顺应性降低，X线检查提示间质水肿。处理要治疗感染，纠正缺氧，监测生命体征，消除肺水肿，控制补液量，机械通气。

2. 急性肾功能障碍的诊断与处理　每日尿量少于400ml考虑急性肾功能障碍。需严格控制入量和肾毒性药物的使用，必要时血液透析。

3. 伤口并发症的诊断与处理

（1）伤口的诊断：Ⅰ类切口（清洁切口，经消毒后无菌切开的伤口）。Ⅱ类切口（污染切口，6～8小时内清创缝合的伤口）。Ⅲ类切口（感染切口6～8h后清创缝合的伤口）。愈合分甲、乙、丙3种。**甲类愈合**是指对合好，愈合良好的切口。**乙类愈合**是指有缝线反应等，但未化脓。**丙级愈合**是指切口化脓，需要做切开引流换药等处理。常用Ⅰ/甲等的表示方式。缝线的拆除时间，可根据切口部位、局部血液供应情况、患者年龄来决定。一般头、面、颈部在4～5d拆线，下腹部、会阴部6～7d，胸部、上腹部、背部、臀部7～9d，四肢10～12d（关节活动处延长），减张缝线14d。

（2）切口裂开：多在术后5～7d，多数需要立即手术。

（3）切口感染：表现在术后伤口疼痛，体温升高，伤口局部红、肿、热、压痛。

（4）处理：需抗感染和伤口清创引流。

第七单元　疼痛与治疗

【复习指导】本单元掌握内容为疼痛的三阶梯治疗方案、常用镇痛方法。熟悉内容为疼痛的分类和评估方法。了解内容为慢性疼痛的治疗范围。

一、概述

1. 疼痛的临床分类
（1）按疼痛的程度：轻度、中度、剧烈疼痛。
（2）按疼痛的病程长短：急性和慢性疼痛。
（3）按疼痛的深浅部位：浅表痛和深部痛。
（4）按疼痛在躯体的解剖部位：头痛、颈项痛、肩周痛、胸痛等。
2. 疼痛程度的评估方法　分为视觉模拟评分法、主诉分级法、数字分级法、程度积分法。

二、慢性疼痛的治疗

诊治范围广泛，常用方法如下。
（1）药物治疗：世界卫生组织的三阶梯治疗方案。**第一阶梯**，非阿片类镇痛药如阿司匹林、对乙酰氨基酚或非甾体抗炎药用于轻度疼痛。**第二阶梯**，"弱"的阿片类药物如曲马朵、地佐辛等用于中度疼痛。**第三阶梯**，强阿片类药物如吗啡、芬太尼和哌替啶等用于重度疼痛。对于顽固性疼痛和当患者无法经口服药或者肠内吸收不良时可选用非肠道给药。
（2）神经阻滞：星状神经节阻滞、腰交感神经节阻滞。
（3）椎管内注药：蛛网膜下腔注药、硬脊膜外腔注药。
（4）其他方法。

三、术后镇痛

镇痛方法有口服给药，椎管内镇痛（蛛网膜下腔注药、硬脊膜外腔注药），胃肠外给药（肌内注射、静脉注射、其他途径）等。

第八单元　内镜与腔镜外科技术

【复习指导】本单元熟悉纤维镜检查的适应证及并发症，以及腔镜外科技术的手术适应证及并发症。

腔镜外科技术

1. 手术适应证　胃肠道手术、肝胆系手术、脾切除、泌尿系手术。
2. 并发症　CO_2 气腹相关的并发症与不良反应、血管损伤、内脏损伤、腹壁并发症。

第九单元　外科感染

【复习指导】本单元掌握内容为疖、痈、急性蜂窝织炎、丹毒、急性淋巴结炎和急性淋巴管炎、脓肿、全身性感染的临床特点、诊断及治疗原则。熟悉内容为全身炎症反应综合征、菌血症、脓毒症的定义及临床表现，气性坏疽的临床特点、诊断及治疗原则。了解内容为各种感染的病因病理。

一、疖

疖是单个毛囊及其所属皮脂腺、汗腺的急性化脓性感染。常发生于毛囊和皮脂腺丰富的部位。多数疖同时出现或反复发作，不易治疗者称为**疖病**。疖病多发生于免疫力较低的小儿、营养不良或糖尿病的患者。致病菌大多数为金黄色葡萄球菌及表皮葡萄球菌，脓栓形成是疖感染的特征之一。

1. 临床表现

（1）局部症状：早期是红、肿、热、痛的小结节，逐渐肿大，数天后中央坏死，出现脓栓，脓液排出自愈。

（2）全身症状：一般无全身症状，疖病可出现畏寒、发热、头痛、厌食等全身不适表现。面部"危险三角区"的疖，沿眼内眦静脉和眼静脉感染到颅内，出现眼部周围的红、肿、热、痛，并发颅内感染甚至死亡，故不能挤压。

2. 西医治疗　注意清洁，以局部治疗为主。初起可热敷、理疗、药物外敷，促其吸收消散。有波动感变软时，可切开引流。有全身症状的疖和疖病应给予抗生素治疗，同时治疗基础疾病。

3. 中医辨证论治

（1）暑疖

证候：初起局部皮肤潮红，进而发生肿痛，根脚轻浅，局限范围，直径多在3cm左右。舌苔黄，脉数。

治法：清热解毒利湿。

方药：**清暑汤**加减。

（2）蝼蛄疖

证候：疮形肿势虽小，但根脚坚硬，未破如蟮拱头。

治法：补益气血，托毒生肌。

方药：**托里消毒散**加减。

（3）疖病

证候：疖有数个至数十个，反复发作，缠绵经年不愈，好发于项后、背部、臀部等处。阴虚者兼有口干、唇燥、舌红、苔薄、脉细数；脾虚者兼有面色萎黄、纳少、便溏、舌淡或有齿痕、苔薄、脉濡。

治法：祛风清热利湿。

方药：**防风通圣散**加减。

二、痈

痈是指邻近的多个毛囊及其周围皮脂腺、汗腺的急性化脓性感染。一般由多个疖融合而成，好发于韧厚的背部、颈项。感染从毛囊底部开始，沿皮下组织蔓延，达深筋膜，再向四周扩散，侵入附近脂肪柱，再向上穿毛囊群而形成具有多个脓头、形似蜂窝的痈。金黄色葡萄球菌是其主要致病菌。

1. 临床表现　早期的局部症状是片状稍隆起的紫红色区，质地坚韧，界线不清。中央区皮肤坏死后形成多个脓栓，可破溃，内有大量感染坏死物质。常伴有淋巴结肿大、疼痛。全身症状有畏寒发热、食欲缺乏、白细胞计数增高等。

2. 西医治疗 注意休息，加强营养，镇静镇痛，成脓后切开引流，彻底清创、每日换药，使用抗生素。同时治疗基础疾病。局部治疗可用热敷、理疗、药物外敷。病程常达数周。

3. 中医辨证论治

（1）热毒蕴结证

证候：初起局部起一肿块，色红灼热疼痛，上有粟粒状脓头，肿块渐向周围扩大，脓头增多；舌红，苔黄，脉滑数。

治法：和营托毒，清热利湿。

方药：**仙方活命饮**加减。

（2）阴虚火盛证

证候：局部疮形平塌、根盘散漫，疮色紫滞，不易化脓腐脱，溃出脓水稀少或带血水，疼痛剧烈；伴有高热，唇燥咽干，纳呆，大便秘结，小便短赤；舌红，苔黄，脉细数。

治法：滋阴生津，清热托毒。

方药：**竹叶黄芪汤**加减。

（3）气血两虚证

证候：局部疮形平塌散漫，疮色晦暗，化脓迟缓，腐肉难脱，脓水清稀，闷肿胀痛，疮口易成空壳；兼有发热，精神不振，面色苍白；舌淡，苔白腻，脉数无力。

治法：调补气血。

方药：**十全大补汤**加减。

三、急性蜂窝织炎

急性蜂窝织炎是皮下、筋膜下、肌间隙或深部蜂窝组织的急性弥漫性化脓性感染。溶血性链球菌是主要致病菌。

1. 临床表现 局部出现红、肿、热、痛。中心部红肿最显著，而向四周逐渐减轻，与周围皮肤分界不甚清楚。病变较深者，局部红肿不太明显，只有局部水肿和压痛。炎症部位的中心区可因缺血而发生坏死。相应部位的淋巴管和淋巴结也常有炎症表现。口底、颌下和颈部的急性蜂窝织炎可引起喉头水肿和气管压迫，导致呼吸困难，甚至窒息。局部除有红、肿、热、痛外，还可出现捻发音，称为**捻发音性蜂窝织炎**。

2. 西医治疗 局部治疗以休息、局部理疗、药物外敷为主。脓肿成熟后及时切开引流。全身治疗应加强营养支持、镇痛，应用抗生素治疗。位于口底、颌下的急性蜂窝织炎，应早期切开减压引流。

3. 中医辨证论治

（1）锁喉痈

证候：初起喉结处红肿绕喉，坚硬灼热疼痛；经 2～3d 后，肿势可延及腮腺，下至前胸；伴有壮热口渴，头痛项强，小便短赤，大便燥结；苔黄腻，舌红绛，脉弦滑数或洪数。

治法：散风清热，化痰解毒。

方药：**普济消毒饮**加减。

（2）腓发

证候：见于下肢，患部初起胀痛不舒，活动受限，继而皮肤焮红，中间略紫，高肿疼痛，边界不清；伴有恶寒发热，纳呆，便干，溲赤；舌红，苔黄腻，脉滑数。

治法：消热解毒，和营利湿。
方药：**五神汤**合**萆薢渗湿汤**加减。
（3）手发背
证候：初起手背漫肿，胀痛不舒，边界不清；或有怕冷、发热；舌红，苔黄，脉数。
治法：清热和营解毒。
方药：**仙方活命饮**加减。
（4）足发背
证候：初起足背红肿灼热疼痛，边界不清，影响活动。舌红，苔黄腻，脉弦数。
治法：清热解毒，和营利湿。
方药：**仙方活命饮**合**萆薢渗湿汤**加减。

四、丹毒

丹毒是指皮肤或黏膜的网状淋巴管急性感染，又称**网状淋巴管炎**。致病菌以**乙型溶血性链球菌**为主。患者常合并足癣等皮肤或黏膜的损害，致病菌入侵皮内的网状淋巴管，并累及皮下组织，迅速蔓延。

1. 临床表现　局部皮肤呈片状鲜红色，中间略淡，边缘清楚，略有肿胀，指压时颜色变白，松手后红色很快复现。红肿区扩散后，中央颜色消退，表面脱屑，颜色棕黄。红肿区可发生水疱，呈烧灼样疼痛，伴有淋巴结常肿大、疼痛。下肢丹毒如长期发作，可形成象皮肿。常有畏寒、发热、头痛、乏力等全身症状。好发头面部及下肢。

2. 西医治疗　注意休息，抬高患肢，局部湿热敷，应用抗生素，同时治疗皮肤损害。

3. 中医辨证论治
（1）风热化火证
证候：从鼻部开始波及头部者，症见壮热气急，口干舌燥，咽喉不利；凡从耳项两侧延及头面者，症见寒热往来，口苦咽干，舌红苔黄腻；抱头火丹症见头面红肿、发热恶寒；舌红，苔薄黄，脉滑数。
治法：散风清火解毒。
方药：**普济消毒饮**。
（2）肝胆湿热证
证候：发于腰胯胁下，大片鲜红，摸之灼手，肿胀触痛；舌红，苔黄腻，脉弦滑数。
治法：清肝泄热利湿。
方药：**龙胆泻肝汤或柴胡清肝汤**加减。
（3）湿热化火证
证候：下肢小腿处红热肿胀，痛如火燎；舌红，苔黄腻，脉滑数。
治法：利湿清热解毒。
方药：**五神汤**合**萆薢渗湿汤**加减。
（4）胎火胎毒证
证候：脐腹部开始皮肤鲜红，向外游走遍体，压之褪色，放手又显，摸之灼手，肿胀触痛，兼有发热；舌红，苔黄，脉数。
治法：清热解毒凉营。

方药：**犀角地黄汤**加减。

（5）毒邪内攻证

证候：红肿迅速蔓延；伴有壮热神昏，谵语烦躁，头痛，恶心呕吐，便秘溲赤；舌红绛，苔黄，脉洪数。

治法：泻火解毒凉营。

方药：**清瘟败毒饮**合**犀角地黄汤**加减。

五、急性淋巴结炎和急性淋巴管炎

急性淋巴结炎是指炎症扩散到局部淋巴结或化脓性病灶经淋巴管蔓延到所属区域淋巴结的急性化脓性感染。**急性淋巴管炎**是指致病菌从破损的皮肤、黏膜侵入，或从其他感染病灶经组织淋巴间隙进入淋巴管内，引起淋巴管炎及其周围的炎症。**常见致病菌是金黄色葡萄球菌和溶血性链球菌**。

1. 临床表现　急性淋巴管炎分为网状淋巴管炎和管状淋巴管炎。**网状淋巴管炎也称丹毒**。管状淋巴管炎常见于四肢，下肢多见，常合并手足癣感染。管状淋巴管炎又有深、浅之分。浅部者常于伤口近侧出现"红线"，发硬、压痛；深部者无"红线"可见，但患处可肿胀，具有压痛。有程度不同的全身反应，如头痛、恶心、呕吐、寒战、高热等。急性淋巴结炎早期肿大和压痛，炎症蔓延可发展形成脓肿，也可愈合留一硬结。

2. 西医治疗　首先处理原发病灶。抬高患肢，局部休息。形成脓肿需切开引流。早期全身使用抗生素。

3. 中医辨证论治

（1）红丝疔

证候：多发于下肢小腿部，先有足部疔或足癣感染，上延红丝，常伴有发热、头痛、行动不便；局部肿胀、压痛；重者畏寒，纳呆；舌红，苔黄腻，脉数。

治法：清热解毒。

方药：**五味消毒饮**合**黄连解毒汤**加减。

（2）颈痈

证候：多发于项部两侧的颌下。初起结块形如鸡卵，皮色不变，肿胀、灼热、疼痛。逐渐漫肿坚实；伴有寒热、头痛、项强；舌红，苔黄腻，脉滑数。

治法：散风清热，化痰消肿。

方药：**牛蒡解肌汤**加减。

（3）腋痈

证候：初起腋下可触及肿块，皮色不变，灼热疼痛，同时上肢活动不利；伴有恶寒发热，纳呆；舌红，苔薄白，脉滑数。

治法：清肝解郁，消肿化毒。

方药：**柴胡清肝汤**加减。

（4）胯腹痈

证候：初起腹股沟部结块，形如鸡卵，肿胀发热，皮色不变，疼痛明显；伴有畏寒发热；舌红，苔黄腻，脉滑数。

治法：清热利湿解毒。

方药：**五神汤**合**萆薢渗湿汤**加减。

（5）委中毒

证候：初起委中穴处木硬疼痛，皮色如常或微红，形成肿块则患肢小腿屈伸困难，行动不便；伴有寒热，纳呆。舌红，苔黄腻，脉滑数。

治法：和营祛瘀，清热利湿。

方药：**活血散瘀汤**加减。

六、脓肿

脓肿是组织或器官内病变组织坏死、液化后所形成的局限性脓液积聚，四周有一完整的纤维包裹。**金黄色葡萄球菌是常见**致病菌。病程一般大于2周。

1.临床表现　浅表脓肿局部隆起，呈现红、肿、热、痛及波动感。**波动感**是诊断浅表脓肿的重要体征。对于较深部位且有张力的脓肿，不易触及波动感，可根据脓肿表面组织的水肿情况、压痛等做出诊断；但常需应用超声探测或进行穿刺。浅而小的脓肿多无全身反应；大而深的脓肿，由于局部炎症反应和毒素的吸收，可有明显的全身症状，如发热、头痛、乏力等。

2.西医治疗　有全身症状者应使用抗生素并对症处理。脓肿形成后切开引流，做药敏试验。

3.中医辨证论治

（1）余毒流注证

证候：起病急，初起一处或数处肌肉疼痛，漫肿色白，逐渐肿胀、疼痛，可触及肿块；兼有恶寒发热，口渴，大便秘结，小便短赤；舌红，苔黄腻，脉滑数。

治法：清热解毒，凉血通络。

方药：**黄连解毒汤**合**犀角地黄汤**加减。

（2）火毒结聚证

证候：多见于体表感染，患部肿势高突，红热灼痛，有波动感；舌红，苔黄，脉数。

治法：清火解毒透脓。

方药：**五味消毒饮**合**透脓散**加减。

（3）瘀血流注证

证候：患部肿痛，皮色微红或呈青紫，皮温略高，溃后脓液中夹有瘀血块；舌红或边有瘀点，苔薄黄或黄腻，脉数或涩。

治法：和营祛瘀通滞，清热化湿。

方药：**活血散瘀汤**加减。

（4）暑湿流注证

证候：局部症状同"余毒流注"；兼有恶寒发热，头痛，纳呆，胸闷，呕吐恶心；舌红，苔白腻，脉滑数。

治法：清热解毒化湿。

方药：**清暑汤**加减。

(5)正虚邪恋证

证候：一处肿块渐退，他处肿块又起；兼有壮热不退，身体消瘦，面色无华；舌红，苔薄腻，脉虚数。

治法：益气补血，清热托毒。

方药：**托里透毒散**加减。

七、全身性感染

全身性感染是指病原菌侵入人体血液循环，生长繁殖并产生毒素，引起严重的全身感染症状和中毒症状。

全身炎症反应综合征：是指致病因素作用于机体所引起的全身炎症反应，并且具备以下 2 项或 2 项以上体征：体温 > 38℃或 < 36℃；心率 > 90 次/分；呼吸 > 20 次/分或动脉血二氧化碳分压（$PaCO_2$）< 32mmHg（4.3kPa）；外周血白细胞计数 > $12×10^9$/L 或 < $4×10^9$/L，或未成熟粒细胞 > 10%。

脓毒症：感染合并全身炎症反应，生命体征、神志有明显改变，区别于一般非侵入性局部感染，称为脓毒症。其病原体包括细菌、真菌、寄生虫及病毒等。

菌血症：是脓毒症中的一种，即血培养检出病原菌者，目前多指临床有明显感染症状者。

1. 诊断　一般发病急、病情重、发展快。有高热、大量汗出、贫血、呼吸急促和心跳加快等症状。严重者可出现神志改变或感染性休克。肝脾大，严重者出现黄疸、皮下瘀血。白细胞计数明显增加，核左移，出现中毒颗粒。尿中出现蛋白、管型和酮体。根据原发感染灶的性质及其脓液性状，结合临床表现和实验室检查结果分析，可大致区分致病菌为革兰氏染色阳性或阴性杆菌。

2. 西医治疗　原发感染灶的处理。抗菌药物的使用：对真菌性脓毒症应停用广谱抗生素，改用窄谱抗生素，应用抗真菌药物。辅以支持疗法、对症治疗。减轻中毒症状和防治休克，保护重要器官功能。

3. 中医辨证论治

(1)疔疮走黄证

证候：在原发病灶的基础上突然疮顶陷黑无脓，肿势软漫，迅速向周围扩散，皮色暗红；并伴有寒战，高热，头痛，烦躁不安；舌质红绛，苔黄燥，脉洪数。

治法：凉血清热解毒。

方药：**五味消毒饮**合**黄连解毒汤**加减。

(2)火陷证

证候：局部疮顶不高，根盘散漫，疮色紫滞，疮口干枯无脓，灼热疼痛；伴有壮热口渴，便秘溲赤，烦躁不安，甚者神昏谵语、发痉；舌质红绛，苔质燥或黄腻，脉洪数或滑数。

治法：凉血解毒，泄热养阴，清心开窍。

方药：**清营汤**加减。

(3)干陷证

证候：局部脓腐不透，疮口中央糜烂，脓少而薄，疮色灰暗，肿势平塌，散漫不聚，胀闷或微痛不甚；全身发热或恶寒，神疲纳少，自汗，胁痛，神昏谵语，气息短促；舌质淡红，脉虚数；或体温反而不高，肢冷，大便溏薄，小便频数；舌质淡，苔灰腻，脉沉细。

治法：补养气血，托毒透邪，佐以清心安神。
方药：**托里消毒散**加减。
（4）虚陷证
证候：局部肿势已退，疮口腐肉已尽，而脓水稀薄色灰，或偶带绿色，新肉不生，状如镜，伴形神委顿，气息低促；舌质淡红，苔薄白或无苔，脉沉细或虚大无力。随后可陷入昏迷厥脱。若日久，舌光如镜，舌质红绛，脉细数为阴伤胃败之象。
治法：温补脾肾。
方药：**附子理中汤**加减。

八、气性坏疽

气性坏疽为多种**厌氧杆菌**所致的特殊性厌氧菌感染，别名**梭状芽孢杆菌性肌炎**。

病因及病理：**革兰阳性厌氧杆菌**，病原菌分解糖类和蛋白质产生气体，蛋白质分解和组织液化产生硫化氢，二氧化硫等使伤口产生恶臭。

1. 临床表现 ①全身症状有严重的毒血症、中毒性休克。②局部症状有组织肿胀、剧痛，发展迅速，皮肤紫黑，皮下有捻发音，分泌液有气泡、恶臭。伤口内肌肉如熟牛肉状，无弹性，切割时不流血。

2. 诊断 早期诊断和及时治疗是保存伤肢和挽救生命的关键。出现以下表现可以诊断：伤口剧痛，肿胀迅速、皮肤捻发音、严重毒血症状及进行性贫血；分泌物涂片检查见 G^+ 杆菌；X 线检查示伤口肌群间有气体。

预防：彻底清创，大剂量应用抗生素，高压氧治疗，全身支持治疗。

第十单元 损伤

【复习指导】本单元掌握内容为损伤的定义，胸、腹、脑、泌尿系损伤，烧伤的临床表现、诊断、治疗。熟悉内容为损伤的病理及修复，冷伤，兽咬伤。了解内容为损伤的病因及分类。

一、概述

1. 定义 **损伤**是指各种致伤因素作用于人体，造成组织解剖破坏和生理功能的障碍，并引起不同程度的局部或全身反应。

2. 损伤的分类
（1）按损伤部位与组织器官划分：①**多发性损伤**。多个部位或器官同时发生的损伤，在灾害事故中常见。②**复合性损伤**。两种以上不同致伤因素作用于同一机体所致的损伤。
（2）按损伤部位的皮肤黏膜是否完整划分

①闭合性损伤：a. **挫伤**。因钝性暴力或重物打击所致的皮下组织、肌肉或体内组织器官的损伤。b. **扭伤**。又称捩伤：是指关节在外力作用下超过了正常的活动范围而造成的损伤。表现为局部疼痛、肿胀、皮肤青紫和关节活动障碍等。c. **挤压伤**。肌肉丰富的肢体或躯干被重物挤压所致，有较广泛的组织破坏、出血或坏死。**挤压综合征**表现为受伤肢体迅速发生肿胀变硬，皮肤出现张力性水疱、皮下瘀斑、肢体麻木、运动障碍等，严重者可出现休克、急性肾衰竭。d. **冲击伤**。又称爆震伤，由强烈爆炸物产生高压气浪形成，其特点是体表无明显损伤，而体腔内脏器却遭受严重而广泛的损伤。

②开放性损伤：a.**擦伤**。是指皮肤被粗糙物擦过所导致的表层损伤。b.**刺伤**。是指尖细锐利的物体刺入软组织所致的损伤，伤口一般较细小，并且较深，可合并深部血管、神经或内脏器官的损伤。c.**切伤或割伤**。创缘整齐，多呈直线状，可深可浅，出血较多，周围组织损伤较轻，深者可使神经、血管、肌腱、脏器断裂。d.**裂伤**。创缘不整齐，组织破坏严重、广泛，容易出现组织的坏死或感染。e.**撕脱伤**。多为头发、肢体被卷入高速转动的机器或皮带内，将大片头皮或大面积皮肤撕脱下来，造成大片皮肤剥脱，重者合并肌肉、神经、血管撕裂，广泛出血，进而继发感染。f.**火器伤**。常伴有深部组织、器官的损伤。有入口和出口者称为**贯通伤**；有入口无出口者称为**盲管伤**，致伤物留于体内。

3. 损伤的修复

（1）损伤修复的过程分4期：渗出期（又称炎性反应期）、增生期（即纤维组织形成期）、伤口收缩期、组织塑形期。

（2）伤口愈合类型：①**一期愈合**：无菌手术切口和经过清创缝合的伤口。创缘整齐，对合好并无张力，手术后5～7d即可初步愈合，局部仅留有一线形瘢痕，功能良好。②**二期愈合**：创口较大或不规则，创缘分离远而难于对合，或不能进行缝合的伤口，需肉芽组织生长和大片上皮覆盖才能愈合。愈合后有瘢痕组织，可影响功能。

（3）影响伤口愈合的因素：①全身因素，如低蛋白血症、糖尿病、结核病、艾滋病、恶性肿瘤、高龄、长期接触某些药物、皮质激素可影响伤口愈合。维生素有促进伤口愈合的作用。肥胖患者伤口愈合较慢而且强度低。②局部因素，如伤口内有血肿、异物、死腔过大，会影响伤口愈合。伤处循环不良、组织缺氧也不利于伤口愈合。感染是影响创伤修复最常见的原因。

（4）损伤并发症：急性肾衰竭等。

二、颅脑损伤

（一）脑震荡

1. 临床表现　表现为一过性意识障碍，无肉眼可见的病理改变。主要症状是受伤当时立即出现短暂的意识障碍，一般不超过30min，伤后有**遗忘**。伴有头痛、头晕、恶心、呕吐等症状，短期内可自行好转。神经系统检查无阳性体征，CT检查颅内无异常发现。没有意识障碍就不能诊断脑震荡。

2. 西医治疗　对症治疗如输液、吸氧，适量给予镇静及镇痛药和调节血管药物。一般不用脱水药。

3. 中医辨证论治

（1）昏迷期

证候：脑部受外力震击后昏迷不醒，持续时间一般不超过30min。

治法：开窍通闭。

方药：**苏合香丸或至宝丹**急灌服。

（2）苏醒期

证候：清醒后可见头痛、头晕、恶心、时有呕吐、夜寐不宁等症状。

治法：疏肝活血安神。

方药：**柴胡细辛汤**加减。

（3）恢复期

证候：7～10d后仍感头微晕，肢倦乏力，精神不振；舌质淡，苔薄白，脉细弱。

治法：益气补肾，养血健脑。

方药：**保立苏汤、归脾丸**等。

（二）脑挫裂伤

1. 临床表现　轻者无原发性意识障碍，重者可有深昏迷甚或死亡。随着脑受损的部位、范围和程度不同而表现不同的局灶性神经精神症状和体征。继发脑水肿或颅内血肿所致颅内压增高，可使昏迷或瘫痪程度加重，或意识加深。同时有血压升高、心率减慢、呼吸加深的脑缺血反应及锥体束征等表现。其他表现如脑膜刺激征，颅底骨折并发脑脊液耳漏和鼻漏。

2. 西医治疗　脱水疗法，一般用渗透性脱水药或利尿脱水药；积极防治消化道出血、肺炎、癫痫等并发症；神经营养剂和促醒药物、高压氧疗法、低温疗法；防治并发症。

3. 中医辨证论治

（1）昏愦期

证候：昏愦深着，两手握固，牙关紧闭；脉沉迟。

治法：辛香开窍，通闭醒神。

方药：**苏合香丸或黎洞丸**1粒（研末），胃管灌服。若伴有高热、神昏窍闭、抽搐等症者，改用安宫牛黄丸研末灌服，以清心开窍；痰热阻窍所致昏迷者，用至宝丹清热豁痰开窍。

（2）苏醒期

证候：神志恍惚不清，头痛头晕，呕吐恶心，夜寐不宁，或醒后不省人事，昏沉嗜卧；脉细无力。

治法：镇心安神，升清降浊。

方药：**琥珀安神汤**加减。若眩晕不止，或夜寐烦躁不宁甚者，用天麻钩藤饮加减以平肝息风、升清降浊；若痰气上逆，神志迷蒙，不能自主者，改用癫狂梦醒汤加减以祛瘀开窍、化痰醒神。

（3）恢复期

证候：神情痴呆，或失语，或语言謇涩，或错语健忘，或半身不遂，四肢麻木；舌干红无苔，脉弦细数。

治法：益气养阴，祛瘀开窍。

方药：**补阳还五汤**合**救呆至神汤**加减。

（三）颅内血肿

颅内血肿分为硬膜下血肿、硬膜外血肿和颅内血肿。

1. 临床表现　意识障碍、瞳孔改变、锥体束征、生命体征的改变，相应神经系统体征如偏瘫、失语、偏盲等。

2. 西医治疗　颅内压＞270mmH$_2$O，幕上出血＞40ml，幕下出血＞10ml，中线移位＞1cm。常用颅内血肿清除术及去骨瓣减压术等。

三、胸部损伤

（一）肋骨骨折

1. 临床表现　局部疼痛。骨折多发生于第4～7肋骨。体格检查：受伤的局部胸壁肿胀，胸廓挤压征（+），可有骨擦感。多根多处肋骨骨折使局部胸壁失去支撑而软化，受伤的胸壁部分脱离胸廓整体，失去支持形成浮（动）胸壁，也称连枷胸。可伴有反常呼吸运动，即当吸气时，软化部分胸壁不随胸廓向外扩展，反而向内塌陷，使伤侧肺受压不能膨胀，伤侧胸膜腔内压增高，纵隔向对侧移位，使对侧肺也受压。反之在呼气时，该部分胸壁反而向外膨出，从而严重影响心胸血流动力学，影响血氧交换。

2.西医治疗 闭合性单根肋骨骨折：镇痛、固定和防止并发症。闭合性多根多处肋骨：清除呼吸道分泌物，必要时气管插管或气管切开。胸壁反常呼吸运动可以有包扎固定法、牵引固定法、内固定法。开放性肋骨骨折需手术。胸膜破后需做闭式胸腔引流术。多根多处肋骨骨折者于清创后做内固定术。手术后应用抗生素。

3.中医辨证论治

（1）气滞血瘀证

证候：伤后胁肋刺痛，痛处固定，局部可见瘀斑、瘀点，呼吸及咳嗽时疼痛加重；舌质紫暗，脉象沉涩。

治法：活血化瘀，理气止痛。

方药：**复元活血汤**加减。痛甚加三七；兼气逆喘咳加瓜蒌皮、杏仁、枳壳；咳血者可加白及、仙鹤草、血余炭、藕节。

（2）肺络损伤证

证候：伤后胁肋刺痛，痛处固定，伴见咳嗽、咳血或痰中带血，甚则呼吸短促，胸部胀闷；舌质紫，脉沉涩。

治法：宁络止血，止咳平喘。

方药：**十灰散**合**止嗽散**加减。若胁肋疼痛明显，可加旋覆花、郁金、桃仁以理气活血止痛；咳血较多时可加三七粉冲服。

（3）筋骨不续证

证候：伤处肿痛减轻，骨折处尚未愈合；舌质暗红，脉弦。

治法：续筋接骨，理气活血。

方药：**接骨紫金丹**加减。胁肋疼痛加郁金、桃仁、柴胡；咳嗽痰多者加紫菀、款冬花。

（4）肝肾不足证

证候：损伤后期症见胁肋隐痛，悠悠不休，口干咽燥，心中烦热，头晕目眩，腰膝酸软，遗精；舌红少苔，脉弦细。

治法：调补肝肾，强筋壮骨。

方药：**六味地黄丸**加减。心中烦热加炒栀子、酸枣仁以清热安神；头晕目眩加黄精、女贞子、菊花以益肾清肝；精关不固，腰酸遗精者加牡蛎、金樱子、芡实、莲须固肾涩精。

（5）气血亏虚证

证候：伤后症见少气乏力，失眠多梦，心悸怔忡，纳食减少；舌质淡，苔薄白，脉沉细。

治法：益气养血。

方药：**八珍汤**加减。心悸怔忡、失眠多梦可加柏子仁、酸枣仁、远志养血安神；兼食积停滞者加神曲、麦芽、山楂、鸡内金消食健胃。

(二)气胸与血胸

胸部损伤时胸腔内积气,称为**损伤性气胸**。多由于肺组织、支气管破裂,空气进入胸腔,胸膜腔与外界沟通,空气进入所致。

1.分类 损伤性气胸一般分为闭合性、开放性和张力性气胸3类。

(1)**闭合性气胸**:空气由肺组织小的裂伤处进入胸膜腔后,肺组织裂口即迅速自行闭合,空气不再进入胸膜腔,称为**闭合性气胸**。小量气胸无明显症状。大量气胸有胸痛、呼吸困难,气管移向健侧,伤侧叩呈鼓音,呼吸音减弱或消失。胸部X线检查提示肺萎陷和胸膜腔积气。可能伴少量积液(肋骨断端刺伤肺和胸壁出血)。

(2)**开放性气胸**:胸壁开放性损伤后,空气随呼吸活动出入胸膜腔,称为**开放性气胸**。伤侧胸膜腔负压消失:伤侧肺萎陷,纵隔向健侧移位,使健肺也扩张不全。纵隔摆动:吸气时,空气进入胸腔,健侧胸腔负压大于伤侧,纵隔移向健侧;呼气时,空气自伤口排出,两侧胸腔的压力差减小,纵隔移向伤侧。随呼吸活动,纵隔左右摆动,导致静脉回心血流障碍,心输出量减少,造成呼吸循环功能严重障碍。有效呼吸量减少(残气对流):伤侧肺萎陷不能行使其通气功能,其支气管变为无效腔。呼气时健侧肺的气体不能完全排出体外而排入伤侧支气管内;吸气时,健侧肺不仅吸入外界空气,而且也吸入伤侧支气管内含氧量极低的残气,造成有效呼吸量减少和缺氧。

(3)**张力性气胸(高压性气胸)**:在闭合性胸部损伤时,较大的肺、支气管裂伤,破口通向胸膜腔,呈单向活瓣。空气进入胸膜腔后,呼气时伤口闭合,气体不能排出,胸膜腔内压力越来越高,完全压闭伤侧肺,还压迫健肺,导致纵隔移位,有时胸腔内的高压空气被挤入纵隔,扩散至皮下组织,形成颈、面、胸等处皮下气肿,产生严重呼吸循环功能障碍,如抢救不及时患者很快死亡。表现为呼吸困难、端坐呼吸、发绀、谵妄、昏迷、休克。查体:伤侧胸部饱满,肋间隙增宽,颈静脉怒张,气管和心界移向健侧,伤侧胸部叩呈鼓音,呼吸音消失,皮下气肿。胸部X线检查显示伤侧胸腔内积气严重,肺塌陷,纵隔移向健侧。张力性气胸的急救处理:立即用有缺口的橡胶套粗针于伤侧锁骨中线第2肋间隙穿刺排气减压。

损伤性血胸:是指胸部损伤后引起胸膜腔积血。其临床表现与出血量、速度有关。成年人<0.5L为小量血胸,0.5~1.0L为中等量血胸,>1.0L为大量血胸。

下列征象提示进行性出血:①脉搏逐渐增快,**血压持续下降**。②经输血补液后,血压不升或升高后又下降。③血红蛋白、红细胞计数和血细胞比容等进行性下降。④胸膜腔穿刺抽不出血液,但连续胸部X线检查显示胸膜腔阴影继续增大。⑤闭式胸腔引流血量连续3h每小时超过200ml。

2.西医治疗 闭合性气胸:小量气胸无须治疗。大量气胸需行锁骨中线第2肋间隙闭式胸腔引流术。开放性气胸急救处理是用无菌敷料封盖伤口,变开放性气胸为闭合性气胸,然后行闭式胸腔引流术。伴有胸腔内脏器损伤或活动性出血,则需剖胸探查。术后鼓励患者咳嗽排痰和早期活动。少量血胸无须特殊治疗,大量血胸需行穿刺抽吸,一般选择在腋中线和腋后线间的第6~8肋间。引流后肺复张好,24h无液体气体流出,可拔管。凝固性血胸需限期开胸,防止血胸感染或机化。

3.中医辨证论治

(1)气滞证

证候:呼吸急促,甚则不能平卧,胸部胀闷;舌质淡红,脉弦。

治法：开胸顺气。

方药：**理气止痛汤**加减。若瘀血症状明显，见胸胁疼痛、舌紫暗，可加桃仁、红花以活血祛瘀。

（2）气脱证

证候：呼吸困难，呼吸音低微，发绀，大汗淋漓，四肢厥冷；舌淡苔白，脉微弱。

治法：益气固脱。

方药：**参附汤**加减。若兼气滞者，加枳壳、制香附以理气；兼瘀血内停加制乳香、制没药、丹参以活血祛瘀；若汗出不止可加龙骨、牡蛎以固涩止汗。

（3）血瘀气滞证

证候：呼吸气短，胸胁胀痛或刺痛，固定不移，面青；舌紫暗，脉沉涩。

治法：理气活血，逐瘀通络。

方药：**复元活血汤**加减。气滞为主可加厚朴、香附等理气之品；血瘀较重者可加三棱、莪术，以增强破瘀消坚之力；兼见大便秘结者可加芒硝、厚朴以通利大便。

（4）血虚气脱证

证候：呼吸表浅，面色苍白，甚则大汗淋漓，四肢厥冷；脉微欲绝。

治法：益气养血固脱。

方药：**四君子汤合生脉散**加减。若喘促转剧可加紫苏子、杏仁肃肺平喘；若汗出不止可加龙骨、牡蛎固涩止汗；若心悸不宁者可加远志、酸枣仁等以养心安神。

四、腹部损伤

（一）脾损伤

脾破裂分为真性破裂（累及包膜）、中央型破裂（破在脾实质深部）、包膜下破裂（破在实质周边部分）。

1. 临床表现　表现为低血容量性休克和出血性腹膜炎的症状。中央型和包膜下脾破裂临床表现不明显，易漏诊。如果血肿继续增大，可在伤后1～2周因微弱外力作用突然转为真性破裂，发生"**延迟性脾破裂**"。

2. 西医治疗　治疗原则是紧急手术治疗。由于脾组织脆，不易缝合修补，多行脾切除术。5岁以下儿童全脾切除术后可能发生暴发性感染，故应保留副脾或脾组织自体移植。

3. 中医辨证论治

（1）气滞血瘀证

证候：跌打损伤，血积胁下，右胁肋部肿痛剧烈，压痛明显；脉弦。

治法：疏肝理气，活血逐瘀。

方药：**复元活血汤**加减。

（2）血脱证

证候：伤后出血过多，突然出现面色爪甲苍白，大汗淋漓，四肢厥冷，口渴，气急烦躁，或倦卧气微，二便失禁；舌淡，唇干或青紫，脉芤或细数。

治法：益气生血，回阳固脱。

方药：**当归补血汤**合**参附汤**。

（3）气血两虚证

证候：损伤后期，面色苍白，头晕目眩，视物不清，短气无力，纳少；舌淡，脉细无力。

治法：补气养血。

方药：**四物汤**加减。

（4）肝郁气滞证

证候：损伤后期，胁肋隐痛不适，咳吐、大便等屏气时疼痛加剧；胸闷，喜太息，情志抑郁易怒，纳少；舌苔薄白，脉弦。

治法：疏肝解郁，理气止痛。

方药：**柴胡疏肝散**加减。

（二）肝破裂

肝破裂后有胆汁溢入腹腔，腹痛及腹膜刺激征较脾破裂更加明显。超声检查有重要价值。肝破裂的治疗原则是：清创、止血彻底、防止胆汁溢漏、引流通畅。

（三）胰腺损伤

1. 临床表现　轻症临床症状常不典型，较重的胰腺损伤表现为上腹部剧烈疼痛及弥漫性腹膜炎征象，伴有肩背部疼痛，以及恶心、呕吐、腹胀，可出现休克，脐周皮肤可呈青紫色。血清淀粉酶可升高。

2. 西医治疗　非手术治疗原则：减少胰腺刺激，抑制胰酶分泌，抗感染，防治多器官功能不全综合征。治疗措施禁食和胃肠减压、支持治疗、抗感染、抗休克、抗胰酶疗法及对症治疗。手术治疗原则：彻底清创，完全止血，制止胰液外漏及处理合并伤。

3. 中医辨证论治

（1）气郁血瘀证

证候：上腹部疼痛，向腰背部放射，腹胀，恶心呕吐，上腹部压痛较剧；舌质红，苔黄，脉弦紧。

治法：行气止痛，活血祛瘀。

方药：**越鞠丸**合**复元活血汤**加减。

（2）热毒内蕴证

证候：持续性腹部剧痛，腹胀拒按，局部或全腹压痛、反跳痛、肌紧张，肠鸣音减弱或消失；伴有发热，恶心呕吐，大便秘结，小便短赤；舌质红，苔黄腻或黄糙，脉洪数。

治法：清热解毒，顺气通腑。

方药：**黄连解毒汤**合**大承气汤**加减。

（3）气血瘀结证

证候：伤后数周或数年上腹部出现包块，隐痛不适，或出现肩背部放射痛，俯仰转侧则疼痛加重；纳呆便秘，低热；舌偏红，苔黄干，脉细数或弦涩。

治法：行气活血，化瘀散结。

方药：**膈下逐瘀汤**加味。

（4）热厥证

证候：腹部膨胀，全腹压痛、反跳痛、肌紧张明显；精神萎靡或烦躁不安，神昏谵语，口干唇燥，手足不温，甚则四肢厥冷，呼吸浅促，或斑疹衄血，呕血便血，少尿或无尿；舌质红绛，苔黄干而厚，脉沉细而数或微细欲绝。

治法：清营泄热，解毒养阴。

方药：**清营汤**加减。

（四）十二指肠及小肠损伤

1. 临床表现　腹痛、腹胀、恶心呕吐。查体：腹部压痛、反跳痛、肌紧张、肠鸣音减弱或消失、移动性浊音阳性、**肝浊音界缩小或消失**，有时出现休克。

2. 西医治疗　禁食，胃肠减压，胃肠外营养，纠正水、电解质和酸碱平衡紊乱；使用广谱抗生素；手术治疗。

（五）结肠与直肠损伤

1. 临床表现　主要表现为**细菌性腹膜炎**。漏出物液体成分少而细菌含量多，故腹膜炎出现较晚，但感染严重。腹膜后感染可能是腹膜后的结肠穿孔导致的，由于腹部体征不明显，容易漏诊。

2. 西医治疗　立即手术治疗，对诊断尚未明确而高度怀疑的病例亦应施行手术探查。一般不做一期修补或切除吻合；多先做肠造口术或肠外置术；3～4周后再做二期手术。

五、泌尿系损伤

（一）肾损伤

1. 临床表现　根据损伤的程度可分为肾挫伤、肾部分裂伤、肾全层裂伤、肾蒂损伤。主要症状：①**休克**，多见于粉碎肾或肾蒂伤患者。②**血尿**，血尿与损伤程度不呈正相关。③**疼痛、发热**，血肿和尿外渗可继发**感染**，甚至出现全身中毒症状。主要体征，腰腹部肿块和肾区叩痛，严重时腰肌紧张和强直。

2. 西医治疗　非手术治疗：绝对卧床休息2～4周，必要时镇静、镇痛及止血药。应用抗生素，加强支持，保持足够尿量。监测生命体征及局部体征。严重肾裂伤、粉碎肾或肾蒂伤应立即手术探查，手术探查指征：积极抗休克治疗后症状不改善，有内出血者征象；血尿加重，血红蛋白和血细胞压积进行性下降；腰腹部肿块进行性增大并怀疑有腹腔脏器损伤。手术方式有肾周围引流、肾修补或肾部分切除、肾切除、肾血管修复等。

3. 中医辨证论治

（1）肾络损伤证

证候：多属肾挫伤和肾挫裂伤的初期。外伤后腰痛，活动时加重，肾区叩痛，镜下血尿或肉眼血尿，面色苍白；舌质淡紫或有瘀斑，苔薄白，脉弦细数。

治法：止血益肾，通络止痛。

方药：**小蓟饮子**加川断、杜仲、延胡索、车前子。

（2）瘀血内阻证

证候：多属肾挫伤或肾挫裂伤的中期。腰痛，活动不利，或可触到腰部或腹部肿块，血尿或夹有血块，小便涩痛不爽，面色无华；舌紫或有瘀斑，脉弦涩。

治法：活血祛瘀止痛。

方药：**活血逐瘀汤**加减。

（3）气阴两虚证

证候：多属肾挫伤或肾挫裂伤后期或严重肾损伤术后。肿痛减轻，仍有尿血，神疲乏力，腰酸软，食少纳呆，或自汗、盗汗；舌淡苔薄，脉细弱。

治法：益气养阴。

方药：**补中益气汤**合**知柏地黄丸**加减。如为严重肾损伤术后，可合八珍汤加减。

（二）膀胱损伤

1. 临床分型　分为腹膜外型和腹膜内型。表现为疼痛、休克、排尿困难和血尿。可行导尿试验鉴别（注入的水比导出的尿量多）。

2. 西医治疗　上多饮水，多休息，使用抗生素，必要时行手术探查。

3. 中医辨证论治

（1）络伤血溢证

证候：下腹疼痛，放射至会阴，小便窘迫，或有血尿，舌淡、苔薄白，脉弦细。

治法：活血祛瘀。

方药：**小蓟饮子**加减。

（2）气阴两虚证

证候：损伤后期腹痛减轻，但神疲乏力，少气懒言，或潮热盗汗，面赤咽干，心烦少寐，小便无力，或尿频，面色无华；舌淡苔薄或少苔，脉细数无力。

治法：补气养阴。

方药：**补中益气汤**合**知柏地黄汤**加减。

（三）尿道损伤

1. 临床表现　是泌尿系损伤中最常见的是尿道损伤，多见于男性。前尿道损伤有会阴部疼痛，放射至尿道外口。后尿道损伤出现下腹部疼痛、排尿困难。尿道完全断裂时出现尿潴留。尿道骑跨伤常发生在尿道膜部。主要体征：阴囊处瘀斑、肿胀。尿道球部损伤时，尿外渗使会阴、阴茎肿胀，可向上蔓延至腹壁。直肠指检可发现前方有波动感及压痛。

2. 西医治疗　应尽早采取抗休克措施。尿潴留可进行耻骨上膀胱穿刺造瘘引流尿液。尿道损伤或轻度裂伤者排尿有困难时，保留导尿2～3周，并应用抗生素。

3. 中医辨证论治

（1）络伤血溢证

证候：尿道疼痛，尿道滴血，颜色鲜红，为损伤早期表现，或小便困难，排出不畅；舌淡苔白，脉弦。

治法：止血止痛。

方药：**活血止痛散**加减。

（2）瘀血阻窍证

证候：尿道疼痛，尿道出血，带有血块，损伤部位皮肤青紫、肿胀，排尿不畅；舌淡紫或有瘀斑，脉弦涩。

治法：活血化瘀。

方药：**活血散瘀汤**加减。

六、烧伤

1. 临床表现

（1）全身表现：早期以低血容量性休克表现为主，中后期合并感染性休克；发热，脉搏和心率加快，呼吸动度加深、频率加快等；口渴、尿少、低蛋白血症等。

（2）局部表现：疼痛，红斑，水疱，渗出，焦痂。

（3）并发症：主要表现为心率增快，血压下降，四肢厥冷，烦躁不安，口渴，尿少等低血容量性休克和全身感染的表现。如休克、全身感染、应激性溃疡、肝衰竭、心力衰竭、急性肾衰竭、成人呼吸窘迫综合征、多器官功能不全综合征。

2. 烧伤面积的估计

（1）中国新九分法：按体表面积划分为11个9%的等份，另加1%，构成100%的体表面积，即头颈部：1×9%、躯干：3×9%、两上肢：2×9%、双下肢：5×9%＋1%，共为11×9%＋1%。

（2）手掌法：患者并指的掌面约占体表面积的1%。

3. 烧伤深度的鉴别　三度四分法：①Ⅰ度烧伤，伤及表皮浅层。表面呈红斑状，无渗出，伴有疼痛感，3～7天治愈，短期内有色素沉着。②浅Ⅱ度烧伤，伤及生发层、真皮乳头层。局部红肿，有水疱，疱液为淡黄色澄清液体。基底红润，锐痛。色素沉着轻，时间短，愈合时间2周左右，如不发生感染，一般不留瘢痕。③深Ⅱ度烧伤，伤及真皮层，介于浅Ⅱ度和Ⅲ度之间。有水疱，基底白中透红，不均匀，湿润，钝痛，色素沉着较重，愈合时间较长，约4周左右。④Ⅲ度烧伤，损伤达到全层皮肤皮下肌肉或骨骼。创面无水疱，基底苍白，焦黄，炭化，痛觉消失，皮层凝固性坏死后形成焦痂，触之如皮革，痂下见树枝状栓塞的血管，需植皮。

4. 烧伤严重程度的判断　①轻度烧伤：Ⅱ度烧伤面积在9%以下。②中度烧伤：Ⅱ度烧伤面积在10%～29%，或Ⅲ度烧伤面积不足10%。③重度烧伤：烧伤总面积在30%～49%；或Ⅲ度烧伤面积在10%～19%；或Ⅱ度、Ⅲ度烧伤面积虽不到上述百分比，但已发生休克等并发症、呼吸道烧伤或有较重的复合伤。特重烧伤总面积在50%以上，或Ⅲ度烧伤面积在20%以上，或已有严重并发症。

5. 西医治疗

（1）治疗原则：保护创面，避免外源性污染。强心、护肾、防治低血容量性休克和感染性休克。选用非手术和手术方法，减少瘢痕增生所造成的功能障碍和畸形。

（2）现场急救：消除病因，脱离现场，保护受伤部位，维持生命体征。

（3）休克的防治：烧伤早期是低血容量性休克，应尽快恢复血容量。严重烧伤多在烧伤后6～12h，特重度烧伤在伤后2h即可发生休克。

（4）全身性感染的防治：维持机体的防御功能，保护肠黏膜的屏障，正确清创。深度烧伤早期切痂植皮。抗感染、营养支持、纠正水及电解质紊乱、保护各大脏器功能等综合治疗措施。

（5）并发症：主要表现为心率增快、血压下降，四肢厥冷，烦躁不安，口渴，尿少等低血容量性休克和全身性感染的表现，如休克、全身感染、应激性溃疡、肝衰竭、心力衰竭、急性肾功能不全、成人呼吸窘迫综合征、多器官功能障碍综合征。

6. 中医辨证论治

（1）热伤营卫证：轻度烧伤，无全身症状，无须内治。

（2）火毒伤津证

证候：壮热烦躁，口干喜饮，便秘尿赤；舌红绛而干，苔黄或黄糙，或舌光无苔，脉洪数或弦细数。

治法：清热解毒，益气养阴。

方药：**黄连解毒汤、银花甘草汤、犀角地黄汤或清营汤**加减。口干甚者加鲜石斛、天花粉；便秘加生大黄；尿赤加白茅根、淡竹叶等。

（3）阴伤阳脱证

证候：神疲倦卧，面色苍白，呼吸气微，表情淡漠，嗜睡，自汗肢冷，体温不升反低，尿少；全身或局部水肿，创面大量液体渗出；舌淡暗苔灰黑，或舌淡嫩无苔，脉微欲绝或虚大无力等。

治法：回阳救逆，益气护阴。

方药：**四逆汤、参附汤合生脉散**加味。冷汗淋漓加煅龙骨、煅牡蛎、黄芪、白芍、炙甘草。

（4）火毒炽盛证

证候：壮热不退，口干唇燥，大便秘结，小便短赤；舌红而干，苔黄干或黄腻，脉洪数。

治法：清热解毒。

方药：**黄连解毒汤**。湿热重者加清热利湿之品。

（5）火毒内陷证

证候：壮热不退，口干唇燥，躁动不安，大便秘结，小便短赤；舌红绛而干，苔黄或黄糙或焦干起刺，脉弦数等；若火毒传心，可见烦躁不安，神昏谵语；火毒传肺，可见呼吸气粗，鼻翼扇动，咳嗽痰鸣，痰中带血；火毒传肝，可见黄疸，双目上视，痉挛抽搐；若火毒传脾，可见腹胀便结，便溏黏臭，恶心呕吐，不思饮食，或有呕血、便血；火毒传肾，可见浮肿，尿血或尿闭。

治法：清营凉血解毒。

方药：**清营汤或黄连解毒汤合犀角地黄汤**加减。神昏谵语者加服安宫牛黄丸或紫雪丹；气粗咳喘者加生石膏、知母、贝母、桔梗、鱼腥草、桑白皮、鲜芦根；抽搐者加羚羊角粉（冲）、钩藤、石决明；腹胀便秘、恶心呕吐者加大黄、玄明粉、枳实、厚朴、大腹皮、木香；呕血、便血者加地榆炭、侧柏炭、槐花炭、白及、三七、藕节炭；尿少或尿闭者加白茅根、车前子、淡竹叶、泽泻；血尿者加生地黄、大小蓟、黄柏炭、琥珀等。

（6）气血两虚证

证候：疾病后期，火毒渐退，低热或不发热，精神疲倦，气短懒言，形体消瘦，面色无华，食欲缺乏，自汗，盗汗；创面肉芽色淡，愈合迟缓；舌淡，苔薄白或薄黄，脉细弱。

治法：补气养血，兼清余毒。

方药：**托里消毒散或八珍汤**加金银花、黄芪。食欲缺乏者加神曲、麦芽、鸡内金、薏苡仁、砂仁。

（7）脾虚阴伤证

证候：疾病后期，火毒已退，脾胃虚弱，阴津耗损；面色萎黄，纳呆食少，腹胀便溏，口干少津，或口舌生糜；舌暗红而干，苔花剥或光滑无苔，脉细数。

治法：补气健脾，益胃养阴。

方药：**益胃汤**合**参苓白术散**加减。

七、冻伤

1.临床表现　冻疮的发生往往不自觉。局部冻伤可分为4度。①Ⅰ度冻伤：伤及表皮层。

局部红肿、热、痒、痛，表皮数日后干脱，不留瘢痕。②Ⅱ度冻伤：损伤真皮层。局部发红、水疱、疼痛、触觉减退。如无感染，局部可成痂，经2~3周痂脱而愈，很少有瘢痕。并发感染后，其溃疡面可能有瘢痕。③Ⅲ度冻伤：损伤皮肤全层或皮下组织。创面黑褐色，触觉消失，周围组织红肿疼痛，可出现血疱。若无感染，坏死组织干燥成痂，脱痂后出现肉芽创面，愈合缓慢，留有瘢痕。④Ⅳ度冻伤：损伤肌肉、骨骼。局部组织坏死，有炎症反应。容易并发感染而成湿性坏疽，治愈后可有功能障碍。

2. 西医治疗

（1）急救和复温：迅速脱离低温环境，局部或全身的快速复温。

（2）局部冻伤的治疗：注射破伤风抗毒素。选用改善血液循环的药物，使用抗生素。重度冻伤患者需要高热量、高蛋白和多种维生素等支持治疗。

（3）全身性冻伤的治疗：复温后要防治休克和维护呼吸功能。注意局部冻伤创面的处理。

（4）手术治疗：待坏死组织边界清楚时予以切除。损伤面积大者，待坏死组织脱落干净，肉芽组织红润时予以植皮。出现感染则应充分清创引流。

3. 中医辨证论治

（1）阴盛阳衰证

证候：四肢厥逆，恶寒蜷卧，极度疲乏，昏昏欲睡，呼吸微弱；苔白，脉沉微细。

治法：回阳救逆，温通血脉。

方药：**四逆加人参汤**加减。

（2）血虚寒凝证

证候：形寒肢冷，局部疼痛喜暖；舌淡而暗，苔白，脉沉细。

治法：补养气血，温经通脉。

方药：**人参养荣汤**加减。以黄酒调服，重者佐阳和汤内服。

（3）气血两虚证

证候：头晕目眩，少气懒言，四肢倦怠，面色苍白或萎黄，疮口不收；舌淡，苔白，脉沉细弱或虚大无力。

治法：益气养血，祛瘀通脉。

方药：**人参养荣汤或八珍汤合桂枝汤**加减。

（4）瘀滞化热证

证候：发热口干，患处暗红微肿，局部疼痛喜冷；或患处红肿灼热，溃烂腐臭，脓水淋漓，筋骨暴露；舌暗红，苔黄，脉数。

治法：清热解毒，活血止痛。

方药：**四妙勇安汤**加黄芪、紫花地丁、蒲公英等。痛甚者加延胡索、制乳香、制没药等。

八、咬蜇伤

（一）毒蛇咬伤

1. 病因病理　神经毒、血液毒和酶的作用。

2. 临床表现　局部症状有牙痕。神经毒毒蛇咬伤后仅感局部麻木或蚁行感向近心端蔓延，伤口出血很少或不出血，周围不红肿。血液毒毒蛇咬伤后局部疼痛剧烈，肿胀明显，发展迅速，伤口周围皮肤青紫、瘀斑或血疱，组织坏死形成溃疡。全身症状：神经毒表现为呼吸肌麻痹和循环衰竭，可在较短时间内死亡。血液毒表现出强烈的溶组织、溶血和抗凝作用。如恶寒发热、烦躁、全身关节肌肉酸痛、腹痛、腹泻或大便秘结，重者可有广泛的皮下出血或瘀斑，以及内脏出血。混合毒毒蛇咬伤者两种表现均有，混合毒造成死亡的主要原因是神经毒。

3.西医治疗　包括补充营养物质和维生素，维持水、电解质平衡，防治脑水肿和心力衰竭。常规进行破伤风抗毒素的治疗。应用抗蛇毒血清防止毒素吸收和扩散，排毒或破坏伤口内的毒素，防治多器官功能衰竭及感染。

4.中医辨证论治

（1）风毒（神经毒）证

证候：局部伤口无红肿，疼痛轻微，感觉麻木；全身症状有头晕、眼花、嗜睡、气急，严重者呼吸困难，四肢麻痹，张口困难，口角流涎，双目直视，眼睑下垂，复视，表情肌麻痹，神志模糊甚至昏迷；舌质红，苔薄白，脉弦数或迟弱。

治法：活血通络，祛风解毒。

方药：**活血祛风解毒汤**加减。

（2）火毒（血液毒）证

证候：局部肿痛严重，常有水疱、血疱或瘀斑，严重者出现局部组织坏死；全身症状可见恶寒发热，烦躁，咽干口渴，胸闷心悸，肋胀胁痛，大便干结，小便短赤或尿血；或五官、内脏出血，斑疹隐隐；舌质红，苔黄，脉滑数或结代。

治法：泻火解毒，凉血活血。

方药：**龙胆泻肝汤**合**五味消毒饮**加减。

（3）风火毒证

证候：局部红肿较重，一般多有创口剧痛，或有水疱、血疱、瘀斑或伤处溃烂；全身症状有头晕头痛、眼花、寒战发热、胸闷心悸、大便秘结、小便短赤，严重者烦躁抽搐，甚至神志昏愦；舌质红，苔白黄相兼，脉弦数。

治法：清热解毒，凉血息风。

方药：**黄连解毒汤**合**五虎追风散**加减。

（4）蛇毒内陷证

证候：毒蛇咬伤后失治、误治，出现高热、躁狂不安、痉厥抽搐或神昏谵语；局部伤口由红肿突然变为紫暗或紫黑，肿势反而消减；舌质红绛，脉细数。

治法：清营凉血解毒。

方药：**清营汤**加减。

（二）兽咬伤

1.临床表现　有伤口感染后相应的局部或全身症状，或狂犬病病毒引起的恐水症等症状。

2.西医治疗　伤口处理，先用等渗盐水反复冲洗，较深的伤口需用3%过氧化氢溶液冲洗，犬咬伤的患者伤口只清创，不缝合，以利引流。免疫治疗：注射抗狂犬病免疫血清，应用破伤风抗毒素、镇静药、抗生素。患者应予以隔离，安置于清静的单人病房内，由专人护理，避免刺激。对症支持疗法，包括呼吸支持、心脑功能维护、营养支持等。

3. 中医辨证论治

（1）前驱期：治宜祛风解毒，方用人参败毒散加减。

（2）毒发期：治宜益气回阳、解毒固脱，方用生脉饮合人参四逆汤加减。

第十一单元　肿瘤

【复习指导】本单元内容十分重要，每年必考。掌握内容为肿瘤的分类、表现、分期、良恶性肿瘤的鉴别，原发性支气管肺癌、胃癌、原发性肝癌、大肠癌的临床表现及治疗原则。熟悉内容为常见体表肿块临床表现及处理原则。了解内容为各肿瘤的具体分期。

一、定义

肿瘤是指人体器官组织细胞在某些内在因素影响的基础上，辅以外来致病因素的长期作用，所产生的一种以细胞异常增殖为主要特点的**新生物**。

1. 西医病理分类

（1）**良性肿瘤**：细胞分化程度高，近似于正常组织，呈膨胀性生长，与周围正常组织之间有明显界限。分化好，异型性小，不见病理性核分裂象，继发性改变少见，不转移，不复发或很少复发，对机体的影响主要为局部压迫或阻塞。少数良性肿瘤亦可恶变。

（2）**恶性肿瘤**：细胞分化程度较低，生长快，分化差，异型性大，可见病理性核分裂象，呈浸润性生长，无明显包膜，分界不清，侵入淋巴及血管后向远处转移扩散，易复发。对机体的影响主要为破坏原发部位和转移部位的组织、坏死、出血、合并感染、恶病质。恶性肿瘤在组织上分为两大类：源于上皮组织者称为**癌**，源于间叶组织者称为**肉瘤**，同时有上皮及间叶组织的恶性肿瘤称为**癌肉瘤**。恶性肿瘤的转移方式：直接蔓延、淋巴转移、血道转移、种植转移。

（3）**临界性肿瘤**：肿瘤组织属良性，但其发展有恶变倾向，处于良性与恶性之间的过渡类型。如腮腺混合瘤，腹壁硬纤维瘤。

2. 恶性肿瘤的表现

（1）局部表现：疼痛、肿块、体腔积液、出血、器官的功能被破坏、转移。

（2）全身表现：早期表现不明显，晚期有消瘦、贫血、纳差、倦怠、低热、异位内分泌综合征、恶病质及转移表现。

3. 恶性肿瘤的分期

第一期：全身症状不明显，肿瘤小，限于原发组织，无转移。

第二期：肿瘤局限在原发器官内，区域淋巴结可有转移。

第三期：肿瘤浸润周围组织及邻近器官，局部淋巴结转移，活动受限。

第四期：广泛浸润，恶病质，癌性发热，肿瘤固定，有血行及淋巴结远处转移。

4. 肿瘤的诊断　主要依据症状、体格检查的阳性发现，以及辅助检查等来确定诊断，必要时行手术探查。对恶性肿瘤要做到早诊断、早治疗，才能取得好的治疗效果。

5. TNM分期　T代表局部肿瘤大小，以 T_0、T_X、T_{IS}、T_1、T_2 等表示。N代表淋巴结转移情况，

以 N_0、N_X、N_1、N_2 等表示。M 代表远处转移情况，以 M_0、M_1 表示。

6. 肿瘤的治疗 良性肿瘤以手术切除为主或观察治疗。恶性肿瘤以早期手术切除为主的综合治疗，晚期以全身治疗为主。

二、常见的体表肿块

1. 脂肪瘤

（1）临床表现：单发或多发。好发于肩、背、臀部。大小不定，呈椭圆形、扁圆形或分叶状，边界清，基部较广泛，质软，有类似波动感，与周围组织无粘连，基底部可移动，活动度不大。

（2）西医治疗：一般无须处理，影响美观或疼痛者可手术切除。

2. 纤维瘤

（1）临床表现：纤维瘤可分为软、硬两种。软者又称皮赘，柔软无弹性，硬者具有包膜，切除后不易复发，不发生转移。其生长缓慢，大小不定，圆形，质硬，光滑，边界清，活动度大，无压痛，很少引起压迫和功能障碍。

（2）西医治疗：宜早期切除。临床上与早期低恶性的纤维肉瘤不易鉴别，术后需做病理检查。腹壁硬性纤维瘤有浸润性且易恶性变，应早期进行广泛切除。

3. 神经纤维瘤

（1）临床表现：可单发或多发，以单发者常见。多发者临床上又称**神经纤维瘤病**。特点：多发性，数量不定，大小不一，沿神经干走行生长，呈念珠状，或蚯蚓结节状，皮肤有咖啡斑。

（2）西医治疗：可行手术切除。手术仅限于引起疼痛，影响功能与外貌，或疑有恶性变者。

4. 皮脂腺囊肿

（1）临床表现：因皮脂腺腺管堵塞，皮脂淤积而成。囊肿可单发或多发。多呈圆形，直径多在 1～3cm，略隆起，质软，边界清，表面与皮肤粘连，可移动，有一黑色粉样栓头。合并感染时，局部可出现红肿、疼痛、化脓甚至破溃。

（2）西医治疗：手术应切除全部囊壁组织，避免复发。并发感染时，应先控制感染，脓肿形成可切开引流，待炎症消退后再行手术治疗。

5. 血管瘤

（1）分类：分为毛细血管瘤、海绵状血管瘤、蔓状血管瘤。

（2）西医治疗：手术治疗适用于各种类型的血管瘤。婴儿和儿童的毛细血管瘤对放射线很敏感。硬化剂注射适用于中小型海绵状血管瘤。冷冻、激光、电烙等可用于表浅的面积小的血管瘤。对婴幼儿肢体巨大血管瘤无法进行其他治疗时，可用弹性绷带加压包扎。

三、原发性支气管肺癌

原发性支气管肺癌分为中央型肺癌和周围型肺癌。小细胞肺癌可以产生血清素及其他多肽类激素，如抗利尿激素、5-羟色胺等，可出现**异位内分泌综合征（副癌综合征）**。

1. 临床表现及检查

（1）主要症状：与肿瘤的部位、大小、是否压迫或侵犯邻近器官及有无转移等情况有密切关系。肺癌最常见的症状是**咳嗽**，早期为刺激性干咳。**血痰**也是肺癌的首发症状，大咳血少见。胸痛：持续性剧痛提示有广泛的胸膜或局部胸壁侵犯。支气管阻塞时，发生阻塞性肺炎或肺不张，临床可以出现发热、气短及胸闷。

(2) 主要体征：肺部体征为肿瘤位于胸膜附近时易产生无规律的钝痛，胸腔积液、呼吸困难。肋骨、脊柱受侵时，可有持续性胸痛及固定压痛。纵隔受累的体征、肿瘤转移的体征。中枢神经系统转移性肿瘤的原发病灶最常见于肺。肺癌可引起异位内分泌综合征。

(3) 实验室及其他检查：X线摄片、CT检查是诊断肺癌最常见的检查方法。反复痰液脱落细胞学检查是诊断的有效方法。其他检查有MRI、纤维支气管镜、经皮肺针吸、纵隔镜、淋巴结活检等。

2. 西医治疗

(1) 手术治疗：手术切除肺部肿瘤及其转移淋巴结与受侵的邻近组织是肺癌手术治疗的基本方法。方式有全肺切除术，肺叶切除术（首选手术方法，适用于一个肺叶内的大多数周围性肺癌和一部分中心性肺癌），袖状肺叶切除术，胸腔镜下肺段或肺叶切除术。下列情况为手术禁忌证：①远处有转移；②胸外淋巴结转移或对侧胸内淋巴结转移；③同侧胸内重要脏器受侵；④患者一般情况差，难以耐受手术。

(2) 放射治疗：未分化癌对放射治疗最为敏感，鳞癌次之，腺癌不敏感。

(3) 化学治疗：化学疗法常用的药物有紫杉醇、顺铂等。

(4) 免疫疗法：可分为特异性免疫和非特异性免疫疗法。

3. 中医辨证论治

(1) 气滞血瘀证

证候：咳嗽，血痰，气促，胸胁胀痛或刺痛，大便干结；舌质紫暗或有瘀斑，苔薄黄，脉弦或涩。

治法：行气化瘀，软坚散结。

方药：血府逐瘀汤加减。咳血者加白茅根、侧柏炭、仙鹤草等；气阴不足者加天冬、麦冬、太子参、黄芪等。

(2) 脾虚痰湿证

证候：咳嗽痰多，胸闷纳呆，神疲乏力，面色苍白，大便溏薄；舌质淡胖，苔白腻，脉濡缓或濡滑。

治法：健脾除湿，化痰散结。

方药：六君子汤合海藻玉壶丸加减。气短乏力者加黄芪；胸痛、舌质紫暗者加红花、桃仁、川芎。

(3) 阴虚内热证

证候：咳嗽，无痰或少痰或有泡沫痰，或痰黄难咯，痰中带血，胸痛气短，心烦失眠，口干便秘，发热；舌质红，苔花剥或光剥无苔，脉细数。

治法：养阴清热，软坚散结。

方药：百合固金汤加减。痰湿者加半夏、贝母；痰热者加鱼腥草、黄芩。

(4) 热毒炽盛证

证候：高热，气促，咳嗽，痰黄稠或有血痰，胸痛口苦，口渴欲饮，便秘，尿短赤；舌质红，苔黄而干，脉大而数。

治法：清热泻火，解毒散肿。

方药：<u>白虎承气汤</u>加减。

(5) 气阴两虚证

证候：胸背部隐隐作痛，咳声低弱，神疲乏力，五心烦热，自汗盗汗；舌质红，苔少，脉沉细数。

治法：益气养阴，清肺解毒。

方药：<u>沙参麦冬汤</u>加减，或四君子汤合清燥救肺汤化裁。放射治疗时加养阴及活血药天冬、黄精、丹参、赤芍；化学治疗时加健脾和胃降逆药法半夏、白扁豆。

四、胃癌

1. 西医病因、病理

(1) 西医病因：<u>不良饮食习惯是胃癌发生的最主要原因</u>。幽门螺杆菌可使胃癌发生危险性增高。

(2) 大体形态：胃癌可发生在胃的任何部位，多见于胃窦部。分为早期胃癌和进展期胃癌。胃癌早、晚期分类是指癌组织浸润深度仅限于黏膜层或黏膜下层，而不论有无淋巴结转移，也不论癌灶面积大小。原位癌系指癌灶仅限于腺管内，未突破腺管基底膜者。内镜可将早期胃癌分为3型。①Ⅰ型，隆起型。②Ⅱ型，浅表型，又分为3个亚型，即Ⅱa为浅表隆起型、Ⅱb为浅表平坦型、Ⅱc为浅表凹陷型。③Ⅲ型，凹陷型。进展期胃癌：按Borrmann分型，将浸润至固有肌层以下的进展期胃癌划分为4型。①Ⅰ型息肉样型，边界清楚的块状肿瘤突入胃腔。②Ⅱ型局限溃疡型，局限性溃疡，边界清楚。③Ⅲ型浸润溃疡型，边界不清的溃疡，向周围浸润。此型发生穿孔及出血者较多见。④Ⅳ型弥漫型，癌细胞弥漫浸润于胃壁各层内，病变部位胃壁增厚、僵硬、管腔狭窄，呈革袋状胃，又称<u>皮革胃</u>。恶性程度高，淋巴转移发生较早。

(3) 扩散转移：淋巴转移是胃癌的主要转移途径；直接蔓延；晚期多血行转移，最常见为肝、肺；腹腔种植转移，癌组织浸润胃浆膜后，癌细胞脱落到腹腔，或癌转移的淋巴结破裂在整个腹腔里广泛播散，可伴有大量血性腹水。**Krukenberg瘤**，即胃癌发生卵巢表面的种植转移。

2. 西医治疗

(1) 手术是治疗胃癌的主要手段，胃癌根治术应充分切除原发病灶，彻底清扫引流淋巴结。

(2) 化学治疗。

(3) 放射治疗。

3. 中医辨证论治

(1) 肝胃不和证

证候：多见于早、中期胃癌及胃癌术后患者。胃脘胀满疼痛，痛引两胁，情志不舒，善怒，喜太息；嗳腐吞酸，呃逆呕吐，吞咽不畅；脉弦。

治法：疏肝和胃，降逆止痛。

方药：<u>逍遥散</u>合<u>旋覆代赭汤</u>加减。

(2) 脾胃虚寒证

证候：多见于中、晚期胃癌。胃脘隐痛，喜温喜按，大便溏薄，呕吐清稀；神疲乏力，食少腹胀，朝食暮吐；舌淡胖边有齿痕，脉沉缓无力。

治法：温中散寒，健脾和胃。

方药：**附子理中汤**加减。

（3）胃热伤阴证

证候：多见于早、中期胃癌及放射治疗的患者。胃脘灼热、疼痛，食后痛剧，尿黄便秘；饥不欲食，胃中嘈杂，心烦口渴；舌干红绛，少苔或无苔，脉细数。

治法：养阴清热，和胃止痛。

方药：**竹叶石膏汤**合**玉女煎**加减。

（4）气血双亏证

证候：多见于晚期胃癌。心悸头晕，形瘦无华，身乏气短；自汗盗汗，纳呆食少，虚烦不眠，胃脘隐痛；舌淡有齿痕或有瘀斑，脉虚细无力。

治法：补气养血，健脾补肾。

方药：**十全大补汤**加减。

（5）脾虚痰湿证

证候：多见于中、晚期胃癌合并贲门或幽门梗阻者。头晕身重，呕吐痰涎，胃脘痞满疼痛；口淡少食，腹胀便溏，痰核累累；舌淡胖苔浊，脉濡滑。

治法：健脾化湿，软坚散结。

方药：**参苓白术散**合**二陈汤**加减。

（6）瘀毒内阻证

证候：多见于进展期胃癌。胃脘刺痛拒按，呕血腥秽，或心下痞块坚硬，呕吐食少，大便黑干；舌紫或有瘀斑，苔浊腻，脉沉涩。

治法：活血祛瘀，解毒养阴。

方药：**失笑散**合**膈下逐瘀汤**加减。

五、原发性肝癌

1. 临床表现与检查

（1）早期症状：隐匿。常见症状为肝区疼痛、消化道症状、发热、癌旁表现、转移症状。

（2）体征：如肝大、黄疸、腹水。并发症有上消化道出血、肝性脑病、癌结节破裂。肝癌临床分为单纯型、硬化型、炎症型。

（3）查体：肝大质硬、黄疸、腹水。

（4）实验室及其他检查：①甲胎蛋白（AFP）检测，针对原发性肝癌特异性较高，价值大。②肝功能及酶学检查，晚期肝癌或合并肝硬化者可有肝功能损害，大多有血清碱性磷酸酶、γ-GT增高。③超声检查是肝癌诊断中最常用而有效的方法。CT和MRI检查可以明确肿瘤的位置、数量、大小及与比邻血管的关系，小肝癌和微小肝癌的最佳诊断方法是CT。其他如肝血管造影、肝穿刺活组织检查。

2. 西医治疗 ①手术治疗：主要有肝段切除术，左、右半肝切除术，肝中叶切除术，左、右肝三叶切除术等。②肿瘤消融。③放射治疗。④经肝动脉和门静脉区域化疗或经肝动脉化疗栓塞。⑤全身药物治疗。

3. 中医辨证论治

（1）气滞血瘀证

证候：相当于Ⅱ期的单纯型。症见两胁胀痛，腹部结块，推之不移，胸闷腹胀，纳呆乏力；舌淡红，苔薄白或薄黄，脉弦。

治法：疏肝理气，活血化瘀。

方药：**小柴胡汤**合**大黄䗪虫丸**加减。

（2）脾虚湿困证

证候：相当于单纯型Ⅱ期或硬化型Ⅱ期伴有腹水。症见脘腹胀满，胁痛肢楚，神疲乏力，纳呆便溏，四肢肿胀；舌淡胖，苔白或腻，脉弦而滑。

治法：益气健脾，化湿祛痰。

方药：**四君子汤**合**逍遥散**加减。

（3）肝胆湿热证

证候：相当于炎症型Ⅲ期。症见胁下积块，腹大如鼓，黄疸日深，纳呆乏力，小便短赤，腹水肢肿；舌红或绛，苔黄或糙，脉弦滑数。

治法：清利湿热，活血化瘀。

方药：**茵陈蒿汤**合**鳖甲煎丸**加减。

（4）肝肾阴虚证

证候：相当于硬化型Ⅲ期。症见口干，低热盗汗，形体消瘦，腰痛酸软，小便短赤；舌红少苔，脉细数。

治法：滋阴柔肝，养血软坚。

方药：**滋水清肝饮**合**兰豆枫楮汤**加减。

六、大肠癌

（一）结肠癌

主要表现为便血，黏液便。

1. 临床表现与检查　早期无特异性表现，中期以后的主要症状有大便性状的改变、腹痛、腹部肿块、肠梗阻及全身慢性中毒症状。右半结肠癌主要表现为腹痛、贫血、腹部包块。左半结肠癌主要表现为便血、黏液血便、腹痛、腹部包块、肠梗阻。检查手段有气钡灌肠、纤维结肠镜等。

2. 西医治疗　早期采用以彻底手术切除为主的中西医综合疗法。手术方式有右半结肠癌切除术、横结肠癌切除术、左结肠癌切除术。术后化学治疗及配合中医治疗，可最大限度杀灭体内残留癌细胞。晚期失去手术时机，采用综合非手术疗法。

3. 中医辨证论治

（1）气滞血瘀证

证候：触及腹部肿块、结节；腹痛，腹胀，嗳气，恶心，呕吐，便血；舌紫暗或有瘀斑，脉弦涩或弦滑。

治法：祛瘀散结，理气降逆。

方药：**桃红四物汤**加减。

（2）湿热下注证

证候：便下脓血，里急后重，腹部灼痛，大便黏滞恶臭；舌质红，苔黄腻，津少，脉洪大或滑数。

治法：清热，解毒，利湿。

方药：**槐角地榆汤**加味。
（3）正虚邪实证
证候：腹痛胀满，大便秘结不畅，时流臭水；消瘦，乏力，自汗，脓血便，扪及腹块；舌质淡，苔黄燥，脉细。
治法：补益气血，理气通腑。
方药：**八珍汤**合**麻仁滋脾丸**加减。
（4）脾肾两虚证
证候：腹胀，腹泻，腰膝酸软，不思饮食，四肢无力，失眠倦怠，尿少；舌淡，脉细无力。
治法：健脾益肾，扶正固本。
方药：**益气固本解毒汤**加减。

（二）直肠癌
1. 临床表现与检查　直肠指检是诊断直肠癌最重要的方法。排便习惯改变是常见早期症状。临床表现有出血、脓血便、大便变细或变形及有不全性肠梗阻表现。转移征象：当肿瘤侵犯泌尿系统时，可有尿频、尿痛、血尿等表现。骶尾部持续性剧烈疼痛提示骶前神经受侵犯。直肠癌晚期或有肝转移时可出现肝大、黄疸、腹水、贫血、消瘦、水肿及恶病质等。检查：直肠指检、直肠镜检查。

2. 西医治疗　手术切除（局部切除术、腹会阴联合直肠癌切除术、经腹直肠癌切除术、经腹直肠癌切除术＋近端造口＋远端封闭术），化学治疗，放射治疗。

3. 中医辨证论治
（1）脾虚湿热证
证候：腹胀，气短，乏力，食欲缺乏，腹痛拒按，面黄，便稀溏，或便下脓血，里急后重；舌胖嫩，苔黄腻，脉细数或滑数。
治法：清热利湿，理气健脾。
方药：**四妙散**合**白头翁汤**加减。
（2）湿热瘀毒证
证候：腹胀，腹痛或窜痛，拒按，矢气胀减，腹内包块，便下黏液脓血或里急后重，排便困难；舌质红有瘀斑，苔黄，脉弦数。
治法：清热解毒，通腑化瘀，攻积祛湿。
方药：**木香分气丸**加减。
（3）脾肾寒湿证
证候：黏液血便，形体消瘦，面色㿠白，肠鸣、腹泻，泻后痛减，腹痛喜热，形寒肢冷；舌淡、苔白，脉细冷。
治法：祛寒胜湿，健脾温肾。
方药：**参苓白术散**合**吴茱萸汤**。
（4）肾阳不固、痰湿凝聚证
证候：腹痛，腹胀，腹部包块，纳呆，气短乏力，痰多，形体消瘦，腰膝酸软，四肢沉重，脓血黏液便，甚至脱肛；舌淡胖，苔白滑腻，脉细濡。
治法：益肺补肾，祛湿化痰。
方药：**导痰汤**加减。

第十二单元 急腹症

【复习指导】本单元非常重要，每年必考。掌握内容为腹膜炎、阑尾炎、胆道感染及胆石症、胰腺炎、胃及十二指肠穿孔、肠梗阻的临床表现及治疗原则。熟悉内容为解剖及病理分期。了解内容为病因。

一、概述

1. 西医病理　急腹症是以急性腹痛为主要表现，需要早期诊断和及时治疗的腹部疾病的总称，具有起病急、进展快、变化多、病情重、病因复杂的特点。常见病种有急性阑尾炎、急性胆囊炎、急性胰腺炎、急性肠梗阻、胃及十二指肠溃疡急性穿孔等。

2. 中医病因病机

（1）初期：正盛邪轻。致病因素所造成的病理损伤较轻，机体的功能没有受到明显损伤，见于某些功能障碍、炎症性急腹症的早期或无并发症的单纯性肠梗阻等。中医学多属于气滞血瘀或兼有实（湿）热之象。

（2）中期：正盛邪实。病理损害较初期加重，人体也充分调动抗病机制与病邪抗争，其势剧烈，因而局部病变和全身反应都很明显。中医病机多属于实热或湿热。

（3）后期：邪去正复，正虚邪恋，正虚邪陷。后期急腹症的转归：一是经治疗后正复邪退，疾病趋向好转，有的患者表现为邪去正衰，留下一派病后虚弱的征象；二是有的患者残留病变未能完全恢复，正虚邪恋而转为慢性病。

二、急性阑尾炎

1. 西医病因、病理　急性阑尾炎主要病理变化有4种类型，包括急性单纯性阑尾炎、急性化脓性阑尾炎、坏疽或穿孔性阑尾炎、阑尾周围脓肿。

2. 临床表现与检查

（1）主要症状：转移性右下腹疼痛（机制：炎症早期侵犯阑尾黏膜及黏膜下层，刺激内脏神经而反射性引起脐周疼痛，内脏神经痛定位不准确，对牵拉、张力敏感。当炎症波及阑尾浆膜时，刺激体神经所支配的壁层腹膜而出现疼痛定位，引起阑尾所在的右下腹疼痛，可阵发加剧并逐渐加重。体神经痛定位准确）。胃肠道症状如恶心、呕吐。全身症状如发热等症状。少数坏疽性阑尾炎或导致门静脉炎时，可有寒战、高热。

（2）主要体征：压痛（阑尾炎最重要的特征是右下腹固定压痛）、肌紧张、反跳痛。若阑尾周围脓肿形成，右下腹可扪及肿块。检查：阑尾炎定性、定位的诊断检查方法有结肠充气试验、腰大肌试验、闭孔内肌试验。直肠指检：直肠右侧前上方有触痛，提示炎性阑尾位置较低。

3. 诊断与鉴别诊断

（1）诊断：转移性右下腹疼痛的病史和右下腹固定压痛。

（2）鉴别诊断：如胃及十二指肠溃疡穿孔、急性胃肠炎等。

4. 西医治疗　原则上以手术治疗为主。

5. 中医辨证论治

（1）瘀滞证

证候：转移性右下腹痛，呈持续性、进行性加剧，右下腹局限性压痛或拒按；伴有恶心纳差，可有轻度发热；苔白腻，脉弦滑或弦紧。

治法：行气活血，通腑泄热。

方药：**大黄牡丹汤**合**红藤煎剂**加减。气滞重者加青皮、枳实、厚朴；瘀血重者加丹参、赤芍；恶心加法半夏、竹茹。

（2）湿热证

证候：腹痛加剧，右下腹或全腹压痛、反跳痛，腹皮挛急，右下腹可摸及包块；壮热，恶心纳差，便秘或腹泻；舌红苔黄腻，脉弦数或滑数。

治法：通腑泄热，利湿解毒。

方药：**大黄牡丹汤**合**红藤煎剂**加败酱草、白花蛇舌草、蒲公英。湿重者加藿香、佩兰、薏苡仁；热甚者加黄连、黄芩、生石膏；右下腹包块加炮山甲、皂刺。

（3）热毒证

证候：腹痛剧烈，全腹压痛、反跳痛，腹皮挛急；高热不退或恶寒发热，恶心纳差，便秘或腹泻；舌红绛苔黄厚，脉洪数或细数。

治法：通腑排毒，养阴清热。

方药：**大黄牡丹汤**合**透脓散**加减。若持续性高热或寒热往来，热在气分者加白虎汤，热在血分者加犀角地黄汤；腹胀加青皮、厚朴；腹痛剧烈者加延胡索、广木香；口干舌燥加生地黄、玄参、天花粉；大便秘结加甘遂末冲服。

三、肠梗阻

肠内容物不能正常顺利通过肠道运行，称为**肠梗阻**，是外科常见的急腹症。

1. 分类　按发病的基本原因分为机械性肠梗阻、动力性肠梗阻和血供性肠梗阻；按肠壁有无血供障碍分为单纯性肠梗阻、绞窄性肠梗阻；按梗阻部位分为高位小肠梗阻、低位小肠梗阻或结肠梗阻；按梗阻程度分为完全性肠梗阻和不完全性肠梗阻；按梗阻进展速度分为急性肠梗阻和慢性肠梗阻。

2. 西医病因、病理

（1）局部病理生理改变：肠蠕动变化，机械性肠梗阻表现为梗阻上段肠管的蠕动增强，麻痹性肠梗阻则肠蠕动减弱或消失；肠腔积气积液；肠壁充血水肿、通透性增加。肠壁坏死穿孔。

（2）全身病理生理改变：体液丧失、电解质紊乱和酸碱平衡失调、感染和中毒、休克及多器官功能不全。

3. 临床表现与检查

（1）症状：①**腹痛**，单纯性机械性肠梗阻一般腹痛呈阵发性，是由于梗阻以上部位的肠管为克服梗阻强烈蠕动所致。特点：疼痛由轻到重，然后逐渐减轻或消失，停止一段时间后再度发作；感到有气体下降到某一部位时突然停止，腹痛剧烈，如果气体通过，则腹痛立即减轻或消失；发作时可出现胃肠型或蠕动波伴肠鸣音亢进，气过水音或高调金属音。绞窄性肠梗阻为剧烈的持续性腹痛伴加重；持续性胀痛提示麻痹性肠梗阻。②**呕吐**，在肠梗阻早期可出现反射性呕吐，呕吐随梗阻部位的高低而表现各异。高位肠梗阻呕吐出现早而频，呕吐物为食物、胆汁、胰液等；低位肠梗阻时呕吐出现晚而少，吐出物为带粪臭味；结肠梗阻呕吐出现晚。绞窄性肠梗阻呕吐物呈血性；麻痹性肠梗阻时呕吐多呈溢出性。③**腹胀**，高位肠梗阻腹胀不明显；全腹膨胀提示低位肠梗阻及麻痹性肠梗阻。肠扭转或腹内疝等引起的闭袢性梗阻的腹胀常不对称。④**停止排气排便**，完全性梗阻发生后，排气排便即停止。少数患者由于梗阻以下肠管尚有残存粪便或气体，仍可在发病早期排出，不能因此而排除肠梗阻的诊断。

（2）体征：①全身情况。单纯性肠梗阻的早期变化不明显。梗阻晚期有脱水表现，严重脱水或绞窄性肠梗阻可出现休克表现。②腹部体征。视诊：腹部膨隆，高位梗阻多在上腹部；低位小肠梗阻多在中腹部。麻痹性肠梗阻呈全腹膨胀，闭袢性肠梗阻出现不对称膨隆。机械性肠梗阻可见胃肠型及肠蠕动波。同时需排除腹外疝引起的肠梗阻。触诊：单纯性肠梗阻有轻压痛；绞窄性肠梗阻则出现腹膜刺激征。肠套叠和蛔虫梗阻时，常可触及腊肠样或条索状肿块；肠扭转或腹外疝嵌顿引起梗阻时，包块有压痛；癌肿引起梗阻时，常可触及质硬而不平滑的肿块。叩诊：肠胀气时呈鼓音，当绞窄性肠梗阻时，腹腔有渗液，可出现移动性浊音。听诊：肠鸣音亢进、高调金属音或气过水声；麻痹性肠梗阻时，肠鸣音减弱或消失。

（3）实验室及其他检查：X线检查。腹部立位透视或平片检查是肠梗阻常用的检查方法，肠梗阻特有的X线表现是肠管的气液平面。X线检查一般在肠梗阻发生4～6h后，小肠梗阻者显示小肠扩张积气，并有阶梯状液平面；小肠高位梗阻者，空肠黏膜环状皱襞常呈"鱼骨刺"样改变；结肠梗阻者结肠膨胀显著。麻痹性肠梗阻时，大肠、小肠都广泛扩张；当怀疑肠套叠、乙状结肠扭转或结肠肿瘤时，应做钡剂灌肠，可见杯口形、鸟嘴形、狭窄等表现。

4. 诊断与鉴别诊断 ①诊断：典型的肠梗阻具有痛、呕、胀、闭四大表现。腹部可见胃肠型及肠蠕动波，肠鸣音亢进，伴有脱水等体征，结合典型X线表现诊断不困难。②鉴别诊断：机械性与动力性肠梗阻的鉴别。机械性肠梗阻腹胀不明显。麻痹性肠梗阻腹胀显著，多无阵发性腹部绞痛，肠鸣音减弱或消失，X线检查可显示大、小肠全部均匀胀气。绞窄性肠梗阻的区别极为重要，出现以下表现需警惕：腹痛发作急、剧烈、持续并有阵发性加重。呕吐出现早而频繁，呕吐物为血性或血便，或腹腔穿刺抽出血性液体。早期脉率加快，体温升高，白细胞增高，甚至出现休克。腹膜刺激征明显且固定，肠鸣音减弱，甚至消失。腹胀不对称，有局部隆起或孤立胀大的肠袢。X线检查可见孤立胀大的肠袢，位置固定。非手术治疗无改善。高位与低位肠梗阻的鉴别：高位小肠梗阻的特点是呕吐发生早而频繁，腹胀不明显；低位小肠梗阻腹胀明显，呕吐出现晚而次数少，并可吐粪样物。完全性与不完全性肠梗阻的鉴别：完全性肠梗阻呕吐频繁，如为低位梗阻腹胀明显，完全停止排气排便时间早。不完全性肠梗阻呕吐与腹胀都较轻或无呕吐，但可有少量排气排便。肠梗阻病因的鉴别：肠道先天性畸形最多见新生婴儿，肠套叠多见于2岁以下小儿，以蛔虫团堵塞所致的肠梗阻多见于3岁以上儿童，肿瘤及粪块堵塞常见于老年人。粘连性肠梗阻是临床上最为常见的肠梗阻。

5. 西医治疗 非手术治疗的适应证：单纯性粘连性肠梗阻、粪便或食物团堵塞所致的肠梗阻、肠结核等不完全性肠梗阻、肠套叠早期。方法：禁饮食，胃肠减压，纠正水、电解质和酸碱平衡紊乱，防治感染。手术适应证：绞窄性肠梗阻；肠梗阻出现腹膜刺激征或弥漫性腹膜炎征象；应用非手术疗法，经6～8h观察，病情不好转，或腹痛腹胀加重，肠鸣音减弱或消失，脉搏加快，血压下降或出现腹膜刺激征者；肿瘤及先天性肠道畸形等器质性病变引起的肠梗阻。手术方法：切除病变肠管行肠吻合术、短路手术、肠造口术或肠外置术。

6.中医辨证论治

(1) 气滞血瘀证

证候：腹痛阵作，胀满拒按，恶心呕吐，无排气排便；舌质淡红，苔薄白，脉弦或涩。

治法：行气活血，通腑攻下。

方药：**桃仁承气汤**加减。若气滞较甚者加炒莱菔子、乌药、川楝子行气止痛；血瘀重者加赤芍、牛膝、当归活血祛瘀；口渴者，去桂枝，加山栀清热泻火。

(2) 肠腑热结证

证候：腹痛腹胀，痞满拒按，恶心呕吐，无排气排便；发热，口渴，小便黄赤，甚者神昏谵语；舌质红，苔黄燥，脉洪数。

治法：活血清热，通里攻下。

方药：**复方大承气汤**加减。

(3) 肠腑寒凝证

证候：起病急骤，腹痛剧烈，遇冷加重，得热稍减，腹部胀满，恶心呕吐，无排气排便；脘腹怕冷，四肢畏寒；舌质淡红，苔薄白，脉弦紧。

治法：温中散寒，通里攻下。

方药：**温脾汤**加减。

(4) 水结湿阻证

证候：腹痛阵阵加剧，肠鸣辘辘有声，腹胀拒按，恶心呕吐，口渴不欲饮，无排气排便，尿少；舌质淡红，苔白腻，脉弦缓。

治法：理气通下，攻逐水饮。

方药：**甘遂通结汤**加减。

(5) 虫积阻滞证

证候：腹痛绕脐阵作，腹胀不甚，腹部有条索状团块，恶心呕吐，呕吐蛔虫，或有便秘；舌质淡红，苔薄白，脉弦。

治法：消导积滞，驱蛔杀虫。

方药：**驱蛔承气汤**加减。

四、胆道感染及胆石症

1.急性胆道感染　①病理：急性单纯性胆囊炎、急性化脓性胆囊炎、急性坏疽性胆囊炎、急性胆管炎、急性梗阻性化脓性胆管炎。②临床表现与检查：急性胆囊炎，突发右上腹阵发性隐痛，常在夜间发作。可放射至右肩部、肩胛部和背部。伴有恶心、呕吐、厌食等。右上腹有不同程度、不同范围的腹膜刺激征，墨菲征阳性。急性胆管炎，典型的表现是夏科三联症，间歇发作的夏科三联症（腹痛、寒热、黄疸）是肝外胆管结石合并感染的特点。急性梗阻性化脓性胆管炎（重症胆管炎）发病急骤，病情进展快，除腹痛、寒热、黄疸外，还可出现休克、神经精神症状，即雷诺五联症。③西医治疗：一般治疗包括禁食，纠正水、电解质及酸碱代谢失衡，支持治疗；抗感染；使用维生素K、解痉镇痛药等对症处理。手术治疗：急诊手术适用于如下。①发病在48~72h者。②经非手术治疗无效且病情恶化者。③怀疑有胆囊穿孔、弥漫性腹膜炎、急性化脓性胆管炎、急性坏死性胰腺炎等并发症者。手术方法包括胆囊切除术、胆总管探查、T形管引流术。

2. 西医治疗　胆囊结石。手术治疗：胆囊切除术适用于有症状或有并发症的胆囊结石。腹腔镜胆囊切除术（LC）是慢性炎症期手术患者的首选术式。主要措施包括：解痉，镇痛，消炎利胆，应用抗生素，纠正水、电解质紊乱及酸碱平衡失调等。口服溶石药物效果不确切。手术是肝外胆管结石的主要治疗方法。

3. 中医辨证论治

（1）蕴热证（肝胆蕴热）

证候：胁腹隐痛，胸闷不适，肩背串痛，口苦咽干，腹胀纳呆，大便干结，有时低热；舌红苔腻，脉平或弦。

治法：疏肝清热，通下利胆。

方药：**金铃子散**合**大柴胡汤**加减。

（2）湿热证（肝胆湿热）

证候：发热恶寒，口苦咽干，胁腹疼痛难忍，皮肤黄染，不思饮食，便秘尿赤；舌质红，苔黄，脉弦数滑。

治法：清胆利湿，通气通腑。

方药：**茵陈蒿汤**合**大柴胡汤**加减。

（3）热毒证（肝胆脓毒）

证候：胁腹剧痛，痛引肩背，腹拘强直，压痛拒按，寒战高热，上腹饱满，口干舌燥，不能进食，大便干燥，小便黄赤，甚者谵语，肤黄有瘀斑，四肢厥冷，鼻衄齿衄；舌绛红有瘀斑，苔黄开裂，脉微欲绝。

治法：泻火解毒，通腑救逆。

方药：**黄连解毒汤**合**茵陈蒿汤**加减。

五、急性胰腺炎

急性胰腺炎是由多种病因引起的胰酶激活，以胰腺局部炎症反应为主要特征，伴有或不伴有其他脏器功能改变的疾病，是外科常见急腹症之一。

1. 临床表现与检查

（1）临床分型：轻型急性胰腺炎、重症急性胰腺炎。

（2）主要症状：①**腹痛**，腹痛剧烈，起始于中上腹，放射至背部，累及全胰则呈腰带状向腰背部放射痛。②**恶心、呕吐、腹胀**，腹胀的主要原因是腹膜后的广泛渗出和腹腔内渗液的刺激。

（3）主要体征：①**发热**，初期常呈中度发热，胰腺坏死伴有感染时，高热为主要症状之一。②**黄疸**，仅见于少数病例，程度轻。③**腹膜炎体征**，坏死性胰腺炎压痛明显，并有肌紧张和反跳痛。④**休克、皮肤瘀斑**，脐周、腰部可出现青紫色的不规则斑块，即 Grey-Turner 征、Cullen 征。原因是胰液外溢至皮下组织间隙，溶解皮下脂肪，毛细血管破裂所致，提示预后不良。重症急性胰腺炎可合并手足搐搦，呼吸窘迫综合征和多器官功能衰竭。

2. 实验室及其他检查　血、尿淀粉酶测定是最常用的诊断方法。血清淀粉酶发病 2h 后升高，24h 达高峰，4～5d 后恢复正常。尿淀粉酶在 24h 后升高，48h 后达到高峰，1～2 周后恢复正常，一般认为血清淀粉酶超过正常值的 3 倍以上对胰腺炎的诊断才有价值。腹部 B 超可发现胰腺肿大和胰周液体积聚，还可检查胆道有无结石及扩张。有助于胆源性胰腺炎的诊断。增强 CT 扫描有很大诊断价值,可见胰腺增大、水肿、坏死液化,胰腺周围组织模糊、增厚、积液,还可发现胰腺脓肿、假囊肿或坏死等。

3. 诊断与鉴别诊断

(1) 诊断:①轻型急性胰腺炎诊断标准。临床上表现为持续性急性腹痛,血清淀粉酶增高≥正常值上限 3 倍,影像学检查提示胰腺正常,没有全身和局部并发症,只引起轻度代谢紊乱,临床经过有自限性。②重症急性胰腺炎诊断标准。急性胰腺炎伴有脏器功能障碍,出现坏死、脓肿或假性囊肿等局部并发症者。上腹部明显腹膜刺激征,腹胀、肠鸣音减弱或消失。有腹部包块,皮下瘀斑。伴有严重的代谢功能紊乱,如低钙血症和高血糖。诊断胰腺坏死的最有效方法是增强 CT 检查,B 超及腹腔穿刺对诊断有一定帮助。在重症急性胰腺炎患者 72h 内经过充分液体复苏,仍出现进行性脏器功能障碍者,诊断为**暴发性急性胰腺炎**。暴发性急性胰腺炎病情凶险,常继发**腹腔间隔室综合征**,非手术治疗常不能奏效。

(2) 鉴别诊断如消化道溃疡穿孔等。

4. 西医治疗

(1) 非手术治疗:禁食,胃肠减压,调节水、电解质平衡,抑制胰腺分泌,支持治疗,防治感染,镇痛解痉,中医治疗。

(2) 手术治疗:适应证有胰腺坏死并发感染形成脓肿或出现败血症;并发腹腔出血或出现假性囊肿破裂并发症;明确的外科原因引起的胰腺炎;非手术治疗无效。

(3) 手术方式:包括引流术、坏死组织清除术和规则性胰腺切除术。

5. 中医辨证论治

(1) 肝郁气滞证

证候:腹中阵痛或窜痛,恶心呕吐,无腹胀,上腹部仅有压痛,无明显腹肌紧张;舌质淡红,苔薄白或黄白,脉细或紧。

治法:疏肝理气,兼以清热燥湿通便。

方药:**柴胡清肝饮、大柴胡汤、清胰汤 1 号**。

(2) 脾胃实热证

证候:上腹满痛拒按,痞满腹坚,呕吐频繁,吐后腹痛无减,大便干结,小便不通,小便短赤,身热口渴;舌质红,苔黄腻或燥,脉弦滑或滑数,重者厥脱。

治法:清热泻火,通里逐积,活血化瘀。

方药:**大陷胸汤、大柴胡汤、清胰合剂**。

(3) 脾胃湿热证

证候:脘胁疼痛,胸脘痞满拒按,气痛阵作,口苦咽干,泛恶不止,或有身目俱黄,便干溲赤;舌红绛,苔黄腻,脉弦滑数。

治法:清热利湿,行气通下。

方药:**龙胆泻肝汤、清胰汤 1 号**。

(4) 蛔虫上扰证

证候:持续性上腹疼痛,剑突下阵发性钻顶样剧痛,或伴有吐蛔;苔白或微黄而腻,脉弦紧或弦细。

治法:清热通里,制蛔驱虫。

方药:**清胰汤 1 号、乌梅汤等**。

第十三单元　甲状腺疾病

【复习指导】本单元较重要，考点以细的知识点为主。掌握内容为单纯性甲状腺肿、甲状腺功能亢进的外科治疗，甲状腺肿瘤的临床表现及治疗原则，甲状腺危象的临床表现及治疗原则。熟悉内容为慢性淋巴性甲状腺炎的临床表现及治疗原则。了解内容为病因。

甲状腺疾病是一类常见的内分泌疾病，临床大致分为 5 类，包括单纯性甲状腺肿、甲状腺激素分泌功能障碍、甲状腺炎、甲状腺肿瘤。

一、单纯性甲状腺肿

1. 临床表现　表现为结节性甲状腺肿、甲状腺肿大和压迫症状，可压迫气管、食管和喉返神经引起相应的临床表现。

2. 实验室及其他检查　基础代谢率（BMR）、放射性核素检查。影像学检查，如 B 超和 X 线检查。喉镜检查可了解声带运动状态。

3. 诊断与鉴别诊断

（1）诊断：根据病史及临床表现一般可做出诊断。在缺碘地带或家属中有类似病情者常辅助做出诊断。

（2）鉴别诊断：甲状腺腺瘤、亚急性甲状腺炎，慢性淋巴细胞性甲状腺炎。必要时可用细针穿刺细胞学检查以确诊。

4. 西医治疗　药物治疗常用制剂有干甲状腺制剂、左旋甲状腺素。有下列情况之一者，可考虑手术切除治疗：①巨大甲状腺肿影响生活和工作。②甲状腺肿大引起压迫症状。③胸骨后甲状腺肿。④结节性甲状腺肿继发功能亢进。⑤结节性甲状腺肿疑有恶变。为防止术后残留甲状腺组织再形成腺肿及甲状腺功能减退，宜长期服用甲状腺激素制剂。

5. 中医辨证论治

（1）肝郁脾虚证

证候：颈部弥漫性肿大，伴有四肢困乏，气短，纳呆体瘦；苔薄，脉弱无力。

治法：疏肝解郁，健脾益气。

方药：**四海舒郁丸**加减。

（2）肝郁肾虚证

证候：颈部肿块皮宽质软，伴有神情呆滞，倦怠畏寒，行动迟缓，肢冷，性欲下降；舌淡，脉沉细。

治法：疏肝补肾，调摄冲任。

方药：**四海舒郁丸**合右归丸加减。

二、慢性淋巴性甲状腺炎

慢性淋巴性甲状腺炎又称桥本甲状腺肿，是一种自身免疫性疾病，也是甲状腺肿合并甲状腺功能减退最常见的原因。

1. 临床表现　起病缓慢，呈无痛性弥漫性甲状腺肿，肿大对称、质硬、表面光滑。病程长者可扪及结节，伴有甲状腺功能减退，可有压迫症状。

2. 治疗　常用激素替代疗法、免疫抑制剂治疗或手术治疗，有明显压迫症状者及合并恶性变者应手术治疗。手术后大多需长期甲状腺制剂替代治疗甲状腺功能减退。

3. 中医辨证论治

（1）气滞痰凝证

证候：肿块坚实，轻度作胀，重按才感疼痛，其痛牵引耳后枕部，或有喉间梗塞感，痰多，一般无全身症状；苔黄腻，脉弦滑。

治法：疏肝理气，化痰散结。

方药：**海藻玉壶汤**加减。

（2）肝郁胃热证

证候：颈前肿痛，胸闷不适，口苦咽干，急躁易怒，心悸多汗；苔薄黄，脉弦数。

治法：清肝泄胃，解毒消肿。

方药：**普济消毒饮**合**丹栀逍遥散**加减。

（3）火毒炽盛

证候：局部结块疼痛明显，伴有恶寒发热、头痛、口渴、咽干；苔薄黄，脉浮数或滑数。

治法：清热解毒，消肿排脓。

方药：**透脓散**合**仙方活命饮合方**加减。

三、甲状腺功能亢进的外科治疗

1. **临床表现** 甲状腺肿大、交感神经功能兴奋、突眼征、心率加速、内分泌紊乱、消化系统症状、黏液性水肿等其他症状。

2. **实验室检查** 基础代谢率、血清 T_3 和 T_4 含量的测定、甲状腺摄碘率的测定。

3. **手术适应证** 中度以上的原发性甲状腺功能亢进、继发性甲状腺功能亢进，高功能甲状腺腺瘤、胸骨后甲状腺肿并发甲状腺功能亢进、有压迫症状的甲状腺功能亢进、药物或治疗后复发、不适宜药物治疗的甲状腺功能亢进。妊娠早、中期的甲状腺功能亢进患者又符合上述适应证者。禁忌证：青少年患者、症状较轻者、老年患者或有严重器质性疾病不能耐受手术者。

4. **术前准备** 是保证手术顺利进行和防止术后并发症的重要措施。心率快者口服利血平或普萘洛尔，毛地黄制剂控制心力衰竭。颈部 X 线检查了解有无气管受压、移位、胸骨后甲状腺。详查心电图及心功能测定。喉镜检查了解声带功能、有无喉返神经、喉上神经受压。查基础代谢率了解甲亢控制情况，以决定手术时机。血清钙、磷测定。尤其重要的是术前必须用药物降低基础代谢率。复方碘化钾（卢戈液），每日3次，每次由3滴开始，逐日每次增加1滴，增至每次16滴时维持此剂量。在 3～7d 施行手术。抗甲状腺药物虽使基础代谢率降低，但使甲状腺充血肿大，改用碘剂后使甲状腺充血减轻、缩小变硬，有利于手术操作、减少出血。术后观察生命体征，脉率快可用普萘洛尔口服或静脉滴注。术后继续服卢戈液，由每次16滴逐日减至每次3滴停止，或可单独应用普萘洛尔或与碘剂联合应用。普萘洛尔每次 40～60mg，4～6h 1次。连服 4～7d，脉率降到正常，可进行手术。必须注意最后1次要在术前 1～2h 服药。术后继续服普萘洛尔 4～7d。

5. **手术方式** 切除甲状腺峡部及左、右叶 80%～90%。每侧残留拇指头大小即可。注意防止损伤喉返神经、喉上神经、甲状旁腺，仔细处理血管、常规置引流。

6. 术后并发症及治疗　术后24～48h发生呼吸困难和窒息，是术后最危急的并发症。常见原因有血肿压迫、喉头水肿、气管塌陷、双侧喉返神经损伤。术后应常规床旁备气管切开包和手套。若系喉头水肿，则快速滴注20%甘露醇250ml、氢化可的松100～200mg。气管软化者应在术中做气管悬吊或气管切开。①喉返神经损伤，一侧喉返神经损伤引起声音嘶哑，双侧损伤引起失声或呼吸困难。暂时性损伤多为挫夹、牵拉、血肿压迫所致，理疗后一般在3～6个月逐渐恢复。手术时应尽量离开腺体背面，靠近颈总动脉结扎甲状腺下动脉。②喉上神经损伤，损伤外支会使环甲肌瘫痪，引起声带松弛，音调降低，说话费力。内支损伤则喉部黏膜感觉丧失，进食呛咳。若非双侧切断，一般经理疗、针灸治疗多可自行恢复。故结扎、切断甲状腺上动、静脉时应紧贴甲状腺上极，以避免损伤喉上神经。③手足抽搐，抽搐发作时立即静脉注射葡萄糖酸钙或氯化钙。

7. 甲状腺危象　是甲状腺功能亢进的严重并发症，表现为脉快、高热，伴有消化、神经及循环系统功能障碍。治疗包括：肾上腺素能阻滞药、碘剂、氢化可的松、镇静、降温、静脉输注大量葡萄糖补充能量，有心力衰竭者加用洋地黄制剂、吸氧。

8. 中医辨证论治

（1）肝郁痰结证

证候：颈部瘿肿，质软不硬，喉感堵塞，胸闷不舒，性急易怒，忧郁怔忡，心悸失眠，眼突舌颤，倦怠乏力，大便溏薄，月经不调；舌红，苔薄腻，脉弦滑等。

治法：疏肝理气，软坚散结。

方药：**柴胡疏肝散**合**海藻玉壶汤**加减。

（2）肝火旺盛证

证候：颈部肿大，眼突肢颤，心烦心悸，急躁易怒，面红目赤，口干口苦，坐卧不宁，怕热多汗，消谷善饥，形渐消瘦；舌红苔黄，脉弦数有力。

治法：清肝泻火，解郁散结。

方药：**龙胆泻肝汤**合**藻药散**加减。

（3）胃火炽盛证

证候：多食善饥，形体消瘦，口干而渴，喜喝冷饮，好动怕热，汗出心悸，急躁易怒，眼突颈粗，小便黄赤，大便干燥；舌暗红，苔薄黄或黄燥，脉数。

治法：清胃泻火，生津止渴。

方药：**白虎加人参汤**合**养血泻火汤**加减。

（4）阴虚火旺证

证候：头晕眼花，目赤干涩，羞明刺痛，心慌烦躁，少寐失眠，咽干口燥，眼突肢颤，手足心热，食多消瘦，月经不调，颈大有结；舌红少苔或苔剥，脉细而数。

治法：滋阴清热，化痰软坚。

方药：**知柏地黄汤**合**当归六黄汤**加减。

（5）气阴两虚证

证候：神疲乏力，气促汗多，口咽干燥，五心烦热，面白唇淡，眼突手颤，颈肿胸闷，抑郁善忧，夜寐不安，心悸喜忘，食多便溏，腹胀泄泻，形体消瘦；舌红少苔，脉细数无力。

治法：益气养阴，泻火化痰。

方药：**生脉散**合**补中益气汤**加减。

四、甲状腺肿瘤

（一）甲状腺腺瘤

1. 临床表现　是最常见的甲状腺良性肿瘤，临床表现多以颈前无痛性肿块为首发症状，常偶然发现。查体可见甲状腺圆形或椭圆形结节，质韧有弹性，表面光滑，边界清楚，无压痛，单发多见，随吞咽上下移动。可压迫气管，很少造成呼吸困难，可引起甲状腺功能亢进及恶性变。

2. 中医辨证论治

（1）肝郁气滞证

证候：颈部肿块不红，不热，不痛；伴有烦躁易怒，胸胁胀满；舌苔白脉弦。

治法：疏肝解郁，软坚化痰。

方药：**逍遥散**合**海藻玉壶汤**加减。

（2）痰凝血瘀证

证候：颈部肿块疼痛，坚硬；气急气短，吞咽不利；舌质暗红有瘀斑，脉细涩。

治法：活血化瘀，软坚化痰。

方药：**海藻玉壶汤**合**神效瓜蒌散**加减。

（3）肝肾亏虚证

证候：颈部肿块柔韧；常伴有性情急躁，易怒，口苦，心悸，失眠，多梦，手颤，月经不调；舌红，苔薄，脉弦。

治法：养阴清火，软坚散结。

方药：**知柏地黄丸**合**海藻玉壶汤**加减。

（二）甲状腺癌

甲状腺癌甲状腺癌是最常见的甲状腺恶性肿瘤。

1. 临床表现　甲状腺肿块、质地硬而固定、表面不平或伴有压迫或浸润表现。

2. 实验室及其他检查　放射性同位素检查、X线等影像学检查、B超检查、穿刺细胞学检查与病理切片检查。

3. 西医治疗　①手术治疗，可根据肿瘤临床特点来选择手术切除范围。②内分泌治疗。③放射性核素治疗。④化学治疗。

4. 中医辨证论治

（1）气郁痰凝证

证候：颈前肿块无痛，坚硬如石，生长较快，表面高低不平，肤色不变；伴有性情急躁或郁闷不舒，胸胁胀满，口苦咽干，纳呆食少；舌质淡暗，苔白或腻，脉弦滑。

治法：理气开郁，化痰消坚。

方药：**海藻玉壶汤**合**逍遥散**加减。

（2）气血瘀滞证

证候：肿块增长快，坚硬如石，表面不光滑，活动度差或消失，疼痛，或有皮肤青筋暴露；伴有形体渐瘦，神疲乏力，或有声音嘶哑；舌质红，有瘀斑，苔黄，脉弦数。

治法：理气化痰，活血散结。

方药：**桃红四物汤**合**海藻玉壶汤**加减。

（3）瘀热伤阴证

证候：肿块坚硬如石，推之不移，局部僵硬；形体消瘦，皮肤枯槁，声音嘶哑，腰酸无力；

舌质红，少苔，脉细沉数。

治法：养阴和营，化痰散结。

方药：**通窍活血汤**合**养阴清肺汤**加减。

第十四单元 乳腺疾病

【复习指导】本单元较重要。掌握内容为乳腺癌、急性乳腺炎、乳房纤维腺瘤的临床表现及治疗原则。熟悉内容为乳腺囊性增生病的临床表现及治疗原则。了解内容为病因、解剖和分期。

一、急性乳腺炎

1. 西医病理　本病的发病原因主要有乳汁淤积和细菌入侵。金黄色葡萄球菌是主要致病菌。常发生于哺乳3～4周的初产妇。

2. 临床表现、检查与治疗

（1）临床表现：症状为乳房胀痛、发热和其他感染中毒症。体征有早期患部压痛，肿块，肤色微红或不红。化脓时肿块逐渐增大，皮肤红肿热痛，触痛明显、拒按。成脓时有波动感。

（2）实验室检查：血常规检查、穿刺抽吸、B超。

（3）治疗：及时切开排脓，充分引流，应用抗生素。感染严重时，可终止母乳喂养。

3. 中医辨证论治

（1）肝胃郁热证

证候：乳房肿胀疼痛，皮肤微红或不红，结块或有或无，乳汁排出不畅，患部微热触痛；可伴有畏寒发热，头痛，胸闷不舒，骨节酸痛，口渴等；舌质淡红或红，苔薄黄，脉弦或浮数。

治法：疏肝清胃，通乳散结。

方药：**瓜蒌牛蒡汤**加减。若乳汁壅滞太甚，加路路通、漏芦、鹿角霜活络通乳；若炎性肿块较大者，加夏枯草、浙贝母软坚散结；产后恶露未尽者，加益母草、川芎、丹参活血祛瘀；若为断乳时乳汁壅滞或产妇不哺乳，加炒山楂、生麦芽等消胀退乳。

（2）热毒炽盛证

证候：肿块逐渐增大，皮肤灼热，疼痛剧烈，呈持续性搏动性疼痛，壮热不退，口渴喜饮，患部拒按，若肿块中央变软，按之硬质，为脓已成；或见局部漫肿痛甚，发热，穿刺抽得脓液；或溃后脓出不畅，红肿疼痛不消，发热不退，有袋脓现象或传囊之变；同侧腋淋巴结肿痛。舌质红，苔黄腻，脉弦数或滑数。

治法：清热解毒，托里透脓。

方药：**瓜蒌牛蒡汤**合**透脓散**。若高热不退，加石膏、知母清热泻火；大便秘结者加生大黄、枳实泄热通腑。

（3）正虚毒恋证

证候：溃后乳房肿痛逐渐减轻，但疮口脓水不断，收口迟缓，或乳汁从疮口流出，形成乳漏；伴有面色少华、易疲劳、饮食欠佳、低热不退等；舌质淡，苔薄，脉细。

治法：益气活血养营，清热托毒。

方药：**托里消毒散**加减。若脓腐难脱者，加路路通、王不留行、薏苡仁化瘀祛腐；若口渴、便秘者，加胖大海、沙参、肉苁蓉生津通便。

二、乳腺囊性增生病

1. 临床表现
（1）症状：乳房胀痛和肿块是主要症状，疼痛与月经周期有关，病程长，发展慢。
（2）查体：乳房内可扪及多个形态不规则的肿块，大小不一，形态不规则，边界不清，与皮肤及深部组织无粘连，推之能活动，多有压痛。

2. 检查　钼钯X线、B超检查。活检是最确切的诊断方法。

3. 西医治疗
（1）药物治疗：维生素类药物可口服维生素B_6与维生素E，或口服维生素A；激素类药物不宜常规使用。
（2）手术治疗：对可疑患者应及时进行活体组织切片检查，如发现有癌变，应及时行乳腺癌根治手术。若有乳腺癌家族史，切片检查发现上皮细胞增生活跃，宜及时切除乳房。

4. 中医辨证论治
（1）肝郁气滞证
证候：乳房胀痛或有肿块，一般月经来潮前乳痛加重和肿块稍肿大，行经后好转；常伴有情绪抑郁，心烦易怒，失眠多梦，胸胁胀满等；舌质淡红，苔薄白，脉细涩。
治法：疏肝理气，散结止痛。
方药：**逍遥散**加减。

（2）痰瘀凝结证
证候：乳中结块，多为片块状，边界不清，质地较韧，乳房刺痛或胀痛。舌边有瘀斑，苔薄白或薄而微黄，脉弦或细涩。
治法：活血化瘀，软坚祛痰。
方药：**失笑散**合**开郁散**加减。

（3）气滞血瘀证
证候：乳房疼痛及肿块没有随月经周期变化的规律性，乳房疼痛以刺痛为主，痛处固定，肿块坚韧；伴有经行不畅，经血量少，色暗红，夹有血块，少腹疼痛；舌质淡红，边有瘀点或瘀斑，脉涩。
治法：行气活血，散瘀止痛。
方药：**桃红四物汤**合**失笑散**加减。

（4）冲任失调证
证候：乳房肿块表现突出，结节感明显，经期前稍有增大变硬，经后可稍有缩小变软，乳房胀痛较轻微，或有乳头溢液；常可伴有月经紊乱，量少色淡，腰酸乏力等症。舌质淡红，苔薄白，脉弦细或沉细。
治法：调理冲任，温阳化痰，活血散结。
方药：**二仙汤**加减。

三、乳房纤维腺瘤

1. 临床表现　乳房肿块，乳房轻微疼痛，部分患者有抑郁、心烦、失眠多梦等精神症状。
2. 查体　单个或多个圆形或卵圆形肿块，质韧，表面光滑，边缘清楚，无粘连，可推动，腋淋巴结不肿大。

3.检查 钼靶X线、B超、活检。

四、乳腺癌

1.西医病理 病因不明，雌性激素的活性与乳腺癌的发生有明显关系。

2.临床表现、检查与鉴别诊断

（1）临床表现：①症状。乳房内包块，早期无痛，质硬，不易推动，腋窝、锁骨上扪及肿大淋巴结。酒窝征：乳房内的Cooper韧带被肿瘤浸润，韧带回缩变短，乳房皮肤出现明显的凹陷，是乳腺癌早期常见局部体征。"橘皮"征：癌块增大，癌细胞堵塞皮下淋巴管，淋巴回流障碍，真皮出现水肿，皮肤呈"橘皮样"改变。乳头抬高内陷或偏斜。②体征。视诊：要注意乳房体积的变化，乳头有无内陷及抬高。触诊：乳房内包块，质硬，不易推动。腋窝、锁骨上扪及肿大淋巴结。

（2）检查：X线检查、B超、钼靶X线、活检等。

（3）鉴别诊断：炎性乳腺癌也发生于妊娠期和哺乳期女性，发展快，似急性炎症表现，乳房高度肿胀，质地硬，无明显的局限性包块。病理检查可以明确诊断。

3.西医治疗

（1）手术治疗：包括乳腺癌根治术、乳腺癌根扩大治术、乳腺癌改良根治术。乳腺癌改良根治术是目前应用最广泛的术式。

（2）放射治疗：是乳腺癌局部治疗的手段之一，可以减少切口与局部的复发率。

（3）化学药物治疗：术前、术中、术后都要使用化疗，以达到对微小扩散转移灶的根治性治疗。

（4）内分泌疗法：是一种辅助治疗措施。近年来根据雌激素受体的检查结果，选择内分泌治疗方案。ER阳性可选用内分泌疗法。

（5）生物治疗：曲妥珠单抗注射液对乳腺癌有一定效果。

4.中医辨证论治

（1）肝郁气滞证

证候：两胁胀痛，易怒易躁，乳房结块如石；舌苔薄黄或薄白，舌红有瘀点，脉弦有力。

治法：疏肝解郁，理气化痰。

方药：**逍遥散**加减。

（2）冲任失调证

证候：乳中结块，皮核相连，坚硬如石，推之不移；伴有腰膝酸软，女子月经不调，男子遗精阳痿，五心烦热；舌淡无苔，脉沉无力。

治法：调摄冲任，理气散结。

方药：**二仙汤**加味。

（3）毒热蕴结证

证候：身微热，乳房结块增大快，已破溃，状如山岩，形似莲蓬，乳头内陷；舌红绛，苔中剥，脉濡数。

治法：清热解毒，活血化瘀。

方药：**清瘟败毒饮**合**桃红四物汤**加减。

(4) 气血两虚证

证候：乳房结块溃烂，色紫暗，时流污水，臭气难闻；头晕耳鸣，肢体消瘦，五心烦热，面色苍白，夜寐不安；舌绛无苔，或苔黄白，脉滑数。

治法：调理肝脾，益气养血。

方药：**人参养荣汤**加减。

第十五单元　胃及十二指肠溃疡的外科治疗

【复习指导】本单元掌握内容为胃及十二指肠溃疡的急性穿孔、大出血，瘢痕性幽门梗阻的临床表现及治疗原则。熟悉内容为解剖。了解内容为病因和分期。

一、概述

1.手术指征　溃疡发作频繁，症状无改善，非手术治疗无效；溃疡伴有急性穿孔或机械性幽门梗阻；溃疡可能恶性变者；其他特殊的溃疡如胰源性溃疡、胃泌素瘤所致溃疡等。

2.术式　胃大部切除术和选择性迷走神经切断术。

3.主要并发症及处理　吻合口出血、十二指肠残端瘘等。

二、胃及十二指肠溃疡的急性穿孔

1.临床表现与检查

(1) 临床表现：胃穿孔多发生在小弯侧。①症状：腹痛剧烈、休克、恶心、呕吐。全身表现：早期体温正常、被动卧位、面色苍白、脉搏细速。数小时后体温升高，伴有脱水、感染、麻痹性肠梗阻、休克等症状。②体征：腹部压痛、板状腹。腹腔内积气积液。

(2) 实验室检查：化验检查白细胞及中性粒细胞增高。X线检查：腹部立位透视或摄片可见膈下半月形的游离气体影像（约10%的患者无）。超声检查可帮助判断腹腔渗液量多少。腹部穿刺可见胆汁或食物有助于诊断。

2.诊断与鉴别诊断

(1) 诊断：有近期溃疡加重史；突然发生的上腹部持续性剧烈疼痛，迅速波及全腹，常伴轻度休克。查体：明显的腹膜刺激征，板状腹，肝浊音界缩小或消失。

(2) 鉴别诊断：急性胰腺炎、胃癌穿孔等。

3.非手术治疗适应证　小穿孔或空腹穿孔，腹水少，一般情况好，感染中毒症状轻，无休克及重要脏器严重病变；单纯性溃疡穿孔，无出血、梗阻、癌变等严重并发症，或腹腔炎症无扩散趋势者。

4.手术治疗适应证　不适合非手术治疗的患者；经过非手术治疗6～12h，症状及体征不见缓解者。

三、胃及十二指肠溃疡大出血

1.临床表现与检查

(1) 临床表现：症状为呕血和黑粪。查体表现为上腹部压痛，肠鸣音活跃，体温轻度增高。

(2) 检查：红细胞计数、血红蛋白及血细胞比容进行性下降；纤维胃镜可直接观察溃疡的部位、大小、深度，可在镜下电凝止血或局部使用止血药。

2.诊断与鉴别诊断

（1）诊断：有典型溃疡病发作，结合纤维胃镜检查及实验室检查，可以明确诊断。

（2）鉴别诊断：食管与胃底静脉破裂出血等。

3.西医治疗

（1）内科处理：建立输液通道、应用止血药物、内科规范抗酸抗溃疡治疗、经胃管注入冰的加肾生理盐水、选择性动脉造影栓塞、纤维胃镜下电凝止血。

（2）外科治疗：手术适应证有急性大出血致急性休克；多次反复出血，内科疗效欠佳；出血后输血治疗休克症状无明显好转；大出血合并有梗阻、穿孔、癌变。手术方式为若患者耐受力良好，则考虑行根治性胃大部切除术，一并切除出血部位和溃疡病灶，达到根治目的；若患者情况差，不能耐受手术，可做单纯性修补术；或选择溃疡局部切除术，也可施行高度选择性迷走神经切断加幽门成形术。

四、瘢痕性幽门梗阻

1.临床表现与检查

（1）临床表现

①症状。不完全性梗阻时，逐渐出现食欲缺乏、恶心、上腹部饱胀感。梗阻完全时，呕吐频繁，呕吐宿食，不含胆汁。呕吐后腹胀减轻，腹痛消失，反复发作，逐步衰竭。②查体。明显消瘦，脱水，营养不良。

（2）检查：实验室检查显示血液浓缩，电解质紊乱，低蛋白血症。X线钡餐检查和纤维胃镜检查可以进一步明确诊断。

2.诊断　根据溃疡病史及胃潴留表现，配合实验室和X线钡剂检查，诊断并不困难。

3.西医　手术治疗：术前胃肠道准备，补充血容量及纠正内环境紊乱、抑酸、胃肠外营养。手术方式：以胃大部切除术为主，或迷走神经干切断加胃窦部切除术，也可行胃空肠吻合术，以解除梗阻。

4.中医辨证论治

（1）脾胃虚寒证

证候：上腹饱胀，食后较甚，朝食暮吐，暮食朝吐，吐出物为宿食残渣及清稀黏液，吐后则舒服，畏寒喜热，神疲乏力，大便溏少；舌质淡红，苔白或白滑，脉沉弱。

治法：温中健脾，和胃降逆。

方药：**丁香散**加减。

（2）痰湿阻胃证

证候：脘腹胀满，进食后加重，胸膈痞闷，呕吐频繁，吐出物为食物残渣及痰涎白沫；伴有眩晕、心悸；舌质淡红，苔白厚腻或白滑，脉弦滑。

治法：涤痰化浊，和胃降逆。

方药：**导痰汤**加减。

（3）胃中积热证

证候：脘腹胀满，餐后加重，朝食暮吐，暮食朝吐，吐出物为食物残渣及秽浊酸臭之黏液；

心烦口渴，欲进冷饮，小便黄少，大便干结；舌质红少津，苔黄燥或黄腻，脉滑数。

治法：清泻胃热，和中降逆。

方药：**大黄黄连泻心汤**加减。

（4）气阴两虚证

证候：病程日久，反复呕吐，形体消瘦，神疲乏力，唇干口燥，小便短少，大便干结；舌红少津，脉细数。

治法：益气生津，降逆止呕。

方药：**麦冬汤**加减。

第十六单元　门静脉高压症

【复习指导】本单元掌握内容为门静脉高压症的临床表现及治疗原则。熟悉内容为解剖内容为了解内容为病因和分期。

一、门静脉的解剖特点

门静脉的两侧均为毛细血管，主要交通支有胃底-食管下段交通支，直肠下端肛管交通支，脐周交通支，腹膜后交通支。

二、临床表现与检查

1. 临床表现　脾大、脾亢、呕血或黑粪、腹水及全身症状。

2. 实验室及其他检查　①血象：白细胞和血小板减少。②肝功能：肝功能储备减少，低蛋白，转氨酶异常。③X线检查：上消化道造影提示食管－胃底静脉曲张，食管及胃底黏膜紊乱。④内镜检查：24小时内检查阳性率高。⑤B超检查是最方便的测定方法。⑥特殊检查：肝活检、免疫学检查、脾静脉造影。⑦门静脉压力的测定：术前及术中测定门静脉压力对诊断、选择手术方法及其预后判断有帮助。

3. 鉴别诊断　**Mallory-Weiss 综合征**临床上典型的表现为酗酒呕吐后随之而来的呕血。原因是食管内压力急剧上升，食管与胃连接部的黏膜撕裂伤所致。

4. 西医治疗

（1）非手术治疗：对于肝功能差的患者，尽量采取非手术治疗。如补充血容量，使用血管升压素、生长抑素；纤维内镜下注射硬化剂、镜下食管曲张静脉套扎术；三腔管压迫止血；经颈静脉门－体分流术。

（2）手术疗法：分流术、断流术、转流术。

5. 中医辨证论治

（1）瘀血内结证

证候：腹部积块明显，硬痛不移，面暗消瘦，纳呆乏力，时有寒热，女子或见月事不下；舌边暗紫或见瘀点，苔薄，脉弦涩。

治法：祛瘀软坚，兼调脾胃。

方药：**膈下逐瘀汤**加减。

（2）寒湿困脾证

证候：腹大胀满，按之如囊裹水，甚则颜面浮肿，脘腹痞满，得热稍舒，精神困倦，怯寒懒动，小便少，大便溏，或身目发黄，面色晦暗；舌苔白腻，脉缓。

治法：温中健脾，行气利水。

方药：**实脾饮加茵陈**。

（3）气随血脱证

证候：患者突然大量吐血及便血后出现面色苍白，四肢厥冷，汗出；舌淡，苔白，脉微。

治法：益气固脱。

方药：**独参汤**。

第十七单元 腹外疝

【复习指导】本单元掌握内容为腹外疝、腹股沟斜疝的临床表现及治疗原则，以及腹股沟斜疝和直疝的鉴别。熟悉内容为腹股沟区的解剖，腹股沟直疝、股疝的临床表现及治疗原则。了解内容病因病理。

一、概述

1.腹股沟区的解剖　腹股沟管是腹股沟区肌层间一个潜在的裂隙，位于腹股沟韧带中点上方2cm处向内下，与韧带平行，成年人腹股沟管长4～5cm，内有精索或子宫圆韧带通过。有内、外两口及前后、上下四壁，内口（即内环/腹环/深环），外口（即外环/皮下环/浅环），正常大小可容一小指尖。前壁为皮肤、皮下组织、腹外斜肌腱膜，外侧1/3部分有腹内斜肌；后壁为腹膜与腹横筋膜，内侧的1/3有联合腱；上壁为腹内斜肌和腹横肌下缘；下壁为腹股沟韧带和腔隙韧带；髂腹下神经和髂腹股沟神经在腹外斜肌与腹内斜肌之间通过。

2.病因病理

（1）病因：腹壁强度降低（如精索或子宫圆韧带穿过腹股沟管、股动脉穿过股管），其他如腹白线发育不良、手术切口愈合不良、老年人、肥胖；腹压增高，常见于慢性咳嗽、便秘、腹水、妊娠等。

（2）病理解剖：疝由疝环、疝囊、疝内容物和疝外被盖组成。**疝环**是疝突向体表的门户，也是腹壁薄弱或缺损点。**疝囊**是壁腹膜经疝环向外突出形成的囊袋。分为颈、体和底三部分。**疝囊**颈是疝囊体与腹腔之间通道部分，位置与疝环相当。疝囊体是疝囊扩大部分，**疝囊底**为其最低部分。**疝内容物**是进入疝囊的腹腔内脏器或组织，最常见于小肠，其次是大网膜。**疝外被盖**是指疝囊以外被盖的各层软组织。

3.临床类型　腹外疝有易复性、难复性、嵌顿性、绞窄性等类型。**易复性疝**：在腹压骤增（如站立、行走、劳动）时突出，在腹内压降低时（如平卧、休息）或用手向腹腔推送时又可回纳腹腔内，称为易复性疝。**难复性疝**：疝的内容物反复突出，疝囊颈被反复摩擦后产生粘连，内容物不能回纳完全，称为难复性疝。长病程疝的内容物不断进入疝囊，其下坠力量将疝囊颈上方的腹膜逐步推向疝囊，特别是髂窝区后腹膜与后腹壁结合非常松弛，易被推移，致盲肠（包括阑尾）、乙状结肠或膀胱随之下移，形成疝囊壁的一部分，这种疝称为**滑动性疝**，也属于难复性疝。**嵌闭性疝或嵌顿性疝**：当疝环较小而腹压突然增高时，囊颈被扩张后疝内容物强行进入疝囊，随即囊颈弹性回缩，疝内容物不能回纳。同时伴有急性机械性肠梗阻。若嵌顿的内容物仅为部分肠壁，系膜及其系膜侧肠壁尚未进入疝囊，肠腔没有完梗阻，这种疝称为**肠管壁疝或 Richter 疝**。嵌顿的是小肠憩室（常为 Meckel 憩室）则被称为 **Litter 疝**。

二、腹股沟斜疝

1. 临床表现

（1）易复性斜疝：患者平卧或用手法将包块向内环处推挤，包块可消失。外环口可扪及扩大。平卧后手压内环，再嘱患者咳嗽、站立，包块不再出现。

（2）难复性斜疝：伴有坠胀感，包块不能完全回纳，伴有便秘和消化不良等症状。

（3）滑动性斜疝，也属难复性疝，滑入疝囊内的盲肠或乙状结肠在疝手术时容易误当疝囊切开。

（4）嵌顿性和绞窄性斜疝：腹压骤增时肿块突然增大，明显疼痛，肿块不能回纳。如疝内容物为肠管，可并发急性肠梗阻或绞窄性肠梗阻；若疝内容物为大网膜，触痛常较轻。嵌顿后回纳的机会很少，嵌顿疝超过 24～48h，出现脓毒血症及内环境紊乱表现，局部红肿，应考虑为绞窄性疝。

2. 西医治疗

（1）非手术疗法：1 岁以内的婴儿随腹肌发育后有加强腹壁的机会，暂非手术治疗，可用棉线束带或绷带压住腹股沟管内环防止疝块突出。老年体弱不适于手术者可用疝气带治疗，但长期使用致疝颈肥厚，疝内容物与疝壁粘连，容易造成嵌顿或绞窄。肠管无绞窄坏死时，麻醉后可以手法复位，复位后注意观察 24～48h，警惕有无腹膜炎及绞窄性肠梗阻的出现。

（2）手术疗法：需处理引起腹压增高的基础疾病，以免复发。手术方法有传统的疝修补术、无张力疝修补术和经腹腔镜疝修补术等。手术目的是切除疝囊和加强腹股沟管薄弱部分，通常有 3 类。①疝高位结扎：是指在疝颈部结扎疝囊。对远端疝囊给予切除或留于原位。结扎应尽量在高的水平进行。单纯的疝囊高位结扎术多用于婴幼儿。②无张力疝修补术：分离出疝囊后，如疝囊较小，无须高位结扎或切除，将其内翻送入腹腔，再将人工材料制成的圆形花瓣形充填物填充在疝的内环处以填补缺损，然后将合成纤维网片缝合于腹股沟管后壁而替代传统的张力性缝合。③疝成形术：是将同侧腹直肌前鞘向外下翻转，在精索深面缝至腹股沟韧带上，或用自体阔筋膜移到腹股沟管后壁。术区张力小、术后局部牵扯感、疼痛轻，组织间愈合好。也可在腹腔镜下行疝修补术。

三、腹股沟直疝

1. 临床表现　多见于老年男性体弱患者，包块位于耻骨结节的外上方和腹股沟内侧，呈半球形，不进入阴囊，起立出现，平卧消失。容易还纳，极少嵌顿。指压内环不能阻止包块出现。疝内容物常为小肠或大网膜。

2. 西医治疗　手术加强腹股沟三角是最有效的治疗手段。常用手术方法是在精索深面将腹内斜肌下缘和联合腱缝合至腹股沟韧带上。

四、股疝

1. 临床表现　多见于女性。原因是股环狭小，疝内容物可垂直而下进入股管，再突出卵圆窝后向前转折，构成锐角，容易发生嵌顿和绞窄。在腹股沟韧带下方卵圆窝处出现核桃大小半球形肿块，时有胀痛，肥胖者表现不典型，可伴有剧烈疼痛和急性肠梗阻症状。股疝易被误诊为其他原因所致的急腹症。

2.西医治疗　股疝不能自愈，容易嵌顿，确诊后应及时予以手术治疗。常用腹股沟上修补法和腹股沟下修补法。

第十八单元　泌尿、男性生殖系统疾病

【复习指导】本单元掌握内容为泌尿系结石、前列腺增生症的临床表现、检查及治疗原则。熟悉内容为前列腺炎、睾丸炎与附睾炎的临床表现及治疗原则。了解内容为泌尿系结石的病因病理。

一、泌尿系结石

1.西医病因、病理　结石形成的3个主要因素：尿液晶体过多，晶体聚合抑制物质减少，成核基质的存在。

2.临床表现与检查

（1）临床表现：①上尿路结石，疼痛、血尿、梗阻。②下尿路结石，排尿中断，突发性排尿费力、尿线变细、尿流中断。小儿可因疼痛出现手扯阴茎。

（2）检查：①实验室检查。尿常规示镜下血尿；尿路平片，行肠道准备后可显示结石大小、数量、外形及透光程度。②静脉尿路造影。观察肾功能，确定梗阻平面，结石部位等。③B超。可诊断阴性结石，了解结石数量、大小及肾积水程度。④核素检查。可显示有无梗阻，梗阻的部位、程度及肾功能受损情况。⑤逆行性肾盂造影。适用于静脉尿路造影不显影或显影不佳时，有助于了解尿路是否通畅，以及阴性结石和肿瘤的鉴别。⑥CT检查。

3.西医治疗

（1）一般治疗：大量饮水，保持每日尿量在2000ml以上是预防结石最有效的方法。

（2）肾绞痛的治疗：肾绞痛疼痛剧烈时，应用阿托品0.5mg肌内注射，哌替啶50mg肌内注射，黄体酮20mg肌内注射。

（3）体外冲击波碎石：适用于直径大于0.6cm、小于2.5cm的上尿路结石。

（4）手术治疗：输尿管镜取石或碎石术、经皮肾镜取石或碎石术。

4.中医辨证论治

（1）湿热蕴结证

证候：腰痛，少腹急满，小便频数短赤，溺时涩痛难忍，淋沥不爽，口干欲饮；舌红，苔黄腻，脉弦细。

治法：清热利湿，通淋排石。

方药：**八正散**加减。

（2）气滞血瘀证

证候：腰腹酸胀或隐痛，时而绞痛，局部有压痛或叩击痛；舌暗或有瘀斑，苔薄白或微黄，脉弦紧。

治法：行气活血，通淋排石。

方药：**金铃子散**合**石韦散**加减。

(3) 肾气不足证

证候：腰酸坠胀，疲乏无力，病程日久，时作时止，尿频或小便不利，夜尿多，面色无华或面部轻度浮肿；舌淡，苔薄白，脉细无力。

治法：补肾益气，通淋排石。

方药：**济生肾气丸**加减。

二、睾丸炎与附睾炎

1. 西医病因　继发于上尿路感染、后尿道炎、前列腺炎及精囊炎。
2. 诊断　需结合典型的临床表现及实验室检查。急性附睾炎的全身炎症表现：起病急、发热、寒战；局部症状：附睾肿大、发热、疼痛，附睾放射性疼痛。血常规：白细胞总数增高。慢性附睾炎一般全身炎症反应轻，可结合病史、体征做出诊断及鉴别。睾丸炎的诊断主要考虑病史及临床表现。
3. 鉴别诊断　睾丸扭转，嵌顿性腹股沟斜疝。
4. 西医治疗

(1) 一般治疗：急性期应卧床休息，垫高阴囊，对症解热镇痛，避免体力活动与性生活。慢性期可采取热水坐浴，保持会阴部清洁，避免睾丸外伤。

(2) 药物治疗：根据药敏试验结果选择抗生素，高热伴有中毒症状明显者可使用激素。抗生素治疗腮腺炎性睾丸炎无效，兼用对症退热镇痛治疗。

5. 中医辨证论治

(1) 湿热下注证

证候：一侧或双侧睾丸、附睾肿胀疼痛，阴囊皮肤红肿疼痛，痛引小腹；伴有恶寒发热，头痛，口渴；舌红苔黄腻，脉滑数。

治法：清热利湿，解毒消肿。

方药：**龙胆泻肝汤**加减。

(2) 火毒炽盛证

证候：睾丸肿痛剧烈，阴囊红肿灼热，若脓成则按之应指；高热，口渴，小便黄赤短少；舌红苔黄腻，脉洪数。

治法：清火解毒，活血透脓。

方药：**仙方活命饮**加减。

(3) 脓出毒泄证

证候：脓液溃出，色黄质稠，睾丸肿痛减轻，热退或仍微热；或脓液清稀，创口不收，身困乏力；舌红苔白，脉细或细数。

治法：益气养阴，清热除湿。

方药：**滋阴除湿汤**加减。

(4) 寒湿凝滞证

证候：睾丸坠胀隐痛，遇寒加重，自觉阴部发凉，可伴有腰酸、遗精；舌淡苔白润，脉弦紧或沉弦。

治法：温经散寒止痛。

方药：**暖肝煎**加减。

三、前列腺炎

1. **临床表现** ①急性细菌性前列腺炎：尿路症状、直肠刺激症状、性功能障碍。前列腺触诊示前列腺肿大，触痛明显，腺体质韧。前列腺液有大量白细胞或脓细胞及巨噬细胞，培养有细菌生长。②慢性前列腺炎：疼痛。前列腺触诊示腺体大小多正常或稍大，两侧叶不对称。

2. **实验室及其他检查** ①一般检查：尿三杯试验、前列腺液检查、前列腺液培养。②特殊检查：免疫学检查和细菌学检查。

3. **西医治疗**

（1）一般治疗：合理安排起居，规律性生活。注意饮食，禁烟酒，多饮水，保持大便通畅。注意休息。

（2）抗生素治疗：首选复方新诺明或喹诺酮类抗生素。

（3）心理治疗。

（4）外治法：前列腺按摩（急性前列腺炎禁用）、温水坐浴、药物离子透入疗法、直肠内给药法和物理疗法等。

4. **中医辨证论治**

（1）湿热下注证

证候：尿频、尿急、尿痛，尿道灼热感，排尿不利，尿末或大便时滴白，会阴、少腹、睾丸、腰骶坠胀疼痛；伴有发热、恶寒、头身痛楚等；舌红，苔黄腻，脉弦滑或数。

治法：清热利湿。

方药：**八正散或龙胆泻肝汤**加减。

（2）气滞血瘀证

证候：病程长，少腹、会阴、睾丸坠胀疼痛，感觉排尿不净；指检前列腺压痛明显，质地不均匀，可触及结节；舌质暗或有瘀斑，苔薄白，脉弦滑。

治法：活血化瘀，行气止痛。

方药：**前列腺汤**加减。

（3）阴虚火旺证

证候：腰膝酸软，头晕目眩，失眠多梦，五心烦热，遗精或血精，排尿或大便时有白浊，尿道不适；舌红少苔，脉细数。

治法：滋阴降火。

方药：**知柏地黄汤**加减。

（4）肾阳虚衰证

证候：腰膝酸软，手足不温，小便频数，淋沥不尽，阳痿早泄；舌淡胖，苔白，脉沉细。

治法：温补肾阳。

方药：**济生肾气丸**加减。

四、前列腺增生症

1. **临床表现与检查**

（1）临床表现：①症状。早期尿频，夜尿增多。进行性排尿困难是前列腺增生最重要的症状。血尿、尿潴留和其他临床表现。②查体：直肠指检可于直肠前壁触及增生的前列腺。③触诊。严重尿潴留时，耻骨上可触及肿大包块。梗阻引起严重肾积水时，上腹部两侧可触及肿大的肾脏。

（2）实验室及其他检查：综合应用尿流率检查、血清前列腺特异抗原（PSA）、B超、膀胱镜、静脉尿路造影、前列腺造影、CT及MRI检查。

2. 诊断与鉴别诊断

（1）诊断：男性50岁后出现进行性尿频、排尿困难，要考虑前列腺增生的诊断。伴随症状有充溢性尿失禁、急性尿潴留、血尿。

（2）鉴别诊断：鉴别于尿路狭窄、神经源性膀胱、膀胱颈痉挛、膀胱结石、前列腺癌及膀胱癌。

3. 西医治疗：①一般治疗：慎起居，避风寒；禁烟酒，不食用刺激性食物；心态平和；多饮水。②药物治疗：激素类药物、α受体阻滞药、降胆固醇药及植物药等。③手术治疗：严重梗阻时，应考虑手术治疗。

4. 中医辨证论治

（1）湿热下注证

证候：小便频数，排尿不畅，甚或点滴而下，尿黄而热，尿道灼热或涩痛；小腹拘急胀痛，口苦而黏，或渴不欲饮；舌红，苔黄腻，脉弦数或滑数。

治法：清热利湿，通闭利尿。

方药：**八正散**加减。

（2）气滞血瘀证

证候：小便不畅，尿线变细或尿液点滴而下，或尿道闭塞不通，小腹拘急胀痛；舌质紫黯或有瘀斑，脉弦或涩。

治法：行气活血，通窍利尿。

方药：**沉香散**加减。

（3）脾肾气虚证

证候：尿频不爽，排尿无力，尿线变细，滴沥不畅，甚者夜间遗尿；倦怠乏力，气短懒言，食欲缺乏，面色无华，或气坠脱肛；舌淡，苔白，脉细弱无力。

治法：健脾温肾，益气利尿。

方药：**补中益气汤**加减。

（4）肾阳衰微证

证候：小便频数，夜间尤甚，排尿无力，滴沥不爽或闭塞不通；神疲倦怠，畏寒肢冷，面色苍白；舌淡，苔薄白，脉沉细。

治法：温补肾阳，行气化水。

方药：**济生肾气丸**加减。

（5）肾阴亏虚证

证候：小便频数不爽，淋沥不尽，尿少热赤；神疲乏力，头晕耳鸣，五心烦热，腰膝酸软，咽干口燥；舌红，苔少或薄黄，脉细数。

治法：滋补肾阴，清利小便。
方药：**知柏地黄丸**加减。

第十九单元　肛门直肠疾病

【复习指导】本单元掌握内容为痔、直肠肛管周围脓肿的临床表现、检查及治疗原则。熟悉内容为痔、直肠肛管周围脓肿的各型分类及鉴别。了解内容为病因病理。

一、痔

1. 分类与病理　根据发病部位不同，分为内痔、外痔和混合痔。

（1）**内痔**：发生在齿线上，由于直肠上静脉丛淤血、纤维支持组织松弛，肛垫断裂后形成的柔软静脉团块。内痔是肛门直肠疾病中最常见的一种疾病，主要临床表现：便血、肛周潮湿、瘙痒、肿块脱出、疼痛等。常见并发症：便血，嵌顿，贫血。膀胱截石位3、7、11点处好发。

（2）**内痔分期**：①**Ⅰ期内痔**，自觉症状不明显，粪便带血，或滴血，量少，无痔核脱出，镜检痔核小，质软，色红。②**Ⅱ期内痔**，便血呈周期性、无痛性，量多，痔核大，便时痔核脱出，能自行还纳。③**Ⅲ期内痔**，便血少或无便血，痔核大，呈灰白色，便时痔核经常脱出，腹内压增大时易脱出，不能自行还纳，需用手法、平卧或热敷后方能复位。④**Ⅳ期内痔（嵌顿性内痔）**，平时或腹压稍大时痔核即脱出，手法不能复位，或复位后易再脱出，痔核经常位于肛外，出现水肿、糜烂和坏死，易感染，疼痛剧烈。肛检可见痔核较大、质硬。镜检可见痔核表面纤维组织增生、变厚、灰白色，可伴有贫血。

（3）**外痔**：部位在齿状线下，系痔外静脉丛扩大、曲张、破裂，反复增生所形成的炎性包块。主要临床表现为疼痛和异物感。外痔表面是肛管皮肤，不能回纳，不易出血。常见分类有炎性外痔、静脉曲张性外痔、血栓性外痔等。①**结缔组织性外痔（皮痔）**。因肛门裂伤、内痔反复脱出，或生产、便秘，或慢性炎症刺激等原因，导致反复发炎、肿胀、增生，肛门周围结缔组织增生所形成的皮赘。当肛门皱襞损伤、感染，皱襞充血、肿胀而成为炎性外痔。②**静脉曲张性外痔（血痔）**。腹压增高后，齿线下肛门缘周围皮下静脉曲张形成的瘀血静脉团，呈圆形或不规则突起，正常体位后可消失。③**血栓性外痔（葡萄痔）**。因腹压增大，肛门静脉丛破裂，血液漏出血管外形成的静脉血栓。界线清楚、疼痛明显。④**混合痔**。系直肠上、下静脉丛淤血、扩张、屈曲、相互沟通吻合而形成的静脉团。齿状线上、下均有，伴有括约肌间沟消失。二期以上的内痔多形成混合痔，被称为"带有外痔成分的内痔"，周围组织破坏和发生萎缩，肥大的肛垫增大、下移、脱出至肛门外。当脱出痔块在肛周呈梅花形状时，称为**环形痔**。脱出的痔被痉挛的括约肌嵌顿，并发瘀血、水肿、坏死，称为**嵌顿性痔或绞窄性痔**。

2. 临床表现与检查

（1）临床表现：①症状。异物脱出、便血、疼痛、黏液外溢、瘙痒等。**无痛性间歇性血便是内痔最常见的早期症状**。②体征。血栓性外痔，肛门缘周围有暗紫色椭圆形肿块，触痛明显，表面水肿；结缔组织性外痔，肛门缘有不规则突起的赘皮。

（2）检查：内痔指检可触及肿块颗粒状、柔软。血栓性外痔指检可触及肿块质硬，剧痛，不能活动。肛镜检查：内痔可见齿线上大小不等的圆形或椭圆形肿块。质软、色红，表面糜烂，黏膜增生、渗出，伴有少量分泌物，呈紫红色或暗红色，肿块表面有活动性出血点。

3. 西医治疗

（1）一般治疗：无症状的痔或初期，无须特殊治疗。部分血栓性外痔患者经局部坐浴、热敷、外敷消炎镇痛药，疼痛可缓解而不需手术。嵌顿性痔初期手法复位使脱出的痔块还纳肛门内，阻止其再脱出。①**外治**：**熏洗法**适用于各期内痔及内痔脱出或外痔肿胀明显或脱肛者。以活血消肿止痛、收敛止痒。②**外敷法**：适用于各期内痔、外痔感染发炎及手术后换药。③**塞药法**：适用于Ⅰ、Ⅱ期内痔，常用各类栓剂塞入肛门内以清热消肿、止痛止血。④**枯痔法**：适用于Ⅱ、Ⅲ期内痔。常用枯痔散、灰皂散等外敷于痔核表面，以腐蚀痔核，促使痔核干枯、坏死、脱落。⑤**其他疗法**：**冷冻疗法**，通过冷冻而使痔核坏死、脱落，达到痊愈的目的。适用于各期内痔。⑥**激光治疗**：切割痔核组织和凝固血管而治愈痔。适用于各期内痔、混合痔及外痔。⑦**胶圈套扎疗法**：将小乳胶圈套在痔核根部，阻断血液循环，使痔核缺血、坏死、脱落而痊愈。适用于Ⅱ、Ⅲ期内痔和混合痔的内痔部分。

（2）手术治疗：①**痔切除术**，适用于结缔组织性外痔和静脉曲张性外痔。②**血栓性外痔剥离术**，适用于血栓性外痔痔核较大，血栓不易吸收，炎症局限者。③**外痔剥离内痔结扎术**，适用于混合痔。④**外切内注结扎术**，适用于混合痔。⑤**吻合器痔上黏膜环切术**，适用于Ⅱ～Ⅲ期内痔、环状痔和部分Ⅳ期内痔。

4. 中医辨证论治

（1）风伤肠络证

证候：大便带血，滴血或呈喷射状出血，血色鲜红，或有肛门瘙痒；舌红，苔薄白或薄黄，脉浮数。

治法：清热凉血祛风。

方药：**凉血地黄汤或槐花散**加减。

（2）湿热下注证

证候：便血鲜红，量多，肛内肿块脱出，可自行还纳，肛门灼热；舌红，苔薄黄腻，脉弦数。

治法：清热渗湿止血。

方药：**脏连丸**加减。

（3）气滞血瘀证

证候：肛内肿物脱出，甚或嵌顿，肛门紧缩，坠胀疼痛，甚则肛门缘有血栓，形成水肿，触之疼痛明显；舌暗红，苔白或黄，脉弦或涩。

治法：清热利湿，祛风活血。

方药：**止痛如神汤**加减。

（4）脾虚气陷证

证候：肛门坠胀，痔核脱出，需用手托方能复位，便血鲜红或淡红；面色无华，神疲乏力，少气懒言，纳呆便溏；舌淡胖，边有齿痕，苔薄白，脉弱。

治法：补气升提。

方药：**补中益气汤**加减。

二、直肠肛管周围脓肿

1. 病因病理　直肠肛管周围脓肿的病理改变分为以下4期：肛窦炎、肛周炎、脓肿、瘘道。

2. 临床表现与检查
(1) 临床表现：根据脓肿发生的部位深浅不同，临床表现各易。①症状。直肠肛管周围脓肿主要表现为肛门周围肿块，局部灼热、疼痛、坠胀不适，伴有全身炎症表现。肛提肌以上的脓肿位置深，局部症状轻，全身炎症症状重；位于肛提肌以下的脓肿部位浅，局部红肿热痛明显，全身炎症症状轻。肛门周围皮下脓肿最常见，多由肛腺感染向下蔓延到皮下所致。主要症状是局部发硬、红肿、疼痛，排便、受压及咳嗽时加重，全身感染症状不明显。坐骨直肠窝脓肿，肛腺脓肿进入坐骨直肠间隙，形成坐骨直肠间隙脓肿。有全身感染症状，随后局部症状加重，肛门灼热、红肿疼痛，排尿困难，里急后重，排便时疼痛加重。如不及时切开可形成肛瘘。骨盆直肠间窝脓肿时，肛腺脓肿向上进入肛提肌上，在骨盆直肠间隙形成脓肿。发病缓慢，有稽留高热、头痛、恶心等全身感染中毒症状，初起时肛门坠胀，便意不尽，时有排尿困难，肛周无异常表现。直肠后间隙脓肿时，坐骨直肠窝脓肿或肛门后脓肿引流不及时，脓液向上穿透肛提肌形成脓肿。肛门外观正常，有明显的肛门坠胀感，骶尾部钝痛，放射致臀部及下肢，在尾骨与肛门之间有深部压痛，伴有全身感染中毒症状。直肠黏膜下脓肿分为直肠骨盆部直肠黏膜下脓肿和直肠肛管部肛管黏膜下脓肿。前者局部疼痛等症状不明显，全身发热等症状明显。后者局部疼痛、肿胀、压痛等症状明显，全身症状不明显。②查体。浅部脓肿肛门周围可见肿块，局部皮肤红肿，压痛，可触及波动感，深部脓肿则局部无明显体征，红肿不明显，有压痛，不易触及波动感，穿刺可抽出脓液。

(2) 检查：直肠镜检查显示直肠黏膜下脓肿可见直肠黏膜有明显的局部红肿；B超或CT检查可见脓腔。

3. **西医治疗** ①非手术治疗：抗感染，根据药敏选择抗生素；温水坐浴或局部理疗，改善局部循环，促进炎症吸收和消散，减轻疼痛；润肠通便。②手术治疗：切开引流术，适用于肛门周围皮下脓肿、肛管后脓肿和直肠黏膜下脓肿；切开挂线疗法，适用于坐骨直肠窝脓肿、肌间脓肿、骨盆直肠间隙脓肿和脓腔通过肛管直肠环者；分次手术，适用于体弱且深部脓肿或脓肿无切开挂线条件的患者。

4. **中医辨证论治**
(1) 热毒蕴结证
证候：肛门周围突然肿痛，持续加剧；伴有恶寒发热，大便秘结，小便短赤等；局部红、肿、热、痛明显，皮肤焮热；舌红，苔薄黄，脉数。
治法：清热解毒，消肿止痛。
方药：**仙方活命饮或黄连解毒汤**加减。若有舌苔黄腻、脉滑数等湿热之象，可合用萆薢渗湿汤。

(2) 火毒炽盛证
证候：肛周疼痛剧烈，持续数日，痛如鸡啄，眠寐不能；伴有恶寒发热，口干便秘，溲赤而难；肛周红肿，按之有波动感或穿刺有脓，或脓出黄稠而带粪臭味；舌红，苔黄，脉弦滑数。
治法：清热解毒透脓。
方药：**透脓散**加减。

(3) 阴虚毒恋证
证候：肛周肿痛，皮肤暗红，成脓时间长，溃后脓出色白稀薄，疮口难敛；伴有全身倦怠无力，心烦，潮热，盗汗；舌红，苔少，脉细数。

治法：养阴清热，祛湿解毒。

方药：**青蒿鳖甲汤**合三妙丸加减。肺虚者加麦冬、沙参、马兜铃；脾虚者加白术、山药、白扁豆；肾虚者生地黄改熟地黄，加龟甲、玄参。

第二十单元　周围血管疾病

【复习指导】本单元掌握内容为血栓闭塞性脉管炎、动脉硬化性闭塞症、下肢深静脉血栓形成的临床表现与检查及治疗原则。熟悉内容为周围血管疾病的鉴别。了解内容为病因病理。

一、血栓闭塞性脉管炎

1. 西医病因病理　血栓闭塞性脉管炎是一种原因不明，以侵犯四肢中小静脉为主的全身性非化脓性血管炎性疾病。特征是发作呈慢性、节段性、周期性。

2. 临床表现与检查

(1) 临床表现：①症状。血栓闭塞性脉管炎患者最突出的症状是疼痛。原因为初期血管痉挛，血管壁和周围组织神经末梢感受刺激而产生。发展至动脉闭塞时则产生更为严重的缺血性疼痛。早期患肢发凉、麻木和疼痛，患者行走一段路程后，小腿部及足弓部肌肉疼痛，继续行走者疼痛加重，最后被迫休息，症状随之缓解，再行走后症状又反复出现，即所谓"**间歇性跛行**"。如病情发展，肢体处于休息状态时疼痛仍不缓解，以夜间尤甚。患者常抱膝而坐、彻夜不眠、肢体下垂，其疼痛也会因为情绪刺激、局部受冷而加重，即**静息痛**。自觉发凉、感觉异常。②体征。肤色改变、营养障碍、动脉搏动减弱或消失。**雷诺现象**的原因是末梢小动脉痉挛。早期受情绪或寒冷刺激后指（趾）由苍白、潮红继而发绀的颜色变化。坏疽和溃疡分为3级。Ⅰ级，坏疽、溃疡只限于趾部；Ⅱ级，坏疽、溃疡延及跖趾（掌指）关节或跖（掌）部；Ⅲ级，坏疽、溃疡延及全足背（掌背）或侵及跟踝（腕）关节或腿部。

(2) 实验室及其他检查：多普勒超声检查、皮温测定、红外热像仪测定、免疫球蛋白检测、动脉造影（DSA）。

3. 西医治疗

(1) 药物治疗：严格戒烟，患肢保暖，防止外伤，保持情绪稳定。应用扩血管药物，如罂粟碱、烟酸以及抗血小板聚集药，改善微循环药物，镇痛药，抗生素等。

(2) 手术治疗：腰交感神经节切除术、血管重建、大网膜移植术、截肢（指、趾）术、神经压榨术。

(3) 其他：高压氧疗法也有一定疗效。

4. 中医辨证施治

(1) 寒湿证

证候：面色暗淡无华，喜暖怕冷，患肢沉重、酸痛、麻木感，小腿抽痛感。常伴有间歇性跛行，阳跷脉搏动减弱或消失，局部皮色苍白，触之冰凉、干燥；舌淡，苔白腻，脉沉细而迟。其他症状并不显著，或伴有迁移性静脉炎。

治法：温阳通脉，祛寒化湿。

方药：**阳和汤**加减。疼痛甚者加延胡素、忍冬藤；湿重者加萆薢、茯苓。

(2) 血瘀证

证候：患肢暗红、紫红或青紫，下垂时更甚，抬高则见苍白，足趾毫毛脱落，皮肤、肌肉萎缩，趾甲变厚，并可有粟粒样黄褐色瘀点反复出现，阳跷脉搏动消失，患肢持久性静息痛，尤以夜间痛甚，患者往往抱膝而坐，或患肢悬垂在床边，不能入睡；舌质红或紫暗，苔薄白，脉沉细而涩。

治法：活血化瘀，通络止痛。

方药：**桃红四物汤**加减。夹有寒湿者加肉桂、白芥子；睡眠不佳者加远志、酸枣仁。

(3) 热毒证

证候：患肢皮肤暗红而肿，跌阳脉搏动消失，患肢如煮熟之大红枣，皮肤上起黄疱，渐变为紫黑色，呈浸润性蔓延，甚则五趾相传，波及足背，肉枯筋萎，色黑而干枯，溃破腐烂，疮面肉色不鲜，疼痛异常，如汤泼火烧样，彻夜不得安眠，常需弯膝抱足按摩而坐，并伴有发热、口干、食欲缺乏、便秘、尿黄赤、舌质红、苔黄腻、脉洪数或细数等症状。

治法：清热解毒，化瘀止痛。

方药：**四妙勇安汤**加减。本证多兼有血瘀，可加川芎、桃仁、红花等。若发热重可加犀角、生地黄、蒲公英等。

(4) 气血两虚证

证候：面容憔悴，萎黄消瘦，神情倦怠，心悸气短，畏寒自汗；患肢肌肉萎缩，皮肤干燥脱屑，趾甲干燥肥厚；坏死组织脱落后疮面生长缓慢，经久不愈，肉芽暗红或淡而不鲜；舌质淡，脉沉细而弱。

治法：补气养血，益气通络。

方药：**十全大补丸**加减。可适当加赤芍、王不留行等活血药；同时加玄参、金银花等清热解毒药。

(5) 肾虚证

证候：大多见于寒湿证、血瘀证和热毒证之久病后，兼见精神萎靡不振，面色晦暗无华，上半身热而下半身寒，口淡不渴，头晕腰痛，筋骨痿软，大便不爽，脉沉细无力等。

治法：肾阳虚者温补肾阳；肾阴虚者滋补肾阴。

方药：**肾阳虚者附桂八味丸**加减；肾阴虚者六味地黄丸加减。

二、动脉硬化性闭塞症

动脉硬化性闭塞症是一种由于大中动脉硬化，内膜出现斑块，引发动脉狭窄、闭锁而导致肢体慢性缺血改变的周围血管常见疾病。

1. 西医病因病理　病因和发病机制不清。高血压、高脂血症、吸烟、糖尿病、肥胖等是其高危因素。

2. 临床表现与检查

(1) 临床表现：①症状。早期的症状主要为肢体发凉、间歇性跛行、肢体麻木、沉重无力、酸痛、烧灼感、静息痛。②体征。皮肤温度下降、皮肤颜色变化、肢体失养、股动脉搏动减弱或消失。

(2) 实验室及其他检查：一般检查包括心电图、心功能及眼底检查、血脂、血糖检查。

其他检查包括彩色超声多普勒、血液流变学检查、影像学检查数字减影（DSA）动脉造影、磁共振血管造影（MRA）。

3. 西医治疗　①非手术治疗：降血脂，扩血管，抗凝祛聚，去纤溶栓，以及应用抗生素，补充体液等。②手术疗法：经皮腔内血管成形术、动脉旁路转流术、动脉内膜剥脱术、截肢术。

4. 中医辨证论治

（1）寒凝血脉证

证候：肢体肢端发凉、冰冷，肤色苍白，肢体疼痛；舌质淡，苔白，脉沉迟或弦细。

治法：温经散寒，活血化瘀。

方药：**阳和汤**加减。若有血瘀之象可加桃仁、红花；若疼痛可加延胡索、白芷；发于上肢加桂枝，发于下肢加牛膝。

（2）血瘀脉络证

证候：肢体发凉麻木、刺痛，夜间静息疼痛，病位有瘀点或瘀斑，皮色潮红或紫红色；舌有瘀点、瘀斑，或舌质红绛、紫暗，脉弦涩或沉细。

治法：活血化瘀，通络止痛。

方药：**桃红四物汤**加减。若兼有气虚者加黄芪、党参；若疼痛明显者加延胡索、白芷。

（3）热毒蕴结证

证候：肢体坏疽或呈干性或伴有脓出，局部红肿疼痛，或伴有瘀点、瘀斑，可有发热，恶寒，严重者神志失常；舌质红绛，舌苔初白腻、黄腻，久之黄燥或黑苔，脉滑数、弦数或洪数。

治法：清热解毒，利湿通络。

方药：**四妙勇安汤**加减。湿热盛者加茯苓、泽泻；血瘀者加鸡血藤、炒地龙；发热者加蒲公英、紫花地丁、板蓝根。

（4）脾肾阳虚证

证候：年老体弱，全身怕冷，肢体发凉，肌肉枯萎，神疲乏力，足跟及腰疼痛，阳痿，性欲减退，食少纳呆，膀胱胀满；舌质淡，苔白，脉沉细。

治法：补肾健脾，益气活血。

方药：**八珍汤**合**左归丸或右归丸**加减。

三、下肢深静脉血栓形成

下肢深静脉血栓是指血液在髂静脉及以远的管腔内不正常凝结，阻塞静脉腔，导致下肢静脉回流障碍。

1. 西医病因病理

（1）静脉血栓形成的三大因素：静脉损伤、血流缓慢和血液高凝状态。

（2）血栓形态：典型的血栓包括头、颈、尾3部分。头为白色血栓，颈为混合血栓，尾部为红色血栓。

（3）血栓转归：血栓可向远、近端蔓延。血栓可溶解消散、可引发肺栓塞、不完全再通、继发下肢深静脉瓣膜功能不全。

2. 临床表现与检查

（1）临床表现：①**中央型**。发生于髂-股静脉部位的血栓形成。症状有患肢胀痛或酸痛，初期病情轻、症状不明显。体征有患肢明显肿胀，患侧髂窝股三角区有疼痛和压痛，胫前有压痛，患侧浅静脉怒张，可伴有发热，肢体皮肤温度可升高。②**周围型**。股－腘静脉及小腿端深静脉处血栓形成。症状有下肢肿痛、沉重、酸胀，不能行走。体征有股静脉为主的大腿肿胀，但发热等症状轻。局限于小腿深静脉者小腿剧痛，不能步行，动则尤甚，往往呈跛行，腓肠肌压痛明显。③**混合型**。全下肢深静脉血栓形成。症状有下肢沉重、酸胀、疼痛，股三角及腘窝和小腿肌肉疼痛。体征有下肢肿胀，股三角、腘窝、腓肠肌处压痛明显。④**股白肿**。体温升高和脉率加速不明显，皮肤颜色变化轻。⑤**股青肿**。病情重，肢体肿胀明显，动脉供血差，足背及胫后动脉搏动减弱或消失，患肢皮肤青紫，皮温升高，严重时肢体坏疽。并发症有下腔静脉受累后则可引发双侧下肢回流障碍；血栓脱落可引发肺栓塞。后遗症有下肢静脉血栓形成后，静脉瓣膜被破坏，遗留下深静脉瓣膜功能不全综合征，可能再次形成血栓。

（2）实验室及其他检查：超声多普勒检查、数字减影血管造影检查、凝血系列指标检查。

3.西医治疗

（1）非手术疗法：①一般处理包括卧床，抬高患肢，适当活动，弹力袜或弹性绷带保护患肢。②溶栓疗法的病程不超过72h，给予尿激酶或链激酶静脉滴注。③抗凝疗法常用肝素和华法林。④祛聚疗法常用阿司匹林、双嘧达莫等。⑤祛纤疗法的目的在于祛纤、降低血黏度。

（2）手术疗法：主要采取Fogarty导管取栓术，术后辅以抗凝、祛聚疗法。

4.中医辨证论治

（1）湿热蕴阻，气滞血瘀证

证候：患肢肿胀，皮色苍白或发绀，扪之灼热，腿胯部或小腿部疼痛，固定不移，发热；舌质紫暗或略红，舌有瘀斑，苔腻，脉数。

治法：理气活血兼清热利湿。

方药：**桃红四物汤**合**萆薢渗湿汤**加减。血瘀重者可加入水蛭、地龙；湿重者加土茯苓。

（2）气虚血瘀，寒湿凝滞证

证候：患肢肿胀久不消退，沉重麻木，皮色发紫，或皮色苍白，青筋露出，按之不硬，无明显凹陷；舌淡有齿痕，苔薄白，脉沉涩。

治法：益气活血，通阳利水。

方药：**补阳还五汤**合**阳和汤**加减。伴有肢冷麻木者加桂枝；腰酸腿软者加菟丝子、川续断；疼痛者加延胡索。

四、单纯性下肢静脉曲张

1.临床表现与检查

（1）临床表现：①症状。患肢浅静脉迂曲，状如蚯蚓，站立时明显，卧位时减轻，肢体沉重、酸胀、疼痛，久走时加重。②体征。小腿下段、足踝部或足背部肿胀，皮肤变薄、色素沉着，伴溃疡和湿疹样皮炎形成。③下肢静脉功能试验：深静脉通畅试验、大隐静脉瓣膜功能试验、交通静脉瓣膜功能试验。

（2）实验室及其他检查：静脉造影是目前最直观最可靠的方法。多普勒肢体血流图可以反映曲张静脉的回流迂曲程度，同时可测定深静脉瓣膜功能。

2.西医治疗 ①一般措施，减少腹压，穿弹力袜。②手术术式，选择大隐静脉高位结扎加剥脱术；硬化剂注射和压迫疗法。

3. 中医辨证诊治

（1）气血瘀滞证

证候：患肢小腿沉重，遇寒湿加重，酸痛或胀痛，久立久坐后加重；患肢显见脉道迂曲或扭曲成团，或局部硬结；小腿下部皮肤颜色紫褐灰暗；可伴有烦躁易怒或神情抑郁，叹息脘闷；舌质淡紫或有瘀斑、瘀点，苔白，脉弦细或沉涩。

治法：行气活血，祛瘀除滞。

方药：**柴胡疏肝散**加减。疼痛者加忍冬藤、地龙；扭曲块明显者加三棱、莪术；患肢畏寒、麻木者加附子、桂枝。

（2）湿热瘀阻证

证候：患肢瘀肿，色灰紫暗，漫及小腿全部，青筋隐现，有紫红色条索或肿硬区；小腿溢出污液或附有糜苔，小腿前或侧方瘀肿溃烂，疮口色暗，肉腐失新；伴有烦躁不安，发热口渴，尿赤，便干；舌质暗红或紫，伴有瘀斑、瘀点，苔黄或白，脉滑数或弦数。

治法：清热利湿，活血祛瘀。

方药：**萆薢渗湿汤**合**大黄䗪虫丸**加减。伴有疼痛者加延胡素、白芷；气血虚者加黄芪、白术。

第二十一单元 皮肤及性传播疾病

【复习指导】本单元内容需掌握原发性皮损、继发性皮损的形态规特征和辨证规律，皮肤病的内治法和代表方药，外用药物使用原则和剂型，常见皮肤病的中西医诊断、治疗方法。熟悉皮肤的解剖结构和功能。了解皮肤病的病因病机、常见病的鉴别诊断。

一、带状疱疹

1. 临床表现　本病好发于春秋季节，多见于青壮年，小儿少见。发病前患部皮肤常有触觉敏感，皮肤灼热或灼痛，伴有疲乏无力、发热、食欲缺乏等全身症状，2～5d后局部出现皮损，但亦有无前躯症状即发疹者。皮损先为沿神经分布区域发生红斑，继而出现簇集性丘疱疹，迅速变为水疱，疱壁紧张光亮，疱液透明澄清，或呈浅黄色，数日后疱液浑浊或呈出血性。疱壁较厚不易破溃，5～10d疱疹干涸结痂而自愈。

皮疹多沿某一周围神经分布，呈带状排列，发于身体一侧，一般不超过正中线，好发部位为肋间神经、颈部神经、三叉神经及腰骶神经支配区域。神经痛为本病的特征之一，部分患者在皮损消失后仍有神经疼痛，可持续数月甚至更长时间，称为带状疱疹后遗神经痛。

临床有多种类型，如局部仅出现潮红、淡红斑或丘疹，无典型水疱者，称为**不完全型或顿挫型带状疱疹**；若皮损为大疱，直径超过1cm者称为**大疱型带状疱疹**；若疱内容物为血性者，称为**出血性带状疱疹**；老年或营养不良者水疱基底部组织坏死，愈后遗留瘢痕，称为**坏疽性带状疱疹**；若局部发疹后数日内全身发生类似于水痘样皮疹，常伴有高热，可并发肺、脑等脏器损害者，称为**泛发性带状疱疹**；若病毒侵犯三叉神经眼支，疼痛剧烈，可累及眼角膜，形成角膜溃疡，愈后形成瘢痕而失明，称为**眼带状疱疹**；若病毒侵犯面神经及听神经，出现外耳道或鼓膜疱疹。膝状神经节受累，影响面神经的运动和感觉纤维，产生面瘫、耳痛及外耳道疱疹三联症，称之为 **Ramsay-Hunt综合征**；若病毒侵犯脊神经后根神经节引起交感和副交感神经受累使其支配的内脏区域发疹，引起胃肠炎及泌尿系症状等，称之为**内脏带**

状疱疹。

2.诊断　春秋季节常见，皮疹以簇集性、呈带状排列、单侧分布及神经痛为特点。病程为2～3周，老年人为3～4周，愈后极少复发。

3.西医治疗

（1）全身治疗：如抗病毒药物、镇痛药物、维生素药物、免疫调节剂、类固醇皮质激素等。

（2）局部治疗：①2%甲紫溶液，或阿昔洛韦软膏、3%～5%无环鸟苷霜、3%阿糖胞苷霜等外涂。眼带状疱疹可用0.5%阿昔洛韦溶液、0.5%～1%碘苷溶液点眼，3%无环鸟苷软膏涂眼。②有感染者可用0.5%依沙吖啶溶液、0.1%新霉素溶液湿敷。③神经痛明显者可用1%达克罗宁紫草地榆油膏、5%苯唑卡因代马妥油膏或泥膏外涂。

4.中医辨证论治

（1）肝经郁热证

证候：皮疹潮红，疱壁紧张，灼热刺痛；伴有口苦咽干，心烦易怒，大便干，小便黄；舌质红，苔黄腻，脉滑数。

治法：清泻肝火，解毒止痛。

方药：**龙胆泻肝汤**加减。发于头面部者加牛蒡子、野菊花；发于眼部者加石决明、谷精草；发于胸胁者加郁金、川楝子；发于下肢者加黄檗、苍术；疼痛明显者加制乳香、制没药。

（2）脾虚湿蕴证

证候：皮损色淡，疱壁松弛，破后糜烂、渗出，疼痛轻；口不渴，食少腹胀，大便时溏；舌质淡，苔白或白腻，脉沉缓或滑。

治法：健脾利湿，清热解毒。

方药：**除湿胃苓汤**加减。发于下肢者加怀牛膝、黄檗；水疱大而多者加萆薢、土茯苓、车前草；热毒重者加银花、白花蛇舌草。

（3）气滞血瘀证

证候：皮疹大部分消退，但疼痛不止或隐痛绵绵；坐卧不安，夜寐不宁；舌质紫暗，苔白，脉弦细或涩。

治法：理气活血，通络止痛。

方药：**柴胡疏肝散**合**桃红四物汤**加减。心烦眠差者加山栀子、酸枣仁、珍珠母、牡蛎；疼痛剧烈者加制乳香、制没药、延胡索等。

二、癣

1.临床表现

（1）**黄癣**：好发于儿童，初起毛发根部出现红色丘疹或脓疱，干后形成黄痂，逐渐增厚扩大，形成碟形黄癣痂，边缘翘起，中心微凹，上有毛发贯穿。剥去痂皮，其下为鲜红湿润的糜烂面或浅表溃疡，有特殊的鼠尿臭味。病发失去光泽，易于脱落，但不折断，若不及时治疗，毛囊受到破坏而形成萎缩性瘢痕，遗留永久性脱发，严重时只在头皮的边缘保留残余的头发。患者自觉瘙痒剧烈，有继发感染时可伴有发热，局部淋巴结肿大。黄癣菌也可侵犯头皮外的光滑皮肤及甲部，偶见侵犯内脏器官。

（2）**白癣**：多发于学龄前儿童，好发于头顶中间，也可在额顶部或枕部。开始时为大小不一的灰白色鳞屑性斑片，圆形或椭圆形，时有瘙痒，其上头发失去光泽，白色斑片日久蔓延扩大，形成大片。患部头发一般距头皮 2～4mm 处折断，根部有一白色菌鞘围绕，为真菌孢子寄生于发外形成，断发极易拔除。患部皮肤无炎症反应。病程缠绵，迁延数年不愈，但至青春期大多可自愈，新发再生，不留瘢痕。若患处发生感染化脓时，则该处头发永不再生而留有瘢痕。

（3）**黑点癣**：多见于学龄儿童，成年人亦可被侵及。发病初起为散在性、局限性点状红斑，以后发展为大小不等的圆形或不规则形灰白色鳞屑斑，边缘清楚。病发长出头皮后即折断，远望形如黑点，自觉瘙痒。本病进展缓慢，可经年累月不愈，因毛囊被破坏而形成瘢痕。黑头癣除发生于头皮外，亦可侵犯光滑的皮肤及指（趾）甲。

2. 诊断

（1）**黄癣**：皮损为以毛发为中心的黄癣痂，伴有鼠尿臭味，形成永久性脱发。直接镜检为发内菌丝孢子，滤过紫外线检查显示暗绿色荧光，培养为**许兰毛癣菌**。

（2）**白癣**：皮损为白色鳞屑斑，断发有白色菌鞘，愈后不留瘢痕，青春期可自愈。镜检发外密集小孢子，滤过紫外线灯检查显示亮绿色荧光，培养为**大小孢子菌或铁锈色小孢子菌或羊毛状小孢子菌**。

（3）**黑点癣**：皮损为小片白色鳞屑斑，低位断发，形如黑点，有的至青春期可自愈，病久可形成瘢痕。镜检可见发内呈链状排列稍大的小孢子，培养为**紫色毛菌和断发毛癣菌**。

3. 西医治疗

（1）抗菌疗法：常用药物有灰黄霉素和酮康唑。

（2）局部治疗：常用药物有 10% 硫黄软膏、2.5%～5% 碘酊、复方苯甲酸软膏、硝酸咪康唑霜剂及洗剂等。

4. 中医辨证论治

虫毒湿聚证

证候：皮损泛发，蔓延浸淫，或大部分头皮毛发受累，患处皮肤红肿，痂厚；舌质红，苔黄腻，脉滑数。

治法：祛风除湿，杀虫止痒。

方药：**苦参汤**加减。加百部、贯众以杀虫；局部红肿者加土茯苓、萹蓄、苍耳子。

三、湿疹

1. 临床表现

（1）急性湿疹：急性发病，皮损多为密集的粟粒大小的丘疹、丘疱疹，基底潮红，由于搔抓，皮疹顶端抓破后流滋、糜烂及结痂，皮损中心较重，外周有散在丘疹或丘疱疹。病变常为片状或弥漫性，无明显边界。皮损呈多形性，常有红斑、潮红、丘疹、丘疱疹、水疱、脓疱、流滋、结痂等数种皮损共存。皮损多呈对称分布，常发于头面、耳后、手足、阴囊、外阴、肛门等。

（2）亚急性湿疹：常由于急性湿疹失治误治，致病程迁延所致。皮损以丘疹、结痂、鳞屑为主，有少量水疱及轻度糜烂。

（3）慢性湿疹：由急性和亚急性湿疹长期不愈或反复发作而成。部分患者一开始即表现为慢性湿疹。皮损表现为肥厚粗糙、浸润、色暗红或紫褐色，有不同程度的苔藓样变。皮损表面常附有鳞屑伴有抓痕、血痂、色素沉着，部分皮损可出现新的丘疹或水疱，抓破后有少量流滋。皮损多局限于小腿、手足、肘窝、腋窝、外阴、肛门等处。发生于手足及关节部位者常易出现皲裂，影响活动。病程较长，反复发作。患者自觉瘙痒，呈阵发性，夜间或精神紧张、饮酒、食辛辣发物时瘙痒加剧。

2.诊断

（1）**急性湿疹**：起病较快，皮损对称分布，以头、面、四肢远端、阴囊等处多见，可泛发全身。皮损多形性，剧烈瘙痒。可迁延成亚急性或慢性湿疹。

（2）**亚急性湿疹**：常由急性湿疹迁延所致。皮损有轻度糜烂，颜色较暗红，以丘疹、丘疱疹、结痂、鳞屑为主，瘙痒剧烈。可迁延成慢性湿疹。

（3）**慢性湿疹**：常由急性湿疹或亚急性湿疹长期不愈转化而来。皮损多有明显的肥厚浸润，或呈苔藓样变，伴有丘疱疹、痂皮、抓痕，边界清楚。常反复发作，时轻时重，有阵发性瘙痒。

3.西医治疗

（1）全身治疗：抗组胺类药物、镇静药、非特异性脱敏疗法等。

（2）局部治疗：①急性湿疹。急性红肿，有大量渗出、糜烂面和溃破面，宜用药液湿敷；急性红肿，有丘疹、水疱，甚至脓疱疹，但无糜烂面或溢液，则用干燥疗法。②亚急性湿疹。炎症不明显或少量溢液，宜用糊剂。③慢性湿疹。以止痒、促进真皮炎症浸润吸收、抑制表皮细胞增生为原则。

4.中医辨证论治

（1）湿热浸淫证

证候：发病急，皮损潮红灼热，瘙痒剧烈，抓破渗液流滋水；伴有身热，心烦，口渴，大便干，尿短赤；舌质红，苔黄或黄腻，脉滑或数。

治法：清热利湿。

方药：**萆薢渗湿汤**合**三妙丸**加减。发于上部者去黄檗，加蝉蜕、菊花、防风等；发于中部者加山栀、黄芩、龙胆草；发于下部者加泽泻、车前子；瘙痒甚者加白鲜皮、地肤子；皮疹鲜红灼热者加赤芍、地骨皮。

（2）脾虚湿蕴证

证候：发病缓慢，皮损潮红，瘙痒，抓后糜烂渗出，可见鳞屑；伴有纳少，腹胀便溏；舌淡胖，苔白或腻，脉弦缓。

治法：健脾利湿。

方药：**除湿胃苓汤**加减。若滋水过多，加滑石、苦参；瘙痒剧烈者加地肤子、白鲜皮、蝉衣；大便溏薄者加马齿苋、黄连。

（3）血虚风燥证

证候：病程久，皮损色暗或色素沉着，或皮损粗糙肥厚，剧痒；伴有口干不欲饮、纳差、腹胀；舌质淡，苔白，脉弦细。

治法：养血润肤，祛风止痒。

方药：**当归饮子**加减。若瘙痒失眠者，加牡蛎、首乌藤、珍珠母、酸枣仁；皮肤粗糙、肥厚严重者，加鸡血藤、丹参、乌梢蛇或干地龙。

四、银屑病

1. 临床表现

（1）寻常型银屑病：白色鳞屑、发亮薄膜和点状出血是本病的临床特征。

（2）脓疱型银屑病：泛发性脓疱型银屑病、掌跖脓疱型银屑病。

（3）关节病型银屑病。

（4）红皮病型银屑病。

2. 诊断

（1）寻常型银屑病：根据好发部位、银白色鳞屑、薄膜现象、点状出血等易诊断。

（2）脓疱型银屑病：在寻常型银屑病基础上出现多数小脓疱，且反复发生。

（3）关节病型银屑病：可与寻常型银屑病或脓疱型银屑病同时发生，大、小关节可以同时发病，特别是指关节。诊断本病的主要依据具有上述临床症状和血清类风湿因子检查阴性。

（4）红皮病型银屑病：皮肤干燥、弥漫性发红，覆以薄白鳞屑，有银屑病病史。

3. 西医治疗 包括维生素类药物、抗肿瘤药物、免疫疗法、皮质激素、封闭疗法、抗生素治疗。

4. 中医辨证论治

（1）风热血燥证

证候：皮损鲜红，皮疹不断新发，红斑增多，刮去鳞屑可见薄膜现象、点状出血，有同形反应，伴有瘙痒；心烦，口渴，大便干，尿黄；舌红，苔黄或腻，脉数或弦滑。

治法：清热凉血，祛风润燥。

方药：**凉血地黄汤**加减。

（2）血虚风燥证

证候：皮损色淡，部分消退，鳞屑较多，皮肤干燥；伴有头晕眼花，面色白，口干，便干；舌淡红，苔薄白，脉细缓。

治法：养血和血，祛风润燥。

方药：**当归饮子**加减。

（3）瘀滞肌肤证

证候：一般病程较长，反复发作，多年不愈，皮损肥厚浸润，颜色暗红，鳞屑较厚，有的呈蛎壳状；或伴有关节活动不利；舌紫暗或有瘀斑、瘀点，脉涩或细缓。

治法：活血化瘀，祛风润燥。

方药：**桃红四物汤**加减。

（4）湿热蕴阻证

证候：多发生于腋窝、腹股沟等屈侧部位，红斑糜烂，瘙痒，或掌跖部有脓疱，或阴雨季节加重；伴有胸闷纳呆，神疲乏力；苔薄黄腻，脉濡滑。

治法：清热利湿，和营通络。

方药：**萆薢渗湿汤**加减。

（5）火毒炽盛证

证候：多属红皮病型或脓疱病型。全身皮肤发红，或呈暗红色，甚则稍有肿胀，鳞屑不多，皮肤灼热，或弥布散在小脓疱；常伴有壮热口渴，便干溲赤；舌质红绛，苔薄，脉弦滑数。

治法：凉血清热解毒。
方药：**清营汤**加减。

五、淋病

1.临床表现　潜伏期一般为2～10d，平均3～5d。有不洁性交或间接接触传染史。
（1）男性淋病
①急性淋病：尿道口轻度刺痛及红肿发痒，继而有稀薄黏液流出，引起排尿不适，24h后症状加剧。排尿开始时有尿道外口灼热痛或刺痛，排尿后疼痛减轻。尿道口溢脓，开始为浆液性分泌物，以后逐渐出现黄色黏稠的脓性分泌物。
②慢性淋病：表现为尿痛轻微，排尿时仅感尿道轻度刺痛或灼热，可见终末血尿。尿道外口不见排脓，用手指压迫会阴部或挤压阴茎根部，尿道外口仅见少量稀薄浆液性分泌物。
（2）女性淋病
①急性淋病：主要类型有淋菌性前庭大腺炎、淋菌性尿道炎、淋菌性宫颈炎。
②慢性淋病：常见情况有幼女淋菌性外阴阴道炎、女性淋病若炎症波及盆腔则易并发盆腔炎，可继发盆腔脓肿。
（3）播散性淋病。
（4）其他部位的淋病。

2.诊断
（1）**感染史**：有与淋病患者性交或不洁性交或共同生活史，慢性期患者曾有淋病病史。
（2）**典型症状**：主要表现为阴道炎、尿道炎等，出现急性、慢性尿道炎症及局部红肿热痛，有分泌物，或脓性分泌物。
（3）**实验室检查**：以尿道、阴道等处分泌物及黏膜局部刮片、挤压液和抽取液涂片或培养，淋球菌呈阳性，血清学检查可作为诊断参考。

3.西医治疗　包括青霉素类、大观霉素（淋必治）、喹诺酮类药物治疗。

4.中医辨证论治
（1）湿热毒蕴证（急性淋病）
证候：尿道口红肿，尿急，尿频，尿痛，淋沥不止，尿液浑浊如脂，尿道口溢脓，严重者尿道黏膜水肿，附近淋巴结肿痛，女性宫颈充血、触痛等；可伴有发热等全身症状；舌红，苔黄腻，脉滑数。
治法：清热利湿，解毒化浊。
方药：**龙胆泻肝汤**酌加土茯苓、红藤、萆薢等。热毒入络者合清营汤加减。
（2）阴虚毒恋证（慢性淋病）
证候：小便不畅、短涩，淋沥不尽，或尿道口见少许黏液，酒后或疲劳易复发；腰酸腿软，五心烦热，食少纳差；舌红，苔少，脉细数。
治法：滋阴降火，利湿祛浊。
方药：**知柏地黄丸**酌加土茯苓、萆薢等。

六、梅毒

1.临床表现
（1）**一期梅毒**：主要表现为**疳疮（硬下疳）**，发生于不洁性交后2～4周，常发生在外生殖器部位，男性多发生在阴茎的包皮、冠状沟、系带或阴茎头上。

（2）**二期梅毒**：主要表现为杨梅疮，一般发生在感染后7～10周或硬下疳出现后6～8周。早期症状有头痛、恶寒、低热、纳差、乏力、肌肉及骨关节疼痛，全身淋巴结肿大，继而出现皮肤黏膜损害、骨损害、眼梅毒、神经梅毒等。

（3）**三期梅毒**：亦称晚期梅毒，特点为病程长，易复发，除皮肤黏膜损害外，常侵犯多个脏器。

（4）**潜伏梅毒**：亦称隐性梅毒，梅毒未经治疗或用药剂量不足，无临床症状，血清反应阳性，排除其他可引起血清反应阳性的疾病存在，脑脊液正常，称为潜伏梅毒。

（5）**胎传梅毒**：是母体内的梅毒螺旋体由血液通过胎盘传到胎儿血液中，导致胎儿感染的梅毒。

2.诊断

（1）病史：多有冶游史或不洁性交史，或有与梅毒患者密切接触史，或有与梅毒患者共用物品史；或曾有性病史，或有硬下疳、二期或三期梅毒表现的病史。

（2）症状和体征：皮肤、黏膜、阴部、肛门、口腔等处有梅毒性表现，感染期较长者有内脏受损的症状和体征。

（3）实验室检查：梅毒螺旋体检查和梅毒血清试验阳性。

（4）治疗性诊断：驱梅治疗多显效。

3.西医治疗　抗生素治疗首选青霉素。

4.中医辨证论治

（1）肝经湿热证

证候：多见于一期梅毒。外生殖器疳疮质硬而润，或伴有横痃，杨梅疮多在下肢、腹部、阴部；兼见口苦口干，小便黄赤，大便秘结；舌质红，苔黄腻，脉弦滑。

治法：消热利湿，解毒驱梅。

方药：**龙胆泻肝汤**酌加土茯苓、虎杖。

（2）血热蕴毒证

证候：多见于二期梅毒。周身起杨梅疮，色如玫瑰，不痛不痒，或见丘疹、脓疱、鳞屑；兼见口干咽燥，口舌生疮，大便秘结；舌质红绛，苔薄黄或少苔，脉细滑或细数。

治法：凉血解毒，泄热散瘀。

方药：**清营汤**合**桃红四物汤**加减。

（3）毒结筋骨证

证候：见于杨梅结毒。患病日久，在四肢、头面、鼻咽部出现树胶肿，伴有关节、骨骼作痛，行走不便，肌肉消瘦，疼痛夜甚；舌质暗，苔薄白或灰或黄，脉沉细涩。

治法：活血解毒，通络止痛。

方药：**五虎汤**加减。

（4）肝肾亏损证

证候：见于三期梅毒脊髓痨者。患病可达数十年之久，逐渐两足瘫痪或痿弱不行，肌肤麻木或虫行作痒，筋骨窜痛；腰膝酸软，小便困难；舌质淡，苔薄白，脉沉细弱。

治法：滋补肝肾，填髓息风。

方药：**地黄饮子**加减。

（5）心肾亏虚证

证候：见于心血管梅毒患者。症见心慌气短，神疲乏力，下肢浮肿，唇甲青紫，腰膝酸软，动则气喘；舌质淡有齿痕，苔薄白而润，脉沉弱或结代。

治法：养心补肾，祛瘀通阳。

方药：**苓桂术甘汤**加减。

七、尖锐湿疣

1. 临床表现　基本损害为柔软的淡红色或暗红褐色表皮赘生物，大小不一，单个或群集分布，表面分叶或呈棘刺状，基底较窄或有蒂，但在阴茎体部可出现基底较宽的"无蒂疣"。由于皮损排列分布不同，外观正常表现为点状、线状、乳头瘤状、重叠状、菜花状、鸡冠状、蕈状等不同形态。有与尖锐湿疣患者不洁性交或生活接触史。潜伏期为1～12个月，平均3个月。

2. 诊断

（1）性接触史：多有不洁性接触史或夫妇同病。

（2）好发部位：男性好发于阴茎龟头、冠状沟、系带；同性恋者发生于肛门、直肠；女性好发于阴道、外阴、阴蒂、宫颈和肛门。

（3）皮损特点：初起为淡红色丘疹，部分融合成乳头状、鸡冠状或菜花状增生，表面湿润，根部有蒂，易出血。

（4）醋酸白试验：用3%～5%的醋酸液涂擦，3～10min后局部变白者为阳性。

3. 西医治疗

（1）口服或注射可选用干扰素、无环鸟苷、病毒唑、聚肌胞等抗病毒药物和免疫增强剂。

（2）外涂可根据病情选用1%～5% 5-氟尿嘧啶、30%～50%三氯醋酸或3%～5%酞丁胶、足叶草脂素（疣脱欣）等涂敷于疣体表面。

（3）使用冷冻、激光、电灼疗法，避免瘢痕形成，预防感染。

（4）疣体较大者，可手术切除。

4. 中医辨证论治

（1）湿毒下注证

证候：外生殖器或肛门等处出现疣状赘生物，色灰或褐或淡红，质软，表面秽浊潮湿，触之易出血；伴有小便黄或不畅；苔黄腻，脉滑或弦数。

治法：利湿化浊，清热解毒。

方药：**萆薢化毒汤**加黄檗、土茯苓、大青叶。

（2）湿热毒蕴证

证候：外生殖器或肛门等处出现疣状赘生物，色淡红，易出血，表面有大量秽浊分泌物，色淡黄，瘙痒、疼痛；伴有小便色黄量少，口渴欲饮，大便干燥；舌红，苔黄腻，脉滑数。

治法：清热解毒，化浊利湿。

方药：**黄连解毒汤**加苦参、萆薢、土茯苓、大青叶、马齿苋等。

第七章　中西医结合妇产科学

第一单元　女性生殖系统解剖

【复习指导】本单元内容以记忆为主。主要掌握内生殖器官（子宫、卵巢）解剖结构及功能。熟悉骨盆的组成及外生殖器官结构及功能。

一、骨盆

1. 骨盆的组成
（1）骨骼：包括骶骨、尾骨、左右两块髋骨（髋骨由髂骨、坐骨及耻骨融合而成）。
（2）关节：耻骨联合、骶髂关节和骶尾关节。
（3）韧带：有骶结节韧带与骶棘韧带。骶棘韧带宽度（即坐骨切迹的宽度）是判断中骨盆是否狭窄的重要指标。

2. 骨盆的分界　骨盆以耻骨联合上缘、髂耻缘、骶岬上缘的连线为界可分为假骨盆、真骨盆。真骨盆又称小骨盆，有骨盆入口、出口，两口之间称为骨盆腔。骨盆腔前浅后深，中轴为骨盆轴，分娩时，胎儿沿骨盆轴娩出。

3. 骨盆的类型　女型（骨盆入口呈横椭圆形，**最多见**）、男型、扁平型、类人猿型。

二、内、外生殖器

（一）外生殖器

外生殖器是指生殖器官的外露部分，又称外阴。包括大小阴唇、阴阜、阴蒂、阴道前庭。阴道前庭指两侧小阴唇之间的菱形区，前为阴蒂，后为阴唇系带。阴道前庭包括前庭球、前庭大腺、尿道口、阴道口和处女膜。前庭大腺如黄豆大，位于阴道口两侧的大阴唇后部，左右各一，正常情况下不能触及，若腺管口闭塞，易形成囊肿或脓肿。

（二）内生殖器及其功能

内生殖器位于真骨盆内，包括阴道、子宫、输卵管及卵巢。

1. 阴道　是性交器官、经血排出及胎儿娩出的通道。阴道上宽下窄，位于真骨盆下部中央。上端包绕宫颈阴道部形成阴道穹窿，分为前、后、左、右四部分，以后穹隆最深，与盆腔最低的直肠子宫陷凹紧密相邻，临床上可经此处穿刺或引流。下端开口于阴道前庭后部，前壁与膀胱和尿道邻接，后壁与直肠贴近。

阴道壁由黏膜、肌层和纤维组织膜构成，肌层由内环、外纵两层平滑肌构成。

2. 子宫

（1）位置形态：位于骨盆腔中央，前方为膀胱，后方为直肠，呈倒置梨形，为空腔肌性器官，重约50g，长7~8cm，宽4~5cm，厚2~3cm，容量约为5ml。子宫的上部较宽，为宫体，顶部称为宫底，宫底两侧是宫角，此处与输卵管相通。下部较窄呈圆柱状，称为宫颈。宫体与宫颈的比例不同，儿童、成年人及老年人分别为1∶2、2∶1及1∶1。

宫腔为上宽下窄，宫体与宫颈之间最狭窄部分称为**子宫峡部**，其上端称为**解剖学内口**，下端称为**组织学内口**。子宫峡部在非孕时约长1cm，妊娠期逐渐伸展变长，至妊娠末期达

7～10cm，形成子宫下段，成为软产道的一部分。

（2）组织结构

1）宫体：宫体壁由外向内分为**浆膜层**、**肌层**和**内膜层**。从青春期开始受卵巢激素影响，子宫内膜层的表面2/3可发生周期性变化，称为功能层，靠近肌层的1/3无变化，称为基底层。子宫肌层由平滑肌及弹力纤维组成，分为3层：呈外纵、内环、中交叉排列。子宫浆膜层为覆盖于宫体底部及前后面的脏层腹膜，在子宫后方形成**直肠子宫陷凹**，也称道格拉斯陷凹，在子宫前面形成膀胱子宫陷凹。

2）宫颈：宫颈管黏膜是高柱状上皮覆盖，内有腺体分泌碱性黏液，其成分及性状受性激素影响而出现周期性变化。宫颈阴道部黏膜是鳞状上皮覆盖，宫颈外口柱状上皮与鳞状上皮交界处是宫颈癌的好发部位。

3）子宫韧带：包括**圆韧带**、**阔韧带**、**主韧带**、**宫骶韧带**4对韧带。圆韧带和宫骶韧带具有维持子宫前倾位置的作用，阔韧带限制子宫向两侧倾斜，主韧带帮助固定宫颈位置，防止子宫下垂。

3. 输卵管 是一对弯曲细长的管状器官，内侧与宫角相连，外端游离，长8～14cm。分为**间质部**、**峡部**、**壶腹部**、**伞部**4个部分。为卵子与精子相遇的场所及运送受精卵的通道，其伞部有"拾卵"作用。

4. 卵巢

（1）位置和形态：为1对扁椭圆形性腺，产生与排出卵子，并能分泌甾体激素。外侧以骨盆漏斗韧带与盆壁相连，内侧以卵巢固有韧带与子宫相连。前缘中部有卵巢门，其血管与神经由此出入卵巢。成年妇女卵巢大小约为4cm×3cm×1cm，重5～6g，呈灰白色，绝经后萎缩变硬。

（2）组织结构：卵巢表面无腹膜，由单层立方上皮覆盖，称为表面上皮，其内有一层纤维组织称为卵巢白膜。再向内为卵巢实质，可分为皮质和髓质两部分。外层为皮质，是卵巢的主体，由各级发育卵泡、黄体和它们退化形成的残余结构及间质组织组成。

（三）中医对女性生殖器的认识

中医古籍中，将外阴称之为**阴户**，又名四边、产户；阴毛称为毛际；阴道口和处女膜称为**玉门**。中医学认为，阴户、玉门是娩出胎儿、排出月经、带下、恶露的关口，也是合阴阳的出入口。

阴道又称**子肠**、**产道**，宫颈外口称为**子门**、**子户**。中医学认为，阴道是娩出胎儿、排出月经、带下、恶露的通道，是合阴阳、防御外邪的处所。子门是排出月经和娩出胎儿的关口。

子宫又称**女子胞**、**胞宫**、**胞脏**、**子脏**、**子处**、**血室**。中医学认为，子宫具有主行月经、孕育胎儿的功能。子宫形态中空及在月经期、分娩期"泻而不藏"似腑，在两次月经之间及妊娠期"藏而不泻"似脏，即子宫亦藏亦泻，藏泻有时，又无表里相配，故称为"奇恒之府"。

三、血管、淋巴及神经

1. 血管

（1）动脉：女性内、外生殖器官的血液供应主要来自卵巢动脉、子宫动脉、阴道动脉和阴部内动脉。

（2）静脉：盆腔静脉与相应器官及其周围形成静脉丛，互相吻合，故盆腔感染易于蔓延。

并与同名动脉伴行,右侧汇入下腔静脉,左侧汇入左肾静脉,故左侧盆腔静脉曲张较多见。

2.淋巴

(1)盆腔淋巴:有髂淋巴组、腰淋巴组、骶前淋巴组3组。

(2)外生殖器淋巴:有腹股沟浅淋巴结、腹股沟深淋巴结。

3.神经　女性内、外生殖器官由躯体神经和自主神经共同支配。

(1)外生殖器官的神经支配:主要由阴部神经支配。

(2)内生殖器官的神经支配:主要由交感神经与副交感神经支配。子宫平滑肌有自律活动,完全切断其神经仍能有节律地收缩,还能完成分娩活动。

四、骨盆底

1.解剖结构　由多层肌肉和筋膜组成,封闭骨盆出口,盆腔脏器赖以承载并保持其正常位置,其可分为外层、中层、内层3层。内层为盆膈,是骨盆底最里面、最坚韧的一层,由肛提肌及其筋膜组成。

2.会阴　广义是指封闭骨盆出口的所有软组织。狭义是指阴道口与肛门之间的软组织,厚3~4cm,又称会阴体。

五、邻近器官

女性生殖器的邻近器官主要有尿道、膀胱、输尿管、直肠、阑尾。

第二单元　女性生殖系统特殊生理

【复习指导】本单元内容历年必考。需重点掌握月经及月经期的临床表现,子宫、卵巢的周期性变化,雌激素、孕激素的生理作用,中医学对月经的认识。了解雄激素的生理作用、生殖器其他部位的周期性变化、月经周期的调节,中医学对带下的认识。

一、妇女一生各时期的生理特点

女性从胎儿形成到衰老是生理上渐进的过程,也是下丘脑-垂体-卵巢轴功能发育、成熟和衰退的过程。根据年龄和生理特点可依次分7个阶段:胎儿期、新生儿期(出生后4周内)、儿童期(出生4周至12岁),青春期(自乳房发育等第二性征至生殖器官发育成熟,获得性生殖能力)、性成熟期(一般自18岁左右开始,历时30年左右)、绝经过渡期(是指从开始出现绝经趋势直至最后一次月经的时期)、绝经后期(是指绝经后的生命时期)。

二、月经及月经期的临床表现

1.月经　是指伴随卵巢周期性变化而出现的子宫内膜周期性脱落及出血。月经的规律出现是生殖功能成熟的重要标志。月经第一次来潮称为**月经初潮**。初潮年龄多在13~14岁,可早在11岁或迟至15岁。

2.月经血的特征　一般呈暗红色,不凝固。

3.正常月经的表现　出血的第1日为月经周期的开始,相邻两次月经第1日的间隔时间为一个月经周期,一般是21~35d,平均28d。月经每次持续天数称为**经期**,一般为2~7d,多为4~6d。经量是指一次月经的总失血量,正常为20~60ml。月经期可伴有轻度下腹及腰骶部下坠不适、头痛及神经系统不稳定症状。

三、卵巢功能及其周期性变化

1. 功能　卵巢是女性的一对性腺，具有**生殖**功能（产生和排出卵子）和内分泌功能（分泌女性激素）。

2. 周期性变化　从青春期开始至绝经前，卵巢在形态和功能上发生周期性变化，称为卵巢周期。①卵泡的发育及成熟。依赖促性腺激素的作用，性成熟期每月发育3～11个卵泡，通过募集、选择，一般只有1个优势卵泡发育成熟并排卵。其余的卵泡闭锁。女性一生中一般只有400～500个卵泡发育成熟并排卵。其生长主要经历**始基卵泡、窦前卵泡、窦状卵泡、排卵前卵泡**（即成熟卵泡）4个阶段。成熟卵泡直径可达18～20mm。②排卵。卵细胞及其周围的透明带、放射冠和卵丘共同形成的卵冠丘复合体一起被排出的过程称为排卵。**多发生在下次月经来潮前14d左右**。③黄体形成及退化。排卵后形成黄体，排卵后7～8d（月经周期第22d左右）黄体体积和功能达到高峰，直径1～2cm，外观呈黄色。若卵子未受精，黄体开始退化形成白体，黄体功能限于14d。黄体衰退后月经来潮，新的卵泡逐渐发育，开始新的周期。

四、卵巢激素及其生理作用

1. 卵巢激素　卵巢合成及分泌的甾体激素主要有**雌激素、孕激素**和少量**雄激素**。

（1）雌激素：卵泡开始发育时，雌激素分泌量很少。至周期第7日卵泡分泌的雌激素量迅速增加，排卵前达**第1个高峰**，后暂时下降。排卵后1～2d黄体开始分泌雌激素，在排卵后7～8d黄体成熟时形成**第2个高峰**。其后黄体萎缩，雌激素急剧下降，月经期达最低水平。

（2）孕激素：卵泡期不分泌孕酮，排卵前成熟卵泡的颗粒细胞在LH排卵峰的作用下黄素化，开始分泌少量孕酮。排卵后黄体分泌孕酮逐渐增加，至排卵后7～8d黄体成熟时分泌量达最高峰，以后逐步下降，月经来潮时降到卵泡早期水平。

（3）雄激素：主要来自肾上腺，卵巢也能分泌部分雄激素。排卵前循环中雄激素升高，可促进非优势卵泡闭锁并提高性欲。

2. 卵巢性激素的生理作用

（1）雌激素：①子宫肌，促进子宫肌细胞增生和肥大；增进血供，促使和维持子宫发育；增加子宫平滑肌对缩宫素的敏感性。②子宫内膜，使子宫内膜腺体及间质增生、修复。③宫颈，使宫颈口松弛、扩张，宫颈黏液分泌增加，性状变稀薄，富有弹性易拉成丝状。④输卵管，促进输卵管肌层发育及上皮分泌活动，并可加强输卵管肌节律性收缩的振幅。⑤阴道上皮，使阴道上皮细胞增生和角化，黏膜变厚，增加细胞内糖原含量，使阴道维持弱酸性环境。⑥外生殖器，使阴唇发育、丰满、色素加深。⑦第二性征，促使乳腺管增生，乳头、乳晕着色，促进其他第二性征的发育。⑧卵巢，协同FSH促进卵泡发育。⑨下丘脑、垂体，通过对下丘脑和垂体的正负反馈调节，控制促性腺激素的分泌。⑩代谢，促进水钠潴留；促进肝脏高密度脂蛋白合成，并抑制低密度脂蛋白合成，降低循环中胆固醇水平；维持和促进骨基质代谢。

（2）孕激素：通常在雌激素作用的基础上发挥效应。①子宫肌，降低子宫平滑肌兴奋性及其对缩宫素的敏感性，抑制子宫收缩，有利于胚胎及胎儿宫内生长发育。②子宫内膜，使增生期子宫内膜转化为分泌期内膜,为受精卵着床做准备。③宫颈,使宫颈口闭合,黏液分泌减少,性状变黏稠。④输卵管,抑制输卵管平滑肌节律性收缩的振幅。⑤阴道上皮,加快阴道上皮细胞脱落。⑥乳房,促进乳腺腺泡发育。⑦下丘脑、垂体,孕激素在月经中期具有增强雌激素对垂体 LH 排卵峰释放的正反馈作用;在黄体期对下丘脑、垂体有负反馈作用,可抑制促性腺激素分泌。⑧体温,兴奋下丘脑体温调节中枢使基础体温在排卵后升高 0.3～0.5℃。临床上以此作为判定排卵日的重要标志之一。⑨代谢,促进水钠排泄。

(3) 雌、孕激素的协同及拮抗作用:孕激素在雌激素作用的基础上,进一步促使女性生殖器和乳房的发育,为妊娠做准备,两者有协同作用;雌激素和孕激素又有拮抗作用,雌激素促进子宫内膜增生及修复,孕激素则限制子宫内膜增生,并使增生期内膜转化为分泌期。其他拮抗作用表现在子宫收缩、输卵管蠕动、宫颈黏液变化、阴道上皮细胞角化和脱落及水钠潴留与排泄等方面。

(4) 雄激素:青春期后,促使外阴发育,促进体毛生长,促进蛋白合成,促进肌肉生长,并刺激骨髓中红细胞的增生。与性欲有关。

五、子宫内膜及生殖器其他部位的周期性变化

1. 子宫内膜周期性变化　子宫内膜分**基底层**和**功能层**。功能层受卵巢性激素的影响呈现周期性变化坏死脱落形成月经。基底层不发生脱落,在月经后再生修复子宫内膜创面,重新形成子宫内膜功能层。子宫内膜组织形态的周期性变化分为**增生期、分泌期和月经期**。

2. 生殖器其他部位的周期性变化

(1) 宫颈黏液:在卵巢性激素影响下宫颈黏液有明显的周期性改变。卵泡期宫颈黏液分泌量不断增加,至排卵期黏液变稀薄透明,涂片检查可见典型的羊齿植物叶状结晶;排卵后受孕激素影响,黏液出现椭圆体,临床上以此了解卵巢功能。

(2) 阴道黏膜:排卵前,雌激素作用下,细胞内富含糖原,经乳杆菌分解为乳酸,使阴道内保持一定酸度,可防止致病菌的繁殖。排卵后,孕激素作用下,表层细胞脱落。阴道上段黏膜对性激素最敏感,临床上常借助阴道上 1/3 段脱落细胞的变化,了解体内雌激素变化和有无排卵。

(3) 输卵管:输卵管黏膜由非纤毛和纤毛细胞组成。雌、孕激素的协同作用保证受精卵在输卵管内正常运行。

六、月经周期的调节

1. 下丘脑促性腺激素释放激素　下丘脑弓状核神经细胞分泌的促性腺激素释放激素(GnRH),调节垂体促性腺激素(Gn)的合成和分泌。GnRH 分泌呈脉冲式分泌,间隔为 60～90min。下丘脑是 HPOA 的启动中心,GnRH 的分泌受垂体 Gn 和卵巢性激素的正负反馈调节。

2. 腺垂体生殖激素

(1) 促性腺激素:包括促卵泡生成素 FSH 和促黄体生成素 LH。

FSH 是卵泡发育必需的激素,其主要生理作用:①直接促进窦前卵泡及窦状卵泡颗粒细胞增殖与分化,分泌卵泡液,促进卵泡生长发育。②激活颗粒细胞芳香化酶,合成和分泌雌二醇。③促进卵巢内窦卵泡群的募集。④调节优势卵泡的选择和非优势卵泡的闭锁退化。⑤在卵泡期晚期与雌激素协同,诱导颗粒细胞生成 LH 受体,为排卵及黄素化作准备。

LH 的主要作用：①在卵泡期刺激卵泡膜细胞合成雄激素，主要是雄烯二酮，为雌二醇的合成提供底物。②排卵前促使卵母细胞成熟及排卵。③在黄体期维持黄体功能，促进雌、孕激素合成及分泌。

（2）催乳激素 PRL：具有促进乳汁合成功能。

3.卵巢性激素的反馈作用　卵巢性激素对下丘脑 CnRH 和垂体 Gn 的合成和分泌具有反馈作用。

（1）雌激素：对下丘脑产生负反馈和正反馈两种作用。卵泡期，一定水平的雌激素对下丘脑具有负反馈作用，抑制 GnRH 释放。卵泡晚期，随着卵泡发育，雌激素水平逐渐升高，当阈值（≥200pg/ml）并维持 48h 以上，雌激素发挥正反馈作用，刺激 LH 高峰。黄体期，协同孕激素对下丘脑产生负反馈作用。

（2）孕激素：在排卵前，低水平的孕激素可增强雌激素对促性腺激素的正反馈。在黄体期，高水平的孕激素对促性激素的脉冲分泌产生负反馈抑制作用。

七、中医学对月经、带下的认识

1.月经　又称"月事""月信""月汛""月水"或"经水"。妇女一般 49 岁左右绝经。

（1）特殊现象：身体无特殊不适而定期 2 个月一行者，称为"并月"；3 个月一行者称为"居经""季经"；1 年一行者称为"避年"；终身不潮而能受孕者称为"暗经"。妊娠早期仍按月出现少量阴道流血，但无损于胎儿者，称为"激经""盛胎""垢胎"。以上特殊月经生理现象，临床应以生育能力是否正常判断其属于生理或病理。

（2）产生的机制：月经是肾气、天癸、冲任、气血协调作用于胞宫，并在其他脏腑、经络的协同作用下，使胞宫定期藏泻而产生的生理现象，是女性生殖功能正常的反映。

（3）中医学对月经周期调节的认识：通常将 1 个月经周期划分为 4 个阶段，即**月经期、经后期、经间期**和**经前期**。

2.带下　生理性带下为润泽阴户和阴道的无色半透明，有时略呈白色，黏而不稠，无特殊气味的液体，俗称白带。中医学认为，此为肾气旺盛，并化生天癸，在天癸作用下，任脉广聚脏腑所化水谷之精津，使任脉所司的阴精、津液旺盛充沛,在督脉的温化和带脉的约束下，下注于胞中，流于阴股，形成生理性带下。

第三单元　妊娠生理与诊断

【复习指导】本单元内容要求掌握受精、受精卵着床必须具备的条件，人绒毛膜促性腺激素的分泌及功能，早期妊娠的诊断。熟悉胎盘、羊水的形成及功能，妊娠期子宫的变化，胎产式、胎先露、胎方位的定义，中、晚期妊娠的诊断。了解中医妊娠的生理与诊断，受精卵的发育、输送，胎膜的形成及功能，妊娠期卵巢、阴道、外阴、乳房、循环系统、泌尿系统等的变化。

妊娠是胚胎和胎儿在母体内发育成长的过程。成熟卵子受精是妊娠的开始，胎儿及其附属物自母体排出是妊娠的终止。妊娠从末次月经第 1 日算起，约 280d（40 周）。

一、受精与受精卵的发育、输送及着床

精子和次级卵母细胞结合成受精卵的过程称为**受精**。精子进入宫腔及输卵管腔，在此获

能，约需7h。卵子从卵巢排出后经输卵管伞端的"拾卵"作用，进入输卵管壶腹部与峡部连接处等待受精。受精多发生在排卵后12h内，整个受精过程约需24h。

当精子与卵子相遇，发生顶体反应，再借助酶的作用，精子穿过放射冠及透明带与卵子融合。当精子头部与卵子表面接触，便开始了受精过程。获能的精子穿过次级卵母细胞透明带为**受精的开始**，卵原核与精原核融合为**受精的完成**，形成二倍体的受精卵。

约在受精后72h形成桑椹胚，约在受精后第4日，早期胚泡形成，进入宫腔，在受精11～12d形成晚期囊胚，逐渐侵入子宫内膜，为受精卵着床，也称受精卵植入。着床需经过**定位、黏附**和**穿透**3个阶段。着床必须具备：①透明带消失；②囊胚内滋养细胞分化出合体滋养细胞；③囊胚和子宫内膜同步发育且功能协调；④孕妇体内有足够数量的孕酮，子宫有一极短的窗口期允许受精卵着床。

二、胎儿附属物的形成及其功能

1. 胎儿附属物的形成　胎儿附属物是指胎儿以外的组织，包括**胎盘**、**胎膜**、**脐带**和**羊水**。

（1）胎盘：是胎儿与母体间进行物质交换的器官，由羊膜、叶状绒毛膜和底蜕膜组成，中央厚，边缘薄，分为胎儿面和母体面。

（2）胎膜：由绒毛膜和羊膜组成。

（3）脐带：是连接胎儿与胎盘的条索状组织，一端连于胎儿腹壁脐轮，另一端附着于胎盘胎儿面。脐带有一条脐静脉、两条脐动脉。

（4）羊水：指的是羊膜腔内的液体。①来源：妊娠早期主要为母体血清经胎膜进入羊膜腔的透析液；妊娠中期主要来自胎儿尿液。②吸收：50%靠胎膜完成。胎儿吞咽羊水，脐带每小时可吸收羊水40～50ml。③量、性状及成分：羊水量于妊娠36～38周达到最多，为1000～1500ml，以后逐渐减少，足月妊娠时约为800ml。过期妊娠羊水量明显减少，可至300ml以下。若妊娠期间羊水量超过2000ml称为**羊水过多**，妊娠晚期量少于300ml者称为**羊水过少**。妊娠早期羊水为无色透明液体。妊娠足月时略浑浊，不透明。

2. 胎儿附属物的功能

（1）胎盘：具有气体交换、营养物质供应、排出胎儿代谢产物、屏障功能、合成功能和免疫功能。合成功能主要合成多种激素、酶、细胞因子和神经递质。

人绒毛膜促性腺激素（HCG）：是由合体滋养细胞合成的糖蛋白激素，受精后第6日开始分泌，约受精后第7日可在血中检出母体血清β亚基，妊娠8～10周血清中HCG浓度达最高峰，持续10d迅速下降，约在产后2周内消失。主要功能：①作用于月经黄体，使黄体增大成为妊娠黄体；②促进雄激素转化为雌激素，刺激孕酮生成；③抑制淋巴细胞的免疫性，保护胚胎滋养层不被母体的免疫攻击；④具有促甲状腺活性及促睾丸间质细胞活性；⑤与LH有相似的生物活性，与尿促性激素（HMG）合用可诱发排卵。

（2）胎膜：维持羊膜腔的完整性，并起到保护胎儿的作用。

（3）脐带：是胎儿和母体间物质交换的重要通道。

（4）羊水：①保护胎儿，防止胎儿及胎体与羊膜粘连而发生畸形；缓冲外界打击和震动；避免脐带压迫所致的胎儿宫内窘迫；临产时，羊水可使宫缩压力均匀分布，避免胎儿局部受压而引起胎儿宫内窘迫。②保体母体，可减轻胎动不适感；临产后前羊水囊扩张宫颈口及阴道；破膜后润滑及冲洗阴道减少感染。

三、妊娠期母体各系统的变化

(一) 生殖系统的变化

1. 子宫

(1) 宫体：逐渐增大变软。妊娠12周后增大子宫对称性并超出盆腔，于耻骨联合上方可触及。妊娠晚期子宫右旋，与乙状结肠占据盆腔左侧有关。

(2) 子宫峡部：位于宫体部与宫颈之间最狭窄部位。非孕时约长1cm，妊娠12周以后，峡部逐渐伸展、拉长、变薄，扩展成宫腔一部分，形成子宫下段，临产后伸展至7～10cm，成软产道的一部分。

(3) 宫颈：妊娠早期宫颈肥大、变软，呈紫蓝色。接近临产时，宫颈管变短并出现轻度扩张。

2. 卵巢 妊娠期略增大，排卵和新卵泡发育均停止。一般于一侧卵巢中可见妊娠黄体，妊娠6～7周前分泌雌、孕激素维持妊娠。黄体功能于妊娠10周后被胎盘取代，黄体开始萎缩。

3. 输卵管 输卵管伸长，而肌层并不增厚。

4. 阴道 妊娠期黏膜变软并呈紫蓝色，皱襞增多，伸展性增加。阴道上皮细胞糖原积聚，乳酸含量增多，有利于防止感染。

5. 外阴 外阴部充血，皮肤增厚，大小阴唇色素沉着。

(二) 乳房的变化

妊娠早期开始增大，孕妇常感乳房发胀或触痛及刺痛。乳头增大变黑，更易勃起，乳晕变黑，其外围的皮脂腺肥大形成散在的结节状小隆起，称为蒙氏结节。乳腺腺管及腺泡均发育，为泌乳做准备。妊娠期间大量雌、孕激素抑制乳汁生成，故无乳汁分泌。妊娠末期挤压乳头时，可有少许淡黄色稀薄液体流出，称为初乳，于分娩后正式泌乳。

(三) 血液循环系统的变化

1. 血液

(1) 血容量：从妊娠6～8周血容量开始增加，妊娠32～34周达高峰，增加40%～45%。血浆约增1000ml，红细胞约增450ml，故血液呈相对稀释状态。

(2) 血液成分：①红细胞，妊娠期间网织红细胞轻度增多，由于血液稀释，足月妊娠时红细胞计数及血红蛋白均下降。孕妇约储备铁0.5g，妊娠中晚期应注意补充铁剂。②白细胞，妊娠7～8周始轻度增加，30周达高峰，为 $(5～12)\times10^9$/L，主要为中性粒白细胞增加。③凝血因子，妊娠期间血液处于高凝状态，血小板数轻度减少。晚期凝血酶原时间及活化部分凝血活酶时间轻度缩短，红细胞沉降率加快，纤溶活性降低。④血浆蛋白，由于血液稀释，血浆蛋白从妊娠早期开始降低，至妊娠中期后为60～65g/L，主要为白蛋白减少。

2. 心血管的变化

(1) 心脏：妊娠后期心脏向左、上、前移位，心尖搏动左移1～2cm，心浊音界稍扩大。至妊娠末期心脏容量增加10%，心率每分钟增加10～15次。因心脏左移心电图出现电轴左偏约15°。

(2) 心排血量：自妊娠10周开始增加，至32～34周达高峰，左侧卧位测量心排血量比非孕时增加30%，持续到分娩。临产后，在第二产程，心排血量显著增加。

(3) 血压：妊娠早、中期血压偏低，晚期轻度升高。收缩压一般不受影响，脉压增大。孕妇体位影响血压，坐位稍高于仰卧位。

(4) 静脉压：下肢静脉压于妊娠晚期升高，孕妇易发生下肢、外阴静脉曲张和痔。左侧卧位能解除子宫压迫，改善静脉回流。

(四) 泌尿系统的变化

妊娠期间肾脏略增大。由于 GFR 增加，而肾小管对葡萄糖再吸收能力不能相应增加，约有 15% 的孕妇餐后可出现生理性糖尿。

(五) 消化系统的变化

受孕激素影响，孕妇易出现"烧灼感"、上腹部饱胀、便秘，常引起痔或使原有痔加重。孕期易诱发胆囊炎及胆石症。

(六) 呼吸系统的变化

妊娠期胸廓改变包括肋骨展平，肋膈角增宽。妊娠晚期以胸式呼吸为主，呼吸次数变化不大，但呼吸较深。妊娠中期耗氧量增加 10%~20%，肺通气量约增加 40%，有过度通气现象。

(七) 内分泌系统的变化

1. 垂体　妊娠期 Gn 分泌减少，卵巢无排卵。催乳激素（PRL）增多，促进乳房发育，为产后泌乳做准备。

2. 肾上腺皮质　妊娠期间皮质醇增加 3 倍，醛固酮水平升高 4 倍，睾酮略有增加，使孕妇阴毛及腋毛增多、增粗。妊娠期间甲状腺呈中度增大，甲状腺素结合球蛋白（TBG）增加 2~3 倍，血中甲状腺激素虽增多，但游离甲状腺激素并无增多，故孕妇无甲状腺功能亢进表现。孕妇及胎儿体内的促甲状腺激素均不能通过胎盘，各自负责自身甲状腺功能的调节。

四、妊娠诊断

(一) 早期妊娠的诊断

1. 临床表现

(1) 停经：生育年龄妇女，平素月经周期规律，若月经过期 10 天或以上，应考虑可能妊娠。

(2) 早孕反应：晨起恶心、呕吐、食欲缺乏、喜食酸或偏食等。一般于妊娠 12 周左右消失。

(3) 尿频：由妊娠早期增大的子宫压迫膀胱所致。

2. 检查与体征

(1) 乳房：自妊娠 8 周起，乳房逐渐增大。孕妇自觉乳房轻度胀痛、乳头刺痛，乳头及周围乳晕着色，可见蒙氏结节。

(2) 生殖器官：妊娠 6~8 周时，阴道黏膜及宫颈充血，呈紫蓝色。子宫增大变软，子宫峡部极软，子宫体与宫颈似不相连，称为**黑加征**。妊娠 5~6 周宫体呈球形，至妊娠 8 周宫体约为非孕子宫的 2 倍，妊娠 12 周时子宫约为非孕子宫的 3 倍。

3. 辅助检查

(1) 妊娠试验：通常受精 8~10d 即可在孕妇血清中测到 β-HCG 升高，查血或尿 HCG，若为阳性，结合临床表现可诊断妊娠。

（2）B超检查：子宫增大，宫内有圆形妊娠环。妊娠5周时见到胚芽和原始心管搏动，可确诊为宫内早期妊娠、活胎。

（3）基础体温测定：双相型体温的妇女停经后高温相持续18d不下降者，则早孕可能性大。

（二）中、晚期妊娠的诊断

1.临床表现

（1）子宫增大。

（2）胎动：胎儿在子宫内冲击子宫壁的活动称为**胎动**。一般妊娠18～20周开始自觉有胎动，胎动每小时3～5次。

（3）胎心音：妊娠18～20周，用听诊器即可在孕妇腹壁上听到胎心音，呈双音，如钟表的"滴答"声，为110～160次/分。

（4）胎体：妊娠20周以后，经腹壁可以触及子宫内的胎体，妊娠24周以后，运用四步触诊法可以区分胎头、胎臀、胎背及胎儿四肢，从而判断胎产式、胎先露和胎方位。

2.辅助检查

（1）超声检查：能显示胎儿数目、胎方位、胎心搏动和胎盘位置，测定胎头双顶径，观察胎儿有无畸形。超声多普勒法可探测胎心音、胎动音、脐带血流音及胎盘血流音。

（2）胎儿心电图：通常于妊娠12周以后显示较规律的图形。

（三）胎产式、胎先露、胎方位

胎儿在子宫内的姿势，称为胎姿势。

1.胎产式　胎体纵轴与母体纵轴的关系称为**胎产式**。有纵产式（最常见）、横产式、斜产式。

2.胎先露　最先进入骨盆入口的胎儿部分称为**胎先露**。纵产式有头先露、臀先露，横产式有肩先露。

3.胎方位　胎儿先露部的指示点与母体骨盆的关系称为**胎方位**，简称胎位。枕先露以枕骨，面先露以颏骨，臀先露以骶骨，肩先露以肩胛骨为指示点。根据指示点与母体骨盆前、后、左、右、横的关系而有不同的胎位。

五、中医妊娠的生理与诊断

中医学称妊娠为"**重身**""**怀子**"或"**怀孕**"。

（一）妊娠机制

中医学认为，受孕机制是肾气充盛，天癸成熟，冲任二脉功能正常，胞宫藏泻有时，男女两精相合，构成胎孕。另外，受孕需有一定的时机，即"氤氲之时""的候"，相当于排卵期。

（二）生理现象

1.生理特点　妊娠期间胞宫行使藏而不泻功能，月经停闭。脏腑、经络之血下注冲任胞宫以养胎元。因此，孕妇机体可出现"血感不足，气易偏盛"的生理特点。

2.临床表现　妊娠初期，由于阴血下聚胞宫，冲脉气盛，易夹胃气及肝气上逆，出现饮食偏嗜、恶心作呕、晨起头晕等现象。孕妇可自觉乳房胀大，乳头、乳晕颜色加深，妊娠中期白带稍增多。4～5个月后，孕妇可自觉胎动，小腹逐渐膨隆。妊娠6个月后，胎体增大，易阻滞气机，气机不畅，水道不利，出现轻度肿胀。妊娠末期，因胎儿先露部压迫膀胱、直肠，可有小便频数、大便秘结等现象。

3. 脉象　妊娠2～3个月后，六脉平和滑利，按之不绝，尺脉尤甚。

第四单元　产前保健

【复习指导】本单元内容要求掌握预产期的推算，孕期用药原则。熟悉产前检查的时间及胎盘功能检查。

围生期是指产前、产时和产后的一段时期。其规定有4种：围生期Ⅰ、围生期Ⅱ、围生期Ⅲ、围生期Ⅳ。此期间的胎儿及新生儿称为围生儿。我国采用围生期Ⅰ［从妊娠满28周（即胎儿体重≥1000g或身长≥35cm）至产后1周］计算围生期死亡率。

一、产前检查

首次产前检查的时间从确诊为早孕时开始，一般在6～8周。无异常者，应于妊娠20～36周期间每4周检查1次，妊娠37周起每周检查1次，共进行产前检查9～11次。高危孕妇应酌情增加产前检查次数。

二、预产期推算

从末次月经第1日算起，月份加9或减3，日数加7（农历日数加14）。但实际分娩日期与推算的预产期可能相差1～2周。若孕妇记不清末次月经时间，也可根据早孕反应、胎动开始时间、B超测定胎儿情况进行推算。

三、产前检查的步骤及方法

1. 腹部检查
（1）视诊：注意腹形及大小，有无妊娠纹、手术瘢痕及水肿等。
（2）触诊：软尺测耻上子宫长度及腹围值。用四步触诊法检查子宫大小、胎产式、胎先露、胎方位及先露部是否衔接。
（3）听诊：在靠近胎背上方的腹壁听胎心音最清楚。枕先露时，胎心音在脐右（左）下方；臀先露时，胎心音在脐右（左）上方；肩先露时，胎心音在靠近脐部下方听得最清楚。
2. 产道检查　包括骨产道和软产道检查。骨产道检查包括骨盆外测量及内测量。
3. 软产道检查（即阴道检查）　软产道包括子宫下段、宫颈、阴道、盆底软组织。
4. 肛门指诊　了解胎先露部、骶骨前面弯曲度、坐骨棘间径、坐骨切迹宽度及骶尾关节活动度，并测量出口后矢状径。

四、胎儿健康状况评估

1. 胎儿宫内情况监护
（1）确定是否为高危儿：①其母妊娠＜37周或≥42周；②出生体重＜2500g；③巨大儿（出生体重≥4000g）；④出生后1分钟内Apgar评分≤4分；⑤产时感染；⑥高危产妇的胎儿；⑦手术产儿；⑧新生儿的兄姐有新生儿期死亡者。
（2）胎儿宫内情况的监护
1) 妊娠早期：B型超声检查在妊娠第6周即可见到妊娠囊并探测到原始心管搏动；有条件者于妊娠11～13^{+6}周测量胎儿颈项透明层及胎儿发育情况。

2）妊娠中期：测宫底高度及腹围，判断胎儿大小是否与妊娠周数相符；超声检查胎儿大小及器官发育有无异常；听取胎心率。

3）妊娠晚期：定期产前检查，测宫底高度及腹围，了解胎儿大小、胎产式、胎方位和胎心率。胎动计数≥6次/2小时为正常，≤6次/2小时或减少50%提示胎儿缺氧。影像学监测及血流动力学观察胎儿大小、胎动及羊水情况及胎儿畸形筛查。胎儿电子监护观察记录胎心率动态变化，评估胎儿宫内安危情况。

胎心率（FHR）的监测：记录胎心率基线及一过性胎心率变化。

胎心率基线：是指在无胎动、无宫缩影响时记录的FHR。正常FHR为120～160次/分。FHR变异是指FHR有小的周期性波动，即胎心率基线摆动包括FHR的摆动幅度和频率。基线摆动表示胎儿有一定的储备能力。FHR基线平直提示胎儿储备能力丧失。

胎心率一过性变化：为判断胎儿安危的重要指标。胎心加速指宫缩时胎心率基线暂时增加15次/分以上，持续时间＞15s，提示胎儿良好。胎心减速是指随宫缩出现的暂时性胎心率减慢，包括早期减速（一般因宫缩时抬头受压引起，不受孕妇体位或吸氧影响）、变异减速（一般是因宫缩时脐带受压引起）和晚期减速（一般认为是胎盘功能不良、胎儿缺氧的表现）。

预测胎儿宫内储备能力：①无应激试验（NST），是指在无宫缩、无外界负荷刺激情况下，对胎儿进行胎心率宫缩图的观察和记录。正常者为反应型；无反应型为异常，应寻找原因。②缩宫素激惹试验（OCT），可静脉滴注缩宫素和乳头刺激法产生宫缩。若无晚期减速和明显的变异减速为阴性，提示胎盘功能良好；若＞50%宫缩有晚期减速，即宫缩频率＜3次/10分钟为阳性，提示胎盘功能减退。

2. 胎盘功能检查

（1）胎动：胎盘功能低下时，胎动＜10次/12小时。

（2）孕妇尿雌三醇（E_3）值：正常值为＞15mg/24h，10～15mg为警戒值，＜10mg为危险值。或测尿雌激素/肌酐（E/C）比值，正常值＞15，10～15为警戒值，＜10为危险值。必要时测定孕妇血清游离E_3值，妊娠足月若E_3＜40nmol/L，提示胎盘功能低下。

（3）测定孕妇血清人胎盘生乳素（HPL）值：妊娠足月为4～11mg/L，若＜4mg/L或突然降低50%，提示胎盘功能低下。

3. 胎儿成熟度监测

五、孕期用药

1. 西医孕期用药原则　必须有明确指征，避免不必要的用药；必须在专科医师指导下用药；尽量单一用药，避免联合用药；可能用疗效肯定的老药，避免用对胎儿影响难以确定的新药；用药剂量宜小不宜大，避免大剂量用药；敏感期（是指妊娠12周之前，特别是4～8周）尽量不用药。

2. 中医孕期用药原则　妊娠期间，凡峻下、滑利、祛瘀、破血、耗气、散气及一切有毒药品，都应慎用或禁用。但在病情需要的情况下，也可适当选用，所谓"有故无殒，亦无殒也"。但需严格掌握剂量，遵循"衰其大半而止"的原则，以免动胎、伤胎。

第五单元　正常分娩

【复习指导】本单元内容较重要。应掌握决定分娩的四因素，枕先露的分娩机制，先兆临产及临产的表现。熟悉产程分期及处理。了解中医学对于分娩的认识。

一、决定分娩的四因素

（一）产力

产力是指将胎儿及其附属物从子宫内逼出的力量。包括子宫收缩力（简称宫缩）、腹肌和膈肌收缩力（统称腹压）及肛提肌收缩力。

（二）产道

产道是指胎儿娩出的通道，分为以下两部分。

1.骨产道　是指真骨盆，是产道的重要部分，其大小、形状与分娩关系密切。

（1）骨盆平面及径线

1）骨盆入口平面：呈横椭圆形，前方为耻骨联合上缘，两侧为髂耻缘，后方为骶岬前缘，有4条径线：入口前后径（又称真结合径）、入口横径及入口斜径（左右各一）。

2）中骨盆平面：呈前后径长的椭圆形，是骨盆最小平面。

3）骨盆出口平面：由两个不同平面的三角形组成，其共同的底边是坐骨结节间径。前三角的顶端为耻骨联合下缘，两侧为耻骨降支；后三角的顶端为骶尾关节，两侧为骶结节韧带。有4条径线：出口前后径、出口横径、出口前矢状径及出口后矢状径。

（2）骨盆轴与骨盆倾斜度

1）骨盆轴：是连接骨盆各平面中点的假想曲线。此轴上段向下向后，中段向下，下段向下向前。分娩时胎儿沿此轴娩出。

2）骨盆倾斜度：是指妇女站立时骨盆入口平面与地平面所形成的角度，一般为60°。如骨盆倾斜度过大可影响胎头衔接和娩出。

2.软产道　是由子宫下段、宫颈、阴道及骨盆底软组织构成的弯曲通道。

（1）子宫下段的形成：子宫峡部非孕时约1cm，妊娠晚期被渐伸展拉长形成子宫下段，临产后达7～10cm。由于子宫肌纤维的缩复作用，子宫上下段的肌壁厚薄各不同，在两者之间子宫内面形成一环状隆起，称为生理性缩复环。

（2）宫颈的变化：临产前，宫颈管长2～3cm。临产后的规律宫缩及胎先露部支撑前羊水囊呈楔状，致使宫颈内口向上向外扩张，宫颈管形成漏斗状，随后逐渐变短消失。

（3）骨盆底、阴道及会阴的变化：软产道下端形成一个向前弯的长筒，阴道黏膜皱襞展开，阴道扩张，使腔道加宽。会阴体由5cm变薄为2～4mm，便于胎儿通过。

（三）胎儿

1.胎儿的大小　胎儿大小是决定分娩难易的重要因素之一。胎儿过大致胎头径线过大，尽管骨盆大小正常，也可引起相对性骨盆狭窄造成难产。

2.胎位　如为纵产式（头位或臀位），胎体纵轴与骨盆轴相一致，胎儿容易通过产道。头先露时，胎头先通过产道，较臀位易娩出。臀先露时，因胎臀较胎头周径小且软，使胎头娩出困难。横位（肩先露），胎体纵轴与骨盆轴垂直，足月活胎不能通过产道，对母儿威胁较大。

3. 胎儿畸形　如脑积水、连体胎儿等，难以通过产道。

（四）精神心理因素

分娩对产妇是一种持久而强烈的应激源。一部分初产妇恐惧分娩、怕疼痛、怕难产、担心胎儿不健康等负面因素，致使其处于焦虑不安和恐惧的精神心理状态中，可影响机体内部的平衡适应力和健康，进而影响产力，影响产程进展。

二、枕先露的分娩机制

分娩机制是指胎儿先露部随骨盆各平面的不同形态，被动进行一系列适应性转动，以其最小径线通过产道的全过程。包括衔接、下降、俯屈、内旋转、仰伸、复位及外旋转、胎肩及胎儿娩出。枕左前位最多见，故以枕左前位为例说明。

1. 衔接　胎头双顶径进入骨盆入口平面，胎头颅骨最低点接近成达到坐骨棘水平，称为衔接。

2. 下降　胎头沿骨盆轴前进的动作称下降，贯穿于分娩全过程。临床上以胎头下降的程度作为判断产程进展的重要标志。

3. 俯屈　当胎头下降至骨盆底时，半俯屈状态的胎头枕部遇肛提肌阻力进一步俯屈，这使胎头衔接时的枕额径变为最小的枕下前囟径，利于胎头继续下降。

4. 内旋转　胎头在第一产程末完成内旋转动作。胎头围绕骨盆纵轴旋转，使其矢状缝与中骨盆及出口前后径相一致的动作称为内旋转。

5. 仰伸　胎头下降达阴道外口时，宫缩和腹压继续迫使胎头下降，肛提肌收缩力又将胎头向前推进，两者共同作用使胎头向下向前，枕骨下部达耻骨联合下缘时，以耻骨弓为支点使胎头逐渐仰伸，胎头娩出。

6. 复位及外旋转　胎头娩出后，胎头枕部向左旋转45°称复位。胎肩在盆腔内继续下降，前（右）肩向前向中线旋转45°时，胎儿双肩径转成与骨盆出口前后径相一致的方向，胎头枕部需在外继续向左旋转45°以保持胎头与胎肩的垂直关系，称为外旋转。

7. 胎肩及胎儿娩出　胎头完成外旋转后，前（右）肩在耻骨弓下先娩出，继之后（左）肩在会阴前缘娩出，随后胎体及其下肢娩出。

三、先兆临产、临产及产程

（一）先兆临产

出现预示不久将临产的症状，称为先兆临产。

1. 假临产　分娩发动之前，孕妇常出现不规则子宫收缩，称为"假临产"。特点：①宫缩持续时间短而不恒定，宫缩强度并不逐渐增强，间歇时间长而不规。②宫缩时宫颈管不缩短，宫口不扩张。③常在夜间出现清晨消失。④镇静药能抑制假临产。

2. 胎儿下降感　胎先露下降进入骨盆入口后，子宫底下降，产妇多有轻松感，呼吸较前轻快，进食增多。

3. 见红　在临产前24～48h，阴道排出少许血液，称为见红，是分娩即将开始比较可靠的征象。

（二）临产的诊断

临产开始的标志是有规律而逐渐增强的子宫收缩，持续30s及以上，间歇5～6min，并伴进行性宫颈管消失、宫口扩张和胎先露部下降，用强镇静药不能抑制临产。

（三）总产程及产程分期

总产程即分娩全过程，是从开始出现规律宫缩至胎儿胎盘娩出，分为以下3个产程。

1. 第一产程（宫颈扩张期） 从规律宫缩到宫口开全（10cm）。初产妇需11～12h，经产妇需6～16h。

2. 第二产程（胎儿娩出期） 从宫口开全到胎儿娩出。初产妇需40min至3h；经产妇需数分钟至1h。

3. 第三产程（胎盘娩出期） 从胎儿娩出后到胎盘胎膜娩出。需5～15min，一般不超过30min。

（四）第一产程的临床表现及处理

1. 临床表现

（1）规律宫缩：产程开始时，宫缩持续时间短（约30s）且弱，间歇时间长（5～6min），随着产程进展，持续时间渐长且增强，间歇期缩短（2～3分钟）。当宫口近开全时，宫缩持续时间可达1min及以上，间歇期仅1～2min。

（2）宫口扩张：随宫缩渐频且增强时，宫颈管逐渐缩短，直至消失，宫口逐渐扩张至开全（10cm）。

（3）胎头下降程度：是决定能否经阴道分娩的重要观察指标。

（4）胎膜破裂：简称破膜，多发生在宫口近开全时。

2. 观察产程及处理

（1）子宫收缩：助产士以手掌放于孕妇的腹壁上观察，宫缩时宫体部隆起变硬，间歇期松弛变软。还可用胎儿监护仪描记宫缩曲线，有外监护和内监护两种。

（2）胎心：用听诊器于宫缩间歇时每隔1～2h听胎心1次，进入活跃期后，应每15～30min听胎心1次，每次听诊1min。也可用胎儿监护仪（多用外监护）描记胎心曲线。

（3）宫口扩张及先露部下降：常用产程图描记宫口扩张程度及胎头下降程度和速度。

（4）宫口扩张曲线：第一产程分为潜伏期和活跃期，潜伏期是指从规律宫缩至宫口扩张3cm，约需8h，超过16h称为潜伏期延长。活跃期是指宫口扩张3～10cm，约需4h，超过8h称为活跃期延长。活跃期又分为加速期、最大加速期和减速期。

（5）胎头下降曲线：坐骨棘平面是判断胎头高低的标志。胎头颅骨最低点平坐骨棘平面时以"0"表达；在坐骨棘平面上1cm时以"－1"表达；在坐骨棘平面下1cm时以"＋1"表达，以此类推。

（6）胎膜破裂：胎膜多在宫口近开全时破裂。一旦胎膜破裂，应立即听胎心，并观察羊水性状、颜色和流出量，记录破膜时间。

3. 母体观察及处理

（1）精神安慰。

（2）血压：宫缩时血压升高5～10mmHg，间歇期恢复，故每隔4～6h测量1次。如血压升高，应增加测量次数并予以相应处理。

（3）饮食：鼓励少量多次饮食，摄入足够水分。

（4）排尿与排便：鼓励产妇每2～4h排尿1次。因胎头压迫造成排尿困难者，必要时导尿。初产妇宫口扩张＜4cm、经产妇＜2cm可行温肥皂水灌肠。但胎膜早破、阴道流血、胎头未衔接、胎位异常、有剖宫产史、宫缩很强估计1h内分娩及患有严重心脏病等均不宜灌肠。

（五）第二产程的临床经过及处理

1. 临床表现　宫缩较第一产程增强，持续1min及以上，间歇1～2min。当胎头降至骨盆出口压迫骨盆底组织时，产妇有排便感，不自主向下屏气。随产程进展，会阴渐膨隆并变薄，肛门括约肌松弛。宫缩时胎头露出于阴道口，露出部分不断增大，间歇期胎头又缩回阴道内，称为胎头拨露。胎头双顶径越过骨盆出口，宫缩间歇时胎头不再回缩，称为胎头着冠。此时会阴极度扩展，胎头娩出、复位和外旋转，随之胎肩、胎体很快娩出。

2. 观察产程及处理

（1）密切监测胎心：每5～10min 1次，必要时用胎心监护仪监测。发现胎心异常应立即阴道检查，迅速结束分娩。

（2）指导产妇屏气：宫口开全后应指导产妇运用腹压。让产妇宫缩时屏气增加腹压，宫缩间歇期呼气并使全身肌肉放松安静休息。

（3）接生准备：初产妇宫口开全、经产妇宫口扩张4cm且宫缩规律有力时，应消毒后铺巾准备接生。

（4）接产：接产过程中注意保护会阴及指导产妇合理屏气用力。待胎儿产出，在距脐轮10～15cm处，用两把止血钳钳夹脐带，并在两钳间剪断脐带。

（六）第三产程的临床表现及处理

1. 临床表现　胎儿娩出后子宫迅速收缩，宫底降至脐平，宫缩暂停几分钟后又重新出现，胎盘与子宫壁发生错位而剥离，形成胎盘后血肿，剥离面不断增加，最终胎盘完全从子宫壁剥离而娩出。

（1）胎盘剥离征象：①子宫体变硬呈球形，宫底上升达脐上。②阴道口外露的一段脐带自行延长。③阴道少量出血。④经耻骨联合上方轻压子宫下段时，宫体上升而外露的脐带不再回缩。

（2）胎盘排出方式：有胎儿面娩出式（多见）和母体面娩出式（少见），胎盘娩出前先有较多量阴道流血。

2. 处理

（1）新生儿处理：①清理呼吸道。②脐带处理。③新生儿阿普加评分，用于判断有无新生儿窒息及窒息严重程度，以出生后1min内的心率、呼吸、肌张力、喉反射及皮肤颜色5项体征为依据，每项0～2分，满分10分。8～10分为正常新生儿；4～7分为轻度窒息，需清理呼吸道、人工呼吸、吸氧及用药等措施方能恢复；0～3分属重度窒息，需紧急抢救，行气管内插管并给氧。缺氧严重的新生儿，应在出生后5min、10min时再次评分，直至连续两次评分均≥8分。

（2）协助胎盘娩出。

（3）检查胎盘胎膜。

（4）检查软产道：若有裂伤应立即缝合。

（5）预防产后出血：正常分娩出血量＜300ml，对既往有产后出血史或有子宫收缩乏力可能的产妇,可在胎头或胎肩娩出时或胎儿娩出后静脉或注射缩宫素。如胎盘未完全剥离而出血多时,应行手取胎盘术。若胎盘娩出后出血较多,可经下腹部直接在子宫体肌壁内注射麦角新碱,同时静脉滴注缩宫素。

(6)产后观察:产后应在产房观察2h,协助产妇首次哺乳,严密观察血压、脉搏、子宫收缩、宫底高度、膀胱充盈、阴道流血量、会阴阴道有无血肿等情况。

四、中医学对于分娩的认识

1. 预产期的计算方法　与西医学计算为280d一致。

2. 分娩先兆　孕妇分娩,又称临产。分娩前多有征兆,如胎位下移、小腹坠胀、出现便意或见红。试胎(试月)、弄胎,两者是假临产,应予以区别。

3. 正产现象　在临产时出现腹部阵阵作痛,小腹重坠,逐渐加重至产门开全,阴户窘迫,胎儿、胞衣依次娩出,分娩结束。

4. 临产调护　《达生编》提出了"睡、忍痛、慢临盆"的临产调护六字要诀,对分娩的调护具有重要的指导意义。

第六单元　正常产褥与哺乳

【复习指导】本单元掌握产褥期的定义、临床表现。熟悉产褥期母体的变化。了解产褥期的处理及保健,母乳喂养。

一、产褥期

从胎盘娩出至产妇全身器官(除乳腺外)恢复或接近正常未孕状态所需的一段时期称为产褥期,**一般为6周**。

二、产褥期母体的变化

(一)生殖系统变化

1. 子宫复旧　胎盘娩出后,子宫逐渐恢复至未孕状态的过程称为子宫复旧。产后6周子宫恢复到孕前大小。子宫重量分娩后约为1000g,直至产后6周时为50～60g。子宫内膜基底层逐渐再生新的功能层,约需3周。

2. 宫颈　产后1周宫口关闭,宫颈管复原,产后4周宫颈完全恢复至未孕状态。产后宫颈外口由产前的圆形(未产型)变为产后的"一"字形横裂(已产型)。

3. 阴道与外阴　产褥期阴道黏膜皱襞约于产后3周重新出现。外阴水肿2～3d自行消退,缝合术后的伤口均在3～5d愈合。

4. 盆底组织　盆底肌及其筋膜在分娩时过度扩张致弹性减弱,常伴有肌纤维部分断裂而致盆底松弛。

(二)乳房

产褥期乳房的变化主要是泌乳。胎盘的排出,雌、孕激素和胎盘生乳素水平下降,在催乳素作用下,乳汁开始分泌。

(三)循环系统及血液系统

1. 循环系统　产后2～3周,血液循环量可恢复至未孕状态。在产后72h内,体循环血容量增加15%～25%，特别是产后24h，有心脏病的产妇易发生心力衰竭。

2.血液系统　产褥早期，产妇血液仍处于高凝状态，产后2～4周恢复正常。产后红细胞计数和血红蛋白值增高；白细胞总数1～2周可至正常；红细胞沉降率于3～4周降至正常。

（四）产褥期的临床表现

1.生命体征　产后体温多在正常范围内，若产程延长致过度疲劳时，体温可在产后1d内略升高，一般不超过38℃。产后3～4d可有泌乳热，体温达37.8～39℃，持续4～16h下降，不属于病态。产后脉搏略缓慢，每分钟60～70次，产后约1周恢复正常。产后呼吸14～16次/分。产褥期血压平稳，妊娠高血压产妇的血压于产后明显降低。

2.子宫复旧　胎盘娩出后，宫底约在脐下一指。产后第1天宫底稍上升至脐平，以后每日下降1～2cm在产后10d子宫下降入骨盆腔内。

3.产后宫缩痛　是指产褥期由于子宫阵发性收缩引起下腹部剧烈痛。产后1～2d出现，持续2～3d自然消失。

4.恶露　产后血液、坏死蜕膜等组织随子宫蜕膜的脱落经阴道排出称为恶露。①血性恶露，持续3～4d。②浆液恶露，持续10d左右。③白色恶露，持续3周干净。正常恶露有血腥味但无臭味，持续4～6周，总量为250～300ml。

5.褥汗　产后1周内皮肤排泄功能旺盛，排出大量汗液，以夜间睡眠和初醒时更明显。

三、产褥期的处理及保健

1.产褥期的处理

（1）产后2h的处理：严密观察产妇血压、脉搏、子宫收缩情况、阴道出血量及膀胱充盈等。

（2）饮食：产后1h可让产妇进流食或清淡半流食，食物应富有营养、足够热量和水分。若哺乳应多进蛋白质和汤汁食物，适当补充维生素和铁剂。

（3）排尿与排便：产后4h应让产妇排尿，若排尿困难，可用热水熏洗外阴，用温开水冲洗尿道口诱导排尿，按摩膀胱，或针刺关元、气海、三阴交、阴陵泉等，或用穴位封闭以新斯的明0.5mg。上述方法无效时应予以导尿。应多吃蔬菜及早日下床活动，以防止便秘。

（4）脉搏、呼吸、血压：产后应每日测量生命体征。

（5）会阴处理：保持会阴清洁、干燥。每日用0.05%聚维酮碘液擦洗会阴2～3次。有缝线者产后3～4d拆线。

（6）乳房护理：产后30min内开始哺乳，按需哺乳。需退奶者，可用炒麦芽60g煎汤频服。

2.产褥期的保健　目的是防止产后出血、感染等并发症的发生，促使产后生理功能恢复。

（1）尽早适当活动及做产后健身操。

（2）产褥期禁止性生活。产后42d起应采取避孕措施，首选工具避孕。

（3）产后检查包括产后访视和产后健康检查。访视内容包括产妇饮食、睡眠、大小便、恶露、哺乳及心理状况等，检查两侧乳房、会阴切口、剖宫产腹部切口等。产后6周到医院常规随诊，了解子宫复旧情况，给予计划生育及性生活指导。

四、母乳喂养

初乳是指产后 7d 内分泌的乳汁，有提高免疫功能、抵御疾病的作用。婴儿吸吮乳头刺激垂体催乳激素分泌，促进泌乳和子宫收缩，预防产后出血。哺乳可使月经停闭，有利于母体内蛋白质、铁和其他营养物质储存，降低乳腺癌和卵巢癌的发病率。

第七单元 妇产科疾病的病因与发病机制

【复习指导】本单元掌握寒、热、湿邪的性质和致病特点；熟悉怒、思、恐的致病特点；其他因素的种类；体质因素在妇科病因学中的地位。掌握妇科疾病发生的主要机制：脏腑（肝、脾、肾）功能失常，气血失调，冲、任、督、带损伤。了解直接损伤胞宫导致妇科疾病的主要机制。

一、中医学对病因的认识

（一）淫邪致病

六淫皆能导致妇产科疾病，但妇女"以血为本"，**寒、热、湿**邪更易与血相搏结而引发妇产科疾病。

1. 寒邪　有内寒、外寒之分，有虚寒、实寒之别。外寒者，从寒邪从外入侵；内寒者，如素体阳气不足，寒自内生，或过食生冷、过服寒凉泻火之品，损伤阳气，阴寒内生而致。阳气受损，失其温煦、推动与气化的功能，可致脏腑、经络、气血的功能减退；血为寒凝，血行不畅，可致冲任、胞宫、胞脉阻滞而发生妇产科疾病等。

2. 热邪　有外热、内热之分，实热、虚热之别。实热者，如素体阳盛、感受热邪、过食辛辣、过服辛热药品、六淫遏而化火、五志过极化火而致；虚热者，如素体阴虚、失血伤阴、吐泻伤阴、温燥伤阴、利湿伤阴而阴虚生内热所致。热邪可扰动冲任，使血海不宁，迫血妄行；可煎灼津血，使血行不畅；热盛蕴毒，热极生风。热邪致病可见月经先期、崩漏、胎漏、胎动不安、恶露不绝、产后发热等。

3. 湿邪　湿有外湿、内湿之分。外湿者，多因久居湿地，或经期冒雨涉水，外感湿邪而致；内湿者，多因脾失健运，水湿不化，或肾阳不足，蒸腾气化功能失常，水湿内停而致。湿聚成痰，则为痰湿，湿从热化而为湿热，湿从寒化而为寒湿。湿热、痰湿壅滞胞宫，阻滞冲任，或浸淫任带，或湿溢肌肤，可引起带下病、阴痒、不孕症等。另外湿邪常与热邪、毒邪、寒邪合并致病。

（二）情志因素

妇科常见情志致病因素为**怒、思、恐**。怒则气郁、气逆，引起血分病变，可致月经后期、闭经、痛经、经行吐衄、不孕、缺乳、癥瘕等；忧思气结、伤脾，可致月经失调、闭经、胎动不安等；惊恐伤肾，每使气下、气乱，可致月经过多、崩漏、闭经、胎动不安、堕胎、小产等。

（三）生活失调

1. 房劳多产　房事不节易耗精伤肾；经期、产后阴阳交合则易致瘀血停滞，或外邪乘虚而入，与胞宫之血相结；多产则耗气伤血，可成为经、带、胎、产诸疾之病因。

2. 饮食不节　包括饥饱失常、饮食偏嗜、寒温失宜等。饮食不足，气血生化乏源，易致月经过少、闭经、胎动不安、胎萎不长等；暴饮暴食，过食肥甘厚味，痰湿内生，阻滞冲任，可引起月经后期、月经过少、闭经、不孕、癥瘕等；过食辛热、饮酒无度，常致冲任蕴热，出现月经先期、月经过多、崩漏等；过食寒凉，损伤阳气，凝滞气血，可引起痛经、闭经、带下过多、不孕。

3.劳逸失度　过劳则气耗，易致月经过多、经期延长、崩漏、胎漏、胎动不安、堕胎、小产、早产、恶露不绝、阴挺等；过逸则气滞，常可引起痛经、胎位不正、难产等。

4.跌仆损伤　经期、孕期跌仆闪挫，可致气血不和，冲任不固，发生月经不调、崩漏、堕胎、小产、早产等；妇产科手术不当，损伤胞宫胞脉，可引起月经过少、闭经、子宫穿孔等。

5.药误虫蚀　用药不当，药物毒性可直接损伤冲任。生活中摄生不慎，局部感染病虫，虫蚀外阴、阴中，可引起阴痒、带下过多。

（四）体质因素

体质因素直接决定着机体的抗病能力，是疾病发生的内在因素，决定着疾病的易感性、种类、证候、程度、转归和预后。体质强健者，常病轻、易愈，体质虚弱者常病重、难愈。

二、发病机制

（一）脏腑功能失常

脏腑生理功能紊乱或脏腑气血阴阳失调均可导致妇产科疾病，其中关系最密切的是**肾、肝、脾**。

1.肾的功能失常

（1）肾气虚：肾气的盛衰直接影响天癸的至与竭，从而影响月经与胎孕。肾气不足，封藏失职，冲任不固，可致月经先期、月经过多、崩漏；胎失所系，胎元不固，可致胎漏、胎动不安、滑胎、子宫脱垂等。

（2）肾阴虚：肾阴亏虚，精亏血少，冲任不足，血海不能按时满盈，冲任亏虚，可致月经后期、月经过少、闭经、不孕；虚热内生，热扰冲任，血海不宁，迫血妄行，可致月经先期、经间期出血、崩漏等。

（3）肾阳虚：肾阳虚衰，不能温煦胞宫，可致妊娠腹痛、胎萎不长、不孕等；肾阳不足，封藏失职，冲任不固，可致崩漏；肾阳亏虚，蒸腾气化失职，不能温化水湿，可致带下过多、经行浮肿、子肿、经行泄泻。

（4）肾阴阳俱虚：肾阴肾阳相互依存，相互制约，阴损及阳，阳损及阴，病久可致肾阴阳俱虚，常见于绝经前后诸证。

2.肝的功能失常

（1）肝气郁结：若情志内伤，肝气郁结，冲任不畅，可致痛经、月经后期、闭经、经行乳房胀痛、妊娠腹痛、不孕等；冲任血海蓄溢失常，可致月经先后无定期。

（2）肝郁化火：肝气郁结，郁而化热，热伤冲任，血海不宁，迫血妄行，可致月经先期、月经过多、崩漏、经行吐衄、胎漏、产后恶露不绝等。

（3）肝阳上亢：肝阴不足，肝阳偏亢，经前或孕后阴血下聚冲任，肝阳上亢，引起经行眩晕、经行头痛、子晕；阴虚阳亢，肝风内动，发为子痫。

（4）肝经湿热：肝气犯脾，肝郁化热，脾虚生湿，肝经湿热蕴结，下注冲任，浸淫任带，可致带下过多、阴痒等；湿热蕴结胞中，阻滞冲任，而发生不孕、带下病、癥瘕。

3.脾的功能失常

(1)脾气虚弱:脾为中土,主运化,司中气而统血,与胃同为后天之本,气血生化之源。脾气虚弱,血失统摄,冲任不固,可致月经先期、月经过多、崩漏;胎失气载,可致胎漏、胎动不安、堕胎、小产;脾虚气陷,升举无力,可致子宫脱垂。

(2)脾虚血少:脾失健运,化源不足,冲任血虚,血海不能按时满溢,可致月经后期、月经过少、闭经;胎失血养,可致胎动不安、胎漏、堕胎、小产、胎萎不长等。

(3)脾阳虚损:脾阳不足,运化失职,水湿内停,水湿泛溢肌肤,可致妊娠水肿;湿浊下注,浸淫任带,使任脉不固、带脉失约,可致带下病;湿浊内停,夹饮上逆,可致妊娠呕吐。

(二)气血失调

1.气分病机

(1)气虚:素体虚弱,或劳倦过度,或大病久病,均可引起气虚。气虚冲任不固,可致月经先期、月经过多、崩漏、产后恶露不绝等;气虚则胃气不固,摄纳无权,故乳汁自出;气虚则卫外不固,可出现经行感冒、产后自汗等。

(2)气陷:气虚升举无力而下陷,无力载胎系胞,可致胎漏、胎动不安、子宫脱垂。

(3)气滞:肝气郁结,气机阻滞,冲任、胞宫、胞脉不畅,可致月经后期、痛经、闭经、经行乳房胀痛;气行不畅,津液停滞,水湿不布,可见经行浮肿、子肿;气滞引起血瘀,冲任胞脉不通,可致癥瘕、不孕。

(4)气逆:怒则气上,肝气夹冲气上逆,损伤阳络,可致经行吐衄;孕后冲气偏盛,夹胃气、肺气上逆,胃失和降,引起恶阻,肺失肃降,可致子嗽。

2.血分病机

(1)血虚:大病、久病之后,或经、产耗血失血过多;劳神思虑太过伤脾,或素体脾胃虚弱,化源不足而成血虚。血虚血海不盈,冲任亏虚,可致月经后期、月经过少、痛经、闭经、妊娠腹痛、胎萎不长、产后身痛、缺乳、不孕等。

(2)血瘀:气滞、寒凝、热灼、气虚、外伤等均可引起瘀血,瘀血阻滞胞脉胞络、冲任,使经脉不通,可致月经后期、月经过少、闭经、不孕等;瘀血阻络,"不通则痛",可见痛经、经行头痛、产后腹痛、产后身痛;瘀血阻滞,旧血不去,新血难安,血不归经,可致月经过多、崩漏、恶露不绝等;瘀血与痰饮、湿浊相互胶结于下腹部胞中,则为癥瘕。

(3)血热:外感热邪,或过服辛辣温燥之品导致阳盛血热;或素体阴虚内热。热邪与血相互搏结,热扰冲任,血海不宁,迫血妄行,可致月经先期、月经过多、崩漏、胎漏、胎动不安、产后恶露不绝等。

(4)血寒:外感寒邪,或过服寒凉药物、食物,损伤人体阳气;或素体阳虚,寒邪与血相互搏结,血为寒凝,冲任、胞脉阻滞,可致月经后期、月经过少、痛经、闭经、妊娠腹痛、产后腹痛、产后身痛、不孕等。

(三)冲、任、督、带损伤

1. 冲任损伤　冲任二脉皆起于胞中,冲为"血海""十二经脉之海",能调节十二经的气血;"任主胞胎",为阴脉之海,与足三阴经均有交汇,对人体的阴经有调节作用。凡脏腑功能失常、气血失调,均可间接损伤冲任;痰饮、瘀血、金刃手术可直接损伤冲任,而致妇科疾病。冲任损伤的主要病机有冲任不足、冲任不固、冲任失调、冲任阻滞、寒凝冲任、热蕴冲任等。

2. 督脉虚损　督脉"贯脊属肾"，为"阳脉之海"。任督二脉，同起于胞中，交会于龈交穴，调节人体阴阳平衡，维持胞宫的生理功能，督脉虚损，可致阴阳失调，出现闭经、崩漏、绝经前后诸证、不孕等。

3. 带脉失约　带脉束腰1周，与冲、任、督脉间接相通，起着约束诸经、提摄子宫的作用。带脉失约可致带下过多、胎动不安、滑胎、子宫脱垂等。

（四）胞宫、胞脉、胞络受损

胞宫与胞脉、胞络协调完成其主月经、主胎孕的生理功能。除脏腑功能失常、气血失调、冲任督带损伤可间接影响胞宫的功能外，也可由跌仆闪挫、外伤手术等直接损伤胞宫胞脉，引起胎漏、胎动不安、堕胎、小产、月经失调、痛经、闭经、带下病等。

第八单元　妇产科疾病的中医诊断与辨证要点

【复习指导】本单元熟悉中医辨证方法；掌握四诊在妇科临床上的运用，月经病、带下病、妊娠病、产后并的辨证要点。

妇产科疾病是根据经、带、胎、产的临床特征，结合全身症状及舌脉，按照阴阳、表里、寒热、虚实八纲辨证的原则，运用脏腑辨证、气血辨证、冲任督带辨证和胞宫辨证等方法来确定证型。妇产科疾病重点为对月经病、带下病、妊娠病、临产病、产后病、杂病的辨析。

一、辨证方法

1. 脏腑辨证　是以脏腑的生理、病理为基础进行的辨证分析。其中与妇产科最为密切的是肾、脾、肝三脏的辨证。肾病辨证主要有肾气虚、肾阴虚、肾阳虚；肝病辨证主要为实证和虚实夹杂的表现，有肝气郁结证、肝郁化火证、肝经湿热证、肝阳上亢证、肝风内动证等；脾病辨证主要是实证和虚实夹杂的表现，证型有脾胃虚弱、脾虚湿阻等。

2. 气血辨证　妇产科疾病有病在气分和血分之分，而气分病和血分病又各有寒热、虚实之辨。需根据妇产科证候表现，结合全身症状、舌脉与体质情况进行综合分析。气分病包括气虚、气陷、气滞、气逆等不同病证。血分病临床常见血虚证、血瘀证、血寒证、血热证等。

3. 冲任督带辨证　临床归纳为冲任损伤、督脉虚损、带脉失约。冲任损伤在妇产科临床表现为冲任亏损、冲任寒凝、冲任血热、冲任阻滞及冲任失调，可引起经、带、胎、产、杂诸病。督脉为病虚损较多，证候背寒疾痛、腰骶酸楚、下元虚冷、带下清冷、孕育障碍等，可导致带下病、不孕、闭经、崩漏、经断前后诸证等。带脉为病可由痰、湿、寒、热等邪所致，临床当参合带下颜色、气味、清浊来辨证。

4. 胞宫辨证　当胞宫功能失调或受损时，可发生诸多妇科疾病。临床可见胞宫虚损或邪蕴胞宫而引起妇产科病证。

二、月经病的诊断与辨证要点

1. 月经病的诊断　主要是以月经周期、经期和经量的情况，以及伴随行经或绝经前后出现的症状为依据。但应注意月经后期、闭经等与妊娠停经相鉴别；痛经、经期延长、月经过少、月经过多、崩漏等与胎、产病证及妇科肿瘤等相鉴别。

2. 月经病的辨证要点　主要以月经的期、量、色、质、气味及伴随月经周期性出现突出症状的特点，结合全身证候与舌脉征象进行辨证。月经先期、量多、经期延长、色深红或紫红、质稠者，多属血热；月经后期、量少、色淡、质稀，伴有头晕眼花者，多属血虚；经行先后不定期、量或多或少、色淡、经行腰酸者，多属肾虚；色暗、腹胀不舒、乳房胀痛者，多属肝郁；月经量多或淋漓不尽、色紫暗、质稠、血块多，伴有小腹疼痛者，多属血瘀。

三、带下病、妊娠病、临产病、产后病、杂病的诊断与辨证要点

详见后面相应章节。

第九单元 治法概要

【复习指导】本单元掌握常见的中医内治法及代表方，熟悉内分泌治疗的方法和内容；熟悉外治法的种类、特点和适应证；了解化学药物治疗的药物及方法。

一、内治法

（一）内分泌治疗

内分泌治疗的目的是为了矫正、调整女性的生殖内分泌平衡及其功能，改善女性的精神、心理、内分泌、代谢和机体功能状态。包括：促性腺激素释放激素类药物、促性腺激素类药物、性激素类药物、抗催乳素类药物、抗雌激素类药物、抗孕激素类药物、抗雄激素类药物、前列腺素。

（二）中医内治法

1.滋肾补肾

（1）补肾益气：常用于肾气不足引起的月经失调、崩漏、闭经、胎动不安、滑胎、子宫脱垂等。常用药物有菟丝子、杜仲等，代表方有寿胎丸等。

（2）温补肾阳：常用药物有淫羊藿、补骨脂等，代表方有右归丸、内补丸等。补阳药性多温燥，易伤阴耗精，故补阳的同时少佐益阴之品，阴中求阳，则生化无穷。

（3）滋肾益阴：常用于肾阴不足或肾精亏损所致的月经失调、绝经综合征、胎动不安、不孕症。常用药物有熟地黄、山茱萸、枸杞子等。代表方剂有左归丸、养精种玉汤等。

若阴不敛阳，阳失潜藏，阴虚阳亢，可致妊娠期高血压疾病等，治宜滋阴潜阳。若肾水不能上济，心肾不交，心火偏亢可致经行口糜、经行失眠、妊娠心烦、绝经前后诸证等，治宜滋阴降火，交通心肾。若肾水不足，虚火上炎，肺失宣润可致经行吐衄、妊娠咳嗽、妊娠失声等，治宜滋肾润肺。代表方有顺经汤、百合固金汤等。

若肾水不能涵养肝木，使肝肾不足，冲任损伤，可致月经不调、崩漏、闭经、痛经、滑胎、胎萎不长、不孕、阴痒等，治宜滋肾养肝，代表方有调肝汤、一贯煎等。

（4）阴阳双补：若肾阴阳俱虚致崩漏、闭经、绝经前后诸证、滑胎、不孕症等，则治以阴阳双补。代表方有归肾丸、二仙汤等。

2.疏肝养肝

（1）疏肝解郁：若肝郁气滞，疏泄失常，易导致月经不调、痛经、闭经、经行乳房胀痛、妊娠腹痛、妊娠肿胀、妊娠期高血压疾病、缺乳、不孕症等。常用的疏肝解郁类药物有柴胡、香附、郁金等，代表方有逍遥散、柴胡疏肝散。

若肝气过盛，克伐脾土，可致月经不调、崩漏、经行泄泻、妊娠肿胀等，治宜舒肝健脾。

在疏肝的同时应配伍健脾之药有白术、山药等,代表方剂有逍遥丸、痛泻要方。

(2)清泻肝火:若肝郁化火,热扰冲任可致月经不调、崩漏、胎漏等。治宜疏肝清热。代表方剂有丹栀逍遥散。若肝经湿热下注,可致经期延长、经间期出血、痛经、带下病、阴痒、阴疮、产后发热、产后恶露不绝等,治宜清泻肝热。代表方剂有龙胆泻肝汤、清肝止淋汤。

(3)养血柔肝:适用于肝阴不足,肝血衰少引起的月经不调、闭经、绝经前后诸证等。常用药物有熟地黄、白芍等,代表方剂有一贯煎、二至丸。

凡肝血不足,肝阳上亢,甚至肝风内动而致妊娠眩晕、妊娠痫证、经行头痛、绝经前后诸证等,治宜平肝潜阳,或镇肝息风。代表方剂有天麻钩藤饮、镇肝息风汤。

3. 健脾和胃

(1)健脾益气:若脾胃虚弱,化源不足,血海不盈,易致月经后期、月经过少、闭经、胎漏、胎动不安、胎萎不长、胎死腹中、缺乳等。常用药物有党参、白术等,代表方剂有四君子汤等。

若脾虚气陷,统摄无权,可致月经过多、经期延长、崩漏、胎动不安、子宫脱垂等,治宜补中益气,升阳举陷。代表方有补中益气汤、举元煎。若中阳不振,脾虚失运,水湿停聚,可致经行浮肿、经行泄泻、带下病、妊娠水肿、胎水肿满等,宜温补脾胃,升阳除湿。代表方剂有白术散、完带汤。

(2)健脾和胃:适用于脾胃虚弱,胃失和降,或肝旺伐胃,冲气上逆引起的妊娠恶阻。治以健脾和胃、降逆止呕。代表方剂有香砂六君子汤、苏叶黄连汤。因热而上逆者,宜清热降逆。代表方剂有加味温胆汤。因寒而上逆者,宜温中降逆。常用药物有砂仁、紫苏梗等,代表方剂有小半夏加茯苓汤。

4. 调理气血

(1)理气:若气虚、气陷导致月经先期、月经过多、经期延长、崩漏、痛经、胎漏、胎动不安、滑胎、胎死不下、难产、胞衣不下、产后排尿异常、恶露不绝、子宫脱垂等,治宜健脾益气,或补脾升陷。代表方剂有补中益气汤、举元煎。若气郁、气逆可致月经后期、月经先后无定期、月经过少、闭经、痛经、月经前后诸证、妊娠腹痛、胎气上逆、妊娠恶阻、妊娠肿胀、缺乳、癥瘕、不孕症等,治宜理气行滞或顺气降逆。常用药物有乌药、陈皮、佛手等,代表方剂有加味乌药汤、天仙藤散。

(2)调血:血虚者,易致月经过少、闭经、妊娠腹痛、胎漏、胎动不安、胎萎不长、产后腹痛、产后痉证、产后发热、产后身痛等,治宜补血养血。代表方剂有当归补血汤、四物汤、胶艾汤。若血瘀冲任,可致月经不调、闭经、崩漏、痛经、异位妊娠、妊娠腹痛、胎死不下、胞衣不下、产后血晕、产后腹痛、产后恶露不绝、癥瘕等。治宜活血化瘀。代表方剂有生化汤、血府逐瘀汤等。

实寒或虚寒使经脉凝滞,冲任受阻可致月经后期、月经过少、闭经、痛经、妊娠腹痛、产后腹痛、恶露不下等,治宜温经活血。代表方剂有温经汤、艾附暖宫丸。

实热或虚热伏于冲任,血海不宁可致月经先期、月经过多、经期延长、崩漏、经间期出血、胎漏、妊娠心烦、妊娠小便淋痛、产后发热、产后恶露不绝等,治宜清热凉血或养阴清热。代表方剂有清经散,以清实热为主;两地汤、知柏地黄汤、加减一阴煎,以滋阴清热为主;清热固经汤、保阴煎,以清实热为主,亦可清虚热。

气血两虚所致的闭经、痛经、胎漏、胎动不安、堕胎、小产、胎萎不长、胎死不下、难产、产后血晕、缺乳、乳汁自出，治宜气血双补。代表方剂有八珍汤、十全大补丸、人参养荣汤、通乳丹。

气滞血瘀所致的痛经、闭经、崩漏、癥瘕等，治宜行气活血或破瘀散结。常用药物见前所述，代表方剂有血府逐瘀汤、少腹逐瘀汤、催生饮等。

5. 清热解毒　适用于热毒内盛所致的崩漏、经期延长、带下病、阴痒、阴疮、盆腔炎性疾病、阴道炎、性病、不孕症等。治宜清热解毒，代表方有五味消毒饮、银甲丸等。

6. 利湿除痰　湿有内外之分。内湿多责之脾、肾二脏，治宜健脾益气，升阳除湿，代表方如完带汤、参苓白术散、健固汤、茯苓导水汤、全生白术散等。若肾阳衰微，不能温化水湿，上述症状进一步加重，治宜温肾化湿或温阳行水。代表方剂有四神丸、真武汤。若湿蕴化热者，治宜清热利湿。代表方剂有龙胆泻肝汤、萆薢渗湿汤、止带方。若脾失健运，痰湿停聚，治宜祛痰化湿。代表方剂有苍附导痰丸、涤痰汤。若脾肾同病而致湿停聚，或痰浊阻碍气血，形成痰瘀互结之重证，治疗宜温肾健脾、温阳行水，或理气化痰、破瘀消癥中兼顾护理脾肾。

7. 调理奇经　冲、任、督三脉皆起于胞中，带脉约束诸经，均与胞宫关系密切。若冲任不足，治宜调补冲任。代表方剂有寿胎丸、内补丸。若气虚冲任不固，治宜固冲任，代表方剂有补肾固冲丸、固冲汤。凡冲任气血失调所致的月经失调，或冲气上逆所致的妊娠恶阻、经行吐衄、经行头痛等，治宜调理冲任，代表方剂有加味乌药汤、苏叶黄连汤。若寒滞冲任，血行不畅，胞脉受阻，治宜温通冲任，代表方剂有温经汤、艾附暖宫丸。若热伏冲任，血海不宁，迫血妄行，治宜清冲任，代表方剂有清经散、两地汤、保阴煎。

二、外治法

（一）药物治疗

1. 熏洗、坐浴法　将药物煮沸20～30min，煎汤至1000～2000ml，趁热熏蒸或熏洗患部，先熏后洗，待药水温度适中后改为坐浴，达到患部清热、消肿、镇痛、止痒，改善局部循环等目的。

2. 冲洗法　用药液冲洗外阴、阴道，起到快速清除杀虫、止痒的作用。适用于阴道炎、宫颈炎和阴式手术前的准备。

3. 纳药法　将药物置于阴道内或宫颈表面，达到清热、除湿、杀虫、止痒、拔毒、化腐生肌等目的。常用于各种阴道炎、子宫炎等。

4. 敷贴法　将药物制成糊剂、膏剂、散剂等，直接贴敷于患处，起到解毒、消肿、止痛或拔脓生肌等作用。常用于外阴肿痛、盆腔炎性疾病等。

5. 热熨法　适用于盆腔炎性疾病等。

6. 保留灌肠　将药物浓煎至50～100ml，药温37～40℃，通过肛管注入直肠内（深约15cm），药物经过直肠黏膜吸收达到局部治疗目的。灌肠前排空大便，灌肠后药液需保留30min以上。经期停用，孕期禁用。

7. 腐蚀法　可用于外阴赘生物、宫颈糜烂、肥大等。注意勿将腐蚀药物接触正常组织，以免发生溃疡、出血、疼痛等。

8. 宫腔注药法　适用于子宫内膜炎、输卵管炎、输卵管阻塞等。可根据病情选用抗生素类、透明质酸酶、地塞米松或中药注射剂等，达到消炎、促使组织粘连松解和改善局部血液循环等目的。在月经干净3～7d进行，有阴道出血或急性炎症者禁用。

（二）物理疗法

常用的有电疗法、光疗法、热疗法、冷冻疗法、激光疗法。

（三）针灸疗法

针灸疗法包括针刺、艾灸、穴位注药、穴位埋线等。

第十单元　妊娠病

【复习指导】本单元内容有一定难度，历年必考。掌握妊娠病的定义、病因病机、总的治疗原则与宜忌；掌握妊娠恶阻的定义、辨证论治、中西医治疗方法；流产类型及不同发展阶段的临床表现、处理；异位妊娠的概念，西医常见病因，中医病因病机，诊断及鉴别，中医辨证论治，西医药物治疗及手术治疗指征及原则。熟悉中医学对流产的认识和中医相应病证与流产各类型的关系。流产、异位妊娠应作为重点复习并熟练掌握。熟悉妊娠期高血压疾病的病理生理变化、临床表现、诊断及鉴别诊断、预防措施及治疗原则。熟悉胎儿生产受限、前置胎盘、胎盘早剥的概念、诊断及中西医治疗原则。了解母儿血型不合的概念、病因、中医辨证论治。

一、中医学对妊娠病的认识

（一）概念

妊娠期间发生与妊娠有关的疾病，称为妊娠病，亦称胎前病。妊娠病不但影响孕妇的健康，妨碍妊娠的继续和胎儿的正常发育，甚则威胁生命，因此必须重视妊娠病的预防和治疗。

（二）病因病机

中医学认为，妊娠病的病因主要有禀赋不足、素体虚弱、外感六淫、情志内伤、劳逸过度及跌仆闪挫等。常见的发病机制如下。

1. 阴血亏虚　阴血素虚，孕后血聚胞宫以养胎元，阴血益虚，可致阴虚阳亢而发病。

2. 气机阻滞　素多忧郁，气机不畅，胎体渐长，易致气机升降失常，气滞则血瘀、水停而致病。

3. 脾肾虚损　肾虚则精亏血少，胎失所养；或肾气虚弱，胎失所系，胎元不固。脾虚则气血乏源，胎失所养；或脾虚湿聚，泛溢肌肤或水停胞中为患。

4. 冲气上逆　孕后经血不泻，下聚冲任、胞宫以养胎元，冲脉气盛，冲气易夹胃气或肝气上逆而发病。

（三）治疗原则

妊娠病的治疗原则以胎元是否正常为前提。

（1）胎元正常者，治病与安胎并举。

（2）胎元异常或孕妇有病不宜继续妊娠者，宜迅速终止妊娠，下胎益母。

诊治过程中应注意：首先确定妊娠及何种妊娠；其次辨明母病胎病；若母病而致胎不安者，则重在治疗母病，母病去则胎自安；如因胎不安而致母病者，重在安胎，胎安则母病自愈。选方用药需时刻顾护胎元。

二、妊娠剧吐

（一）概念

妊娠早期孕妇出现**严重的**恶心呕吐，甚者食入即吐，不能进食，以致出现体液失衡及代谢障碍，甚至危及生命者，称为妊娠剧吐。本病属中医学"妊娠恶阻"范畴，亦称"**恶阻**""**阻病**""**子病**""**病儿**"等。

（二）中医病机

妊娠早期冲脉气盛，**冲气**夹胃气、肝气或痰湿**上逆**，致**胃失和降**而发生恶心呕吐。常见病因病机有**脾虚痰滞**、**肝胃不和**，若频繁呕吐，未能及时纠正，则易致**气阴两伤**。

（三）临床表现

1. 症状 多见于年轻初孕妇，于停经6周左右出现，恶心呕吐频繁，食入即吐，呕吐物中可有胆汁或咖啡样物，晨起较重，或伴有头晕、倦怠乏力等症状。

2. 体征 明显消瘦，精神萎靡，面色苍白，皮肤干燥，眼眶凹陷，脉搏加快，体温可轻度升高，严重者可见黄疸、昏迷等。

（四）诊断及鉴别诊断

1. 诊断 根据停经后6周左右出现频繁呕吐不能进食的临床表现，结合以下辅助检查明确诊断：①妊娠试验阳性。②尿液检查，**尿酮体**是诊断妊娠剧吐引起代谢性酸中毒的**重要**指标。③血液检查，测定血常规及血细胞比容、血钾、钠、氯及二氧化碳结合力、肝肾功能。④必要时行心电图检查、眼底检查及神经系统检查。

2. 鉴别诊断 需与葡萄胎、妊娠合并病毒性肝炎、妊娠合并急性胃肠炎等相鉴别。

（五）西医治疗

1. 镇静止呕 口服维生素 B_6、维生素 B_1、维生素C；小剂量镇静药如苯巴比妥对轻症有一定效果。

2. 支持疗法 纠正脱水、电解质紊乱及酸碱失衡，重症患者需住院治疗，禁食，每日补液量不少于3000ml，维持尿量在1000ml以上。一般经上述治疗2～3d后，病情大多缓解。若经上述治疗无好转，体温持续高于38℃，心率超过120次/分，出现持续黄疸或蛋白尿，或伴发 Wernicke 脑病时，应及时终止妊娠。

（六）中医辨证论治

以**调气和中，降逆止呕**为大法。用药时需照顾胎元，如有胎元不固，酌以安胎之品。凡重坠沉降之品不宜过用，升提补气之品应当少用。

1. 脾虚痰滞证

证候：妊娠早期，恶心呕吐，甚则食入即吐，口淡，吐出物为清水或食物，头晕，神疲倦怠，嗜睡；舌淡，苔白，脉缓滑无力。

治法：**健脾和胃，降逆止呕**。

方药：**香砂六君子汤**加生姜。

2. 肝胃不和证

证候：妊娠早期，恶心呕吐，甚则食入即吐，呕吐酸苦水，口苦咽干，头晕而胀，胸胁胀痛；舌质红，苔薄黄或黄，脉弦滑数。

治法：**清肝和胃，降逆止呕**。

方药：**黄连温胆汤**合**左金丸**，去枳实。

3. 气阴两虚证

证候：若因呕吐不止、饮食难进，而导致阴液亏损，精气耗散。呕吐频繁带血样物，精神萎靡，形体消瘦，眼眶下陷，四肢无力，发热口渴，尿少便秘，唇舌干燥，舌红少津，苔薄黄或光剥，脉细滑数无力。

治法：**益气养阴，和胃止呕**。

方药：**生脉散**合**益胃汤**加竹茹、芦根、乌梅。

三、自然流产

（一）概念

妊娠不足28周，胎儿体重<1000g而终止者称为**流产**。其中妊娠**13周末前终止**者称为**早期流产**；妊娠**14周至不足28周**终止者称为**晚期流产**。流产分为自然流产和人工流产。

（二）中医学对于流产的认识

妊娠期阴道少量出血，时下时止，或淋沥不断，而无腰酸腹痛者，称为"**胎漏**"，或"**胞漏**""**漏胎**"等。妊娠期出现腰酸、腹痛、胎动下坠或伴有少量阴道流血者，称为"**胎动不安**"或"**胎气不安**"。若腹痛加剧，阴道流血增多或有流液，腰酸下坠，势有难留者，称为"胎动欲堕"。妊娠12周内胚胎自然殒堕者，称为"**堕胎**"。妊娠12～28周内胎儿已成形而自然殒堕者，称为"**小产**"或"**半产**"。凡堕胎或小产连续发生3次或3次以上者，称为"**滑胎**"，亦称"**屡孕屡堕**"或"**数堕胎**"。

中医学认为，本病的主要发病机制为**冲任损伤，胎元不固**。主要病机包括肾虚、气血虚弱、血热、血瘀及感染邪毒等。

（三）西医病因

西医病因包括胚胎因素、母体因素、环境因素、免疫因素等。

（四）流产的类型及临床表现

1. **先兆流产** 是指妊娠28周前出现阴道少量流血，下腹痛或腰背痛，但无妊娠物排出。妇科检查：宫颈口未开，胎膜未破，子宫大小与停经周数相符。经治疗及休息后症状消失，可继续妊娠。中医学称为"**胎漏**""**胎动不安**"。

2. **难免流产** 常由先兆流产发展而来，阴道流血增多，腹痛阵发性加重，或胎膜破裂出现阴道流水。妇科检查：宫颈口已扩张，有时宫颈口可见胚胎组织或羊膜囊堵塞，子宫与妊娠周数相符或略小。中医学称为"**胎动欲堕**"。

3. **不全流产** 由难免流产发展而来，部分妊娠物已排出体外，尚有部分残留在宫腔内或嵌顿于宫颈口处，影响子宫收缩，导致流血不止，甚至发生失血性休克。妇科检查：宫颈口已扩张，宫颈口妊娠组织堵塞及持续性血液流出，一般子宫小于停经周数。中医学称为"**堕胎不全**"。

4. **完全流产** 妊娠物已全部排出宫腔，阴道出血逐渐停止，腹痛逐渐消失。妇科检查：宫颈口关闭，子宫接近正常大小。属于中医学"**堕胎**""**小产**"或"**暗产**"范畴。

5. **稽留流产** 是指胚胎或胎儿已死亡，滞留在宫腔内未及时自然排出，又称过期流产。早孕反应消失，子宫不再增大反而缩小，胎动消失。妇科检查：宫颈口闭，子宫明显小于停经周数，质地不软，未闻及胎心音。中医学称为"**胎死不下**"。

6. 习惯性流产 同一性伴侣，连续3次或3次以上自然流产者称为习惯性流产。每次流产往往发生于相同妊娠月份，流产过程相似，中医学称为"**滑胎**"。近年将同一性伴侣连续2次或2次以上自然流产者称为**复发性流产**。

7. 流产合并感染 若流产过程中，阴道出血时间长，有组织残留于宫腔内或非法堕胎等，有可能引起宫腔感染，严重时可扩散至盆腔、腹腔甚至全身，并发盆腔炎、腹膜炎、败血症及感染性休克等。妇科检查：**子宫及附件明显压痛，阴道可见脓性白带或败酱样血性分泌物，有臭味**。

（五）诊断及鉴别诊断

1. 诊断

（1）病史：有无停经史和反复流产史，有无早孕反应、阴道流血，以及阴道出血量及持续时间，有无腹痛及其部位、性质、程度，有无阴道排液及妊娠物排出。了解有无流产合并感染的症状。

（2）体格检查：观察全身状况，有无贫血及感染征象，测量生命体征等。妇科检查注意是否有宫颈口扩张、羊膜囊膨出、妊娠物堵塞于宫颈口，子宫大小是否与停经周数符合、有无压痛，双附件有无增厚压痛等。

（3）辅助检查：①B超检查。了解宫内有无妊娠囊，观察有无胎动和胎心搏动等。②妊娠试验。③激素测定协助判断流产的预后。

2. 鉴别诊断 与各种类型流产的鉴别诊断。早期流产应与异位妊娠、葡萄胎、异常子宫出血及子宫肌瘤等相鉴别。

（六）西医治疗

1. **先兆流产** 卧床休息，禁性生活。黄体功能不足者可给予补充黄体酮和维生素E。甲状腺功能减退者给予甲状腺素片。治疗后观察，若阴道出血停止，B超提示胚胎存活，可继续妊娠。若症状加重，B超发现胚胎发育不良，血 β-HCG 持续不升甚或下降，表明流产不可避免，应及时终止妊娠。

2. **难免流产** 一旦确诊，应尽早使胚胎、胎盘组织完全排出。

3. **不全流产** 及时行刮宫术或钳刮术。

4. **完全流产** 症状消失，B超检查宫腔内无残留物，如无感染征象不需处理。

5. **稽留流产** 确诊后应尽早清宫。

6. **复发性流产** 再次妊娠前需进行必要的孕前检查，尽可能查出原因。

7. **流产合并感染** 治疗原则是控制感染的同时尽快清除宫内残留物。

（七）胎漏、胎动不安的辨证论治

1. 肾虚证

证候：妊娠期阴道少量出血，色淡暗，腰酸，腹坠痛，头晕耳鸣。两膝酸软，小便频数，夜尿多，或曾屡次堕胎；舌淡，苔白，脉沉细滑尺弱。

治法：**补肾益气，固冲安胎**。

方药：**寿胎丸**加党参、白术。

2. 气血虚弱证

证候：妊娠期阴道少量出血，色淡红，质稀薄，或腰腹胀痛，小腹下坠，神疲肢倦，面色㿠白，头晕眼花，心悸气短；舌质淡，苔薄白，脉细滑。

治法：**补气养血，固肾安胎**。

方药：**胎元饮**去当归，加黄芪、升麻、阿胶、桑寄生。

3. 血热证

证候：妊娠期阴道下血，色鲜红或深红，质稠，或腰腹坠胀作痛，心烦少寐，口干口渴，便结溲赤；舌质红，苔黄，脉滑数。

治法：**清热凉血，固冲安胎**。

方药：**保阴煎**加苎麻根。

4. 血瘀证

证候：宿有癥疾，或孕后阴道下血，色暗红或红，甚则腰酸腹痛下坠；舌黯或边有瘀点，脉弦滑或沉弦。

治法：**活血消癥，补肾安胎**。

方药：**桂枝茯苓丸**加菟丝子、桑寄生、续断。

（八）滑胎的辨证论治

滑胎多为虚证，"**虚则补之**"为治疗原则。治疗时以预防为主，防治结合，即孕前培补其损，孕后保胎治疗。

1. 肾气亏损证

证候：屡孕屡堕，甚或如期而堕，月经初潮迟，月经周期推后或时前时后，经量较少，色淡黯，头晕耳鸣，腰膝酸软，夜尿频多，眼眶暗黑，或面有暗斑；舌质淡或淡暗，脉沉弱。

治法：**补肾益气，调固冲任**。

方药：**补肾固冲丸**。

2. 气血虚弱证

证候：屡孕屡堕，月经量少，或周期延后，或闭经，面色白或萎黄，头晕心悸，神疲乏力；舌质淡，苔薄，脉细弱。

治法：**益气养血，调固冲任**。

方药：**泰山磐石散**。

四、异位妊娠

（一）概念

凡受精卵在**子宫体腔以外**着床发育称为异位妊娠，习称宫外孕。

（二）西医病因病理

1. 病因　主要有**输卵管炎症**（是输卵管妊娠**最主要**的病因）、输卵管手术史、输卵管发育不良或功能异常、辅助生殖技术、宫内节育器及盆腔内肿瘤压迫、子宫内膜异位症形成的粘连、受精卵游走等。

2. 病理

（1）输卵管妊娠流产：多见于输卵管**壶腹部**妊娠，一般发生于妊娠**8～12周**。若输卵管妊娠完全流产，则出血量较少；若输卵管妊娠不全流产，因残存绒毛仍保持活力，继续侵蚀输卵管组织引起反复出血，又因管壁肌层薄弱收缩力差，血管开放，出血较多。

（2）输卵管妊娠破裂：多见于**峡部**妊娠，一般发生于**6周**左右。由于管腔狭窄，孕卵绒毛侵蚀并穿透管壁而破裂,发生大量出血,严重时可引起休克。

(3)继发腹腔妊娠:当输卵管妊娠流产或破裂后,胚胎排入腹腔,胚胎继续生存,可形成继发性腹腔妊娠。

(4)陈旧性宫外孕:输卵管妊娠破裂或流产后,如反复少量出血形成血肿,被大网膜及肠管所包裹,日久血肿机化变硬并与周围组织粘连而形成盆腔包块,称为陈旧性宫外孕。

(5)子宫的变化:输卵管妊娠时,受妊娠期内分泌影响,子宫增大变软,但小于停经月份。子宫内膜呈蜕膜变化,但无绒毛,孕卵死亡后脱落蜕膜常呈整块片状或三角形,称为**蜕膜管型**,有时呈细小碎片脱落。

(三)中医病因病机

本病的基本病机是**少腹瘀滞、胎元阻络**或**瘀结成癥**。常见病因病机有瘀阻胞络、气虚血瘀、气陷血脱、瘀结成癥。

(四)临床表现

1. 症状

(1)停经:多有6～8周的停经史,部分患者无明显停经。

(2)腹痛:输卵管妊娠未破裂时,一侧下腹隐痛或胀痛。输卵管妊娠**破裂**时,常表现为**突发下腹一侧撕裂样剧痛**,常伴有恶心、呕吐。疼痛范围与内出血量有关,可波及下腹或全腹,甚至可引起肩胛部放射性疼痛。当血液积聚在子宫直肠窝时,可引起肛门坠胀和排便感。

(3)阴道出血:常为少量不规则出血,色黯红或深褐,一般不超过月经量。少数可见流血较多,可伴有子宫蜕膜管型或碎片排出。

(4)晕厥与休克:腹腔内大量出血及剧烈腹痛可导致晕厥与休克,其程度与内出血的速度及量有关,但与阴道流血量不成正比。

2. 体征

(1)一般情况:腹腔内出血较多时,患者呈贫血貌,可有面色苍白、脉搏快而细弱、血压下降等休克征象。

(2)腹部检查:下腹部明显压痛和反跳痛,尤以患侧为甚,腹肌紧张常较轻。内出血多时,叩诊有移动性浊音。陈旧性宫外孕包块较大或位置较高者可在腹部扪及。

(3)妇科检查:阴道内可见来自宫腔的少量血液,后穹窿常饱满,有触痛。宫颈举摆痛。子宫稍大变软,小于停经月份。内出血多时,子宫可有漂浮感。一侧宫旁可触及肿块,有触痛。陈旧性宫外孕时,可在子宫直肠陷凹处触及半实质性压痛包块,边界清楚,不易与子宫分开,日久血肿包块机化变硬。

(五)诊断及鉴别诊断

1. 诊断　根据病史(包括停经史及盆腔炎性疾病史、痛经史、盆腔或宫腔手术和人工流产史、异位妊娠史等),再结合临床表现可初步诊断,根据辅助检查确诊。

2. 辅助检查

(1)血 β-HCG 测定:是早期诊断异位妊娠的**重要**方法。异位妊娠时血 β-HCG 常低于正常宫内妊娠。

(2)B 型超声检查:主要了解宫腔内有无孕囊,附件部位有无包块及盆腹腔内有无积液,若能在宫旁低回声区内探及胚芽及原始心管搏动即**可确诊**。

（3）阴道后穹窿穿刺：适用于疑有腹腔内出血或B超检查显示有盆腔积液的患者。若经阴道后穹窿穿刺抽出**暗红色不凝血**，说明有腹腔内出血存在，可协助诊断异位妊娠或黄体破裂。

（4）诊断性刮宫：有助于排除宫内妊娠流产。

（5）腹腔镜检查：适用于输卵管妊娠的诊断，同时可进行治疗。

3. 鉴别诊断　输卵管妊娠应与宫内妊娠流产、急性输卵管炎、急性阑尾炎、黄体破裂及卵巢囊肿蒂扭转等相鉴别。

（六）西医治疗

1. **药物治疗**　主要适用于输卵管妊娠早期、要求保留生育能力的年轻患者。可采用化学药物治疗或米非司酮治疗、中医中药治疗。药物治疗必须符合下列条件：①输卵管妊娠未发生破裂或流产。②输卵管妊娠**包块直径≤3cm**。③血 **β-HCG＜2000U/L**。④无明显内出血，肝肾功能及血常规检查正常。⑤要求保留生育能力的住院患者。

用药期间应动态监测血 β-HCG、B 超、肝肾功能和血常规，并注意患者病情变化（生命体征、内出血及包块变化）及药物的毒副作用，若病情无改善甚至加重，需转为手术治疗。

2. **手术治疗**　适用于已破裂期（腹腔内大量出血、出现休克），或不稳定型，或药物治疗失败者，包括根治手术和保守手术。

（七）中医辨证论治

中医治疗以**活血化瘀**、**杀胚消癥**为主，根据疾病发展阶段和临床类型不同辨证论治，已破损期配合西医方法。遣方用药应注意峻猛药中病即止，以免再次大出血。

1. **未破损期——胎阻胞络证**

证候：短暂停经后下腹一侧隐痛，妊娠试验阳性或弱阳性，**血 β-HCG 升高缓慢**，B超探及一侧附件混合性占位，宫内无孕囊；舌暗红或正常，苔薄白，脉弦细涩。

治法：**活血祛瘀，杀胚消癥**。

方药：**宫外孕Ⅱ号方**加紫草、天花粉、蜈蚣、水蛭。

2. **已破损期**　是指输卵管妊娠流产或破裂者。

（1）不稳定型——胎元阻络、气虚血瘀证（输卵管妊娠流产）

证候：停经后下腹一侧腹痛拒按，阴道不规则少量流血，头晕神疲，血 β-HCG 动态监测缓慢升高，B超探及一侧附件混合性囊性占位；舌淡暗，苔薄白，脉细滑。

治法：**益气化瘀，消癥杀胚**。

方药：**宫外孕Ⅰ号方**加党参、黄芪、紫草、天花粉、蜈蚣、水蛭。

因本型患者可反复内出血，应西药配合中药杀胚，动态监测生命体征、血 β-HCG、B 超、血常规，做好随时抢救休克的准备。

（2）休克型——气陷血脱证（输卵管妊娠破裂）

证候：停经后突发一侧下腹撕裂样剧痛，面色苍白，四肢厥冷，冷汗淋漓，烦躁不安，甚或昏厥，血压明显下降；妊娠试验阳性或弱阳性；后穹窿穿刺抽出不凝血提示腹腔内出血；B超探及一侧附件混合性囊性占位；舌暗，苔薄白，脉细数无力。

治法：回阳救脱，补气举陷。

方药：**参附汤**合**生脉散**加黄芪、柴胡、炒白术。

休克型患者应以中西医结合抢救为主，立即吸氧、输液、输血，补足血容量，维持血压和酸碱平衡。在纠正休克的同时应立即手术治疗。

（3）包块型——瘀结成癥证（陈旧性异位妊娠）

证候：输卵管妊娠破损日久，腹痛减轻或消失，血β-HCG持续下降或阴性，B超探及一侧附件混合性囊性占位；舌质黯，苔薄白，脉弦细或涩。

治法：**活血化瘀，消癥散结**。

方药：**理冲丸**加土鳖虫、水蛭、炙鳖甲。

3. 外治法　包括中药外敷及中药保留灌肠，内外同治，适用于陈旧性宫外孕。

五、妊娠期高血压疾病

（一）西医病因病理

1. 病因　高危因素包括：孕妇年龄≥40岁；有妊娠高血压、子痫前期病史及家族史；慢性高血压；慢性肾炎；糖尿病；抗磷脂抗体阳性；初次产检体重指数≥35等。

2. 病理生理变化　**全身小动脉痉挛，内皮损伤及局部缺血**是妊娠期高血压疾病的**基本**病理生理变化。由于小动脉广泛性痉挛，造成管腔狭窄，周围循环阻力增大，血管壁及内皮细胞损伤，通透性增加，体液和蛋白质渗漏，出现血压升高、蛋白尿、水肿、全身各脏器灌流减少，造成脑、肾、肝、心血管等重要器官功能受到损害，出现相应的临床症状，甚至导致母儿死亡。子宫胎盘灌注不足，出现胎儿生长受限、胎儿宫内窘迫、胎盘早剥，对母儿造成危害。

（二）中医病因病机

常见病因病机有脾肾两虚、气滞湿阻、阴虚肝旺、脾虚肝旺、肝风内动和痰火上扰。

（三）分类及临床表现

1. 妊娠高血压　妊娠20周后出现BP≥140/90mmHg，于产后12周内恢复正常；尿蛋白（－），产后方可确诊。

2. 子痫前期

（1）轻度：妊娠20周后出现BP≥140/90mmHg；尿蛋白≥0.3g/24h，或随机尿蛋白/肌酐≥0.3；无子痫前期的严重表现。

（2）重度：子痫前期出现以下任一项表现即可诊断为重度。BP≥160/110mmHg；尿蛋白≥5.0g/24h或随机尿蛋白（+++）；血肌酐＞106μmol/L；血小板＜100×10^9/L；肝功能损害（血清ALT或AST升高）；肾功能损害（血肌酐为正常值的2倍以上）。

3. 子痫　子痫前期孕妇抽搐而不能用其他原因解释。

4. 慢性高血压并发子痫前期　高血压孕妇妊娠前无尿蛋白，妊娠后出现尿蛋白≥0.3g/24h；孕后突然尿蛋白增加，或血压进一步升高或血小板＜100×10^9/L。

5. 妊娠合并慢性高血压　妊娠20周前舒张压≥90mmHg（除外滋养细胞病），妊娠期无明显加重；或妊娠20周后首次诊断高血压并持续到产后12周后。

（四）诊断与鉴别诊断

1. 诊断

（1）病史：患者有本病的高危因素、临床表现，特别应注意有无头痛、视力改变、上腹不适等症状。

（2）高血压：收缩压≥140mmHg 或舒张压≥90mmHg，血压升高至少出现两次以上，间隔≥4h。慢性高血压并发子痫前期常在妊娠20周后血压持续上升。其中特别注意舒张压的变化。注意血压较基础血压升高30/15mmHg，但低于140/90mmHg 时，不作为诊断依据，需严密观察。

（3）尿蛋白：应取中段尿进行检查，24h 内尿液中的蛋白含量≥0.3g 或在至少相隔6h 的两次随机尿液检查中尿蛋白浓度为30mg/L（定性+）。

（4）辅助检查：①妊娠高血压。常规检查血常规、尿常规、肝功能、肾功能、血脂、尿酸、凝血功能，以及心电图、胎心监测和B超监测胎儿、胎盘、羊水。②子痫前期、子痫。酌情检查眼底检查、凝血功能检查、B超、电解质检查及动脉血气分析；心脏彩超及心功能测定；脐动脉血流指数、子宫动脉等血流变化、头颅CT 或 MRI 检查。

2.鉴别诊断　子痫前期应与妊娠合并慢性肾炎相鉴别，子痫应与癫痫、脑炎、脑肿瘤、脑血管畸形破裂出血、低血糖昏迷、糖尿病高渗性昏迷等相鉴别。

（五）子痫前期及子痫的西医治疗原则

1.子痫前期的西医治疗原则　休息、镇静、解痉、降压、合理扩容，必要时利尿，密切监测母儿状态，适时终止妊娠。

2.子痫的西医治疗原则　一旦发生子痫，立即左侧卧位以减少误吸，开放呼吸道，建立静脉通道。治疗原则：控制抽搐，纠正缺氧和酸中毒，控制血压，抽搐控制后终止妊娠。

（六）子肿、子晕、子痫的概念及辨证论治

1.脾肾两虚证

证候：妊娠中晚期，面目及下肢浮肿，甚或遍及全身，肤色淡黄或白，皮薄而光亮，按之凹陷，即时难起，倦怠乏力，气短懒言，纳呆，腰酸膝软，下肢逆冷，尿少便溏；舌淡胖边有齿痕，苔白滑或薄腻，脉沉滑无力。

治法：健脾温肾，行水消肿。

方药：**白术散**合**五苓散**加山药、菟丝子。

2.气滞湿阻证

证候：妊娠中晚期，先由脚肿，渐及于腿，皮色不变，随按随起，头晕胀痛，胸闷胁胀，或脘胀，纳少；苔薄腻，脉弦滑。

治法：理气行滞，除湿消肿。

方药：**天仙藤散**。

3.阴虚肝旺证

证候：妊娠中晚期，头晕目眩，头痛耳鸣，视物模糊，颜面潮红，心烦失眠，口干咽燥；舌红或绛，少苔，脉弦细滑数。

治法：滋阴养血，平肝潜阳。

方药：**杞菊地黄丸**加天麻、钩藤、石决明。

4.脾虚肝旺证

证候：妊娠中晚期，面浮肢肿逐渐加重，头昏头重如眩冒状，胸闷心烦，呕逆泛恶，神疲肢软，纳少嗜卧；舌淡胖有齿痕，苔腻，脉弦滑而缓。

治法：健脾利湿，平肝潜阳。

方药：**半夏白术天麻汤**加钩藤、丹参。

5.肝风内动证

证候：妊娠晚期、产时或新产后，头痛眩晕，视物不清，突发四肢抽搐，两目直视，牙关紧闭，角弓反张，甚至昏不知人，颜面潮红，心悸烦躁；舌红苔薄黄，脉细弦滑或弦滑数。

治法：滋阴清热，平肝息风。

方药：**羚角钩藤汤**。

6.痰火上扰证

证候：妊娠晚期，或正值分娩时或新产后，头晕头重，胸闷烦躁泛恶，面浮肢肿，猝然昏不知人，面部口角及四肢抽搐，气粗痰鸣；舌红苔黄腻，脉弦滑数。

治法：清热豁痰，息风开窍。

方药：**牛黄清心丸**加鲜竹沥、天竺黄、石菖蒲。

六、胎儿生长受限

（一）概念

胎儿生长受限（FGR）是由于病理原因造成胎儿出生体重低于同孕龄同性别胎儿平均体重的两个标准差或第10百分位数，或足月胎儿出生体重小于2500g。中医学称为"**胎萎不长**"，亦称"妊娠胎萎燥""胎弱症"或"妊娠胎不长"。

（二）西医病因

1.母体因素　主要有营养因素（**最常见**）、妊娠合并症和并发症，以及孕妇年龄、身高、体重，子宫发育畸形，宫内感染，接触放射线或有毒物质，不良的生活习惯如吸烟、酗酒和吸毒等。

2.胎儿因素　主要有染色体异常和内分泌异常。

3.脐带因素　胎盘病变或脐带因素如过长、过细、扭转、打结等。

4.胎盘因素　胎盘各种病变均可导致子宫胎盘血流量减少，胎儿血供不足。

（三）中医病因病机

主要发病机制是父母禀赋虚弱，生殖之精不健，或孕后调养失宜，脏虚胞损，气血不足，胎失所养而生长受限。主要病因病机包括肾气亏虚、气血虚弱、阴虚血热和胞宫虚寒。

（四）诊断

1.病史　必须准确确定胎龄。有相关高危因素，或有过出生缺陷儿、FGR、死胎的不良分娩史；有吸烟、酗酒、吸毒等不良嗜好；有孕期子宫生长较慢史。

2.临床表现　子宫底高度和孕期不符，明显小于妊娠月份，胎动、胎心较弱。

3.辅助检查

（1）B超：①胎头双顶径测量（BPD）。②头围、腹围的比值（HC/AC）。③羊水量与胎盘成熟度。

（2）多普勒超声：测定子宫动脉、脐动脉及胎儿大脑中动脉S/D比值和阻力指数（RI）。

（五）西医治疗

1.一般治疗　均衡膳食，吸氧，卧床休息，提倡左侧卧位。

2.母体静脉营养　临床常通过静脉营养给予母体补充氨基酸、能量合剂及葡萄糖，实际效果并不理想。

3. **药物治疗** 可给予β肾上腺素激动药、硫酸镁、低分子肝素、阿司匹林治疗。

4. **产科处理** 胎儿状况良好，胎盘功能正常，未足月且无合并症及并发症者，可在密切监护下妊娠至足月，但不超过预产期。若治疗后无改善，胎儿停止生长＞3周；或胎盘老化伴有羊水过少等胎盘功能低下；或妊娠合并症、并发症病情加重者，均应尽快终止妊娠。

5. 监测胎儿健康状况。

（六）中医辨证论治

1. **肾气亏虚证**

证候：妊娠中晚期腹形小于妊娠月份，胎儿存活，头晕耳鸣，腰膝酸软，或形寒肢冷，倦怠无力；舌淡，苔白，脉沉细。

治法：补肾益气，填精养胎。

方药：**寿胎丸**加党参、桑葚。

2. **气血虚弱证**

证候：妊娠中晚期腹形明显小于妊娠月份，胎儿存活，面色㿠白或萎黄，神疲懒言，气短乏力，头晕心悸；舌淡，苔少，脉细弱。

治法：益气养血，滋养胎元。

方药：**胎元饮**加黄芪、续断、枸杞子。

3. **阴虚内热证**

证候：妊娠中晚期腹形小于妊娠月份，胎儿存活，颧赤唇红，手足心热，烦躁不安，口干喜饮；舌质红，少苔，脉细数。

治法：滋阴清热，养血育胎。

方药：**保阴煎**加枸杞子、桑葚。

4. **胞宫虚寒证**

证候：妊娠腹形明显小于妊娠月份，胎儿存活，形寒怕冷，腰腹冷痛，四肢不温；舌淡苔白，脉沉迟。

治法：温肾扶阳，养血育胎。

方药：**长胎白术散**加巴戟天、艾叶。

七、前置胎盘

（一）概念

前置胎盘是指妊娠28周后，胎盘附着于子宫下段，甚至胎盘下缘达到或覆盖宫颈内口，其位置低于胎先露部，是妊娠期严重的并发症，也是妊娠晚期阴道出血的**主要原因**。

（二）西医病因

目前尚不清楚，可能与子宫内膜病变及损伤、胎盘异常及受精卵滋养层发育迟缓及辅助生殖技术有关。

（三）分类

根据胎盘下缘与宫颈内口的关系，前置胎盘分为4类。

1. **完全性前置胎盘** 宫颈内口全被胎盘覆盖，又称中央性前置胎盘。

2. **部分性前置胎盘** 宫颈内口部分被胎盘覆盖。

3. **边缘性前置胎盘** 胎盘下缘附着于子宫下段，胎盘边缘达宫内口，但未超越宫颈内口。

4. 低置胎盘 胎盘边缘距宫颈内口＜20mm，但未达宫颈内口。

（四）诊断

1. 病史 以往有多次刮宫、产褥感染、剖宫产等病史；或高龄产妇或双胎妊娠史；吸烟或滥用麻醉药史。

2. 临床表现

（1）症状：妊娠晚期或临产时，发生无诱因无痛性反复阴道流血。阴道流血发生时间、发生次数、出血量多少与前置胎盘类型有关。

（2）体征：患者一般情况与出血量有关，大量出血时面色苍白、脉搏增快微弱、血压下降甚至休克。子宫软，无压痛，子宫大小与停经月份相符，胎先露高浮，约有15％并发胎位异常；出血不多时胎心正常，出血多时胎儿因缺氧而导致窘迫，严重时胎死宫内。

3. 辅助检查 ①血常规可了解贫血情况。②B超可清楚显示子宫壁、胎盘、胎先露及宫颈位置，确定前置胎盘类型。③产后检查胎盘及胎膜，前置部分的胎盘有陈旧性血块附着，呈紫色，如胎膜破口距胎盘边缘＜7cm则可诊断为前置胎盘。

（五）对母儿的影响

主要有产时产后出血、植入性胎盘、产褥感染、围生儿预后不良。

（六）西医治疗原则

治疗原则是在保证孕妇安全的前提下达到或更接近足月妊娠，从而提高胎儿的成活率。具体措施有：卧床休息、抑制宫缩、止血、间断吸氧、纠正贫血和预防感染，适时终止妊娠。

八、胎盘早剥

（一）概念

胎盘早剥是指妊娠20周后或分娩期正常位置的胎盘在胎儿娩出前部分或全部从子宫壁剥离。本病是妊娠**晚期严重**的并发症，如处理不及时可危及母儿生命。

（二）西医病因、病理

1. 病因 尚不清楚。

2. 病理 主要病理变化是底蜕膜出血形成胎盘后血肿，使胎盘自附着处剥离。按照病理类型胎盘早剥分为显性剥离、隐性剥离及混合性剥离3种。

严重的胎盘早剥可引发弥散性血管内凝血（DIC）、脏器缺血和功能障碍、继发性纤溶亢进凝血功能障碍等一系列病理生理改变。

（三）临床表现及分类

Ⅰ度：胎盘**剥离面积小，多见于分娩期**。轻微腹痛或无腹痛，贫血不明显。子宫软，大小与妊娠周数相符，胎位清楚，胎心正常。产后检查胎盘母体面有陈旧凝血块及压迹。

Ⅱ度：胎盘**剥离面占胎盘面积1/3左右**。突然发生持续性腹痛、腰酸或腰背痛，疼痛程度与胎盘后积血量成正比。无或仅少量阴道出血，贫血程度与阴道出血量不符。腹部检查：子宫大于妊娠周数，宫底增高。胎盘附着处压痛明显，宫缩有间歇，胎位可扪清，胎儿存活。

Ⅲ度：胎盘**剥离面超过胎盘面积的1/2**。可出现恶心、呕吐、面色苍白，甚至出冷汗、脉搏细数、血压下降等休克征象。腹部检查：子宫板状硬，宫缩无间歇，胎位扪不清，胎儿死亡。无凝血功能障碍属Ⅲa，有凝血功能障碍属Ⅲb。

（四）诊断及鉴别诊断

1. 诊断

（1）病史：有慢性高血压、妊娠期高血压疾病，或腹部直接撞击史，或有羊水过多骤然流出等病史。

（2）临床表现：妊娠20周后或者分娩期胎儿娩出前阴道出血，量或多或少。证候腹痛、贫血，或伴有休克表现。子宫体压痛明显，硬如板状，或宫底高，胎位不清，胎心不规律或消失。

（3）辅助检查：①全血细胞计数及凝血功能检查。②B超检查。

2. 鉴别诊断 胎盘早剥需与前置胎盘、先兆子宫破裂相鉴别。

（五）并发症

主要有胎儿宫内死亡，弥散性血管内凝血（DIC），产后出血，急性肾衰竭，羊水栓塞。

（六）西医治疗原则

Ⅰ度胎盘早剥经积极处理，临床症状缓解，体征消失，可继续妊娠。Ⅱ、Ⅲ度胎盘早剥，无论胎儿成熟与否，均应积极补充血容量、纠正休克、迅速终止妊娠。及时处理并发症。

九、母儿血型不合

（一）概念

母儿血型不合系孕妇与胎儿之间因血型不合而发生的同族血型免疫疾病，可使胎儿红细胞凝集破坏，引起胎儿或新生儿溶血症。在妊娠期亦可导致流产、胎死腹中。中医学无此病名，根据其疾病特征和临床表现多属于中医学的"胎黄""胎疸""滑胎""死胎"等病证范围。

（二）西医病因

1. ABO血型不合 此病多发生于孕妇血型为O型而胎儿血型为A型或B型。

2. Rh血型不合 发生于孕妇为Rh阴性，胎儿为Rh阳性者。

（三）危害

母儿血型不合可出现胎儿或新生儿溶血，造成流产、死胎、胎儿水肿、新生儿黄疸，存活者也可能留下后遗症而智力低下、痴呆或运动障碍，甚至死亡。

（四）中医病因病机

本病主要病因病机是湿、热、瘀蕴结在胞宫，伤及胎儿。脾肾两虚、冲任不足是发病的内在因素。常见病因病机有湿热内蕴、热毒内结、瘀热互结、阴虚血热。

（五）诊断及鉴别诊断

1. 诊断

病史：曾有分娩过黄疸或水肿新生儿史，母亲有流产、早产、胎死宫内史；母亲有输血史。

2. 实验室及其他检查

（1）血型检查：孕妇血型为O型或Rh阴性，需要检查配偶血型；有不良妊娠史的妇女妊娠前需进行血型检查。

（2）血型抗体的测定。

（3）B超检查：观察胎儿、胎盘及羊水情况判断胎儿溶血严重程度。

（4）羊水检查：溶血后羊水变黄，溶血程度越重，羊水越黄。

（5）电子胎心监护：妊娠32周起进行NST检查，出现正弦波形，提示胎儿贫血缺氧。

（6）产后检查：胎盘水肿对诊断母儿血型不合有参考意义。发生Rh溶血病时，正常胎盘重量与新生儿体重比例达到1：3～1：4。

（六）中医辨证论治

1. 湿热内蕴证

证候：孕后腹胀纳差，皮肤瘙痒，带下量多，色黄质稠，小便黄，大便不爽；舌质红，苔黄腻，脉弦滑。

治法：**清热利湿，固冲安胎**。

方药：**茵陈二黄汤**。

2. 热毒内结证

证候：孕后面红口干，渴喜冷饮，心烦易怒，腰酸腹痛，四肢肿胀不适，小便黄，大便秘结；舌红，苔黄燥，脉弦滑数。

治法：清热解毒，利湿安胎。

方药：**黄连解毒汤**加茵陈、苎麻根、甘草。

3. 瘀热互结证

证候：孕后腹部刺痛，或胀痛不适，口干喜饮，溲赤便结；舌暗红，苔黄，脉弦滑涩。

治法：清热凉血，化瘀安胎。

方药：**二丹茜草汤**。

4. 阴虚血热证

证候：有口燥咽干，面赤心烦，手足心热，腰酸腿软；舌红少苔，脉细滑数。

治法：滋阴清热，养血安胎。

方药：**知柏地黄汤**加茵陈、桑寄生、菟丝子。

第十一单元 妊娠合并疾病

【复习指导】本单元熟悉妊娠与心脏病、急性病毒性肝炎、糖尿病的相互影响，妊娠合并心脏病的诊断、常见并发症、西医治疗原则；妊娠与急性病毒性肝炎相互影响，诊断及鉴别诊断，西医治疗原则及预防措施；妊娠合并糖尿病的诊断，西医治疗原则，妊娠合并贫血、特发性血小板减少性紫癜的分类、病因病理、诊断及治疗原则及常用药物。了解其中医辨证治疗。

一、心脏病

（一）妊娠合并心脏病的种类和影响

1. 妊娠合并心脏病的种类 以先天性心脏病**最常见**，其他有妊娠期风湿性心脏病（最多见的是二尖瓣狭窄）、妊娠高血压心脏病、围生期心肌病、心肌炎。

2. 妊娠合并心脏病对心脏病的影响 母体血容量增加，心脏负担加重。**妊娠32～34周、分娩期及产后3d内**心脏负担**最重**，是心脏病孕妇的危险时期，极易发生心力衰竭。

3. 妊娠合并心脏病对胎儿的影响 流产、早产、死胎、胎儿生长受限、胎儿宫内窘迫、新生儿窒息的发生率均明显增高。

（二）诊断

1. 病史 妊娠前有心悸、气短或心力衰竭病史；器质性心脏病病史；或风湿热病史。

2. 症状 可见劳力性呼吸困难、经常性夜间端坐呼吸、经常性胸闷、胸痛等心功能异常的症状。

3. 体征 可有发绀、杵状指、持续性颈静脉怒张。心脏听诊有2级以上舒张期杂音或粗糙的Ⅲ级以上全收缩期杂音。早期心力衰竭表现：①轻微活动后即出现胸闷、心悸、气短。②休息时心率＞110次/分，呼吸＞20次/分。③夜间常因胸闷而坐起，或到窗口呼吸新鲜空气。④肺底部出现少量持续性湿啰音，咳嗽后不消失。

4. 辅助检查
（1）心电图：提示严重心律失常或心肌损害。
（2）X线或超声心动图检查：提示心界显著扩大、心脏结构异常。

（三）常见并发症

心力衰竭、亚急性感染性心内膜炎、缺氧和发绀、**静脉栓塞**及**肺栓塞**（是孕产妇**重要死亡原因之一**）。

（四）西医治疗

1. 妊娠期处理
（1）是否继续妊娠：凡不宜妊娠者，应于妊娠12周前行人工流产术，妊娠12周以上者应密切监护下行钳刮术或中期引产术。
（2）定期产检：妊娠20周前每2周检查1次，妊娠20周后每周检查1次，若早期发现心力衰竭征象，立即住院治疗。
（3）防治心力衰竭：①避免过劳及过激，充分休息，控制饮食，防止体重过度增长。②治疗各种引起心力衰竭的诱因。③积极治疗心力衰竭，孕妇对洋地黄类药物的耐受力较差，需注意毒性反应。

2. 分娩期处理 ①分娩方式的选择：适当放宽剖宫产指征。②产程处理：严密观察第一产程，尽可能缩短第二产程，正确处理第三产程。

3. 产褥期处理 产后3d内，尤其产后24h内，密切监测生命体征，防治并发症。心功能在Ⅲ级以上者，不宜哺乳。不宜再妊娠者于产后1周行绝育术。

4. 心脏手术的指征 一般不主张在妊娠期手术。妊娠期必须手术且手术操作不复杂者，宜在妊娠12周前进行。

（五）中医辨证论治

以**益气养血，通阳活血**为主。

1. 心气虚证
证候：妊娠期间，心悸怔忡，面色㿠白或青白，气短喘促自汗，动则加剧，肢倦乏力；舌质淡，苔薄白，脉沉弱或结代。
治法：益气养血，宁心安胎。
方药：**养心汤**去肉桂、半夏，加麦冬。

2. 心血虚证
证候：妊娠期间，心悸怔忡，面色少华，唇甲色淡，头晕目眩，眠差多梦；舌质淡，脉细弱。
治法：养血益气，宁心安胎。

方药：**归脾汤**。

3. 阳虚水泛证

证候：妊娠后心悸气短，喘不得卧，咳白色泡沫痰，畏寒肢冷，倦怠懒言，腰痛肢肿，尿少便溏；舌质淡，苔白润，脉沉滑弱或结代。

治法：温阳化气，行水安胎。

方药：**真武汤**合**五苓散**去猪苓，加桑寄生、菟丝子。

4. 气虚血瘀证

证候：妊娠期间，心悸怔忡，气短胸闷，胸胁作痛，咳嗽气喘，口唇发绀；舌质紫暗，脉弦涩或结代。

治法：益气化瘀，通阳安胎。

方药：**补阳还五汤**合**瓜蒌薤白半夏汤**去红花、桃仁、半夏、地龙，加桑寄生、杜仲。

二、急性病毒性肝炎

（一）病因及妊娠与急性病毒性肝炎的相互影响

1. 病因　各型肝炎病毒，经消化道、血液传播和母婴传播。

2. 妊娠对病毒性肝炎的影响　妊娠后营养物质需要增加，基础代谢增加，糖原储备减少；胎儿的代谢、解毒需母体肝脏完成；孕期大量雌激素需肝脏代谢；分娩时消耗、缺氧等加重肝损害；妊娠期内分泌系统变化导致体内 HBV 激活；妊娠期细胞免疫功能增强。

3. 病毒性肝炎对妊娠的影响　①孕产妇：妊娠期高血压疾病、产后出血发生率增加，重症肝炎常并发 DIC。②胎儿：早期易流产，晚期易出现胎儿宫内窘迫、早产、死胎，新生儿死亡率增高。

（二）诊断

1. 病史　与肝炎患者有密切接触史，6 个月内有输血、注射血液制品史。

2. 临床表现　妊娠期不能用妊娠反应或其他原因解释的消化道症状，如食欲缺乏、恶心、呕吐、腹胀、腹泻、肝区疼痛、乏力、畏寒、发热等，部分患者皮肤巩膜黄染、尿黄、肝区叩击痛、肝大，妊娠晚期因子宫增大极少被触及。

3. 实验室检查

（1）病原学检查：肝炎相应病毒血清抗原、抗体阳性，PCR 检测相应病毒 DNA 或 RNA 阳性。

（2）肝功能：血 ALT、AST 增高，且持续时间长。黄疸型肝炎血清总胆红素升高，达 17μmol/L 以上，尿胆红素阳性。

（3）影像学检查：B 超或 MRI。

4. 乙型病毒性肝炎的临床分型　分为急性肝炎和慢性肝炎。

5. 重症肝炎的诊断　出现以下情况，需考虑重症肝炎：①消化道症状重。②黄疸进行性加重，血总胆红素＞171μmol/L 或每日上升＞17.1μmol。③凝血功能障碍，全身出血倾向。④肝臭气，肝脏进行性缩小，肝功明显异常。⑤肝性脑病。⑥肝肾综合征。

（三）西医治疗

1. 原则　护肝为主，重症肝炎要积极治疗、控制各种并发症。

2. 治疗　①妊娠前咨询：育龄女性常规检查 HBV 标志物，无抗体者应常规接种，感染者应查肝功能、DNA 检测及 B 超。②非重型肝炎：护肝、对症、支持疗法。③重型肝炎：严密检测病情变化，护肝、防治肝性脑病，预防及治疗 DIC、肾衰竭。④产科：适时终止妊娠；分娩时严格消毒，加强围术期处理，产后不宜哺乳。

（四）辨证论治

以**除湿退黄安胎**为主。

1. 湿热蕴结证

证候：妊娠期间身目俱黄，色鲜明如橘，右胁胀痛，恶心厌食，口苦咽干，胸胁痞满，倦怠乏力，尿黄；舌质红苔黄腻，脉弦滑或濡数。

治法：清热利湿，佐以安胎。

方药：**茵陈蒿汤**加金钱草、虎杖、寄生、续断。

2. 湿邪困脾证

证候：妊娠期面目周身发黄，其色晦暗，呃逆纳少，脘腹胀满，体倦便溏；舌质淡苔白，脉濡。

治法：健脾化湿，养血安胎。

方药：**胃苓汤**去桂枝、泽泻，加寄生、菟丝子。

3. 肝郁脾虚证

证候：妊娠期间两胁胀痛，胸闷腹胀，食欲缺乏，情绪抑郁，时时叹息，乏力便溏；舌淡红，苔薄白，脉弦滑。

治法：疏肝理气，健脾安胎。

方药：**逍遥散**加寄生、菟丝子。

4. 热毒内陷证

证候：妊娠期间突然出现身目发黄，极度乏力，口有肝臭味，或伴有高热，神昏谵语，衄血，心烦口渴，脘腹胀满，溲赤便结；舌质红绛苔黄干燥，脉弦数或弦大。

治法：清热解毒，凉血救阴。

方药：**犀角地黄汤**合**黄连解毒汤**加茵陈、大青叶。

三、糖尿病

分为糖尿病合并妊娠（孕前糖尿病）和妊娠糖尿病。

（一）病因及妊娠与糖尿病的相互影响

1. 妊娠对糖尿病的影响　妊娠可使糖尿病病情加重，使既往无糖尿病的孕妇发生妊娠糖尿病（GDM）。

2. 糖尿病对妊娠的影响　①孕妇：流产发生率、妊娠期高血压疾病、子痫前期发生率增加；易并发感染、羊水过多；易致产后出血、糖尿病酮症酸中毒；妊娠早期可致胎儿畸形，中晚期易致胎儿宫内窘迫及胎死宫内。GDM 孕妇再次妊娠时复发率高。②胎儿：巨大儿增多，胎儿畸形率增高，胎儿生长受限、流产和早产发生率增高。③新生儿：新生儿呼吸窘迫综合征发生率增高，并易发生低血糖。

（二）诊断

1. 病史　可有糖尿病家族史、PCOS 史、GDM 史、不良孕产史，年龄 ≥ 35 岁，肥胖。

2. 临床表现　妊娠期出现多饮、多食、多尿或外阴阴道假丝酵母菌病反复发作。孕妇体重过高，或羊水过多、胎儿受限、巨大儿。

3. 实验室检查

（1）空腹血糖（FPG）测定：妊娠期首次检查 FPG ≥ 5.1mmol/L 者，可诊断为糖尿病。

（2）葡萄糖耐量试验（OGTT）试验：测空腹及服糖后 1h 和 2h 血糖，应分别低于 5.1mmol/L、10mmol/L、8.5mmol/L。任何一项达到或超过以上数值可诊断为 GDM。

（三）西医治疗

1. 一般治疗　合理控制饮食、适当运动。

2. 药物治疗　①胰岛素；②妊娠期糖尿病酮症酸中毒的治疗。

3. 产科处理

（1）分娩期：①时机。应尽量推迟终止妊娠的时间。血糖控制不满意，有下列情况者立即终止妊娠。血管病变；合并重度子痫前期；胎儿生长受限；严重感染；胎儿宫内窘迫。终止妊娠前予地塞米松促进胎肺成熟。②方式。有下列情况者，应选择剖宫产或放宽剖宫产指征。胎盘功能不良；巨大儿、胎位异常、胎儿宫内窘迫等；糖尿病病程 > 10 年，伴有视网膜病变及肾功能损害、重度子痫前期；有死胎、死产史的孕妇。

（2）产时：休息、镇静，给予适当饮食，严密监测血糖、尿糖、尿酮体变化，将血糖控制在接近正常水平，加强胎儿监护。

4. 新生儿的处理　按高危新生儿处理，注意保温、吸氧，加强监测，预防并发症。

（四）辨证论治

以**清热润燥、养阴生津**为主。

1. 肺热津伤证

证候：妊娠期间，烦渴多饮，口干舌燥，尿频量多；舌边尖红，苔薄黄或少苔，脉滑数。

治法：清热润肺，生津止渴。

方药：**消渴方**去天花粉，加葛根、麦冬、石斛、黄芩、菟丝子。

2. 胃热炽盛证

证候：妊娠期间，多食易饥，形体消瘦，口干多饮，小便频数，大便秘结；苔黄燥，脉滑实有力。

治法：清胃泻火，养阴生津。

方药：**玉女煎**去牛膝，加玄参、芦根、黄连、黄芩、菟丝子。

3. 肾阴亏虚证

证候：妊娠期间，尿频量多，尿浊如膏脂，或尿甜，口干舌燥，皮肤干燥，头晕耳鸣，腰膝酸软；舌红少苔，脉细数。

治法：滋补肝肾，养阴清热。

方药：**六味地黄丸**合**生地黄饮子**去牡丹皮、茯苓，加菟丝子。

4. 阴阳两虚证

证候：妊娠期间口渴思饮，小便频多，浑浊如膏，甚则饮一溲二，腰膝酸软，面色黧黑，形寒肢冷；舌淡苔少，脉沉细无力。

治法：滋阴助阳。

方药：**金匮肾气丸**去泽泻、牡丹皮、附子，加仙灵脾、菟丝子、益智仁。

四、贫血

(一) 西医病因病理

1. 分类及病因

(1) 缺铁性贫血：孕期铁需要量增加。

(2) 巨幼细胞贫血：叶酸、维生素 B_{12} 缺乏所致。

(3) 再生障碍性贫血：骨髓造血干细胞增殖与分化障碍，全血细胞减少。

(4) 珠蛋白生成障碍性贫血：调控珠蛋白合成的基因缺陷。

2. 贫血对妊娠的影响 ①孕妇：抵抗力低下，耐受能力降低。②胎儿：生长受限、胎儿宫内窘迫、胎儿畸形。

(二) 诊断

孕妇外周血血红蛋白＜110g/L 及血细胞比容＜0.33。①轻度贫血，血红蛋白 100～109g/L。②中度贫血，血红蛋白 70～99g/L。③重度贫血，血红蛋白 40～69g/L。④极重度贫血，血红蛋白＜40g/L。

(三) 西医治疗

孕期应加强营养，针对病因治疗必要输血。产时配血备用，严密监护，抗生素预防感染。产褥期支持疗法、预防出血、广谱抗生素抗感染。

五、特发性血小板减少性紫癜

(一) 对妊娠的影响

1. 孕产妇　出血、自然流产率及母婴死亡率高。

2. 胎儿　新生儿血小板减少、颅内出血。

(二) 诊断

1. 病史　妊娠前有血小板减少性紫癜病史。

2. 症状　皮肤黏膜出血和贫血，消化道、生殖道、视网膜及颅内出血。

3. 体征　脾不大或轻度增大。

4. 实验室检查　血液检查外周血血小板＜100×10^9/L。骨髓检查可见巨核细胞增多或正常，成熟型血小板减少。血小板抗体测定多数为阳性。

(三) 西医治疗

支持疗法，纠正贫血，一般不必终止妊娠。妊娠期可使用肾上腺皮质激素、大剂量丙种球蛋白、脾切除、血小板输入、激素治疗等。以阴道分娩为主，可适当放宽剖宫产指征。

第十二单元　异常分娩

【复习指导】本单元掌握产力异常、产道异常、胎位异常的概念、分类、临床表现、西医治疗原则。了解产力异常的中医辨证论治，以及产力异常、产道异常对母儿的影响。

一、产力异常

(一) 概念、分类和病因

1. 概念及分类　产力是分娩的动力，贯穿于分娩全过程。包括子宫收缩力（临产后的主要产力）、腹壁肌及膈肌收缩力（简称腹压）及肛提肌收缩力。通常将子宫收缩节律性、对称性及极性不正常,或强度、频率的改变称子宫收缩力异常,简称产力异常。临床上分为子宫收缩乏力和子宫收缩过强两类,每类又分为协调性和不协调性。

2. 病因　常见病因有头盆不称或胎位异常、子宫因素、全身性因素、内分泌失调和药物影响。

（二）子宫收缩乏力

1. 临床表现

（1）协调性宫缩乏力：子宫收缩节律性、对称性、极性正常,但**收缩力弱,收缩强度弱**,宫腔内压力低（＜15mmHg）,宫缩持续时间短、间歇时间长且无规律（＜2次/10分钟）。

（2）不协调性宫缩乏力：子宫收缩**极性倒置**,宫缩时宫底部收缩不强,而是子宫下段强,间歇时子宫不能完全放松,宫口扩张及胎先露下降缓慢或停滞,呈无效宫缩。产妇自觉宫缩强,下腹持续疼痛,子宫拒按,烦躁不安。胎位触之不清,胎心不规律。

2. 产程时限延长

（1）潜伏期延长：从临产规律宫缩开始至宫口扩张6cm称为潜伏期。初产妇超过20h,经产妇超过14h。

（2）活跃期停滞：破膜且宫口扩张≥6cm后,宫缩正常,宫口停止扩张超过4h；若宫缩欠佳,宫口停止扩张超过6h,可作为剖宫产的指征。

（3）第二产程延长：初产妇超过3h,经产妇超过2h,硬膜外麻醉镇痛分娩时初产妇超过4h,经产妇超过3h,产程无进展。

（4）胎头下降延缓：宫颈扩张减速期和第二产程胎头下降最快,若此阶段胎头下降速度初产妇＜1cm/h,经产妇＜2cm/h称为胎头下降延缓。

（5）胎头下降停滞：减速期后胎头下降停止超过1h。

（6）滞产：总产程超过24h。

3. 对母儿的影响

（1）产妇：①水、电解质紊乱,酸中毒。②产褥感染。③产后出血。④泌尿生殖道瘘。

（2）胎儿：易致胎儿宫内缺氧、胎儿窘迫。

4. 西医治疗

（1）协调性宫缩乏力：寻找原因,估计不能经阴道分娩者,应及时行剖宫产术；若无头盆不称或胎位异常,估计能从阴道分娩,则加强宫缩。

（2）不协调性宫缩乏力：调节子宫收缩,恢复正常节律性和极性。哌替啶或吗啡肌内注射,使产妇得到充分休息。纠正无效则应行剖宫产术。在宫缩未恢复为协调性之前,严禁使用宫缩药。

（三）子宫收缩过强

1. 协调性子宫收缩过强

（1）临床表现：产道无阻力时,宫口开全迅速,短时间分娩结束。若总产程＜3h结束分娩,称为急产。若伴有头盆不称,胎位异常,可见病理性缩复环,或发生子宫破裂。

（2）对母儿影响：①产妇。软产道撕裂伤、产褥感染、胎盘滞留或产后出血。②胎儿及新生儿。宫缩过强、过频易发生胎儿宫内窘迫、新生儿窒息甚至死亡。过快娩出,可致新生儿颅内出血。急产易致新生儿感染及坠地骨折等。

（3）治疗：做好接产及抢救新生儿窒息的准备，来不及消毒、新生儿直接坠地予以抗生素预防感染，肌内注射维生素 K_1 预防颅内出血。

2. 不协调性子宫收缩过强

（1）强直性子宫收缩：是指子宫肌层强烈的痉挛性收缩，失去**节律性**，宫缩间歇期短或无间歇。表现为产妇持续性腹痛，拒按，胎位、胎心不清，烦躁不安，有时有肉眼血尿、病理性缩复环等先兆子宫破裂征象。

治疗：及时给予宫缩抑制剂，如硫酸镁或肾上腺素。若为梗阻性原因引起则应立即行剖宫产术。

（2）子宫痉挛性狭窄环：子宫壁局部肌肉呈痉挛性不协调性收缩形成的环状狭窄，持续不放松。狭窄环可出现在宫颈、宫体的任何部位，以胎颈、胎腰处常见。表现为产妇持续性腹痛，烦躁不安，宫颈扩张缓慢，胎先露下降停滞，胎心时快时慢，宫腔内触及较硬无弹性狭窄环。环位不随子宫收缩而上升，与病理性缩复环不同。

治疗：寻找原因后予以纠正。给予硫酸镁或哌替啶或吗啡肌内注射。待过强宫缩控制后，可行自然分娩或阴道助产。若经处理后，子宫痉挛性狭窄环不缓解，应立即行剖宫产术结束分娩。

二、产道异常

产道异常包括骨产道异常（**多见**）及软产道异常。

（一）骨产道异常

1. 狭窄骨盆分类　骨盆入口、中骨盆及出口平面狭窄，骨盆3个平面均狭窄。

2. 诊断

（1）病史：有佝偻病、脊髓灰质炎、难产史等。

（2）临床表现

1）骨盆入口平面狭窄：①胎头衔接受阻。②潜伏期及活跃早期延长，活跃后期产程进展顺利。胎头不能入盆，常导致分娩梗阻性难产。

2）中骨盆及出口平面狭窄：①胎头衔接正常。②胎头受阻于中骨盆。

3）单纯骨盆出口平面狭窄：第一产程进展顺利，第二产程停滞，继发性宫缩乏力。

（3）体格检查：①一般检查。观察孕妇身高、体型、步态。身高＜145cm 应注意均小骨盆。②腹部检查。观察是否有尖腹、悬垂腹等，初产妇在妊娠 36～38 周时，胎头应入盆衔接，如尚未入盆，则需充分估计头盆关系。

（4）骨盆测量：包括骨盆外测量和骨盆内测量。

3. 对母儿的影响

（1）产妇：引起继发性宫缩乏力，产程延长，甚至停滞；持续性枕横位或枕后位；组织缺血、缺氧、坏死，导致生殖道瘘；宫内感染。

（2）胎儿、新生儿：易发生脐带脱垂、胎儿窘迫、胎膜早破、胎儿宫内感染；胎儿颅内出血；增加手术助产，易发生新生儿产伤及感染。

4. 处理

（1）安慰产妇，休息充分，补充营养；监测宫缩、胎心、胎先露部下降情况。

（2）根据不同骨盆层面狭窄进行适宜处理。

（3）畸形骨盆具体分析，若畸形严重，及时行剖宫产术。

（二）软产道异常

软产道异常包括盆底软组织、阴道、宫颈、子宫的异常。

三、胎位异常

胎位异常是难产的常见因素，以头先露胎位异常最常见。

（一）持续性枕后位、枕横位

1. 临床表现　胎头枕骨持续位于骨盆后方，在宫口未开全时过早出现排便感及肛门坠胀，产妇不自主向下屏气，过早使用腹压，常致继发性宫缩乏力及宫颈水肿。

2. 腹部检查　宫底部触及胎儿臀部，胎心音在脐下一侧偏外方听及最响亮。

3. 肛门检查或阴道检查　**阴道检查**是确定枕后位、枕横位的**重要**方法。矢状缝在骨盆横径上形成枕左横位或枕右横位。囟门触不清时，通过触摸耳郭位置及方向确定胎方位。在宫口开全或近开全时肛查感直肠后部较空虚，则为枕后位。

4. B超　能确定胎方位。

5. 治疗　骨盆正常，胎儿不大，具有有效宫缩时，可试产经阴道分娩。

（二）胎头高直位

1. 临床表现　临产后胎头入盆困难，宫口扩张缓慢，感耻骨联合部位疼痛。

2. 腹部检查　高直前位时胎背占据产妇腹前壁，胎心在腹中线稍高处听诊最清楚。高直后位产妇腹部被胎儿肢体占据，下腹部左右两侧均可听到胎心音，有时在耻骨上方触及胎儿下颏。

3. 经阴道检查　矢状缝与骨盆入口前后径一致，前囟在骶岬前，后囟在耻骨联合后，为胎头高直前位，反之为胎头高直后位。

4. 治疗　骨盆正常，胎儿不大，产力正常，可试从阴道分娩。若经阴道分娩难度大，需剖宫产分娩。

（三）面先露

1. 临床表现　潜伏期延长可合并活跃期延长，胎头迟迟不易入盆。

2. 腹部检查　颏前位时，在腹前壁下可触及胎儿肢体，胎心在胎儿肢体侧的下腹部听得清楚。颏后位时，于耻骨联合上方可触及枕骨隆突与胎背之间有明显的凹沟，胎心较遥远且弱。

3. 肛门检查及阴道检查　肛门检查可触及软硬不均、高低不平的面部，宫口开大 3cm 以上阴道内诊可扪及胎儿口、鼻、眼等。

4. B超　可确诊面先露，并能确定胎方位。

5. 治疗　颏前位时如无头盆不称，宫缩好，胎儿不大，可经阴道自然娩出。颏前位有头盆不称或胎儿宫内窘迫者，应行剖宫产术。

（四）臀先露

1. 临床表现　孕妇常感肋下有圆而硬的胎头，常致宫缩乏力，宫口扩张延缓，产程延长。

2. 腹部检查　子宫轮廓呈纵椭圆形，子宫底部可触及圆而硬的胎头，按时有浮球感，耻骨联合上可触及宽而软形状不规则的胎臀，胎心听诊在脐上最清楚。

3. 肛门检查及阴道检查　肛门检查可触到软而不规则的胎臀或胎足，先露位置较高。

4. B超　能确诊臀位的类型。

5. 治疗

（1）妊娠期：妊娠30周前，臀先露多可自然回转成头位。妊娠30周后仍为臀位，用膝胸卧位或艾灸、激光照射至阴穴纠正胎位。

（2）分娩期：若骨盆正常，胎儿不大，产力正常，可从阴道分娩；适当放宽剖宫产手术指征。

（五）肩先露

1. 临床表现　易发生宫缩乏力、胎膜早破。破膜后胎儿上肢、脐带顺着羊水一起脱出，导致胎儿宫内窘迫，甚至胎死宫内。

2. 腹部检查　子宫呈横椭圆形，腹部一侧触及胎头，另一侧触及胎臀，宫底低于相应孕周，耻骨联合上方空虚，胎心在脐周听诊最清楚。

3. 肛查及阴道检查　若宫口扩张，胎膜已破可触及胎儿肩胛骨、肩峰、腋窝及肋骨。

4. B超检查　能准确探清肩先露、确定胎方位。

5. 治疗

（1）妊娠期：妊娠后期发现肩先露，可采用膝胸卧位，或艾灸、激光照射至阴穴及时纠正。

（2）分娩期：宫口开大5cm以上，破膜不久，在麻醉下由有经验的产科医师行内倒转术，转成臀先露。出现先兆子宫破裂或子宫破裂征象，无论胎儿是否存活，宫口是否开全，均禁止任何阴道操作，应立即行剖宫产术。

（六）复合先露

1. 诊断　阴道检查触及胎先露旁有小肢体可确诊。

2. 治疗　无头盆不称，胎头与脱出肢体已入盆，在宫口开全后上推肢体，压胎头下降，产钳助产。若头盆不称，应行剖宫产。

第十三单元　胎儿宫内窘迫及胎膜早破

【复习指导】掌握胎儿宫内窘迫、胎膜早破的概念、西医病因、诊断及西医处理。熟悉胎膜早破对母儿的影响。了解其中医辨证论治。

一、胎儿宫内窘迫

胎儿宫内窘迫是指胎儿在子宫内因急性或慢性缺氧危及其健康和生命的综合症状。

（一）病因

1. 胎儿急性缺氧　母胎间血氧运输及交换障碍或脐带血循环障碍所致。常见因素：①前置胎盘、胎盘早剥。②脐带异常。③休克。④缩宫素使用不当。⑤孕妇应用麻醉药及镇静药过量，呼吸抑制。

2. 胎儿慢性缺氧　①母体血液氧含量不足。②子宫胎盘血管硬化、狭窄、梗死。③胎儿自身因素，如胎儿严重的心血管疾病、颅内出血及颅脑损伤等。

（二）临床表现

1. 急性胎儿宫内窘迫　主要发生在分娩期。表现为：①胎心率异常。是急性胎儿宫内窘迫的**重要征象**。②羊水胎粪污染。根据污染程度不同可分为3度。Ⅰ度，羊水呈浅绿色，常见于胎儿慢性缺氧。Ⅱ度，呈黄绿色、深绿色，浑浊，常见于胎儿急性缺氧。Ⅲ度，呈棕黄色，稠厚，提示胎儿缺氧严重。③胎动异常。初期胎动频繁，继之减弱及次数减少，进而消失。④代谢性酸中毒。出生后脐动脉血气分析，pH < 7.2，碱剩余 > 12mmol/L。

2. 慢性胎儿宫内窘迫　主要发生在妊娠晚期，有妊娠期高血压疾病、糖尿病、慢性肾炎、过期妊娠、严重贫血等病史。表现为：①胎动减少或消失。②胎儿电子监护可出现NST无反应型；在无胎动与宫缩时，胎心率 > 180次/分或 < 120次/分持续10min以上；基线变异频率 < 5次/分；OCT可见频繁重度变异减速或晚期减速。③胎盘功能不良。④胎儿电子监护NST结果综合评分 ≤ 3分提示胎儿宫内窘迫，4～7分胎儿可疑缺氧。⑤羊膜镜检查见羊水浑浊，呈棕黄色或浅绿色、深绿色。

（三）治疗

1. 急性胎儿宫内窘迫　①左侧卧位，吸氧，纠正水盐、电解质紊乱。②纠正病因。③尽快终止妊娠。

2. 慢性胎儿宫内窘迫　①卧床休息，左侧卧位，定时吸氧，积极治疗合并症及并发症。②孕周小，估计胎儿娩出后存活可能性小，应尽量非手术治疗，延长孕周，同时促胎肺成熟。③妊娠近足月，行剖宫产术终止妊娠。

二、胎膜早破

胎膜早破是指在临产前胎膜破裂，易致早产、脐带脱垂及母儿感染等。中医学称为"胎衣先破"。

（一）病因

常见有生殖道感染、羊膜腔压力增高、胎膜受力不均、宫颈内口松弛、营养因素等。

（二）诊断

1. 病史　孕期感染、孕晚期性交、胎位异常、营养不良等病史。

2. 临床表现　①阴道排液，无腹痛等其他先兆。②发热。③肛门检查时将胎先露部上推可见阴道流液量增多；阴道检查，可见阴道后穹窿有羊水积聚，或有羊水自宫颈管内流出。感染时子宫压痛，母儿心率增快。

3. 实验室检查

①阴道酸碱度检查：pH ≥ 6.5，提示胎膜早破。②胎儿纤连蛋白测定。③羊膜腔感染检测。④胰岛素样生长因子结合蛋白-1。⑤羊膜镜检查。⑥超声检查。

（三）对母儿的影响

1. 母体　宫内感染、产后出血、胎盘早剥。

2. 胎儿　早产、脐带脱垂、胎儿宫内窘迫及新生儿感染性疾病。

（四）西医治疗

1. 期待疗法　适用于妊娠28～35周、胎膜早破不伴有感染，羊水平段 ≥ 3cm者。

（1）一般处理：绝对卧床，保持外阴部清洁，生命体征检测。

（2）预防感染：破膜超过12h者，应给予抗生素预防感染。

（3）抑制子宫收缩。

(4)促胎肺成熟。

2.终止妊娠

(1)经阴道分娩：妊娠34周后，胎肺成熟，宫颈成熟，无禁忌证可引产。

(2)剖宫产：胎位异常，宫颈不成熟，胎肺成熟，明显羊膜腔感染，伴有胎儿宫内窘迫，抗感染同时行剖宫产术终止妊娠，做好新生儿复苏准备。

第十四单元　分娩期并发症

【复习指导】掌握产后出血的原因、临床表现、诊断、西医处理方法；羊水栓塞的定义、西医病因、诊断及西医治疗。熟悉子宫破裂的临床表现、西医治疗方法。了解产后出血、子宫破裂的定义；羊水栓塞的中医治疗；脐带异常的诊断及治疗。

一、产后出血

胎儿阴道娩出后24h内失血量超过5000ml，剖宫产时超过1000ml。居我国孕产妇死亡原因的**首位**。属于中医学"产后血崩""产后血晕""胞衣不下"的范畴。

（一）西医病因

西医病因有**宫缩乏力（最常见）**、胎盘因素、软产道裂伤和凝血功能障碍。

（二）诊断

1.病史　可有多胎妊娠、巨大胎儿、急产、前置胎盘等。

2.临床表现　胎儿娩出后阴道大量出血，24h出血量≥500ml继发休克。可见宫底抬高、轮廓不清，胎盘、胎膜缺损，阴道、会阴、宫颈裂伤等。产妇迅速出现头晕心慌、烦躁、皮肤苍白湿冷、脉搏细数、血压下降等休克征象。

3.实验室检查　血常规、凝血功能检测可协助诊断。

（三）西医治疗

1.宫缩乏力　加强宫缩：①按摩子宫。②应用宫缩药。③宫腔纱条填塞法。④结扎盆腔血管。⑤行髂内动脉或子宫动脉栓塞。⑥必要时切除子宫。

2.胎盘因素　有胎盘滞留时应取出。疑似胎盘植入时宜手术切除子宫。胎盘和胎膜残留可行钳刮术或刮宫术。

3.软产道损伤　有活动性出血应缝合止血。

4.凝血功能障碍　尽快输新鲜全血，补充血小板、纤维蛋白原或凝血酶原复合物、凝血因子等。

二、子宫破裂

分娩期或妊娠晚期，子宫体或子宫下段发生破裂。

（一）西医病因

病因有梗阻性难产（最常见）、瘢痕子宫、宫缩药使用不当和产科手术损伤。

（二）诊断

1.先兆子宫破裂

(1)病史：多见于阻塞性难产，或不适当使用宫缩药。

(2)临床表现：**病理性缩复环、下腹部压痛、胎心率的变化**及**血尿**是先兆子宫破裂的4

个重要症状。孕妇可有水、电解质紊乱。

2.子宫破裂

（1）病史：可有瘢痕子宫等。

（2）临床表现：在先兆子宫破裂的基础上，突然发生剧烈腹痛，有休克及明显的腹部体征。

（3）B超：确定破口部位及胎儿与子宫的关系。

（三）西医治疗

1.先兆子宫破裂　肌内注射哌替啶或静脉全身麻醉，立即抑制宫缩；迅速行剖宫产术。

2.子宫破裂　在吸氧、输液、输血、抗休克的同时，无论胎儿是否存活，均应迅速手术。

三、羊水栓塞

在分娩过程中羊水及其内容物突然进入母体血循环引起急性肺栓塞、过敏性休克，弥散性血管内凝血（DIC）、肾衰竭或猝死的**严重分娩并发症**。属于中医学"**产后血晕**"的范畴。

（一）病因

由污染羊水中的有形物质（胎儿毳毛、角化上皮、胎脂、胎粪）进入母体血循环引起。羊膜腔内压力增高、胎膜破裂和宫颈或宫体损伤处有开放的静脉或血窦是导致羊水栓塞发生的**基本条件**。

（二）诊断

1.病史　分娩过程中宫缩过强、胎膜早破或存在某些病理性妊娠因素如胎盘早剥等。

2.临床表现　胎膜破裂后、胎儿娩出后或手术中产妇突然出现寒战、呛咳、气急、烦躁不安、尖叫、呼吸困难、发绀、抽搐、出血、不明原因休克等。

3.实验室及其他检查

（1）实验室检查：血涂片查找羊水有形物质，采集下腔静脉血，镜检见到羊水成分可以确诊。血小板计数、纤维蛋白原定量、凝血酶原时间测定等可协助诊断DIC。

（2）辅助检查：①胸部X线摄片可见双肺弥漫性点片状浸润阴影，沿肺门周围分布，伴有右心扩大。②心电图或心脏彩色多普勒超声检查可见右心房、右心室扩大，ST段下降。

（三）西医治疗

一旦发生羊水栓塞，应立即抢救。早期阶段以抗过敏、纠正呼吸循环功能衰竭、改善低氧血症和抗休克为主；DIC阶段早期抗凝治疗，晚期抗纤溶治疗；少尿或无尿阶段，应及时使用利尿药，预防肾衰竭的发生。

1.抗过敏　解除肺动脉高压，改善低氧血症。

2.抗休克　扩容、升压，纠正酸中毒，纠正心力衰竭。

3.防治DIC　应用肝素钠、补充凝血因子、抗纤溶药物。

4.预防肾衰竭及感染　血容量补足后若仍少尿，应选用呋塞米或甘露醇。选用肾毒性小的广谱抗生素预防感染。

5.产科处理　若发生于胎儿娩出前，应积极改善呼吸循环功能，防止DIC，抢救休克。发生在第一产程，应行剖宫产。发生在第二产程，应行阴道助产；若发生产后大出血，经积极处理仍不能止血者，应行子宫切除。

第十五单元　产后病

【复习指导】本单元掌握产后病的定义，产后三冲、三病、三急、三审、三禁的内容，产后病病因病机特点和治疗原则；产褥感染的定义、西医病因病理、西医治疗；晚期产后出血的定义、西医病因、西医治疗、中医辨证论治；产后缺乳的中医辨证论治。熟悉产褥感染的诊断、中医辨证论治；晚期产后出血的诊断；产后缺乳的定义。了解产后病的预防调摄，产后乳汁自出的定义及中医辨证论治；产后常见并发症的中医辨证论治。

一、中医学对产后病的认识

产妇在产褥期内发生与**分娩或产褥**有关的疾病，称为"产后病"。

（一）产后"三冲""三病""三急"

古代医家对产后常见病和危重症的概括。产后"三冲"是指**冲心、冲胃、冲肺**。产后"三病"是指产后**病痉、病郁冒、病大便难**。产后"三急"是指产后**呕吐、盗汗、泄泻**。

（二）产后病的病因病机

产后病的病因病机主要有亡血伤津、元气受损、瘀血内阻、外感六淫或饮食房劳所伤。

（三）产后"三审"

先审小腹痛与不痛，以辨有无恶露停滞；次审大便通与不通，以验津液之盛衰；再审乳汁的行与不行及饮食多少，以察胃气之强弱。

（四）产后病的治疗原则

对产后病的治疗，应根据亡血伤津、元气受损、瘀血内阻、**多虚多瘀**的病机特点，本着"**勿拘于产后，亦勿忘于产后**"的原则，结合病情进行辨证论治。

（五）产后用药"三禁"

禁大汗，以防亡阳；禁峻下，以防亡阴；禁通利小便，以防亡津液。

（六）产后病的预防与调摄

产后病应注重调护：居室空气流通；衣着宜适温；饮食宜清淡富含营养易消化；劳逸结合；产后百日内禁房事；保持外阴清洁，以防病邪乘虚入侵。

二、产褥感染

产褥期内生殖道受病原体侵袭而引起局部或全身的感染，是导致孕产妇死亡的四大原因（**产褥感染、产科出血、妊娠合并心脏病、子痫**）之一。属于中医学"**产后发热**"的范畴。

（一）病因

产妇体质虚弱、孕期卫生不良、胎膜早破、羊膜腔感染、产科手术操作等诱因引起病原体侵入机体或机会致病菌在孕妇抵抗力降低等感染诱因出现时致病（机体免疫力、细菌毒力、细菌数量平衡失调）。

（二）病理

①急性外阴、阴道、宫颈炎。②急性子宫内膜炎、子宫肌炎。③急性盆腔结缔组织炎、急性输卵管。④急性盆腔腹膜炎及弥漫性腹膜炎。⑤血栓静脉炎。⑥脓毒血症及败血症。

（三）诊断

1. **病史**　难产、手术产、急产、不洁分娩等病史。

2. 临床表现

（1）症状：发热、下腹疼痛、恶露异常。下肢血栓静脉炎可见下肢持续性疼痛、肿胀，站立时加重，行走困难。

（2）体征：体温升高，脉搏增快，下腹有压痛或有反跳痛、肌紧张。下肢血栓静脉炎患者局部静脉压痛，或触及硬索状，下肢水肿，皮肤发白，习称"股白肿"。外阴感染时，会阴切口或裂伤处可见红肿、触痛，或切口化脓、裂开。阴道与宫颈感染时黏膜充血、溃疡，脓性分泌物增多。如为宫体或盆腔感染，双合诊检查子宫有明显触痛，大而软，宫旁组织明显触痛、增厚或触及包块，有脓肿形成时，肿块可有波动感。

3. 实验室及其他检查 白细胞总数明显升高，中性粒细胞增高。B型超声可了解子宫大小、有无残留物及复旧情况。

（四）鉴别诊断

需与产褥病率的其他疾病（如急性乳腺炎、呼吸道感染、泌尿系统感染）及产褥中暑相鉴别。

（五）西医治疗

1. 一般治疗 物理降温，纠正水及电解质紊乱。

2. 抗生素 根据临床表现及临床经验选用广谱抗生素，**首选**青霉素类和头孢类抗生素，同时加用甲硝唑。

3. 引流通畅 会阴伤口、腹部伤口感染、盆腔脓肿者，应行切开引流。

4. 手术治疗 抗感染并清除宫腔残留物。若出现脓毒血症时，及时行子宫切除。

5. 血栓性静脉炎的治疗 应用抗生素的同时加服活血化瘀类中药，也可加用肝素治疗。

（六）中医辨证论治

1. 感染邪毒证

证候：产后高热寒战，小腹疼痛拒按，恶露量多或少，色紫暗如败酱，气臭秽，烦躁，口渴引饮，尿少色黄，大便燥结；舌红，苔黄而干，脉数有力。

治法：**清热解毒，凉血化瘀**。

方药：**五味消毒饮**合**失笑散**加牡丹皮、赤芍、鱼腥草、益母草。

2. 热入营血证

证候：产后高热汗出，烦躁不安，皮肤斑疹隐隐；舌红绛，苔黄燥，脉弦细而数。

治法：**清营解毒，散瘀泄热**。

方药：**清营汤**加紫花地丁、蒲公英、栀子、牡丹皮。

3. 热陷心包证

证候：产后高热不退，神昏谵语，甚至昏迷，面色苍白，四肢厥冷；舌红绛，脉微而数。

治法：清心开窍。

方药：**清营汤**送服安宫牛黄丸或紫雪丹。

三、晚期产后出血

分娩24h后，在产褥期内发生的子宫大量出血。以产后1～2周发病最常见。属于中医学"产后恶露不绝""产后血崩"的范畴。

（一）病因

胎盘胎膜、蜕膜残留；子宫胎盘附着面感染或复旧不全；剖宫产术后子宫伤口裂开或产后子宫滋养细胞肿瘤等。

（二）诊断

1. 症状

（1）阴道出血：以阴道反复出血或突然大量出血为特征。

（2）腹痛和发热：反复出血并发感染者，可出现腹痛和发热、恶露恶臭。

（3）全身症状：出血多时有头晕、心悸，甚至休克表现。

2. 体征　子宫复旧不佳可扪及子宫增大、变软，宫口松弛；伴有感染者，子宫有压痛；剖宫产切口裂开，宫颈内有血块，宫颈外口松，有时可触及子宫下段明显变软，切口部位有凹陷或突起；滋养细胞肿瘤患者，有时可于产道内发现转移结节。

（三）西医治疗

1. 一般治疗，如有休克立即纠正休克，并给予支持疗法。

2. 促宫缩、抗感染、清除宫内残留物。

3. 剖宫产术后出血。疑似剖宫产切口裂开者，应绝对卧床，大量广谱抗生素和缩宫素静脉滴注。若阴道出血量多可剖腹探查，必要时采用低位子宫次全切除术或子宫全切除术。

（四）中医辨证论治

1. 气虚证

证候：产后恶露量多，或血性恶露持续 10d 不止，色淡红，质稀，无臭气，面色㿠白，神疲懒言，四肢无力，小腹空坠；舌淡，苔薄白，脉细弱。

治法：**补脾益气，固冲摄血**。

方药：**补中益气汤**加艾叶炭、鹿角胶。

2. 血热证

证候：产后恶露过期不止，量较多，色鲜红或紫红，质黏稠，有臭气，面色潮红，口燥咽干；舌红，苔少，脉细数。

治法：**养阴清热，安冲止血**。

方药：**保阴煎**加七叶一枝花、贯众、炒地榆、煅牡蛎。

3. 血瘀证

证候：产后血性恶露持续 10d 不止，量时多时少，色紫暗，有血块，小腹疼痛拒按，块下痛减；舌紫暗或边尖有瘀斑、瘀点，脉沉涩。

治法：**活血化瘀，调冲止血**。

方药：**生化汤**合**失笑散**加益母草、茜草。

四、产后缺乳

哺乳期乳腺无乳汁分泌，或泌乳量少，不能满足喂养婴儿者，称为产后缺乳。中医学称"产后缺乳""产后乳汁不足""产后乳汁不行"等。

（一）西医治疗

以大量服用 B 族维生素为主。

(二)中医辨证论治

1. 气血虚弱证

证候：产后乳少或全无，乳汁清稀，乳房柔软，无胀感，面色少华，神疲乏力，或心悸头晕，舌淡白，脉虚细。

治法：**补气养血，佐以通乳。**

方药：**通乳丹**去木通，加通草。

2. 肝郁气滞证

证候：产后乳甚少或全无，乳汁浓稠，乳房胀硬或疼痛，情志抑郁，舌象变化轻微，脉弦。

治法：**疏肝解郁，通络下乳。**

方药：**下乳涌泉散**。

五、产后乳汁自出

产妇在哺乳期不经婴儿吸吮而乳汁自然流出，称为产后乳汁自出。中医学称为"漏乳""产后乳汁自漏"。

(一)西医治疗

哺乳结束后，应以手挤或吸奶器辅助将乳房内乳汁排出。

(二)中医辨证论治

1. 脾胃气虚证

证候：乳汁自出，质地清稀，乳房柔软。神疲乏力，面色无华。舌淡白，脉细弱。

治法：健脾益气，固摄乳汁。

方药：**补中益气汤**加芡实、五味子。

2. 肝经郁热证

证候：乳汁自出，质地浓稠，乳房胀硬疼痛。情绪抑郁，胸胁胀满，烦躁易怒，口苦。小便短赤，大便秘结。舌红苔黄，脉弦数。

治法：疏肝解郁，清热敛乳。

方药：**丹栀逍遥散**去煨姜，加夏枯草、生牡蛎。

六、产后常见并发症

(一)产后便秘

1. 西医治疗　开塞露塞肛，肥皂水灌肠，口服缓泻药。

2. 中医辨证论治

(1)血虚津亏证

证候：产后大便干燥，或数日不解。一般腹无胀痛，面色萎黄，口燥咽干，皮肤干燥，头晕心悸。舌淡苔薄，脉细。

治法：养血滋阴，润肠通便。

方药：**四物汤**加肉苁蓉、柏子仁、生何首乌、火麻仁。

(2)肺脾气虚证

证候：产后大便不坚，时有便意，虚作努责，便后疲乏益甚，自汗少气。舌质淡苔薄白，脉虚弱。

治法：补脾益肺，润肠通便。

方药：**润燥汤**。

（二）产后尿潴留

产后膀胱充盈而不能自行排尿或排尿困难者，称为产后尿潴留。中医学称本病为"产后小便不通"。

1. 西医治疗　药物治疗（新斯的明）、导尿术。

2. 中医辨证论治

（1）肺脾气虚证

证候：产后小便不通，小腹坠胀疼痛，倦怠乏力，气短懒言，面色淡白；舌淡苔薄白，脉缓弱。

治法：益气生津，宣肺行水。

方药：**补气通脬饮**。

（2）肾阳亏虚证

证候：产后小便不通，小腹胀急疼痛，腰膝酸软，面色晦暗。舌淡，脉沉迟。

治法：补肾温阳，化气利水。

方药：**济生肾气丸**。

（3）血瘀证

证候：产后小便不通，小腹胀满刺痛，夜间尤重。舌紫暗，苔薄白，脉沉涩。

治法：养血活血，化气利水。

方药：**加味四物汤**。

（4）气滞证

证候：产后小便不通，小腹胀满或痛，情志抑郁，胸胁胀满或痛，烦闷不安。舌淡红，脉弦。

治法：理气行滞，行水利尿。

方药：**木通散**。

第十六单元　外阴上皮内非肿瘤样病变

【复习指导】本单元内容属于了解的范畴。了解外阴慢性单纯性苔藓、外阴硬化性苔藓的表现、西医治疗、中医辨证论治。

一、外阴慢性单纯性苔藓

ISSVD 2006 分类中棘层细胞增生型，以病因不明的棘层细胞良性增生、外阴瘙痒为主要症状，是<u>最常见</u>的外阴白色病变。

（一）临床表现

1. 症状　<u>外阴瘙痒剧烈</u>，甚则坐卧不安，影响睡眠，或伴有灼热疼痛。

2. 体征　病变早期皮肤暗红或粉红，角化过度则呈白色。病损范围主要累及大阴唇、阴唇间沟、阴蒂包皮、阴唇后联合等处，可呈局灶性、多发性或对称性。<u>局部皮肤增厚、粗糙、隆起皮肤纹理明显，出现苔藓样变</u>（<u>病检</u>为本病的<u>确诊</u>依据）。

（二）西医治疗

控制瘙痒（糖皮质激素局部治疗）；物理治疗（CO_2激光、氦氖激光、冷冻等）；手术治疗。

（三）中医辨证论治

1. 肝郁气滞证

证候：外阴瘙痒、干燥、灼热疼痛，局部皮肤粗糙、增厚或皲裂、脱屑、溃疡，或色素减退，性情抑郁，经前乳房胀痛，胸闷嗳气，两胁胀痛；舌质暗苔薄，脉弦细。

治法：疏肝解郁，养血通络。

方药：黑逍遥散去生姜、加川芎。

2. 湿热下注证

证候：外阴奇痒，灼热疼痛，外阴皮肤黏膜变白、粗糙肥厚或溃破流黄水，带下量多，色黄，秽臭，胸闷烦躁，口苦口干，溲赤便秘；舌红苔黄腻，脉滑数。

治法：清热利湿，通络去痒。

方药：龙胆泻肝汤去木通。

二、外阴硬化性苔藓

外阴及肛周皮肤萎缩变薄、色素减退变白为主要特征。

（一）临床表现

1. 症状 外阴瘙痒，或无不适，晚期出现性交困难。

2. 体征 检查时可见大小阴唇、阴蒂包皮、阴唇后联合及肛周皮肤色素减退呈粉红或白色，萎缩变薄，干燥皲裂。晚期皮肤菲薄，阴道口挛缩狭窄，甚至仅容指尖。

（二）西医治疗

丙酸睾酮油膏外涂，其余同"外阴慢性单纯性苔藓"。

（三）中医辨证论治

1. 肝肾亏损证

证候：外阴干燥瘙痒，夜间尤甚，局部皮肤黏膜萎缩平坦，色素减退或消失，变白或粉红，干燥薄脆，阴道口缩小，伴有头晕耳鸣，双目干涩，腰膝酸楚，耳鸣乏力；舌红苔少，脉细弱。

治法：补益肝肾，养荣润燥。

方药：归肾丸合二至丸。

2. 血虚化燥证

证候：外阴干燥瘙痒，变薄，变白，脱屑，皲裂，阴唇、阴蒂萎缩或粘连，头晕眼花，心悸怔忡，气短乏力，面色萎黄；舌淡苔薄，脉细。

治法：益气养血，润燥止痒。

方药：人参养荣汤。

3. 脾肾阳虚证

证候：外阴瘙痒，局部皮肤黏膜薄脆、变白，弹性减退，形寒肢冷，纳呆便溏，腰脊冷痛，小便频数，性欲淡漠。舌淡胖苔薄白或薄润，脉沉弱。

治法：温肾健脾，养血润燥。

方药：右归丸加黄芪、白术。

第十七单元　女性生殖系统炎症

【复习指导】本单元内容属于每年必考。需要掌握阴道炎的分类、各型的诊断、西医治疗及中医辨证论治；慢性宫颈炎的病理表现、西医治疗；盆腔炎性疾病的西医病因病理、诊断及鉴别诊断、中医辨证论治。熟悉各型阴道炎的临床表现；急、慢性宫颈炎的临床表现、中医辨证论治。了解阴道炎的定义、病因、传染方式，以及女性生殖道的自然防御功能。

一、女性生殖道的自然防御功能

1. 外阴　两侧大阴唇自然闭拢，遮掩阴道口、尿道口、防止外界微生物的污染。

2. 阴道　阴道口闭合，前后壁紧贴，可防止外界污染。生理情况下，雌激素使阴道鳞状上皮增厚并增加糖原含量，糖原经阴道乳杆菌转化为乳酸，维持阴道正常的酸性环境，抑制其他病原体生长，称为阴道自净作用。

3. 宫颈　宫颈内口紧闭，宫颈管分泌大量黏液形成黏液栓，为上生殖道感染的机械屏障。

4. 子宫内膜　月经期子宫内膜周期性剥脱，是消除宫腔感染的有利条件。

5. 输卵管　输卵管黏膜上皮细胞的纤毛摆动及输卵管的蠕动，有利于阻止病原体的侵入。

6. 生殖道免疫系统　生殖道黏膜聚集不同数量的淋巴组织，且中性粒细胞、巨噬细胞、补体等在局部有着重要的免疫功能，发挥抗感染作用。

二、外阴炎

（一）中医病因病机

中医常见病因病机有湿热下注、湿毒浸渍和肝肾阴虚。

（二）临床表现

1. 症状　外阴瘙痒，或灼热疼痛，排尿时疼痛加剧，或阴部干涩，灼热瘙痒。

2. 体征　外阴局部皮肤黏膜红肿、溃烂、脓水淋漓，严重者可有腹股沟淋巴结肿大、压痛、体温升高等一系列急性炎症反应。

（三）中医辨证论治

1. 湿热下注证

证候：外阴肿痛，灼热或瘙痒，充血或有糜烂，带下增多，色黄质稠，臭秽，伴有烦躁易怒，口干口苦；舌苔黄腻，脉弦数。

治法：**清热利湿，杀虫止痒**。

方药：**龙胆泻肝汤**去木通，加苦参、虎杖。

2. 湿毒浸渍证

证候：外阴灼痛，肿胀，充血，甚者溃烂，渗流脓水，带下量多，色黄秽臭，尿黄便秘；舌红苔黄，脉滑数。

治法：**清热解毒，除湿止痒**。

方药：**五味消毒饮**加土茯苓、蚤休、薏苡仁、草薢。

3. 肝肾阴虚证

证候：阴部干涩、瘙痒，五心烦热，头晕目眩，烘热汗出，腰酸耳鸣；舌红少苔，脉细数。

治法：**滋肾降火，调补肝肾**。

方药：**知柏地黄丸**加当归、白鲜皮、制何首乌。
（四）阴痒的中医外治法
1. 塌痒汤　水煎熏洗，适用于湿虫滋生证。
2. 蛇床子　散水煎，趁热先熏后坐浴。
3. 苦参汤　水煎熏洗。

三、阴道炎

（一）中医病因病机
中医常见病因病机有肝经湿热、湿虫滋生。
（二）各种阴道炎的诊断
1. 滴虫阴道炎
（1）病史及病因：不洁性交史或滴虫污染源接触史。病原体为<u>阴道毛滴虫</u>。
（2）临床表现：<u>白带多，呈稀薄脓状、泡沫状，有臭味。阴道口及外阴瘙痒，或灼热疼痛、性交痛等。阴道黏膜充血</u>。
（3）辅助检查：<u>阴道分泌物中找到滴虫即可确诊</u>。
2. 外阴阴道假丝酵母菌病
（1）病史及病因：长期服用广谱抗生素、有糖尿病病史及不洁性接触史等。病原体为**假丝酵母菌为致病菌**。
（2）临床表现：<u>外阴阴道奇痒，白带多，呈凝乳状或豆渣样。阴道黏膜充血红肿</u>。
（3）辅助检查：<u>阴道分泌物找到假菌丝或芽孢即可诊断</u>。
3. 细菌性阴道病的诊断
（1）病因：<u>主要与乳杆菌减少，加德纳菌、厌氧菌增加，以及人型支原体感染有关</u>。
（2）临床表现：<u>阴道分泌物匀质、稀薄、灰白色，有鱼腥臭味。性交后加重可伴有轻度外阴瘙痒或烧灼感</u>。
（3）辅助检查：分泌物查可见线索细胞阳性，<u>阴道 pH > 4.5（pH 多为 5.0～5.5）；胺臭味试验阳性</u>。
4. 萎缩性阴道炎
（1）病史：自然绝经或人工绝经的妇女，雌激素水平不足。
（2）临床表现：阴道分泌物增多，<u>质稀薄，外阴瘙痒、灼热、干涩感</u>。外阴、阴道黏膜潮红、萎缩，黏膜皱襞消失，呈老年性改变。
（3）辅助检查：<u>阴道分泌物 pH 升高，血雌激素水平明显低下</u>。
（三）各种阴道炎的西医治疗
1. 滴虫阴道炎
（1）全身治疗：口服甲硝唑或替硝唑。
（2）局部治疗：0.5%～1% 乳酸或醋酸液冲洗阴道；甲硝唑栓每晚塞入阴道，10d 为 1 个疗程。
（3）性伴侣同治。
2. 外阴阴道假丝酵母菌病
（1）全身治疗：氟康唑 150mg 顿服。

(2)局部治疗：2%～3%苏打液冲洗外阴及阴道或坐浴；克霉唑栓、咪康唑栓、制霉菌素栓等阴道纳药。

3. 细菌性阴道病

(1)全身治疗：口服甲硝唑，7d为1个疗程，连续服用3个疗程。

(2)局部用药：甲硝唑栓或2%克林霉素软膏。

4. 萎缩性阴道炎

(1)全身用药：补充雌激素是主要方法，无禁忌者给予替勃龙口服。

(2)局部用药：雌三醇软膏局部涂抹，甲硝唑栓等阴道纳药。

(四)中医辨证论治

1. 脾虚证

证候：带下量多，色白质稀或淡黄，绵绵不断，无臭，面色㿠白或萎黄，四肢倦怠，纳少便溏或四肢浮肿；舌淡胖有齿痕，苔白或腻，脉细缓。

治法：健脾益气，升阳除湿。

方药：完带汤。

2. 肾阳虚损证

证候：带下量多，绵绵不断，色白质清稀如水，腰酸，畏寒肢冷，大便溏或五更泄泻，小便清长，或夜尿多；舌淡，苔薄白，脉沉迟。

治法：温肾培元，固涩止带。

方药：内补丸。

3. 湿热下注证

证候：带下量多，色黄或呈脓性，质稠味臭，或色白质黏，豆渣样，外阴瘙痒，口苦口腻，胸满纳呆，小便短赤；舌红苔黄腻，脉滑数。

治法：清热利湿，解毒杀虫。

方药：止带方。

4. 湿毒蕴结证

证候：带下量多，黄绿如脓，或赤白相兼，或五色杂下，质黏腻，臭秽难闻；小腹疼痛，腰骶酸痛，小便黄赤，大便干结；舌红苔黄或黄腻，脉滑数。

治法：清热解毒，杀虫祛湿。

方药：五味消毒饮。

5. 阴虚夹湿证

证候：带下多，色黄或赤白相兼，质稠，有气味，阴部灼热或瘙痒，腰酸腿软，头晕耳鸣，五心烦热，咽干口燥，或烘热汗出，失眠多梦；舌红苔少或黄腻，脉细数。

治法：滋阴益肾，清热利湿。

方药：知柏地黄丸。

四、宫颈炎症

(一)西医病因、病理

1. 病因 病原体感染如淋病奈瑟菌、沙眼衣原体、葡萄球菌、链球菌、大肠埃希菌、厌氧菌等，也可由机械性刺激或损伤并发感染而发病。

2.病理 包括急性宫颈炎和慢性宫颈炎。后者有宫颈息肉、宫颈管黏膜炎、宫颈肥大。

（二）诊断

1.病史 常有分娩、流产、手术感染史，不洁性生活史、宫颈损伤或病原体感染等病史。

2.症状 急性宫颈炎多无症状或有阴道分泌物增多呈脓性，可伴有外阴瘙痒及灼热感。慢性宫颈炎多无症状，少数表现阴道分泌物增多，呈乳白色黏液状，有时呈淡黄色脓性，或性交后出血，伴腰腹坠痛。

3.妇科检查 急性宫颈炎见宫颈充血、水肿，脓性分泌物从子宫颈管流出。慢性宫颈炎可见宫颈有不同程度的充血、糜烂、肥大或质硬、息肉、裂伤。

4.辅助检查 阴道分泌物检查见白细胞增多可做初步诊断，可做病原体检测、宫颈刮片或TCT宫颈细胞学检查。必要时行阴道镜检查或活检。

（三）西医治疗

1.宫颈炎 针对病原体选用抗生素。临床常同时选用抗淋病奈瑟菌药物和抗衣原体药物。

2.宫颈糜烂样改变 无症状的生理性柱状上皮异位，无须进行处理；糜烂样改变伴有白带增多、乳头状增生、接触性出血，可局部物理治疗，临床常用有激光、冷冻、电熨、微波、LEEP术及红外线凝结等。

（四）中医辨证论治

1. 热毒蕴结证

证候：带下量多，色黄，质稠，小腹胀痛，腰骶酸楚，小便黄赤，或有阴部灼痛、瘙痒；舌红苔黄，脉滑数。

治法：清热解毒，燥湿止带。

方药：**止带方**合**五味消毒饮**。

2. 湿热下注证、脾虚湿盛证、肾阳虚损证 参见阴道炎"带下过多病"论治。

五、盆腔炎性疾病

（一）急性盆腔炎

1.西医病因、病理

（1）病因：经期、产后卫生不洁，病原体侵入宫腔；或宫腔手术操作不当；或下生殖道感染上行蔓延；或邻近器官感染直接蔓延；或盆腔炎性疾病再次感染。

（2）病理：①急性子宫内膜炎及子宫肌炎。②急性输卵管炎、输卵管积脓、输卵管卵巢脓肿。③急性盆腔结缔组织炎、盆腔腹膜炎或盆腔脓肿，造成急性弥漫性腹膜炎。④可发展为败血症、脓毒血症。⑤衣原体及淋病奈瑟菌感染可引起肝周围炎、肝包膜水肿。

2.中医病因病机 常见病因病机有**热毒炽盛，湿热瘀结**。

3.诊断

（1）病史：有近期妇产科手术史、盆腔炎史；或经期、产后卫生不洁史；不洁房事史。

（2）症状：下腹疼痛，发热甚则寒战高热，白带增多，脓性，臭秽。

（3）体征：急性病容，体温升高，心率增快，下腹部有压痛、反跳痛及肌紧张，甚则肠鸣音减弱或消失。妇科检查：阴道充血，见分泌物呈脓性，臭味，阴道穹窿明显触痛。宫颈充血、水肿，宫颈举痛，宫体稍大，压痛，活动受限。附件区压痛，或扪及包块。

（4）辅助检查：①白细胞及中性粒细胞升高，红细胞沉降率、C反应蛋白升高。阴道后穹隆穿刺可吸出脓液。分泌物、穿刺液、血液培养可检测病原体。②超声提示盆腔内有积液或输卵管卵巢积水、积脓。

4. 西医治疗

（1）抗生素治疗：经验性、广谱、及时、个体化的原则，根据药敏试验选用抗生素。

（2）手术治疗：输卵管积脓或输卵管卵巢脓肿经药物治疗无效、持续存在或脓肿破裂时，可考虑手术治疗。原则以切除病灶为主。

5. 中医辨证论治

（1）热毒炽盛证

证候：高热寒战，下腹疼痛拒按，带下量多，色黄如脓，秽臭，口干口苦，恶心纳少，大便秘结，小便黄赤；舌红苔黄，脉洪数或滑数。

治法：**清热解毒，凉血化瘀**。

方药：**五味消毒饮**合**大黄牡丹皮汤**。

（2）湿热瘀结证

证候：下腹部疼痛拒按，低热起伏，寒热往来，带下量多、色黄质稠、味臭秽，或经量增多，淋漓不止，大便溏结不爽，小便短赤；舌红有瘀点苔黄，脉滑数。

治法：**清热利湿，化瘀止痛**。

方药：**仙方活命饮加薏苡仁、冬瓜仁**。

（二）盆腔炎性疾病后遗症

1. 西医病理　主要为组织破坏、广泛粘连、增生及瘢痕形成，导致：①输卵管增粗、阻塞；②输卵管卵巢肿块；③输卵管积水或输卵管卵巢囊肿；④宫骶韧带增粗、变厚。

2. 中医病因病机　常见病因病机有湿热瘀结、气滞血瘀、寒湿凝滞、气虚血瘀、肾虚血瘀。

3. 诊断

（1）病史：常因急性盆腔炎未能彻底治愈；或体质较差，病情迁延难愈。

（2）症状：全身症状不明显，可有下腹及腰骶坠胀疼痛，白带增多，月经量多，不孕。

（3）体征：子宫后位，活动受限或固定，可有压痛；附件区增粗，可有压痛；宫骶韧带增粗、变硬，有触痛。

（4）辅助检查：①超声检查可见盆腔内肿块。②子宫输卵管造影提示输卵管部分或完全阻塞或粘连上举。③腹腔镜检查可见盆腔明显粘连，或输卵管积水。

4. 中医辨证论治　以中医治疗为主，以活血消癥，化瘀止痛为基本治法。

（1）湿热瘀结证

证候：下腹隐痛或疼痛拒按，痛连腰骶，低热起伏，经行或劳累加重，带下量多，色黄，质稠，胸闷纳呆，口干不欲饮，大便溏或便结，小便黄赤。舌红苔黄腻，脉滑数。

治法：**清热除湿，化瘀止痛**。

方药：**银甲丸**加减。

（2）气滞血瘀证

证候：下腹胀痛或刺痛，经期或劳累后加重，经量多夹血块，块下痛减，带下量多，婚久不孕，情志抑郁，乳房胀痛。舌暗、有瘀点或瘀斑，脉弦涩。

治法：**理气行滞，化瘀止痛**。

方药：**膈下逐瘀汤**。

（3）寒湿瘀滞证

证候：下腹冷痛或坠胀疼痛，经行腹痛加重，得热痛缓，经期延后，量少色暗，带下淋漓，婚久不孕。舌暗红苔白腻，脉沉迟。

治法：**散寒除湿，化瘀止痛**。

方药：**少腹逐瘀汤**。

（4）气虚血瘀证

证候：下腹部疼痛或结块，缠绵日久，痛连腰骶，经行加重，经量多有块，带下量多，精神不振，疲乏无力，食少纳呆。舌淡暗、有瘀点或瘀斑，苔白，脉沉涩无力。

治法：**益气化瘀，散结止痛**。

方药：**理冲汤**。

（5）肾虚血瘀证

证候：下腹坠痛或刺痛，腰骶酸痛，经行加重，带下量多，色白或黄，经血色暗有块，神疲乏力，面色晦暗。舌暗或有瘀点，脉沉涩。

治法：**理气化瘀，补肾培元**。

方药：**膈下逐瘀汤**加丹参、连翘、续断、桑寄生。

第十八单元 月经病

【复习指导】本单元历年必考，应作为重点复习。需掌握月经病的主要病因病机、治疗原则及治疗注意；月经不调的病因病机、诊断、中医辨证论治；崩漏、闭经、痛经的概念、中医病因病机、诊断及鉴别诊断、治疗原则及中医辨证论治；多囊卵巢综合征的临床表现、诊断、西医治疗及中医辨证论治；绝经综合征的症状、内分泌变化、中医病因病机、西医治疗及中医辨证论治。熟悉月经不调的概念、西医病因病理、西医治疗原则；继发性闭经的分类，多囊卵巢综合征的内分泌特征、病理、中医病因病机；经前期综合征的病因病机、中医辨证论治；绝经综合征的概念、体征。

一、中医学对月经病的认识

（一）概念

月经病是指月经的**周期、经期、经量**等发生改变，或伴随月经周期出现明显不适，或经断前后出现一系列症状的疾病。

（二）病因病机

主要病机是**脏腑功能失调、气血失和**，导致**冲任损伤**。其病因有外感邪气、内伤七情、房劳多产、饮食劳倦或禀赋不足等。

（三）治疗原则

治疗原则重在**治本调经**。治法有补肾、健脾、疏肝、调理气血等，常以**补肾健脾**为要。

（四）治疗注意

首辨经病、他病：如因他病致经不调者，当治他病，病去则经自调；若因经不调而生他病者，当予以调经，经调则他病自愈。**次辨标本缓急**：急则治其标，缓则治其本，如痛经剧烈，应以止痛为先；若经血暴下，当以止血为先，缓则审证求因治其本。**再辨月经周期**：掌握经期虚实补泻规律，经期血室正开，宜慎用大寒大热之剂；经前血海充盈，宜疏导而勿滥补；经后血海空虚，宜调补而勿强攻。不同年龄的妇女有不同的生理特点，治疗的侧重点不同。

二、异常子宫出血

（一）概念

异常子宫出血（AUB）是指育龄期非妊娠妇女，与正常月经周期的频率、规律性、经期长度、经期出血量任何1项不符的、源自子宫腔的异常出血。临床分慢性和急性。

AUB包括9个类型，本节主要讨论排卵障碍性异常子宫出血。

排卵性异常子宫出血与中医学"月经先期""月经过多""经期延长""经间期出血"等病证相类似；无排卵性异常子宫出血与中医学"崩漏"相类似。

月经不调是月经周期、经期和经量发生异常的一组月经病的总称。**月经先期**是指月经周期提前7d以上，经期正常，连续2个月经周期以上者；**月经过多**是指月经量明显多于既往，经周期、经期正常者；**经期延长**是指经期超过7d以上，甚至淋沥2周方净，周期正常者；**经间期出血**是指在两次月经之间，即氤氲之时，发生周期性出血者；**崩漏**是指妇女在非行经期间阴道大量出血或淋沥不止，月经周期、经期、经量发生改变者，前者称为"**崩中**"或"**经崩**"，后者称为"**漏下**"或"**经漏**"。

（二）西医病因、病理

1. 病因　各种因素如精神、情绪变化、营养不良、代谢紊乱、酗酒及某些药物等，引起下丘脑-垂体-卵巢轴功能调节异常导致月经失调。

2. 子宫内膜病理改变

（1）无排卵性异常子宫出血：①子宫内增生症。包括单纯型增生、复杂型增生和不典型增生。②增殖期子宫内膜。月经周期后半期甚至月经期仍表现为增生期形态。③萎缩型子宫内膜。内膜萎缩菲薄，腺体少而小，腺腔狭而直，腺上皮细胞为单层立方形或低柱状，间质少而致密，胶原纤维相对增多。

（2）排卵性月经失调：①排卵性月经过多。子宫内膜呈分泌反应，少数有高度分泌反应。②黄体功能不足。黄体期内膜分泌反应不良和黄体期缩短，内膜活检显示分泌反应至少落后2d。③子宫内膜不规则脱落。黄体萎缩不全，内膜持续受孕激素影响，不能按期完整脱落。月经期第5～6天，仍可见呈分泌反应的子宫内膜，常表现为分泌期和增生期内膜混合共存。

（三）中医病因病机

中医主要病机是脏腑、冲任、气血失调，经血失于制约，胞官蓄溢失常，故见月经先期、经期延长、月经过多、崩漏等，若在氤氲期因肾阴虚、脾虚、湿热、血瘀等引起阴阳转化失调，损及冲任胞络，则见经间期出血。常见病因病机有**肾虚、脾虚、血热、湿热和血瘀**。

（四）临床类型及表现

1. 症状　本病以子宫不规则出血为主要表现。

（1）无排卵性功血：常表现为月经周期紊乱，经期长短不一，经量时多时少。可继发贫血，伴有乏力、头晕等症状，甚至出现失血性休克。

（2）排卵性月经失调：①黄体功能不全，黄体期缩短，常伴有不孕或孕早期流产。②子宫内膜不规则脱落。月经周期正常，但经期延长，可长达9～10d，经量可多可少。③排卵性月经过多。月经量多、周期正常。④排卵期出血，月经中期或在基础体温开始上升时出现少量阴道出血。

2. 体征　有程度不等的贫血貌，妇科检查无明显异常。

（五）诊断与鉴别诊断

1. 诊断　根据病史、临床表现和以下实验室及其他检查可明确诊断。

（1）B超检查：了解子宫大小、形态、宫腔内有无赘生物、内膜厚度等。

（2）基础体温测定：单相型提示无排卵；黄体功能不足时虽呈双相型，但升高时间缩短为9～11d；子宫内膜不规则脱落呈双相型，但下降缓慢。

（3）激素测定：黄体中期测血孕酮值呈卵泡期水平，为无排卵。

（4）血常规及凝血功能测定：了解贫血程度和排除凝血功能异常等血液系统病变。

（5）诊断性刮宫：其作用是止血和明确子宫内膜病理诊断。为确定排卵和黄体功能，应在经前期或月经来潮6小时内诊刮；若怀疑子宫内膜不规则脱落，应在月经第5天诊刮；不规则阴道流血或大出血者可随时诊刮。

（6）宫腔镜检查：可直视宫腔内情况，选择病变区域活检以诊断宫腔病变。

2. 鉴别诊断　应与异常妊娠或妊娠并发症、生殖器官肿瘤、生殖器官感染及全身性疾病如血液病、内分泌失调等引起的阴道流血相鉴别。并注意有无放置宫内节育器、口服避孕药及服用性激素药物等。

（六）西医治疗原则

无排卵性功血青春期及生育期以**止血、调整周期，促排卵**为主；绝经过渡期者以**止血、调整周期、减少经量、防止子宫内膜病变**为原则。排卵性功血主要是促进黄体功能恢复。对已婚育龄期或绝经过渡期患者，可常规行诊断性刮宫，止血迅速，并可行内膜病检以除外恶性病变。药物治疗是功血的**一线治疗**。常采用性激止血和调整月经周期。出血期可辅用止血药物。

（七）中医治疗原则

崩漏的治疗应根据病情的缓急轻重、出血的久暂，采用"**急则治其标，缓则治其本**"的原则，灵活运用"**塞流**""**澄源**""**复旧**"三法。

塞流：即止血。暴崩之际，急当止血防脱。**澄源**：即审证求因治本。血止或血势减缓应针对病因施治，使崩漏得到根本上的治疗。塞流、澄源两法常同步进行。**复旧**：即调理善后。是巩固崩漏治疗的重要阶段。临床多采用**补肾、扶脾或疏肝**之法。塞流需澄源，澄源当固本，复旧要求因。

（八）中医辨证论治

1. 崩漏

（1）肾虚证

1）肾阴虚证

证候：经乱无期，出血量少或多，淋沥不净，色鲜红，质稠，头晕耳鸣，腰膝酸软，手足心热，舌红苔少，脉细数。

治法：**滋肾养阴，固冲止血**。

方药：**左归丸**去牛膝合**二至丸**。

2）肾阳虚证

证候：经来无期，出血量多，或淋沥不尽，色淡质清，腰痛如折，畏寒肢冷，面色晦暗或有暗斑，小便清长；舌淡暗苔白润，脉沉迟无力。

治法：温肾固冲，止血调经。

方药：右归丸去肉桂，加艾叶炭、补骨脂、黄芪。

（2）脾虚证

证候：经血非时暴下不止，或淋沥不断，色淡质稀，神倦懒言，面色㿠白，不欲饮食；舌淡胖，边有齿痕，苔薄白，脉缓无力。

治法：补气摄血，固冲调经。

方药：固本止崩汤。

（3）血热证

1）虚热证

证候：经乱无期，量少淋沥不净，色鲜红而质稠，口燥咽干，大便干结；舌红少苔，脉细数。

治法：滋阴清热，止血调经。

方药：保阴煎。

2）实热证

证候：经血非时暴下不止，或淋沥日久不断，色深红，质稠，心烦口渴，尿黄便结；舌红苔黄，脉滑数。

治法：清热凉血，止血调经。

方药：清热固经汤。

（4）血瘀证

证候：经乱无期，量多或少，时出时止，或淋沥不断，或经闭数月又忽然暴下继而淋沥，色紫黯有块，小腹疼痛拒按，块下痛减；舌暗或有瘀斑，苔薄白，脉涩。

治法：活血化瘀，止血调经。

方药：逐瘀止崩汤。

2.月经不调 治疗应以补肾健脾、疏肝理气、调理气血为主，同时依据月经周期各阶段阴阳气血的变化规律而灵活用药。

1）脾气虚证

证候：经期提前，或先后不定，或经期延长，或量多，或经间期出血，色淡质稀，神疲肢倦，气短懒言，面色萎黄，小腹空坠，纳少便溏；舌淡苔白，脉缓弱。

治法：补脾益气，固冲调经。

方药：补中益气汤。

2）肾气虚证

证候：经期提前或错后，或先后不定，量少，色淡暗，质清稀，腰膝酸软，头晕耳鸣，夜尿频多；舌淡黯，苔薄白，脉沉细。

治法：补肾益气，养血调经。

方药：大补元煎。

3）血热证

证候：经期提前，量多，色深红，质稠，心烦口渴喜冷饮，尿黄便结；舌红苔黄，脉滑数。

治法：**清热凉血调经**。

方药：**清经散**。

4）肝郁证

证候：经期错后，或先后不定期，量或多或少，色暗红，有块，胸胁、乳房、少腹胀痛，精神抑郁，嗳气食少；舌质正常苔薄，脉弦。

治法：**疏肝理气，活血调经**。

方药：**逍遥散**。

5）虚热证

证候：月经先期，或经期延长，或经间期出血，量少，色鲜红，质稠，手足心热，潮热盗汗，口燥咽干；舌红苔少，脉细数。

治法：**养阴清热，凉血调经**。

方药：**两地汤**。

6）湿热证

证候：经间期出血，色深红，质稠，混杂黏液，平时带下量多、色黄臭秽，小腹时痛，心烦口渴，口苦咽干；舌红苔黄腻，脉滑数。

治法：**清热除湿，凉血止血**。

方药：**清肝止淋汤**。

7）血瘀证

证候：经行延长，经量时多时少，或有经间期出血，色黯有块，小腹疼痛拒按，块下痛减；舌质紫黯，或有瘀点、瘀斑，脉涩有力。

治法：**活血祛瘀止血**。

方药：**桃红四物汤**合**失笑散**。

8）血虚证

证候：经期错后，量少，色淡质稀，头晕眼花，心悸失眠，皮肤不润，面色苍白或萎黄，舌淡苔薄，脉细无力。

治法：**补血益气调经**。

方药：**人参养荣汤**。

9）血寒证

证候：经期错后，量少，色紫暗有块，小腹冷痛，得热痛减，畏寒肢冷；舌暗苔白，脉沉紧或沉迟。

治法：**温经散寒，活血调经**。

方药：**温经汤**。

10）痰湿证

证候：经期错后，量少，色淡，质黏，头晕体胖，心悸气短，脘闷恶心，带下量多；舌淡胖苔白腻，脉滑。

治法：**燥湿化痰，活血调经**。

方药：**苍附导痰丸**。

三、闭经

(一) 概念

有**原发性闭经**和**继发性闭经**两类。前者是指年龄超过 **15 岁**，第二性征已发育、月经尚未来潮，或年龄超过 **13 岁**，第二性征尚未发育者。后者则是指月经来潮后，月经停止超过 **6 个月**以上，或按自身原有月经周期计算停止 **3 个周期**以上者。

(二) 继发性闭经病因及分类

1. **下丘脑性闭经** 最常见，多由精神应激、营养不良或全身消耗性疾病、过量运动、节食、药物性闭经、颅咽管瘤等。属于低促性腺激素性闭经。

2. **垂体性闭经** 因垂体梗死、肿瘤，希恩综合征等，垂体促性腺激素分泌减少或垂体功能低下。

3. **卵巢性闭经** 可因卵巢早衰、多囊卵巢综合征、卵巢功能性肿瘤、卵巢切除或组织被破坏而导致。

4. **子宫性闭经** 因产后或流产后过度刮宫引起子宫内膜基底层损伤和粘连、子宫内膜炎、子宫切除后或子宫腔内放射治疗后等。

5. **其他** 肾上腺、甲状腺、胰腺等内分泌功能异常。

(三) 中医病因病机

主要病机是**冲任气血失调**，有虚实两端。虚者多因精血亏虚，冲任不充，胞宫无血可下所致；实者多因邪气阻隔，冲任阻滞，经血不得下行所致。主要包括**肾气亏损、肝肾阴虚、气血虚弱、阴虚血燥、痰湿阻滞、气滞血瘀和寒凝血瘀**。

(四) 诊断

1. **病史** 有月经初潮迟及月经稀发史；或有产后出血、产后感染史等；营养不良；急、慢性疾病史，如贫血、糖尿病等；或有人工流产、刮宫或子宫、卵巢切除史；滥用避孕药等。

2. **临床表现** 原发或继发闭经。

3. **体格检查** 检查全身及第二性征发育是否正常，有无乳汁分泌及甲状腺肿大等。

4. **妇科检查** 注意内外生殖器发育状况，有无先天性缺陷、畸形，盆腔有无肿块等。

5. 实验室及其他检查

(1) 实验室检查：①血甾体激素测定。血孕酮值升高，提示排卵；雌激素低，提示卵巢功能低下或衰竭；睾酮值高，提示可能有多囊卵巢综合征 (PCOS) 或卵巢支持-间质细胞瘤。②催乳激素 (PRL) 及垂体促性腺激素测定。PRL > 25μg/L 时称为高催乳激素血症。PRL 升高者测定 TSH，TSH 升高为甲状腺功能减退；TSH 正常，而 PRL > 100μg/L，应行头颅 MRI 或 CT 检查，排除垂体肿瘤。PRL 正常应检测垂体促性腺激素 FSH、LH。若两次测定 FSH > 40U/L，提示卵巢功能衰竭；若 LH > 25U/L 或 LH/FSH > 3 时，高度怀疑 PCOS；若 FSH、LH 均 < 5U/L，提示垂体功能减退，病变可能在垂体或下丘脑。③药物撤退试验。**孕激素试验阳性者**，提示子宫内膜有一定雌激素水平影响，为 **Ⅰ度闭经**。阴性者应行**雌孕激素序贯试验**，结果阳性者，提示闭经是由于体内缺乏雌激素所致，为 **Ⅱ度闭经**。阴性者应重复试验，若仍无出血，可诊断为子宫性闭经。④垂体兴奋试验。静脉注射 GnRH，测定前后血 FSH 和 LH，了解垂体 FSH 和 LH 对 CnRH 的反应性。若注入后 LH 较注入前基础值上升

2 倍以上，FSH 上升 1.5 倍以上，为正常反应，提示垂体功能正常，病变在下丘脑；若经多次重复试验 LH 值无升高或升高不显著，说明垂体功能减退，如希恩综合征。

（2）辅助检查：①超声检查。观察盆腔内子宫的有无及其形态、大小、内膜厚度，卵巢大小、形态、卵泡数量等。②CT 或 MRI。用于盆腔及头部检查，诊断卵巢肿瘤、下丘脑病变、垂体微腺瘤、空蝶鞍等。③宫腔镜检查。明确有无宫腔粘连。④腹腔镜检查。观察子宫、卵巢的形态、大小。⑤染色体检查。高促性腺激素性闭经及性分化异常者应做此检查。

（五）西医治疗

1. 全身治疗　治疗全身性疾病，合理饮食，保持标准体重，消除精神紧张和焦虑。

2. 病因治疗

（1）子宫性闭经：宫腔粘连者应分离粘连后放置宫内节育器，并给予一定时间的雌、孕激素序贯治疗，预防再粘连。

（2）卵巢性闭经：有肿瘤者应切除肿瘤。

（3）垂体性闭经：垂体泌乳素肿瘤以溴隐亭治疗为首选，瘤体较大者可考虑手术治疗，术后服用溴隐亭。希-恩综合征补充雌、孕激素、甲状腺素、肾上腺皮质激素。

（4）下丘脑性闭经：下丘脑肿瘤应手术治疗。调整心态，注意劳逸结合，加强营养，增加体重。因避孕药引起者应停药观察。

3. 性激素替代治疗

（1）雌激素替代疗法：适用于无子宫者。口服结合雌激素 21d，停药 1 周后重复给药。

（2）人工周期疗法：适用于有子宫者。雌激素连服 21d，最后 10d 加服醋酸甲羟孕酮，连服 3~6 个周期。

（3）孕激素替代疗法：适用于体内有一定内源性雌激素水平的Ⅰ度闭经。常用黄体酮或醋酸甲羟孕酮。

4. 诱发排卵　适用于有生育要求的患者。

（1）氯米芬：是最常用药物，适用于有一定内源性雌激素水平的无排卵者。月经第 5 日开始，每日 50~100mg，连用 5d。

（2）促性腺激素：适用于低促性腺激素闭经及氯米芬促排失败者。常用 HMG 或 HCG 联合用药促排卵法。

（3）促性腺激素释放激素：适用于下丘脑性闭经，用脉冲皮下注射或静脉给药。

5. 其他药物

（1）溴隐亭：适用于单纯高 PRL 血症者。

（2）肾上腺皮质激素：适用于先天性肾上腺皮质增生引起的闭经。

（3）甲状腺素：适用于甲状腺功能减退所致闭经。

6. 手术治疗

（1）生殖器畸形：处女膜闭锁闭、阴道横隔或阴道闭锁，可行手术切开或成形术。

（2）Asherman 综合征：在宫腔镜直视下分离粘连，随后加用大剂量雌激素并放置宫腔内支撑 7~10d。

（3）肿瘤：卵巢肿瘤一经确诊应予手术治疗。催乳激素瘤常用药物治疗。

(六) 中医辨证论治

辨证要点：首辨虚实，一般原发性闭经或先有月经后期、量少渐至经闭，多属虚证；若既往月经规律而骤然停闭，多属实证。

1. 肾气亏损证

证候：年逾15周岁月经未来潮，或初潮较迟，时有月经停闭，或月经周期建立后，出现周期延后渐至经闭；伴有第二性征发育不全，腰膝酸软，头晕耳鸣，倦怠乏力，夜尿频多；舌淡苔薄白，脉沉弱。

治法：补肾益气，养血调经。

方药：加减苁蓉菟丝子丸加淫羊藿、紫河车。

2. 肝肾阴虚证

证候：年满15周岁尚未行经，或初潮较晚，月经量少，色鲜红，周期推后渐致经闭，头晕耳鸣，腰腿酸软，两目干涩；舌红，苔少，脉沉细弱。

治法：滋补肝肾，养血调经。

方药：育阴汤去海螵蛸、牡蛎，加当归、菟丝子。

3. 气血虚弱证

证候：月经周期延后，量少，色淡质稀，渐致闭经，神疲肢倦，头晕眼花，心悸气短，面色萎黄；苔少或薄白，脉沉缓或细弱。

治法：益气健脾，养血调经。

方药：人参养营汤。

4. 阴虚血燥证

证候：月经周期推后、量少渐至闭经，两颧潮红，五心烦热，盗汗，口干咽燥；舌红苔少，脉细数。

治法：养阴清热，养血调经。

方药：加减一阴煎加女贞子、丹参、香附。

5. 气滞血瘀证

证候：月经停闭，胸胁、乳房胀痛，少腹胀痛拒按，精神抑郁，烦躁易怒，嗳气叹息；舌紫黯，或有瘀点，脉沉弦或沉涩。

治法：行气活血，祛瘀通经。

方药：血府逐瘀汤。

6. 痰湿阻滞证

证候：月经周期延后、量少色淡、质黏稠，渐至停闭，形体肥胖，胸闷呕恶，倦怠嗜睡，带下量多，色白质稠；舌苔白腻，脉沉缓或滑。

治法：燥湿化痰，活血通经。

方药：丹溪治湿痰方。

7. 寒凝血瘀证

证候：月经停闭，小腹冷痛拒按，得热痛减，形寒肢冷；舌紫暗，苔白，脉沉紧。

治法：温经散寒，活血通经。

方药：温经汤。

四、痛经

(一) 概念

痛经是指妇女正值经期或经行前后出现周期性下腹部疼痛，或伴有腰骶酸痛，影响正常工作及生活。属于中医学"痛经""月水来腹痛""经行腹痛""经期腹痛"的范畴。分为原发性痛经和继发性痛经。

(二) 中医病因病机

主要病机在于邪气内伏或精血素虚，经行前后冲任气血变化急骤，气血运行不畅，胞宫经血运行受阻，以致"**不通则痛**"；或冲任胞宫失于濡养，"**不荣则痛**"。常见病因病机有气滞血瘀、寒凝血瘀、湿热瘀阻、气血虚弱及肝肾亏损。

(三) 辨证论治

治疗原则：调理冲任气血，经期理血止痛为标，平时辨证求因以治本。

1. 气滞血瘀证

证候：经前或经期小腹胀痛，拒按，经血量少，色暗有块，块下痛减，经前胸胁乳房胀痛；舌紫暗或边有瘀点，脉弦或弦滑。

治法：**理气活血，逐瘀止痛**。

方药：**膈下逐瘀汤**加蒲黄。

2. 寒凝血瘀证

证候：经前或经期小腹冷痛，拒按，得热痛减，经量少，色黯有块，畏寒肢冷；舌黯，苔白腻，脉沉紧。

治法：**温经散寒，化瘀止痛**。

方药：**少腹逐瘀汤**加苍术、茯苓、乌药。

3. 湿热瘀阻证

证候：经前或经期小腹胀痛，灼热感，或痛连腰骶，或平时小腹疼痛，经前加剧；经血量多或经期延长，色暗红，质稠或夹较多黏液，带下量多，色黄质黏有臭味，或低热起伏，小便黄赤；舌红苔黄腻，脉滑数。

治法：**清热除湿，化瘀止痛**。

方药：**清热调血汤**加蒲公英、薏苡仁。

4. 气血虚弱证

证候：经期或经后小腹隐痛，月经量少，色淡质稀，神疲乏力，面色无华；舌淡苔薄，脉细弱。

治法：**补气养血，调经止痛**。

方药：**黄芪建中汤**加党参、当归。

5. 肝肾亏损证

证候：经期或经后小腹隐痛，经色淡，量少，腰膝酸软，头晕耳鸣；舌质淡，脉沉细弱。

治法：**滋肾养肝，调经止痛**。

方药：**调肝汤**加桑寄生、肉苁蓉。

五、多囊卵巢综合征

（一）内分泌特征与病理

1. 内分泌特征 以卵巢呈多囊性变化、排卵障碍、高雄激素血症和胰岛素抵抗为主要特征。内分泌代谢功能紊乱主要表现为雄激素及雌酮过多、LH/FSH 比值增大、胰岛素过多等特征。

2. 病理

（1）卵巢变化：双侧卵巢较正常增大 2～5 倍，呈灰白色，包膜增厚、坚韧。

（2）子宫内膜变化：呈现不同程度增殖性改变，如单纯型增生、复杂型增生、不典型增生，甚至有可能导致子宫内膜癌。

（二）中医病因病机

中医常见病因病机有肾虚、痰湿阻滞、肝经湿热和气滞血瘀。

（三）诊断及鉴别诊断

1. 诊断

（1）症状：月经失调（多为月经稀发、经量过少），闭经，不孕，多毛，痤疮，腹部肥胖。

（2）体征：①多毛、痤疮，毛发呈现男性分布。②黑棘皮征，在阴唇、颈背部、腋下和腹股沟等处的皮肤出现灰褐色色素沉着，呈对称性，皮肤增厚。③妇科检查，阴毛粗浓黑呈男性型分布，可扪及增大的卵巢。

（3）实验室及其他检查：①激素测定。血 FSH 偏低，LH 升高，LH/FSH ≥ 2～3。②基础体温测定。多呈现单相型。③诊断性刮宫。经前或经潮 6h 内诊刮，子宫内膜呈增生期或增生过长，无分泌期变化。④B 超检查。一侧或双侧卵巢体积增大，每侧卵巢内可见 ≥ 12 个直径为 2～9mm 小卵泡，呈车轮状排列。

（4）诊断标准：为排除性标准，目前采用 2003 年的鹿特丹标准。①稀发排卵或无排卵。②雄激素水平升高的临床表现和（或）高雄激素血症。③卵巢呈多囊性改变。上述 3 条中符合 2 条，并排除其他致雄激素水平升高的病因，即可确诊。

2. 鉴别诊断 需与卵巢分泌雄激素肿瘤、肾上腺皮质增生或肿瘤、卵泡膜细胞增殖症、甲状腺功能亢进或减退症、高泌乳素血症伴发 PCOS 相鉴别。

（四）西医治疗

1. 药物治疗

（1）调整月经周期：①短效避孕药。**首选**有抗雄激素作用的避孕药，复方醋酸环丙孕酮（达英-35）。可重复使用 3～6 个月，能有效治疗多毛和痤疮。②孕激素，在月经周期后半期口服地屈孕酮 10d，或肌内注射黄体酮 3～7d。

（2）高雄激素血症的治疗：螺内酯（安体舒通），治疗多毛需 6～9 个月。

（3）胰岛素抵抗的治疗：**二甲双胍**适用于治疗肥胖或胰岛素抵抗，连用 3～6 个月。

（4）促排卵治疗：**一线促排卵药**是氯米芬或来曲唑，卵泡发育成熟时应用 HCG。

2. 手术治疗 腹腔镜下卵巢打孔术和卵巢楔形切除术以提高妊娠率。

(五)中医辨证论治

1. 肾虚证

(1) 肾阴虚证

证候：月经初潮迟，或后期，量少，渐至停闭，或月经周期紊乱，经血淋沥不净，婚后日久不孕，形体瘦小，头晕耳鸣，腰膝酸软，手足心热，尿黄便结；舌红苔少，脉细数。

治法：**滋阴补肾，调补冲任**。

方药：**左归丸**。

(2) 肾阳虚证

证候：月经后期，量少，色淡，质稀，渐至经闭，或月经周期紊乱，经量多或淋沥不净，婚久不孕，头晕耳鸣，腰膝酸软，形寒肢冷，小便清长，大便不实，多毛；舌淡，苔白，脉沉无力。

治法：**温肾助阳，调补冲任**。

方药：**右归丸**。

2. 痰湿阻滞证

证候：月经量少，周期延后，甚至停闭，婚久不孕，带下量多，头晕头重，胸闷泛恶，四肢倦怠，形体肥胖；舌体胖大，苔白腻，脉滑。

治法：**燥湿除痰，通络调经**。

方药：**苍附导痰丸**合**佛手散**。

3. 肝经湿热证

证候：月经紊乱，量多或淋沥不断，或月经延后，量少，婚久不孕，带下量多色黄，面部痤疮，经前胸胁乳房胀痛，或有溢乳，大便秘结；苔黄腻，脉弦数。

治法：**清肝解郁，除湿调经**。

方药：**龙胆泻肝汤**。

4. 气滞血瘀证

证候：月经推后，量少，经行腹痛拒按，甚或经闭，婚后不孕，精神抑郁，胸胁胀满，面额痤疮；舌紫暗，或边尖有瘀点，脉沉弦或沉涩。

治法：**行气活血，祛瘀通经**。

方药：**膈下逐瘀汤**。

六、经前期综合征

(一)中医学对经前期综合征的认识

中医学无此专门病名，散在记载于"经行头痛""经行乳房胀痛""经行发热""经行身痛""经行泄泻"等范畴。《中医妇科学》将本病称为"月经前后诸证"。

妇女行经之前，阴血下注冲任，血海充盈，冲气旺盛而全身阴血相对不足，脏腑功能失调，气血失和，出现一系列证候。常见的病因病机有肝郁气滞、肝肾阴虚、脾肾阳虚、心肝火旺、气滞血瘀、痰火上扰等。

(二)临床表现

1. 病史　伴随月经周期而反复发作。常因精神紧张，或工作压力诱发，与精神心理因素密切相关，多见于25～45岁患者。

2. 症状　①躯体症状：头痛、乳房胀痛、肢体浮肿、身痛、潮热汗出等。②精神症状：易怒、焦虑、抑郁、睡眠、性欲改变等。③行为改变：注意力不集中、工作效率低等。

3. 体征　每随月经周期见颜面及下肢凹陷性水肿，体重增加，或乳房胀痛，且有触痛性结节，或口腔黏膜溃疡，或见荨麻疹、痤疮。

（三）中医辨证论治

1. 肝郁气滞证

证候：经前乳房、胸胁胀痛，精神抑郁，头晕目眩，烦躁易怒，或少腹胀痛；舌质红或紫黯，脉弦。

治法：**疏肝解郁，理气止痛**。

方药：**柴胡疏肝散**。

2. 肝肾阴虚证

证候：经前、经期头晕头痛，烦躁失眠，口干不欲饮，烘热汗出，腰酸腿软，肢体麻木，口舌糜烂；舌红少苔，脉细数。

治法：**滋肾养肝，清热降火**。

方药：**一贯煎**。

3. 脾肾阳虚证

证候：经前、经期面目、四肢浮肿，经行泄泻，腰腿酸软，身倦无力，形寒肢冷；舌淡，苔白滑，脉沉缓。

治法：**健脾温肾**。

方药：**右归丸**合**苓桂术甘汤**。

4. 心肝火旺证

证候：经前或经期急躁易怒，头痛头晕，口苦咽干，面红目赤，口舌生疮，尿黄便结，经行吐衄；舌红苔薄黄，脉弦滑数。

治法：**疏肝解郁，清热调经**。

方药：**丹栀逍遥散**加黄芩。

5. 气滞血瘀证

证候：经前或经期头痛，或经行发热，腹痛拒按，月经量少，色暗，或有血块；舌暗边尖有瘀点，脉弦涩。

治法：**理气活血，化瘀调经**。

方药：**血府逐瘀汤**。

6. 痰火上扰证

证候：经行烦躁，情绪不宁，胸闷，痰多不寐，面红目赤，大便干结；月经量多，色深红，质黏稠，平时带下量多，色黄质稠；舌红苔黄腻，脉弦滑数。

治法：**清热化痰，宁心安神**。

方药：**生铁落饮**加郁金、黄连。

七、绝经综合征

（一）概念

绝经综合征是指妇女绝经前后出现性激素波动或减少所致的一系列躯体及精神心理症

状。临床以月经改变、血管舒缩症状、精神神经症状、泌尿生殖道症状、心血管疾病、骨质疏松为特征。中医学属于"绝经前后诸证"的范畴。

(二)内分泌变化

1. 雌激素 卵巢功能衰退的最早征象是卵泡对 FSH 敏感性降低；整个绝经过渡期雌激素不呈逐渐下降趋势，而是在卵泡发育停止时，雌激素水平才下降。

2. 孕激素 在绝经过渡期卵泡期发育时间长，黄体功能不全，孕酮量减少。绝经后卵巢不再分泌孕酮，极少量孕酮可能来自肾上腺。

3. 雄激素 绝经后产生的雄激素是睾酮和雄烯二酮。

4. 促性腺激素 绝经后 FSH、LH 明显升高，FSH 升高更为显著，FSH/LH＞1。

5. 促性腺激素释放激素 绝经后 GnRH 分泌增加，并与 LH 相平衡。

(三)中医病因病机

中医病因病机主要为绝经前后，天癸将绝，肾气渐虚，肾阴阳失调，易波及其他脏腑，而其他脏腑病变，久必及肾，故本病之**本在肾**，常累及心、肝、肾等多脏、多经，致使本病证候复杂。常见病因病是肝肾阴虚、肾虚肝郁、心肾不交和肾阴阳两虚。

(四)临床表现

1. 症状

(1) 近期症状：①月经紊乱，多为**最早**的表现。②血管舒缩症状，**潮热汗出**为雌激素降低的**特征性**症状。特点是反复出现短暂的面部、颈部及胸部皮肤阵阵发红，伴有烘热、汗出。③自主神经失调症状，常出现心悸、眩晕、头痛、失眠、耳鸣等。④精神神经症状，表现为急躁易怒、焦虑不安或抑郁等。

(2) 远期症状：①泌尿生殖道症状，可见泌尿生殖道萎缩症状或尿路感染。②骨质疏松。③阿尔茨海默病。④心血管病变。

2. 体征 随着绝经年限的增长，妇科检查可见内外生殖器官不同程度萎缩，宫颈及阴道分泌物也会减少。

(五)西医治疗

1. 性激素补充疗法(HRT)

(1) 适应证：①有血管舒缩功能不稳定及泌尿生殖道萎缩症状。②低骨量及绝经后骨质疏松症。③有精神神经症状者。

(2) 禁忌证：①原因不明的阴道出血或子宫内膜增生。②已知或怀疑妊娠、乳腺癌及与性激素相关的恶性肿瘤。③6 个月内有活动性血栓病。④严重肝肾功能障碍、血卟啉症、耳硬化症、系统性红斑狼疮。⑤与孕激素相关的脑膜瘤。

(3) 方法：以雌激素为主，辅以孕激素。在卵巢功能开始减退及出现相关症状后即可应用。停止 HRT 治疗时，一般应缓慢减量或间歇用药，逐步停药。

①连续序贯法：以 28 日为 1 个治疗周期，雌激素不间断应用，孕激素在周期第 15～28 天应用。适用于绝经 3～5 年内妇女。②周期序贯法：以 28 日为 1 个治疗周期，第 1～21 日每天给予雌激素，第 11～21 天内给予孕激素，第 22～28 天停药。适用于围绝经期及卵巢早衰的妇女。③连续联合治疗：每日给予雌激素和孕激素，发生撤药性出血的概率低。适用于绝经多年的妇女。④单一雌激素治疗：适用于子宫切除术后或先天性无子宫的卵巢功

能低下妇女。⑤单一孕激素治疗：适用于绝经过渡期或绝经后症状严重且有雌激素禁忌证的妇女。

2.非激素类药物　对有血管舒缩症状及精神神经症状者，可口服盐酸帕罗西汀；防治骨质疏松可选用钙剂和维生素D、降钙素等。

（六）中医辨证论治

以调补肾之阴阳为主。

1.肝肾阴虚证

证候：经断前后，阵发性潮热汗出，头晕目眩，腰膝酸软，口燥咽干，月经紊乱，月经先期，月经量时多时少，色鲜红，质稠，失眠多梦，健忘，阴部干涩，或皮肤干燥、瘙痒感觉异常，溲黄便秘；舌红，少苔，脉细数。

治法：**滋养肝肾，育阴潜阳**。

方药：**杞菊地黄丸**去泽泻。

2.肾虚肝郁证

证候：经断前后，阵发性潮热汗出，腰膝酸软，烦躁易怒，情绪异常，头晕耳鸣，乳房胀痛，月经紊乱，或胸闷善叹息；舌淡红或偏暗，苔薄白，脉弦细。

治法：**滋肾养阴，疏肝解郁**。

方药：**一贯煎**。

3.心肾不交证

证候：经断前后，心悸怔忡，心烦不宁，腰膝酸软，多梦易惊，烘热汗出，眩晕耳鸣，失眠健忘，月经紊乱，量少，色鲜红；舌质偏红，少苔，脉细数。

治法：**滋阴降火，交通心肾**。

方药：**天王补心丹**去人参、朱砂，加太子参、桑葚。

4.肾阴阳两虚证

证候：经断前后，时而烘热汗出，时而畏寒肢冷，腰酸乏力，头晕耳鸣，浮肿便溏，月经紊乱，月经过多或过少，淋沥不断，或突然暴下如注，色淡或暗，舌淡或暗，苔薄，脉沉弱。

治法：**滋阴补肾，调补冲任**。

方药：**二仙汤**合二至丸。

第十九单元　女性生殖器官肿瘤

【复习指导】本单元掌握宫颈癌的病因病理、临床表现、诊断；子宫肌瘤的分类、变性、诊断、中医病因病机、中西医治疗；卵巢肿瘤的转移途经、临床表现、诊断、并发症；子宫内膜癌的西医病因病理、转移途经、诊断及鉴别诊断、西医治疗。熟悉宫颈癌的转移途径、西医治疗、预后及随访；卵巢肿瘤的分类、西医治疗原则。了解宫颈癌、卵巢癌、子宫内膜癌的临床分期及预防；子宫肌瘤的病理。

一、宫颈癌

（一）病因和病理

1.病因

（1）病毒感染：**高危型HPV的持续感染**是主要危险因素。**HPV16、18型**所致的宫颈癌约占全部宫颈癌的70%。

(2) 性行为及分娩次数：初次性生活＜16岁、性活跃、早年分娩、多产等与宫颈癌发生密切相关。

(3) 其他：吸烟可增加感染HPV效应。

2.病理

(1) 鳞状细胞浸润癌：占宫颈癌的75%～80%。

(2) 腺癌：占宫颈癌的10%～25%。

(3) 腺鳞癌：占宫颈癌的3%～5%。

(二) 转移途径、临床分期及临床表现

1.转移途径　主要为**直接蔓延**（最常见）及淋巴转移，血行转移极少见。

2.临床分期　采用国际妇产科联盟（FIGO）临床分期标准（2014年）。Ⅰ期癌灶局限于宫颈（扩展至宫体可以不予考虑）；Ⅱ期癌灶已超出子宫，但未达盆壁，或未达阴道下1/3；Ⅲ期癌灶侵及盆壁；和（或）侵及阴道下1/3；和（或）引起肾积水或无功能肾；Ⅳ期癌灶超出真骨盆或（活检证实）侵犯膀胱或直肠黏膜。

3.临床表现　无明显症状和体征。

(1) 症状：部分患者表现为阴道出血（接触性出血）、阴道排液增多，伴有或不伴有臭味。晚期根据癌灶累及范围出现不同的继发性症状，可有贫血、恶病质等全身衰竭症状。

(2) 体征：微小浸润癌可无明显病灶。外生型可见宫颈息肉状、菜花状赘生物，质脆易出血；内生型宫颈肥大、质硬、宫颈管膨大；晚期癌组织坏死脱落，形成溃疡或空洞伴有恶臭。阴道壁受累时，可见赘生物生长或阴道壁变硬；宫旁组织受累时，双合诊、三合诊检查可扪及宫颈旁组织增厚、结节状、质硬或形成冰冻盆腔。

(三) 诊断及鉴别诊断

1.诊断　根据病史、症状和妇科检查及宫颈活组织活检可以确诊。

(1) **宫颈刮片细胞学检查**：是宫颈癌筛查的**主要**方法。

(2) **高危型HPV-DNA检测**：与宫颈细胞学检查相结合，可提高宫颈癌及癌前病变的敏感性。

(3) **阴道镜检查**：巴氏Ⅲ级及Ⅲ级以上，或TBS分类上皮细胞异常者，均应行阴道镜检查。

(4) **宫颈活组织检查**：为确诊宫颈癌及宫颈癌前病变的**最可靠依据**。

(5) 宫颈锥切术：当宫颈细胞学检查多次阳性而宫颈活检阴性，或宫颈活检为原位癌需确诊者。

2.鉴别诊断　主要依据宫颈活组织病理检查。

(四) 西医治疗

1.手术治疗　主要用于早期宫颈癌（ⅠA～ⅡA）。

2.放射治疗　包括腔内照射及体外照射。适应证：①部分ⅠB$_2$期和ⅡA$_2$期及ⅡB～Ⅳ期患者。②全身状况不适合手术的早期患者。③大块病灶的术前放疗。④手术治疗后病理检查发现有高危因素的辅助治疗。

3.化学治疗　适用于较晚期局部大病灶及复发患者的手术前和放射治疗前增敏治疗。

（五）预后及随访

1. 预后　5年生存率：Ⅰ期＞85%，Ⅱ期50%，Ⅲ期25%，Ⅳ期5%。

2. 随访　治疗后第1～2年，每隔3个月复查1次。第3～5年，每半年复查1次。第6年开始每年复查1次。随访内容包括临床检查、阴道残端脱落细胞学检查、高危HPV检查、X线胸片、血常规检查等。

（六）预防

1. 加强性知识教育，杜绝性混乱。

2. 重视高危因素及高危人群，有异常症状者及时就医。积极治疗性传播疾病，早期发现及诊治CIN，并密切随访。

3. 开展宫颈癌的筛查，做到早发现、早诊断、早治疗。

二、子宫肌瘤

（一）分类

1. 按肌瘤生长部位　分为宫体肌瘤（90%），宫颈肌瘤（10%）。

2. 按肌瘤与子宫肌壁的关系　分为肌壁间肌瘤（60%～70%）、浆膜下肌瘤（20%）和黏膜下肌瘤（10%～15%）。各类型的肌瘤可并存于同一子宫，称为多发性子宫肌瘤。

（二）病因病理

1. 病因　确切病因尚不清楚，可能性激素相关。

2. 病理

（1）巨检：实质性球形包块，表面光滑，质地较子宫肌硬，压迫周围肌壁纤维形成假包膜；切面呈灰白色，可见旋涡状或编织状结构。

（2）镜检：主要由梭形平滑肌细胞和不等量纤维结缔组织构成。

3. 变性　是指肌瘤失去原有典型结构。常见变性有：玻璃样变（**最常见**）、囊性变、红色样变（多见于妊娠期或产褥期）、肉瘤样变、钙化。

（三）中医病因病机

本病多因脏腑功能失调，气血失常，痰浊、瘀血、湿热蕴结等聚结胞宫，日久成癥。常见病因病机有：气滞血瘀、痰湿瘀阻、气虚血瘀、肾虚血瘀和湿热瘀阻。

（四）临床表现

1. 症状　与肌瘤大小、数量关系不大，而与肌瘤部位、有无变性相关。

（1）月经异常：多表现为经量增多、经期延长。

（2）下腹包块：当肌瘤增大≥3个月妊娠大时，于腹部可触及。巨大的黏膜下肌瘤可脱出于阴道外。

（3）压迫症状：子宫体下段前壁或宫颈肌瘤压迫膀胱可发生尿频、尿急、排尿困难、尿潴留。子宫后壁特别是子宫体下段肌瘤可压迫直肠引起便秘等。

（4）白带增多：肌壁间肌瘤可有白带增多，黏膜下肌瘤更为明显。

（5）其他：下腹坠胀，腰背酸痛，可伴有不孕、继发性贫血等。浆膜下肌瘤蒂扭转时出现急腹痛。肌瘤红色变性时，腹痛剧烈，且伴有发热。

2. 体征　肌瘤≥3个月妊娠子宫大小时，可在下腹部正中扪及实质性包块。妇科检查可见子宫增大，表面扪及不规则单个或多个结节突起，或触及单个球形肿块与子宫相连（浆膜下肌瘤），质硬；或宫颈口扩张，可见红色、实质、光滑包块位于宫颈管内，或脱出于宫颈口位于阴道内（黏膜下肌瘤），伴有感染时可有坏死、出血及脓性分物。

（五）诊断

根据病史、体征及妇科检查即可诊断。个别患者诊断困难时可借助 B 超检查、宫腔镜、腹腔镜、MRI 可协助诊断。

（六）西医治疗原则

1. **随访观察**　如肌瘤无症状尤其是近绝经期患者，可每 3～6 个月复查 1 次。
2. **药物治疗**　适用于症状轻、近绝经年龄或全身情况不宜手术者。
3. **手术治疗**

（1）适应证：①月经过多致继发贫血、药物治疗无效。②肌瘤体积较大或有膀胱、直肠压迫症状。③能确定不孕或反复流产的唯一病因是肌瘤。④疑有肉瘤样变。

（2）手术方式：肌瘤切除术（希望保留生育要求者）或子宫切除术（不需保留生育功能）。

（七）中医辨证论治

活血化瘀、软坚散结为本病的治疗大法。

1. 气滞血瘀证

证候：小腹包块坚硬，胀痛拒按，月经量多，经行不畅，色紫暗有块，精神抑郁，经前乳房胀痛，胁胸胀闷，小腹胀痛或有刺痛；舌边有瘀点或瘀斑，苔薄白，脉弦涩。

治法：**行气活血，化瘀消癥**。

方药：**膈下逐瘀汤**。

2. 痰湿瘀阻证

证候：小腹有包块、胀满，月经后期，量少不畅，或量多有块，质黏稠，带下量多，色白质黏稠，脘痞多痰，形体肥胖，嗜睡肢倦；舌胖紫暗，苔白腻，脉沉滑。

治法：**化痰除湿，活血消癥**。

方药：**苍附导痰丸**加丹参、水蛭。

3. 气虚血瘀证

证候：小腹包块，小腹空坠，月经量多，经期延长，色淡有块，神疲乏力，气短懒言，纳少便溏，面色无华；舌淡暗，边尖有瘀点或瘀斑，脉细涩。

治法：**益气养血，消癥散结**。

方药：**理冲汤**加桂枝、山慈菇、煅龙骨、煅牡蛎。

4. 肾虚血瘀证

证候：小腹有包块，月经量多或少，色紫暗，有血块，腰膝酸软，头晕耳鸣，夜尿频多；舌淡黯，舌边有瘀点或瘀斑，脉沉涩。

治法：**补肾活血，消癥散结**。

方药：**金匮肾气丸**合**桂枝茯苓丸**。

5. 湿热瘀阻证

证候：小腹包块，疼痛拒按，经行量多，经期延长，色红有块，质黏稠，带下量多，色黄秽臭，腰骶酸痛，溲黄便结；舌暗红，边有瘀点、瘀斑，苔黄腻，脉滑数。

治法：**清热利湿，活血消癥**。

方药：**大黄牡丹汤**加红藤、败酱草、石见穿、赤芍。

三、卵巢肿瘤

（一）组织学分类

1. 上皮性肿瘤　最常见。又有良性、交界性、恶性之分。
2. 性索间质肿瘤　包括颗粒细胞-间质细胞肿瘤、支持细胞-间质细胞肿瘤（睾丸母细胞瘤）、两性细胞瘤。
3. 生殖细胞肿瘤　包括无性细胞瘤、卵黄囊瘤、胚胎癌、多胚瘤、绒毛膜癌、畸胎瘤、混合型。
4. 转移性肿瘤。

（二）转移途径及临床分期

1. 转移途径　以**直接蔓延**和**腹腔种植**为**主**，其次为淋巴转移，血行转移较少见。
2. 临床分期　采用 FIGO（2014 年）的标准：Ⅰ期，肿瘤局限于卵巢；Ⅱ期，肿瘤累及一侧或双侧卵巢，伴盆腔内扩散（骨入口平面以下）；Ⅲ期，一侧或双侧卵巢肿瘤，并有镜检证实的盆腔外腹膜转移或证实有腹膜后淋巴结转移；Ⅳ期，远处转移（胸腔积液中有细胞癌，肝实质转移）。

（三）临床表现

1. 卵巢良性肿瘤　早期肿瘤较小，多无症状。肿瘤增大时，可出现腹胀等不适感。妇科检查可触及子宫一侧或双侧球形肿块，多为囊性，表面光滑，活动，与子宫无粘连。若肿瘤大至占满盆、腹腔时，可出现压迫症状。
2. 卵巢恶性肿瘤　早期常无症状。晚期主要症状为腹胀、下腹肿块或腹水等。肿瘤若向周围组织浸润或压迫神经，可引起腹痛、腰痛或下肢疼痛；若压迫盆腔静脉，可出现下肢浮肿；功能性肿瘤可出现相应雌、雄激素过多的症状。晚期出现消瘦、贫血等恶病质征象。三合诊检查，在阴道后穹窿触及质硬的结节，肿块多为双侧实性或囊实性，表面凹凸不平，固定，常伴有腹水。有时在腹股沟区、腋下、锁骨上可触及肿大的淋巴结。

（四）良性卵巢肿瘤与恶性卵巢肿瘤的诊断及鉴别诊断

1. 诊断　确诊仍需依赖病理组织学检查。辅助检查如下。

（1）B 超检查：是常用且诊断率较高的辅助诊断方法。

（2）影像学检查：腹部 X 线、CT、MRI、PET。

（3）肿瘤标志物：①CA125。80% 卵巢上皮性癌患者 CA125 水平升高，尤其对浆液性腺癌更具特异性，可用于病情监测。②AFP。对诊断卵黄囊瘤有特异性。可协助诊断未成熟畸胎瘤、混合性无性细胞瘤中含卵黄囊瘤成分者。③β-HCG，对原发性卵巢绒癌有特异性。④性激素。颗粒细胞瘤、卵泡膜细胞瘤分泌较高雌激素。⑤CA19-9、CEA。原发性黏液性卵巢癌及胃肠道卵巢转移癌可升高。

（4）细胞学检查：对腹水或腹腔冲洗液、胸腔积液行细胞学检查。

（5）腹腔镜检查：可直视肿块的外观及盆腔、腹腔、横膈等部位，取活检以明确诊断，正确估计病变范围，明确期别。

（6）病理组织学检查。

2. 卵巢良性肿瘤与恶性肿瘤的鉴别诊断

（1）良性肿瘤：病程长，逐渐增大。单侧多，活动，囊性，表面光滑，通常无腹水，一般情况良好。B 超检查为液性暗区，可有间隔光带，边界清晰。

（2）恶性肿瘤：病程短，迅速增大。双侧多，固定，实性或囊实性，表面不平结节状，常伴腹水，多为血性，可查到癌细胞。

（五）并发症

并发症主要有蒂扭转、破裂、感染和恶变。

（六）西医治疗原则

若卵巢肿块直径＜5cm，疑为卵巢瘤样癌变，可作短期观察。确诊为良性肿瘤或直径 5cm 以上者，首选手术治疗。恶性肿瘤以根治性手术为主，辅以化学治疗、放射治疗等综合治疗。

（七）预防

1. 开展卫生宣教，高危妇女宜服避孕药预防。

2. 30 岁以上妇女每年行妇科检查，高危人群则应每半年行妇科检查，同时可行 B 超检查、AFP 及 CA125 检查；对于乳腺癌、胃肠癌等患者治疗后，必须严密随访、定期复查，以监测有无卵巢转移。

四、子宫内膜癌

（一）西医病因病理

1. 病因　子宫内膜可能有两种发病类型：Ⅰ型，即雌激素依赖型，占多数，预后好；Ⅱ型为非雌激素依赖型，预后不良。

2. 病理　巨检分为局灶型和弥散型。

（二）转移途径

主要转移途径为直接蔓延、淋巴转移，晚期可有血行转移。

（三）诊断及鉴别诊断

1. 诊断

（1）病史：有月经紊乱史、绝经后阴道流血；或子宫内膜癌发病高危因素，如肥胖、不育、绝经延迟等；或长期应用雌激素、他莫昔芬或雌激素增高疾病史，或有乳腺癌、子宫内膜癌家族史。

（2）临床表现：阴道出血、阴道排液、下腹疼痛及其他。

（3）辅助检查：①诊断性刮宫，是确诊本病的主要依据。刮出物分别送病理检查。②B 超检查。③宫腔镜检查，可直接观察宫腔及宫颈管，对可疑部位取材活检。④其他，如 MRI、CT 及血清 CA125 测定。

2. 鉴别诊断　主要与异常子宫出血、萎缩性阴道炎、子宫黏膜下肌瘤或内膜息肉、宫颈管癌、子宫肉瘤及输卵管癌相鉴别。

（四）西医治疗

1. 手术治疗　为首选的治疗方法。

2. 放射治疗　方法有腔内及体外照射两种，包括术后放射治疗、术前放射治疗和单纯放射治疗。

3. 药物治疗
(1) 激素治疗：不宜手术、放射治疗或治疗后复发的晚期患者的首选治疗。
(2) 化学药物治疗。

(五) 预防

普及防癌知识，定期体检，重视绝经后妇女阴道出血和生育期妇女月经紊乱的诊治，必要时诊刮以明确诊断；规范雌激素制剂应用；对有高危因素人群应密切随访及监测。

第二十单元　妊娠滋养细胞疾病

【复习指导】本单元熟悉葡萄胎的病理、诊断、西医治疗及随访；妊娠滋养细胞肿瘤的病理、临床表现、实验室及其他检查、西医治疗及随访。

一、葡萄胎

(一) 西医病因病理

1. 病因　确切病因不清。年龄＞40岁者葡萄胎发生率比年轻妇女高10倍。

2. 病理

(1) 大体观察：①完全性葡萄胎。子宫膨大，宫腔内被大小不等之水泡所充满，绒毛干梗将无数水泡相连成串，水泡间空隙充满血液及凝块。②部分性葡萄胎。除不等量的水泡外，可见正常的绒毛，常并见发育不良的胚胎或胎儿组织。

(2) 组织学特点：①滋养细胞呈不同程度增生。②绒毛间质水肿，体积增大。③滋养细胞增生是葡萄胎最重要的组织学特征。

(3) 卵巢黄素化囊肿：发生率为30%～50%，常为双侧，大小不等。由于滋养细胞显著增生，产生大量绒毛膜促性腺激素，刺激卵巢卵泡内膜细胞使之发生黄素化而致。

(二) 诊断及鉴别诊断

1. 诊断

(1) 病史：有停经史，停经时间多为2～4个月，平均为12周。

(2) 临床表现：根据停经后有不规则阴道出血，较严重的妊娠呕吐，子宫异常增大变软，子宫在5个月妊娠大小时触不到胎体，听不到胎心，无胎动，应疑诊为葡萄胎。诊断有疑问时需结合下述辅助检查以确诊。

(3) 实验室及其他检查

1) 血HCG测定：葡萄胎时血清中β-HCG浓度明显高于正常妊娠月份的相应值，且在停经后8～10周后仍持续上升。若葡萄胎因绒毛退化，β-HCG水平也可能低下，多见于部分性葡萄胎。

2) 超声检查：为最常用而又比较准确的诊断方法。B超检查显示子宫腔内呈"落雪状"影像，是完全性葡萄胎的典型表现。部分性葡萄胎在上述影像中还可见胎囊或胎儿。

2. 鉴别诊断　需与先兆流产、双胎妊娠和羊水过多相鉴别。

(三) 西医治疗及随访

1. 西医治疗

(1) 清宫术：一般采用吸刮术。术前应做好输液、备血准备。子宫大于妊娠12周或术中感到一次难以刮净时,可在 1 周后再刮宫 1 次。

(2) 子宫切除术:不作为常规处理。对于 40 岁以上、有高危因素、无生育要求者可行全子宫切除术,保留双侧卵巢,术后需定期随访。

(3) 卵巢黄素化囊肿的处理:一般不必处理。

(4) 预防性化学治疗:一般不作常规应用。对存在高危因素(年龄 > 40 岁;子宫明显大于停经月份,血 β-HCC 值异常升高;滋养细胞高度增生或伴有不典型增生;清宫后 HCG 值不呈进行性下降或始终处于高值且排除葡萄胎残留;有咯血等),以及出现可疑转移灶和随访困难的患者,宜在清宫前或清宫时行预防性化学治疗。

2. 随访　定期随访可早期发现滋养细胞肿瘤。随访包括:①血 β-HCG 定量测定,于葡萄胎清宫后每周 1 次直至连续 3 次正常。随后 3 个月内仍每周复查 1 次,以后 3 个月每 2 周 1 次,然后每个月 1 次,持续半年。如第 2 年未妊娠,可每半年 1 次,共随访 2 年。②应注意月经是否规律,有无阴道异常出血、咳嗽、咯血及其他转移灶症状,并做妇科检查,定期或必要时做盆腔 B 超、X 线胸片或 CT 检查。

葡萄胎随访期间必须严格避孕 1 年,推荐避孕套和口服避孕药,一般不用宫内节育器,以免穿孔或混淆子宫出血的原因。

二、妊娠滋养细胞肿瘤

(一) 病理

侵蚀性葡萄胎巨检见子宫肌壁内有大小不等、深浅不一的水泡状组织,宫腔内或有原发病灶。当侵蚀病灶接近子宫浆膜层时,子宫表面可见紫蓝色结节。侵蚀较深时可穿透子宫浆膜层或阔韧带。镜下可见绒毛结构及滋养细胞增生和分化不良。少数绒毛结构退化,仅见绒毛阴影。绒毛膜癌绝大多数原发于子宫,极少数原发于输卵管、宫颈、阔韧带等部位。

(二) 诊断及鉴别诊断

1. 诊断

(1) 病史:有葡萄胎、流产、足月产或异位妊娠史。

(2) 临床表现:产后或流产后,尤其在葡萄胎排空后,阴道不规则出血,或有腹痛,妇科检查生殖道变软、着色,或阴道内见到紫蓝色结节,子宫大而软,附件区或可触及包块。若发生转移,其临床表现视转移部位而异。

(3) 实验室及其他检查

1) β-HCG 连续测定:是滋养细胞肿瘤诊断的主要诊断依据。

葡萄胎后滋养细胞肿瘤的诊断应符合以下任何 1 项:4 次血 β-HCG 测定呈平台状态(±10%),并持续 3 周或以上,即第 1、7、14、21 日;血 β-hCG 测定 3 次上升(> 10%),并至少持续 2 周或以上,即第 1、7、14 日。

非葡萄胎后滋养细胞肿瘤的诊断标准:流产、足月产、异位妊娠后 4 周以上,血 β-HCG 仍持续高水平,或曾经下降后又上升,已排除妊娠物残留或再次妊娠,可诊断。

2) B 超检查:子宫壁显示局灶性或弥漫性强光点或光团与暗区相间的蜂窝样病灶。但侵蚀性葡萄胎与绒癌难相鉴别。

3) 病理检查:子宫肌层或子宫外转移的切片中,见到绒毛结构或绒毛退变痕迹,应诊断为侵蚀性葡萄胎。若原发病灶与转移病灶诊断不一致,只要任一标本中有绒毛结构即可诊断。若仅见成片滋养细胞浸润及坏死出血，未见绒毛结构，诊断为绒毛膜癌。

4) 影像学检查：转移最多见于肺，CT或X线胸片检查或可见肺转移病灶，观察其动态变化对判断病情的发展变化意义重大。脑、肝和盆腔病灶的诊断宜选择磁共振成像。

2. 鉴别诊断　主要与葡萄胎残留、较大的卵巢黄素化囊肿尚未萎缩、转移病灶与原发疾病相鉴别。

（三）西医治疗及随访

西医治疗　治疗原则以**化学治疗为主**，手术和放射治疗为辅。制订治疗方案前要做出正确的临床分期和预后评分。

(1) 化学治疗：①用药原则。低危病例常用单一药物治疗，高危病例宜用联合化疗，效果不佳时可选用EMA-CO方案。②疗效判定。在每1个疗程结束后，每周测血β-HCG，在每个疗程结束后18d内，血β-HCG下降至少1个对数称为有效。并结合妇科检查、B超、X线胸片、CT等检查。③停药指征。化疗需坚持到症状及体征消失，HCC每周测定1次，连续3次正常，再巩固2~3个疗程方可停药。随访5年无复发者称为治愈。

(2) 手术：病变在子宫，化学治疗无效或病灶穿孔出血者可切除子宫。手术范围主张行全子宫或次广泛子宫切除术。有生育要求者，若血HCG水平不高，子宫外转移灶控制及耐药病灶为单个，可考虑行病灶剜出术；育龄妇女应考虑保留卵巢。

(3) 放射治疗：少用，主要用于脑和肺等耐药病灶的治疗。

第二十一单元　子宫内膜异位症及子宫腺肌病

【复习指导】本单元掌握子宫内膜异位症及子宫腺肌病的概念、病理、诊断、西医治疗及中医辨证论治；了解其病因。

一、子宫内膜异位症

具有活性的子宫内膜组织（**腺体和间质**）出现在**子宫腔被覆内膜及宫体肌层以外**部位时称为子宫内膜异位症。属于中医学"痛经""癥瘕""月经不调""不孕症"的范畴。

（一）西医病因病理

病因至今未明，异位种植学说是目前的主导学说。基本病理变化为随卵巢激素的变化，异位内膜发生周期性出血，使周围纤维组织增生和粘连，出现紫褐色斑点或小泡，最后发展为大小不等的紫蓝色结节或包块。

1. 巨检

(1) 卵巢子宫内膜异位症：**最多见，可形成卵巢巧克力囊肿**，内含暗褐色黏糊状陈旧血，常与其邻近组织器官紧密粘连，使其固定不活动。

(2) 腹膜子宫内膜异位症：盆腔腹膜和脏器表面的内异症病灶。

(3) 深部浸润型子宫内膜异位症：常见于宫骶韧带、直肠子宫陷凹、阴道穹窿、直肠阴道隔等处于盆腔较低处或最低处，为内异症的好发部位。

(4) 其他部位的子宫内膜异位症：可累及消化、泌尿、呼吸系统，形成瘢痕内异症等。

2. 镜检　典型的异位内膜组织可见子宫内膜上皮、腺体、内膜间质、纤维素及出血等。

（二）诊断

1. 病史　重点询问月经、妊娠、流产、分娩、家族及手术等病史。

2. 临床表现　因个体及病变部位不同而不同。有**继发性、进行性加剧的痛经**，月经异常，不孕、性交痛，或慢性盆腔痛。疼痛程度与病灶大小不一定成正比。

3. 体征　典型体征为子宫多后倾固定，直肠子宫陷凹、子宫后壁下段或宫骶韧带扪及触痛性结节，一侧或双侧附件区扪及囊性不活动包块。

4. 实验室检查

（1）影像学检查：B 超检查、盆腔 CT、MRI。

（2）CA125 值测定：血清 CA125 值可升高，但一般不超过 100U/L。

（3）腹腔镜检查：是目前诊断内膜异位症的**最佳方法**。

（4）膀胱镜或直肠镜检：诊断可疑膀胱或肠道内异症。

（三）西医治疗

1. 期待疗法　对早期轻症的患者可进行定期随访。

2. 药物治疗　目的是抑制卵巢功能，减少内异症活性及粘连形成，阻止内异症发展。包括对症治疗和激素抑制疗法。

（1）避孕药：为**假孕**疗法，每日 1 片，连续服用 6～9 个月，适合轻度内异症患者。

（2）孕激素：通过抑制垂体促性腺激素分泌，并直接作用于子宫内膜和异位内膜，导致内膜萎缩和闭经。

（3）假绝经疗法：主要应用达那唑、孕三烯酮、促性腺激素释放激素激动剂（GNRH-α），月经第 1 日开始用药，连续使用 6 个月。

3. 手术治疗　目的是去除病灶，恢复解剖。适用于药物治疗后症状无缓解或加剧，或生育功能未恢复者，或较大的卵巢异位囊肿且迫切希望生育者。**首选**腹腔镜手术。分保守性手术和根治性手术。

4. 不孕的治疗　综合分析治疗。

（四）中医辨证论治

本病以瘀血阻滞冲任胞宫为基本病机，治疗以**活血化瘀**为主，瘀结成癥者需**散结消癥**。

1. 气滞血瘀证

证候：经前、经行小腹胀痛、拒按，甚或前后阴坠胀欲便；经量或多或少，经血紫暗有块，块下痛减，腹中积块，固定不移，胸闷乳胀，或不孕；舌紫暗或有瘀点、瘀斑，脉弦或涩。

治法：**理气活血，祛瘀散结**。

方药：**膈下逐瘀汤**。

2. 寒凝血瘀证

证候：经前或经行小腹冷痛、绞痛，拒按，得热痛减，经行量少，色紫暗，或经血淋沥不净，或月经延期，不孕，下腹结块，固定不移，形寒肢冷，面色青白；舌紫暗苔薄白，脉沉弦或紧。

治法：**温经散寒，化瘀止痛**。

方药：**少腹逐瘀汤**。

3. 瘀热互结证

证候：经前或经期小腹疼痛，有灼热感、拒按，遇热痛增，月经先期、量多、经色深红、质黏稠夹血块，心烦口干，溲黄便结，或不孕，性交疼痛，盆腔结节包块触痛明显；舌红或舌暗红、有瘀点，苔黄，脉弦数。

治法：清热凉血，活血祛瘀。
方药：清热调血汤加红藤、薏苡仁、败酱草。

4.痰瘀互结证

证候：下腹结块，经前、经期小腹掣痛，拒按，婚久不孕，平时形体肥胖，头晕沉重，胸闷纳呆，呕恶痰多，带下量多，色白质黏，无味；舌淡胖而紫暗，或舌边尖有瘀斑、瘀点，苔白滑或白腻，脉细。

治法：理气化痰，活血逐瘀。
方药：苍附导痰汤合桃红四物汤。

5.气虚血瘀证

证候：经行腹痛，喜按喜温，经量或多或少，色淡质稀，婚久不孕，面色少华，神疲乏力，纳差便溏，盆腔结节包块；舌淡暗，边有齿痕，苔薄白或白腻，脉细无力或细涩。

治法：益气活血化瘀。
方药：理冲汤。

6.肾虚血瘀证

证候：经行腹痛，痛引腰骶，月经先后不定期，经量或多或少，色淡暗质稀，或有血块，不孕或易流产，头晕耳鸣，腰膝酸软，性欲减退，盆腔可及结节或包块；舌淡暗、有瘀点，苔薄白，脉沉细而涩。

治法：补肾益气，活血化瘀。
方药：归肾丸合桃红四物汤。

二、子宫腺肌病

子宫内膜腺体及间质侵入子宫肌层时，称为子宫腺肌病。属于中医学"痛经""癥瘕""月经不调"的范畴。

（一）西医病因病理

病因至今不明，大多认为子宫内膜基底层缺乏黏膜下层，基底层内膜细胞侵入子宫肌层所致。

（二）诊断

主要表现为经量增多、经期延长及进行性加剧的痛经。妇科检查时，子宫呈均匀性增大或有局限性结节隆起，质硬有压痛，经期压痛尤著。

根据临床症状与体征可做出初步诊断，B超和MRI检查有一定帮助，确诊需行组织病理检查。

（三）西医治疗

1.药物治疗　症状较轻可用非甾体抗炎药等对症治疗；对年轻、希望保留子宫的患者可口服避孕药或上曼月乐环，症状重者应用GnRHa制剂3～6个月，再使用曼月乐环。

2.手术治疗　对年轻或希望生育者可试行病灶剜除术或子宫楔形切除。若症状严重，无生育要求，或药物治疗无效者应行全子宫切除术，痛经明显行子宫动脉栓塞术，无生育要求且月经量大多行子宫内膜去除术。

（四）中医辨证论治

参考子宫内膜异位症。

第二十二单元 子宫脱垂

【复习指导】本单元熟悉子宫脱垂的西医病因、中医病因病机、分度及临床表现、中医辨证论治。了解子宫脱垂的概念、西医治疗。

一、概念

子宫脱垂是指子宫从正常位置沿阴道下降，宫颈外口达坐骨棘水平以下，甚至子宫全部脱出于阴道口外。

二、西医病因

分娩损伤为**最主要**的病因。长期腹内压力增加（如慢性咳嗽、长期排便困难、腹部巨大肿瘤、大量腹水等）迫使子宫下移。盆底组织发育不良或退行性变也可发生。

中医病因病机

主要病因病机有中气下陷、肾气亏虚和湿热下注引起冲任不固，带脉失约，提摄无力。

三、临床表现及分度

（一）临床表现

1. 症状　常有不同程度的腰骶部疼痛或下坠感，劳累后更明显；重度者常伴有排尿排便异常，易并发膀胱炎。

2. 体征　宫颈及阴道黏膜多明显肥厚、宫颈肥大，或宫颈明显延长。

（二）分度

检查时嘱患者平卧，并用力向下屏气。

1. Ⅰ度　轻型，宫颈外口距处女膜缘＜4cm，但未达处女膜缘；重型，宫颈外口已达处女膜缘，在阴道口可见到宫颈。

2. Ⅱ度　轻型，宫颈已脱出阴道口，但宫体仍在阴道内；重型，宫颈及部分宫体已脱出于阴道口。

3. Ⅲ度　宫颈及宫体全部脱出至阴道口外。

四、诊断

1. 病史　多有滞产、第二产程延长、难产、助产术等病史，以及长期腹压增加、体弱、营养不良、产后过早从事体力劳动等。

2. 临床表现　子宫脱垂，常伴有不同程度的腰骶部疼痛或下坠感。重度子宫脱垂者，常伴有排尿排便异常。

五、西医治疗

1. 非手术治疗　子宫托适用于子宫脱垂和阴道前后壁脱垂。重度子宫脱垂伴有盆底肌明显萎缩、宫颈或阴道壁有炎症或溃疡者均不宜使用。

2. 手术疗法　①曼氏手术。②阴式子宫全切除及阴道前后壁修补术。③阴道封闭术。

六、中医辨证论治

以**益气升提，补肾固脱**为主要治法。

1. 中气下陷证

证候：阴中有物突出，劳则加剧，小腹下坠，神倦肢倦，少气懒言，或面色无华；舌淡，苔薄，脉缓弱。

治法：补益中气，升阳举陷。

方药：**补中益气汤**加枳壳。

2. 肾气亏虚证

证候：阴中有物脱出，久脱不复，腰酸腿软，头晕耳鸣，小便频数或不利，小腹下坠；舌质淡，苔薄，脉沉弱。

治法：补肾固脱，益气升提。

方药：**大补元煎**加黄芪、升麻、枳壳。

3. 湿热下注证

证候：阴中有物脱出，表面红肿疼痛，甚或溃烂流液，色黄气秽；舌质红，苔腻黄，脉弦数。

治法：清热利湿。

方药：**龙胆泻肝汤**合五味消毒饮。

第二十三单元　不孕症

【复习指导】本单元内容需要重点复习。掌握女性不孕症的概念、中医病因病机、相关辅助检查、西医治疗、中医辨证论治。熟悉其西医病因。

一、概念

女性不孕症是指妇女婚后未避孕、有正常性生活、夫妇同居 **1 年**而未孕；分为**原发性和继发性**两类。既往未避孕、从未妊娠者称为原发性不孕，中医学又称"**全不产**"；既往有过妊娠史，而后未避孕连续 1 年未孕者称为继发性不孕，又称"**断续**"。

二、西医病因

女方因素占 60%～70%，男方因素占 10%～30%，不明原因约占 20%。女性不孕因素以盆腔因素（输卵管异常、子宫内膜病变、生殖道发育畸形等）和排卵障碍居多，盆腔因素约占 35%，排卵障碍占 25%～35%。

三、中医病因病机

常见的病因病机有**肾虚**（肾气虚、肾阳虚、肾阴虚）、**肝气郁结、痰湿壅阻、瘀滞胞宫、湿热内蕴**。

四、诊断

1. 病史　注意健康状况、性生活情况、月经史、避孕史、分娩史及流产史等。既往有无生殖器感染、结核史等特殊传染病史，以及自身免疫性疾病史、内分泌病史和盆腹腔手术史。

2. 临床表现　原发或继发性不孕可伴有与病因相关的症状。

3. 检查

（1）卵巢功能检查：基础体温测定、宫颈黏液检查、阴道脱落细胞学检查、子宫内膜组织检查等。

（2）内分泌学检查：垂体促性腺激素、催乳激素、睾酮、雌二醇、孕酮及肾上腺皮质激素和甲状腺功能检查。

（3）输卵管通畅检查：子宫输卵管通液术、子宫输卵管造影、子宫输卵管超声造影术。

（4）超声检查：监测卵泡发育及排卵情况，诊断子宫、附件及盆腔占位病变。

（5）免疫试验：检测精子抗体、透明带抗体、子宫内膜抗体、封闭抗体和细胞毒抗体等。

（6）宫腔镜检查：了解宫腔及输卵管开口情况，观察是否有宫腔粘连、息肉、黏膜下肌瘤等。

（7）腹腔镜检查：直视子宫、附件及其盆腔情况，有无粘连、输卵管扭曲和子宫内膜异位症病灶。

（8）其他：包括染色体核型分析、CT或MRI检查等，对疑有垂体瘤时可做蝶鞍分层摄片及腹、盆腔情况检查。

五、西医治疗

1. 输卵管性因素不孕　对输卵管阻塞或粘连，可行腹腔镜下输卵管造口术、整形术等。治疗失败者可接受辅助生殖技术助孕。

2. 卵巢肿瘤　有内分泌功能的卵巢肿瘤会影响排卵，应切除；性质不明的卵巢肿瘤应行手术探查，根据病理诊断决定手术方式。

3. 子宫和宫颈性不孕的治疗　子宫肌瘤、内膜息肉、子宫纵隔、宫腔粘连等可行宫腔镜手术；治疗宫颈炎；改善阴道和宫颈局部环境。

4. 免疫性不孕的治疗　避免抗原刺激；免疫抑制剂应用。

5. 诱发排卵

（1）氯米芬（CC）：为**首选**促排卵药，适于体内有一定雌激素水平者。

（2）尿促性素（HMG）：氯米芬抵抗和无效患者，可单独应用HMG和（或）CC联合应用。

（3）卵泡刺激素：用于HMG治疗失败者。当最大卵泡直径达18mm时，用HCG诱发排卵。

（4）促性腺激素释放激素（GnRH）。

（5）溴隐亭：适用于无排卵伴有高催乳激素血症者。

六、中医辨证论治

1. 肾虚证

（1）肾气虚弱证

证候：婚久不孕，月经不调或停闭，经量或多或少，色暗；头晕耳鸣，腰膝酸软，精神疲倦，小便清长；舌淡，苔薄，脉沉细尺弱。

治法：**补肾益气，温养冲任。**

方药：**毓麟珠。**

（2）肾阴虚证

证候：婚久不孕，月经先期，量少，色红无块，形体消瘦，腰酸，头目眩晕，耳鸣，五心烦热；舌红苔少，脉细数。

治法：**滋阴养血，调冲益精**。

方药：**养精种玉汤**合**清骨滋肾汤**。

（3）肾阳虚证

证候：婚久不孕，月经后期量少，色淡或见月经稀发甚则闭经。面色晦暗，腰酸腿软，性欲淡漠，大便不实，小便清长；舌淡，苔白，脉沉细。

治法：**温肾益气，调补冲任**。

方药：**温肾丸**。

2.肝气郁结证

证候：婚久不孕，经前乳房、小腹胀痛，月经周期先后不定，经血夹块，情志抑郁或急躁易怒，胸胁胀满；舌质暗红，脉弦。

治法：**疏肝解郁，养血理脾**。

方药：**开郁种玉汤**。

3.痰湿壅阻证

证候：婚久不孕，经行后期，量少或闭经，带下量多质稠，形体肥胖，头晕，心悸，胸闷呕恶；苔白腻，脉滑。

治法：**燥湿化痰，调理冲任**。

方药：**启宫丸**。

4.瘀滞胞宫证

证候：婚久不孕，月经后期，经量多少不一，色紫夹块，经行不畅，小腹疼痛拒按，或腰骶疼痛；舌暗或紫，脉涩。

治法：**活血化瘀，调理冲任**。

方药：**少腹逐瘀汤**。

5.湿热内蕴证

证候：继发不孕，月经先期，经期延长，淋沥不断，赤白带下，腰骶酸少腹坠痛，或低热起伏；舌红，苔黄腻，脉弦数。

治法：**清热除湿，活血调经**。

方药：**清热调血汤**加红藤、败酱草、车前子、薏苡仁。

第二十四单元 计划生育

【复习指导】本单元掌握避孕的3个环节，放置宫内节育器的适应证、禁忌证、并发症；人工流产的概念，药物流产及手术流产的适应证、禁忌证。熟悉激素避孕的机制、禁忌证、不良反应，以及流产术后出血的中医辨证论治。了解放置宫内节育器后月经异常的中医辨证论治，输卵管节育术，计划生育措施的选择。

一、避孕

1.概念 避孕是指采用科学方法使妇女暂时不受孕。主要有3个环节：①抑制精子、卵子产生。②阻止精子与卵子结合。③使子宫环境不利于精子获能、生存或受精卵着床发育。

2. 常用避孕方法　放置宫内节育器、激素避孕及其他避孕方法。

3. 放置宫内节育器的适应证、禁忌证及并发症

(1) 适应证：育龄妇女自愿要求以 IUD 避孕而无禁忌证者。放置时间：①月经干净后 5～7d，无性交。②月经延期或哺乳期闭经者，排除早孕后。③顺产后 42 日，恶露已净，会阴伤口愈合，子宫恢复正常。④剖宫产术后半年内。⑤含孕激素 IUD 可在月经第 3 日放置。⑥自然流产转经者，药物流产者 2 次正常月经后。⑦人工流产后立即放置。

(2) 禁忌证：①生殖道急性炎症。②近 3 个月月经失调、阴道不规则出血、重度痛经等。③生殖器官肿瘤、畸形、宫腔过大或过小、重度子宫脱垂等。④宫颈过松、重度裂伤、重度狭窄等。⑤严重的全身急、慢性疾病，如心力衰竭、重度贫血、血液病及各种疾病的急性期等。⑥妊娠或可疑妊娠者。⑦有铜过敏史者。

(3) 并发症：①节育器异位。②节育器嵌顿或断裂。③节育器下移或脱落。④带器妊娠。

二、人工流产

1. 概念　人工流产是指妊娠 3 个月内采用药物或手术方法终止妊娠。

2. 药物流产　目前临床常用米非司酮配伍米索前列醇。米非司酮具有抗孕酮特性，同时释放内源性前列腺素，促进子宫收缩及宫颈软化。米索前列醇有明显的缩子宫作用。

(1) 适应证：①正常宫内妊娠 ≤ 49d，自愿要求药物终止妊娠的健康妇女。②对手术流产有恐惧或顾虑心理者。③高危人工流产对象，如瘢痕子宫、多次人工流产及严重骨盆畸形等。

(2) 禁忌证：①有使用米非司酮的禁忌证，如肾上腺疾病、糖尿病及其他内分泌疾病、肝肾功能异常、妊娠期皮肤瘙痒史、血液病和血栓性疾病、与甾体激素有关的肿瘤；②有使用米索前列醇的禁忌证，如心血管系统疾病、青光眼、胃肠功能紊乱、高血压、哮喘、癫痫、贫血；③其他，如过敏体质、带器妊娠、异位妊娠或可疑异位妊娠、妊娠剧吐、长期服用抗结核、抗癫痫、抗抑郁、抗前列腺素药物等。

3. 手术流产　是指妊娠 3 个月内采用手术方法终止妊娠，包括负压吸引术与钳刮术。

(1) 负压吸引术：①适应证。妊娠 10 周内要求终止妊娠而无禁忌证者；妊娠 10 周内因某种疾病而不宜继续妊娠者。②禁忌证。术前 2 次体温高于 37.5℃者，各种疾病的急性期，生殖器官急性炎症，或严重的全身性疾病不能耐受手术者。

(2) 钳刮术：①适应证。妊娠 10～14 周要求终止妊娠无禁忌证者，或因某种疾病而不宜继续妊娠或其他流产方法失败者。②禁忌证。同负压吸引术。

三、流产术后出血的中医辨证论治

1. 瘀阻胞宫证

证候：阴道流血时多时少，或淋漓不净，色紫暗，有血块，小腹阵发性疼痛，腰骶酸胀，头晕乏力，恶心欲呕，食少，口渴不欲饮，大便秘结；舌紫暗，脉细涩。

治法：**活血化瘀，固冲止血**。

方药：**生化汤**加益母草、炒蒲黄。

2. 气血两虚证

证候：阴道流血量多，或淋漓不净，色淡红，小腹坠胀，或伴有腰酸下坠，神疲乏力，食少，头晕心慌，汗出，眠差；舌淡红、边有齿痕，脉细无力。

治法：**益气养血，固冲止血**。
方药：**八珍汤**加炙黄芪、海螵蛸。

3.湿热壅滞证

证候：阴道流血量时多时少，色紫暗如败酱，质黏腻，有臭气，小腹作痛，腰酸下坠，纳呆口腻，小便黄少；舌红苔黄腻，脉细数。

治法：**清利湿热，化瘀止血**。
方药：**固经丸**加马齿苋、薏苡仁、仙鹤草。

第八章 中西医结合儿科学

第一单元 儿科学基础

【复习指导】本单元历年必考,应作为重点复习。其中小儿年龄分期、体格生长发育、生理病理特点、小儿诊法、液体平衡和液体疗法等具有**儿童特点**的内容,是考试的重点,应掌握。不同年龄期儿童保健,小儿生长发育规律,感觉、运动和语言发育,小儿喂养、诊法及治疗概要应熟悉。

一、小儿年龄分期与生长发育

1.小儿年龄分期 一般分为7个阶段(时期),之间既有区别又有联系,不可截然分开。

(1)胎儿期:受精卵形成至胎儿娩出前,4周为一个妊娠月,共**40周**,即"怀胎十月"。

(2)新生儿期:胎儿娩出、脐带结扎至生后**28d**,此期发病率和死亡率高。**围生期即围产期**:胎龄满28周至出生后7d。

(3)婴儿期:出生28d后至满1周岁。

(4)幼儿期:1岁至满3周岁。

(5)学龄前期:3~7岁入小学前。

(6)学龄期:7岁至青春期前。

(7)青春期:**第二性征出现至生殖功能基本发育成熟**、身高基本停止增长,这段时期称为青春期。一般女孩11~12岁至17~18岁,男孩13~14岁至18~20岁。

2.各年龄期特点及与预防保健的关系

(1)胎儿期:依靠母体而生存,**组织与器官的迅速生长、功能渐趋成熟**为主要特征;妊娠早期是机体各器官形成的关键时期。如受到各种不利因素的影响,易造成流产或畸形。

(2)新生儿期:独立生活,开始**适应外界环境**。生理调节和适应能力不成熟,受环境的影响较大。因此,该时期的**发病率高**。保健重点:**合理喂养、保暖、预防感染**等。

围生期:包括**胎儿晚期、分娩过程和新生儿早期3个时期**,该时期小儿经历了巨大变化、生命遭受最大危险。

(3)婴儿期:**生长发育最迅速**,需要摄入特别高的热量和营养素(蛋白质),由于消化、吸收功能不够完善,故容**易发生消化功能紊乱、营养不良等疾病**;6个月以后,从母体获得的被动免疫力逐渐消失,此时自身免疫功能尚未成熟,故**易患感染性疾病**。保健重点:提倡母乳喂养,做好**计划免疫**。

(4)幼儿期:生长速度稍减慢,活动范围增大,接触事物增多,智力发育突出,语言、思维、交往能力增强,对危险的识别能力差,保健要点:防止**意外创伤和中毒**;断乳和添加辅食在幼儿早期完成。保健要点:**防止营养不良和消化功能紊乱**。

(5)学龄前期:生长速度减慢,**智力发育更趋完善**,好奇多问,求知欲旺,模仿性强,具有较大的可塑性。保健要点:**注意培养其良好的道德品质和生活习惯**。该时期儿童易患**肾炎、风湿热**等疾病。

(6)学龄期:体格生长稳步,到本期末除生殖系统外其他器官的发育已近似成人水平。智力发育进一步成熟,是接受科学文化教育的重要时期。发病率较前降低。保健要点:防止近视和龋齿，端正坐、立、行的姿势，安排生活和学习，保证充足营养和睡眠。

（7）青春期：**体格生长出现第二个高峰，生殖系统发育渐趋成熟，性别差异显著**，第二性征逐渐明显，女孩出现月经，男孩发生遗精。该时期常出现**心理、行为和精神方面**的不稳定。常发生内分泌及自主神经系统的功能紊乱相关疾病，如甲状腺肿、贫血、月经不规律、痛经等。保健要点：足够的营养、加强教育和引导、树立正确的人生观。

3. 体格生长发育常用指标

（1）体重：正常新生儿刚出生时平均体重为 **3kg**，1 岁时婴儿体重约为出生时的 **3 倍**，3 个月时约为出生时的 **2 倍**，12 个月时约为出生时的 **3 倍**，2 岁时婴儿体重约为出生时的 4 倍；2 岁至青春前期儿童体重估算公式：**体重（kg）＝年龄×2（kg）+8（kg）**。

（2）身高：**＜3 岁的儿童应仰卧位测量**，称为身长；3 岁以后儿童用站立测量为身高。正常新生儿出生时的身长约 **50cm**，第 1 年内增长约 **25cm**，第 2 年增长约 **10cm**；2 岁时身长约 85cm。在进入青春早期时出现第二次增长高峰，速度可达儿童期的 2 倍，为 2～3 年。

2～12 岁儿童身高估算公式：**身高（cm）＝年龄×7（cm）+70（cm）**。

（3）头围：新生儿头围平均约为 34cm；1 岁时为 46cm；2 岁时为 48cm；15 岁时接近成人，为 54～58cm。头围测量在 2 岁前最有价值，过大常见于**脑积水**和**佝偻病后遗症**；过小提示脑发育不良。

（4）胸围：平乳头向后背绕肩胛角下缘绕胸一周的长度为胸围。新生儿出生时平均为 32cm，1 周岁以前头围大于胸围，**1 周岁左右头、胸围相等**，1 周岁以后胸围大于头围。

（5）颅骨发育：前囟 1～1.5 岁时闭合，后囟在出生时即已很小或已闭合，最迟在出生后 6～8 周闭合。迟闭、过大见于**佝偻病、先天性甲状腺功能减退**；早闭或过小见于**小头畸形**；前囟饱满提示**颅内压增高**，凹陷见于脱水或极度消瘦。

（6）脊柱发育：3 个月左右抬头时出现颈椎前凸；6 个月坐时出现胸椎后凸；1 岁走时出现腰椎前凸，直至 6～7 岁时这 3 个脊柱自然弯曲才会被韧带所固定。

（7）长骨发育：测骨龄，婴儿摄膝部 X 线片，年长儿摄左手腕骨的正位片。腕部出生时无骨化中心，3 个月左右出现头状骨、钩骨；1 岁出现下桡骨骺；2～2.5 岁出现三角骨；3 岁出现月骨；3.5～5 岁出现大、小多角骨；5～6 岁出现舟骨；6～7 岁出现下尺骨骺；9～10 岁出现豆状骨；共 10 个，10 岁时出全，1～9 岁腕部骨化中心的数量约为年龄加 1。

（8）牙齿的发育：**乳牙 20 个，恒牙 32 个**。自 6 个月起（4～10 个月）乳牙开始萌出，12 个月尚未出牙者为异常，乳牙最晚 2.5 岁出齐。2 岁以内乳牙的数目＝月龄－（4 或 6）。6～7 岁开始换恒牙。

4. 各年龄段呼吸、脉搏、血压常数及计算方法　见表 8-1。

表 8-1　各年龄小儿呼吸、脉搏

年龄分期	呼吸（次/分）	脉搏（次/分）	呼吸：脉搏
新生儿期	45～40	140～120	1：3
婴儿期	40～30	130～110	1：3～1：4
幼儿期	30～25	120～100	1：3～1：4
学龄前期	25～20	100～80	1：4
学龄期	20～18	90～70	1：4

测血压时袖带宽度为上臂长度的 1/2～2/3，过宽测得血压值较实际低，过窄测得血压值较实际高。

公式：收缩压（mmHg）= 80+2× 年龄（岁）；舒张压（mmHg）= 2/3× 收缩压

人体各器官、系统的生长发育，速度和顺序都遵循一定规律。具有以下 4 个特点。

（1）连续不断，各年龄阶段不等速：年龄越小，增长越快，如体重、身长在出生后前 6 个月增长很快，后 6 个月逐渐减慢，儿童期趋于平缓，青春期生长速度又猛然加快。

（2）各系统器官发育不平衡：各系统、器官的发育顺序、生长速度有其阶段性。神经系统发育较早；淋巴系统在儿童期生长迅速，青春期前达到高峰；心、肝、肾和肌肉等增长基本与体格生长平行；生殖系统发育较晚。

（3）一般规律：由上到下、由近到远、由粗到细、由简单到复杂、从低级到高级。先抬头、后抬胸，再会坐、立、行；从臂到手、从腿到足的活动；从全掌抓握到手指拾取；先画直线后画圆圈；先从看、听等感性认识发展到记忆、思维等理性认识。

（4）个体差异：小儿生长发育在一定范围内受遗传、营养、性别、疾病、教养、环境的影响而存在个体差异。

5.感觉、运动和语言发育

（1）感觉发育

1）视觉：新生儿有视觉感应功能，但不敏锐只能短暂注视较近处缓慢移动的物体，可出现一过性斜视和眼球震颤，3～4 周消失。1 个月可凝视光源，开始有头眼协调；3～4 个月看自己的手；4～5 个月认识母亲的面容，能初步分辨颜色，喜欢红色；1～2 岁喜看图画，能区别形状；6 岁视深度已充分发育，视力达 1.0。

2）听觉：出生时因中耳鼓膜有羊水潴留听力较差，3～7 日后羊水吸收后听觉相当好；3～4 个月头可转向声源，听到悦耳声音会微笑；7～9 个月能确定声源，区别语言的意义；1 岁时能听懂自己的名字；2 岁后能区别不同声音；4 岁听觉发育完善。

（2）运动发育规律：由上而下、由近到远、从不协调到协调、先正向动作后反向动作。

1）平衡与大运动：3 个月抬头较稳，4 个月翻身，6 个月时独坐，8～9 个月双上肢向前爬，1 岁走，2 岁跳，3 岁快跑（三抬四翻六会坐，七滚八爬周会走）。

2）细动作：手指的精细动作。新生儿两手紧握拳，出生后 3 个月有意识地握物；3～4 个月玩弄手中物体；6～7 个月出现换手、捏与敲等探索性动作；9～10 个月用拇指取细小物品；12～15 个月用匙取食、乱涂画；2～3 岁用筷子；4 岁自己穿衣、绘画及书写。

（3）语言发育：发音、理解和表达 3 个阶段。语言的开始是啼哭，6 个月能发出个别音节；1 岁可连说两个重音的字，如"妈妈"；4 岁可清楚表达自己的意思，叙述简单事情；6 岁说话已完全流利，句法基本正确。

二、小儿生理及病理特点

1.生理特点　脏腑娇嫩，形气未充，生机蓬勃，发育迅速。

脏腑娇嫩，形气未充：小儿五脏六腑都娇柔嫩弱，形态和功能都不成熟、相对完善。

《灵枢·逆顺肥瘦》曰："婴儿者，其肉脆、血少、气弱。"《小儿药证直诀·变蒸》曰："五脏六腑，成而未全……全而未壮。"小儿五脏六腑的形和气皆属不足，其中肺、脾、肾三脏的不足更为突出，故有小儿"肺常不足""脾常不足""肾常虚"。

肺位在上，为娇脏，主一身之气，司呼吸，主宣发肃降，开窍于鼻，外合皮毛。小儿肺常不足表现为：呼吸不均匀，息数较促，容易感冒、咳嗽等。

脾为后天之本，脾主运化，升清降浊，为气血生化之源。小儿处于生长发育的时期，年龄越小，生长发育速度越快，对营养物质的需求相对成人较多，故脾胃功能相对不足，小儿脾常不足，表现为运化力弱。

小儿肾常虚，表现为肾气未盛，肾精未充，骨骼未坚，齿未长，或长而未坚。

小儿心、肝常有余，只是相对肺、脾、肾三脏不足而言，其实心、肝亦未充盛，功能亦不完善。心主血脉，主神明，小儿心气未充，思维及行为约束力差，心神怯弱，易受惊吓。肝主疏泄，主风，小儿肝气未实，好动、易发惊惕、抽搐等。

生机蓬勃，发育迅速：小儿无论机体的形态结构，还是各种生理功能，都在向着成熟完善的方面迅速发展。

小儿生机蓬勃、发育迅速的特点被古代医家概括为**"纯阳之体"**或**"体禀纯阳"**。《颅囟经·脉法》曰："凡孩子三岁以下，呼为纯阳，元气未散。"此处应注意"纯阳"并不等于"盛阳""有阳无阴""阳亢阴亏"。

2. 病理特点　**发病容易，传变迅速，脏气清灵，易趋康复**。

发病容易，传变迅速：小儿脏腑娇嫩，形气未充，对疾病的抵抗力较差，加之寒暖不能自调，乳食不能自节，外易为六淫所侵，内易为饮食所伤。

小儿易发疾病，与**"肺、脾、肾常不足"**的生理特点密切相关，故常见病、多发病为肺、脾、肾系疾病和传染病等方面。

小儿**"心、肝常有余"**。小儿心怯神弱、肝气未盛，外邪侵袭，易于入里，化毒化火，犯心生惊、犯肝生风，故易发生心肝病证。

小儿发病有**"易寒易热、易虚易实"**的特点。

小儿患病，邪气易实而正气易虚，实证可迅速转化为虚证，或转为虚实并见之证；虚证兼见实象，出现错综复杂的证候。

小儿具有"稚阴稚阳"的特点，寒证易于转化为热证，热证亦容易转化为寒证。

小儿病后有**"脏气清灵，易趋康复"**的特点。

小儿活力充沛，对药物的反应敏捷；病因单纯，忧思较少，精神乐观。只要诊断正确、辨证准确、治疗及时、处理得当、用药适宜，疾病就容易很快康复。

《小儿则》云："其脏气清灵，随拨随应，但能确得其本而撮取之，则一药可愈。"

三、小儿喂养与保健

1. 营养基础　小儿能量的需要由 5 个方面组成：**基础代谢、食物的特殊动力作用、生长发育、活动所需、排泄消耗**（比成人多了生长发育）。

维持机体的新陈代谢需要能量，能量由营养素（糖类、脂肪、蛋白质）供给。

1 岁以内婴儿每日需要能量的总量为 **460kJ/kg（110kcal/kg）**，每增加 **3 岁减少 42kJ/kg（10kcal/kg）**。每日需要能量的总量为 250kJ/kg（60kcal/kg）。

营养素：蛋白质、脂肪、糖类、维生素、矿物质、水等。蛋白质提供热量 10%～15%，脂肪提供给热量 25%～30%，糖类提供热量 50%～60%，维生素与无机盐虽然不产生热量，但维持生长发育与生理功能不可缺少。

正常婴儿每日需水量100～150ml/kg，1～3岁每日需水量110ml/kg，隔3年减少25ml/（kg·d）。成人每日需水量50ml/（kg·d）。

2. 母乳喂养　出生后6个月内以母乳为主要食物者，称为母乳喂养。

（1）母乳喂养的优点：营养丰富，营养素比例合适，蛋白质、脂肪、糖之比例为1：3：6；容易消化、吸收和利用；含有各种抗体和免疫活性物质，有抗感染、抗过敏的作用；温度适宜、经济、卫生；可增进母子感情；刺激子宫收缩。

（2）出生后30min内开奶，满月前按需喂养，随着月龄增长逐渐定时喂养，每次哺乳不超过20min。

（3）一般在10～12个月可完全断奶，最迟不超过18个月。

3. 人工喂养　当母亲不能喂哺婴儿时，可采用牛、羊乳或其他代乳品喂养婴儿，称为人工喂养。人工喂养虽然不如母乳喂养好，但是如果能选用优质乳品或代乳品，调配恰当，供量充足，消毒卫生，也可以满足小儿营养需要，使生长发育良好。

牛乳的缺点：牛乳所含蛋白质以酪蛋白为主，易在胃中形成较大的凝块，不易消化；另牛乳中含不饱和脂肪酸少；牛乳中乳糖含量低于人乳。

奶方的配制包括稀释、加糖和消毒3个步骤。稀释度与小儿月龄有关，年龄越小，越需稀释。

4. 添加辅食　根据婴儿的实际需要和消化系统的成熟程度，遵照循序渐进的原则，由少到多，由细到粗，由稀到稠，由一种到多种。天气炎热或婴儿患病时暂缓添加新品种辅食。

四、小儿诊法概要

（一）望诊

望诊为儿科四诊之首。包括望神色、望形态、审苗窍、察指纹、辨斑疹、察二便6个部分。

1. 整体望诊　神、色、形、态。

（1）神：主要反映在目光、面色、表情、意识和体态上，是脏腑功能与气血津液的外在表现，也指意识、精神状态和思维活动。

（2）色：主要是指面部气色。常色为色微黄，透红润，显光泽。面红主热，白主寒证、虚证，黄主脾虚、湿盛，青主寒、痛、惊、瘀，黑主寒、肾虚、痛症、瘀、水饮内停。

（3）形：头囟、躯干、毛发、指甲等部位。如头方发少、囟门迟闭，见于佝偻病；头大颈缩、前囟宽大、头缝裂开、眼珠下垂，见于解颅。

（4）态：动静姿态，可反映人体阴阳平衡状态。喜伏卧、睡卧不安，多为内伤乳食；喜蜷卧，依偎母怀，多为内寒、腹痛；鼻扇气喘，多为肺炎喘嗽。

2. 局部望诊　头面、苗窍、指纹、二便及斑、疹。

（1）舌象：小儿舌体灵活柔软，淡红色。包括舌质和舌苔。舌质：正常舌质呈淡红而润，如淡白为气血亏虚。舌苔：正常小儿舌苔薄白，如苔白腻为寒湿或食积。

（2）察目：黑睛圆大、光亮灵活，为肝肾气血充沛之态；双眼无神、无光彩，为病态；两目凝视，多为肝风内动；瞳孔散大，对光反射迟钝，病情危重；瞳孔缩小，多见于中毒（有机磷、毒蕈或某些药物）。有无眼窝凹陷，眼睑浮肿、下垂，结膜充血，巩膜黄染等。

（3）望鼻：鼻塞、流清涕、打喷嚏，多为风寒感冒；鼻流黄浊涕，多为风热客肺；鼻流浊涕有腥臭味，反复难愈者，多为肺经郁热，常见于鼻渊等。

（4）望口：包括唇、口腔黏膜、牙龈及咽喉。口唇**干燥，颜色樱红**，多为暴泻伤阴；上下唇紧闭，多为风邪入络或肝风内动。口腔、舌部黏膜破溃糜烂，满口白屑，多见于**鹅口疮**；两颊黏膜有针尖大小的白色小点，周围红晕，是**麻疹黏膜斑**。牙龈红肿多属**胃火上炎**；扁桃体充血肿大，为外感风热或胃热之火上炎；咽部有**灰白色假膜**，轻拭不去，重擦出血，白膜复生，为白喉。

（5）察耳：以耳垂为中心的弥漫肿痛，多为"痄腮"，即**流行性腮腺炎**。

（6）望二阴：肛门瘙痒，入夜尤甚，多为蛲虫。

（7）辨斑疹：注意辨别出疹时间、部位、顺序、皮疹形态、按之有无褪色、并发症状、发热与出疹的关系及恢复期表现。

（8）察二便：乳幼儿大便呈果酱色，伴有阵发性的哭吵，常为**肠套叠**；大便呈灰白色或陶土色者，可见于**胆道闭锁**。

（二）察指纹

观察指纹适用于**3岁**以下小儿。指纹是指从虎口开始沿示指内侧（桡侧）所显现的**脉络**（浅表静脉）；"三关"指的是"风、气、命"三关，其中示指根的第1指节为风关，第2指节为气关，第3指节为命关。正常指纹为：**色泽淡紫，隐约可见，纹形伸直，不超过风关**。临床以"**浮沉分表里、红紫辨寒热、淡滞定虚实、三关测轻重**"作为辨证纲领。

具体：浮，为指纹显露；沉，为指纹深隐。浮为表，沉为里。红，为红色，即指纹显红色；紫，为紫色，即指纹显紫色。红色为寒证，紫色为热证。淡，为推之流畅；滞，为推之不流畅。指纹淡为虚证，指纹滞为实证。

根据指纹显现的部位判别疾病的轻重，轻者达风关，中者达气关，重者达命关，极重者达指甲。即"**透关射甲**"，意味着病情危笃。

（三）闻啼哭声、尿液、粪便气味

小儿由于饥饿思食、尿布浸湿等护理不当时常以啼哭表示不适，故啼哭是小儿的语言，并非一定生病了才会啼哭。小儿啼哭有泪，声音洪亮，属正常。啼哭声尖锐、忽然惊啼、哭声嘶哑、大哭大叫不止，或常啼无力，声慢而呻吟者，都为异常情况。

胎粪是指在新生儿出生后3～4d所解的大便，呈黏稠糊状，褐色，无臭气，日行2～3次。纯母乳喂养之婴儿大便稠而不成形，呈卵黄色，稍有酸臭气，约日行3次。牛乳、羊乳喂养者，质较干硬，色淡黄，有臭气，日行1～2次。

大便干结，为内有**实热**或**阴虚内热**。大便稀薄有两种情况：夹有白色凝块为内伤乳食，色黄秽臭为肠腑湿热；若下利清谷，洞泄不止，为脾肾阳虚；若大便赤白黏冻，常见于湿热痢疾；若婴幼儿大便呈果酱色，伴有阵发性哭闹，常为**肠套叠**；大便色泽灰白，或成陶土色，多系**胆道阻滞**。

小便清长为寒证；小便短赤为热证；尿色深黄为湿热内蕴；黄褐如浓茶，多为湿热黄疸。尿色红如洗肉水或镜检红细胞增多者为尿血，鲜红色为血热妄行，淡红色为气不摄血，有血块**为瘀热内结，暗红色为阴虚内热**。

（四）脉象

3岁以下小儿一般以察指纹诊法代替脉诊。3岁以上小儿可用"**一指定三关**"的方法诊脉，即"**寸口一指脉**"，正常小儿脉象平和，较成人细软而数。7岁以上小儿可与成人诊脉法一样。

小儿脉象有**浮、沉、迟、数、有力、无力** 6 种。

浮沉分表里，迟数辨寒热，有力、无力定虚实。轻按能及为浮脉，多见于表证，浮而有力为表实，浮而无力为表虚；重按能触及的为沉脉，多见于里证，沉而有力为里实，沉而无力为里虚；一息六七次以上的数脉，多见于热证，数而有力为实热，数而无力为虚热。肝病、惊风可见弦脉；痰湿或食积，多有滑脉。

（五）按诊

按诊有按皮肤、按头颅、按胸腹、按四肢 4 个方面。

1. 按皮肤：肤冷汗多为阳气不足，肤热汗出为热蒸于外，肤热无汗为热闭于内；皮肤干燥失去弹性为吐泻阴液耗脱之证。

2. 按头颅：按小儿囟门的大小、凹陷、闭合情况，头颅的坚硬度等。前囟早闭者多为**头小畸形**；颅骨按之不坚有弹性感、前囟迟闭多为**佝偻病**；囟门凹陷多为脱水；囟门突起多为颅内高压。

3. 按胸腹：左侧前胸心尖搏动处古称"墟里"，是宗气汇聚之所。搏动太强，节律不匀，为宗气内虚外泄；若搏动过速，伴有喘促，为宗气不继。

4. 按四肢：高热时四肢厥冷为热深厥甚；平时肢末不温为阳气虚弱；手足心发热多为阴虚内热。

五、儿科辨证的意义

儿科常用辨证方法为八纲辨证、脏腑辨证和卫气营血辨证。

《素问》已建立了五脏辨证的基础，《金匮要略》创立了以脏腑病机进行辨证的方法，**《小儿药证直诀》创立了系统的小儿脏腑辨证体系，脏腑辨证是儿科杂病辨证的基本方法**，被认为是儿科辨证最为重要的辨证方法之一。

卫气营血辨证是小儿温病病机辨证的基本方法为叶天士提出。卫分证是指温热病邪初袭肌表，卫气功能失常所表现的证候。气分证是温热病邪内传脏腑，邪实正盛，正邪剧争，阳热亢盛的里热证。营分证是温热病邪内陷营分，病位多涉及心与心包络。血分证是温热病由营分进一步发展至血分。

六、儿科治疗概要

1. 疾病治疗原则　整体治疗，合理护理；中西医有机结合，取长补短；治疗及时、中病即止；顾护脾胃。

2. 药物剂量计算常用方法　按体重、体表面积（最精确）、年龄计算，或根据成人剂量。

3. 小儿的中药用量　按成人的用药剂量折算，新生儿为成人量的 1/6，婴儿为成人量的 1/3，幼儿用成人量的 1/2，学龄儿童用成人量的 2/3 或成人量。

4. 常用外治法

（1）推拿疗法：主要用于治疗小儿泄泻、腹痛、厌食、斜颈等病证。

（2）捏脊疗法：主要用于治疗**疳证、婴儿泄泻**及**脾胃虚弱**等。捏脊疗法是通过对**督脉和膀胱经**的捏拿，达到调整阴阳、通理经络、调和气血、恢复脏腑功能的一种疗法。

（3）灸法：主要用于慢性虚弱性疾病及以风寒湿邪为患的病证。

（4）针刺：叩刺疗法也称皮肤针刺法（梅花针、七星针），主要用于治疗**脑瘫后遗症**、针刺四缝主要用于治疗**疳证、厌食**。四缝位于示、中、环及小指四指中节横纹中点，是手三阴经所过之处，是经外奇穴。

七、小儿体液平衡的特点和液体疗法

1. 脱水程度　见表8-2。

表8-2　脱水程度分度

程度	失水量	精神	眼泪	口渴	尿量	皮肤	黏膜	眼窝、前囟	四肢
轻度	3%～5%	稍差	有	轻度	稍减少	稍干燥	略干	稍凹陷	温
中度	5%～10%	萎靡或烦躁	少	明显	减少	干燥弹性差	干燥	凹陷	稍凉
重度	≥10%	淡漠或昏迷	无	烦渴	极少或无	干燥无弹性	极干	明显凹陷	厥冷

2. 代谢性酸中毒　①轻度酸中毒：症状不明显。②较重酸中毒：**呼吸深而有力，唇樱桃红**，恶心、呕吐、心率加快，烦躁不安，精神萎靡、嗜睡，甚则出现昏睡、昏迷、惊厥等。③严重酸中毒：血浆 pH＜7.20，心肌收缩无力，心率转慢，低血压，心力衰竭，室颤等。

6个月（半岁）以内小婴儿呼吸代偿功能差，酸中毒时其呼吸的改变可不典型，往往仅有精神萎靡、面色苍白等。

3. 液体疗法　主要掌握"三量""三定"原则。

（1）补充累计损失量（三定）

1) <u>定量</u>：轻度脱水 30～50ml/kg；中度脱水 50～100ml/kg；重度脱水 100～120ml/kg。补液时先给总量的2/3，学龄前期及学龄期小儿，补液量应较上述计算量减少1/4～1/3。

2) <u>定性</u>：输液种类根据脱水性质决定补液的张力。基本顺序为先盐后糖。低渗脱水 2/3 张含钠液；等渗脱水 1/2 张含钠液；高渗脱水 1/5～1/3 张含钠液。若判断脱水性质有困难时，可先按 1/2 张补充。

3) <u>定速</u>：补液的速度取决于脱水程度。基本原则为先快后慢。重度脱水，尤其是有明显血容量和组织灌注不足的患儿，首先快速滴入 2∶1 含钠液，按 20ml/kg（总量不超过300ml）于 30min 至 1h 内静脉输入，以迅速改善循环血量和肾功能；其余累积损失量在 8～12h 输完。高渗性脱水患儿的补液速度宜稍慢。

（2）补充继续损失量：一般造成脱水的原因可持续存在，如腹泻、呕吐、胃肠引流等，成为继续损失量，应继续补充。故依原发病而异，根据实际丢失的液体情况选用类似的溶液补充。一般每日 10～40ml/kg，予以 1/3～1/2 张含钠液。

（3）补充<u>生理需要量</u>：尽量口服补充，如果不能饮食可静脉滴注 1/5～1/4 张含钠液，同时注意补充生理需要量的钾和蛋白质。

第二单元　新生儿疾病

【复习指导】本单元内容有一定难度，历年必考，应作为重点复习。掌握新生儿黄疸的中医病因病机、西医病因及发病机制、生理性黄疸与病理性黄疸的鉴别、西医治疗原则及主要治疗方法、中医辨证论治。

新生儿黄疸

新生儿黄疸是因胆红素在体内积聚而引起皮肤、巩膜及黏膜黄染的临床现象。

1. 西医病因及发病机制

(1) 感染性：新生儿肝炎、新生儿败血症等。

(2) 非感染性：新生儿溶血病、胆管阻塞、母乳性黄疸等。

2. 中医病因病机　<u>湿热熏蒸，寒湿阻滞</u>。病位在<u>脾</u>、<u>胃</u>、<u>肝</u>、<u>胆</u>。

3. 临床表现

(1) 生理性黄疸：①一般情况良好。②足月儿2～3d出现，4～5d达高峰，5～7d消退，最迟不超过2周。③早产儿出生后3～5d出现，5～7d达高峰，7～9d达高峰，最迟可延长3～4周。

(2) 病理性黄疸：①黄疸出现早（出生24h内），发展快。②胆红素达到相应日龄及危险因素光疗干预标准。③黄疸程度重。④持续不退，足月儿＞2周，早产儿＞4周，日渐加重。

4. 辅助检查　血常规，肝、肾功能检查等。

5. 诊断及鉴别诊断

(1) 生理性黄疸：①符合生理性黄疸的临床表现。②血清胆红素：足月儿＜221μmol/L（12.9mg/dl）；早产儿＜257μmol/L（15mg/dl）或每日升高＜85.5μmol/L（5mg/dl）。

(2) 病理性黄疸：①符合病理性黄疸的临床表现。②血清胆红素：足月儿＞221μmol/L（12.9mg/dl）；早产儿＞257μmol/L（15mg/dl）或每日上升＞85μmol/L（5mg/dl）。③血清结合胆红素＞34μmol/L（2mg/dl）。

6. 西医治疗　<u>光照疗法，简称光疗，是降低血清未结合胆红素简单而有效的方法</u>。

(1) 指征：①血清总胆红素水平，足月儿＞205μmol/L（12mg/dl）；低出生体重儿（LBW）＞170μmol/L（10mg/dl）；极低出生体重儿（VLBW）＞102μmol/L（7mg/dl）；超低出生体重儿（ELBW）＞85μmol/L（5mg/dl）。②产前已诊断为新生儿溶血症者出现黄疸即血清胆红素＞85μmol/L（5mg/dl）。

(2) 注意事项：①光照时，婴儿双眼用黑色眼罩保护，以免损伤视网膜，会阴、肛门部用尿布遮盖，其余均裸露，<u>照射时间以不超过3d为宜</u>。②光疗可出现发热、腹泻和皮疹，但多不严重，可继续光疗。③<u>蓝光可分解体内核黄素，加重溶血，故光疗时应补充核黄素</u>（光疗时每次5mg，每日3次；光疗后每日1次，连服3d）。④当血清结合胆红素＞68μmol/L（4mg/dl）时，可使皮肤呈青铜色即青铜症，此时应停止光疗，青铜症可自行消退。此外，光疗时应适当补充水分及钙剂。

7. 中医辨证论治

(1) 湿热熏蒸

证候：<u>阳黄，面目皮肤发黄，颜色鲜明</u>，精神疲倦或烦躁啼哭，小便短黄，舌质红，苔黄腻。

治法：清热利湿退黄。

方药：<u>茵陈蒿汤</u>。

(2) 寒湿阻滞

证候：阴黄，面目皮肤发黄，颜色晦暗，精神倦怠，四肢欠温，小便短少，舌质偏淡，苔白腻。

治法：温中化湿退黄。

方药：**茵陈理中汤**。

（3）瘀积发黄

证候：面目皮肤发黄，颜色晦滞，日益加重，腹部胀满，右胁下痞块，大便不调或灰白，舌紫暗，有瘀点、瘀斑，舌苔黄或白。

治法：化瘀消积退黄。

方药：**血府逐瘀汤**。

第三单元 呼吸系统疾病

【复习指导】本单元为必考内容。其中重点掌握小儿肺炎、急性呼吸道感染两种特殊类型及中医辨证论治。反复呼吸道感染应掌握诊断及中医辨证论治。

一、急性上呼吸道感染

急性上呼吸道感染是指各种病原体侵犯喉部以上呼吸道的急性感染，包括急性鼻咽炎、急性咽炎、急性扁桃体炎。

1. 西医病因　主要**病原体以病毒**为主，占原发上呼吸道感染的90%以上，细菌感染多为继发。

2. 中医病因病机

（1）中医病因：以**感受风邪**为主，小儿肺常不足，当机体抵抗力低下时，外邪易于乘虚而入而发病。病机关键为**肺卫失宣**。

（2）兼证病因病机：①夹痰。由于小儿肺脾不足，聚津成痰，痰阻肺络，则咳嗽加剧，喉间痰鸣，此为感冒夹痰。②夹滞。由于小儿脾常不足，脾失健运，食滞内停，则脘腹胀满、不思乳食，或伴有呕吐、泄泻，此为感冒夹滞。③夹惊。由于小儿肝气未盛，热扰心神，引动肝风，易致心神不安，睡卧不宁，惊惕抽风，此为感冒夹惊。

3. 临床表现

（1）一般类型：①普通型上感。以鼻咽部症状为主，流涕、鼻塞、喷嚏、咳嗽、流泪、声嘶、咽部不适或咽痛。②流行型感冒。有明显的流行病史，全身症状突出，高热、四肢酸痛、头痛等。

（2）特殊类型：①疱疹性咽峡炎。病原体为**柯萨奇A组病毒**。好发于夏秋季，起病急，表现为高热、咽痛、流涎、呕吐等。体格检查有咽部充血，在咽腭弓、软腭、悬雍垂的黏膜上可见数个2～4mm大小灰白色的疱疹，周围有红晕，1～2d后破溃形成小溃疡，疱疹也可发生于口腔的其他部位。病程为1周左右。②咽结合膜热。病原体为**腺病毒3、7型**，好发于春夏季，临床表现有高热、咽痛、眼部刺痛，有时伴消化道症状。体格检查可见咽部充血、有白色点块状分泌物，周边无红晕，易于剥离，病程1～2周。

4. 辅助检查　病毒感染者白细胞计数正常或偏低，中性粒细胞减少，淋巴细胞计数相对增高；细菌感染者白细胞计数可增高，中性粒细胞增高。

5. 诊断及鉴别诊断

（1）诊断：根据临床症状及体征即可诊断。

(2) 鉴别诊断：某些患儿临床上表现流涕、打喷嚏持续超过 2 周或反复发作，而其他症状较轻，应考虑过敏性鼻炎的可能。

6. 西医治疗　包括一般治疗、病因治疗、对症治疗。

7. 中医辨证论治　以**疏风解表**为总原则，分别采用辛温解表、辛凉解表、清暑解表、清热解毒等方法。治疗兼证，应在解表基础上，分别佐以化痰、消导、镇惊之法。

（1）常证

1）风寒感冒

证候：发热，恶寒，无汗，头痛，流清涕，打喷嚏，咳嗽，口不渴，咽红不显；舌淡红，苔薄白，脉浮紧或指纹浮红。

治法：辛温解表。

方药：**荆防败毒散**加减。

2）风热感冒

证候：发热重，恶风，有汗或少汗，头痛，鼻塞，鼻流浊涕，喷嚏，咳嗽，痰稠色白或黄，咽红肿痛，口干渴；舌质红，苔薄黄，脉浮数或指纹浮紫。

治法：辛凉解表。

方药：**银翘散**加减。

3）暑邪感冒

证候：发热，无汗或汗出热不解，头晕，头痛，鼻塞，身重困倦，胸闷，泛恶，口渴心烦，食欲不振，或有呕吐、泄泻，小便短黄；舌质红，苔黄腻，脉数或指纹紫滞。

治法：**清暑解表**。

方药：**新加香薷饮**加减。

4）时邪感冒

证候：起病急骤，全身症状重。高热，恶寒，无汗或汗出热不解，头痛，心烦，目赤咽红，肌肉酸痛，腹痛，或有恶心、呕吐；舌质红，舌苔黄，脉数。

治法：**清热解毒**。

方药：**银翘散**合**普济消毒饮**加减。

（2）兼证

1）夹痰

证候：感冒兼见咳嗽较剧，痰多，喉间痰鸣。

治法：偏于风寒者，辛温解表，宣肺化痰；偏于风热者，辛凉解表，清肺化痰；风寒夹痰证加用**三拗汤、二陈汤**加减；风热夹痰证加用**桑菊饮**加减。

2）夹滞

证候：感冒兼见脘腹胀满，不思饮食，大便酸臭。

治法：解表兼以消食导滞，加用**保和丸**加减。

3）夹惊

证候：感冒兼见惊惕哭闹，睡卧不宁，甚至骤然抽风神昏。

治法：解表兼以清热镇惊，合用**镇惊丸**加减。

二、小儿肺炎

小儿肺炎系不同病原体或其他因素所致的肺部炎症,主要临床表现为**发热、咳嗽、气促、呼吸困难和肺部固定湿啰音**。

1. 西医病因及发病机制

(1) 病原体:发达国家以病毒为主,发展中国家以细菌为主,其中**肺炎链球菌、金黄色葡萄球菌、流感嗜血杆菌**是重症肺炎的主要病因。儿童肺炎支原体感染、婴儿衣原体感染有增多的趋势。

(2) 发病机制:病原体常由呼吸道入侵,少数经血行入肺。

2. 分类

(1) 解剖部位分类:**小叶性肺炎(支气管肺炎)**、大叶性肺炎、间质性肺炎、毛细支气管炎等。**其中以支气管肺炎最为多见。**

(2) 病因分类:感染性,如细菌性肺炎、病毒性肺炎等;非感染性,如吸入性肺炎、坠积性肺炎等。

(3) 病程分类:**急性<1个月,迁延性1~3个月,慢性>3个月。**

(4) 病情分类:①轻症,呼吸系统症状为主,无全身中毒症状。②重症,除呼吸系统受累外,其他系统亦受累,且全身中毒症状明显。

3. 中医病因病机 本病发生的**感受风邪**,或由其他疾病传变而来是外因;小儿形气未充、肺脏娇嫩、卫外不固是内因。其病机关键为**肺气闭郁**。

4. 支气管肺炎、支原体肺炎的临床特点

(1) 支气管肺炎:**小儿时期最常见的肺炎**,发病急,一般有发热、咳嗽、呼吸困难,严重者可出现三凹征,**背部脊柱两侧可听到中小水泡音及捻发音**,婴儿重症肺炎,可出现循环、神经、消化系统功能障碍,可危及生命。

(2) 支原体肺炎:多见于年长儿,婴幼儿感染率也可高达25%~69%。发热、咳嗽、咯痰为主要症状。**刺激性剧烈咳嗽为突出表现。**

5. 辅助检查 支气管肺炎可表现为**点状或小斑片状肺实质浸润阴影**,以两肺下野、心膈角区及中内带较多;也可见小斑片病灶部分融合在一起成为大片状浸润影,甚至可见类似节段或**大叶肺炎**的形态。

6. 诊断及鉴别诊断

(1) 诊断原则:临床表现+体征+辅助检查。

(2) **肺炎并发心力衰竭的诊断标准**:①呼吸突然加快,>60次/min。②心率突然>180次/min。③极度烦躁不安,明显发绀,面色发灰,指(趾)甲微血管充盈时间延长。④心音低钝,奔马律,颈静脉怒张。⑤肝脏迅速增大。

(3) 鉴别诊断:急性支气管炎以咳嗽为主,一般无发热或仅有低热,肺部听诊呼吸音粗糙或有不固定的干湿啰音。

7. 西医治疗

(1) 抗生素药物选择原则:根据病原菌选择敏感药物;早期用药;联合用药;选用渗入下呼吸道浓度高的药物;足量、足疗程;重症患儿宜静脉联合用药。

(2) 肺炎心力衰竭主要治疗方法:主要是镇静、给氧、增强心肌收缩力、减慢心率、增加心搏出量、减轻心脏负荷。

8.**中医辨证论治** 以**清肺开闭，化痰平喘**为基本法则，出现变证者，或温补心阳，或平肝息风，随证施治。疾病后期，正虚或邪恋，治疗以扶正为主，兼清解余热。

（1）常证

1）风寒闭肺

证候：恶寒发热，无汗，呛咳不爽，呼吸气急，痰白而稀，口不渴，咽不红，舌质不红，舌苔薄白或白腻，脉浮紧，指纹浮红。

治法：辛温宣肺，化痰止咳。

方药：**华盖散**加减。

2）风热闭肺

证候：初起证候稍轻，发热恶风，咳嗽气急，痰多，痰稠黏或黄，口渴咽红，舌红，苔薄白或黄，脉浮数。重证则见高热烦躁，咳嗽微喘，气急鼻扇，喉中痰鸣，面色红赤，便干尿黄，舌红苔黄，脉滑数，指纹紫滞。

治法：辛凉宣肺，清热化痰。

方药：**银翘散**合**麻杏石甘汤**加减。

3）痰热闭肺

证候：发热烦躁，咳嗽喘促，呼吸困难，气急鼻扇，喉间痰鸣，口唇发绀，面赤口渴，胸闷胀满，泛吐痰涎，舌质红，舌苔黄腻，脉象弦滑。

治法：**清热涤痰，开肺定喘**。

方药：**五虎汤**合**葶苈大枣泻肺汤**加减。

4）毒热闭肺

证候：高热持续，咳嗽剧烈，气急鼻扇，甚至喘憋，涕泪俱无，鼻孔干燥如烟煤，面赤唇红，烦躁口渴，溲赤便秘，舌红而干，舌苔黄腻，脉滑数。

治法：清热解毒，泻肺开闭。

方药：**黄连解毒汤**合**麻杏石甘汤**加减。

5）阴虚肺热

证候：病程较长，低热盗汗，干咳无痰，面色潮红，舌红少津，舌苔花剥、苔少或无苔，脉细数。

治法：养阴清肺，润肺止咳。

方药：**沙参麦冬汤**加减。

6）肺脾气虚

证候：低热起伏不定，面白少华，动则汗出，咳嗽无力，纳差便溏，神疲乏力，舌质偏淡，舌苔薄白，脉细无力。

治法：补肺健脾，益气化痰。

方药：**人参五味子汤**加减。

（2）变证

1）心阳虚衰

证候：骤然面色苍白，口唇发绀，呼吸困难或呼吸浅促，额汗不温，四肢厥冷，虚烦不安或神萎淡漠，右胁下出现痞块并渐增大；舌质略紫，苔薄白，脉细弱而数，指纹青紫，可达命关。

治法：温补心阳，救逆固脱。

方药：**参附龙牡救逆汤**加减。

2）邪陷厥阴

证候：壮热烦躁，神昏谵语，四肢抽搐，口噤项强，双目上视；舌质红绛，指纹青紫，可达命关，或透关射甲。

治法：平肝息风，清心开窍。

方药：**羚角钩藤汤**合**牛黄清心丸**加减。

三、反复呼吸道感染

反复呼吸道感染是以上呼吸道感染、扁桃体炎、支气管炎及肺炎在一段时间内反复发生，经久不愈为主要临床特征的疾病。

1. 中医病因病机　小儿反复呼吸道感染多因小儿正气不足，卫外不固；正虚邪恋，经久不愈。其发病机制大致有禀赋不足，体质虚弱；喂养不当，调护失宜；少见风日，不耐风寒；用药不当，损伤正气；正虚邪伏，遇感乃发。

2. 诊断　0～2岁，上呼吸道感染每年7次，下呼吸道感染每年3次；年龄3～5岁，上呼吸道感染每年6次，下呼吸道感染每年2次；年龄6～12岁，上呼吸道感染每年5次，下呼吸道感染每年2次。

上呼吸道感染第2次距第1次至少要间隔7d以上；若上呼吸道感染次数不足，可加上、下呼吸道感染次数；反之则不成立，需观察1年。

3. 中医辨证论治　扶正固本为主，调整脏腑功能，提高抗病能力。

（1）肺脾两虚，气血不足

证候：面黄少华，常自汗，厌食，肌肉松弛，或大便溏薄，咳嗽多汗，唇口色淡，舌质淡红，脉数无力，指纹淡。

治法：健脾益气，补肺固表。

方药：**玉屏风散**加减。

（2）营卫失和，邪毒留恋

证候：反复感冒，恶寒怕热，不耐寒凉，平时汗多，舌淡红，苔薄白，或花剥，脉浮数无力，指纹紫滞。

治法：扶正固表，调和营卫。

方药：**黄芪桂枝五物汤**加减。

（3）肾虚骨弱，精血失充

证候：反复感冒，甚则咳喘，五心烦热，立、行、齿、发、语迟，或鸡胸龟背，舌苔薄白，脉数无力。

治法：温补肾阳，补脾益气。

方药：**金匮肾气丸**合**理中丸**加减。

第四单元　循环系统疾病

【复习指导】本单元内容有一定难度，历年考题较少。病毒性心肌炎的中西医病因病机、临床表现、西医治疗、辨证要点、治法及常用方剂应熟悉及掌握。

病毒性心肌炎

病毒性心肌炎是指病毒侵犯心脏，引起的心肌细胞坏死或变性为病理改变的疾病，部分患儿可伴有心包或心内膜炎症改变。

1. 西医病因及发病机制　主要病原体是**柯萨奇B病毒**。发病机制：病毒性心肌炎的发病机理尚不完全清楚。急性期，病毒通过侵入心肌细胞，在细胞内复制，直接损害心肌细胞，导致变性、坏死和溶解。而严重的慢性持久的心肌病变与病毒持续存在及病毒感染后介导的免疫损伤密切相关。一方面，是病毒特异性细胞毒T淋巴细胞引起被感染的心肌溶解、破坏；另一方面，是自身反应性T淋巴细胞破坏未感染的心肌细胞，引起心肌损伤。

2. 中医病因病机　内因：小儿素体**正气亏虚**；外因：**温热邪毒侵袭**。病变部位主要在心，常涉及肺、脾、肾。小儿肺脏娇嫩，卫外不固，易遭风热、湿热时邪所侵。外感风热邪毒多从鼻咽而入，先犯于肺卫；外感湿热邪毒多从口鼻而入，蕴郁于肠胃。继而邪毒由表入里，留而不去，内舍于心，导致心脉痹阻，血运行不畅，或热毒之邪灼伤营阴，可致心之气阴亏虚。心气不足，血行无力，血流不畅，可致气滞血瘀。心阴耗伤，心脉失养，阴不制阳，可致心悸不宁。心阳受损，阳失振奋，气化失职，可致怔忡不安。如若病情迁延，伤及肺脾，脾虚水湿停聚，肺虚失于清肃，致痰浊内生，痰瘀互结，阻滞脉络。若患儿原有素体阳气虚弱，病初即可出现心肾阳虚甚至心阳欲脱之危证。本病久延不愈者，常因医治不当如汗下太过，或疾病、药物损阴伤阳，气阴亏虚，心脉失养，出现以心悸为主的虚证，或者兼有瘀阻脉络的虚实夹杂证。总之，本病以**外感风热**、**湿热邪毒**为发病主因，**瘀血**、**痰浊**为病变过程中的病理产物，**耗气伤阴**、**血脉阻滞**为主要病理变化，病程中或邪实正虚，或以虚为主，或虚中夹实，病机演变多端，要随证辨识，特别要警惕心阳暴脱变证的发生。

3. 临床表现

(1) 心功能不全、心源性休克或心脑综合征。

(2) 心脏扩大：X线、超声心动图检查具有表现之一。

(3) 心电图改变：可有Ⅰ、Ⅱ、V_5、aVF导联中2个或2个以上ST-T段改变持续4d以上，以及其他严重心律失常。

(4) CK-MB升高或心肌肌钙蛋白（cTnI或cTnT）阳性。

4. 病原学诊断依据

(1) 确诊指标：自患儿心内膜，心肌，心包（活检、病理）或心包穿刺液检查，发现以下之一者可确诊。①分离到病毒；②用病毒核酸探针查到病毒核酸；③特异性病毒抗体阳性。

(2) 参考依据：①自患儿粪便、咽拭子或血液中分离到病毒，且恢复期血清同型抗体滴度较第一份血清升高或降低4倍以上。②病程早期患儿血中特异性IgM抗体阳性。③用病毒核酸探针自患儿血中查到病毒核酸。

5. 西医治疗

(1) 急性期需卧床休息。

（2）辅酶 Q_{10}（CoQ_{10}）改善心肌代谢，维生素 C 口服，疗程为 1 个月。

（3）肾上腺皮质激素主要用于心源性休克、致死性心律失常（三度房室传导阻滞、室性心动过速）等严重病例的抢救。

（4）控制心力衰竭常用药物有地高辛、毛花苷 C 等。

6. 中医辨证论治

（1）风热犯心

证候：发热，低热，或不发热，鼻塞流涕，咽红肿痛，咳嗽有痰，肌痛肢楚，心悸气短，头晕乏力，胸闷胸痛；舌质红，舌苔薄，脉数或结代。

治法：清热解毒，宁心复脉。

方药：**银翘散**加减。

（2）湿热侵心

证候：寒热起伏，全身肌肉酸痛，恶心呕吐，腹痛，泄泻，心悸胸闷，肢体乏力；舌质红，苔黄腻，脉濡数或结代。

治法：清热化湿，宁心复脉。

方药：**葛根黄芩黄连汤**加减。

（3）气阴亏虚

证候：心悸不宁，活动后尤甚，神疲倦怠，少气懒言，头晕目眩，烦热口渴，夜寐不安；舌光红少苔，脉细数或促或结代。

治法：益气养阴，宁心复脉。

方药：**炙甘草汤**合**生脉散**加减。

（4）心阳虚弱

证候：心悸怔忡，神疲乏力，畏寒肢冷，面色苍白，冷汗淋漓，甚则肢体浮肿，呼吸急促；舌质淡胖或淡紫，脉缓无力或结代。

治法：温振心阳，宁心复脉。

方药：**桂枝甘草龙骨牡蛎汤**加减。

（5）痰瘀阻络

证候：心悸不宁，心前区痛如针刺，胸闷憋气，或有脘闷呕恶，面色晦暗，唇甲青紫，舌体胖，舌质紫暗，或舌边尖见有瘀点；舌苔腻，脉滑或结代。

治法：豁痰化瘀，活血通络。

方药：**瓜蒌薤白半夏汤**合**失笑散**加减。

第五单元　消化系统疾病

【复习指导】本部分内容有一定难度，历年必考，应作为重点复习。其中小儿腹泻各要点都应重点掌握；鹅口疮、疱疹性口炎的临床表现及中医辨证论治要点、治法及常用方剂应熟练掌握。

一、鹅口疮

鹅口疮是指白念珠菌感染所致的口腔疾病，以**口腔、舌上蔓生白屑**为主要临床特征。多见于营养不良、久病久泄、长期使用广谱抗生素或糖皮质激素的患儿。新生儿可因奶瓶头、乳具污染而传播，也可在出生时经产道感染。因其状如鹅口，故称鹅口疮；因其色白如雪片，故又名"雪口"。

1. **西医病因及发病机制** 西医病因为白念珠菌感染。

2. **中医病因病机** 中医病因由胎热内蕴，口腔不洁，感受秽毒之邪所致。主要病变在**心、脾**。

3. **临床表现** 主要为口腔黏膜上出现白色或灰白色乳凝块样白屑，可融合成片。初起时，呈点状和小片状，微凸起，白膜界线清楚，不易拭去。如强行剥落后，可见充血、糜烂创面，局部黏膜潮红粗糙，可有溢血，但不久又为新生白膜覆盖。偶可波及喉部、气管、肺或食管、肠管，甚至引起全身性真菌病，出现呕吐、吞咽困难、声音嘶哑或呼吸困难等症状。

4. **诊断及实验室检查**

（1）多见于新生儿、早产儿、或营养不良、久病久泄、长期使用广谱抗生素及糖皮质激素的患儿。

（2）舌上、颊内、牙龈或上颚散布白屑，可融合成片。重者可向咽喉处蔓延，影响吸奶与呼吸，偶可累及食管、肠道、气管等。

（3）取白屑少许涂片，加 10% 氢氧化钠液，在显微镜下，可见白色念珠菌芽孢及菌丝。

5. **鉴别诊断** 本病应与残留乳块及白喉相鉴别。

6. **西医治疗** 制霉菌素肝油或制霉菌素混悬液涂患处，每日 2～3 次。

7. **中医辨证论治**

（1）心脾积热证

证候：口腔满布白屑，周围红较甚，面赤，唇红，或伴有发热、烦躁多啼，口干或渴，大便干结，小便黄赤；舌红，苔薄白，脉滑或指纹紫滞。

治法：清心泻脾。

方药：**清热泻脾散**。

（2）虚火上浮

证候：口腔内白屑散在，周围红晕不著，形体瘦弱，手足心热，颧红，口干不渴；舌红，苔少，脉细或指纹紫。

治法：滋阴降火。

方药：知柏地黄丸。

二、小儿腹泻

小儿腹泻是一组由多病原、多因素引起的消化道疾病，以大便次数增多和大便性状改变为临床特征。

1. **西医病因** ①渗透性，病毒性肠炎（蛋花样便）。②分泌性，肠毒素性肠炎（水样便）。③渗出性，侵袭性肠炎（菌痢样便）。④肠道功能异常，非感染性肠炎。

2. **中医病因病机及变证**

（1）病因病机：①感受外邪。②伤于饮食。③脾胃虚弱。④脾肾阳虚。主要病变在脾胃。因胃主受纳腐熟水谷，脾主运化水湿和水谷精微，脾胃受病，则饮食入胃之后，水谷不化，精微不布，清浊不分，合污而下，致成泄泻。

(2) 变证：①重症泄泻→耗气伤阴→气阴两伤→阴伤及阳→阴竭阳脱。②久泻不止→脾胃虚弱→脾虚肝旺生风→慢惊风→气血生化乏源，不能荣养脏腑肌肤→疳证。

3. 腹泻的共同临床表现

(1) 胃肠道症状：大便次数增多，大便数次至每日数十次，多为黄色水样或蛋花样大便，可有少量黏液，少数患儿也可有少量血便。伴有食欲减退，常有呕吐，严重者可吐咖啡色液体。

(2) 重型腹泻除较重的胃肠道症状外，常有脱水、电解质紊乱和全身中毒症状。①脱水：患儿表现皮肤黏膜干燥，弹性下降，眼窝、囟门凹陷，尿少，泪少，甚则出现四肢发凉等末梢循环改变。由于腹泻患儿丧失的水和电解质的比例不尽相同，可造成等渗、低渗、高渗性脱水，以等渗、低渗脱水多见。②代谢性酸中毒：患儿可出现精神不振、口唇樱红、呼吸深大等症状，但小婴儿症状常不典型。③低钾血症：表现为精神不振、无力、腹胀、心律失常等。④低钙和低镁血症：腹泻患儿进食少，吸收不良，钙、镁从大便排出体外，可使体内钙、镁减少，活动性佝偻病和营养不良患儿更多见，脱水、酸中毒纠正后易出现低钙症状（手、足搐搦和惊厥）；极少数久泻和营养不良患儿输液后可出现震颤、抽搐，用钙剂治疗无效时，应考虑为低镁血症。

4. 诊断及鉴别诊断　根据发病季节、病史、临床表现和大便性状易于做出临床诊断。必须判定有无脱水（程度和性质）、电解质紊乱和酸碱失衡；注意寻找病因，肠道内感染的病原学诊断比较困难。从临床诊断和治疗需要考虑，可先根据大便常规有无白细胞将腹泻分为两组。

(1) 大便无或见少量白细胞者：为侵袭性细菌以外的病因（如病毒、非侵袭性细菌、寄生虫，肠道内、外感染或喂养不当等）引起的腹泻，多为水泻，有时伴有脱水症状，应与下列疾病相鉴别。

生理性腹泻：多见于6个月以内婴儿，体形虚胖，常有湿疹病史，出生后不久即出现腹泻，除大便次数增多外，常无其他症状，食欲好，不影响生长发育。近年来发现此类腹泻可为乳糖不耐受的一种特殊类型，添加辅食后，大便即转为正常。

导致小肠消化吸收功能障碍的各种疾病，如乳糖酶缺乏、葡萄糖-半乳糖吸收不良、失氯性腹泻、原发性胆酸吸收不良、过敏性腹泻等。

(2) 大便有较多白细胞者：由各种侵袭性细菌感染所致，仅凭临床表现难以区分，必要时应进行大便细菌培养、细菌血清型和毒性检测等检查，尚需与下列疾病鉴别。

1) 细菌性痢疾：常有流行病学接触史，便次多，量少，脓血便伴有里急后重，大便镜检有较多脓细胞、红细胞和吞噬细胞，大便细菌培养有痢疾杆菌生长可确诊。

2) 坏死性肠炎：中毒症状较严重，腹痛，腹胀，呕吐频繁，高热，大便糊状呈暗红色，渐出现典型的赤豆汤样血便，常伴有休克，腹部X线摄片可见小肠局限性充气扩张，肠间隙增宽，肠壁积气等。

(3) 水、电解质、酸碱平衡紊乱及脱水的分度：健康人的血浆pH为7.4（7.35～7.45）。pH＜7.35称为酸中毒，pH＞7.45称为碱中毒。

脱水程度可反映患病后累积的体液丢失量，一般根据神志、精神、皮肤弹性、前囟、眼窝、循环情况、尿量及就诊时体重等综合分析判断。脱水常分为3度：轻度脱水、中度脱水、重度脱水。

5.西医治疗

（1）饮食疗法：腹泻时应注意进行饮食调整，减轻胃肠道负担，但是由于肠黏膜的修复及蛋白丢失导致机体对蛋白质需求增加，故控制饮食应适当，以保证机体生理的需要量，补充疾病消耗，利于疾病的恢复。

（2）液体疗法：主要是为了纠正水、电解质紊乱及酸碱失衡。常用的液体疗法有口服补液和静脉补液法。

（3）药物治疗：①控制感染，病毒性及非侵袭性细菌所致，一般不用抗生素，应合理使用液体疗法，选用微生态制剂和肠黏膜保护剂。但对重症患儿、新生儿、小婴儿和免疫功能低下的患儿应选用抗生素。根据大便培养和药敏试验结果进行调整。黏液、脓血便患者多为侵袭性细菌感染，针对病原选用第三代头孢菌素类、氨基糖苷类抗生素。婴幼儿选用氨基糖苷类和其他有明显不良反应的药物时应慎重。②微生态疗法，常用的有双歧杆菌、嗜乳酸杆菌、粪链球杆菌、需氧芽孢杆菌等菌制剂。③肠黏膜保护剂，可增强其屏障功能，同时能吸附病原体和毒素，维持肠细胞的吸收和分泌功能，如蒙脱石粉。

（4）重度脱水伴有休克的补液方法：重度脱水，尤其对于有明显血容量和组织灌注不足的患儿，应首选2：1含钠液，按20ml/kg（总量不超过300ml）于30min至1h内快速静脉输入，以迅速改善循环血量和肾功能，其余累计损失量在8～12h输完。

6.中医辨证论治　基本法则：**运脾化湿**。

（1）常证

1）湿热泻

证候：大便水样，色黄褐，或如蛋花汤样，泻下急迫，量多次频，气味秽臭，或见少许黏液，腹痛哭闹，食欲不振，或伴有呕恶，神疲乏力，或发热烦躁，口渴，小便短黄；舌质红，苔黄腻，脉滑数，指纹紫。

治法：清肠解热，利湿止泻。

方药：**葛根黄芩黄连汤**加减。

2）风寒泻

证候：大便清稀色淡，夹有泡沫，臭气不甚，肠鸣腹痛，或伴有恶寒发热，鼻流清涕；舌质淡，苔薄白，脉浮紧，指纹淡红。

治法：疏风散寒，化湿和中。

方药：**藿香正气散**加减。

3）伤食泻

证候：大便稀溏，夹有乳凝块或食物残渣，气味酸臭，或如败卵，脘腹胀满，腹痛拒按，便前腹痛，泻后痛减，嗳气酸馊，或有呕吐，不思乳食；舌苔厚腻，或微黄，脉滑实，指纹滞。

治法：运脾和胃，消食化滞。

方药：**保和丸**加减。

4）脾虚泻

证候：大便稀溏，色淡不臭，多于食后作泻，时轻时重，神疲倦怠，面色萎黄，形体消瘦；舌淡苔白，脉缓弱，指纹淡。

治法：健脾益气，助运止泻。

方药：**参苓白术散**加减。

5）脾肾阳虚泻

证候：久泻不止，大便清稀，澄澈清冷，完谷不化，或见脱肛，精神萎靡，形寒肢冷，面色㿠白；舌淡苔白，脉细弱，指纹色淡。

治法：温补脾肾，固涩止泻。

方药：**附子理中汤**合**四神丸**加减。

（2）变证

1）气阴两伤

证候：泻下无度，质稀如水，精神萎软或心烦不安，目眶及囟门凹陷，皮肤干燥或枯瘪，啼哭无泪，口渴引饮，唇红而干小便短少，甚至无尿，舌红少津，苔少或无苔，脉细数。

治法：健脾益气，酸甘敛阴。

方药：**人参乌梅汤**加减。

2）阴竭阳脱

证候：泻下不止，洞泄不禁，次频量多，精神萎靡，表情淡漠，面色青灰或苍白，气息低微，冷汗淋漓，四肢厥冷；舌淡无津，脉沉细欲绝。

治法：挽阴回阳，救逆固脱。

方药：**生脉散**合**参附龙牡救逆汤**加减。

第六单元　泌尿系统疾病

【复习指导】本单元历年必考，应作为重点复习。急性肾小球肾炎的西医发病机制、中医病因病机、临床表现、诊断及鉴别诊断、西医治疗原则、中医辨证论治及肾病综合征临床表现、诊断及鉴别诊断、中医辨证论治应掌握。

一、急性肾小球肾炎

急性肾小球肾炎是指一组病因不一，临床表现为急性起病，多有前期感染，以血尿为主，伴有不同程度的蛋白尿、水肿、高血压或肾功能不全为特点的肾小球疾病。

1.西医病因及发病机制

（1）病因：**A组乙型溶血性链球菌（最常见）**，草绿色链球菌，肺炎双球菌，金黄色葡萄球菌，某些病毒、真菌等。

（2）发病机制：细菌感染多数通过抗原-抗体免疫反应引起肾小球毛细血管炎症病变。

（3）病理生理改变的核心：弥漫性、渗出性和增生性肾小球炎症。

2.中医病因病机

（1）病因：①内因。先天禀赋不足或素体虚弱。②外因。感受风邪、水湿或疮毒。

（2）病机：其标在肺、其制在脾、其本在肾，病位在肺、脾、肾。

3.临床表现　绝大多数患儿发病前1～3周有前驱感染，以呼吸道或皮肤感染为主，急性起病，可见血尿（肉眼血尿或镜下血尿）、浮肿、少尿、高血压，严重表现为严重循环缺血、高血压脑病、急性肾功能不全。

4.辅助检查　尿常规、红细胞沉降率、血常规、抗链球菌溶血素"O"等。

5.诊断及鉴别诊断　有前期链球菌感染史，起病急，具有血尿、蛋白尿、水肿及高血压等特点，急性期ASO滴度升高，C3浓度暂时降低。

需与IgA肾病、慢性肾小球肾炎急性发作、急进性肾炎、病毒性肾炎相鉴别。

6. 西医治疗

（1）防治感染：有链球菌感染灶者应用青霉素 10～14 天，以彻底清除体内病灶中残余细菌，减轻抗原抗体反应。

（2）利尿：水肿、尿少、高血压时可口服氢氯噻嗪，每日 1～2mg/kg，分 2 次口服；明显循环充血患者可用呋塞米，每次 1～2mg/kg 静脉注射，每日 1～2 次。

（3）降压：血压＞140/90mmHg，且有明显自觉症状时，应予以降压。

（4）严重病例的西医治疗原则

严重循环充血及肺水肿：严格卧床休息，限制水钠摄入量及降压，尽快利尿，使用强利尿药（如呋塞米或利尿酸静脉注射）。烦躁不安时给予哌替啶 1mg/kg、吗啡 0.1～0.2mg/kg 皮下注射。明显肺水肿者可给予硝普钠、酚妥拉明（0.1～0.2mg/kg 加入 10～20ml 葡萄糖中缓慢注射），可降低及减轻肺水肿。上述处理无效者，尽早进行持续性血液净化治疗。

高血压脑病：出现脑病征象应快速给予镇静、扩血管、降压等治疗。可选择：①降压效力强而迅速的药物，硝普钠（首选），对伴有肺水肿者尤宜，起效快，但维持时间短，停用后 5min 作用消失，需维持静脉滴注。②肼屈嗪，肌内注射或缓慢静脉注射，每次 0.1～0.25mg/kg，4～6h 后可重复注射。

急性肾功能不全：是急性肾炎的**主要死亡原因**。治疗原则是保持水、电解质及酸碱平衡，严格控制 24h 入液量，供给足够热量，防止并发症，促进肾功能的恢复。必要时选择持续性血液净化治疗。

7. 中医辨证论治

（1）急性期常证

1）风水相搏

证候：水肿自眼睑开始迅速波及全身，以头面部肿势为著，皮色光亮，按之凹陷随手而起，尿少色赤，恶风寒或伴有发热，咽红咽痛，骨节酸痛，鼻塞咳嗽；舌质淡，苔薄白或薄黄，脉浮。

治法：疏风宣肺，利水消肿。

方药：**麻黄连翘赤小豆汤**合**五苓散**加减。

2）湿热内侵

证候：浮肿或轻或重，小便黄赤而少，甚者尿血，头身困重，常有近期疮毒史；舌质红，苔黄腻，脉滑数。

治法：清热利湿，凉血止血。

方药：**五味消毒饮**合**小蓟饮子**加减。

（2）急性期变证

1）邪陷心肝

证候：肢体面部浮肿，头痛眩晕，视物模糊，甚至抽搐、昏迷，尿短赤，舌质红；苔黄糙，脉弦数。

治法：平肝泻火，清心利水。

方药：**龙胆泻肝汤**合**羚角钩藤汤**加减。

2）水凌心肺

证候：全身明显浮肿，频咳气急，胸闷心悸，甚则唇指青紫，舌苔白腻，脉沉细无力。

治法：泻肺逐水，温阳扶正。
方药：己椒苈黄丸合参附汤加减。

3）水毒内闭
证候：全身浮肿，尿少或尿闭，头晕头痛，恶心呕吐，嗜睡，甚则昏迷，舌质淡胖，苔垢腻，脉象滑数或沉细数。
治法：通腑泄浊，解毒利尿。
方药：温胆汤合附子泻心汤加减。

（3）恢复期

1）阴虚邪恋
证候：乏力头晕，手足心热，腰酸盗汗，或有反复咽红，镜下血尿持续不消；舌红苔少，脉细数。
治法：滋阴补肾，兼清余热。
方药：知柏地黄丸合二至丸加减。

2）气虚邪恋
证候：身倦乏力，面色萎黄，纳少便溏，自汗出，易于感冒；舌淡红，苔白，脉缓弱。
治法：健脾益气，兼化湿浊。
方药：参苓白术散加减。

二、肾病综合征

肾病综合征是一组由多种原因引起的肾小球滤过膜通透性增高，导致血浆内大量蛋白自尿中丢失的临床综合征。

1. 西医病因及发病机制　病因及发病机制尚不明确。病理分类：微小病变（小儿多见），局灶节段性肾小球硬化，膜性肾病，膜增生性肾小球肾炎，系膜增生肾小球肾炎等。

2. 中医病因病机
（1）病因：①内因。禀赋不足或久病体虚；②外因。感受外邪。
（2）病机：肺脾肾三脏功能虚弱，气化功能失常，封藏失职，精微外泄，水液停聚。

3. 临床表现　凹陷性水肿，重者可见胸腔积液、腹水等，男孩可有显著的阴囊水肿。

4. 辅助检查　①尿液分析：尿蛋白明显增多，定性检查≥（+++），24h尿蛋白定量≥50mg/kg，少数患儿有血尿。②血浆蛋白：血浆白蛋白低于正常，白蛋白＜25g/L。③血脂：血清总胆固醇＞5.7mmol/L，其他脂类也可增高。④肾功能检查、血清补体、肾穿刺活检等。

5. 诊断及鉴别诊断　大量蛋白尿（尿蛋白+++～++++），24h尿蛋白定量≥50mg/kg；血浆蛋白低于25g/L；血浆胆固醇高于5.7mmol/L；不同程度水肿；前两项为必要条件。
需与IgA肾病、急性肾小球肾炎、继发性肾炎相鉴别。

6. 西医治疗　首选肾上腺糖皮质激素。

7. 中医辨证论治

（1）本证

1）肺脾气虚
证候：全身浮肿，面目为著，尿量减少，面白身重，气短乏力，纳呆便溏，自汗出，易感冒，或有上气喘息、咳嗽，舌淡胖，脉虚弱。

治法：益气健脾，宣肺利水。
方药：**防己黄芪汤**合**五苓散**加减。

2）脾肾阳虚

证候：全身明显浮肿，按之深陷难起，腰腹下肢尤甚，面白无华，畏寒肢冷，神疲蜷卧，小便短少不利，可伴有胸腔积液、腹水，纳少便溏，恶心呕吐；舌质淡胖或有齿痕，苔白滑，脉沉细无力。

治法：温肾健脾，化气行水。

方药：**偏肾阳虚，真武汤**合**黄芪桂枝五物汤**加减；**偏脾阳虚，实脾饮**加减。

3）肝肾阴虚

证候：浮肿或重或轻，头痛头晕，心烦躁扰，手足心热或有面色潮红，目睛干涩或视物不清；舌红苔少，脉弦细数。

治法：滋阴补肾，平肝潜阳。

方药：**知柏地黄丸**加减。

4）气阴两虚

证候：面色无华，神疲乏力，汗出，易感冒或有浮肿，头晕耳鸣，口干咽燥或长期咽痛，咽部暗红，手足心热；舌质稍红，舌苔少，脉细弱。

治法：益气养阴，化湿清热。

方药：**六味地黄丸**加黄芪。

（2）标证

1）外感风邪

证候：发热，恶风，无汗或有汗，头身疼痛，流涕，咳嗽，或喘咳气急，或咽痛乳蛾肿痛，舌苔薄，脉浮。

治法：外感风寒，辛温宣肺祛风；外感风热，辛凉宣肺祛风。

方药：**外感风寒，麻黄汤**加减；**外感风热，银翘散**加减。

2）水湿

证候：全身浮肿，可伴见腹胀水臌，水聚肠间，辘辘有声，或见胸闷气短，心下痞满，甚有喘咳，小便短少，脉沉。

治法：一般从主证治法。伴有水臌、悬饮者可短期采用补气健脾、逐水消肿法。持续性血液净化治疗。

方药：**防己黄芪汤**合**己椒苈黄丸**加减。

3）湿热

证候：皮肤脓疱疮、疖肿、疮疡、丹毒等，或口黏口苦、口干不欲饮、脘闷纳差等，或小便频数不爽、有灼热或刺痛感、色黄赤浑浊、小腹坠胀不适，舌质红，苔黄腻，脉滑数。

治法：上焦湿热，清热解毒；中焦湿热，清热解毒，化浊利湿；下焦湿热，清热利湿。

方药：**上焦湿热，五味消毒饮**加减；**中焦湿热，甘露消毒丹**加减；**下焦湿热，八正散**加减。

4）血瘀

证候：面色紫暗或晦暗，眼睑下青暗，皮肤不泽或肌肤甲错，有紫纹或血缕，唇舌紫暗，舌有瘀点或瘀斑，苔少，脉弦涩。

治法：活血化瘀。
方药：**桃红四物汤**加减。
5）湿浊
证候：恶心呕吐，面色无华或精神萎靡，水肿加重，舌苔厚腻，血尿素氮、肌酐增高。
治法：利湿降浊。
方药：**温胆汤**加减。

第七单元　神经肌肉系统疾病

【复习指导】本单元为必考内容。其中化脓性脑膜炎应重点掌握；病毒性脑膜炎与癫痫应熟悉中西医病因、临床表现及中医辨证论治。

病毒性脑膜炎

病毒性脑膜炎是由多种病毒感染引起的以发热、头痛、呕吐、意识障碍或精神异常为主要临床表现的脑实质炎症。

1. 西医病因及发病机制

（1）西医病因：病毒性脑炎多由**肠道病毒**、常见传染病病毒或疱疹病毒引起，包括柯萨奇病毒、埃可病毒、水痘-带状疱疹病毒等。约80%以上的病毒性脑膜炎由肠道病毒引起。

（2）感染途径：病毒进入机体的主要途径有皮肤、结膜、呼吸道、肠道和泌尿生殖系统。感染后是否进入中枢神经系统取决于病毒的性质、病毒寄生部位及机体对病毒的免疫反应。

（3）发病机制：包括病毒对神经组织的直接侵袭和机体对病毒抗原的免疫反应。

2. 中医病因病机　感受温热邪毒（疫毒）所致。病机为热炽、痰浊，本病感邪轻重不一，但总不离热、痰、风相互转化"热极生风，风盛生痰，痰盛生惊"，热为生风生痰的始动因素。病变脏腑：心、肝、脑窍。

3. 临床表现

（1）前驱症状：可有发热，头痛，上呼吸道感染症状，精神萎靡，恶心呕吐，腹痛，肌痛。

（2）后期神经系统症状：主要为颅内压增高、意识障碍、惊厥及病理征和脑膜刺激征阳性。①颅内压增高，表现为头痛、呕吐、血压增高等。②意识障碍，可表现为嗜睡、昏迷等，部分患儿表现为精神情绪异常，如躁狂、幻觉、记忆力障碍等。③惊厥，主要表现为频繁惊厥发作。④病理征和脑膜刺激征阳性。

（3）其他：因感染病毒不同，临床伴有症状各有特点，如肠道病毒性脑炎，可出现皮疹；单纯疱疹病毒性脑炎常有口唇或角膜疱疹；腮腺炎病毒性脑炎常有腮腺肿大。

4. 辅助检查

主要有脑脊液检查、病原学检查、脑电图检查。

5. 诊断及鉴别诊断

（1）诊断：病毒性脑炎的诊断主要根据病毒感染的流行病史、临床表现、相应的脑脊液改变和病原学鉴定。应注意排除颅内其他非病毒感染、Reye综合征等急性脑部疾病。

（2）鉴别诊断：①颅内其他病原感染，主要根据脑脊液外观、常规、生化和病原学检查，与化脓性、结核性、隐球性脑膜炎进行鉴别。②Reye综合征，表现为发热、昏迷、惊厥等急性进行性脑病。

6.西医治疗　病毒脑炎尚无特效治疗，目前以对症处理和支持疗法为主。

（1）对症处理。

（2）病因治疗：①对于单纯性疱疹病毒可给予阿昔洛韦治疗，每次10mg/kg于1h内静脉滴注，每8h/1次，疗程为1～2周。②对其他病毒感染可酌情选用干扰素、更昔洛韦、阿昔洛韦、免疫球蛋白、中药等。

（3）肾上腺皮质激素的应用：对重症、急性期的病例，应考虑用肾上腺皮质激素制剂如地塞米松，可减轻炎症、水肿，降低血管通透性。但不宜长期使用。

7.中医辨证论治　本病病位在心、肝、脑窍，治疗以清热息风、涤痰开窍、活血通络为主。

（1）痰热壅盛

证候：起病急骤，热势较高，神识不清或谵语妄动，项背强直，阵阵抽搐，唇干渴饮，喉中痰鸣，恶心呕吐，大便秘结或泄泻；舌红绛，苔黄或黄腻，脉数。

治法：清热涤痰。

方药：清瘟败毒饮加减。

（2）痰蒙清窍

证候：缓慢起病，神志抑郁，表情淡漠，目光呆滞，喃喃自语，或肢体乏力，纳食不佳，小便自遗；苔白，脉弦滑。

治法：涤痰开窍。

方药：涤痰汤加减。

（3）痰瘀阻络

证候：神识不明，肢体不用，僵硬强直，或震颤抖动，肌肉萎软，或见面瘫、斜视；舌紫暗或有瘀点，舌苔薄白，脉弦滑。

治法：涤痰通络，活血化瘀。

方药：指迷茯苓丸合桃红四物汤加减。

第八单元　小儿常见的心理障碍

【复习指导】本单元内容历年出题较少，作为了解复习。其中多发性抽动症、注意力缺陷多动障碍的中医病因病机、临床表现、中医辨证论治、治法及常用方剂应了解。

注意力缺陷多动障碍

注意力缺陷多动障碍是儿童时期最常见的一种神经行为障碍，又称儿童多动综合征。临床以与年龄不相称的注意力不集中，不分场合的动作过多，情绪冲动，可伴有认知障碍和学习困难，智力正常或基本正常为特征。男孩发病较女孩多，男：女为（4～9）：1。

1.西医病因及发病机制　本病的病因及发病机制比较复杂，目前尚无定论，研究指向遗传、脑损伤、神经解剖异常、免疫、环境及社会心理等多因素相互作用引起的行为障碍。

2.中医病因病机

（1）病因：病因主要为先天禀赋不足，后天饮食失调，产伤外伤，病后及情志失调，生长发育影响等。

(2) 主要发病机制：**阴阳平衡失调**，即阳动有余，阴静不足。

小儿心有余，心火易亢，心火炽盛，炼液成痰，痰热互结，扰及心神，而出现心神不宁、多动不安。

肾主骨生髓，髓通于脑，藏志。小儿脏腑柔弱，肾常虚。若禀赋不足或病后，肾精亏虚，髓海不充，则动作笨拙、健忘、遗尿等。

肝为刚脏而性动，主筋，藏魂，其志在怒，其气急，体阴而用阳，小儿肝常有余，若久病耗损致肝体之阴不足，肝用之阳偏亢，则注意力不集中，冲动任性，动作粗鲁，兴奋不安，性情执拗。

脾属土，藏意，在志为思。小儿脾常不足，若喂养不当或疾病所伤，运化失常，脾失濡养，则失静谧，而兴趣多变，做事有头无尾，言语冒失，健忘，不能自制。

其病位常涉及心、肝、脾、肾四脏，**阴虚为本，阳亢、痰浊、瘀血为标**，属本虚标实之证。

3. 临床表现　本病的临床表现以**动作过多、易冲动和注意力不集中**为主。

(1) 活动过多：患儿自幼可表现为睡眠不安、脾气不好、格外活泼、喂养困难等，至学龄前期和学龄期症状更趋明显。表现为多动不宁，常惹人生气；课堂上小动作多，常干扰别人，不听劝阻。

(2) 注意力不集中：患儿主动注意功能明显减弱，对无关的刺激却给予过分的注意。因此上课精力分散，听课、做作业易分神，做任何事情都不能善始善终。

(3) 情绪不稳、冲动任性：患儿缺乏克制能力，易激惹，对愉快或不愉快的事情常出现过度兴奋或异常愤怒的反应，想要什么，非得立刻满足不可，做事不顾后果等。情绪不稳，常会无缘无故地叫喊或哄闹。

(4) 学习困难：本病患儿大多智力正常或接近正常，但因多动、注意力不集中而给学习带来一定的困难。

(5) 其他：可出现某些共患病，如对立违抗障碍、品行障碍、焦虑障碍、心境障碍、特定的学习障碍等，部分患儿合并抽动症。

4. 实验室检查及其他检查　目前尚无特异性辅助检查，脑电图、头颅CT或MRI等检查有助于排除脑部其他器质性病变。

5. 鉴别诊断

多发性抽动症：临床常表现为多组肌群的抽动，如频繁眨眼、甩头及耸肩等运动性抽动和发声性抽动，该病属神经精神障碍性疾病。注意力缺陷多动障碍临床以多动、情绪不稳易冲动和注意力不集中为主要表现，**没有抽动症状**。但有部分多发性抽动症患儿可同时伴有注意力缺陷多动障碍。

6. 西医治疗　主要应用的是中枢兴奋药（如哌甲酯）、选择性NE再摄取抑制药（托莫西丁）。

7. 中医辨证论治　治疗原则：**调和阴阳**。

(1) 肾虚肝亢

证候：**多动难静，急躁易怒**，冲动任性，神思涣散，动作笨拙，注意力不集中，五心烦热，睡眠不宁，或学习成绩低下，记忆力欠佳，或有遗尿，腰酸乏力，舌红，苔薄，脉弦细。

治法：滋水涵木，平肝潜阳。

方药：**杞菊地黄丸**加减。
（2）心脾两虚
证候：神思涣散，注意力不集中，多动不安，头晕健忘，思维缓慢，做事有头无尾，神疲肢倦，少寐多言，食少便溏，面色萎黄；舌淡，苔白，脉弱无力。
治法：健脾养心，益气安神。
方药：**归脾汤**合**甘麦大枣汤**加减。
（3）痰火内扰
证候：多动多语，烦躁不宁，冲动任性，难以制约，兴趣多变，注意力不集中，胸闷烦热，懊恼不眠，口苦食少，溲赤便结；舌红，苔黄腻，脉滑数。
治法：清热化痰，宁心安神。
方药：**黄连温胆汤**加减。

第九单元 造血系统疾病

【复习指导】本单元历年必考，应作为重点复习。其中营养性缺铁性贫血的中医病因病机、临床表现、实验室检查、诊断及鉴别诊断、补铁方法、中医辨证论治，以及免疫性血小板减少症的临床表现、诊断及鉴别诊断、中医辨证论治应重点掌握。

一、营养性缺铁性贫血

营养性缺铁性贫血是因体内铁缺乏，血红蛋白合成减少导致的疾病，临床以小细胞低色素性贫血、血清铁蛋白减少和铁剂治疗有效为特点。

1. 西医病因及发病机制　①先天储铁不足。②**铁摄入量不足**。③生长发育迅速，对铁需要增加等。

2. 中医病因病机
（1）病因：喂养不当，大病、久病，诸虫损伤等原因。
（2）病机：脾胃为气血生化之源，脾胃运化功能失常，气血津液不能化生，则导致气血虚弱而形成贫血。

3. 临床表现
（1）皮肤黏膜苍白，口唇和甲床颜色浅淡，易疲乏，不爱活动，年长儿可自诉头晕，眼前发黑、耳鸣等症状。
（2）食欲缺乏，少数有异食癖，或有呕吐、腹泻。
（3）烦躁不安或精神萎靡不振，注意力不集中、记忆力减退，严重者智力低于同龄儿。
（4）明显贫血时心率增快，严重者心脏扩大。
（5）肝、脾和淋巴结轻度肿大。
（6）免疫功能降低，易发生感染。

4. 辅助检查
（1）血象：外周血象示小细胞低色素性贫血；网织红细胞数正常或轻度减少；白细胞、血小板一般无改变。外周血涂片可见红细胞大小不等，以小细胞为多，中央淡染区扩大。
（2）血清铁蛋白及血清铁降低，总铁结合力增高。

（3）骨髓象：有核红细胞增生活跃，粒红比例正常或红系增多，红系以中幼红细胞增多明显，各期红细胞胞体均小，胞浆少，染色偏蓝，胞质成熟程度落后于胞核。

5.诊断及鉴别诊断　诊断：根据缺铁史及临床表现，结合实验室检查可确诊。鉴别诊断：营养性巨幼细胞性贫血；再生障碍性贫血。

6.西医治疗　祛除病因和补充铁剂，必要时可输红细胞。

（1）口服铁剂：按元素铁每日2～6mg/kg，分3次口服。一次量不应超过1.5～2mg/kg。

（2）注射铁剂：容易发生不良反应，甚至发生过敏性反应致死，应慎用。

7.中医辨证论治

（1）脾胃虚弱

证候：面黄少华，唇淡甲白，纳呆乏力，形体消瘦，大便不调；舌淡苔白，脉细无力，指纹淡红。

治法：健运脾胃，益气养血。

方药：**六君子汤**加减。

（2）心脾两虚

证候：面色萎黄或苍白，唇甲淡白，食欲缺乏，发黄枯燥，容易脱落，心悸气短，夜寐欠安，精神萎靡，注意力不集中；舌淡红，苔薄白，脉细弱，指纹淡红。

治法：补脾养心，益气生血。

方药：**归脾汤**加减。

（3）肝肾阴虚

证候：头晕目涩，面色苍白，肌肤不泽，毛发枯黄，两颧潮红，潮热盗汗；舌红，苔少或光剥，脉弦数或细数。

治法：滋养肝肾，益精生血。

方药：**左归丸**加减。

（4）脾肾阳虚

证候：面色虚浮，唇舌爪甲苍白，毛发稀疏，精神萎靡，囟门迟闭，方颅，鸡胸，畏寒肢冷，纳谷不香，或有大便溏泄；舌淡苔白，脉沉细无力，指纹淡。

治法：温补脾肾，益精养血。

方药：**右归丸**加减。

二、免疫性血小板减少症

免疫性血小板减少症是指自身免疫功能异常导致血小板减少，以出血为主要表现的疾病。

1.西医病因　急性ITP病因大多与前驱病毒感染有关；慢性ITP多数病例病因不明。

2.中医病因病机

（1）病因：①内因。脏腑气血虚损，邪热内伏；②外因。感受风、热、疫毒诸邪。

（2）病机：本病多为本虚标实之证，病位主要在心、肝、脾、肾四脏，其主要病机在于**热、虚、瘀**。

3.临床表现

（1）急性型：多见于1～6岁小儿，起病急骤，以自发性皮肤和（或）黏膜出血为突出表现，瘀点、瘀斑呈针尖至米粒大，遍布全身，而以四肢多见。常见鼻衄、牙龈出血，呕血、便血少见，偶见肉眼血尿。

（2）慢性型：病程超过 6 个月者为慢性型，约 10% 的患者由急性型转化而来。

4. 辅助检查

（1）血常规：血小板计数＜$100×10^9$/L，出血轻重与血小板数量有关。

（2）骨髓象：临床表现不典型时，需骨髓检查排除其他疾病。

5. 诊断及鉴别诊断　诊断：临床以出血为主要表现，血小板计数＜$100×10^9$/L，排除其他引起血小板减少的疾病即可诊断。鉴别诊断：过敏性紫癜，再生障碍性贫血。

6. 西医治疗　应用糖皮质激素、免疫抑制剂或大剂量丙种球蛋白。

7. 中医辨证论治　原则：**宁络止血**。

（1）血热伤络

证候：起病急骤，皮肤出现瘀斑瘀点，色红鲜明，伴有齿衄鼻衄，偶有尿血，便秘，舌红，苔黄，脉数。

治法：清热解毒，凉血止血。

方药：**犀角地黄汤**加减。

（2）气不摄血

证候：皮肤、黏膜瘀斑瘀点反复发作，颜色暗淡，伴有鼻衄、齿衄，神疲乏力，食欲不振，大便溏泄，头晕心悸，舌淡红，苔薄，脉细弱。

治法：益气健脾，摄血养血。

方药：**归脾汤**加减。

（3）阴虚火旺

证候：皮肤黏膜散在瘀点瘀斑，下肢尤甚，时发时止，颜色鲜红，伴有齿衄、鼻衄或尿血，低热盗汗，手足心热，舌红少苔，脉细数。

治法：滋阴清热，凉血宁络。

方药：**大补阴丸**合**茜根散**。

（4）气滞血瘀

证候：病程缠绵，出血反复不止，皮肤紫癜色暗，面色晦暗，舌暗红或紫或边有紫斑，苔薄白，脉细涩。

治法：活血化瘀，理气止血。

方药：**桃红四物汤**加减。

第十单元　内分泌疾病

【复习指导】本单元内容为非必考内容。应掌握中医辨证；了解西医诊断及分型。

性早熟

性早熟是指儿童青春期特征提前出现的生长发育发育异常的内分泌疾病，**女孩 8 岁以前、男孩 9 岁以前**，出现第二性征发育即定义为性早熟。

性征与真实性别一致者为**同性性早熟**，不一致者为**异性性早熟**。性早熟因引发原因不同而分为**中枢性（真性性早熟）和外周性（假性性早熟）性早熟**两种。

1. 西医病因

(1) 真性性早熟（中枢性）：①特发性性早熟。大部分病因不明，故称为特发性性早熟。②继发性性早熟。肿瘤或占位性病变（下丘脑错构瘤、囊肿等）；中枢神经系统感染；获得性损伤（外伤、手术、放射治疗、化学治疗等）；先天发育异常（脑积水、视-隔发育不全等）。③其他，原发性甲状腺功能减退症。

(2) 假性性早熟（外周性）：①同性性早熟。女孩卵巢囊肿、肾上腺肿瘤、外源性雌激素摄入等；男孩先天性肾上腺皮质增生症、肾上腺皮质肿瘤等。②异性性早熟。女孩先天性肾上腺皮质增生症（男性特征）、分泌雄激素的肾上腺皮质或卵巢肿瘤；男孩分泌雌激素肾上腺皮质肿瘤、睾丸肿瘤等。

2. 中医病因病机　中医学认为，人体的生长发育和第二性征的成熟，与肝肾功能有关，病机为肾虚肝亢，阴虚火旺，相火妄动。病位在肝肾、以肾为主。

3. 临床表现

(1) 中枢性性早熟的临床特征与正常青春发育程序相似，但临床变异较大，症状发展快慢不一，可造成终身身高落后。

(2) 外周性性早熟临床表现可有第二性征出现，但非青春期发动，一般无性腺增大，可由于外源性激素的刺激作用导致，停止摄入后，上述症状会逐渐自行消失。

4. 辅助检查　骨龄超过年龄1年以上可认为骨龄超前，盆腔B超检查子宫及卵巢的变化及卵泡大小变化，CT等检查有一定的临床意义。

5. 诊断及鉴别诊断

(1) 诊断：我国性早熟的年龄界限定义为女孩8岁前、男孩9岁前出现性征发育，欧洲和日本的标准认为女孩9.5～10岁前出现月经初潮也应属于性早熟范畴。诊断程序应首先确定是否为性早熟；其次再鉴别性早熟是中枢性还是外周性。

根据性早熟的病机和病因，可为中枢性性早熟和外周性两种。两者均可有第二性征的明显提前。女孩可表现为乳房、大小阴唇及阴毛的发育，男孩可表现为睾丸、阴茎增大，并出现阴毛、痤疮、变声等。

真性性早熟第二性征发育的顺序与正常发育是一致的，并且由于过早发育引起患儿近期蹿长，骨骼生长加速，骨龄提前，骨骺可提前融合，故可造成终身身高落后。

假性性早熟可由于外源性激素的刺激作用导致第二性征提前出现，如误服避孕药及含性激素的食品或保健品出现性早熟表现，但停止摄入后，上述征象会逐渐自行消失。

(2) 鉴别诊断：诊断真性性早熟和假性性早熟可以通过**GnRH 兴奋试验鉴别**，GnRH兴奋试验亦称**黄体生成素释放激素（LHRH）兴奋试验**。其原理是通过GnRH刺激垂体分泌黄体生成素（LH）和卵泡刺激素（FSH），从而评价垂体促性腺激素细胞储备功能，**对鉴别真性和假性性早熟非常有价值**。真性性早熟者静脉注射LHRH后15～30分钟，FSH及LH水平成倍增高。假性性早熟不增高。

6. 西医治疗　本病由于病因不同，治疗方法各不相同。对特发性真性性早熟重症或后期，单纯采用西医治疗，可控制和延缓性成熟速度，抑制性激素引起的骨骺提前成熟，防止骨骺过早融合；对部分性真性性早熟、外源性激素引起的假性性早熟及特发性真性性早熟早期或轻症可以采用中医辨证治疗为主。

7. 中医辨证论治　小儿性早熟出现第二性征，辨证主要应以"肾"为主，阴虚火旺为本，部分伴有肝经郁热证候，治疗可以疏肝泻火为主。

（1）阴虚火旺

证候：女孩乳房发育或伴有其他性征及内外生殖器发育，甚者月经提前来潮；男孩睾丸容积增大（≥4ml），或伴有喉结突出，变声，或有遗精；或有潮热、盗汗、五心烦热、便秘；舌红少苔，脉细数。

治法：滋补肾阴，清泻相火。

方药：**知柏地黄丸**加减。

（2）肝经郁热

证候：女孩乳核增大、触之疼痛、阴道分泌物增多；男孩阴茎勃起，变声。伴有胸闷不舒、心烦易怒、痤疮、便秘；舌红，苔黄或黄腻，脉弦数或弦细数。

治法：疏肝解郁，清利湿热。

方药：**丹栀逍遥散**加减。

（3）痰湿壅滞

证候：女孩乳核增大，阴道分泌物增多，阴唇发育，甚至月经来潮；男孩提前出现睾丸增大、阴茎增粗，形体肥胖，胸闷叹息，肢体困重，舌质红，苔腻，脉滑数。

治法：健脾燥湿，化痰散结。

方药：**知柏地黄丸**合**二陈汤**加减。

第十一单元　变态反应、结缔组织病

【复习指导】本单元历年必考，应作为重点复习。其中支气管哮喘的概念、临床表现、诊断、鉴别诊断、特效性治疗，以及中医病因病机、辨证论治为考试的重点，应掌握。风湿热的中西医病机、临床表现及鉴别诊断应掌握。熟悉过敏性紫癜的中西医病因病机、临床表现及中医辨证论治。

一、支气管哮喘

哮喘是一种反复发作的哮鸣气喘疾病。哮是指声响言，喘是指气息言，哮必兼喘，统称哮喘。临床以发作时喘促气急，喉间痰吼哮鸣，呼气延长，严重者不能平卧，呼吸困难，张口抬肩。本病包括了西医学的喘息性支气管炎、支气管炎哮喘。**本病有明显的季节性，冬季及气候多变时易于发作。**

1. 西医病因病机及病理

（1）病因：遗传因素（特异质）、环境因素等。

（2）发病机制：**气道慢性（变应性）炎症**是哮喘的基本病变，由此引起的气流受限，气道高反应性是哮喘的基本特征。

（3）病理生理改变的核心：可变的气流受限（阻）。引起气流受阻的主要原因：①急性支气管痉挛。②气道壁炎性肿胀。③黏液栓形成。④气道重塑。

2. 中医病因病机

（1）病因：①内因。小儿因先天禀赋不足，或因后天调护失养，或病后体弱，导致**肺、脾、肾三脏不足**，水湿代谢异常，凝聚成痰，**痰饮留伏**于体内，这是发病的内在因素；②外因。

感触外邪（异物、异味及嗜食咸酸等）。

（2）病机：①发作期。**外邪引动伏痰，痰气搏结，阻塞气道**；②缓解期。邪气已去，痰饮未动，以正虚为主。哮喘反复发作，可以导致肺气耗散，寒痰伤及脾肾之阳，痰热耗伤脾肾之阴，故在缓解期可出现肺、脾、肾三脏虚损之象。

3.临床表现

（1）典型表现：反复喘息、咳嗽，常在夜间和（或）凌晨发作或加剧。

（2）**咳嗽变异性哮喘**：无喘息症状，仅表现为反复和慢性咳嗽。

4.辅助检查 肺功能检测是诊断哮喘的重要手段，也是评估哮喘病情严重程度和控制水平的重要依据。也可做过敏原检测、气道炎性指标检测等检查辅助临床。

5.诊断及鉴别诊断 支气管哮喘的诊断主要依据呼吸道症状、体征及肺功能检查，证实存在**可变的呼气气流受限**，并排除可引起相关症状的其他疾病。

儿童哮喘诊断标准（中华医学会儿科学会呼吸学组2016年修订）如下。

（1）反复喘息、咳嗽、气促、胸闷，多与接触变应原、冷空气、物理、化学性刺激、呼吸道感染、运动及过度通气（如大笑和大哭）等有关，常在夜间和（或）凌晨发作或加剧。

（2）发作时双肺可闻及散在或弥漫性以呼气相为主的哮鸣音，呼气相延长。

（3）上述症状或体征经抗哮喘治疗有效或自行缓解。

（4）除外其他疾病引起的喘息、咳嗽、气促和胸闷。

（5）临床表现不典型者（如无明显喘息或哮鸣音），应至少具备以下1项。①证实存在可逆性气流受限：a.支气管舒张试验阳性，吸入速效β_2受体激动剂后15min第1秒用力呼气量（FEV_1）增加≥12%；b.抗炎治疗后肺通气功能改善，给予吸入糖皮质激素或抗白三烯药物治疗4~8周，FEV_1增加≥12%。②支气管激发试验阳性。③最大呼气峰流量（PEF）日间变异率（连续监测2周）≥13%。

以上符合第1~4条或第4、5条者，可诊断为哮喘。

鉴别诊断：哮喘以咳嗽、哮鸣、气喘、呼气延长为主症，大多不发热，常反复发作，多有过敏史，两肺听诊以哮鸣音为主。肺炎喘嗽以发热、咳嗽、痰壅、气喘为主症，多数发热，两肺听诊以湿啰音为主。

咳嗽变异性哮喘（CVA） 的诊断标准（中华医学会儿科学会呼吸学组2016年修订）如下。

（1）持续咳嗽＞4周，常在运动、夜间和（或）凌晨发作或加重，以干咳为主不伴有喘息。

（2）临床上无感染征象或经较长时间抗生素治疗无效。

（3）抗哮喘药物诊断性治疗有效。

（4）排除其他原因引起的慢性咳嗽。

（5）支气管激发试验阳性和（或）PEF日间变异率（连续监测2周）≥13%。

（6）个人或一、二级亲属有过敏性疾病史，或变应原检测阳性。

以上第1~4项为诊断基本条件。

6.西医治疗原则 长期、持续、规范和个体化。

（1）发作期：抗炎、平喘，以便快速缓解。

（2）缓解期：坚持长期控制症状、抗炎，降低气道高反应性，避免触发因素，自我保健。

7. 中医辨证论治 发作期以八纲辨证为主，缓解期以脏腑辨证为主；发作期以邪实为主，治疗时攻邪以治其标；缓解期以正虚为主，当扶正治其本。

（1）发作期

①寒哮

证候：咳嗽气促，喉间哮鸣，痰多白沫，面白肢冷，形寒无汗，口不渴，或渴喜热饮，小便清长、大便溏薄；舌淡红，舌苔白滑，脉浮滑或指纹红。

治法：温肺散寒，化痰定喘。

方药：**小青龙汤**合三子养亲汤加减。

②热哮

证候：咳嗽喘促，声高息涌，喉间痰吼哮鸣，咳痰黄色黏稠，面赤身热，胸闷膈满，渴喜饮冷，小便短赤，大便干燥；舌红，舌苔黄或黄腻，脉滑数，指纹紫。

治法：清热化痰，止咳定喘。

方药：**麻杏石甘汤**加减，**若表证不著可选定喘汤**加减。

③虚实夹杂（肺实肾虚）

证候：病程长，喘促持续不已，动则喘甚，面白欠华，形寒畏冷，神疲纳呆，尿频或小便清长，伴见咳嗽痰多，喉间痰鸣；舌淡，苔薄白或腻，脉细弱。

治法：降气化痰，补肾纳气。

方药：**偏于上盛者选苏子降气汤**加减，**偏于下虚者选射干麻黄汤**合都气丸。

（2）缓解期

①肺气虚弱

证候：咳嗽无力，面白无华，气短懒言，语声低微，倦怠乏力，自汗，反复感冒；舌质淡，苔薄白，脉细无力。

治法：补肺固表。

方药：**玉屏风散**加减。

②脾气虚弱

证候：面色虚浮少华，食少纳呆，大便不实或稀溏，倦怠乏力或嗜睡，痰多而咳；舌淡，苔白，脉沉缓无力。

治法：健脾化痰。

方药：**六君子汤**加减。

③肾虚不纳

证候：动则喘促，心悸气短，面色苍白，畏寒肢冷，腰膝酸软，或盗汗、消瘦，手足心热，遗尿或夜尿频多，小便澄澈清冷；舌淡，苔薄白，或舌红，苔花剥，脉沉细无力。

治法：补肾固本。

方药：偏于肾阳虚者选**金匮肾气丸**加减，**偏于肾阴虚者选麦味地黄丸**加减。

二、风湿热

风湿热是继发于 **A 族 β 溶血性链球菌**感染后的迟发免疫性炎症反应。属于中医学"痹病""历节""心痹"的范畴。

1. 西医病因病机及病理　A组β型溶血性链球菌感染有关的全身结缔组织的免疫炎性病变。0.3%～3%因该菌引起的咽峡炎患儿，于发病1～4周后发生风湿热。病变主要侵及心脏和关节，其次为脑、皮肤、浆膜及血管。反复发作可使患儿留下心瓣膜病。

2. 中医病因病机　内因主要为**体质虚弱，卫外不固**；外因责之于风、寒、湿、热之邪。外感风寒湿邪，或邪气郁久化热，邪阻经络，气血痹阻，经脉失养，而成痹证。本病的发生是正气虚，卫气不固，营气失守，风寒湿热之邪不断伤及人体，外侵皮腠，壅塞于筋骨关节之间，进而内舍于心，则心脉运行不畅，引发心悸、怔忡。风为阳邪，善行而数变；湿为阴邪，停滞而留恋。故本病起病较急，病情缠绵，且易复发。

3. 临床表现　本病主要表现为心脏炎症、关节炎、舞蹈症、皮下小节和环形红斑；发热和关节炎是最常见的主诉，此处应注意发热不是风湿热的特征临床表现。

发病前1～3周可有咽炎、扁桃体炎、感冒等短期发热或猩红热病史。通常急性起病，而心脏炎症和舞蹈病初发时多呈缓慢过程。病初多有发热，热型不规则，有面色苍白、多汗、疲倦、腹痛等症状。

4. 鉴别诊断

（1）幼年特发性关节炎：多于3岁以下起病，常侵犯指（趾）小关节，多无游走性，反复发作后遗留关节畸形。病程长者拍X线片可见关节面破坏，关节间隙变窄和邻近骨骼骨质疏松。

（2）感染性心内膜炎：多有贫血、脾大、皮肤瘀斑或其他栓塞症状，血培养阳性，超声心动图可看到心瓣膜或心内膜有赘生物。

5. 西医治疗　急性期应卧床休息。控制链球菌感染：青霉素滴注或肌内注射，10～14天。抗风湿治疗，心脏炎症时宜早期使用糖皮质激素；关节炎患儿可使用水杨酸制剂等。

三、过敏性紫癜

又称亨-舒综合征，是以小血管炎为主要病变的**全身血管炎综合征**。

1. 西医病因及发病机制　病因不明确，可能涉及的病因有感染、食物过敏等。上述因素对特异性体质具有致敏作用，导致激发B细胞克隆活化，产生大量抗体（主要为IgA），导致IgA介导的系统性免疫性血管炎。

2. 中医病因病机

（1）病因：**外感（风热）、饮食、虚损、瘀血阻滞**。

（2）病机：内有伏热外感时邪而发病，其病机主要为血热和血瘀。病位在心、肺、脾，也可涉及肝肾。邪热入血，迫血妄行，血不循经，**热盛伤络**是其主要病理基础。新病在表，但因风热湿毒之邪为患，易挟诸邪而犯胃肠，或侵肝肾，或着肢节，故其总趋势是入里。

3. 临床表现　起病较急，多以皮肤紫癜为首发症状，少数以腹痛、关节炎或肾脏症状首先出现。起病前1～3周常有上呼吸道感染病史，也可伴有低热、乏力、食欲减退等全身症状。临床表现主要有皮肤紫癜、关节肿痛、腹痛、血尿、蛋白尿等，各种症状出现先后不一，也可相互组合出现。

（1）皮肤紫癜：**反复出现**，初起为红色斑丘疹逐渐变为紫色、棕褐色直至消退。尤其多见于**双下肢，对称分布，伸侧居多，高出皮肤，压之不褪色，无压痛，无痒或微痒，大小不一，分批出现，新旧并存，其他部位亦可出现**。

(2) 消化道症状：脐周或下腹部绞痛，可伴有呕吐。
(3) 关节症状：多发性膝、踝等大关节肿痛、活动受限，消退后无关节畸形。
(4) 肾脏症状：血尿、蛋白尿，肾脏病变轻重与预后关系密切。
(5) 其他表现：神经系统是本病潜在危险之一。

4. 诊断及鉴别诊断
(1) 诊断：典型的皮肤紫癜可合并荨麻疹及血管神经水肿，或同时伴有腹痛、呕吐、便血、大关节肿痛等表现，或血尿、蛋白尿等。
(2) 鉴别诊断：免疫性血小板减少性紫癜全身各处均可出现皮肤紫癜，不高出皮面，辅助检查提示血小板计数减少，出血时间延长，骨髓中成熟巨核细胞减少。

5. 中医辨证论治　首先分清标本虚实，初起热毒盛，应清热解毒凉血；久则耗伤阴津、虚热内生，故滋阴清热、益气健脾以进一步清除余邪、调和气血；若合并血瘀则佐以活血化瘀。

(1) 风热伤络
证候：初起皮疹颜色鲜红，呈丘疹或红斑，大小形态不一，可融合成片，或伴有瘙痒，伴发热、咳嗽、微恶风寒、咽红等风热表证；舌质红，苔薄黄，脉浮数。
治法：祛风清热，凉血安络。
方药：**银翘散**加减。

(2) 血热妄行
证候：起病急骤，皮肤瘀斑瘀点**密集或成片，伴有面赤咽干，心烦，渴喜冷饮**，或有发热，或伴有鼻衄、齿衄，大便干燥，小便黄赤；舌质红绛，苔黄燥，脉弦数。
治法：清热解毒，凉血化斑。
方药：**犀角地黄汤**加减。

(3) 湿热痹阻
证候：皮肤紫癜多见于**关节周围**，关节肿胀灼痛，影响肢体活动，多以膝踝关节为主，偶见腹痛、尿血；舌质红，苔黄腻，脉滑数或弦数。
治法：清热利湿，通络止痛。
方药：**四妙散**加减。

(4) 胃肠积热
证候：瘀斑遍布，兼见腹痛阵作，口臭纳呆，腹胀、便秘等胃肠道积热症状，或伴有齿龈出血，便血；舌红苔黄，脉滑数。
治法：泻火解毒，清胃化斑。
方药：**葛根黄芩黄连汤**合**小承气汤**加减。

(5) 肝肾阴虚
证候：起病缓慢，病程迁延，时发时止，或紫癜已经消退，仍有腰背酸软，五心烦热，潮热盗汗，头晕耳鸣，尿血、便血等症状；舌质红，少苔，脉细数。
治法：滋阴补肾，活血化瘀。
方药：**茜根散**加减。

(6) 气虚血瘀
证候：病程长，**紫癜反复发作，斑疹颜色紫暗，神疲倦怠，面色少华，纳少，或腹痛绵绵**，舌淡边尖有瘀点瘀斑，苔薄白，脉细弱。

治法：益气活血，化瘀消斑。

方药：**黄芪桂枝五物汤**加减。

第十二单元　营养性疾病

【复习指导】本单元历年必考，应作为重点复习。其中蛋白质－能量营养不良属于中医学"疳证"的范畴，应掌握临床表现、分型和中医辨证施治。维生素D缺乏性佝偻病的临床表现、分期及诊断应重点掌握。

一、蛋白质－能量营养不良

各种原因导致的能量和（或）蛋白质缺乏的一种营养缺乏症，常伴有各种器官功能紊乱和其他营养素缺乏。属于中医学"疳证"的范畴。

1. 西医病因及发病机制

（1）病因：分为**原发性和继发性**。

（2）发病机制：由于蛋白质和能量长期摄入不足，导致处于生长发育期的小儿**新陈代谢失调、各系统组织器官功能低下、免疫功能抑制**。

2. 临床表现及分型　分为**消瘦型、水肿型、消瘦－水肿型**营养不良。

（1）消瘦型营养不良：最早出现的症状是体重不增，继则体重下降，皮下脂肪和肌肉逐渐减少甚至消失，日久引起身长不增，智力发育落后。**皮下脂肪减少的顺序是：腹部、躯干、臀部、四肢、面颊部**，其中**腹部皮下脂肪厚度**作为判断营养不良程度的重要指标之一。

（2）水肿型营养不良：外表似"**泥膏样**"，又称恶性营养不良病，多见于单纯糖类喂养的1～3岁幼儿。水肿出现较早，故体重下降并不明显，不能以体重来评估营养状况。

（3）消瘦－水肿型营养不良：介于上述两者之间。

3. 中医辨证论治　主要病变部位在**脾胃**，可涉及五脏。钱乙："疳皆脾胃病，亡津液之所作也。"故治疗应根据不同阶段，灵活运用攻、补之法，**疳气以和为主，疳积以消为主，疳干以补为要**。

（1）疳气

证候：面色少华，毛发稀疏，**形体略见消瘦**，食欲缺乏，精神欠佳，性急易怒，大便干稀不调，舌质略淡，苔薄微腻，脉细有力。

治法：和脾健运。

方药：**资生健脾丸**加减。

（2）疳积

证候：面色萎黄，**毛发稀疏结穗，形体明显消瘦，肚腹胀大**，甚则青筋暴露，食欲减退，精神烦躁，夜卧不宁，舌偏淡，苔腻，脉沉细而滑。

治法：消积理脾。

方药：**肥儿丸**加减。

（3）疳干

证候：**呈老人貌，面色无华，毛发干枯，皮肤干瘪起皱，形体极度消瘦，大肉已脱**，精

神萎靡，啼哭无泪，杳不思食，舌淡嫩，苔少，脉细弱无力。

治法：补益气血。

方药：八珍汤加减。

（4）兼证

1）眼疳

证候：**兼见两目干涩，眼角赤烂，畏光羞明**，甚至黑睛浑浊、白睛生翳、夜间视物不明等。

治法：养血柔肝，滋阴明目。

方药：石斛夜光丸加减。

2）口疳

证候：**兼见口舌生疮**或糜烂，秽臭难闻，或伴有面赤唇红，夜卧不宁，五心烦热，小便短赤，舌质红，苔薄黄，脉细数。

治法：清心泻火，滋阴生津。

方药：泻心导赤散加减。

3）疳肿胀

证候：**兼见足踝浮肿，甚至四肢、全身浮肿**，面色无华，神疲乏力，四肢欠温，小便短少，舌淡嫩，苔薄白，脉沉缓无力。

治法：健脾温阳，利水消肿。

方药：防己黄芪汤合五苓散加减。

二、维生素 D 缺乏性佝偻病

维生素 D 缺乏性佝偻病是指小儿体内**维生素 D 不足**导致**钙磷代谢紊乱**产生的一种以骨骼病变为特征的**全身慢性营养障碍性疾病**，以正在生长的长骨干骺端软骨不能正常钙化而致骨骺病变为其特征。

1. 西医病因　可以看成是机体自身为维持血钙水平而对骨骼造成的损害。

2. 中医病因病机

（1）病因：先天禀赋不足、后天调护失宜。

（2）病机：本病病机是**脾肾两虚**，病位主要在**脾肾**，常累及心肝肺。脾肾不足是本病发生的关键所在。

3. 临床表现及分期　本病发病年龄常在 3 个月至 2 岁婴幼儿，临床表现主要为**骨骼改变、肌肉松弛和神经兴奋性改变**。临床分为 **4 期**。

（1）初期：多见于 6 个月以内，尤其 3 个月以内的小婴儿。主要表现为**神经兴奋性增高**，如烦躁、睡眠不安、易惊、夜啼、多汗、易激惹等症状，并可致枕部脱发而见枕秃。辅助检查改变轻微，血清 25-(OH)D$_3$ 下降，血钙正常或略下降，血磷降低，碱性磷酸酶正常或稍高，骨骼 X 线摄片可无异常，或见临时钙化带稍模糊。

（2）激期：主要表现为**骨骺变化**和**运动功能发育迟缓**。①头部可见**颅骨软化、方颅、前囟门较大闭合延迟、乳牙萌出迟**。②胸部可见**鸡胸、漏斗胸、肋骨串珠、肋膈沟**等。③四肢可见 **"手镯"，"足镯"，膝内翻（"O"形），膝外翻（"X"形），青枝骨折**等。④脊柱可有后凸或侧弯畸形，严重者可伴有骨盆畸形。⑤低血磷所致肌肉中糖代谢障碍，引起全身肌肉松弛、肌张力降低、无力，坐、立、行等运动功能发育落后，腹部膨隆如蛙腹。⑥辅查改变：此期血生化及骨骼X线明显改变。血清25-(OH)D$_3$更加下降，血钙正常或下降（此处注意：**血钙的变化始终不是太明显**），血磷下降，碱性磷酸酶明显升高，X线显示骨骺端钙化带消失，呈杯口状、毛刷状改变，骨骺软骨带增宽。

（3）恢复期：患儿经足量维生素D治疗后，临床症状和体征逐渐减轻、消失，血生化逐渐恢复正常，骨骼X线片出现不规则钙化线。

（4）后遗症期：临床症状消失，血生化和X线摄片正常。少数重症佝偻病可残留不同程度的骨骼畸形，多见于2岁以上儿童。

4. 诊断及鉴别诊断

（1）诊断要点：**存在光照不足、维生素D摄入不足等可导致维生素D缺乏的病因，结合佝偻病的症状体征及血液检查、X线检查可诊断。早期主要表现为神经兴奋性增高，25-(OH)D$_3$减低。**

（2）本病可与家族性低磷血症、远端肾小管酸中毒、维生素D依赖性佝偻病、肾性佝偻病相鉴别。

5. 西医治疗　维生素D制剂的用药方法分为口服法和突击疗法（肌内注射）。

6. 中医辨证论治

（1）肺脾气虚

证候：多出现于初期，可有汗多，乏力，烦躁，睡眠不安，夜惊，发稀枕秃，囟门迟闭，或形体虚胖，肌肉松软，纳呆，大便不实，或反复感冒；舌质淡红，苔薄白，指纹偏淡。

治法：健脾益肺，调和营卫。

方药：**四君子汤**合**黄芪桂枝五物汤**加减。

（2）脾虚肝旺

证候：出现在激期，常见烦躁，夜啼不宁，惊惕不安，甚者抽搐；多汗，毛发稀疏，乏力，纳呆食少，囟门迟闭，出牙延迟，坐立行走无力；舌质淡，苔薄，指纹淡紫。

治法：健脾助运，平肝息风。

方药：**益脾镇惊散**加减。

（3）肾虚骨弱

证候：激期和后遗症期常见，有明显的骨骼改变，常见头颅方大畸形，肋骨串珠，手镯、足镯，甚至鸡胸、龟背、"O"形或"X"形腿，脊柱畸形等，并伴有面白虚烦，形瘦神疲，筋骨萎软，多汗，四肢乏力，舌淡苔少，指纹色淡。

治法：健脾补肾，填精补髓。

方药：**补肾地黄丸**加减。

第十三单元　感染性疾病

【复习指导】本单元内容有一定难度，历年必考，应作为重点复习。其中麻疹、风疹、幼儿急疹、水痘、猩红热、流行性腮腺炎、中毒型细菌性痢疾、传染性单核细胞增多症、手足口病的概念、中西医病因病机、临床表现及鉴别诊断，以及中西医结合治疗思路及辨证要点、治法及选方均应熟练掌握。麻疹、水痘、猩红热应重点掌握。

一、麻疹

麻疹是小儿时期感染麻疹时邪（麻疹病毒）所致的常见的一种急性出疹性传染病，临床以**发热、上呼吸道炎症、口腔麻疹黏膜斑及全身斑丘疹**为主要表现。多见于6个月以上5岁以下的小儿，麻疹患者是唯一的传染源，传播方式主要为空气飞沫传染。

1. 西医病因及病理

（1）西医病因：感染麻疹病毒。

（2）病理：广泛分布的**多核巨细胞**是麻疹的病理特征。

2. 中医病因病机

（1）病因：感受麻毒时邪。主要病变脏腑：**肺脾**。

（2）病机：麻疹时邪由口鼻而入，侵袭肺卫，郁阻于脾，正邪相争，邪毒外泄出于肌表，皮疹按序布达于全身。麻疹顺证：疹透之后，毒随疹泄，麻疹渐次收没，热去津伤，趋于康复；麻疹逆证：感邪较重，或素体正气不足，或治疗不当，或调护失宜，导致正虚不能托邪外泄，邪毒内陷，病情凶险。若麻疹时邪内传，灼津成痰，痰热壅盛，肺气闭郁，则成肺炎喘嗽。若麻疹时邪热盛，夹痰上攻，痰热壅阻，咽喉不利，则成邪毒攻喉。若麻疹邪毒炽盛，正气不支，邪毒内陷厥阴，蒙蔽心包，引动肝风，则可形成邪陷心肝之变证。

麻疹顺证的病机演变规律：①疹前期。麻毒犯肺，肺卫失宣，故见发热、咳嗽、鼻塞、流涕等。②出疹期。麻毒由肺及脾，正邪抗争，驱邪外泄，皮疹透发全身，达于四末，出现红色斑丘疹。③恢复期。疹透之后，毒随疹泄，麻疹按出疹顺序逐渐收没，热去津伤，趋于康复。

3. 临床表现

（1）潜伏期：多为6～18d。

（2）前驱期：多为3～4d，发热为其首发症状。发热后2～3d，口腔两颊黏膜近臼齿处出现灰白色斑点，周围红晕，称为"**麻疹黏膜斑**"。

（3）出疹期：多在发热后3～4天出现皮疹，皮疹先见于耳后、发际、渐及头面、颈部，自上而下至躯干四肢，最后达手掌与足部。

（4）恢复期：出疹3～4天透齐后，皮疹按出疹顺序逐渐消退，皮肤可见糠麸样状脱屑。

4. 并发症

（1）喉炎：临床以2～3岁以下小儿多见，临床以声音嘶哑、犬吠样咳嗽及吸气性呼吸困难为主要表现。

（2）肺炎：多见于5岁以下小儿，为麻疹最常见的并发症，是麻疹死亡的主要原因之一。

（3）脑炎：发病率低，常发生于出疹后2～5d。多数可恢复，少数患儿留有运动、智力、精神障碍及癫痫等后遗症。

（4）心肌炎：症状轻者仅有心率增快、心音低钝、一过性心电图改变，重者可出现心力衰竭、心源性休克。

5. 实验室检查及其他检查

（1）血常规：可见白细胞总数减少，淋巴细胞相对增多。

（2）多核巨细胞检查，阳性率较高，可进行早期诊断。

（3）血清学检查：进行麻疹病毒特异性 IgM 抗体检测，敏感性和特异性均好，是诊断麻疹的标准检测方法。IgG 抗体在恢复期较早期增高 4 倍以上也有临床意义。

（4）病原学检测：也可以用 PCR 法检测麻疹病毒 RNA。

6.西医治疗　以对症治疗为主。高热者，予以小剂量退热药及物理降温退热；烦躁不安者，可予以镇静剂；剧咳时，可予以非麻醉镇咳剂。

7.中医辨证论治　"麻为阳毒，以透为顺""麻喜清凉"，故以**清凉透疹**为基本原则。

（1）顺证

1）邪犯肺卫（初热期）

证候：发热，恶风寒，喷嚏，咳嗽流涕，双目红赤，泪水汪汪，畏光羞明，咽喉肿痛，体倦食少，发热 2～3d 在口腔颊部近臼齿处出现麻疹黏膜斑，小便短黄，或大便稀溏；舌质偏红，舌苔薄白或微黄，脉浮数。

治法：辛凉透表，清宣肺卫。

方药：**宣毒发表汤**加减。

2）邪入肺胃（见形期）

证候：发热持续不退，起伏如潮，每潮一次，疹随外出，依序而现，疹点细小，由疏转密，稍觉凸起，触之碍手，疹色先红后暗红，可伴烦渴嗜睡，目赤眵多，咳嗽加剧，大便秘结，小便短少，舌红苔黄，脉洪数。

治法：清热解毒，透疹达邪。

方药：**清解透表汤**加减。

3）阴津耗伤（收没期）

证候：疹点出齐，发热渐退，咳嗽渐减，胃纳增加，精神好转，疹点按出诊顺序依次渐回，皮肤呈糠麸状脱屑，留有色素沉着，舌红少津，苔薄，脉细数。

治法：养阴生津，清解余邪。

方药：沙参麦冬汤加减。

（2）逆证

1）邪毒闭肺

证候：高热不退，疹点密集，疹色紫暗，或疹出骤没，或烦躁不宁，咳嗽气促，鼻翼煽动，唇周发绀，喉间痰鸣；舌红，苔黄，脉数。

治法：宣肺开闭，清热解毒。

方药：麻杏石甘汤加减。

2）麻毒攻喉

证候：身热不退，咽喉肿痛，声音嘶哑，咳声重浊，状如犬吠，喉间痰鸣，甚则吸气困难，烦躁不安，胸高胁陷，面唇发绀；舌质红，苔黄腻，脉滑数。

治法：清热解毒，利咽消肿。

方药：清咽下痰汤加减。

3）邪陷心肝

证候：疹点密集成片，疹色紫暗，高热不退，烦躁谵妄，甚则神昏，抽搐，舌红绛，苔黄糙，脉数。

治法：清热解毒，息风开窍。
方药：羚角钩藤汤加减。

二、风疹

风疹是由感受风痧时邪（风疹病毒）引起的急性出疹性传染病，临床以发热、皮疹及耳后、枕后、颈部淋巴结肿大和全身症状轻微为特征。主要经飞沫传播。

1. 西医病因　感染风疹病毒。
2. 中医病因病机
(1) 病因：风疹时邪。
(2) 病机：风疹邪毒与气血相搏，外泄肌肤而致病。主要病变部位肺卫。风疹时邪自口鼻而入，与气血相搏，正邪相争，外泄于肌肤而发为本病。本病邪轻病浅，病变部位主要在肺卫。风疹时邪侵犯肺卫，蕴于肌表，故见恶风、发热、咳嗽、流涕等症；邪毒外泄则皮疹泛发，分布均匀；邪毒阻滞少阳经络，则耳后、枕部及颈部臀核肿胀；少数患儿因邪毒炽盛，内犯气营、燔灼肺胃，则可见壮热、烦渴、便秘、尿赤、皮疹鲜红或深红，疹点密集。
3. 临床表现
(1) 后天性风疹
1) 潜伏期：一般14～21d。
2) 前驱期：为1～2d，发热，咽痛，流涕，以及耳后、颈部及枕部淋巴结肿大，压痛。
3) 发疹期：发热后1～2d出疹，先见面部，24h内波及全身。热退后，皮疹逐渐隐没，皮疹消退后，可有皮肤脱屑，但无色素沉着。
(2) 先天性风疹综合征：宫内感染风疹病毒者，出生后即可发生：①一过性新生儿期表现；②永久性器官畸形和组织损伤；③慢性或自身免疫引起的晚发疾病。
4. 诊断要点及实验室检查
(1) 诊断根据：有流行病学史，临床以耳后、枕后和颈部淋巴结肿大，有触痛为特点，出疹迅速，消退亦快，全身症状轻。可做病毒分离或血清学检测以确定诊断。
(2) 先天性风疹综合征诊断标准：①有典型先天性缺陷；②实验室分离到病毒或检出风疹IgM抗体或血凝抑制抗体滴度持续增高等。
5. 西医治疗　早期可试用利巴韦林、干扰素等。
6. 中医辨证论治
(1) 邪郁肺卫
证候：发热恶风，喷嚏流涕，轻微咳嗽，胃纳欠佳，精神倦怠，发热1～2d出诊，疹色淡红，稀疏细小，分布均匀，微有痒感，耳后、枕后及颈部淋巴结肿大；舌尖红，苔薄黄，脉浮数。
治法：疏风清热，解表透疹。
方药：**银翘散**加减。
(2) 邪入气营
证候：壮热，烦躁不宁，疹色鲜红或紫暗，疹点密集成片，口渴，小便短赤，大便秘结，舌质红，苔黄糙，脉洪数。

治法：清热解毒，凉血透疹。
方药：**透疹凉解汤**加减。

三、幼儿急疹

幼儿急疹又称婴儿玫瑰疹，是**人疱疹病毒6、7型**导致的婴幼儿期常见的一种急性出疹性肺系时行疾病，以持续高热3～5d，热退疹出为临床特点。多见于6～18个月的小儿。发病年龄以6个月至1岁最多，6个月以内和3岁以后少见。中医学称为"奶麻"。

1. 西医病因　感染人疱疹病毒6、7型。
2. 中医病因病机　外因为感受幼儿急疹时邪，内因责之于正气不足。病变在**肺脾**两脏。
3. 临床表现　起病急骤，突然发热，持续3～5d，体温多达39℃或更高，但全身症状较轻，热退后即出现红色斑丘疹，迅速遍布躯干及面部，皮疹呈向心性分布，2～3d皮疹消失，无色素沉着及脱屑。
4. 实验室检查及其他检查
（1）血常规检查：白细胞总数偏低，分类以淋巴细胞为主。
（2）病毒分离是确诊方法：病毒抗体分离是目前最常用和最简便的方法。
5. 诊断及鉴别诊断　注意与肠道病毒感染进行鉴别：肠道病毒感染多见于夏季，皮疹呈多种表现，多数还伴有发热、流涕、咽痛、咽部疱疹等症。
6. 西医治疗　抗病毒治疗：干扰素、更昔洛韦等有抑制人类疱疹病毒复制的作用，必要时可选用。
7. 中医辨证论治　治疗原则：**解表清热**为主。

（1）邪郁肺卫
证候：突然高热，持续3～4d，精神如常，或稍有烦躁，纳差，尿黄，或见呕吐，腹痛，泄泻，咽红目赤，舌红，苔薄黄，指纹浮紫。
治法：辛凉解表，清宣肺卫。
方药：**银翘散**加减。

（2）邪蕴肌腠
证候：热退身凉，周身出现红色丘疹，针尖大小，从颈部延及全身，压之褪色，1～2d即消退，不留瘢痕，舌红苔薄黄，指纹紫滞。
治法：疏风透疹，清热解毒。
方药：**化斑解毒汤**加减。

四、水痘

水痘是由**水痘-带状疱疹病毒**引起的传染性极强的儿童期出疹性时行疾病，常通过接触或飞沫传染，临床特征为发热，皮肤黏膜分批出现并同时存在的斑疹、丘疹、疱疹及结痂，伴有明显瘙痒感。

1. 西医病因　感染水痘-带状疱疹病毒引起。人是其唯一自然宿主。
2. 中医病因病机　水痘是感受水痘时邪，经口鼻侵入人体，蕴郁于**肺脾**而发病。病变脏腑主要在肺脾二经。小儿因脏腑娇嫩，形气未充，卫外功能低下而易于罹患。肺主皮毛，若调护失宜，时行邪毒乘虚而入，由口鼻上犯于肺，肺卫失宣则发热，流涕，咳嗽；病邪深入，下郁于脾，脾失健运，水湿内停，与时邪相搏，蕴蒸肌表，发为水痘；若禀赋不足，素体虚弱，或感邪较重，邪盛正衰，热毒炽盛，内犯气营，外透肌表，则致壮热、烦躁、水痘密集、疹色暗紫、疱浆浑浊等，甚或出现邪毒闭肺、邪陷心肝之变证。

3. 临床表现

（1）典型水痘：临床上可分为前驱期和出疹期。①潜伏期，12～21d，平均14d。前驱期可无症状或仅有轻微症状，可见低热或中等程度发热、头痛、全身不适、乏力、食欲减退、咽痛、咳嗽等，持续1～2d。②出疹期，初为红斑疹，后变为深红色丘疹，再发展为疱疹，位置表浅，形似露珠水滴，椭圆形，3～5mm大小，壁薄易破，周围有红晕。皮疹呈向心分布，先出现于躯干和四肢近端，继为头面部、四肢远端，手掌、足底较少。水痘皮疹分批出现，同一时期常可见斑、丘、疱疹和结痂同时存在。

（2）重症水痘：多表现为高热及全身中毒症状重，皮疹呈离心分布，多而密集，易融合成大疱型或呈出血性，继发感染者呈坏疽型。

4. 诊断

（1）起病2～3周前有水痘接触史。

（2）起病较急，在同一时期出现以躯干部为主，红斑、丘疹、疱疹、结痂并见的皮疹。疱疹呈椭圆形，内含水液，周围红晕，大小不一，常伴有瘙痒，结痂后不留瘢痕。

（3）病情严重者，可见神志模糊、壮热烦躁、咳嗽气喘、鼻扇痰鸣、口唇发绀，甚至昏迷、抽搐等症。

5. 实验室检查

（1）血常规：白细胞总数正常或稍高。

（2）病原学检查：取新鲜水疱基底物，检测病毒抗原，敏感性高，有助于病毒学诊断。用聚合酶链反应（PCR）检测患儿呼吸道上皮细胞和外周血白细胞中的特异性病毒DNA，是敏感、快速的早期诊断方法。

6. 鉴别诊断

（1）脓疱疮：好发于炎热夏季，病初为疱疹，多见于头面部及肢体暴露部位，很快成为脓疱，疱液浑浊。疱液可培养出细菌。

（2）丘疹样荨麻疹：好发于婴儿，多有过敏史，多见于四肢，呈风团样丘疹，长大后其顶部略似疱疹，较硬，不易破损，数日后渐干或轻度结痂，瘙痒重，易反复发作。

7. 西医治疗　水痘为自限性疾病，无合并症时以一般治疗和对症处理为主。

（1）对症治疗：皮肤瘙痒可局部使用炉甘石洗剂或5%碳酸氢钠溶液涂擦。

（2）抗病毒治疗：首选阿昔洛韦，一般应在皮疹出现的48h内尽早使用。此外，早期使用α-干扰素能较快抑制皮疹发展，可加速病情恢复。

（3）继发皮肤细菌感染时可加用抗生素。糖皮质激素可导致病毒播散，故不宜使用。

8. 中医辨证论治　以清热解毒利湿为基本法则。

（1）邪郁肺卫

证候：低热或不发热，伴有鼻塞流涕，喷嚏，咳嗽，起病后1～2d出皮疹，疹色红润，疱浆清亮，根盘红晕，分布稀疏，皮疹瘙痒，多见于躯干、颜面及头皮；舌质淡，苔薄白，脉浮数。

治法：疏风清热，解毒利湿。
方药：**银翘散**加减。
（2）毒炽气营
证候：壮热烦躁，面赤唇红，痘疹密布，疹色紫暗，疱浆浑浊，根脚红晕显著，甚至出现出血性皮疹，口渴引饮，口舌生疮，大便干结，小便黄赤；舌质红绛，舌苔黄糙而干，脉洪数。
治法：清气凉营，化湿解毒。
方药：**清营汤**加减。

五、猩红热

猩红热是感受痧毒时邪（A组乙型溶血性链球菌）后引起的急性出疹性呼吸道传染病，临床以**发热、咽峡炎、全身弥漫性猩红色皮疹**和疹退后皮肤**脱屑**为特征。主要通过呼吸道飞沫传播。

1. 西医病因及发病机制
（1）病因：感染A组乙型溶血性链球菌。
（2）发病机制：病原菌及其毒素引起毒血症及皮肤微血管弥漫性充血，形成片状或点状红色斑疹，并导致发热。

2. 中医病因病机　感受痧毒疫疠之邪，蕴于**肺胃**二经。当时令不正，寒暖不调之时，痧毒疫疠之邪从口鼻、皮肤侵入机体，疫毒之邪蕴结肺胃二经，化热化火，病初犯卫入营，正邪交争则见发热、头痛等肺卫之症；咽通于胃，喉通于肺，肺胃疫毒化火，蒸腾上熏咽喉，故见咽喉糜烂、红肿疼痛，甚则热毒灼伤肌膜，导致咽喉溃烂白腐。痧毒外泄肌表，则见肌肤透发痧疹，疹赤如丹。邪毒入里，内迫营血，则壮热烦渴，入夜尤甚，甚则痧疹密布，成片成斑。舌为心之苗，邪毒内灼，心火上炎，热耗阴津，故舌生芒刺，光红无苔，状如杨梅，称为"杨梅舌"。若邪毒炽盛，内陷心肝，则可出现神昏抽搐等变证。病之后期，疫毒伤阴耗气，肌肤失养，故见乏力、低热起伏、皮肤脱屑等肺胃阴伤证候。病程中如失治误治，邪热久稽，余毒留滞，可致变证。邪毒留心，伤耗气阴可致心悸；余毒流窜筋骨关节，可致关节不利和红肿热痛的痹病；余邪留滞三焦，水液通调失职，膀胱气化不利，导致水湿内停，外溢肌表即可酿成水肿。

火热之毒发散形成**邪侵肺卫，毒在气营，疹后伤阴**3个病理阶段。

3. 临床表现
（1）普通型
1）前驱期：起病急骤，突发高热，头痛，咽喉红肿疼痛甚至糜烂，全身不适，体温一般在38~39℃，重者可高达40℃。咽及扁桃体充血，扁桃体上出现点状或片状白色脓性分泌物，软腭处有细小红疹或出血点。病初舌苔白，舌尖和边缘红肿，突出的舌乳头也呈白色，称为"白草莓舌"。
2）出疹期：发热第2天迅速出现皮疹，最初见于腋下、颈部与腹股沟，于1d内迅速蔓延至全身。在全身皮肤弥漫性充血潮红上，出现均匀、密集、针尖大小的猩红色小丘疹，呈鸡皮样，触之似粗砂纸样，瘙痒。疹间皮肤潮红，用手压可暂时苍白，去压后红疹又出现。
面颊部潮红无皮疹，而口鼻周围皮肤苍白，形成口周苍白圈。皮肤皱褶处，如腋窝、肘窝、腹股沟等处，皮疹密集，色深红，其间有针尖大小出血点，形成深红色横纹线，称"帕氏线"。起病4～5d时，白苔脱落，舌面光滑鲜红，舌乳头红肿突起，称为红草莓舌。颈前淋巴结肿大压痛。

3）恢复期：皮疹按出疹顺序消退，出现糠屑样脱皮，脱皮后无色素沉着，体温正常，情况好转。

（2）轻型：低热1～2d或不发热，皮疹极不典型，可仅限于腋下、腹股沟，疹稀少且色淡，1～2天即退，无草莓舌。发病1周后，出现轻微脱屑或脱皮，此时才考虑猩红热的诊断。

（3）并发症：少数患儿可发生急性肾小球肾炎、风湿性心脏病、风湿性关节炎等并发症。

4. 诊断及实验室检查　依据流行病史、发热、咽炎、杨梅舌及典型皮疹特征，结合外周血常规白细胞总数和中性粒细胞升高，即可诊断，病原学检查阳性者更可确诊。

5. 鉴别诊断　见表8-3。

表8-3　常见出疹性传染病的鉴别

病名	麻疹	幼儿急疹	风疹	猩红热
病毒	麻疹病毒	人疱疹病毒	风疹病毒	乙型溶血性链球菌
前驱期	常3d	3～4d	0.5～15d	约1d
初期症状	发热，咳嗽，流涕，眼泪汪汪	突然高热，一般情况好	发热，咳嗽，流涕，枕部淋巴结肿大	发热，咽喉红肿、化脓、疼痛
出疹与发热关系	发热3～4d出疹，出疹时发热更高	发热3～4d出疹，热退疹出	发热1/2～1d出疹	发热数小时至1d出疹，出疹时高热
特殊体征	麻疹黏膜斑	无	无	环口苍白圈，草莓舌，贫血性皮肤划痕，帕氏线
皮疹特点	玫瑰色斑丘疹自耳后发际→额面、颈部→躯干→四肢，3d左右出齐。疹退后遗留棕色色素斑，糠麸样脱屑	玫瑰色斑疹或斑丘疹，较麻疹细小，发疹无一定顺序，出疹后1～2d消退。疹退后无色素沉着，无脱屑	玫瑰色细小斑丘疹自头面→躯干→四肢，24h布满全身，疹退后无色素沉着，无脱屑	细小红色丘疹，皮肤猩红，自颈、腋下、腹股沟处开始，2～3d遍布全身。疹退后无色素沉着，有大片脱皮
血常规	白细胞总数下降，淋巴细胞升高	白细胞总数下降，淋巴细胞升高	白细胞总数下降，淋巴细胞升高	白细胞总数升高，中性粒细胞升高

6. 西医治疗　目的是控制感染，消除症状，预防并发症。**青霉素**是治疗猩红热的首选药物。

7. 中医辨证论治

（1）邪侵肺卫

证候：骤起发热，头痛，恶寒，灼热无汗，咽部红肿疼痛，上腭有粟粒样红疹，皮肤潮红，丹疹隐隐，或伴有呕吐；舌红，苔薄白或薄黄，脉浮数有力。

· 563 ·

治法：辛凉宣透，清热利咽。
方药：**解肌透痧汤**加减。

（2）毒在气营
证候：壮热不解，面赤，烦躁，环口苍白，咽喉肿痛，伴有糜烂白腐，皮疹密布，色红如丹，甚则色紫如斑。疹由颈、胸开始，继则弥漫全身，压之褪色，见疹后的1～2d舌红起刺；苔黄燥，3～4d后舌光红起刺，苔剥脱，状如草莓，脉数有力。
治法：清气凉营，泻火解毒。
方药：**凉营清气汤**加减。

（3）疹后伤阴
证候：丹痧布齐后1～2d，痧疹消退，身热渐退，咽部糜烂疼痛减轻，见低热，唇口干燥，或伴有干咳，食欲不振，舌红少津，苔剥脱，脉细数。约2周后皮肤脱屑。
治法：养阴生津，清热润喉。
方药：沙参麦冬汤加味。

六、流行性腮腺炎

流行性腮腺炎是由感受风温时邪（**腮腺炎病毒**）壅阻于少阳经脉引起的一种急性呼吸道传染病。临床以发热、耳下腮部肿胀疼痛为主要特征。

1. 西医病因　感染腮腺炎病毒，该病毒系副黏病毒科的单股**RNA病毒**。人是该病毒的唯一宿主。

2. 中医病因病机　感受风温时邪，侵犯足少阳胆经。邪毒壅阻于足少阳经脉，搏结气血，凝结于耳下腮部所致。足少阳胆经与足厥阴肝经互为表里，热毒炽盛，邪陷厥阴，蒙蔽心包，引动肝风，则致高热、神昏、抽搐等症，为邪陷心肝之变证；足厥阴肝经循少腹络阴器，热毒炽盛，由少阳经脉传于厥阴经脉，引睾窜腹，引发睾丸肿痛，或少腹疼痛，为毒窜睾腹之变证。

3. 临床表现　潜伏期为2～3周；前驱期可无症状。初起发热，继而出现腮腺漫肿疼痛，通常先于一侧，2～4d又累及对侧。腮腺肿胀的特点：腮腺肿胀是以耳垂为中心，向前、后、下发展，表面皮肤不红，边缘不清、触之有弹性感及触痛，张口、咀嚼困难，当进食酸性食物促使唾液腺分泌时疼痛加剧。

4. 实验室检查及其他检查　血清淀粉酶和尿淀粉酶增高，血脂肪酶增高，有助于鉴别胰腺炎。

5. 诊断及鉴别诊断
（1）诊断：根据流行病史、接触史，以耳垂为中心的腮部漫肿、疼痛，诊断一般不困难。
（2）鉴别诊断：化脓性腮腺炎多为一侧腮腺肿大，挤压腮腺时有脓液自腮腺管口流出。白细胞计数和中性粒细胞百分数明显增高。

6. 并发症　脑膜脑炎、睾丸炎或卵巢炎、胰腺炎；其他，如少数合并有心肌炎、肾炎、关节炎。

7. 西医治疗　对症治疗为主。

8. 中医辨证论治　中医治疗原则：**清热解毒，消肿散结**。

(1) 温毒在表

证候：轻微发热，微恶风寒，一侧或双侧耳下腮部或颌下漫肿疼痛，边缘不清，触之痛甚，咀嚼不便；舌质红，舌苔薄白或薄黄，脉浮数。

治法：疏风清热，散结消肿。

方药：**柴胡葛根汤**加减。

(2) 热毒蕴结

证候：高热不退，烦躁不安，两侧腮部肿胀疼痛甚，坚硬拒按，张口、咀嚼困难，口渴引饮，或伴有头痛，咽红肿痛，食欲不振，呕吐，便秘溲赤；舌质红，舌苔黄，脉滑数。

治法：清热解毒，软坚散结。

方药：**普济消毒饮**加减。

变证

(1) 邪陷心肝

证候：在腮部尚未肿大或腮肿后 5～7d，高热不退，烦躁不安，头痛项强，呕吐剧烈，嗜睡，严重者昏迷，惊厥，抽搐；舌质绛，舌苔黄，脉数。

治法：清热解毒，息风开窍。

方药：**清瘟败毒饮**加减。

(2) 毒窜睾腹

证候：腮部肿胀渐消，一侧或两侧睾丸肿胀疼痛，或少腹疼痛，痛时拒按，伴有发热不退，呕吐；舌质红，舌苔黄，脉数。

治法：清肝泻火，活血止痛。

方药：**龙胆泻肝汤**加减。

七、中毒型细菌性痢疾

中毒型细菌性痢疾是由感受湿热疫毒（痢疾杆菌）引起的急性细菌性痢疾的危重型，临床起病急骤，病情凶险，病死率高，以突发高热、反复惊厥、嗜睡、昏迷和休克等为主要特征，甚则迅速出现内闭外脱之症，而下痢脓血之症往往出现较晚。

1. **西医病因**　本病系革兰氏阴性痢疾杆菌——肠杆菌的志贺氏菌属引起，具有一定传染性，主要传染源为患者本人或带菌者，其次为被污染的食物、水、衣物、玩具、用品等；传播途径为粪－口途径。

2. **中医病因病机**　本病病变主要在肠腑，病因为感受湿热疫毒之邪，病机为毒聚肠中，化火内陷，蒸腐肠道。小儿脾常不足，肠胃脆薄，夏秋季节，湿热熏蒸，脾胃受困，误食不洁之物，疫毒秽邪随之入于胃肠。湿热疫毒，其性暴戾，毒聚肠中，正盛邪实，疫毒蕴结肠内不得下泄，未及外达则火化，出现高热；热盛动风，内窜厥阴营分则抽搐；风盛动痰，痰闭清窍则神昏；病之初热、痰、风相互交织，故出现高热、抽搐、神昏等邪实内闭证。若疫毒炽盛，正不胜邪，阳气外脱，则可见面色苍白、肢厥汗出、呼吸不匀、脉微欲绝等内闭外脱证。湿热疫毒蒸腐肠道，灼伤血络，则见便下脓血、腹痛、里急后重等症状。总之，本病病变主要在肠腑，病因为感受湿热疫毒之邪，病机为毒聚肠中，化火内陷，蒸腐肠道。疾病转归与小儿体质强弱、感邪轻重密切关联。

3. **临床表现**　潜伏期一般为 1～2d，短者数小时。起病急骤，脓血便，伴有腥臭味，全身中毒症状严重，高热可＞40℃或更高，出现反复惊厥、呼吸衰竭、休克或昏迷，也有在脓血便2～3d后开始发展为中毒型。

（1）皮肤内脏微循环障碍型（休克型）：以**周围循环衰竭**为主要表现。

（2）脑微循环障碍型（脑型）：以神志改变、反复惊厥为主要表现。

（3）肺微循环障碍型（肺型）：又称呼吸窘迫综合征。

（4）混合型：以上3型症状先后出现或同时存在。

4. 实验室及其他检查

（1）大便常规：肉眼可见脓血黏液样便，镜检可见较多白细胞、红细胞及吞噬细胞。

（2）粪便细菌培养：尽量在用抗生素前取粪便脓血或黏液部分送检，可提高志贺菌属阳性检出率。

（3）血常规：白细胞总数增高至（10～20）×10^9/L以上，分类以中性粒细胞为主，并可见核左移，当有DIC存在时血小板明显减少。

5. 诊断及鉴别诊断

（1）诊断：3～5岁的健康儿童，夏、秋季节突然高热，伴有反复惊厥、脑病和休克表现者，均应考虑本病。可用肛拭子或灌肠取便，若镜检发现大量脓细胞或红细胞可确定诊断。

（2）鉴别诊断：本病应与高热惊厥、流行性乙型脑炎、急性出血性坏死性肠炎相鉴别。

6. 西医治疗 本病发病急剧，病情严重，治疗需分秒必争。主要是积极控制感染，并针对痢疾杆菌所致的循环衰竭和颅内压增高症综合治疗。

（1）抗感染治疗：选择有效、快速抗生素**联合**用药。一般用庆大霉素、丁胺卡那霉素静脉滴注，必要时加氨苄青霉素、第三代头孢菌素联合使用。

（2）治疗循环衰竭：扩充血容量，纠正酸中毒，改善微循环。早期应用血管活性药山莨菪碱，静脉滴注右旋糖酐，扩充血容量；使用碱性液以纠正酸中毒。

（3）颅内压增高症治疗：首选高渗脱水药20%甘露醇或地塞米松治疗脑水肿，防治呼吸衰竭。

7. 中医辨证论治 以**清热解毒、开闭救脱**为基本原则。

（1）毒邪内闭

证候：突然高热，烦躁谵妄，恶心呕吐，反复惊厥，神志昏迷或见呼吸困难，节律不整，可有下痢脓血，或虽未见下痢脓血，但用肛拭或灌肠取大便检查证实脓血便，舌质红，苔黄厚或灰糙，脉数。

治法：清肠解毒，泄热开窍。

方药：**黄连解毒汤**加味。

（2）内闭外脱

证候：在高热、昏迷、抽搐等毒热内闭的同时，突然面色苍白或青灰，四肢厥冷，汗出不温，口唇发绀，呼吸浅促，节律不匀，神志不清，脉细数无力或脉微欲绝。

治法：回阳救逆，益气固脱。

方药：**参附龙牡救逆汤**加味。

八、传染性单核细胞增多症

传染性单核细胞增多症是由**EB病毒**所致的急性传染性疾病。临床以**发热、咽喉痛、淋**

巴结及肝脾大、外周血液中性粒细胞增多并出现单核样异形淋巴细胞为其特征。

1. **西医病因**　EB 病毒感染，属于疱疹病毒属。
2. **中医病因病机**　感受温热时邪，由口鼻而入，侵于肺卫，结于咽喉，内传脏腑，瘀滞经络，伤及营血，而发生本病。传变以卫气营血的规律进行，热、毒是主要病因，痰、瘀是主要病理产物。
3. **临床表现**　传染性单核细胞增多症发病或急或缓，半数有头痛、恶心、疲乏、腹痛等前驱症状，继之出现典型症状。

（1）发热：热型不一，体温常在 38～39℃，重者可达 40℃以上，一般持续 1～2 周，逐渐下降。中毒征象不明显。

（2）淋巴结肿大：以两侧颈部淋巴结肿大最为常见，全身淋巴结普遍受累。

（3）咽峡炎：咽痛是主要症状之一。咽峡部充血，扁桃体肿大、充血或有小出血点，严重可覆有灰白色渗出物或假膜形成。

（4）肝脾大：50% 患者出现脾肿大，多数在肋下 2cm 以内，质地软；约 1/3 的病例有肝大、肝功能异常。

（5）皮疹：以风疹样红色斑丘疹最常见，亦可呈猩红热样皮疹、荨麻疹、多形红斑或出血性皮疹等，以躯干和前臂伸侧为主，为暂时性，约 1 周隐退，不留痕迹，亦不脱屑。

4. **实验室检查及其他检查**

（1）血常规：白细胞总数在病初正常或偏低，继而轻度增多。淋巴细胞自第 3～4 病日开始增多，10d 后可达 50% 以上，其中异常淋巴细胞占 10%（或绝对值 1000）以上。

（2）抗 EB 病毒 IgM 抗体出现，并在病程中效价增高者，可确诊。

5. **诊断及鉴别诊断**　根据流行病学情况，典型临床表现（发热、咽痛、脾及淋巴结肿大），外周异型淋巴细胞＞10%（或绝对值 1000）以上，异形凝集试验阳性和 EBV 特异性抗体（VCA–IgM、EA–IgG）检测，可做出临床诊断。

（1）巨细胞病毒感染，弓形虫病：该病血清嗜异性凝集试验阴性，特异性抗体及病毒分离可资鉴别。

（2）细菌性咽峡炎、扁桃体炎：其血象中中性粒细胞增多，咽拭子细菌培养可得阳性结果，且青霉素治疗有效。

（3）某些药物反应引起类似传染性单核细胞增多症：血中也可出现较高比例的异常淋巴细胞，但血清嗜异性凝集反应阴性或抗体效价很低，停用这些药物后病情迅速好转，异淋百分比很快下降。

6. **西医治疗**　以对症治疗为主。
7. **中医辨证论治**　以清热解毒、化痰祛瘀为基本原则。

（1）痰热郁肺证

证候：发热，微恶风寒，咳嗽鼻塞，咽红疼痛，颈部瘰核肿大，伴有流涕，头身痛；舌边或舌尖稍红，苔薄黄或薄白而干，脉浮数。

治法：疏风清热，清肺利咽。

方药：银翘散加减。

（2）热毒炽盛

证候：壮热烦渴，面红唇赤，咽喉红肿疼痛，乳蛾肿大，甚则溃烂，口疮口臭，皮疹显露，颈、腋、腹股沟处浅表淋巴结肿大，胁下痞块，大便秘结，小便红赤；舌质红，苔黄腻，脉洪数。

治法：清热泻火，解毒利咽。

方药：**普济消毒饮**加减。

（3）热瘀肝胆

证候：发热，皮肤发黄，恶心呕吐，食欲不振，肝脾大明显，胸胁胀痛，小便短黄，大便或溏或干结；舌红，苔黄腻，脉弦数。

治法：清热解毒，利湿化瘀。

方药：**茵陈蒿汤**加减。

（4）正虚邪恋

证候：病程日久，发热渐退，或低热不退，精神软弱，疲乏气弱，咽部稍红，淋巴结、肝脾肿大逐渐缩小，口干唇红，大便或干或稀，小便短黄；舌红绛或淡红，苔少或剥苔，脉细弱。

治法：益气养阴，兼清余热，佐以通络化痰。

方药：气虚为主，宜**竹叶石膏汤**加减；阴虚为主，宜**青蒿鳖甲汤**加减。

九、手足口病

手足口病是由感受手足口病时邪（**柯萨奇病毒A组型**）引起的急性传染性疾病，临床以发热和手、足、口腔部位的斑丘疹、疱疹为特征。

1. 西医病因　病原体以**柯萨奇A组，肠道病毒72型**多见。

2. 中医病因病机

（1）内因：小儿脏腑娇嫩，卫外不固。

（2）外因：感受手足口病时邪。

（3）病机关键：邪侵肺脾，外透肌表；病位：肺、脾。

3. 临床表现

（1）发病前有手足口病接触史。

（2）潜伏期2～7d，多数突然起病，发病前1～2d或发病的同时出现发热，多在38℃左右，可伴有头痛、咳嗽、流涕、口痛、纳差、恶心、呕吐、泄泻等症状。一般体温越高，病程越长，则病情越重。

（3）主要表现为口腔及手足部发生疱疹。口腔疱疹多发生在硬腭、颊部、牙龈、唇内及舌部，破溃后形成小的溃疡，疼痛剧烈，年幼儿常表现烦躁、哭闹、流涎、拒食等。

（4）血象检查：白细胞计数正常，淋巴细胞和单核细胞比值相对增高。

（5）分型。

1）轻型：手、足、口腔、臀部斑丘疹或疱疹。

2）重型：a.神经系统，脑干脑炎可引起死亡常见并发症；b.呼吸系统，神经源性肺水肿；c.循环系统，暴发性心肌炎而出现严重心力衰竭、心源性休克。

4. 诊断要点

（1）病前1～2周有与手足口病患者接触史。

（2）起病较急，常见手掌、足跖、口腔、臀部疱疹及发热等症，部分病例可无发热。

（3）病情严重者，可见高热不退、头痛烦躁、肢体抖动、嗜睡易惊，甚至喘憋发绀、昏迷抽搐、汗出肢冷、脉微欲绝等症。

（4）病原学检查：取咽分泌物、疱疹液及粪便，进行肠道病毒（CoxA16、EV71等）特异性核酸检测阳性，或分离出相关肠道病毒。

（5）血清学检查：急性期与恢复期血清CoxA16、EV71等肠道病毒中和抗体有4倍以上的升高。

5. 鉴别诊断　水痘由感染水痘病毒所致。疱疹呈向心性分布，躯干、头面多，四肢少，疱壁薄，易破溃结痂，疱疹多呈椭圆形，且在同一时期、同一皮损区斑丘疹、疱疹、结痂并见为其特点。

6. 并发症　中枢神经系统感染、脊髓灰质炎样麻痹、神经源性肺水肿、循环障碍（暴发性心肌炎等）。

7. 西医治疗　以对症治疗为主。

8. 中医辨证论治

（1）邪犯肺脾

证候：发热轻，或无发热，流涕咳嗽、纳差恶心、呕吐泄泻，1~2d或同时出现口腔内疱疹，破溃后形成小的溃疡，疼痛流涎，不欲进食。随病情进展，手掌、足跖部出现米粒至豌豆大斑丘疹，迅速转为疱疹，疹色红润，根盘红晕不著，疱液清亮，分布稀疏；舌质红，苔薄黄腻，脉浮数。

治法：宣肺解表，清热化湿。

方药：**甘露消毒丹**加减。

（2）湿热蒸盛

证候：身热持续，烦躁口渴，手、足、口部及四肢、臀部疱疹，疱疹色泽紫暗，分布稠密，或成簇出现，根盘红晕显著，疱液浑浊，痛痒剧烈，甚或拒食，小便黄赤，大便秘结，舌质红绛，苔黄厚腻或黄燥，脉滑数。

治法：清热凉营，解毒祛湿。

方药：**清瘟败毒饮**加减。

第十四单元　寄生虫病

【复习指导】本单元内容不作为重点复习。掌握蛔虫病的感染途径、临床表现及中医辨证论治。

蛔虫病

蛔虫病是由蛔虫寄生于人体内所致的疾病。

1. 西医病因及发病机制　病因：蛔虫卵。发病机制：蛔虫卵经口进入人体，发育为成虫，寄生于小肠、胆道或阑尾。

2. 中医病因病机　脾胃气机不利，疏泄失常。

3. 临床表现

（1）**幼虫移行**：蛔虫卵可移行至肺、脑、肝、脾、肾、甲状腺和眼，引起相应表现。

(2) 成虫：与蛔虫数量及部位有关，常有腹痛，位于脐周，不剧烈，喜按揉；部分患者烦躁易惊或磨牙。

(3) 并发症：胆道蛔虫症、蛔虫性肠梗阻、肠穿孔及腹膜炎。

4. 辅助检查　粪便涂片、血常规。

5. 诊断及鉴别诊断　诊断：根据临床症状和体征，特别是有吐蛔虫或排蛔虫史，或粪便检查找到蛔虫卵可确诊。鉴别诊断：需与外科急腹症相鉴别。

6. 西医治疗　以驱虫为原则。

7. 中医辨证论治　原则为驱蛔杀虫，调理脾胃。

(1) 蛔虫证

证候：脐周腹痛，时作时止，饮食不振，日见消瘦，大便不调，或恶心、呕吐，或吐蛔虫，或大便下虫。睡眠不安，寐中磨牙，甚则饮食异常；有的患儿面部出现淡色白斑，巩膜出现蓝色斑点，或下唇出现颗粒样大小白点。粪便镜检有蛔虫卵。

治法：驱蛔杀虫，调理脾胃。

方药：使君子散加减。

(2) 蛔厥证

证候：具有蛔虫证的一般症状，突发右上腹阵发性绞痛，患者弯腰曲背，辗转不安，恶心、呕吐，肢冷汗出，常吐出蛔虫。重者腹痛持续，时轻时剧，畏寒发热，甚则出现黄疸。舌苔黄腻，脉弦数或滑数。

治法：安蛔定痛，继以驱虫。

方药：乌梅丸加减。

(3) 虫瘕证

证候：蛔虫证一般症状，突发脐腹剧痛，频繁呕吐，或吐蛔虫，便秘腹胀，腹部条索或团状柔软包块，可移动。舌苔白或黄腻，脉滑数或弦数。

治法：通腑散结，驱蛔下虫。

方药：驱蛔承气汤加减。

第十五单元　小儿危重症的处理

【复习指导】本单元考点较少，应注意与成年人危重症的区别。熟悉儿童心搏、呼吸骤停的病因。掌握心搏、呼吸骤停的诊断及儿童心肺复苏中胸部按压、人工和呼吸与成年人有区别的部分。

心搏、呼吸骤停与心肺复苏术

1. 病因

(1) 小儿呼吸骤停的病因：新生儿窒息、喉炎、喉痉挛、喉梗阻、气管异物、胃食管反流、哮喘等引起的气道梗阻；重症肺炎、肺透明膜病等肺组织疾病；脑水肿、脑疝、颅脑感染等中枢神经系统疾病；外周神经肌肉疾病；中毒等。

(2) 心搏骤停的病因：心肌病、心肌炎、先天性心脏病、心力衰竭、严重心律失常等心脏疾病；循环系统状态不稳定，如失血性休克、严重低血压等，以及各种外伤及意外等。

（3）临床难以预料的易触发心搏呼吸骤停的高危因素：不适当胸部物理治疗、纤支镜检查、麻醉、气管插管、呼吸机的撤离等。

2.心搏、呼吸骤停的临床表现及诊断

（1）突然昏迷：一般在心脏停搏8～12s后出现，可有一过性抽搐。

（2）大动脉搏动消失：颈动脉、股动脉、肱动脉搏动消失，血压测不出。**突然昏迷、大动脉搏动消失即可诊断心搏呼吸骤停。**

（3）瞳孔扩大，瞳孔大小可反映脑细胞受损程度。

（4）心音消失或心动过缓，心率＜60次/分，心音极微弱，亦需施行心脏按压。

（5）呼吸停止或严重呼吸困难。

（6）心电图表现：①心搏徐缓；②室性心动过速；③心室颤动；④心室停搏。

3.心肺复苏的步骤　争分夺秒，现场抢救，开始人工循环和呼吸，尽快恢复心跳，以迅速建立有效的血液循环和呼吸，保证全身，尤其是心、脑等重要脏器的血流灌注及氧供应。

（1）胸部按压（C）：患儿仰卧于硬板床上，对年长儿可用双掌法，即以双手掌根部重叠压住患儿**胸骨中下1/3处**，按压时双手肘关节伸直，有节奏地向脊柱方向压迫胸骨下段，对婴儿用双指法或拇指法，即两拇指放置于胸骨下1/3处，其余四指环绕胸廓，按压时仅拇指用力。按压频率至少为100次/分，按压幅度至少为胸廓前后径的1/3（婴儿约为4cm，儿童约为5cm）。心脏按压频率与人工通气频率之比为30：2（单人施救），15：2（两位医护人员施救）。

心脏按压有效的指征：①可触及颈动脉或股动脉搏动；②扩大的瞳孔缩小，对光反射恢复；③口唇及甲床颜色好转；④肌张力增强或有不自主运动；⑤自主呼吸出现。

（2）通畅气道（A）：①首先吸净口咽部分泌物、呕吐物或异物；②使头部后仰，使气道平直。

（3）建立呼吸（B）：借助人工方法进行气体交换，需与心脏按压同时进行。①口对口人工呼吸。适用于现场抢救，操作时使患儿头稍后仰，打开气道，术者一手托住患儿下颌，另一手拇指与示指捏住患儿鼻孔。气体从患儿口腔吹入，然后放松鼻孔，让患儿肺内气体自动排出，吹气与排出时间的比例为1：2。吹气频率要求：婴儿为30～40次/分，儿童为18～20次/分，数次吹气后应缓慢挤压患儿上腹部一次排除胃内气体。②简易复苏器人工呼吸。③气管插管人工呼吸是通气效果最佳的人工呼吸方法。

（4）药物治疗（D）：使用药物有助于促进自主呼吸与心搏的恢复，目的在于增加心、脑血流量，减轻酸中毒，提高室颤阈值，为除颤创造条件，减少脑再灌注损伤。常用药物有：①肾上腺素。为首选药物，适应于各种原因所致的心搏呼吸骤停。②碳酸氢钠。最初不宜使用，有效通气下，pH＜7.20，严重肺动脉高压、高血钾、肾上腺素给药效果不佳时使用。③阿托品。用于心脏复调后心动过缓。④葡萄糖。低血糖时给予。⑤钙剂。⑥利多卡因。心室颤动时使用。

第十六单元　中医相关病证

【复习指导】本单元历年必考，本单元涉及疾病较多，但考点不多。应掌握咳嗽、腹痛、积滞、厌食、急惊风、遗尿的中医病机及辨证论治。

一、咳嗽

咳嗽是指各种病原体侵犯喉部以上呼吸道的急性感染，包括急性鼻咽炎、急性咽炎、急性扁桃体炎。

1. 中医病因病机　以感受风邪为主，肺脾虚弱则是本病的主要内因。咳嗽的病变部位在肺，常涉及脾。病理机制为肺失宣肃。

外邪从口鼻或皮毛而入，邪侵于肺，肺气不宣，清肃失职，而发生咳嗽。小儿咳嗽亦常与脾相关。小儿脾常不足，脾虚生痰，上贮于肺，或咳嗽日久不愈，耗伤正气，可转为内伤咳嗽。

2. 中医辨证论治　本病治疗，总以宣降肺气为基本法则。应辨别病因、病位、病性，结合脏腑虚实特点、风痰食虚瘀病理因素辨证施治。此外应辨证与辨病结合进行治疗，以提高疗效。除内服汤药外，还可应用中成药、针灸、推拿等疗法。

（1）外感咳嗽

1）风寒咳嗽

证候：咳嗽频发，咳声重浊，痰白清稀，鼻塞流清涕，恶寒无汗，发热头痛，全身酸痛；舌苔薄白，脉浮紧或指纹浮红。

治法：疏散风寒，宣肺止咳。

方药：金沸草散加减。

2）风热咳嗽

证候：咳嗽不爽，痰黄黏稠，不易咯出，口渴咽痛，鼻流浊涕，伴发热恶风，头痛或微汗出；舌质红，苔薄黄，脉浮数或指纹浮紫。

治法：疏风解热，宣肺止咳。

方药：桑菊饮加减。

（2）内伤咳嗽

1）痰热咳嗽

证候：咳嗽痰多，色黄黏稠，难以咯出，甚则喉间痰鸣，发热口渴，烦躁不宁或尿少色黄，大便干结；舌质红，苔黄腻，脉滑数或指纹紫。

治法：清肺化痰止咳。

方药：清金化痰汤加减。

2）痰湿咳嗽

证候：咳嗽重浊，痰多壅盛，色白而稀，喉间痰声辘辘，胸闷，神乏困倦，纳呆；舌淡红，苔白腻，脉滑。

治法：燥湿化痰止咳。

方药：三拗汤合二陈汤加减。

3）气虚咳嗽

证候：咳嗽反复不已，咳而无力，痰白清稀，面色苍白，气短懒言，语声低微，或自汗畏寒；舌淡嫩，边有齿痕，脉细无力。

治法：健脾补肺，益气化痰。

方药：六君子汤加减。

4）阴虚咳嗽

证候：干咳无痰，或痰少而黏，或痰中带血，不易咯出，口渴咽干，喉痒，声音嘶哑，或午后潮热或手足心热；舌红，少苔，脉细数。

治法：养阴润肺，兼清余热。

方药：沙参麦冬汤加减。

二、腹痛

腹痛是指胃脘以下、耻骨以上及脐之四旁部位发生的疼痛。

1. 中医病因病机　引起小儿腹痛的原因较多，主要是小儿脾胃薄弱，经脉未盛，易为各种病邪所干扰。六腑以通降为顺，经脉以流通为畅，凡外邪内侵，或乳食积滞、或脾胃虚寒、或情志刺激、或外伤损络，而致脾胃纳化失司，肠腑不通，皆可导致腹痛。

2. 辨病思路　腹痛的原因很多，辨病时首先要鉴别腹痛的原因是器质性病变，还是功能性病变。若腹部器官引起的腹痛，一定要与外科急腹症的鉴别。应详细询问患儿的年龄，腹痛起病的缓急、病程的长短及腹痛的性质、部位、发作诱因等。此外，还要注意腹痛的伴随症状在鉴别诊断中也具有相当重要的意义。

（1）器质性疾病引起的腹痛：若疼痛持续不止，或逐渐加重，要考虑排除器质性疾病的腹痛，如胃肠道感染、胃肠道梗阻、肠套叠、肝胆疾病、泌尿系统疾病、肝脾破裂等。

（2）功能性再发性腹痛：腹痛突然发作，持续时间不长，能自行缓解；腹痛以脐周为主，疼痛可轻可重，但腹部无明显特征；无伴随的病灶器官症状，如发热、呕吐、腹泻等；有反复发作的特点，每次发作时症状相似。

3. 中医辨证论治　腹痛的治疗以调理气机，疏通经脉为治疗原则，根据不同的证型分别治以消食导滞、温中散寒、通腑泄热、温中补虚、活血化瘀。

（1）腹部中寒

证候：腹部疼痛，阵阵发作，得温则舒，遇寒痛甚，肠鸣辘辘，面色苍白，痛甚者，额冷汗出，唇色紫暗，肢冷，或兼吐泻，小便清长；舌淡红，苔白滑，脉沉弦紧，或指纹红。

治法：温中散寒，理气止痛。

方药：养脏散加减。

（2）乳食积滞

证候：脘腹胀满，疼痛拒按，不思乳食，嗳腐吞酸，或时有呕吐，吐物酸馊，或腹痛欲泻，泻后痛减，矢气频作，粪便秽臭，夜卧不安，时时啼哭；舌淡红，苔厚腻，脉象沉滑，或指纹紫滞。

治法：消食导滞，行气止痛。

方药：香砂平胃散加减。

（3）胃肠结热

证候：腹部胀满，疼痛拒按，大便秘结，烦躁不安，烦热口渴，手足心热，唇舌鲜红；舌苔黄燥，脉滑数或沉实，或指纹紫滞。

治法：通腑泄热，行气止痛。

方药：大承气汤加减。
（4）脾胃虚寒
证候：腹痛绵绵，时作时止，痛处喜温喜按，面白少华，精神倦怠，手足不温，乳食减少，或食后腹胀，大便稀溏，唇舌淡白；脉沉缓，或指纹淡红。
治法：温中理脾，缓急止痛。
方药：小建中汤合理中丸加减。
（5）气滞血瘀
证候：腹痛经久不愈，痛有定处，痛如锥刺，或腹部癥块拒按，肚腹硬胀，青筋显露；舌紫暗或有瘀点，脉涩，或指纹紫滞。
治法：活血化瘀，行气止痛。
方药：少腹逐瘀汤加减。

三、积滞

积滞是指内伤乳食，停于中焦，积而不化，气滞不行所致的一种肠胃病，以不思饮食，食而不化，脘腹胀满疼痛，嗳气酸腐，大便不调为临床特征。

1. 中医病因病机 积滞是因乳食不节，伤及脾胃，致脾胃运化功能失调，或脾胃虚弱，腐熟运化不及，乳食停滞不化。其病位在脾胃，基本病理机制为乳食停聚中脘，积而不化，气滞不行。

（1）乳食内积。
（2）脾虚夹积。
若积久不消，迁延失治，则可进一步损伤脾胃，进而转为疳证。

2. 诊断
（1）有伤乳、伤食史。
（2）以不思乳食，食而不化，脘腹胀满疼痛，大便溏泄，或嗳气酸腐，或大便干结为特征。
（3）可有烦躁、夜啼或呕吐等症。
（4）大便常规检查，可见不消化食物的残渣、脂肪滴。

3. 中医辨证论治 本病以消食化积，理气行滞为基本原则。实证以消食导滞为主，积滞化热，佐以清解积热；偏寒，佐以温阳助运。积滞较重，或积热结聚，当泻热攻下，通腑导滞，但应中病即止，不可过用。虚实夹杂，宜消补兼施。本病治疗，除内服药外，推拿及外治等也是常用疗法。该病在治疗时，一定要指导家长合理喂养。

（1）乳食内积
证候：不思乳食，嗳腐酸馊或呕吐食物、乳片，脘腹胀满，疼痛拒按，大便酸臭，或便秘，夜眠不安，苔白厚腻，脉象弦滑，或指纹紫滞。
治法：消乳化食，和中导滞。
方药：乳积者，消乳丸加减；食积者，选保和丸加减。

（2）脾虚夹积
证候：面色萎黄，形体消瘦，神疲肢倦，不思乳食，食则饱胀，腹满喜按，大便稀溏酸腥，夹有乳片或不消化食物残渣，舌质淡，苔白腻，脉细滑，或指纹淡滞。
治法：健脾助运，消食化滞。

方药：**健脾丸**加减。

四、厌食

厌食是以较长时期食欲减退、厌恶进食、食量减少为临床特征的一种疾病。

1. 中医病因病机　本病多由喂养不当、他病伤脾、先天不足、情志失调引起，其病变脏腑主要在脾胃。胃司受纳，脾主运化，脾胃调和，则口能知五谷饮食之味，若**脾胃失健，纳化不和**，则造成厌食。

2. 中医辨证论治　治疗以**运脾开胃**为基本法则。宜以轻清之剂解脾胃之困，脾胃调和，脾运复健，则胃纳自开。脾运失健，治以运脾开胃；脾胃气虚，治以健脾益气；脾胃阴虚，治以滋养脾胃。在药物治疗的同时应注意饮食调养。

（1）脾失健运

证候：食欲缺乏，厌恶进食，食而乏味，食量减少，或胸脘痞闷，嗳气泛恶，大便干结不调，形体尚可；舌淡红，苔薄白或薄腻，脉尚有力。

治法：调和脾胃，运脾开胃。

方药：**不换金正气散**加减。

（2）脾胃气虚

证候：不思进食，食而不化，大便偏稀夹不消化食物，面色少华，动则汗出，肢倦无力；舌质淡，苔薄白，脉缓无力。

治法：**健脾益气，佐以助运**。

方药：异功散加味。

（3）脾胃阴虚

证候：不思进食，饮多食少，皮肤失润，大便偏干，小便短黄，甚烦躁少寐，手足心热；舌红少津，苔少或花剥，脉细数。

治法：**滋脾养胃，佐以助运**。

方药：**养胃增液汤**加减。

五、急惊风

急惊风发病急骤，临床以高热，伴有抽搐、昏迷为特征，多由外感时邪疫疠及暴受惊恐引起。四证八候：四证，**惊、风、痰、热**；八候，**搐、搦、掣、颤、反、引、窜、视**。

1. 中医病因病机　感受时邪、暴受惊恐。急惊风的产生主要是由于小儿感受时邪，化热化火，内陷心包，引动肝风，则惊风发作。其病变部位主要在**心、肝**二经，疾病性质以实为主。

2. 临床表现

（1）多见于3岁以下婴幼儿，5岁以上则逐渐减少。

（2）以发热、四肢抽搐，颈项强直，角弓反张，神志昏迷为主要临床表现。

（3）有明显的原发疾病，如感冒、肺炎喘嗽、风温、春温、暑温、疫毒痢、流行性腮腺炎、流行性乙型脑炎等。

（4）通过血常规、血培养、大便常规、血培养、脑脊液等检查，以协助诊断疾病。

3. 中医辨证论治　本病以**痰、热、惊、风**四证为主要临床特点。痰有痰热、痰火和痰浊之分。若高热神昏，喉中痰鸣，则为痰热上蒙清窍；躁狂谵语，语言错乱，则为痰火上扰清窍；深度昏迷，嗜睡不动，或神志痴呆，则为痰浊蒙蔽清窍。风亦有外风和内风的不同。外风为邪在肌表，症见抽搐发作次数较少，多只有1次，持续时间短，为风热扰动肝经所致；而内风邪热在里，症见神志不清，反复抽搐，病情较重，为热入心营，内陷厥阴所致。临床上常是痰、热、惊、风并俱，故以清热、豁痰、镇惊、息风为急惊风总的治疗原则。

（1）感受风邪

证候：发病急骤，发热，头痛，咳嗽，咽痛，流涕，烦躁不安，突然痉厥昏迷，抽搐，热退后抽痉自止；舌红，舌苔薄白或薄黄，脉浮数。

治法：疏风清热，息风定惊。

方药：银翘散加减。

（2）温热疫毒

1）邪陷心肝

证候：在原发温热疾病基础上，出现高热不退，头痛项强，恶心呕吐，以及突然肢体抽搐，双目上视，神志昏迷，面色发青，甚则肢冷脉伏，烦躁口渴；舌红，苔黄腻，脉数。

治法：平肝息风，清心开窍。

方药：羚角钩藤汤合紫雪丹加减。

2）气营两燔

证候：病来急骤，高热，狂躁不安，剧烈头痛，神昏谵妄，抽搐，颈项强直，口渴，或见皮肤发斑出疹；舌质深红或红绛，苔黄燥，脉数。

治法：清气凉营，息风开窍。

方药：清瘟败毒饮加减。

3）湿热疫毒

证候：持续高热，神志昏迷，谵妄烦躁，反复抽搐，腹痛拒按，呕吐，大便黏腻或夹脓血；舌红，苔黄腻，脉滑数。

治法：清热化湿，解毒息风。

方药：黄连解毒汤加减。

4）暴受惊恐

证候：暴受惊恐后突然抽搐，惊惕不安，惊叫急啼，甚则神志不清，四肢厥冷，大便色青；苔薄白，脉乱不齐。

治法：镇惊安神，平肝息风。

方药：琥珀抱龙丸加减。

六、遗尿

遗尿又称尿床，是指5周岁以上的小儿睡中小便频繁自遗，醒后方知，每周2次以上，并持续3个月以上的一种病证。

1. 中医病因病机　遗尿主要是膀胱不能约束所致，而造成膀胱失约的原因主要如下。

（1）下元虚寒：小儿先天禀赋不足，后天病后失调，则肾气不固，下元虚寒，膀胱气化功能失调而致遗尿。

（2）肺脾气虚：患儿病后失调，致肺脾气虚，上虚不能制下，下虚不能上承，则水道制约无权而见遗尿。

（3）心肾失交：若因情志失调，导致心神不宁，水火不济，故夜梦纷纭，梦中遗尿，或欲醒而不能，小便自遗。

（4）肝经湿热：湿热之邪蕴郁肝经，致肝失疏泄，或湿热下注，移热于膀胱，致膀胱开合失司而遗尿。

2.中医辨证论治　遗尿的辨证重在辨清虚实寒热。遗尿日久，小便清长，量多次频，兼见形寒肢冷、乏力自汗者多为虚寒；遗尿初起，尿黄短涩，量少灼热，形体壮实，睡眠不宁，多为实热，本病以固涩止遗为总的治疗原则。

（1）下元虚寒

证候：睡中遗尿，醒后方觉，每晚1次以上，小便清长，面白虚浮，腰膝酸软，形寒肢冷，智力可较同龄儿稍差；舌淡，苔白，脉沉迟无力。

治法：温补肾阳，固涩止遗。

方药：菟丝子散加减。

（2）肺脾气虚

证候：睡中遗尿，尿频量多，面色无华，神疲乏力，少气懒言，食欲缺乏，大便溏薄，自汗出，易感冒；舌淡，苔薄白，脉缓弱。

治法：补肺健脾，固涩止遗。

方药：补中益气汤合缩泉丸加减。

（3）心肾失交

证候：梦中尿出，寐不安宁，易哭易惊，白天多动少静，记忆力差，或五心烦热，形体较瘦，舌红少苔，脉沉细而数。

治法：清心滋肾，安神固脬。

方药：交泰丸合导赤散加减。

（4）肝经湿热

证候：睡中遗尿，小便黄而少，性情急躁，夜梦纷纭，或夜间（齿介）齿；手足心热，面赤唇红，口渴多饮，甚或目睛红赤；舌红苔黄腻，脉滑数。

治法：清热利湿，缓急止遗。

方药：龙胆泻肝汤加减。

第九章　针灸学

第一单元　经络系统

【复习指导】本单元内容有一定难度，历年必考，应作为重点复习。其中经络的概念、经络系统组成、十二经脉名称及表里属络关系、分布和循行走向及交接规律是考试的重点，应熟练掌握。奇经八脉的概念、作用应熟悉。十五络脉的概念、分布应了解。

一、经络系统

（一）经络的概念

经络是**经脉**、**络脉**的总称，也是机体内运行气血的道路。经脉是经络系统中的主干，具有贯通上下，沟通内外的作用；络脉是经脉分支，较经脉细小，纵横交错，遍布全身。

（二）经络系统组成

经络系统是经脉与络脉相互联系、彼此衔接而构成的体系，由经脉和络脉组成。经脉包括**十二经脉**、**奇经八脉**、**十二经别**、**十二经筋**、**十二皮部**；络脉包括**十五络脉**、**浮络**、**孙络**等。

经络系统的组成见图9-1。

二、十二经脉

（一）概念

十二经脉是经络系统的主体，是手三阴经、手三阳经、足三阳经、足三阴经的总称，又称之为"**正经**"。

（二）名称

十二经脉的名称由**手足**、**脏腑**和**阴阳**3部分命名。

手足表示经脉在上、下肢分布的不同，手经代表其外行线路分布于上肢，足经代表其外行线路分布于下肢。

脏腑表示经脉的脏腑属性，如膀胱经表示该经脉属膀胱、胆经表示该经属于胆。

阴阳表示经脉的阴阳属性及阴阳气的多寡。阴经包括太阴、少阴、厥阴；阳经包括阳明、太阳、少阳。

十二经脉分别为**手太阴肺经**、**手阳明大肠经**、**足阳明胃经**、**足太阴脾经**、**手少阴心经**、**手太阳小肠经**、**足太阳膀胱经**、**足少阴肾经**、**手厥阴心包经**、**手少阳三焦经**、**足少阳胆经**和**足厥阴肝经**。其中手太阴肺经、手厥阴心包经、手少阴心经为手三阴经；手阳明大肠经、手太阳小肠经、手少阳三焦经为手三阳经；足阳明胃经、足太阳膀胱经、足少阳胆经为足三阳经；足太阴脾经、足少阴肾经、足厥阴肝经为足三阴经（图9-2）。

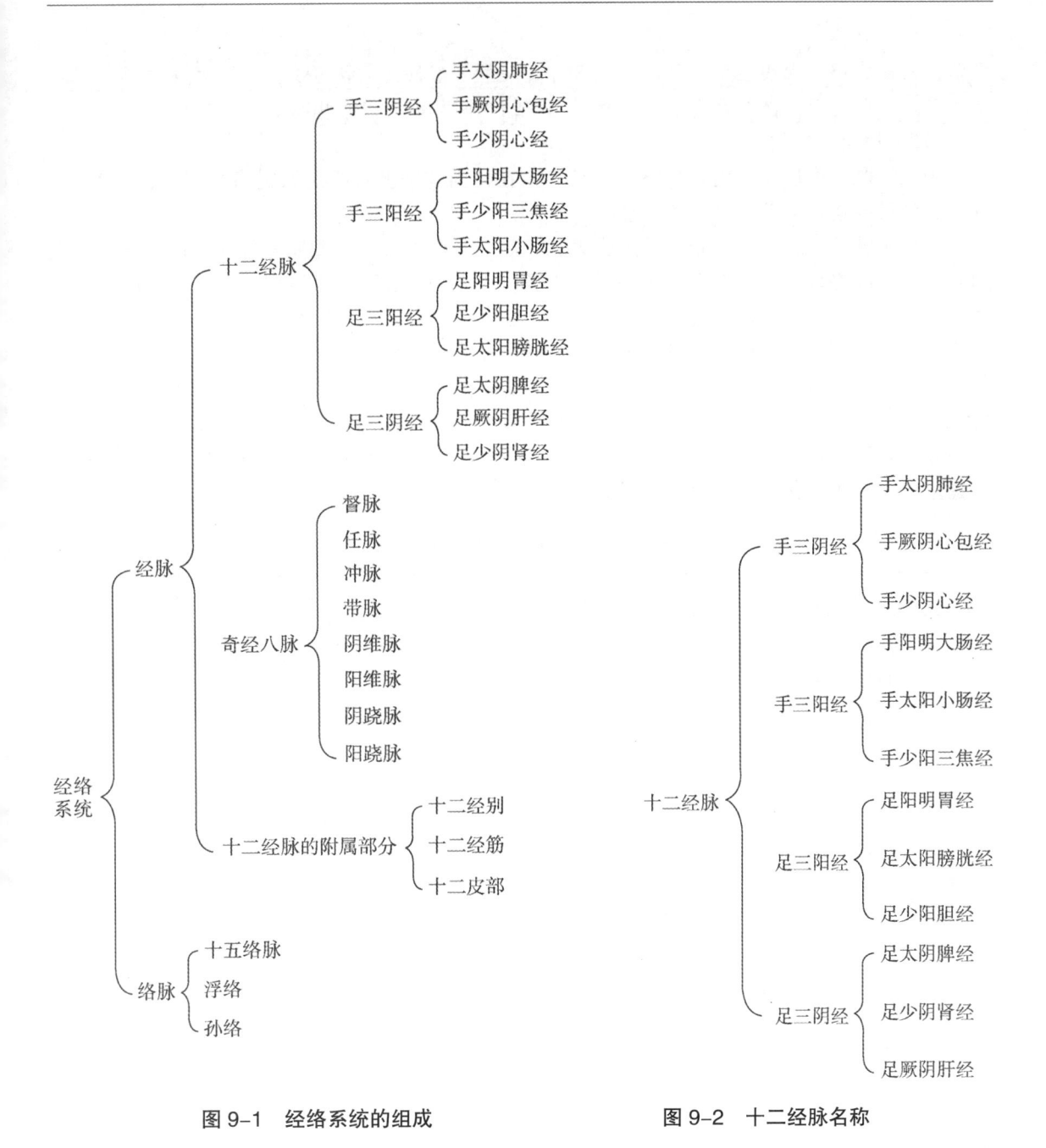

第九章 针灸学

图 9-1 经络系统的组成

```
经络系统
├─ 经脉
│   ├─ 十二经脉
│   │   ├─ 手三阴经 ─ 手太阴肺经、手厥阴心包经、手少阴心经
│   │   ├─ 手三阳经 ─ 手阳明大肠经、手少阳三焦经、手太阳小肠经
│   │   ├─ 足三阳经 ─ 足阳明胃经、足少阳胆经、足太阳膀胱经
│   │   └─ 足三阴经 ─ 足太阴脾经、足厥阴肝经、足少阴肾经
│   ├─ 奇经八脉 ─ 督脉、任脉、冲脉、带脉、阴维脉、阳维脉、阴跷脉、阳跷脉
│   └─ 十二经脉的附属部分 ─ 十二经别、十二经筋、十二皮部
└─ 络脉 ─ 十五络脉、浮络、孙络
```

图 9-2 十二经脉名称

```
十二经脉
├─ 手三阴经 ─ 手太阴肺经、手厥阴心包经、手少阴心经
├─ 手三阳经 ─ 手阳明大肠经、手太阳小肠经、手少阳三焦经
├─ 足三阳经 ─ 足阳明胃经、足太阳膀胱经、足少阳胆经
└─ 足三阴经 ─ 足太阴脾经、足少阴肾经、足厥阴肝经
```

（三）分布

十二经脉纵贯全身，在体表左右对称地分布于头面、躯干及四肢。以立正姿势，双上肢自然下垂，拇指向前的体位为标准。十二经脉中六条阴经分布于四肢内侧和胸腹，其中上肢内侧为手三阴经，下肢内侧为足三阴经；六条阳经分布于四肢外侧和头面、躯干，其中上肢外侧为手三阳经，下肢外侧为足三阳经。

手、足三阳经在四肢的排列为**阳明在前，少阳在中，太阳在后**。手、足三阴经在四肢的排列基本为太阴在前，厥阴在中，少阴在后。但足三阴在小腿下半部及足背，其排列是厥阴在前，太阴在中，少阴在后，至内踝上8寸处足厥阴经同足太阴经交叉后，足厥阴循行在足太阴与足少阴之间，恢复太阴在前，厥阴在中，少阴在后的基本排列。

（四）属络表里关系

十二经脉"内属于腑脏，外络于肢节"，在体内与脏腑有明确的属络关系（表9-1）。其中阴经属脏络腑主里，阳经属腑络脏主表。

手太阴肺经属肺联络大肠，手阳明大肠经属大肠联络肺，足阳明胃经属胃联络脾，足太阴脾经属脾联络胃，手少阴心经属心联络小肠，手太阳小肠经属小肠联络心，足太阳膀胱经属膀胱联络肾，足少阴肾经属肾联络膀胱，手厥阴心包经属心包联络三焦，手少阳三焦经属三焦联络心包，足少阳胆经属胆联络肝，足厥阴肝经属肝联络胆。

十二经脉根据脏腑属络形成六对表里经。手太阴肺经与手阳明大肠经互为表里，足阳明胃经与足太阴脾经互为表里，手少阴心经与手太阳小肠经互为表里，足太阳膀胱经与足少阴肾经互为表里，手厥阴心包经与手少阳三焦经互为表里，足少阳胆经与足厥阴肝经互为表里。相表里的经脉在生理上联系紧密，病变时相互影响，治疗时相互为用。

表9-1 十二经脉属络表里关系

经脉	属	络	表里
手太阴肺经	肺	大肠	里
手阳明大肠经	大肠	肺	表
足阳明胃经	胃	脾	表
足太阴脾经	脾	胃	里
手少阴心经	心	小肠	里
手太阳小肠经	小肠	心	表
足太阳膀胱经	膀胱	肾	表
足少阴肾经	肾	膀胱	里
手厥阴心包经	心包	三焦	里
手少阳三焦经	三焦	心包	表
足少阳胆经	胆	肝	表
足厥阴肝经	肝	胆	里

（五）循行走向及交接规律

《灵枢·逆顺肥瘦》中记载："手之三阴，从藏走手；手之三阳，从手走头；足之三阳，从头走足；足之三阴，从足走腹。"十二经脉循行走向的基本规律：手三阴经从胸走手，手三阳经从手走头，足三阳经从头走足，足三阴经从足走腹（胸）。

十二经脉的交接：①相表里的阴经与阳经在**四肢末端**交接。如手太阴肺经在手示指与手阳明大肠经交接，手少阴心经在手小指与手太阳小肠经交接，手厥阴心包经在手无名指与手少阳三焦经交接，足阳明胃经在足大趾与足太阴脾经交接，足太阳膀胱经在足小趾与足少阴肾经交接，足少阳胆经从足跗上斜趋足大趾丛毛处与足厥阴肝经交接。②同名的阳经与阳经在**头面部**交接。如手阳明大肠经和足阳明胃经交接于鼻旁，手太阳小肠经与足太阳膀胱经在目内眦交接，手少阳三焦经与足少阳胆经在目外眦交接。③相互衔接的阴经与阴经在**胸中**交接。如足太阴脾经与手少阴心经交接于心中，足少阴肾经与手厥阴心包经交接于胸中，足厥阴肝经与手太阴肺经交接于肺中。

十二经脉循行走向与交接规律见图9-3。

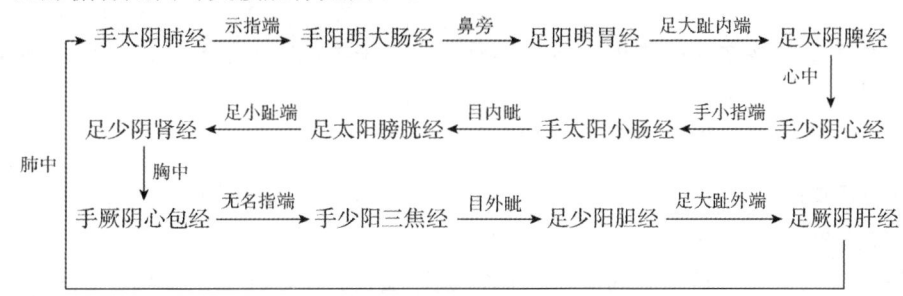

图9-3 十二经脉循行走向与交接规律

三、奇经八脉

（一）概念

奇经八脉包括**督脉、任脉、冲脉、带脉、阴维脉、阳维脉、阴跷脉、阳跷脉**8条经脉，是别道奇行的经脉。

奇经八脉与十二正经的区别包括：①不直属脏腑。虽然部分奇经循行经过脑、女子胞等奇恒之腑，但不属于相关脏腑。②除任脉、督脉外无专属穴位。任脉、督脉与十二正经均有本经腧穴，但冲脉、带脉、阴维脉、阳维脉、阴跷脉、阳跷脉均无本经腧穴。③奇经循行路线与正经明显不同，无首尾相接的特点。如带脉横行于腰部，督脉、任脉、冲脉均起于内生殖器。

（二）作用

1.沟通十二经脉之间的联系 督脉统领所有阳经，统摄全身阳气和真元，为"阳脉之海"。任脉妊养诸阴经，总摄全身阴气和精血，为"阴脉之海"。冲脉起于胞中，与督脉、任脉、足阳明经、足少阴经关系密切，故有"十二经脉之海"和"血海"之称，具有涵蓄十二经气血的作用。带脉约束了纵行躯干部的诸条经脉。阳维脉主一身之表，维系一身阴经，阴维脉主一身之里，维系一身阳经。阴、阳跷脉主肢体两侧的阴阳，调节下肢运动与寤寐。

2.调节十二经脉气血 奇经八脉纵横交错循行于十二经脉之间，当十二经脉和脏腑之气旺盛时，奇经加以储蓄十二经脉及脏腑气血；当十二经脉生理功能需要时，奇经又能渗灌和供应十二经脉气血。

四、十五络脉

（一）概念

十二经脉和任脉、督脉各自别出一络，加上脾之大络，共计15条，统称为**十五络脉**，并分别以所别出处的腧穴（络穴）来命名。

（二）分布

1.十二经脉的别络从四肢肘膝关节以下本经络穴分出，走向其相表里的经脉，阴经络脉走向阳经，阳经络脉走向阴经。

2. 任脉别络，从胸骨剑突下鸠尾分出，散布于腹部。
3. 督脉别络，从尾骨下长强分出，散布于头部，并走向背部两侧的足太阳经。
4. 脾的大络，出于腋下大包穴，散布于胸胁部。

第二单元　经络学说的临床应用

【复习指导】经络学说的临床应用内容简单，历年考试时有涉及。应熟悉经络学说的临床应用。

经络学说在临床上的应用，主要表现在诊断和治疗两个方面。

一、诊断方面

（一）经络辨证

以经络学说为指导，对患者的症状、体征进行综合分析，判断病属何经，并确定病因、病性以及病机。如头部感觉异常症，在前额部多与阳明经有关，在侧头部多与少阳经有关，在后头部多与太阳经有关，在巅顶部多与厥阴经有关。另外，临床上还可以根据所出现的证候进行辨证归经。如腹胀、小便不利、耳聋耳鸣、上肢肩、臂、肘外侧疼痛等，与手少阳三焦经有关。

（二）经络望诊

中医临证可通过观察经络所过部位皮肤所发生的各种异常改变来诊断疾病。经络望诊要注意观察全身经络穴位的色泽、形态变化，如皮肤的皱缩、隆陷、松弛，以及颜色的变异、光泽的明晦、色素的沉着和斑疹的有无等。

（三）经络腧穴按诊

在经络腧穴部位上运用按压、触摸等方法来寻找异常变化，如压痛、麻木、硬结、条索状物、肿胀、凹陷等，借以诊断疾病。这一诊法常可为针灸临床治疗提供选穴的直接依据。经络按诊的部位多为背俞穴，其次是胸腹部的募穴及四肢的原穴、郄穴、合穴或阿是穴等。切脉诊断，也是经络腧穴按诊的重要组成部分。目前临床常用的寸口诊脉即是在手太阴肺经寸口部切脉以判断病位、病性。

二、治疗方面

（一）指导针灸治疗

针灸治疗在明确辨证的基础上，除选用局部腧穴外，通常以循经取穴为主，即某一经络或脏腑有病，则选用该经或脏腑的所属经络或相应经脉的腧穴来治疗。如上病下取，下病上取，中病旁取，左右交叉取及前后对取等。《四总穴歌》中记载："肚腹三里留，腰背委中求，头项寻列缺，面口合谷收"，就是循经取穴的最好说明。

（二）指导药物归经

药物按其主治性能可归入某经或某几经，因疾病可进行经脉辨证，主治某些病症的药物也就成为某经或某几经之药。徐灵胎在《医学源流论》中指出："如柴胡治寒热往来，能愈少阳之病；桂枝治畏寒发热，能愈太阳之病；葛根治肢体大热，能愈阳明之病。盖其止寒热、已畏寒、除大热，此乃柴胡、桂枝、葛根专长之事。因其能治何经之病，后人即指为何经之药"，均是经脉理论对药物归经的指导。

第三单元　腧穴的分类

【复习指导】本单元内容有一定难度，历年必考，应作为重点复习。其中十四经穴、经外奇穴、阿是穴的概念、经穴的特点是考试的重点，应熟练掌握。经穴的数量及奇穴、阿是穴的特点应熟悉。

腧穴分为十四经穴、经外奇穴、阿是穴。

一、十四经穴

（一）概念

归属于十二经脉和任脉、督脉的腧穴，亦即归属于十四经的穴位，总称"**十四经穴**"，简称"**经穴**"。

（二）特点

十四经穴具有以下特点。

1. 有具体的穴名。
2. 有固定的位置。
3. 分布在十四经循行路线上。
4. 主治本经病证、相应脏腑病证。

（三）数量

1. 《黄帝内经》中记载经穴约有 160 个。
2. 清代《针灸逢源》中记载经穴有 361 个。
3. 2006 年中华人民共和国国家标准《腧穴名称与定位》增加**印堂**为督脉经穴，记载经穴有 **362 个**。

二、经外奇穴

（一）概念

凡未归入十四经穴范围，而有具体的位置和名称的经验效穴，统称"**经外奇穴**"，简称"**奇穴**"。奇穴是在"阿是穴"的基础上发展起来的。

（二）特点

1. 有具体的穴名。
2. 有固定的位置。
3. 主治范围单一，多数对某些病症有特殊疗效。

三、阿是穴

（一）概念

阿是穴既不是经穴，也不是奇穴，而是根据按**压痛点**取穴。阿是穴常位于病变附近，也可位于距病变部位较远处。

（二）特点

1. 无具体名称。
2. 无固定位置。
3. 有压痛或其他反应。

4. 主治局部病证。

第四单元　腧穴的主治特点

【复习指导】本单元内容有一定难度。其中远治作用是考试的重点，应熟练掌握。特殊作用应熟悉。近治作用应了解。

腧穴的主治特点包括**近治作用、远治作用、特殊作用**。

一、近治作用

近治作用是指所有腧穴均能治疗其所在部位及邻近部位的病症。这是经穴、奇穴和阿是穴所共有的主治作用特点，即"腧穴所在，主治所在"。如膝关节附近的犊鼻、梁丘、血海、膝眼等穴，均能治膝关节疼痛；头部的百会、四神聪、太阳、头维、角孙诸穴，均能治疗头痛；上腹部的上脘、中脘、建里、梁门等穴，均能治疗胃病。

二、远治作用

十二经脉肘、膝关节以下的腧穴能治疗本经循行所到达的远隔部位的病症。这就是常说的"经脉所过，主治所及"。《四总穴歌》中记载："**肚腹三里留，腰背委中求，头项寻列缺，面口合谷收**"，充分体现了腧穴的远治作用。

三、特殊作用

部分腧穴具有双向调整、整体调整、相对特异性的治疗作用。如心动过速时针刺内关能减慢心率，心动过缓时针刺则可加快心率；足三里对胃酸的分泌也有双向调整作用。有些穴位还能调治全身性的病症，这在手足阳明经穴和任督脉经穴中更为多见，如足三里、关元、膏肓俞具有增强人体防卫和免疫功能的作用；合谷、曲池、大椎可治外感发热。有些穴位的治疗作用还具有相对的特异性，如阑尾穴可治阑尾炎、至阴穴可矫正胎位等。

第五单元　特定穴

【复习指导】本单元内容难度较大，历年必考，应作为重点复习。其中五输穴、原穴、络穴、背俞穴、募穴的概念、组成及临床应用是考试的重点，应熟练掌握；八脉交会穴、八会穴、郄穴的概念、组成应熟悉；八脉交会穴、八会穴、郄穴的运用应了解。

一、特定穴的概念及分类

（一）概念

十四经中具有特殊治疗作用，并按特定称号归类的腧穴，称为特定穴。

（二）分类

特定穴包括**五输穴、原穴、络穴、郄穴、八脉交会穴、下合穴、背俞穴、募穴、八会穴**及交会穴等。

二、特定穴的内容及临床应用

（一）五输穴

1. 概念　十二经脉在肘膝关节以下各有称为**井、荥、输、经、合**的五个腧穴，合称五输穴。有关记载首见于《灵枢·九针十二原》："所出为井、所溜为荥、所注为输、所行为经、所入为合"。这是按经气的由小到大，由浅入深所做的排列。

2.分布特点与组成　　五输穴按井、荥、输、经、合的顺序，从四肢末端向肘、膝方向排序。井穴多位于手足末端，荥穴多位于掌指关节或跖趾关节之前，输穴多位于掌指关节或跖趾关节之后，经穴多位于腕、踝关节附近，合穴位于肘膝关节附近。

每条经脉有5个穴位属于五输穴，人体一共有60个五输穴。五输穴配属五行的基本规律是**阴经井穴属木，阳经井穴属金**，并按井、荥、输、经、合五行相生顺序依次配合相应五输穴的五行属性。

十二经脉五输穴的穴名及其五行属性见表9-2和表9-3。

表 9-2　阴经五输穴及五行属性

经脉名称	井（木）	荥（火）	输（土）	经（金）	合（水）
手太阴肺经	少商	鱼际	太渊	经渠	尺泽
手厥阴心包经	中冲	劳宫	大陵	间使	曲泽
手少阴心经	少冲	少府	神门	灵道	少海
足太阴脾经	隐白	大都	太白	商丘	阴陵泉
足少阴肾经	涌泉	然谷	太溪	复溜	阴谷
足厥阴肝经	大敦	行间	太冲	中封	曲泉

表 9-3　阳经五输穴及五行属性

经脉名称	井（金）	荥（水）	输（木）	经（火）	合（土）
手阳明大肠经	商阳	二间	三间	阳溪	曲池
手少阳三焦经	关冲	液门	中渚	支沟	天井
手太阳小肠经	少泽	前谷	后溪	阳谷	小海
足阳明胃经	厉兑	内庭	陷谷	解溪	足三里
足少阳胆经	足窍阴	侠溪	足临泣	阳辅	阳陵泉
足太阳膀胱经	至阴	足通谷	束骨	昆仑	委中

3.临床应用

（1）按五输穴主病特点选用：《难经·六十八难》云："井主心下满，荥主身热，输主体重节痛，经主喘咳寒热，合主逆气而泄"。现代临床运用中，井穴多用于急救，荥穴多用于热证，输穴多用于治疗关节疼痛，经穴治疗作用不典型，合穴治疗脏腑病证。

（2）按五行生克关系选用：根据《难经·六十九难》指出："虚者补其母，实者泻其子"。将五输穴配属五行使用，按"生我者为母，我生者为子"的原则，虚证用母穴，实证用子穴，又称"子母补泻取穴法"，也称"补母泻子法"。

子母补泻取穴法分为**本经子母补泻和他经子母补泻**。例如，肺经病证，若为实证当"泻其子"，若为虚证当"补其母"。肺在五行属"金"，"土生金"，"土"为"金"之母；

"金生水"，"水"为"金"之子。按本经选本经子母补泻，肺经实证当泻肺经子穴，五行属"水"的合穴尺泽；肺经虚证当补肺经母穴，五行属"土"的输穴太渊。按他经子母补泻，肾属"水"，脾属"土"，肾经为肺经的"子经"，脾经为肺经的"母经"，肺经实证当泻肾经属"水"的合穴阴谷，肺经虚证当补脾经属"土"的输穴太白。各经子母补泻取穴法的具体取穴见表9-4。

表9-4 子母补泻取穴

		脏						腑					
		金	水	木	火	相火	土	金	水	木	火	相火	土
本经子母穴	经脉	肺经	肾经	肝经	心经	心包经	脾经	大肠经	膀胱经	胆经	小肠经	三焦经	胃经
	母穴	太渊	复溜	曲泉	少冲	中冲	大都	曲池	至阴	侠溪	后溪	中渚	解溪
	子穴	尺泽	涌泉	行间	神门	大陵	商丘	二间	束骨	阳辅	小海	天井	厉兑
他经子母穴	母经	脾经	肺经	肾经	肝经	肝经	心经	胃经	大肠经	膀胱经	胆经	胆经	小肠经
	母穴	太白	经渠	阴谷	大敦	大敦	少府	足三里	商阳	足通谷	足临泣	足临泣	阳谷
	子经	肾经	肝经	心经	脾经	脾经	肺经	膀胱经	胆经	小肠经	胃经	胃经	大肠经
	子穴	阴谷	大敦	少府	太白	太白	经渠	足通谷	足临泣	阳谷	足三里	足三里	商阳

(3) 按时选用：经脉的气血运行与季节和每日时辰的不同有密切的关系。《难经·七十四难》云："春刺井，夏刺荥，季夏刺输，秋刺经，冬刺合"，提出季节顺序选穴。而子午流注针法根据一日之中十二经脉气血盛衰开合的时间，选用不同的五输穴。

(二) 原穴、络穴

1. 概念　原穴是脏腑**原气**留止的部位，人体共有十二个原穴，故称为"十二原"。

络穴是**络脉**由经脉分出之处的特定穴。十二经各有一络穴，加上任脉、督脉及脾之大络的络穴，人体共有十五络穴。

2. 分布特点和组成　原穴位于腕、踝关节附近的十二经上，阴经的原穴与五输穴中的输穴为同一穴，阳经原穴为专有穴。十二经络穴位于肘、膝关节以下，任脉络穴鸠尾位于腹部，督脉络穴长强位于尾骨处，脾之大络大包位于侧胸。

具体原穴、络穴见表9-5。

表9-5 十二经脉原穴与络穴

经脉	原穴	络穴	经脉	原穴	络穴
手太阴肺经	太渊	列缺	手阳明大肠经	合谷	偏历
手厥阴心包经	大陵	内关	手少阳三焦经	阳池	外关
手少阴心经	神门	通里	手太阳小肠经	腕骨	支正
足太阴脾经	太白	公孙	足阳明胃经	冲阳	丰隆
足少阴肾经	太溪	大钟	足少阳胆经	丘墟	光明
足厥阴肝经	太冲	蠡沟	足太阳膀胱经	京骨	飞扬

3. 临床应用　《灵枢·九针十二原》曰："五脏有疾也，应出十二原，而原各有所出，明知其原，睹其应，而知五脏之害矣"。原穴是脏腑原气经过、留止之处，发生脏腑病变时，就会反映到相应的原穴上。《灵枢·九针十二原》曰："凡此十二原者，主治五脏六腑之有疾者也"。原穴具有调治脏腑经络虚实的功能。

十二经的络脉可加强表里两经的联系，络穴能沟通表里两经，故有"一络通二经"之说。十二经的络穴除治疗本经脉病证，还可治疗相表里经的病证。如肺经络穴列缺既能治疗肺经咳嗽、喘息，也能治疗大肠经的头项痛、牙痛等病证；胆经络穴光明既能治疗胆经病证，又能治疗肝经病证。

原穴和络穴可以单独使用，也可配伍使用。常把先病经脉的原穴和后病的相表里经脉的络穴相配合，称为"**原络配穴法**"和"**主客原络配穴法**"。如肺经先病，先取其原穴太渊，大肠后病，再取其络穴偏历。

（三）俞穴、募穴

1. 概念　俞穴是脏腑之气输注于背腰部的腧穴。募穴是脏腑之气结聚于胸腹部的腧穴。

2. 分布特点和组成　俞穴分布于背腰部的膀胱经第一侧线上，大体依脏腑所处位置的高低而上下排列，每个脏腑均有俞穴，共12个，依据脏腑名称来命名。

募穴分布于胸腹部相关经脉上。每个脏腑均有募穴，共12个。募穴分布有在本经者，也有在他经者；有为双穴者，也有为单穴者。如肺的募穴中府分布于肺经，大肠募天枢分布于胃经。各脏腑俞穴、募穴见表9-6。

表9-6　各脏腑的俞穴、募穴

六脏	俞穴	募穴	六腑	俞穴	募穴
肺	肺俞	中府	大肠	大肠俞	天枢
心包	厥阴俞	膻中	三焦	三焦俞	石门
心	心俞	巨阙	小肠	小肠俞	关元
脾	脾俞	章门	胃	胃俞	中脘
肝	肝俞	期门	胆	胆俞	日月
肾	肾俞	京门	膀胱	膀胱俞	中极

3. 临床应用　俞穴和募穴都是脏腑之气输注和汇聚的部位，分布部位邻近对应的脏腑。①俞穴和募穴诊断脏腑病证。当相应脏腑发生疾病时，在相应的俞穴或募穴上会出现阳性反应，如压痛、酸胀等。诊察按压俞穴、募穴，可结合其他辨证收集的资料，诊断脏腑的疾病。②俞穴和募穴主要用于治疗相关脏腑的病变，如寒邪犯肺引起咳嗽，可灸肺之俞穴肺俞。③俞穴和募穴还可治疗与对应脏腑经络相联属的组织器官疾病，如心开窍于舌，主脉，故口舌生疮、脉症可选心俞。

（四）八脉交会穴

1. 概念　与奇经八脉相通的十二经脉在四肢部的8个腧穴。

2. 分布特点和组成　八脉交会穴位于肘、膝关节以下，包括**公孙、内关、后溪、申脉、足临泣、外关、列缺、照海**。

3. **临床应用** 八脉交会穴可以单独应用，治疗各自相通的奇经病证，如任脉病变出现的疝气、带下、腹中结块，选用任脉的列缺治疗，阴维脉病变出现月经失调，选用阴维的内关治疗。常把公孙和内关、后溪和申脉、足临泣和外关、列缺和照海相配，治疗两脉相合部位的疾病。如公孙配内关治疗心、胸、胃疾病，后溪配合申脉治疗目内眦、颈项、耳、肩部疾病，外关配足临泣治疗目锐眦、耳后、颊、颈、肩部疾病，列缺配照海治疗肺系、咽喉、胸膈疾病。具体见表9-7。

表9-7 八脉交会穴配伍及主治病证

穴名	主治	相配合主治
公孙	冲脉病证	心、胸、胃疾病
内关	阴维脉病证	
后溪	督脉病证	目内眦、颈项、耳、肩部疾病
申脉	阳跷脉病证	
足临泣	带脉病证	目锐眦、耳后、颊、颈、肩部疾病
外关	阳维脉病证	
列缺	任脉病证	肺系、咽喉、胸膈疾病
照海	阴跷脉病证	

（五）八会穴

1. **概念** 八会穴是指脏、腑、气、血、筋、脉、骨、髓的精气汇聚的8个腧穴。

2. **分布特点和组成** 八会穴位于躯干部和四肢部，其中脏、腑、气、血、骨之会穴位于躯干部，筋、脉、髓之会穴位于四肢部。

八会穴包括脏会章门，腑会中脘，气会膻中，血会膈俞，筋会阳陵泉，脉会太渊，骨会大杼，髓会悬钟。

3. **临床应用** 八会穴擅长治疗脏、腑、气、血、筋、脉、骨、髓有关的病证。如血证选膈俞，六腑病选中脘，气机阻滞、气机上逆取膻中。

（六）郄穴

1. **概念** 郄穴是十二经脉、阴阳跷脉和阴阳维脉在四肢部经气深聚的部位。人体有16个郄穴，称为"十六郄穴"。

2. **分布特点和组成** 郄穴大多分布在四肢肘、膝关节以下。具体组成见表9-8。

表9-8 十六郄穴

经脉名称	郄穴	经脉名称	郄穴
手太阴肺经	孔最	手阳明大肠经	温溜
手厥阴心包经	郄门	手少阳三焦经	会宗
手少阴心经	阴郄	手太阳小肠经	养老
足太阴脾经	地机	足阳明胃经	梁丘

续表

经脉名称	郄穴	经脉	郄穴
足厥阴肝经	中都	足太阳膀胱经	外丘
足少阴肾经	水泉	足少阳胆经	金门
阴维脉	筑宾	阳维脉	阳交
阴跷脉	交信	阳跷脉	跗阳

3. 临床应用　郄穴长于治疗本经循行部位及所属脏腑的急性病症。阳经郄穴多治疗急性痛证，阴经郄穴多治疗血症。如胃脘痛、乳房胀痛取梁丘，颈项痛取外丘，孔最治疗咯血，中都治疗崩漏。

第六单元　腧穴的定位方法

【复习指导】本单元内容有较大难度，历年必考，应作为重点复习。其中骨度分寸法是考试的重点，应熟练掌握。体表解剖标志定位法、手指同身寸定位法应熟悉。

定取腧穴的方法有**骨度分寸定位法、体表解剖标志定位法、手指同身寸定位法**。

一、骨度分寸定位法

骨度分寸定位法，简称"骨度法"。是以骨节为主要标志测量周身各部的大小、长短，并依其尺寸按比例折算作为定穴的标准。不论男女老幼，肥瘦高矮，一概以此标准折量作为量取腧穴的依据。人体常用骨度分寸见表9-9。

表9-9　常用的骨度分寸

部位	起止点	折量寸	说明
头部	前发际正中至后发际正中	12	量取头部的直寸
	眉心至第7颈椎棘突下	18	
	眉心至前发际正中	3	
	第7颈椎棘突下至后发际正中	3	
	前额两发角之间	9	量取头前部的横寸
	耳后两完骨（乳突）之间	9	量取头后部的横寸
胸腹部	胸剑结合中点至脐中	8	量取腹部的直寸
	脐中至横骨上廉（耻骨联合上缘）	5	
	两乳头之间（两锁骨中线之间）	8	量取胸腹部横寸，女性用锁骨中线代替
背腰部	两肩胛骨脊柱缘之间	6	量取背、腰部横寸
上肢部	腋前纹头（腋前皱襞）至肘横纹	9	量取上臂直寸
	腋后纹头（腋后皱襞）至肘尖	9	
	肘横纹至腕掌侧横纹	12	量取前臂直寸
	肘尖至腕背侧横纹	12	

续表

部位	起止点	折量寸	说明
下肢部	横骨上廉至内辅骨上廉	18	内辅骨上廉：股骨内侧髁上缘
	内辅骨下廉至内踝尖	13	内辅骨下廉：胫骨内侧髁下缘
	臀横纹至膝中	14	内踝尖：内踝向内的凸起处
	髀枢至膝中	19	膝中的水平线，前平膝盖下缘，后平腘横纹，屈膝时可平犊鼻穴
	膝中至外踝尖	16	
	外踝尖至足底	3	

二、体表解剖标志定位法

以人体的各种体表标志为依据来确定腧穴部位的方法，又称自然标志定位法。体表标志，主要指分布于全身体表的骨性标志和肌性标志，可分为固定标志和活动标志两类。

（一）固定标志

固定标志定位法是利用五官、乳头、脐窝、爪甲、毛发和骨节凸起、凹陷及肌肉隆起等固定标志来取穴的方法。

如两眉中间取印堂；鼻尖取素髎；两乳中间取膻中；胸骨下端与肋软骨分歧处取中庭；腓骨小头前下缘取阳陵泉；俯首显示最高的第7颈椎棘突下取大椎等。背腰部的主要固定标志有：肩胛冈平第3胸椎棘突，肩胛骨下角平第7胸椎棘突，髂嵴最高点平第4腰椎棘突。

（二）活动标志

活动标志定位法是利用皮肤、关节、肌肉随活动而出现的孔隙、凹陷、皱纹等活动标志来取穴的方法。

将拇指翘起，当拇长、短伸肌腱之间的凹陷中取阳溪；外展上臂时肩峰前下方的凹陷中取肩髃；取穴时，正坐屈肘，掌心向胸，尺骨小头桡侧骨缝中取养老。

三、手指同身寸定位法

以患者本人的手指为尺寸折量标准来量取穴位的定位方法，又称手指比量法或指寸法。

（一）中指同身寸

以患者中指屈曲时中节桡侧两端纹头之间的距离为1寸。

（二）拇指同身寸

以患者拇指指间关节之宽度为1寸。

（三）横指同身寸

患者第2~5指并拢时中指近侧指间关节横纹水平的4指宽度为3寸。四横指为一夫，合三寸，故此法又称一夫法。

第七单元 手太阴肺经、腧穴

【复习指导】本单元内容有一定难度，历年必考，应作为重点复习。其中肺经的经脉循行及尺泽、列缺、太渊、鱼际、少商的定位、特定穴类别是考试的重点，应熟练掌握。常用腧穴主治应熟悉，复习时按照局部病证、远部脏腑病证、远部外经病证、特殊病证的顺序理解记忆。肺经主治概要应了解。

一、经脉循行

手太阴肺经共有两支。①主干：起始于**中焦（胃）**，向下联络**大肠**，再返回沿**胃上口（贲门）**穿过横膈，进入胸腔属于**肺**。从**肺系（气管、喉咙部）**向外横行至腋窝下，沿上臂内侧下行，循行于手少阴与手厥阴经之前，向下至肘窝中，沿着前臂内侧桡骨尺侧缘下行，经寸口动脉搏动处，沿大鱼际桡侧缘直达**拇指**末端。②腕部支脉：从手腕后分出，沿着示指桡侧直达**示指**末端。

二、主治概要

1. 脏腑病证 咳嗽，气喘，少气不足以息，咯血，胸痛、胸部胀满，伤风等。
2. 外经病证 咽喉肿痛；肩背痛，肘臂挛痛，手腕痛等。

三、常用腧穴

（一）尺泽

1. 特定穴类别 **合穴**。
2. 定位 在肘区，肘横纹上，肱二头肌腱桡侧缘凹陷中。
3. 主治 ①局部病证：肘臂挛痛。②远部脏腑病证：**咳嗽，气喘，咯血，急性吐泻，中暑，小儿惊风**。③远部外经病证：咽喉肿痛。

（二）列缺

1. 特定穴类别 **络穴；八脉交会穴（通任脉）**。
2. 定位 在前臂，腕掌侧远端横纹上1.5寸，拇短伸肌腱与拇长展肌腱之间，拇长展肌腱沟的凹陷中。
3. 主治 ①局部病证：手腕部疼痛。②远部脏腑病证：咳嗽，气喘。③远部外经病证：**咽喉肿痛**，牙痛，**偏正头痛，项强，口眼㖞斜**。

（三）太渊

1. 特定穴类别 **输穴；原穴；八会穴之脉会**。
2. 定位 在腕前区，桡骨茎突与舟状骨之间，拇长展肌腱尺侧凹陷中。
3. 主治 ①局部病证：腕臂痛，**无脉症**。②远部脏腑病证：**咳嗽，气喘**。③远部外经病证：咽喉肿痛。

（四）鱼际

1. 特定穴类别 **荥穴**。
2. 定位 在手外侧，第1掌骨桡侧中点赤白肉际处。
3. 主治 ①局部病证：掌中热。②远部脏腑病证：咳嗽，咯血，**小儿疳积**。③远部外经病证：**咽干，咽喉肿痛，失音**。

（五）少商

1. 特定穴类别 **井穴**。
2. 定位 在手指，拇指末节桡侧，指甲根角侧上方0.1寸。

3. 主治 ①局部病证：手指肿痛，手指麻木。②远部脏腑病证：**高热，昏迷，癫狂**。③远部外经病证：咽喉肿痛，**鼻衄**。

第八单元 手阳明大肠经、腧穴

【复习指导】本单元内容有一定难度，历年必考，应作为重点复习。其中大肠经的经脉循行及商阳、合谷、曲池、肩髃、迎香的定位，以及商阳、合谷、曲池的特定穴类别是考试的重点，应熟练掌握。常用腧穴主治应熟悉，复习时按照局部病证、远部脏腑病证、远部外经病证、特殊病证的顺序理解记忆。大肠经的主治概要应了解。

一、经脉循行

手阳明大肠经共有两支。①主干：起始于**食指**尖端，沿食指桡侧，经过第1、2掌骨之间，上行于腕后两筋之间，沿前臂外侧前缘、肘部外侧、上臂外侧前缘上行至肩部，经肩峰前，上行至背部，与诸阳经交会于大椎穴，向前进入缺盆，络于**肺**，下行穿过横膈，属于**大肠**。②缺盆部支脉：从缺盆上行至颈部，经**面颊**进入**下齿**之中，经口角到**上唇**，交会于**人中**，**左右交叉**，止于**对侧鼻孔旁**。

二、主治概要

1. 脏腑病证 腹胀，腹痛，肠鸣，泄泻；昏迷，眩晕，发热，癫狂。
2. 外经病证 咽喉肿痛，耳聋，齿痛，鼻衄；手臂酸痛、麻木，半身不遂，口眼㖞斜；瘾疹，痤疮，神经性皮炎。

三、常用腧穴

（一）商阳

1. 特定穴类型：**井穴**。
2. 定位 在手指，示指末节桡侧，指甲根角侧0.1寸。
3. 主治 ①局部病证：手指麻木。②远部脏腑病证：**热病，昏迷**。③远部外经病证：齿痛，咽喉肿痛。

（二）合谷

1. 特定穴类别 **原穴**。
2. 定位 在手背，第2掌骨桡侧的中点处。
3. 主治 ①局部病证：上肢疼痛，上肢不遂。②远部脏腑病证：发热恶寒，**痛经，经闭，滞产**。③远部外经病证：目赤肿痛，鼻衄，耳聋，**牙痛，头痛，口眼㖞斜**。④特殊病证：**热病无汗或多汗，拔牙术、甲状腺手术等麻醉止痛**。

（三）曲池

1. 特定穴类别 **合穴**。
2. 定位 在肘区，在尺泽与肱骨外上髁连线中点凹陷处。
3. 主治 ①局部病证：手臂痹痛，上肢不遂。②远部脏腑病证：**癫狂，热病，眩晕，腹痛，吐泻**。③远部外经病证：咽喉肿痛，齿痛，目赤肿痛，**瘾疹、湿疹、瘰疬**。

（四）肩髃

1. 定位　在三角肌区，肩峰外侧缘前端与肱骨大结节两骨间凹陷中。
2. 主治　①局部病证：肩臂挛痛、上肢不遂。②远部外经病证：瘾疹，瘰疬。

（五）迎香

1. 定位　在面部，鼻翼外缘中点旁，鼻唇沟中。
2. 主治　①局部病证：口歪，面痒，鼻塞，鼻衄。②特殊病证：胆道蛔虫症。

第九单元　足阳明胃经、腧穴

【复习指导】本单元内容有一定难度，历年必考，应作为重点复习。其中胃经的经脉循行及地仓、颊车、下关、天枢、足三里、上巨虚、丰隆、内庭的定位，以及天枢、足三里、上巨虚、丰隆、内庭的特定穴类别是考试的重点，应熟练掌握。常用腧穴主治应熟悉，复习时按照局部病证、远部脏腑病证、远部官窍及经脉病证、特殊病证的顺序理解记忆。胃经主治概要应了解。

一、经脉循行

足阳明胃经共有6支。①起始支：起始于鼻旁，至鼻根，与足太阳经脉相汇合，沿鼻外侧下行，入上牙龈中，返回环绕口唇，入下唇交会于承浆穴。再向后沿下颌下缘，至大迎穴处，沿下颌角至颊车穴，上行到耳前，过足少阳经的上关穴处，沿发际至额颅部。②颈部支脉：从大迎前下走人迎穴，沿喉咙入缺盆，通过横膈，属于胃，联络于脾。③缺盆直行支脉：从缺盆沿胸部肌肉经过乳头下行，经脐旁到下腹部的气冲部。④胃下口支脉：从胃下口分出，沿腹内下行，至气冲穴与缺盆直行支脉相汇合。由此经髀关下行，通过膝关节，再沿胫骨外侧前缘下行，经足背到第2足趾外侧端。⑤小腿支脉：从膝关节下三寸处分出，进入足中趾外侧。⑥足背支脉：从足背分出，沿足大趾内侧直行到末端。

二、主治概要

1. 脏腑病证　食欲不振，胃痛，呕吐，噎膈，腹胀，泄泻，痢疾，便秘；发热，癫狂。
2. 外经病证　目赤痛痒，目翳，眼睑瞤动；下肢痿痹，转筋；瘾疹，痤疮，神经性皮炎。

三、常用腧穴

（一）地仓

1. 定位　在面部，口角旁约0.4寸。
2. 主治　局部病证：流涎，口歪，面痛。

（二）颊车

1. 定位　在面部，下颌角前上方一横指，闭口咬紧牙时咬肌隆起，放松时按之凹陷处。
2. 主治　局部病证：颊肿，齿痛，牙关不利，口角㖞斜。

（三）下关

1. 定位　在面部，颧弓下缘中央与下颌切迹之间凹陷中。
2. 主治　局部病证：面痛，齿痛，牙关不利，口眼㖞斜，耳聋，耳鸣，聤耳。

（四）天枢

1. 特定穴类别　**大肠之募穴**。

2. 定位　在腹部，横平脐中，前正中线旁开2寸。

3. 主治　局部病证：**腹痛，腹胀，腹泻，便秘**，月经不调，痛经，痢疾。

（五）足三里

1. 特定穴类别　**合穴；胃之下合穴**。

2. 定位　在小腿外侧，犊鼻下3寸，胫骨前嵴外1横指处，犊鼻与解溪连线上。

3. 主治　①局部病证：下肢痿痹。②远部脏腑病证：**胃痛，呕吐，噎膈，腹胀，腹泻，痢疾，便秘，肠痈**，心悸，眩晕，癫狂。③远部外经病证：乳痈。④特殊病症：**虚劳诸证，强壮保健要穴**。

（六）上巨虚

1. 特定穴类别　**大肠之下合穴**。

2. 定位　在小腿外侧，犊鼻下6寸，犊鼻与解溪连线上。

3. 主治　①局部病证：下肢痿痹。②远部脏腑病证：**肠鸣，腹痛，腹泻，便秘，肠痈**。

（七）丰隆

1. 特定穴类别　**络穴**。

2. 定位　在小腿外侧，外踝尖上8寸，胫骨前肌外缘；条口旁开1寸。

3. 主治　①局部病证：下肢痿痹。②远部脏腑病证：腹胀，便秘，**头痛，眩晕，癫狂，咳嗽，痰多**。

（八）内庭

1. 特定穴类别　**荥穴**。

2. 定位　在足背第2/3趾间，趾蹼缘后方赤白肉际处。

3. 主治　①局部病证：足背肿痛，跖趾关节痛。②远部脏腑病证：**胃痛，吐酸，腹泻，痢疾，便秘**。③远部外经病证：牙痛，咽喉肿痛，鼻衄。

第十单元　足太阴脾经、腧穴

【复习指导】本单元内容有一定难度，历年必考，应作为重点复习。其中脾经的经脉循行及隐白、公孙、三阴交、阴陵泉、血海的定位，以及隐白、公孙、阴陵泉的特定穴类别是考试的重点，应熟练掌握。常用腧穴主治应熟悉，复习时按照局部病证、远部脏腑病证、远部外经病证、特殊病证的顺序理解记忆。脾经主治概要应了解。

一、经脉循行

足太阴脾经共有两支：①主干，起始于**足大趾**末端，沿着大趾内侧赤白肉际，经过大趾本节后的第1跖趾关节后面，上行至内踝前面，再沿小腿内侧胫骨后缘上行，至内踝上8寸处交于足厥阴经之前，再沿膝股部内侧前缘上行，进入腹部，属**脾**，联络**胃**；再经过横膈上行，夹**咽**部两旁，系**舌根**，散**舌下**。②胃部支脉，从胃上膈，注**心**中。

二、主治概要

1. 脏腑病证　胃痛，呕吐，腹痛，泄泻，便秘；阴挺，不孕，月经过多，崩漏，遗精，阳痿。
2. 外经病证　下肢痿痹，胸胁痛。

三、常用腧穴

（一）隐白

1. 特定穴类别　井穴。
2. 定位　在足趾，大趾末节内侧，趾甲根角侧后方0.1寸。
3. 主治　远部脏腑病证：月经过多，崩漏，便血，尿血，腹满，暴泻，癫狂，多梦，惊风。

（二）公孙

1. 特定穴类别　络穴；八脉交会穴（通冲脉）。
2. 定位　在跖区，第1跖骨基底部的前下方赤白肉际处。
3. 主治　远部脏腑病证：呕吐，胃痛，腹泻，腹痛，痢疾，心烦失眠，狂证，逆气里急，气上冲心。

（三）三阴交

1. 定位　在小腿内侧，内踝尖上3寸，胫骨内侧缘后际。
2. 主治　①局部病证：下肢痿痹。②远部脏腑病证：月经不调，带下，阴挺，不孕，滞产，遗精，阳痿，失眠，心悸，眩晕，遗尿，肠鸣腹胀，腹泻。③外经病证：湿疹，荨麻疹。

（四）阴陵泉

1. 特定穴类别　合穴。
2. 定位　在小腿内侧，胫骨内侧髁下缘与胫骨内侧缘之间的凹陷中。
3. 主治　①局部病证：膝痛、下肢痿痹。②远部脏腑病证：腹胀，腹泻，水肿，黄疸，小便不利，遗尿，尿失禁，阴部痛，痛经，带下，遗精。

（五）血海

1. 定位　在股前区，髌骨内侧端上2寸，股内侧肌隆起处。
2. 主治　①局部病证：膝股内侧痛。②远部脏腑病证：月经不调，痛经，经闭。③外经病证：瘾疹，湿疹，丹毒。

第十一单元　手少阴心经、腧穴

【复习指导】本单元内容有一定难度，历年必考，应作为重点复习。其中心经的经脉循行及通里、神门、少冲的定位、特定穴类别是考试的重点，应熟练掌握。常用腧穴主治应熟悉，复习时按照局部病证、远部脏腑病证、远部外经病证、特殊病证的顺序理解记忆。心经经脉的主治概要应了解。

一、经脉循行

手少阴心经共有3支。①主干：起于心中，出属心系；经过横膈，联络小肠。②心系支脉：从心系向上，夹着食管上行，连于目系（眼球连接于脑的组织）。③心系直行支脉：从心系向上达**肺部**，向外下达腋窝部，再沿上臂内侧后缘，走行于手太阴经和手厥阴经的后面，到达肘窝；再沿前臂内侧后缘，至掌后豌豆骨部，进入掌内，止于**小指桡侧**末端。

二、主治概要

1. 脏腑病证　心痛，心悸，癫狂痫。
2. 外经病证　肩臂疼痛，胁肋疼痛，腕臂痛。

三、常用腧穴

（一）通里

1. 特定穴类别　**络穴**。
2. 定位　在前臂前区，腕掌侧远端横纹上1寸，尺侧腕屈肌腱的桡侧缘。
3. 主治　①局部病证：腕臂痛；②远部脏腑病证：心悸，怔忡，**舌强不语，暴喑**。

（二）神门

1. 特定穴类别　**输穴**；**原穴**。
2. 定位　在腕前区，腕掌侧远端横纹尺侧端，尺侧腕屈肌腱的桡侧凹陷处。
3. 主治　远部脏腑病证：**惊悸，怔忡，心痛，心烦，健忘，痴呆，失眠，癫狂痫，高血压**，胸胁痛。

（三）少冲

1. 特定穴类别　**井穴**。
2. 定位　在手指，小指末节桡侧，指甲根角侧上方0.1寸。
3. 主治　远部脏腑病证：**心悸，心痛，癫狂，昏迷，热病**。

第十二单元　手太阳小肠经、腧穴

【复习指导】本单元内容有一定难度，历年必考，应作为重点复习。其中小肠经的经脉循行及少泽、后溪、养老、天宗、听宫的定位，以及少泽、后溪、养老的特定穴类别是考试的重点，应熟练掌握。常用腧穴主治应熟悉，复习时按照局部病证、远部脏腑病证、远部外经病证、特殊病证的顺序理解记忆。小肠经经脉的主治概要应了解。

一、经脉循行

手太阳小肠经共有3支。①主干：起始于手**小指尺侧**端，沿手背外侧至腕部，行经尺骨茎突，沿前臂外侧后缘，经尺骨鹰嘴与肱骨内上髁之间，沿上臂外侧后缘，到达肩关节，绕行肩胛部，交会于大椎，向后进入缺盆部，**络心**，沿**食管**，经横膈，达**胃**部，属**小肠**。②缺盆部支脉：由缺盆分出，沿颈部，达面颊，到**目外眦**，向后入**耳中**。③面颊部支脉：从颊部分出，上行目眶下，抵**鼻旁**，至**目内眦**，斜行络于颧骨部。

二、主治概要

1. 脏腑病证　泄泻，疟疾，昏迷，发热。
2. 外经病证　目翳，咽喉肿痛，项背强痛，腰背痛，手指及肘臂挛痛。

三、常用腧穴

（一）少泽

1. 特定穴类别　井穴。
2. 定位　在手指，小指末节尺侧，指甲根角侧上方0.1寸。
3. 主治　①远部脏腑病证：乳少，乳痈，昏迷，热病。②远部外经病证：目翳，头痛，咽喉肿痛。

（二）后溪

1. 特定穴类别　输穴；八脉交会穴（通督脉）。
2. 定位　在手内侧，第5掌指关节尺侧近端赤白肉际凹陷中。
3. 主治　①局部病证：手指及肘臂挛痛。②远部脏腑病证：癫狂痫，盗汗，疟疾。③远部外经病证：耳聋，目赤。④特殊病证：头项强痛，腰背痛。

（三）养老

1. 特定穴类别　郄穴。
2. 定位　在前臂后区，腕背横纹上1寸，尺骨头桡侧凹陷中。
3. 主治　①局部病证：肘、臂酸痛。②远部外经病证：头痛，面痛，目视不明，肩背酸痛，急性腰痛。

（四）天宗

1. 定位　在肩胛区，肩胛冈中点与肩胛冈下角连线上1/3与下2/3交点凹陷中。
2. 主治　①局部病证：肩胛疼痛，肩背部损伤。②远部脏腑病证：乳痈，气喘。

（五）听宫

1. 定位　在面部，耳屏正中与下颌骨髁突之间的凹陷中。
2. 主治　①局部病证：耳鸣，耳聋，聤耳，牙痛。②远部脏腑病证：癫狂痫。

第十三单元　足太阳膀胱经、腧穴

【复习指导】本单元内容有一定难度，历年必考，应作为重点复习。其中膀胱经的经脉循行及睛明、攒竹、肺俞、心俞、膈俞、肝俞、脾俞、肾俞、大肠俞、次髎、委中、承山、昆仑、申脉、至阴的定位，以及肺俞、心俞、膈俞、肝俞、脾俞、肾俞、大肠俞、委中、昆仑、申脉、至阴的特定穴类别是考试的重点，应熟练掌握。常用腧穴主治应熟悉，复习时按照局部病证、远部脏腑病证、远部外经病证、特殊病证的顺序理解记忆。膀胱经经脉的主治概要应了解。

一、经脉循行

足太阳膀胱经共有5支。①起始支：起于**内眦**，向上过额部，与督脉交会于头顶。②头顶支脉：从头顶分出到**耳上角**。③头顶直行支脉：由头顶入颅内**络脑**，浅出沿枕项部下行，从肩胛内侧脊柱两旁下行达腰部，入脊旁肌肉，**入络肾，属膀胱**。④腰部支脉：从腰中分出，下夹脊旁，经臀部，入腘窝中。⑤肩胛部支脉：从左右肩胛内侧分别下行，过脊旁肌肉，过髋关节部，沿大腿外侧后缘下行，会合于腘窝内，向下通过腓肠肌，出外踝的后方，沿第

5 跖骨粗隆，至小趾外侧末端。

二、主治概要

1. 脏腑病证　尿频，尿潴留。
2. 外经病证　头痛，鼻塞，鼻衄，项、背、腰、下肢疼痛。

三、常用腧穴

（一）睛明

1. 定位　在面部，目内眦内上方眶内侧壁凹陷中。
2. 主治　①局部病证：**目赤肿痛，目眩，近视，视物不明，夜盲，色盲，流泪**。②远部脏腑病证：**心悸，怔忡**。③远部外经病证：**急性腰扭伤，坐骨神经痛**。

（二）攒竹

1. 定位　在面部，眉头凹陷中，额切迹处。
2. 主治　①局部病证：**眼睑𥆧动，眼睑下垂，口眼㖞斜**，头痛，眉棱骨痛，目视不明，流泪，目赤肿痛。②远部外经病证：**急性腰损伤**。③特殊病证：**呃逆**。

（三）肺俞

1. 特定穴类别　肺之背俞穴。
2. 定位　在脊柱区，第 3 胸椎棘突下，后正中线旁开 1.5 寸。
3. 主治　①脏腑病证：**咳嗽，气喘，咯血，骨蒸潮热，盗汗**。②远部外经病证：**皮肤瘙痒，瘾疹**。

（四）心俞

1. 特定穴类别　心之背俞穴。
2. 定位　在脊柱区，第 5 胸椎棘突下，后正中线旁开 1.5 寸。
3. 主治　脏腑病证：**心痛，惊悸，失眠，健忘，癫痫**；咳嗽，吐血。

（五）膈俞

1. 特定穴类别　八会穴之血会。
2. 定位　在脊柱区，第 7 胸椎棘突下，后正中线旁开 1.5 寸。
3. 主治　①局部病证：**呕吐，呃逆**，气喘。②血证：贫血，**吐血，便血；皮肤瘙痒，瘾疹**。③特殊病证：**潮热，盗汗**。

（六）肝俞

1. 特定穴类别　肝之背俞穴。
2. 定位　在脊柱区，第 9 胸椎棘突下，后正中线旁开 1.5 寸。
3. 主治　①局部病证：脊背痛。②脏腑病证：**黄疸，胸胁疼痛**；癫狂痫。③目病：目赤，目视不明，目眩，夜盲，迎风流泪。

（七）脾俞

1. 特定穴类别　脾之背俞穴。
2. 定位　在脊柱区，第 11 胸椎棘突下，后正中线旁开 1.5 寸。
3. 主治　①局部病证：背痛。②脏腑病证：**腹胀，纳呆，呕吐，腹泻，痢疾，便血，水肿**，多食易饥，身体消瘦。

（八）肾俞

1. 特定穴类别　**肾之背俞穴**。
2. 定位　在脊柱区，第2腰椎棘突下，后正中线旁开1.5寸。
3. 主治　①脏腑病证：**遗尿，遗精，阳痿，早泄，月经不调，带下，不孕不育，慢性腹泻，腰痛**，消渴，头晕。②耳病：耳鸣，耳聋。

（九）大肠俞

1. 特定穴类别　**大肠之背俞穴**。
2. 定位　在脊柱区，第4腰椎棘突下，后正中线旁开1.5寸。
3. 主治　①局部病证：腰腿痛。②脏腑病证：**腹胀，腹泻，便秘**。

（十）次髎

1. 定位　在骶区，正对第2骶后孔中。
2. 主治　①局部病证：腰骶痛；**月经不调，痛经，带下，小便不利，遗精，疝气**。②远部外经病证：下肢痿痹。

（十一）委中

1. 特定穴类别　**合穴；膀胱之下合穴**。
2. 定位　在膝后区，腘横纹中点。
3. 主治　①局部病证：下肢痿痹。②远部脏腑病证：**小便不利，遗尿，腹痛，急性吐泻**。③外经病证：**腰背痛**。④特殊病证：**皮肤瘙痒，疔疮，丹毒**。

（十二）承山

1. 定位　小腿后区，腓肠肌两肌腹与肌腱交角处。
2. 主治　①局部病证：腰腿拘急、疼痛。②特殊病证：**痔疾，便秘腹痛，疝气**。

（十三）昆仑

1. 特定穴类别　**经穴**。
2. 定位　在踝区，外踝尖与跟腱之间的凹陷中。
3. 主治　①局部病证：足踝肿痛。②远部脏腑病证：癫痫。③远部外经病证：腰骶疼痛，**后头痛，项强**，目眩。④**滞产**。

（十四）申脉

1. 特定穴类别　**八脉交会穴（通阳跷脉）**。
2. 定位　在踝区，外踝尖直下，外踝下缘与跟骨之间凹陷中。
3. 主治　①远部脏腑病证：**头痛，眩晕，癫狂痫**。②远部外经病证：腰腿酸痛。③特殊病证：**失眠**。

（十五）至阴

1. 特定穴类别　**井穴**。
2. 定位　在足趾，小趾末节外侧，趾甲根角侧后方0.1寸。
3. 主治　①远部外经病证：头痛，目痛，鼻塞，鼻衄。②特殊病证：**胎位不正，滞产**。

第十四单元 足少阴肾经、腧穴

【复习指导】本单元内容难度较大，历年必考，应作为重点复习。其中肾经的经脉循行及涌泉、太溪、照海的定位、特定穴类别是考试的重点，应熟练掌握。常用腧穴主治应熟悉，复习时按局部病证、远部脏腑病证、远部外经病证、特殊病证的顺序理解记忆。肾经主治概要应了解。

一、经脉循行

足少阴肾经共有3支。①主干：起于足小趾下，斜走足心，行足舟骨粗隆下，经过内踝后方，向下进入足跟中，沿小腿内侧上行，经腘窝内侧，沿大腿内侧后缘上行，贯脊柱，属于肾，络于膀胱。②体内直行支脉：从肾脏依次向上经过肝、膈，入于肺脏，沿着喉咙，夹舌根旁。③肺部支脉：从肺分出后联络心，注于胸中。

二、主治概要

1. 脏腑病证　月经不调，遗精，阳痿；水肿，泄泻，小便频数；气喘，咯血；头痛等。
2. 外经病证　耳鸣，耳聋，咽喉肿痛，牙痛，目眩；股内后侧痛，下肢厥冷，足内踝肿痛等。

三、常用腧穴

（一）涌泉

1. 特定穴类别　井穴。
2. 定位　在足底，屈足卷趾时足心最凹陷中；约在足底第2、3趾蹼缘与足跟连线的前1/3与后2/3交点凹陷中。
3. 主治　①局部病证：足心热；②远部脏腑病证：昏厥，中暑，小儿惊风，癫狂痫；头痛，头晕，目眩，失眠；奔豚气；咯血，咽喉肿痛，喉痹，失音；大便难，小便不利。

（二）太溪

1. 特定穴类别　输穴；原穴。
2. 定位　在足踝区，内踝尖与跟腱之间凹陷中。
3. 主治　①局部病证：下肢厥冷，内踝肿痛。②远部脏腑病证：头痛，目眩，失眠，健忘，遗精，阳痿，月经不调；消渴，小便频数，便秘；气喘，咳嗽，咯血，胸痛。③远部外经病证：腰脊痛；耳鸣，耳聋，咽喉肿痛，齿痛。

（三）照海

1. 特定穴类别　八脉交会穴（通阴跷脉）。
2. 定位　在踝区，内踝尖下1寸，内踝下缘边际凹陷中。
3. 主治　①局部病证：内踝肿痛。②远部脏腑病证：失眠，癫痫；月经不调，痛经，带下，阴挺；小便频数，癃闭。③远部外经病证：咽喉干痛，目赤肿痛。

第十五单元 手厥阴心包经、腧穴

【复习指导】本单元内容难度较大，历年必考，应作为重点复习。其中心包经的经脉循行及曲泽、内关、劳宫的定位、特定穴类别是考试的重点，应熟练掌握。常用腧穴主治应熟悉，复习时按局部病证、远部脏腑病证、远部外经病证、特殊病证的顺序理解记忆。心包经主治概要应了解。

一、经脉循行

手厥阴心包经共有两支。①主干：起于**胸中**，出属**心包络**，向下经横膈自胸至腹依次联络上、中、下三焦。②胸部支脉：从胸部向外侧走行，至腋下3寸再向上抵达腋部，沿上臂内侧向下循行于手太阴、手少阴经间，入肘中再向下至前臂，沿尺桡骨之间，向下入掌中，行至**中指末端**。

二、主治概要

1. 脏腑病证　心痛，心悸，心烦，胸闷，癫狂痫；胃痛，呕吐等。
2. 外经病证　上臂内侧痛，肘、臂、腕挛痛，掌中热等。

三、常用腧穴

（一）曲泽

1. 特定穴类别　**合穴**。
2. 定位　在肘前区，肘横纹上，肱二头肌腱尺侧缘凹陷中。
3. 主治　①局部病证：肘臂挛痛，上肢颤动。②远部脏腑病证：心痛，心悸，善惊；胃痛，呕血，呕吐；**暑热病**。

（二）内关

1. 特定穴类别　**络穴；八脉交会穴（通阴维脉）**。
2. 定位　在前臂前区，腕掌侧远端横纹上2寸，掌长肌腱与桡侧腕屈肌腱之间。
3. 主治　①局部病证：肘、臂、腕拘急挛痛。②远部脏腑病证：**心痛，胸闷，心动过速或过缓**；**胃痛，呕吐，呃逆**；**失眠，郁证**，癫狂痫；**中风，眩晕**。③远部外经病证：**偏瘫，偏头痛**。

（三）劳宫

1. 特定穴类别　**荥穴**。
2. 定位　在掌区，横平第3掌指关节近端，第2、3掌骨之间偏于第3掌骨。
3. 主治　①局部病证：**鹅掌风**。②远部脏腑病证：心痛，烦闷，癫狂痫；**中风昏迷，中暑**。③远部外经病证：口疮，口臭。

第十六单元　手少阳三焦经、腧穴

【复习指导】本单元内容难度较大，历年必考，应作为重点复习。其中三焦经的经脉循行及中渚、外关、支沟、肩髎、翳风、丝竹空的定位，以及中渚、外关、支沟的特定穴类别是考试的重点，应熟练掌握。常用腧穴主治应熟悉，复习时按局部病证、远部脏腑病证、远部外经病证、特殊病证的顺序理解记忆。三焦经主治概要应了解。

一、经脉循行

手少阳三焦经共有3支。①主干：起于**环指尺侧末端**，向上经小指与环指之间、手腕背侧，上达前臂外侧，沿桡骨、尺骨之间，过肘尖，沿上臂外侧上行至肩，交出足少阳经之后，入缺盆部，布于胸中，**络于心包**，向下通过横膈，从胸部至腹部，依次**属于上、中、下三焦**。②胸部支脉：从膻中分出，向上出缺盆部，沿颈项上行，经耳后直上出于耳上方，再向下行至面颊，到达**眼眶下部**。③耳部支脉：从耳后分出，进入**耳**中，再出于耳前，经上关、面颊至**目外眦**。

二、主治概要

1. 脏腑病证　腹胀，水肿，遗尿小便不利，胸胁痛，热病汗出，头痛。
2. 外经病证　肩臂外侧痛，上肢挛急、麻木、不遂；目赤肿痛，耳鸣，耳聋。

三、常用腧穴

（一）中渚
1. 特定穴类别　**输穴**。
2. 定位　在手背，第4、5掌骨间，第4掌指关节近端凹陷中。
3. 主治　①局部病证：肘臂酸痛，手指不能屈伸。②远部脏腑病证：**热病**，疟疾。③远部外经病证：肩背酸痛；**头痛，目赤，耳鸣，耳聋，喉痹**等。

（二）外关
1. 特定穴类别　**络穴；八脉交会穴（通阳维脉）**。
2. 定位　在前臂后区，腕背侧远端横纹上2寸，尺骨与桡骨间隙中点。
3. 主治　①局部病证：上肢痿痹不遂。②远部脏腑病证：热病。③远部外经病证：**头痛，目赤肿痛，耳鸣，耳聋；胁肋痛；瘰疬**。

（三）支沟
1. 特定穴类别　**经穴**。
2. 定位　在前臂后区，腕背侧远端横纹上3寸，尺骨与桡骨间隙中点。
3. 主治　①远部脏腑病证：便秘；热病。②远部外经病证：耳鸣，耳聋，暴喑；**胁肋痛；瘰疬**。

（四）肩髎
1. 定位　在三角肌区，肩峰角与肱骨大结节两骨间凹陷中。
2. 主治　局部病证：**臂痛，肩重不能举**。

（五）翳风
1. 定位　在颈部，耳垂后方，乳突下端前方凹陷中。
2. 主治　局部病证：**耳鸣，耳聋；口眼㖞斜**，面痛颊肿，牙关紧闭；瘰疬。

（六）丝竹空
1. 定位　在面部，眉梢凹陷中（瞳子髎直上）。
2. 主治　局部病证：头痛，癫痫；**目眩，目赤肿痛**，眼睑𥆧动，牙痛。

第十七单元　足少阳胆经、腧穴

【复习指导】本单元内容难度较大，历年必考，应作为重点复习。其中胆经的经脉循行及阳白、风池、环跳、阳陵泉、悬钟、丘墟、足临泣的定位，以及阳陵泉、悬钟、丘墟、足临泣的特定穴类别是考试的重点，应熟练掌握。常用腧穴主治应熟悉，复习时按局部病证、远部脏腑病证、远部外经病证、特殊病证的顺序理解记忆。胆经主治概要应了解。

一、经脉循行

足少阳胆经共有5支。①主干：起始于**目外眦**，上行额角部，下行至**耳后**，沿颈项下行至肩上，进入缺盆部。②耳部分支：从耳后进入耳中，出走耳前至**目外眦**后方。③外眦部支脉：从目外眦分出，向下经过大迎，与手少阳经会合，到达目眶下，行经颊车，由颈部下行，与手少阳经在缺盆部会合，再向下进入胸中，穿过横膈后**络肝，属胆**，沿胁肋部下行，从腹股沟动脉部浅出，环绕耻骨**阴毛部**，横行进入髋关节部。④直行经脉：从缺盆部向下，依次经过腋部、侧胸部、胁肋部，再下行与外眦部支脉会合于髋关节部，再沿着大腿外侧、膝部外缘下行，经腓骨前，至外踝前，沿足背循行，止于**第4趾外侧端**。⑤足背部支脉：从足背分出，沿第1、2跖骨间隙，出**大趾**端，穿过趾甲，出趾背毫毛部。

二、主治概要

1. 脏腑病证　黄疸，口苦，胁痛；发热，癫狂；头痛。
2. 外经病证　目，耳，咽喉病；胁肋痛，下肢痹痛，麻木不遂等。

三、常用腧穴

（一）阳白

1. 定位　在头部，眉上1寸，瞳孔直上。
2. 主治　局部病证：前头痛；**眼睑下垂，口眼㖞斜，眼睑瞤动**；目赤肿痛，视物模糊。

（二）风池

1. 定位　在颈后区，枕骨之下，胸锁乳突肌上端与斜方肌上端之间的凹陷中（项部枕骨下两侧，横平风府，胸锁乳突肌与斜方肌之间凹陷中）。
2. 主治　局部病证：**颈项强痛；中风，癫痫，头痛，眩晕；感冒；耳鸣，耳聋；鼻塞，衄血**，目赤肿痛，口眼㖞斜。

（三）环跳

1. 定位　在臀区，股骨大转子最凸点与骶管裂孔连线的外1/3与内2/3交点处。
2. 主治　局部病证：**腰胯疼痛，下肢痿痹，半身不遂**。

（四）阳陵泉

1. 特定穴类别　**合穴；胆之下合穴；八会穴之筋会**。
2. 定位　在小腿外侧，腓骨头前下方凹陷中。
3. 主治　①局部病证：膝肿痛，下肢痿痹麻木。②远部脏腑病证：**黄疸，胁痛，口苦，呕吐，吞酸；小儿惊风**。③远部外经病证：肩痛。

（五）悬钟

1. 特定穴类别　**八会穴之髓会**。
2. 定位　在小腿外侧，外踝尖上3寸，腓骨前缘。
3. 主治　①局部病证：下肢痿痹。②远部脏腑病证：**痴呆，中风；胸胁满痛**。③远部外经病证：颈项强痛。

（六）丘墟

1. 特定穴类别　**原穴**。

2. 定位　在踝区，外踝的前下方，趾长伸肌腱的外侧凹陷中。
3. 主治　①局部病证：外踝肿痛，足内翻，足下垂。②远部外经病证：**目赤肿痛，目翳**；颈项痛，腋下肿，胸胁痛。

（七）足临泣
1. 特定穴类别　**输穴；八脉交会穴（通带脉）**。
2. 定位　在足背，第4、5跖骨底结合部的前方，第5趾长伸肌腱外侧缘凹陷中。
3. 主治　①局部病证：足跗疼痛。②远部脏腑病证：**月经不调，乳少，乳痈**；疟疾；瘰疬。③远部外经病证：**偏头痛，目赤肿痛**；胁肋疼痛。

第十八单元　足厥阴肝经、腧穴

【复习指导】本单元内容难度较大，历年必考，应作为重点复习。其中肝经的经脉循行及大敦、太冲、期门的定位、特定穴类别是考试的重点，应熟练掌握。常用腧穴主治应熟悉，复习时按局部病证、远部脏腑病证、远部外经病证、特殊病证的顺序理解记忆。肝经主治概要应了解。

一、经脉循行

足厥阴肝经共有两支。①主干：起始于**足大趾**背毫毛部，沿足背经内踝前方上行，至**内踝尖上8寸**处交于**足太阴经之后**，向上经腘窝内缘，沿大腿内侧，上入阴毛部，环绕**阴器**；再上行抵达小腹，**夹胃，属于肝，络于胆**；再向上通过横膈，布于胁肋部；上行，经**喉咙**后，向上入**鼻咽**部，**连目系**，向上浅出额部，**与督脉交会于颠顶**部。②面部支脉：从**目系**向下，循面颊，环绕**唇内**。③体内支脉：从肝部分出，向上穿过横膈，注于**肺**。

二、主治概要

1. 脏腑病证　黄疸，胸胁胀痛，呕逆；中风、头痛、眩晕、惊风；月经不调，痛经，崩漏，带下；遗尿，小便不利等。
2. 外经病证　下肢痹痛，麻木不遂等。

三、常用腧穴

（一）大敦
1. 特定穴类别　**井穴**。
2. 定位　在足趾，大趾末节外侧，趾甲根角侧后方0.1寸。
3. 主治　远部脏腑病证：**月经不调，崩漏，阴挺**；遗尿，癃闭，五淋，尿血；少腹痛；疝气；癫痫。

（二）太冲
1. 特定穴类别　**输穴；原穴**。
2. 定位　在足背，第1、2跖骨间，跖骨底结合部前方凹陷中，或触及动脉搏动。
3. 主治　①局部病证：足跗肿痛，下肢痿痹。②远部脏腑病证：**中风，癫狂病，小儿惊风**；月经不调，痛经，经闭，崩漏，带下，滞产；癃闭，遗尿；黄疸，胁痛，口苦，腹胀，呕逆。③远部外经病证：**头痛，眩晕，耳鸣，目赤肿痛，口喎，咽痛**。

（三）期门

1. 特定穴类别　**肝之募穴**。
2. 定位　在胸部，第6肋间隙，前正中线旁开4寸。
3. 主治　局部病证：**乳痈**；**郁病，奔豚气**；呕吐，吞酸，呃逆，腹胀，腹泻，**胸胁胀痛**。

第十九单元　督脉、腧穴

【复习指导】本单元内容难度较大，历年必考，应作为重点复习。其中督脉的经脉循行及腰阳关、大椎、哑门、百会、水沟、印堂的定位、主治是考试的重点，应熟练掌握。常用腧穴主治应熟悉，本经腧穴主要治疗腧穴所在局部病证。督脉的主治概要应了解。

一、经脉循行

起于**小腹内**，下达**会阴部**，从**尾骨**端上行于**脊柱**内部，上至项后风府，入**脑内**，再上行至**颠顶**部，经前额沿**鼻柱**下行，止于**上唇**系带处。

二、主治概要

1. 脏腑病证　头痛，眩晕，失眠，健忘，癫痫，昏迷，发热，中暑，惊厥；五脏六腑相关疾病。
2. 外经病证　口、齿、鼻、目等疾病；头项、脊背、腰骶疼痛，下肢痿痹等。

三、常用腧穴

（一）腰阳关

1. 定位　在脊柱区，第4腰椎棘突下凹陷中，后正中线上。
2. 主治　**腰骶疼痛，下肢痿痹**；月经不调，赤白带下；遗精，阳痿，早泄。

（二）大椎

1. 定位　在脊柱区，第7颈椎棘突下凹陷中，后正中线上。
2. 主治　**项强，脊痛**；**癫狂痫，小儿惊风**；**恶寒发热**，咳嗽，气喘，疟疾；**骨蒸潮热**；**风疹，痤疮**。

（三）哑门

1. 定位　在颈后区，第2颈椎棘突上际凹陷中，后正中线。
2. 主治　头痛，颈项强痛；癫狂痫，癔症；**暴喑，舌缓不语**。

（四）百会

1. 定位　在头部，前发际正中直上5寸。
2. 主治　**头痛，眩晕**；**痴呆，中风，失语**，瘛疭，**失眠，健忘，耳鸣，癫狂痫，癔症**；**脱肛，阴挺，胃下垂，肾下垂**。

（五）水沟

1. 定位　在面部，人中沟的上1/3与中1/3交点处。
2. 主治　①脏腑病证：癔症，癫狂痫，急慢惊风；晕厥，昏迷，休克，中风，中暑，呼吸衰竭。②官窍病证：面肿，口歪，牙关紧闭，鼻塞，鼻衄。③特殊病证：**闪挫，腰痛**。

（六）印堂

1. 定位 在头部，两眉毛内侧端中间的凹陷中。

2. 主治 **头痛，眩晕，痴呆**，癫痫，**失眠，健忘**，小儿惊风，产后血晕，子痫；**鼻塞，鼻衄，鼻渊**。

第二十单元 任脉、腧穴

【复习指导】本单元内容难度较大，历年必考，应作为重点复习。其中任脉的经脉循行及中极、关元、气海、神阙、中脘、膻中、廉泉的定位，以及中极、关元、中脘、膻中的特定穴类别是考试的重点，应熟练掌握。常用腧穴主治应熟悉，本经腧穴主要治疗腧穴所在局部病证，神阙、关元、气海具有强壮作用。任脉的主治概要应了解。

一、经脉循行

起始于**小腹内**，达**会阴部**，向前上达**阴毛部**，腹胸部沿**前正中线**上行，经关元等穴上至**咽喉**，向上环绕口唇，经面部抵**目眶**下，**系于目**。

二、主治概要

1. 脏腑病证 癫痫，失眠，健忘；瘿气；腹部，胸部相关内脏病；月经不调，痛经，崩漏，带下，遗精，阳痿等。

2. 官窍病证 小便不利，遗尿；梅核气，咽喉肿痛，暴喑，口㖞，牙痛。

3. 虚证 部分输穴有强壮作用，主治虚劳、虚脱等证。

三、常用腧穴

（一）中极

1. 特定穴类别 **膀胱之募穴**。

2. 定位 在下腹部，脐中下4寸，前正中线上。

3. 主治 **遗尿，小便不利，癃闭**；遗精，阳痿；月经不调，崩漏，阴挺，阴痒，不孕不育，产后恶露不尽，带下。

（二）关元

1. 特定穴类别 **小肠之募穴**。

2. 定位 在下腹部，脐中下3寸，前正中线上。

3. 主治 ①脏腑病证：**中风脱证，虚劳冷惫，羸瘦无力等元气虚损病证；保健灸常用穴**；少腹疼痛，疝气；腹泻，痢疾，脱肛，便血等；早泄，白浊，遗精，阳痿；痛经，经闭，崩漏，月经不调，带下，阴挺，恶露不尽，胞衣不下。②官窍病证：五淋，尿血，尿闭，尿频。

（三）气海

1. 特定穴类别 **肓之原**。

2. 定位 在下腹部，脐中下1.5寸，前正中线上。

3. 主治 疝气，少腹痛；遗精，阳痿；小便不利，遗尿；月经不调，痛经，经闭，崩漏，带下，阴挺，产后恶露不尽，胞衣不下；水谷不化，绕脐疼痛，腹泻，痢疾，便秘；**虚脱，形体羸瘦，脏气衰惫，乏力等气虚病证；保健灸常用穴**。

（四）神阙

1. 定位　在脐区，脐中央。
2. 主治　腹痛，腹胀，腹泻，痢疾，便秘，脱肛；水肿，小便不利；**虚脱，中风脱证等元阳暴脱**；**保健灸常用穴**。

（五）中脘

1. 特定穴类别　**胃之募穴；八会穴之腑会**。
2. 定位　在上腹部，脐中上4寸，前正中线上。
3. 主治　**胃痛，呕吐，吞酸，呃逆，腹胀，纳呆，脏躁，癫狂，小儿疳积**；黄疸。

（六）膻中

1. 特定穴类别　**心包之募穴；八会穴之气会**。
2. 定位　在胸部，横平第4肋间隙，前正中线上。
3. 主治　产后乳少，乳痈，乳癖，**咳嗽，气喘，胸闷，心痛，噎膈，呃逆**。

（七）廉泉

1. 定位　在颈前区，喉结上方，舌骨上缘凹陷中，前正中线上。
2. 主治　**暴喑**，中风失语，吞咽困难，流涎，舌下肿痛，口舌生疮，喉痹。

第二十一单元　奇穴

【复习指导】本单元内容有一定难度，历年考试有所涉及，不可忽略。其中四神聪、太阳、夹脊、外劳宫、十宣、膝眼、胆囊的定位、主治是考试的重点，应熟练掌握。

常用奇穴有如下。

（一）四神聪

1. 定位　在头部，百会前后左右各旁开1寸，共4穴。
2. 主治　眩晕，头痛；目疾；失眠，健忘，癫痫。

（二）太阳

1. 定位　在头部，当眉梢与目外眦之间，向后约一横指的凹陷中。
2. 主治　面瘫，目疾，头痛。

（三）夹脊

1. 定位　在脊柱区，第1胸椎至第5腰椎棘突下两侧，后正中线旁开0.5寸，一侧17穴。
2. 主治　①第1～第6胸椎夹脊治疗心肺、上肢疾病。②第7～第12胸椎夹脊治疗脾胃、肝胆疾病。③第1～第5腰椎夹脊治疗肾病、腰腹及下肢疾病。

（四）外劳宫

1. 定位　在手背，第2、3掌骨间，掌指关节后0.5寸（指寸）凹陷中。
2. 主治　手臂肿痛；**落枕**；**脐风**。

（五）十宣

1. 定位　在手指，十指尖端，距指甲游离缘0.1寸（指寸），左右共10个穴。
2. 主治　手指麻木；**高热，咽喉肿痛；昏迷**；癫痫。

（六）膝眼

1. 定位　在膝部，髌韧带两侧凹陷处，在内侧的称为内膝眼，在外侧的称为外膝眼。

2. 主治　膝痛，腿痛；**脚气**。
（七）胆囊
1. 定位　在小腿外侧，腓骨小头直下2寸。
2. 主治　下肢痿痹；**胆囊炎，胆石症，胆道蛔虫症，胆绞痛**。

第二十二单元　毫针刺法

【复习指导】本单元内容有一定难度，历年考试中均有涉及，应作为重点复习。其中进针方法、得气、行针及补泻手法是考试的重点，应熟练掌握。针刺异常情况、针刺注意事项应熟悉。针刺角度应了解。

一、进针方法

持针的手称为"刺手"，辅助针刺的手称为"押手"。进针方法有**单手进针、双手进针、管针进针**等方法。临床常用的双手进针法主要有以下几种。

（一）指切进针法

指切进针法又称爪切进针法，用押手拇指或示指端切按在腧穴位置旁，刺手持针，紧靠手指甲面将针刺入腧穴。指切进针法适用于**短针**的进针。

（二）夹持进针法

夹持进针法或称骈指进针法，指用押手拇、示二指持捏无菌干棉球，夹住针身下端，将针尖固定在所刺腧穴的皮肤表面，刺手捻动针柄，将针刺入腧穴。夹持进针法适于**长针**的进针。

（三）舒张进针法

用押手拇、示二指将欲针刺腧穴部位的皮肤向两侧撑开，使皮肤绷紧，刺手持针，使针从押手拇、示二指的中间刺入。舒张进针法用于**皮肤松弛**部位腧穴的进针。

（四）提捏进针法

用押手拇、示二指将欲针刺腧穴部位的皮肤提起，刺手持针，从捏起皮肤的上端将针刺入。提捏进针法适用于**皮肉浅薄**部位腧穴的进针。

二、针刺的角度

根据针身与皮肤的夹角，针刺角度有直刺、斜刺、平刺。

1. 直刺　针身与皮肤表面呈90°刺入，可适用于人体大部分腧穴。
2. 斜刺　针身与皮肤表面约呈45°刺入，可适用于皮薄肉少处及内有重要脏器及不宜直刺、深刺的腧穴。
3. 平刺　针身与皮肤表面约呈15°或以更小的角度刺入，可适用于皮薄肉少处的腧穴，如头部穴位。

三、行针与得气

（一）行针基本手法

基本的行针手法包括**提插法**和**捻转法**。

1. 提插法　即将针刺入腧穴一定深度之后，施之**上下提插**的操作法。由浅层刺向深层谓之插，反之谓之提，上下往复的过程即为提插法。操作时要求指力均匀一致，幅度适度，一般以 3～5min 为宜，频率不宜过快，每分钟 60 次左右，保持针身垂直，不可改变针刺角度、方向。行针时提插的幅度大，频率快，刺激量就大；反之，提插的幅度小，频率慢，刺激量就小。

2. 捻转法　即将针刺入腧穴一定深度后，施以**前后捻转**，使针在腧穴内反复前后往来旋转的操作法。操作时要求指力均匀，角度适当，一般在 180°～360°，不能单向捻针，否则针身易被肌纤维等缠绕，引起局部疼痛和导致滞针而使出针困难；频率快慢要求一致；用力要均匀，勿时轻时重。捻转角度大，频率快，用力重，其刺激量就大；反之，刺激量就小。

（二）得气的概念及临床意义

1. 概念　又称"气至"和"针感"，是指毫针刺入腧穴后，通过提插法或捻转法，使针刺部位获得"经气"感应。

得气与否可从患者的感觉和医者手下的感觉两方面进行判断。

若已经得气，患者的针刺部位有**酸、麻、胀、重**等感觉，也可出现局部的**热、凉、痒、痛、蚁行**等感觉，也可出现沿一定方向和部位的传导和扩散现象。少数患者还会出现循经性肌肤瞤动、震颤等反应，有的还可见到针刺腧穴部位的循经性皮疹带或红、白线状现象。

若已经得气，医者的刺手能体会到**针下沉紧、涩滞或针体颤动**等反应。

患者无任何特殊感觉和反应，医者刺手感觉到针下空松、虚滑说明针刺未得气。

2. 临床意义　得气是发挥针刺的治疗作用的关键，也是判断患者经气盛衰、取穴是否准确的依据，也是施行守气、行气及补泻手法的基础。得气与否及得气快慢，关系到针刺的治疗效果，也可判断疾病预后。

四、针刺补泻

补泻手法是补虚泻实原则在针刺治疗中的具体实施，常用的针刺补泻手法有**捻转补泻、提插补泻、平补平泻**。

（一）捻转补泻

1. 补法　得气后捻转**角度小，用力轻，频率慢**，操作**时间短**，结合**拇指向前、示指向后（左转用力为主）**。

2. 泻法　得气后捻转**角度大，用力重，频率快**，操作**时间长**，结合**拇指向后、示指向前（右转用力为主）**。

（二）提插补泻

1. 补法　得气后先浅后深，**重插轻提**，提插**幅度小，频率慢**，操作**时间短**。

2. 泻法　得气后先深后浅，**轻插重提**，提插**幅度大，频率快**，操作**时间长**。

（三）平补平泻

进针得气后，**均匀地捻转、提插**。

五、针刺异常情况

针刺的异常情况主要包括晕针、滞针、弯针、断针、血肿、气胸、刺伤内脏、刺伤脑与脊髓。

(一) 晕针

晕针是指患者在针刺过程中出现晕厥的现象。

1. 原因　患者体质虚弱，疲劳，饥饿，大汗，大泻，精神紧张，大出血之后或体位不当，或医者在针刺时手法过重等。

2. 表现　患者突然出现疲劳，饥饿，大汗，大泻；精神疲倦，头晕目眩，重者会出现神志昏迷，仆倒在地，唇甲青紫，二便失禁，血压迅速下降，脉微细欲绝。

3. 处理　①立即**停止针刺**，将针全部拔出。②让患者**仰卧**，头部放低，注意保暖。③饮**温开水或糖水**，轻者即可恢复。④重者在上述处理基础上，**艾灸神阙、关元、气海、百会，指掐或针刺水沟、素髎、内关、足三里**等穴，即可恢复。⑤仍不省人事，呼吸微弱，脉细无力者，应及时进行**西医急救**。

4. 预防　对初次接受针刺治疗或精神过度紧张、身体虚弱者，应先做好解释安抚，消除对针刺的顾虑和恐惧，同时选择舒适的体位，最好采用卧位，选穴宜少，手法要轻；若饥饿、疲劳、大渴时，应在进食、休息、饮水后再行针刺；医者在针刺治疗过程中，要集中注意力，注意观察患者的神色，询问其感觉，一旦有不适等晕针先兆，可及早采取处理措施，预防晕针。

(二) 气胸

气胸是指针具刺穿了胸膜腔且伤及肺组织，气体在胸膜腔内积聚。

1. 原因　针刺背部、胸部、锁骨附近腧穴过深，刺穿胸膜腔，损伤肺组织，导致气体在胸膜腔积聚。

2. 现象　针刺过程中或术后患者感到气短、胸痛、胸闷、心悸，重者感到呼吸困难、冷汗、发绀、恐惧、烦躁，甚至出现血压降低、休克等现象。检查：患侧胸廓饱满，肋间隙增宽，叩诊呈鼓音，听诊可闻及肺呼吸音减弱或消失，气管可向健侧移位。如果气体窜至皮下，患者患侧颈部、胸部可闻及握雪音，X线透视可见肺组织被压缩的现象。轻者出针后并不立即出现上述症状，而是一段时间后才慢慢感到呼吸困难、胸闷、疼痛。

3. 处理　一旦气胸发生，应立即出针，让患者半卧位休息，保持心情平静，切忌因恐惧而反转改变体位。如果漏气量较少，可待其自然吸收，注意观察以便随时对症处理，如给以镇咳消炎类药物防止肺组织因为咳嗽而创孔扩大，使得漏气、感染加重。对于严重者如发绀、呼吸困难、休克等需要及时组织抢救，如少量慢速输氧、胸腔排气、抗休克等。

4. 预防　针刺操作时，要让患者采用适当的**体位**，术者应该根据患者体形的胖瘦选择适宜的**进针深度**，提插时避免幅度过大。对于背部、胸部及锁骨附近的腧穴，要选择恰当的**针刺角度**，一般不用直刺而选择平刺或斜刺，且不宜进针过深，**留针时间宜短**。如果四肢部有功效相同的腧穴则尽量不选用胸背部的腧穴。切不可使用较粗的针具深刺该部位腧穴。

六、针刺注意事项

(一) 特殊生理状态下针刺时的注意事项

1. 对于饥饿、疲劳、大醉、大怒、精神过于紧张的患者，不宜立即针刺。

2. 对于久病体虚、年老体弱、初次针刺及针刺耐受程度差的患者，应选用卧位，且刺激量不宜过大。

3. 妇女行经时，若非为了调经，应慎刺**合谷、昆仑、三阴交、至阴**等一些具有通经活血功效的腧穴。

（二）妇女、小儿针刺时的注意事项

1. 妊娠妇女不宜针刺**腹部和腰骶部**的腧穴。妊娠期禁刺**合谷、昆仑、三阴交、至阴**等腧穴。此外，妊娠期需要针刺治疗者，除以上禁刺腧穴以外，取穴少，手法轻。习惯性流产的孕妇应慎用针刺。

2. 小儿囟门未合时，**头项**部的腧穴一般不宜针刺。对于不能合作的小儿，针刺时不留针。

（三）特殊部位腧穴的针刺注意事项

1. 颈项部腧穴　针刺**天突**穴，应注意针刺角度、方向和深度，避免刺伤气管、主动脉弓。针刺**人迎**穴要用押手拨开颈总动脉，缓慢进针。针刺**风府、哑门**等腧穴，要注意掌握针刺角度、方向和深度缓慢进针，不宜大幅度提插、捻转，以免刺伤延髓。

2. 眼区腧穴　针刺**睛明、承泣**等腧穴，避免大幅度提插、捻转手法，出针后按压针孔以防止或减少出血。

3. 胸胁、腰背部腧穴　对胸、胁、腰、背的腧穴，不宜直刺、深刺，避免刺伤内脏。

4. 腹部腧穴　上腹部近胸部的腧穴不宜深刺或向上斜刺，以免刺伤脏腑。针刺下腹部腧穴时，应排空小便，如有尿潴留时要严格掌握针刺方向、角度、深度，避免刺伤膀胱。

（四）不宜针刺的疾病

1. 凝血功能障碍患者不宜针刺。

2. 皮肤感染、溃疡、瘢痕或肿瘤部位不宜针刺。

第二十三单元　灸法

【复习指导】本单元内容有一定难度，历年考题时有涉及，应作为重点复习。其中灸法的种类和每种灸法的适宜病证是考试的重点，应熟练掌握。灸法的注意事项应熟悉。

一、灸法的种类

灸法从材质上可分为艾灸法和非艾灸法两大类。艾灸法包括**艾炷灸、艾条灸、温针灸和温灸器灸**。艾炷灸包括**直接灸**和**间接灸**。其中直接灸又分为**无瘢痕灸**和**瘢痕灸**。间接灸又分为**隔姜灸、隔蒜灸、隔盐灸和隔附子饼灸**等。艾条灸包括**悬起灸**和**实按灸**。悬起灸又分为**温和灸、雀啄灸和回旋灸**。实按灸有**太乙神针**和**雷火神针**。

（一）艾炷灸

艾炷灸是将制作好的艾炷置于施术部位点燃而达到治疗作用的方法。根据直接接触皮肤与否分为**直接灸和间接灸**。

1. 直接灸　直接将大小适宜的艾炷放置在施术部位皮肤上点燃。若燃烧过程中不移除艾炷直至烧尽，使皮肤烧伤化脓（灸疮），愈后留下瘢痕者，称为瘢痕灸，或者化脓灸。常用于治疗哮喘、肺痨、瘰疬等慢性顽疾。艾炷燃剩1/3左右即移除，不使皮肤烧伤化脓，且灸后不遗留瘢痕者，称为无瘢痕灸，或者非化脓灸。此法适用于哮喘、眩晕、慢性腹泻、风寒湿痹等虚寒性疾病。

2. 间接灸　是指用药物或者其他材料将艾炷与施术部位皮肤之间隔开进行施灸的方法，又称间隔灸、隔物灸。根据间隔物品的区别，常见的有以下几种。

（1）隔姜灸：有**温胃止呕**、**散寒止痛**的作用，常用于因寒而致的呕吐、腹痛及风寒湿痹等。

（2）隔蒜灸：有**清热解毒**、**杀虫**等作用，多用于治疗瘰疬、肺痨及初起的肿疡等。

（3）隔盐灸：本法有**回阳**、**救逆**、**固脱**的作用，多用于治疗伤寒阴证或吐泻并作、中风脱证等病症。

（4）隔附子饼灸：本法有**温补肾阳**等作用，多用于治疗命门火衰而致的阳痿、早泄、宫寒不孕以及疮疡久溃不敛等病证。

（二）艾条灸

艾条灸是将艾绒制作成艾条后进行施灸。

1. 温和灸　施灸时艾条燃端对准应灸腧穴部位或患处，在距离皮肤2～3cm处进行熏烤，使患者局部有温热感而无灼痛感。一般每处灸5～10min，至局部皮肤温热，出现红晕为度。

2. 雀啄灸　施灸时将艾条燃端对准施灸部位但并不固定在一定的距离，而是像鸟雀啄食一样上下活动，同样至皮肤出现红晕为度。

3. 回旋灸　施灸时艾条燃端与施灸部位保持一定的距离但艾条不固定，而是向左右方向移动或反复旋转。

温和灸多用于治疗慢性病，雀啄灸、回旋灸多用于治疗急性病。

（三）温针灸

温针灸适用于既需要留针而又适宜用艾灸的病证，是针刺与艾灸的结合。操作方法是将针具刺入腧穴得气并给予一定补泻手法后留针时，将细软的艾绒捏紧包裹在针尾上，或在针柄上插上一段长约2cm的艾条，点燃施灸。等艾绒或艾条燃烧完后将灰烬除去，取针。

二、灸法的注意事项

（一）施灸的禁忌

1. 实热证及阴虚发热者不宜艾灸。

2. 颜面部、乳头和大血管等部位不宜直接灸，关节活动部位不宜用瘢痕灸。

3. 孕妇的腹部、腰骶部均不宜施灸。

4. 空腹饥饿、饭后过饱、极度疲劳和对灸法恐惧者慎灸。

5. 对体弱者使用直接灸时艾炷宜小，刺激量宜少，谨防晕灸。一旦晕灸发生应立即停止施灸，具体处理同晕针的处理。

（二）灸后处理

1. 施灸后，局部皮肤温热出现红晕属于正常现象，无须处理。

2. 避免烫伤、预防火灾。施灸时避免艾火引燃衣物，用后的艾条装入小口玻璃瓶或筒内，熄灭火星，以防复燃。除使用瘢痕灸外，施灸时避免烧伤皮肤。

3. 注意水疱、灸疮的护理，避免感染。若局部出现小水疱，不要擦破，待其自然吸收。若水疱较大，可先用消毒的毫针刺破放出水液，或者用注射针将水液抽出，涂以烫伤油等再用纱布包敷。化脓灸者在灸疮化脓期间要注意保持化脓局部清洁卫生，并用敷料贴敷保护疮口防止感染；如果灸疮有黄绿色脓液或有渗血，可用玉红膏或消炎药膏涂敷。

第二十四单元　拔罐法

【复习指导】本单元内容较少。主要掌握拔罐方法。熟悉拔罐的适应范围和注意事项。

一、拔罐方法

临床常用的拔罐方法包括**留罐法、走罐法、闪罐法、刺血拔罐法**及**留针拔罐法**。

1. 留罐法　又称坐罐法，是指将罐具吸附在体表后留置，10min 左右之后将罐起下。一般疾病均适用。

2. 走罐法　又称推罐法，是指拔罐时先在操作部位的皮肤上涂一层润滑油或凡士林，将罐吸附在皮肤上后，用右手握住罐体沿上下或左右做往返推动，至皮肤出现红润、充血，甚或瘀血时将罐起下。本法适用于面积较大，肌肉丰厚的部位，如脊背部、腰臀部、大腿等处。

3. 闪罐法　是指将罐吸附后立即取下，反复多次地迅速吸附取下，直至皮肤出现潮红、充血或瘀血。本法多用于疼痛、局部皮肤麻木或功能减退等病症，也用于不宜留罐的部位和儿童。

4. 刺络拔罐法　是指将局部皮肤消毒后用三棱针、采血针点刺或皮肤针叩刺出血，再将罐吸拔在出血部位留置 10～15min，以加强刺血疗效。本法多用于治疗实证、热证、瘀血证及某些皮肤病，如皮肤瘙痒、痤疮、丹毒、神经性皮炎等。

5. 留针拔罐法　是指在针刺留针过程中将罐吸附在留针部位 5～10min 再起罐出针。

二、拔罐的注意事项

1. 拔罐手法要轻、稳、快、准；棉球不可含有过多的酒精，以免滴落烫伤患者皮肤；留针拔罐时罐身避免碰触针柄；留罐过程中局部疼痛可适当减压放气或者立即起罐；起罐时为防止引起疼痛或损伤，不可生拉硬拽或者旋转罐具。

2. 要让患者选择适当体位并保持，避免因体位不当或姿势改变而使得罐具掉落；术者要在肌肉丰满的部位进行操作，避免毛发较多、骨骼凸凹不平的部位，并且要根据施术面积大小选择合适的罐具。

3. 因烫伤、吸附力过大或留罐时间过长，皮肤起水疱时，若水疱面积较小则无须特殊处理，敷以纱布防止擦破待其自然吸收即可。若水疱面积较大，用消毒针具刺破放出水液，涂以烫伤油并用消毒纱布贴敷，防止感染。

4. 凡有水肿、溃疡、皮肤过敏和大血管分布的部位均不宜拔罐；孕妇的腰腹部不宜拔罐；自发性出血患者、高热抽搐患者禁止拔罐。

第二十五单元　治疗总论

【复习指导】本单元内容具有一定的难度，历年必考，应作为重点复习。其中针灸处方的选穴原则是考试的重点，应熟练掌握。针灸处方的配穴方法应熟悉。

针灸处方

（一）选穴原则

选穴原则是针灸临证选取穴位应该遵循的基本法则，针灸处方的选穴原则包括**近部选穴、远部选穴、辨证选穴**和**对症选穴**。近部选穴和远部选穴是针对病变部位的选穴原则。辨证选穴和对症选穴是针对证候或症状的选穴原则。

1. 近部选穴　是指在病变局部或临近部位选穴的方法，体现了**腧穴的近治作用**。

2. 远部选穴　是指在病变部位发生联系的经络上，在距离病位较远的部位选穴的方法，体现了**腧穴的远治作用**。

3. 辨证选穴　是指根据疾病的证候特点，分析**病因病机**而选穴的方法。

4. 对症选穴　又称经验取穴，是指根据疾病的个别**特殊或者主要症状**而选穴的方法，**体现了腧穴的特殊治疗作用**，是临床经验在针灸处方中的具体运用。

（二）配穴方法

配穴方法包括**按部位配穴、按经脉配穴**。

1. 按部位配穴法　是指治疗疾病时依据腧穴在人体上分布的部位进行配伍，包括**远近配穴法、上下配穴法、左右配穴法、前后配穴法**。

2. 按经脉配穴法　是指以经脉循行及经脉和经脉之间的相互联系为基础而进行穴位配伍的方法，主要包括**本经配穴、表里经配穴、同名经配穴**和**子母经配穴**。

（1）本经配穴法：是指某一脏腑、经脉发生病变时，选取该脏腑、经脉的腧穴进行配伍，所选腧穴属于同一条经脉。如后头痛，可取局部的脑户、天柱，远取本经昆仑。

（2）表里经配穴法：是指依据脏腑、经脉的阴阳表里配合关系进行穴位配伍。当某一脏腑、经脉发生疾病时，以该经及其相表里的经脉腧穴配合成方。如胃痛可选足阳明胃经的足三里和足太阴脾经的公孙。

（3）同名经配穴法：是指选取手足同名经的腧穴进行相互配合的方法。如前额头痛属阳明经，取手阳明大肠经的合谷配足阳明胃经的内庭。

第二十六单元　内科病证的针灸治疗

【复习指导】本单元内容难度较大，历年必考，应作为重点复习。其中头痛、中风、眩晕、面瘫、不寐、感冒、胃痛、便秘、腰痛、痹证的辨证要点、针灸处方主穴、治疗操作是考试的重点，应熟练掌握。头痛、中风、眩晕、面瘫、不寐、感冒、胃痛、便秘、腰痛、痹证的治法、处方配穴为熟悉内容。

一、头痛

头痛是以患者自觉头部疼痛为主症的病证，可见于各种急、慢性疾病。头痛发生的常见病因为外感风邪，饮食失宜，七情内伤，体虚久病等。病位在头，与足厥阴肝经、督脉和手、足三阳经相关。头痛的基本病机为经络阻塞、气血失和（或）脑窍失养。

（一）头痛的辨证要点

1. **辨经络**　头痛的经络辨证主要根据疼痛的部位来确定，具体内容如下。

（1）阳明经头痛：以前额、眉棱骨、鼻根部疼痛为主。

（2）少阳经头痛：以侧头部疼痛为主，多见于单侧。

（3）太阳经头痛：以后枕部或下连于项部疼痛为主。

（4）厥阴经头痛：以巅顶部或连于目系疼痛为主。

2.辨外感内伤

(1)外感头痛

主症：头痛连及项背，发病较急，痛无休止，有明显的外感表证。

风寒头痛兼见恶风畏寒，口不渴，苔薄白，脉浮紧。

风热头痛兼见头胀，发热，口渴欲饮，大便干，小便黄，苔黄，脉浮数。

风湿头痛兼见头重如裹，肢体困重，苔白腻，脉濡。

(2)内伤头痛

主症：头痛痛势绵绵，多伴有头晕，发病较缓，时止时休，发作或加重多因遇劳或情志刺激。

肝阳上亢头痛兼见头胀，目眩，面赤，易怒，心烦，耳鸣，口苦，舌红苔黄，脉弦数。

肝肾阴虚头痛兼见头晕，耳鸣，神疲乏力，腰膝酸软，遗精，舌红少苔，脉弦细。

气血亏虚头痛以头部空痛为主，兼见头晕，面色无华，神疲乏力，劳则加重，舌淡苔白，脉细弱。

痰浊上蒙头痛兼见头部昏蒙，呕吐痰涎，胸闷脘痞，苔白腻，脉滑。

瘀血阻络头痛以刺痛为主，痛处固定不移，迁延日久，反复发作，或头部有外伤史，舌黯或有瘀斑，苔薄，脉细涩。

(二)治法

外感头痛：治以祛风通络止痛。多取督脉及手太阴肺经、足少阳胆经腧穴。

内伤头痛：治以疏通经络，清利头窍。多取督脉及足阳明胃经、足少阳胆经腧穴。

(三)处方

1.外感头痛

主穴：**百会、风池、太阳、列缺、阿是穴**。

配穴：太阳头痛者可在主穴基础上加天柱、后溪、昆仑、申脉；阳明头痛者可在主穴基础上加印堂、头维、合谷、内庭；少阳头痛者可在主穴基础上加外关、率谷、足临泣；厥阴头痛者可在主穴基础上加四神聪、内关、太冲；风湿头痛者可在主穴基础上加阴陵泉；风热头痛者可在主穴基础上加曲池、大椎；风寒头痛者可在主穴基础上加风门。

2.内伤头痛

主穴：**百会、风池、头维、足三里**。

配穴：肝阳上亢者在主穴基础上加侠溪、太冲、三阴交；痰浊头痛者在主穴基础上加阴陵泉、丰隆、中脘；瘀血头痛者在主穴基础上加阿是穴、血海、膈俞；血虚头痛者在主穴基础上加脾俞、肝俞；肾虚头痛者在主穴基础上加太溪、肾俞、三阴交。

(四)治疗操作

1.外感头痛　毫针刺泻法。风寒头痛加灸。

2.内伤头痛　风池用平补平泻法；头维平刺，用捻转补法。瘀血头痛在阿是穴点刺出血。头痛剧烈时，阿是穴可采用强刺激和长留针。其余穴位采用虚补实泻操作。

二、中风

中风是以卒然仆倒、不省人事，伴有语言不利、口角㖞斜、半身不遂，或不经昏仆仅以口㖞和半身不遂为主症的病证。病因多为饮食失宜、七情内伤、年老体衰等，风、火、痰、瘀为主要致病因素。病位在脑，涉及心、肝、脾、肾等脏。中风的基本病机为脏腑阴阳失调，人体气血逆乱，向上扰动清窍，导致窍闭神匿，神不导气。

（一）辨证要点

1. 中经络

主症：口角㖞斜，舌强言謇，半身不遂，肌肤不仁。

风痰阻络兼见肢体麻木，头晕目眩，苔白腻或黄腻，脉弦滑。

肝阳上亢兼见眩晕头痛，心烦易怒，面红目赤，口苦咽干，大便干结，小便黄赤，舌红苔黄，脉弦有力。

气虚血瘀兼见肢体软弱，偏身麻木，手足肿胀，面色淡白，气短乏力，舌暗苔白，脉细涩。

2. 中脏腑

主症：突然昏仆、神志昏迷，并见半身不遂、舌强失语、口角㖞斜等。根据病因、病机可分为闭证和脱证。

闭证证见神昏，面赤气粗，牙关紧闭，双手握固，喉中痰鸣，二便不通，脉弦滑数。

脱证证见目合口张，鼻鼾息微，手撒，遗溺，四肢厥冷，脉象细弱等。如见汗出如油，两颧淡红，脉微欲绝或浮大无根，为真阳外越之危候。

此外，年龄在40岁以上，经常出现肢体麻木、头晕头痛，偶有语言不利、肢痿无力者，多为中风先兆。

（二）治法

1. 中经络

（1）半身不遂：治法为通经活络，滋养肝肾。多以取手足阳明经穴为主，辅以太阳、少阳经穴。

（2）口角㖞斜：治法为调理阴阳，通经活络。多取手足阳明经穴。

2. 中脏腑

（1）闭证：治法为平肝息风，醒脑开窍。多取督脉和十二井穴。

（2）脱证：治法为回阳固脱。多取任脉经穴。

（三）处方

1. 中经络

（1）半身不遂

主穴：上肢为肩髃、曲池、手三里、合谷、外关；下肢为环跳、伏兔、阳陵泉、足三里、昆仑、解溪。

配穴：半身不遂可取患侧的井穴针刺出血；上肢还可取肩髎、阳池、后溪等穴，下肢取风市、阴市、悬钟等穴。病程日久，上肢可在主穴基础上配大椎、肩外俞；下肢可在主穴基础上配腰阳关、殷门等，病侧经筋屈曲拘挛者可在主穴基础上肘部配曲泽，腕部配大陵，膝部配曲泉，踝部配太溪。言语謇涩者可在主穴基础上加廉泉、通里、哑门。风痰阻络者可在主穴基础上加丰隆；肝阳上亢者可在主穴基础上加太冲、太溪；气虚血瘀者可在主穴基础上加气海等。

（2）口角㖞斜

主穴：地仓、颊车、合谷、太冲。

配穴：按病位可酌情在主穴基础上配牵正、水沟、四白、下关等穴。
2. 中脏腑
（1）闭证
主穴：**水沟、十二井、太冲、丰隆、劳宫**。
配穴：牙关紧闭可在主穴基础上配颊车、合谷；语言不利可在主穴基础上配哑门、廉泉、关冲。
（2）脱证：主穴为**关元、神阙**。
（四）治疗操作
1. 中经络
（1）半身不遂：中风早期，手法宜轻，以后随着疗程的延长，逐渐加重，也可先在健侧主要穴位行补法，再泻患侧穴位。肌肤不仁，可用皮肤针叩刺患部。
（2）口角㖞斜：地仓透颊车，泻对侧合谷，太冲用泻法。初起单刺病侧，病久可左右均刺。
2. 中脏腑
（1）闭证：水沟向上方斜刺，十二井点刺出血，手法要轻快，不宜过强而引起患者躁动，太冲、丰隆、劳宫用泻法。
（2）脱证：关元大艾炷隔姜灸，神阙穴隔盐灸至四肢转温。

三、眩晕

眩晕是指以患者自觉头晕眼花、视物旋转动摇为主症的病证。轻者发作短暂，休息片刻即好；重者眩晕剧烈，旋转起伏不定，以致难以站立，或伴有自汗、恶心呕吐，甚或昏倒。其发生常与忧郁恼怒、饮食不节、肾精不足、气血虚弱等因素有关。本病病位在脑，与肝、脾、肾相关。基本病机是风、火、痰、瘀扰乱清窍，或气血虚弱、髓海不足，清窍失养。

（一）辨证要点
1. 实证
主症：头晕目眩，视物旋转，泛泛欲吐，头涨耳鸣。
肝阳上亢兼见头目胀痛，急躁易怒，耳鸣，口苦，舌红苔黄，脉弦数。
痰湿中阻兼见头重如裹，神疲困倦，胸闷恶心，呕吐痰涎；舌体胖大，苔白腻，脉濡滑。
2. 虚证
主症：头晕目眩，乏力不寐，健忘，甚则昏眩欲仆。
气血两虚兼见神疲乏力，心悸，夜不能寐，面色苍白；舌淡苔薄白，脉细。
肾精亏损兼见眩晕久发不已，耳鸣，腰膝酸软，乏力，遗精，健忘；舌淡苔薄，脉沉细。
（二）治法
1. 实证　平肝，化痰，定眩。多取督脉、手足厥阴经及足少阳胆经穴。
2. 虚证　益气，养血，定眩。多取督脉、足少阳胆经穴和相应脏腑背俞穴。
（三）处方
1. 实证
主穴：**风池、百会、太冲、内关**。
配穴：肝阳上亢者可在主穴基础上加侠溪、行间、太溪；痰湿中阻者可在主穴基础上加丰隆、中脘、头维、阴陵泉；高血压患者可在主穴基础上加曲池、足三里；耳源性眩晕者可在主穴基础上加合谷、太阳、曲池；颈性眩晕者可在主穴基础上加风府、天柱、颈夹脊。

2. 虚证

主穴：风池、百会、足三里、肝俞、肾俞。

配穴：气血两虚者可在主穴基础上加脾俞、胃俞、气海；肾精亏虚者可在主穴基础上加悬钟、太溪、志室、三阴交；贫血者可在主穴基础上加膈俞、膏肓俞；神经衰弱者可在主穴基础上加神门、内关、三阴交。

（四）治疗操作

1. 实证　毫针泻法。

2. 虚证　风池用平补平泻法，肝俞、肾俞补法，足三里补法。

四、面瘫

面瘫是指以眼睑闭合不全、口角向一侧歪斜为主症的病证，又称"口眼㖞斜"。本病可发生于任何年龄，无明显的季节性，发病急，多见一侧面部发病。面瘫的发生常因劳逸失度、正气不足、风寒或风热乘虚而入等。病位在面部，与阳明、少阳经筋相关。面瘫的基本病机为经气痹阻，经筋功能失调。

（一）辨证要点

主症：本病多在睡眠醒来时发现一侧面部肌肉瘫痪、麻木、板滞，眼裂增大，额纹变浅或消失，闭眼露睛，流泪，鼻唇沟变浅或消失，口角下垂并歪向健侧，病侧肌肉不能完成蹙额、皱眉、闭目、鼓颊、露齿等动作；部分患者面瘫初起时还可有耳后疼痛，或可出现患侧舌前2/3味觉减退或消失、听觉过敏等症状。

风寒证：见于发病初期，面部有受凉史；舌淡，苔薄白，脉浮紧。

风热证：见于发病初期，多继发于感冒发热或其他头面炎症性、病毒性疾病，舌红，苔薄黄，脉浮数。

气血不足：见于恢复期，或病程较长的患者，兼见肢体倦怠无力、面色淡白、头晕等。

（二）治法

祛风通络，疏调经筋。多取局部穴位、手足太阳经和手足阳明经穴。

（三）处方

主穴：阳白、四白、颊车、颧髎、地仓、内庭、合谷。

配穴：风寒证者可在主穴基础上加列缺、风池，风热证者可在主穴基础上加曲池、外关；抬眉困难者可在主穴基础上加攒竹、鱼腰，乳突部疼痛者可在主穴基础上加翳风，颏唇沟㖞斜者可在主穴基础上加水沟、口禾髎；鼻唇沟变浅者可在主穴基础上加迎香；恢复期可在主穴基础上加足三里。

（四）治疗操作

面部腧穴均行平补平泻法。急性期注意面部取穴要少，手法要轻，浅刺；位于肢体远端的腧穴行泻法且手法宜重；恢复期足三里行补法，合谷平补平泻，余均用泻法。

五、不寐

不寐是指以经常性不能获得正常的睡眠，或入睡困难，或睡眠时间不足，或睡眠不深，甚或彻夜不眠为特征的病证，也称"不得卧""失眠"。病因多为饮食不节、劳逸失调、情志失常、病后体虚等。病位在心，与脾、胃、肝、胆、肾等脏腑相关。不寐的基本病机为心神失养或心神被扰，导致心神不宁，或阴、阳跷脉功能失常，阳盛阴衰，阴阳失交。

（一）辨证要点

主症：经常不易入睡，或寐而易醒，甚则彻夜不眠。

心脾亏虚证兼见头晕目眩，心悸健忘，神疲乏力，面色无华，易汗出，纳差；舌淡，脉细弱。

心胆气虚证兼见心悸胆怯，多梦易惊，多疑善虑，舌淡苔白，脉弦细。

心肾不交证兼见心烦不寐，或时寐时醒，头晕耳鸣，心悸健忘，遗精盗汗；口干舌红，脉细数。

肝阳上扰证兼见心烦，不能入寐，头晕头痛，急躁易怒，胸胁胀满，面红口苦；舌红苔黄，脉弦数。

脾胃不和证兼见睡眠不安，脘闷纳呆，嗳气吞酸，口苦痰多，心烦；舌红苔腻，脉滑数。

（二）治法

宁心安神，清热除烦。多取手少阴心经、足太阴脾经、督脉经穴及八脉交会穴。

（三）处方

主穴：**四神聪、百会、安眠、神门、照海、申脉**。

配穴：心脾两虚者可在主穴基础上加心俞、脾俞、三阴交、足三里；心胆气虚者可在主穴基础上加心俞、胆俞；心肾不交者可在主穴基础上加太溪、涌泉、心俞、肾俞；肝火扰心者可在主穴基础上加行间、侠溪、太冲；痰热内扰者可在主穴基础上加内庭、丰隆；脾胃不和者可在主穴基础上加太白、公孙、足三里；神经衰弱者可在主穴基础上加足三里、关元、气海；失精者可在主穴基础上加关元、志室；梦多者可在主穴基础上加魄户、厉兑；头晕健忘者可在主穴基础上加印堂、风池。

（四）治疗操作

神门、内关、四神聪，平补平泻；重症不寐四神聪可长留针；照海用补法，申脉用泻法。余穴按虚补实泻法操作。

六、感冒

感冒又称伤风，是指以恶寒发热、鼻塞、咳嗽、头痛、全身不适为主症的外感病证。其发生常与风邪或时行疫毒之邪、体虚等因素有关。本病病位在肺卫。基本病机是卫阳被遏，营卫失和，肺失宣肃。以风邪为主因，每与当令之气（寒、热、暑湿）或非时之气（时行疫毒）夹杂。

（一）辨证要点

主症：恶寒发热，鼻塞流涕，头痛，苔薄，脉浮。

风寒证见恶寒重，发热轻或无发热，无汗，咳嗽，咯痰清稀，鼻塞，打喷嚏，流清涕，肢体酸楚，苔薄白，脉浮紧。

风热证见发热重，微恶风寒，有汗，咽喉肿痛，口渴，咯痰稠或黄，鼻塞，浊涕；苔薄黄，脉浮数。

暑湿证见身热不扬，汗出不畅，肢体酸重，头痛如裹，胸闷纳呆，口渴不欲饮；苔白腻，脉濡。

（二）治法

祛风解表。多取手太阴肺经、手阳明大肠经及督脉经穴。

（三）处方

主穴：大椎、合谷、列缺、太阳、风池、外关。

配穴：风寒感冒者可在主穴基础上加风门、肺俞；风热感冒者可在主穴基础上加鱼际、尺泽、曲池；夹湿者可在主穴基础上加阴陵泉；夹暑者可在主穴基础上加委中；体虚感冒者可在主穴基础上加足三里；鼻塞流清涕者可在主穴基础上加迎香；头痛不止者可在主穴基础上加太阳；咽喉疼痛者可在主穴基础上加少商；全身酸楚者可在主穴基础上加身柱。

（四）治疗操作

主穴：用泻法。风寒感冒者大椎用灸法；风热感冒者大椎刺络拔罐。

配穴：足三里用补法或平补平泻，少商、委中用三棱针点刺出血，余穴用泻法。

七、胃痛

胃痛又称"胃脘痛"，是指以上腹胃脘部发生疼痛为主症的病证。由于疼痛部位近心窝处，古人又称"心痛""心下痛"等。发病常因寒邪客胃、饮食伤胃、肝气犯胃和脾胃虚弱等。病位在胃，与肝、脾相关。胃痛的基本病机为胃气失和、胃络不通或胃失温养。

（一）辨证要点

主症：实证上腹胃脘部剧痛，痛处拒按，空腹痛减，饱腹痛增。虚证上腹胃脘部疼痛隐隐，痛处喜按，空腹痛甚，纳后痛减。

寒邪犯胃兼见暴痛，得温痛减，遇寒痛增，口不渴，喜热饮，苔薄白，脉弦紧等。

饮食停滞兼见胀满疼痛，可在呕吐或矢气后痛减，嗳腐吞酸，大便不爽，苔厚腻，脉滑。

肝气犯胃兼见腹部胀满，痛及胁肋，嗳气吞酸喜叹息，情志刺激诱发；苔薄白，脉弦等。

气滞血瘀兼见痛有定处，胃痛拒按，或有呕血或黑粪；舌质紫暗或有瘀斑，脉细涩等。

脾胃虚寒兼见呕吐清水，便溏，神疲乏力，或手足不温；舌淡苔薄，脉虚弱或迟缓等。

胃阴不足兼见灼热隐痛，饥不欲食，咽干口燥，大便干结；舌红少津，脉弦细或细数。

（二）治法

和胃止痛。多取足阳明胃经、手厥阴心包经腧穴及相应募穴。

（三）处方

主穴：中脘、内关、足三里。

配穴：寒邪犯胃者可在主穴基础上加神阙、胃俞；饮食停滞者可在主穴基础上加下脘、梁门；肝气犯胃者可在主穴基础上加太冲；气滞血瘀者可在主穴基础上加膈俞；脾胃虚寒者可在主穴基础上加气海、关元、脾俞、胃俞；胃阴不足者可在主穴基础上加三阴交、内庭；急性胃炎者可在主穴基础上加梁丘；消化性溃疡者可在主穴基础上加公孙。

（四）治疗操作

①主穴：足三里、内关用平补平泻法，中脘用泻法，疼痛发作时，均可在各穴连续刺激1～3min。②配穴：按虚补实泻法操作。寒气凝滞、脾胃虚寒者，可用灸法。梁丘用强刺激。

八、便秘

便秘是指大便秘结不通，便质干燥、坚硬，排便周期或时间延长，常常数日一行，或虽有便意但排便不畅。其发生常与饮食不节、情志失调和年老体虚等因素有关。本病病位在大肠，与脾、胃、肺、肝、肾等脏腑有关。基本病机是脏腑功能失调，肠腑壅塞不通或肠失滋润，大肠传导不利。

(一) 辨证要点

主症：大便秘结不通，排便不畅。

便秘热邪壅盛证也称热秘，症见大便干结，腹痛腹胀，面红身热，口臭口干，心烦喜冷饮，小便短赤；舌红，苔黄或黄燥，脉滑数。

便秘气机郁滞证也称气秘，证见欲便不得，嗳气频作，腹中胀痛，情志不舒则便秘加重，胸胁痞满，纳食减少，口苦；舌苔薄腻，脉弦。

便秘气虚证、血虚证也称虚秘，气虚证见虽有便意，临厕努挣，挣则汗出气短，便后疲乏，大便并不干硬，神疲气怯，面色㿠白；舌淡嫩，苔薄，脉虚细；血虚证见面色无华，头晕心悸，唇舌色淡，脉细。

便秘阴寒内生证也称寒秘或冷秘，证见大便艰涩，排出困难，小便清长，腹中冷痛，面色㿠白，四肢不温，畏寒喜暖；舌淡苔白，脉沉迟。

(二) 治法

调理肠胃，行滞通便。多取足阳明胃经、手少阳三焦经腧穴。

(三) 处方

主穴：**天枢、支沟、大肠腧、上巨虚。**

配穴：热秘者可在主穴基础上加内庭、合谷；气秘者可在主穴基础上加太冲、中脘；气虚者可在主穴基础上加脾俞、气海；血虚者可在主穴基础上加足三里、三阴交；寒秘者可在主穴基础上加神阙、关元。

(四) 治疗操作

主穴用毫针泻法。配穴按虚补实泻法操作；关元、神阙用灸法。

九、腰痛

腰痛是指以自觉腰部疼痛为主症的病证，又称"腰脊痛"。发病常因感受外邪、跌仆损伤、年老体衰、劳欲过度等。腰为肾之府，肾经贯脊属肾，膀胱经夹脊络肾，督脉并于脊里，故本病与肾及足太阳经、督脉关系密切。腰痛的基本病机为经络不通，气血阻滞，或精血亏虚，经络失于温养。

(一) 辨证要点

主症：腰部疼痛。

寒湿腰痛兼见腰部冷痛重着、酸麻，或痛连臀腿，或拘挛不可俯仰，往往有腰部受寒史，天气变化或阴雨风冷时加重。

瘀血腰痛兼见腰部两侧肌肉触之有僵硬感，痛处固定不移，往往腰部有劳伤或陈伤史，劳累、晨起、久坐加重。

肾虚腰痛兼见腰眼隐痛，或酸多痛少，乏力易倦，脉细，起病缓慢。

(二) 治法

活血通经。多取足太阳膀胱经腧穴和局部阿是穴。

(三) 处方

主穴：阿是穴、夹脊穴、肾俞、大肠俞、委中。

配穴：寒湿腰痛者可在主穴基础上加配腰阳关；瘀血腰痛者可在主穴基础上加配膈俞、昆仑；肾阳虚腰痛者可在主穴基础上加配肾俞、命门；肾阴虚腰痛者可在主穴基础上加配肾俞、志室。

(四) 治疗操作

针刺泻法。肾阴虚证用补法，寒湿证、肾阳虚证可加艾灸；瘀血证可加刺络拔罐。

十、痹证

痹证是指以肢体关节及肌肉重着、酸痛麻木、屈伸不利，甚或关节灼热肿大等为主症的病证。外感风、寒、湿、热等邪气及人体正气不足可导致痹症的发生。发病多因外邪侵入机体，痹阻关节肌肉经络，气血运行不畅。痹症的基本病机为经络不通，气血痹阻。

(一) 辨证要点

主症：关节肌肉疼痛，屈伸不利。

行痹（风痹）兼见痛无定处，疼痛游走，时见恶风发热；舌淡苔薄白，脉浮。

痛痹（寒痹）兼见痛有定处，疼痛较剧，遇寒痛增，得热痛减，局部无红肿热胀；苔薄白，脉弦紧。

着痹（湿痹）兼见肢体关节酸痛或肿胀，肌肤麻木不仁，阴雨天加重或发作；苔白腻，脉濡缓。

热痹兼见关节疼痛，活动不利，痛不可触，局部灼热红肿。可涉及单个关节或多个关节，并兼有发热恶风，口渴烦闷；苔黄燥，脉滑数等。

(二) 治法

通痹止痛。多取阿是穴和局部经穴，结合循经和辨证取穴。

(三) 处方

主穴：阿是穴、局部经穴。

配穴：行痹者可在主穴基础上加配血海、膈俞；痛痹者可在主穴基础上加配关元、肾俞；着痹者可在主穴基础上加配足三里、阴陵泉；热痹者可在主穴基础上加配曲池、大椎。另可根据部位循经配穴。

(四) 治疗操作

针刺用泻法或平补平泻。着痹、痛痹可加灸法。痛甚加电针，着痹又可加用皮肤针叩刺，加拔火罐，热痹可疾刺疾出。大椎、曲池可点刺出血。局部穴位可加拔罐法。

第二十七单元　妇儿科病证的针灸治疗

【复习指导】本单元内容难度较大，历年必考，应重点复习。其中痛经、绝经前后诸证、遗尿的辨证要点、针灸处方主穴、治疗操作是考试的重点，应熟练掌握。痛经、绝经前后诸证、遗尿的治法、处方配穴为熟悉内容。

一、痛经

痛经是指妇女在经期或经期前后发生周期性小腹疼痛或痛引腰骶，甚至剧痛难忍，或伴有恶心呕吐。痛经发病常因受寒饮冷、情志不调、起居不慎、先天禀赋不足、久病体虚等。病位在胞宫，与冲、任二脉及肝、肾二脏关系密切。痛经的基本病机分为实证与虚证，实证为冲任瘀阻，气血不畅，胞宫经血流通受阻，不通则痛；虚证为冲任虚损，胞宫及经脉失养，不荣则痛。

（一）辨证要点

1. 实证

主症：经行不畅，少腹疼痛拒按，多在经前或经期，疼痛剧烈。

气滞血瘀证兼见小腹胀痛，伴有乳房胀痛，经色紫红或紫黑，有血块；舌有瘀斑，脉弦。

寒邪凝滞证兼见小腹冷痛拒按，得热痛减，月经量少，色紫黑有血块，畏寒肢冷；苔白，脉沉紧。

2. 虚证

主症：多在经后小腹绵绵作痛，喜揉喜按，月经色淡、量少。

气血不足证兼见倦怠无力，面色苍白，头晕眼花，心悸；舌淡，舌体胖大边有齿痕，脉细弱。

肝肾不足证兼见头晕耳鸣，腰膝酸软；舌淡苔少，脉细。

（二）治法

1. 实证　行气活血，散寒止痛。多取足太阴脾经和任脉经穴。

2. 虚证　调补气血，温养冲任。多取足太阴脾经、足阳明胃经腧穴及任脉经穴。

（三）处方

1. 实证

主穴：**中极、次髎、地机、三阴交**。

配穴：气滞血瘀者可在主穴基础上配血海、阳陵泉、太冲；寒邪凝滞者可在主穴基础上配归来、关元。

2. 虚证

主穴：**关元、气海、足三里、三阴交**。

配穴：气血亏虚者可在主穴基础上配脾俞、胃俞；肝肾不足者可在主穴基础上配肝俞、肾俞、太溪。

（四）治疗操作

1. 实证　毫针刺，用泻法，寒邪甚者可用艾灸。

2. 虚证　毫针刺，用补法，可配合灸法。

二、绝经前后诸证

绝经前后诸证是指女性在50岁左右围绝经期出现月经紊乱、心悸、头晕、烦躁、烘热汗出、情绪异常等一系列症状。绝经前后诸症多因肾气亏虚，天癸将竭，精血不足，阴阳失衡，导致阴气不足，阳失潜藏；或肾阳虚衰，经脉失温，脏腑功能异常。绝经前后诸症的基本病机为肾精亏虚不能滋养、温煦他脏。

（一）辨证要点

主症：月经紊乱，阵发性潮热，心悸，出汗，情绪不稳定，性欲减退。

肾阴虚证兼见失眠多梦，头晕耳鸣，烘热汗出，五心烦热，心烦易怒，腰膝酸软，或皮肤感觉功能异常，口干便结，尿少色黄；舌红苔少，脉浮。

肾阳虚证兼见形寒肢冷，精神萎靡，面色晦暗，面浮肿胀，纳差腹胀，大便溏薄，尿频甚或小便失禁，舌淡，苔薄，脉沉细无力。

肝阳上亢证兼见心烦易怒，头晕目眩，烘热汗出，腰膝酸软，月经量多或淋漓漏下；舌质红，脉弦细而数。

痰气郁结证兼见胸闷痰多，形体肥胖，脘腹胀满，恶心呕吐，食少便溏；苔腻，脉滑。

（二）治法

滋补肝肾，调理冲任。多取足太阴脾经、任脉腧穴及相应背俞穴。

（三）处方

主穴：**肝俞、脾俞、肾俞、气海、三阴交。**

配穴：肾阴亏虚者可在主穴基础上加照海、太溪；肾阳不足者可在主穴基础上加命门、关元；肝阳上亢者可在主穴基础上加风池、百会、太冲；痰气郁结者可在主穴基础上加中脘、阴陵泉、丰隆；心神不宁者可在主穴基础上加心俞、通里、神门。

（四）治疗操作

主穴用补法或平补平泻。配穴按虚补实泻法操作。

三、遗尿

遗尿是指5周岁以上儿童，在睡中小便自遗，醒后方觉的一种病证。发病常因久病体虚、禀赋不足、习惯不良等。病位在膀胱，与肾、肺、脾、肝及任脉有关。遗尿的基本病机为膀胱和肾的气化失调，膀胱约束无权。肝经热郁化火，也可迫注膀胱而致遗尿。

（一）辨证要点

主症：年满3周岁以上在睡眠中小便自遗，醒后方觉。轻者几天一次，重者每夜1～2次或更多。

肾气不足证见小便清长而频数，面色苍白，神疲乏力，腰膝酸软，畏寒肢冷，甚则肢冷恶寒，舌淡，脉沉迟无力。

脾肺气虚证见睡中遗尿，白天小便频，量少，往往劳累后遗尿加重，少气懒言，面白无华，食欲缺乏，大便稀溏，舌淡苔白，脉细无力。

（二）治法

温肾固摄，健脾益肺。多取足太阴脾经、任脉及相应背俞穴。

（三）处方

主穴：**膀胱俞、关元、中极、三阴交。**

配穴：肾气不足者可在主穴基础上配太溪、肾俞、命门；脾肺气虚者可在主穴基础上配气海、肺俞、足三里；夜梦多者可在主穴基础上加神门、百会。

（四）治疗操作

针刺补法，可灸。

第二十八单元　皮外伤科病证的针灸治疗

【复习指导】本单元内容有一定难度，历年必考，应作为重点复习。其中"蛇串疮"、落枕、漏肩风的辨证要点、针灸处方主穴、治疗操作是考试的重点，应熟练掌握。"蛇串疮"、落枕、漏肩风的治法、处方配穴为熟悉内容。

一、"蛇串疮"

"蛇串疮"是指皮肤突发簇集状疱疹，呈带状分布，伴有剧痛。因其疱疹常累如串珠，分布于腰、胁部，状如蛇形，故名"蛇串疮"，又称"蛇丹""缠腰火丹"等。发病常因过食辛辣厚味、感受火热时毒、情志不畅等。病位在皮部，与肝、脾相关。"蛇串疮"的基本病机为火毒湿热蕴蒸于肌肤经络。

（一）辨证要点

主症：初起时先觉发病部位皮肤灼热刺痛，皮色发红，继则出现簇集性粟粒大小丘状疱疹，多呈带状排列，以腰、胁部为最常见，多发生于身体一侧。疱疹消失后可遗留痛感。

肝胆火毒证兼见疱疹色鲜红，疱壁紧张，灼热疼痛，口苦心烦易怒，脉弦数。

脾胃湿热证兼见疱疹色淡红，起黄白水疱，疱壁易于穿破，渗水糜烂，腹胀便溏，苔黄腻，脉滑数。疱疹消失后遗留疼痛属余邪留滞，血络不通。

（二）治法

清热燥湿，解毒止痛。多取相应夹脊穴及局部阿是穴。

（三）处方

主穴：**局部夹脊穴、阿是穴、曲池、合谷**。

配穴：肝胆火盛者可在主穴基础上配支沟、太冲；脾胃湿热者可在主穴基础上配血海、阴陵泉、三阴交。

（四）治疗操作

针刺泻法。疱疹局部阿是穴用围针法，即在疱疹带的头、尾各刺一针，两旁则根据疱疹带的大小选取1～3点，向疱疹带中央沿皮平刺，或在疱疹皮损位置刺络拔罐。

二、落枕

落枕是以颈项突然发生疼痛、活动受限为主症的病证，又称"失枕""失颈"。发病常因枕头高低不适、睡眠姿势不正、颈部负重过度、寒邪侵袭等。病位在颈项部经筋，与手足太阳经和少阳经、督脉有关。落枕的基本病机为经筋受损，筋络拘急，气血阻滞不通，不通则痛。

（一）辨证要点

主症：颈项部强痛、活动受限。

督脉、太阳经证见项背强痛及项背部压痛，低头则痛剧。

少阳经证见颈肩疼痛，有明显压痛，头歪向患侧。

风寒袭络证见颈项疼痛重着，有感受风寒史，伴有恶寒发热、头痛。

气滞血瘀证见颈项刺痛，痛处固定，或有颈项部外伤史。

（二）治法

疏通经络，调和气血。多取奇穴和局部阿是穴。

（三）处方

主穴：**后溪、落枕穴、阿是穴**。

配穴：风寒袭络者可在主穴基础上配合谷、风池；气滞血瘀者可在主穴基础上配内关及局部阿是穴；肩痛可在主穴基础上配肩髃、外关；背痛可在主穴基础上配肩外俞、天宗。

（四）治疗操作

针刺泻法。先刺远端后溪和落枕穴，捻转同时嘱患者在行针中向前、后、左、右活动颈项部，再针刺局部腧穴。可加艾灸或点刺放血。

三、漏肩风

漏肩风是指肩部持续疼痛及活动受限，又称为"五十肩""肩凝症""冻结肩"等。发病常因风寒侵袭肩部、劳损、体虚等。病位在肩部筋肉，与手三阳经、手太阴经有关。肩痹的基本病机为肩部经络阻滞不通，不通则痛；或筋肉失于濡养，不荣则痛。

（一）辨证要点

主症：肩周酸疼夜间为甚，天气变化或劳累可诱发或加重，患者肩前、后及外侧均有压痛，主动和被动上举、后伸、外展等功能明显受限，后期可出现肌肉萎缩。

外邪内侵证遇风寒痛增，得温痛缓，兼有明显的感受风寒史，畏风恶寒。

气滞血瘀证疼痛拒按，舌暗或有瘀斑，脉涩。肩部有外伤或劳作过度史。

气血虚弱证见肩部酸痛，劳累加重，或伴有四肢乏力，头晕目眩，舌淡，苔薄白，脉细弱。

手阳明经证于肩前部压痛明显。

手少阳经证于肩外侧压痛明显。

手太阳经证于肩后部压痛明显。

（二）治法

通经止痛。多取手阳明大肠经、手少阳三焦经、手太阳小肠经腧穴及局部阿是穴。

（三）处方

主穴：阿是穴、肩髃、肩贞、肩髎、肩前。

配穴：手阳明经证者可在主穴基础上配合谷；手少阳经证者可在主穴基础上配外关；手太阳经证者可在主穴基础上配后溪；外邪内侵者可在主穴基础上配合谷、风池；气滞血瘀者可在主穴基础上配内关、膈俞；气血虚弱者可在主穴基础上配足三里、气海。

（四）治疗操作

针刺泻法。先刺远端配穴，行针后鼓励患者运动肩关节；局部要求针感强烈；可加灸法。肩痛发作期局部腧穴宜轻刺。

第二十九单元　五官科病证的针灸治疗

【复习指导】本单元内容有一定难度，历年考试时有涉及，复习时不可忽略。其中耳鸣耳聋、牙痛的辨证要点、针灸处方主穴、治疗操作应熟练掌握。耳鸣耳聋、牙痛的治法、处方配穴为熟悉内容。

一、耳鸣耳聋

耳鸣是指自觉耳内鸣响，耳聋是指听力减退或听觉丧失。两者病因病机大致相同，实证多以风邪侵袭，肝胆火盛，痰火郁结上扰清窍；虚证则主要与肾精亏虚，脾胃虚弱而致气血不足，经脉空虚，耳窍失养。基本病机为风火阻滞、耳窍失养。

(一)辨证要点

主症：耳鸣、耳聋。

外感风邪兼见耳闷胀，伴有头痛恶风，畏寒，发热；舌红，苔薄，脉浮数。

肝胆火盛兼见头胀，耳鸣耳聋可因情绪刺激而诱发或加重，面赤，咽干；脉弦。

痰火郁结兼见耳内有憋气感，胸闷痰多；苔黄腻，脉弦滑。

肾精亏损兼见头晕，遗精，带下，腰膝酸软；脉虚细。

脾胃虚弱兼见神疲乏力，食少腹胀，便溏；脉细弱。

(二)治法

实证：疏风泻火，通络开窍。多取局部穴及手足少阳经腧穴。

虚证：补肾养窍。多取局部穴及足少阴胆经腧穴。

(三)处方

1. 实证　主穴：**翳风、听会、中渚、侠溪**。配穴：外感风邪者可在主穴基础上配外关、合谷；肝胆火盛者可在主穴基础上配行间、丘墟；痰火郁结者可在主穴基础上配丰隆、阴陵泉。

2. 虚证　主穴：**听宫、翳风、太溪、肾俞**。配穴：脾胃虚弱者可在主穴基础上配气海、足三里。

(四)治疗操作

毫针刺，听会、听宫、翳风的针感宜向耳底或耳周传导为佳，实证泻法，虚证补法加灸。

二、牙痛

牙痛是指牙齿、牙龈疼痛，遇冷、热、酸、甜等刺激发作或加重。常见病因有胃火、风火和肾阴不足。基本病机为火邪上犯牙龈或牙龈失养。

(一)辨证要点

主症：牙齿疼痛。

风火牙痛证见起病急，牙痛甚，牙龈红肿，伴有形寒身热，脉浮数。

胃火牙痛证见牙痛剧烈，口臭，牙龈红肿或出脓血，口渴，便秘，舌红，苔黄燥，脉洪数。

虚火牙痛证见起病较缓，牙痛隐隐，时作时止，牙龈微肿或萎缩，牙齿浮动，舌红，少苔，脉细数。

(二)治法

祛风泻火，通络止痛。多取手、足阳明经腧穴。

(三)处方

主穴：**合谷、颊车、下关**。

配穴：风火牙痛者可在主穴基础上配外关、风池；胃火牙痛者可在主穴基础上配内庭、二间；虚火牙痛者可在主穴基础上配太溪、行间。

(四)治疗操作

针刺泻法或平补平泻。合谷左右交叉刺，持续行针 1~3min。

第十章 诊断学基础

第一单元 症状学

【复习指导】掌握发热，咳嗽与咯痰，咯血，疼痛（胸痛、腹痛），呼吸困难，呕血与黑粪，黄疸，抽搐，意识障碍的病因，临床表现或问诊要点。熟悉水肿的病因、临床表现。了解常见症状的发病机制及诊断思路。

一、发热

（一）病因

1.感染性发热 临床最多见，如细菌、病毒、立克次体、支原体、螺旋体、真菌、寄生虫等。

2.非感染性发热 ①无菌性坏死物质吸收；②抗原-抗体反应；③内分泌与代谢障碍；④体温调节中枢功能失调；⑤引起散热减少的疾病；⑥自主神经功能性紊乱。

（二）临床表现

1.发热分度 ①低热：37.3～38.0℃。②中等度热：38.1～39.0℃。③高热：39.1～41.0℃。④超高热：41.0℃以上。

2.热型及临床意义

（1）稽留热：体温持续在39～40℃以上，达数天或数周，24h内体温波动不超过1℃。常见于肺炎链球菌肺炎、伤寒及斑疹伤寒高热期。

（2）弛张热：体温持续在39℃以上，24h内体温波动在2℃以上，但都高于正常体温。常见于败血症、风湿热、重症肺结核及化脓性炎症等。

（3）间歇热：高热期与无热期（间歇期）交替出现。体温波动幅度可达数度，无热期可持续1d至数天，反复发作。常见于疟疾、急性肾盂肾炎等。

（4）回归热：高热期与无热期各持续若干天后规律性交替一次。即体温骤然上升至39℃或以上，持续数天后又骤然下降至正常水平。常见于回归热、霍奇金病等。

（5）波状热：体温逐渐升高达39℃或以上，数天后逐渐下降至正常水平，持续数天后又逐渐升高，如此反复多次。常见于布氏菌病等。

二、疼痛

（一）胸痛

1.病因

（1）胸壁疾病：①皮肤及皮下组织病变。②肌肉病变。③肋骨病变。④肋间神经病变等。

（2）心血管疾病：①心绞痛、心肌梗死等。②心包炎、肥厚型心肌病等。③血管病变，如胸主动脉瘤、主动脉夹层等。④心脏神经症。

（3）呼吸系统疾病：①支气管及肺部病变。②胸膜病变等。

（4）其他原因：①食管病变。②纵隔疾病。③腹部疾病等。

2.问诊要点

（1）发病年龄与病史：青壮年胸痛，应注意结核性胸膜炎、自发性气胸、心肌炎、心肌病；40岁以上者应多考虑心绞痛、心肌梗死与肺癌等。

(2) 胸痛的部位：胸壁疾病所致的胸痛常固定于病变部位；由**带状疱疹**引起的胸痛，主要发生在疱疹分布区；心绞痛与急性心肌梗死的疼痛常位于**胸骨后**或心前区，常**牵涉**至左肩背、左臂内侧。

(3) 胸痛的性质：带状疱疹呈阵发性的灼痛或刺痛；食管炎常呈灼痛；**心绞痛**常呈压榨样痛，可伴有窒息感；**心肌梗死**疼痛更为剧烈并有恐惧、濒死感；肺梗死为突然剧烈刺痛或绞痛，常伴有呼吸困难与发绀。

(4) 胸痛持续时间：**心绞痛**发作时间短暂，而**心肌梗死**疼痛持续时间长且不易缓解。炎症、肿瘤、栓塞或梗死所致疼痛呈持续性。

(5) 胸痛的诱因与缓解因素：**心绞痛**常因劳累、体力活动或精神紧张而诱发，含服硝酸甘油可迅速缓解，而对**心肌梗死**的胸痛则无效。心脏神经症的胸痛在体力活动后反而减轻。

(二) 腹痛

1. 病因

(1) 腹部疾病：①腹膜炎；②腹腔脏器炎症；③空腔脏器梗阻或扩张；④脏器扭转或破裂；⑤腹腔或脏器包膜牵张；⑥化学性刺激；⑦肿瘤压迫与浸润。

(2) 胸腔疾病的牵涉痛。

(3) 全身性疾病。

2. 问诊要点

(1) 年龄及既往史：儿童要多考虑肠道蛔虫症及肠套叠；壮年则以消化性溃疡、阑尾炎多见；中、老年人则应警惕恶性肿瘤的可能。反复发作的节律性上腹痛病史有助于**消化性溃疡**的诊断；胆石症、泌尿道结石史，有助于胆绞痛、肾绞痛的诊断；结核性腹膜炎史与腹部手术史有利于腹膜粘连性腹痛的诊断。

(2) 腹痛部位：如胃及十二指肠疾病、急性胰腺炎疼痛多在中上腹部；肝、胆疾病疼痛位于右上腹；小肠绞痛位于脐周；结肠疾病疼痛多位于下腹或左下腹；膀胱炎、盆腔炎症及异位妊娠破裂，疼痛在下腹部。空腔脏器穿孔后引起弥漫性腹膜炎则为全腹痛；**急性阑尾炎**早期疼痛在脐周或上腹部，数小时后转移至右下腹；小肠绞痛位于脐周。

(3) 腹痛的性质与程度：消化性溃疡常有慢性、周期性、节律性中上腹隐痛或灼痛，如突然呈剧烈的刀割样、烧灼样持续性疼痛，可能并发急性穿孔；并发幽门梗阻者为胀痛，于呕吐后减轻或缓解。胆石症、泌尿道结石及肠梗阻的绞痛相当剧烈。剑突下钻顶样痛是**胆道蛔虫梗阻**的特征。肝癌疼痛多呈进行性锐痛；慢性肝炎与淤血性肝大 (如右心衰竭、缩窄性心包炎) 多为持续性胀痛。肝、脾破裂、异位妊娠破裂可出现腹部剧烈绞痛或持续性疼痛。持续性、广泛性剧烈腹痛伴腹肌紧张或板状腹，提示为**急性弥漫性腹膜炎**。

(4) 诱发、加重或缓解腹痛的因素：胆囊炎或胆石症发作前常有进食油腻食物史。急性胰腺炎发作前则常有暴饮暴食、酗酒史。服碱性药缓解者，常见于十二指肠溃疡。**胃溃疡腹痛**发生在进食后半小时左右，至下一次进餐前缓解。肠炎引起的腹痛常于排便后减轻，而肠梗阻腹痛于呕吐或排气后缓解。

三、咳嗽与咳痰

（一）病因

1. 呼吸道疾病　咽、喉、气管、支气管黏膜病变，肺泡内分泌物排入小支气管。
2. 胸膜疾病　胸膜炎、自发性气胸、胸腔穿刺。
3. 心血管疾病　心脏病伴发肺淤血、肺水肿等。
4. 中枢神经因素　大脑皮质冲动传至延髓咳嗽中枢引起咳嗽。

（二）问诊要点

1. 咳嗽的性质

（1）干性咳嗽：急性咽喉炎、急性支气管炎初期、胸膜炎、轻症肺结核、肺癌等。

（2）湿性咳嗽：慢性咽喉炎、慢性支气管炎、支气管扩张症、肺炎、肺脓肿、空洞型肺结核。

2. 咳嗽的时间与节律　①突发性咳嗽：急性咽喉炎、气管与支气管异物。②阵发性咳嗽：支气管异物、支气管哮喘、支气管肺癌、百日咳等。③长期慢性咳嗽：慢性支气管炎、支扩、慢性肺脓肿、空洞型肺结核等。④晨咳或夜间平卧时加剧并伴有咳痰：慢性支气管炎、支气管扩张和肺脓肿等病。⑤夜间咳嗽明显：左心衰竭、肺结核等。

3. 咳嗽的音色　①声音嘶哑，声带炎、喉炎、喉癌，以及压迫喉返神经。②**犬吠样**，喉头炎症水肿或气管受压。③无声（或无力）咳嗽可见于极度衰弱或声带麻痹。④带有鸡鸣样吼声常见于**百日咳**。⑤**金属调**，纵隔肿瘤或支气管癌等直接压迫气管所致。

4. 痰的性质与量　痰的性质可分为黏液性、浆液性、脓性、黏液脓性、浆液血性、血性等。支气管扩张与肺脓肿患者痰量多时，痰可出现分层现象：上层为泡沫，中层为浆液或浆液脓性，下层为坏死性物质。痰有恶臭气味者，提示有厌氧菌感染。黄绿色痰提示铜绿假单胞菌感染。粉红色泡沫痰是肺水肿的特征。

四、咯血

（一）病因

1. **支气管疾病**　**支气管扩张**、支气管肺癌、支气管内膜结核和慢性支气管炎等。
2. 肺部疾病　肺结核、肺炎链球菌性肺炎、肺脓肿等。肺结核**最常见**。
3. 心血管疾病　风湿性心脏病二尖瓣狭窄。
4. 其他　血小板减少性紫癜、白血病、血友病、肺出血型钩端螺旋体病、肾病综合征出血热等。

（二）问诊要点

1. 既往史及年龄　有无心、肺、血液系统疾病，有无结核病接触史、吸烟史等；中年以上，咯血痰或小量咯血，特别是多年吸烟史的男性患者，除考虑慢性支气管炎外，尚需考虑支气管肺癌。

2. 咯血量　大量咯血常见于空洞型肺结核、支气管扩张、肺脓肿；中等量可见于二尖瓣狭窄；其他原因所致的咯血多为小量咯血，或仅为痰中带血；咳粉红色泡沫痰为急性左心衰竭的表现。咯血量大而骤然停止可见于支气管扩张症。痰中带血多见于浸润型肺结核。多次少量反复咯血要警惕支气管肺癌。

（三）鉴别要点

咯血需与呕血（上消化道出血）相鉴别，见表10-1。

表10-1 咯血与呕血的鉴别

	咯血	呕血
病史	肺结核、支气管扩张、肺癌、心脏病等	消化性溃疡、肝硬化等
出血前症状	喉部痒感、胸闷、咳嗽等	上腹部不适、恶心、呕吐等
出血方式	咯出	呕出，可为喷射状
出血颜色	鲜红	棕黑色或暗红色，有时鲜红色
血内混有物	泡沫和（或）痰	食物残渣、胃液
黑粪	无（如咽下血液时可有）	有，可在呕血停止后仍持续数日
酸碱反应	碱性	酸性

五、呼吸困难

（一）病因

1. 呼吸系统疾病

（1）肺部疾病：肺炎链球菌性肺炎、肺栓塞、特发性肺间质纤维化、肺癌等。

（2）呼吸道梗阻：喉部炎症、水肿、肿瘤或异物，气管与支气管的炎症或肿瘤，双侧扁桃体Ⅲ度肿大等。

（3）胸廓活动障碍：胸廓外伤或畸形、肋骨骨折、气胸、胸腔积液等。

（4）肌肉疾病：重症肌无力、呼吸肌麻痹等。

2. 心血管系统　急慢性左心衰竭、风湿性心脏病、二尖瓣狭窄、先天性心脏病、心脏压塞等。

3. 中毒　尿毒症、糖尿病酮症酸中毒、吗啡中毒、巴比妥类中毒、有机磷中毒和一氧化碳中毒等。

4. 神经精神因素　①中枢神经系统病变：脑出血、脑肿瘤、脑外伤、脑炎。②周围神经疾病：脊髓灰质炎累及颈部脊髓、急性感染性多发性神经炎等。③精神疾病：癔症等。

（二）临床表现

1. 肺源性呼吸困难

（1）吸气性呼吸困难：胸骨上窝、锁骨上窝、肋间隙在吸气时明显凹陷，称为三凹征，常伴有频繁干咳及高调的吸气性喘鸣音。常见于急性喉炎、喉水肿、喉痉挛、白喉、喉癌、气管异物、支气管肿瘤等。

（2）呼气性呼气困难：支气管哮喘、喘息性慢支炎、慢性阻塞性肺气肿等。

（3）混合性呼吸困难：重症肺炎、重症肺结核、大面积肺不张、大块肺梗死、大量胸腔积液和气胸等。

2. 心源性呼吸困难

（1）劳力性呼吸困难。

（2）端坐呼吸：常表现为平卧时加重，端坐位时减轻，故被迫采取端坐位或半卧位以减轻呼吸困难的程度。

(3) 夜间阵发性呼吸困难：多在夜间入睡后感到气闷而被憋醒。发作时，患者被迫坐起喘气和咳嗽，重者表现为面色青紫、大汗、呼吸有哮鸣声、咳浆液性粉红色泡沫样痰，两肺底湿啰音，心率增快，可出现奔马律，此种呼吸又称**心源性哮喘**。常见于高血压心脏病、冠状动脉粥样硬化性心脏病、风湿性心脏瓣膜病、心肌炎等引起的左心衰竭。

3. 中毒性呼吸困难

(1) 代谢性酸中毒：出现深大而规则的呼吸，可伴有鼾声，称为**库斯莫尔（Kussmaul）呼吸**。常见于尿毒症、糖尿病酮症酸中毒。

(2) 呼吸抑制药物：吗啡、巴比妥类、有机磷农药中毒时致呼吸减慢，可呈潮式呼吸。

(3) 某些毒物：一氧化碳、氰化物中毒时，引起呼吸加快。

六、水肿

(一) 病因

1. **全身性水肿**　如心性水肿、肝性水肿、肾性水肿、营养不良性水肿、内分泌性水肿。
2. **局部水肿**　如见于各种组织炎症、静脉和淋巴回流受阻。

(二) 临床表现

1. 全身性水肿

(1) 心性水肿：**特点**是凹陷性、下垂性、对称性。主要见于右心衰竭，常同时有颈静脉怒张、肝大、肝-颈静脉反流征阳性，严重者有浆膜腔积液。

(2) 肝性水肿：主要为腹水。也可出现踝部水肿，逐渐向上蔓延；而头、面部及上肢常无水肿。临床上还有肝功能减退及门静脉高压的表现等。

(3) 肾性水肿：早期**晨起**时有眼睑与颜面水肿，以后发展为全身水肿。常伴有高血压、蛋白尿、血尿等表现。

(4) 营养不良性水肿：患者往往有贫血、乏力、消瘦等营养不良的表现。

(5) 内分泌性水肿：甲状腺功能减退症引起的水肿表现为**黏液性水肿**，特点是非凹陷性，颜面及下肢较明显，常伴有精神萎靡、食欲不振。

2. 局部水肿

(1) 组织炎症：有疖、痈、丹毒等，常伴有红、热、压痛等。

(2) 静脉和淋巴回流受阻：静脉回流受阻如血栓性静脉炎、静脉血栓形成等，水肿主要出现在病变局部或者病变侧肢体，可见局部肿胀明显，或有静脉曲张。丝虫病可引起淋巴液回流受阻，出现象皮肿，以下肢常见。

七、呕血与黑便

(一) 病因

1. **食管疾病**　食管曲张静脉破裂、食管炎、食管癌、食管贲门黏膜撕裂、食管异物、食管裂孔疝。大出血者常见于食管胃底曲张静脉破裂及食管异物刺穿主动脉，危及生命。

2. **胃及十二指肠疾病**　**最常见**的原因是消化性溃疡，非甾体抗炎药及应激所致的胃黏膜病变出血也较常见。其他有急性及慢性胃炎、胃黏膜脱垂症、胃肿瘤等。

3. **肝、胆、胰疾病**　**食管与胃底静脉曲张破裂**是引起上消化道出血的常见病因。

· 632 ·

4. 全身性疾病 ①血液疾病；②感染性疾病；③结缔组织病；④其他，如尿毒症、肺源性心脏病、呼吸功能衰竭等。

前3位的病因分别是消化性溃疡、食管与胃底静脉曲张破裂、急性胃黏膜病变。

（二）问诊要点

1. 确认是否为上消化道出血　呕血应与咯血及口、鼻、咽喉部位出血相鉴别。黑便应与食动物血、铁剂、铋剂等造成的黑粪相鉴别。

2. 诱因　饮食不节、酗酒及服用某些药物、大面积烧伤、颅脑手术、脑血管疾病和严重外伤伴呕血者等，应考虑为急性胃黏膜病变。

3. 既往病史　重点询问有无消化性溃疡、肝炎、肝硬化及长期服用某些损害消化道黏膜的药物史。

4. 伴随症状　①伴有慢性、周期性、节律性上腹痛，常见于消化性溃疡。②伴有蜘蛛痣、肝掌、黄疸、腹壁静脉曲张、腹水、脾大，常见于肝硬化门静脉高压。③伴有皮肤黏膜出血者，常见于血液疾病或急性传染病等。④伴有右上腹痛、黄疸、寒战、高热者，常见于胆道疾病，如急性梗阻性化脓性胆管炎。

八、黄疸

黄疸是血清中胆红素浓度升高致皮肤、黏膜、巩膜黄染的症状。胆红素在17.1～34.2μmol/L时，虽然浓度升高，但无黄染出现，称为隐性黄疸；胆红素超过34.2μmol/L时，则可出现皮肤、黏膜、巩膜黄染，称为显性黄疸。

（一）溶血性黄疸

1. 病因

（1）先天性溶血性贫血：如遗传性球形红细胞增多症、珠蛋白生成障碍性贫血、蚕豆病等。

（2）后天获得性溶血性贫血：①自身免疫性溶血性贫血。②同种免疫性溶血性贫血。③非免疫性溶血性贫血，如败血症、疟疾、毒蕈中毒、阵发性睡眠性血红蛋白尿等。

2. 临床表现　黄疸一般较轻，呈浅柠檬色，不伴有皮肤瘙痒。急性溶血时，起病急骤，出现寒战、高热、头痛、腰痛、恶心、呕吐、血红蛋白尿。严重者出现周围循环衰竭及急性肾衰竭。慢性溶血有贫血、黄疸、脾大三大特征。

3. 实验室检查　血清总胆红素增多，以非结合胆红素为主，结合胆红素一般正常，尿中尿胆原增加，但胆红素阴性；粪胆原随之增加，大便颜色加深。

（二）肝细胞性黄疸

1. 病因　病毒性肝炎、中毒性肝炎、肝硬化、肝癌、钩端螺旋体病、败血症、伤寒等。

2. 临床表现　黄疸呈浅黄至深黄，甚至橙黄色。有乏力、食欲下降、恶心、呕吐、右上腹痛、腹胀、腹水，严重者可见出血倾向、腹水、昏迷等肝功能受损的症状或体征，可有肝脾大的体征。

3. 实验室检查　血清总胆红素、结合及非结合胆红素均增多。尿中尿胆原通常增多，尿胆红素阳性。大便颜色通常改变不明显。肝功能受损，转氨酶升高。

（三）胆汁淤积性黄疸

1. 病因

（1）肝外梗阻性黄疸：外科疾病，如胆总管结石、胆管狭窄、胆道炎症水肿、胆道蛔虫、胆管癌、胰头癌等引起的梗阻。

（2）肝内胆汁淤积：胆汁排泄障碍所致，而无机械性梗阻，常见于内科疾病，如毛细胆管型病毒性肝炎，药物性胆汁淤积（氯丙嗪、甲睾酮及避孕药等），原发性胆汁性肝硬化，妊娠期特发性黄疸等。

2. 临床表现　黄疸深而色泽暗，甚至呈黄绿色或褐绿色。胆酸盐反流入血，刺激皮肤可引起瘙痒，刺激迷走神经可引起心动过缓。寒战、发热、右上腹痛等胆道梗阻症状。

3. 实验室检查　血清结合胆红素明显增多；尿胆原减少或阴性，尿胆红素阳性；尿色加深，因肠肝循环途径被阻断，粪胆原减少或缺如，故大便颜色变浅甚至呈白陶土色。反映胆道梗阻的指标，如血清碱性磷酸酶及总胆固醇增高。

九、抽搐

1. 颅脑疾病的病因

（1）感染性：如脑炎、脑膜炎、脑脓肿、脑寄生虫病等。

（2）非感染性：①外伤。产伤、脑挫伤、脑血肿等。②肿瘤。原发性脑肿瘤及转移性脑肿瘤。③血管性疾病。脑血管畸形、高血压脑病、脑出血、脑梗死等。④癫痫。

2. 全身性疾病的病因

（1）感染性：小儿高热惊厥、中毒性肺炎、中毒性菌痢、败血症、狂犬病、破伤风等。

（2）非感染性：①缺氧，窒息、溺水等。②中毒，外源性中毒如药物（洛贝林、可拉明、阿托品、氨茶碱等），化学物（苯、铅、汞、乙醇、有机磷）；内源性中毒，如尿毒症、肝性脑病等。③代谢性疾病，低血糖、低血钙。④心血管疾病，阿-斯综合征。⑤物理损伤，中暑、触电等。⑥癔症性抽搐。

十、昏迷

（一）概念

患者意识完全丧失，各种强刺激不能使其觉醒。

（二）分度

1. 浅昏迷　意识大部分丧失，对强烈刺激如疼痛刺激可有痛苦表情和回避动作，但不能觉醒。角膜反射、瞳孔对光反射、吞咽反射、咳嗽反射等基本保留。

2. 中度昏迷　意识完全丧失，对强刺激的防御反射、角膜反射减弱，瞳孔对光反射迟钝，眼球活动消失。

3. 深昏迷　对各种刺激均无反应，全身肌肉松弛，眼球固定，瞳孔对光反射、角膜反射等消失，可出现病理反射。

第二单元　问诊

【复习指导】掌握问诊的内容和顺序。熟悉问诊的重要性、问诊方法、技巧及注意事项。

问诊内容

（一）一般项目

姓名、性别、年龄、籍贯、民族、婚姻、住址、工作单位、职业、入院日期、记录日期、病史陈述者及其可靠性。若病史陈述者不是患者本人，则应注明陈述者与患者的关系。

（二）主诉

主诉是患者感觉最明显、最痛苦的症状或体征及持续时间，也是本次就诊的最主要原因。主诉要有显著的意向性，确切的主诉常可提供对某系统疾病的诊断线索。尽可能用患者自己的言辞，不用医师的诊断用语。

（三）现病史

1. 起病情况　患病时间、起病缓急、有无病因或诱因等。

2. 主要症状的特点　症状的部位、性质、持续时间、程度、缓解和加剧的因素。

3. 病因和诱因　发病的病因（外伤、感染、遗传等）和诱因（气候变化、环境改变、饮食起居失调等）。

4. 病情的发展与演变　主要症状的变化、新症状的出现等。

5. 伴随症状　鉴别诊断的依据，明确诊断的重要线索。

6. 诊治经过。

7. 病程中的一般情况。

（四）既往史

既往史包括患者既往的健康状况和过去曾经患过的疾病、外伤手术、预防接种、过敏史等，尤其是与现病有密切关系的疾病的历史。记录时，按发病年月的先后顺序排列。

（五）系统回顾

系统回顾是指对各系统进行详细询问可能发生的疾病。

（六）个人史

①社会经历，包括出生地，居住地区和居留时间（尤其是传染病疫源地和地方病流行区），受教育程度，经济生活和业余爱好。②职业和工作条件，工种、劳动环境、对工业毒物的接触情况及时间。③习惯与嗜好，起居与卫生习惯、饮食的规律与质量、烟酒嗜好与摄入量，以及异嗜癖和麻醉毒品等。④冶游史。

（七）婚姻史

婚姻史包括未婚或已婚，结婚年龄，配偶健康状况，性生活情况，夫妻关系等。

（八）月经史及生育史

1. 月经史　包括月经初潮年龄，月经周期和经期天数，经血的量和颜色，经期症状，有无痛经与白带，末次月经日期，闭经日期，绝经年龄。**记录格式**如下。

$$初潮年龄 \frac{行经期（天）}{月经周期（天）} 末次月经时间（或绝经年龄）$$

2. 生育史　包括妊娠与生育次数和年龄，人工或自然流产的次数，有无死产、手术产、产褥热及计划生育状况等。对男性患者也应询问有无生殖系统疾病。

（九）家族史

家族史包括询问血友病、糖尿病、高血压病、卒中、癫痫、恶性肿瘤、哮喘、白化病等。

第三单元　检体诊断

【复习指导】掌握视诊、触诊、叩诊、听诊和嗅诊5种基本体格检查法，5种基本叩诊音的特征及临床意义；熟悉常见异常气味的临床意义。掌握体温、血压、脉搏、典型面容、异常步态；熟悉体位；了解意识状态、发育体型与营养状况。掌握蜘蛛痣、肝掌、水肿的检查法及临床意义；熟悉皮疹、皮下出血的临床意义。掌握局部和全身浅表淋巴结肿大的临床意义。掌握瞳孔检查法、临床意义，麻疹黏膜斑、铅线的识别，扁桃体及腮腺异常的临床意义；熟悉头颅畸形的临床意义，眼、耳、鼻、口腔检查的主要内容及异常改变的临床意义。掌握颈部血管异常的临床意义，甲状腺、气管检查的方法及异常改变的临床意义。掌握乳房视诊和触诊的方法，异常胸廓的类型、特点及临床意义，触觉语颤的临床意义，胸部异常叩诊音的发生机制和临床意义，3种呼吸音（支气管呼吸音、肺泡呼吸音、支气管肺泡呼吸音）的听诊特点及部位，异常肺泡呼吸音、支气管呼吸音、支气管肺泡呼吸音的临床意义，干啰音、湿啰音、捻发音和胸膜摩擦音的听诊特点及临床意义，听觉语音的检查法及其异常的临床意义，以及肺与胸膜常见病变的体征；熟悉呼吸类型、频率、节律、深度及呼吸运动异常改变的临床意义，肺下界、肺下界移动度的检查方法及其异常的临床意义；了解胸膜摩擦感的检查方法及临床意义。掌握心尖搏动、震颤、心浊音区、心脏瓣膜听诊区、心率、心律的临床意义，心界叩诊方法，第一、第二心音的产生机制、听诊特点及第一、第二心音的鉴别，舒张早期奔马律、开瓣音的临床意义，各瓣膜区杂音的临床意义，功能性与器质性收缩期杂音的鉴别，心包摩擦音的听诊特点及临床意义，周围血管征，二尖瓣、主动脉瓣狭窄及关闭不全的体征；熟悉心前区隆起，心浊音界各部组成，心音的产生机制、听诊特点及临床意义，舒张晚期奔马律、异常脉搏的临床意义，心包积液及心力衰竭的体征；了解心包摩擦感、收缩期额外心音、心包叩击音、肿瘤扑落音的临床意义等。掌握腹部外形、腹壁静脉曲张、腹壁紧张度、压痛及反跳痛的临床意义，肝脏、胆囊、脾脏及肾脏的触诊方法及临床意义，腹部肿块触诊的要点及临床意义，肝脏叩诊、移动性浊音、肠鸣音的检查方法及临床意义，肝硬化、急性腹膜炎的主要体征；熟悉脾脏、胃泡鼓音区、肾脏、膀胱叩诊的方法及临床意义，幽门梗阻、急性阑尾炎、急性胆囊炎、急性胰腺炎、肠梗阻腹部检查的主要体征；了解腹部体表标志与分区，腹部呼吸运动、蠕动波、腹部皮肤、脐与疝及上腹部搏动检查的临床意义，膀胱、胰腺触诊，腹部叩诊音、振水音的检查方法及临床意义。熟悉肛门与直肠检查的体位；了解肛门视诊的内容。掌握脊柱弯曲度、活动度、压痛与叩击痛的检查法及临床意义；熟悉四肢与关节检查及形态异常的临床意义。掌握浅反射、深反射、病理反射、脑膜刺激征的检查方法及临床意义，中枢性与周围性面瘫的鉴别；熟悉中枢性瘫痪与周围性瘫痪的鉴别；了解感觉功能及运动功能检查法。

一、基本检查法

（一）视诊

视诊是医师用眼睛来观察患者全身或局部表现的诊断方法。

（二）触诊

触诊的方法

手指腹皮肤最为敏感。

（1）浅部触诊：主要用于检查体表浅在病变、关节、软组织、表浅淋巴结、浅部的血管、神经、阴囊和精索等。

（2）深部触诊：主要用于腹腔内病变和脏器的检查。

①深部滑行触诊：主要适用于腹腔深部包块和胃肠病变的检查。

②双手触诊：适用于肝、脾、肾、子宫及腹腔肿物的检查。

③深压触诊：探测压痛点如阑尾压痛点、胆囊压痛点等，检查反跳痛。

④冲击触诊：又称浮沉触诊法，适用于大量腹水而肝脾难以触及时。

（三）叩诊

1. 叩诊方法

（1）间接叩诊法：最常用，如心肺叩诊等。

（2）直接叩诊法：适用于大面积肺实变、气胸、大量胸腔积液或腹水等。

2. 叩诊音

（1）清音：**正常肺部的叩诊音**。

（2）浊音：正常，被肺的边缘所覆盖的心脏或肝脏部分，即**心脏或肝脏相对浊音区**。病理，如肺炎。

（3）实音：生理，心脏、肝脏，病理：大量胸腔积液或肺实变。

（4）鼓音：正常，左胸下部的胃泡区及腹部；病理，**肺空洞、气胸或气腹**等。

（5）过清音：**肺气肿**及部分老年人。

（四）听诊

听诊是指医师直接用耳或借助听诊器听取被检查者体内各部分活动时发出的声音，以判断人体组织器官是否处于正常状态的一种检查方法。包括：①直接听诊法；②间接听诊法。

（五）嗅诊

1. 呕吐物味　胃内容物略带酸味，呕吐物出现粪臭味见于肠梗阻，烂苹果味并混有脓液见于胃坏疽，浓烈的酸味见于幽门梗阻或狭窄等。

2. 呼气味　浓烈的酒味见于酒后或醉酒，刺激性蒜味见于有机磷农村中毒，烂苹果味见于糖尿病酮症酸中毒，氨味见于尿毒症，肝臭味见于肝性脑病。

二、全身状态检查

（一）体温

1. 腋下温度　正常值为 36～37℃。

2. 口腔温度　正常值为 36.3～37.2℃。此方法准确且方便，但婴幼儿及意识障碍者不宜使用。

3. 肛门温度　正常值为 36.5～37.7℃。适用于小儿及神志不清的患者。

（二）脉搏

常选择**桡动脉**。正常成年人在安静状态下为 **60～100 次/分**，儿童较快，婴幼儿可达 130 次/分。病理状态下，发热、疼痛、贫血、甲状腺功能亢进、心力衰竭、休克、心肌炎等，脉率增快；颅内高压、病态窦房结综合征、二度以上窦房或房室传导阻滞，或服用强心苷、钙拮抗剂、β 阻滞剂等药物时，脉率减慢。心房颤动时，计数脉率和心率，脉率少于心率，称为**脉搏短绌**。

（三）血压

1. 测量方法

（1）直接测量法：必要时用于危重患者。

（2）间接测量法：即广泛应用的袖带加压法。

2. 血压水平的定义和分类　血压分类，根据《中国高血压防治指南》（2012年修订版），采用下述标准（表10-2）。

表10-2　血压水平的定义和分类

类别	收缩压（mmHg）		舒张压（mmHg）
正常血压	< 120	和	< 80
正常高值血压	120～139	和（或）	80～89
高血压	≥ 140	和（或）	≥ 90
1级高血压	140～159	和（或）	90～99
2级高血压	160～179	和（或）	100～109
3级高血压	≥ 180	和（或）	≥ 110
单纯收缩期高血压	≥ 140	和	< 90

3. 血压变异的临床意义

（1）高血压：收缩压≥140mmHg和（或）舒张压≥90mmHg，即为高血压。只有收缩压达到高血压标准，称为**收缩期高血压**。

（2）低血压：血压低于90/60mmHg时，称为**低血压**。见于休克、急性心肌梗死、心力衰竭、心脏压塞、肾上腺皮质功能减退等。

（3）脉压增大和减小：脉压>40mmHg称为**脉压增大**，常见于主动脉瓣关闭不全、动脉导管未闭、动静脉瘘、高热、甲状腺功能亢进症、严重贫血、老年主动脉硬化等。脉压<30mmHg称为**脉压减小**，常见于主动脉瓣狭窄、心力衰竭、低血压、休克、心包积液、缩窄性心包炎等。

（四）发育与体型

体型分为3种，正力型又称均称型，超力型又称矮胖型，无力型又称瘦长型。

（五）营养状态

营养状态分为良好、不良、中等3级。常见的营养异常有如下。

1. 营养不良　①消化障碍：胃、肠、胰腺、肝、胆疾病。②消耗增多：恶性肿瘤、精神神经因素、活动性结核、代谢疾病（如糖尿病）和某些内分泌疾病（如甲状腺功能亢进）。长期消耗增多、体重减轻到不足标准体重的90%，称为**消瘦**。极度消瘦者称为**恶病质**。

2. 肥胖　超过理想体重的20%。

（六）意识状态

对较为严重者应同时做**痛觉试验**（如重压患者眶上缘）、瞳孔对光反射、角膜反射、腱反射等，以判断有无意识障碍及其程度。

（七）面容与表情

1. 贫血面容　各种原因所致的贫血。
2. 肝病面容　慢性肝病。
3. 肾病面容　慢性肾脏疾病。
4. 甲状腺功能亢进面容　甲状腺功能亢进症。
5. 黏液性水肿面容　甲状腺功能减退症。
6. 二尖瓣面容　风湿性心瓣膜病二尖瓣狭窄。

（八）体位

1. 自动体位　见于轻病或疾病早期。
2. 被动体位　患者不能随意调整或变换体位，需别人帮助才能改变体位。见于极度衰弱或意识丧失的患者。
3. 强迫体位　患者为了减轻疾病痛苦，被迫采取的某些特殊体位。常见者有以下几种。

（1）强迫仰卧位：见于急性腹膜炎等。

（2）强迫俯卧位：常见于脊柱疾病。

（3）强迫侧卧位：侧卧于患侧，以减轻疼痛，且有利于健侧代偿呼吸以减轻呼吸困难。见于一侧胸膜炎及大量胸腔积液。

（4）强迫坐位：又称**端坐呼吸**。患者坐于床沿上，以两手置于膝盖上或扶持床边。见于心、肺功能不全的患者。

（5）强迫蹲位：见于**发绀型先天性心脏病**。

（6）辗转体位：见于胆绞痛、肾绞痛、肠绞痛等。

（7）角弓反张位：见于破伤风、小儿脑膜炎。

（九）步态

1. 痉挛性偏瘫步态　瘫痪侧上肢呈内收、旋前，指、肘、腕关节屈曲，无正常摆动；下肢伸直并外旋，举步时将患侧骨盆抬高以提起瘫痪侧下肢，然后以髋关节为中心，足尖拖地，向外画半个圆圈跨前一步，故又称划圈样步态，多见于**急性脑血管疾病的后遗症**。
2. 慌张步态　见于**帕金森病**，又称震颤麻痹。
3. 跨阈步态　见于**腓总神经麻痹**出现的足下垂患者。
4. 间歇性跛行　见于闭塞性动脉硬化、高血压动脉硬化等。

三、皮肤检查

（一）皮疹

1. 斑疹　只是局部皮肤发红，一般不高出皮肤。常见于麻疹初起、斑疹伤寒、丹毒、风湿性多形性红斑等。
2. 玫瑰疹　是一种鲜红色的圆形斑疹，压之褪色，松开时又复现。多出现于胸腹部。对伤寒或副伤寒具有诊断意义。
3. 丘疹　直径小于1cm，除局部颜色改变外，还隆起皮面。常见于药物疹、麻疹、猩红热及湿疹等。
4. 斑丘疹　在丘疹周围合并皮肤发红的底盘，称为斑丘疹。常见于风疹、猩红热、湿疹及药物疹等。

5. 荨麻疹 主要表现为边缘清楚的红色或苍白色的瘙痒性皮肤损害。出现得快，消退得也快，且消退后不留痕迹。常见于各种异性蛋白性食物或药物过敏。

（二）皮下出血

皮肤或黏膜下出血，出血面的直径＜2mm者，称为**瘀点**；皮下出血直径在3～5mm者，称为**紫癜**；皮下出血直径＞5mm者，称为**瘀斑**；片状出血并伴有皮肤显著隆起者，称为**血肿**。

（三）蜘蛛痣

蜘蛛痣是皮肤小动脉末端分支性扩张所形成的血管痣，因形似蜘蛛而得名。蜘蛛痣出现部位多在上腔静脉分布区，如面、颈、手背、上臂、前胸和肩部等处。蜘蛛痣的发生一般认为与**雌激素**增多有关。肝功能障碍使体内雌激素灭活能力减退，常见于慢性肝炎、肝硬化者。慢性肝病患者手掌大、小鱼际处常发红，加压后褪色，称为**肝掌**。

（四）水肿

手指按压后凹陷不能很快恢复者，称为**凹陷性水肿**。黏液性水肿及象皮肿指压后无组织凹陷，称为**非凹陷性水肿**。黏液性水肿见于甲状腺功能减退症。象皮肿见于丝虫病。

全身性水肿常见于肾炎和肾病综合征、心力衰竭（尤其是右心衰竭）、失代偿期肝硬化和营养不良等；局限性水肿可见于局部炎症、外伤、过敏、血栓形成所致的毛细血管通透性增加，静脉或淋巴回流受阻。

四、淋巴结检查

（一）检查方法

发现有肿大的淋巴结时，应注意部位、大小、数量、质地、移动度、表面是否光滑，有无粘连，局部皮肤有无红肿、压痛和波动、瘢痕、瘘管等。同时，注意寻找引起淋巴结肿大的原发病灶。

（二）浅表淋巴结肿大的临床意义

1. 局限性淋巴结肿大 非特异性淋巴结炎：一般**炎症所致**的淋巴结肿大，**多有触痛**、表面光滑、无粘连、质不硬。

2. 淋巴结结核 肿大的淋巴结常发生在**颈部**血管周围，多发性，质地较硬，大小不等，可互相粘连。

3. 转移性淋巴肿结大 **恶性肿瘤转移**所致的淋巴结肿大，质硬或有橡皮样感，一般**无压痛**，表面光滑或有突起，与周围组织粘连而不易推动。左锁骨上窝淋巴结肿大，多为腹腔脏器癌肿（胃癌、肝癌、结肠癌等）转移；右锁骨上窝淋巴结肿大，多为胸腔脏器癌肿（肺癌、食管癌等）转移。鼻咽癌易转移到颈部淋巴结；乳腺癌最早引起同侧腋下淋巴结肿大。

4. 全身性淋巴结肿大 常见于传染性单核细胞增多症、淋巴细胞性白血病、淋巴瘤和系统性红斑狼疮。

五、头部检查

（一）头颅

1. 方颅 **小儿佝偻病、先天性梅毒**。

2. 巨颅 额、头顶、颞和枕部膨大呈圆形，颜面部相对很小，伴有颈部静脉充盈。因颅内高压，压迫眼球，形成双目下视、巩膜外露的特殊面容，称为**落日现象**。见于**脑积水**。

(二) 头部器官

1. 眼

(1) 眼睑

①上睑下垂：**双侧上睑下垂**见于重症肌无力、先天性上眼睑下垂。**单侧上睑下垂**，常见于引起动眼神经麻痹的疾病，如脑炎、脑脓肿、蛛网膜下腔出血、白喉、外伤等。

②眼睑闭合不全：**双侧眼睑闭合不全**，常见于甲状腺功能亢进症；**单侧眼睑闭合不全**，常见于面神经麻痹。

(2) 结膜：结膜充血，常见于结膜炎、角膜炎、沙眼早期；结膜苍白，常见于贫血；结膜发黄，常见于黄疸。睑结膜有滤泡或乳头常见于**沙眼**。结膜有散在出血点，可见于**感染性心内膜炎**。结膜下片状出血，常见于外伤及出血性疾病。球结膜透明而隆起为**球结膜下水肿**，常见于脑水肿或输液过多。

(3) 巩膜：患者有显性黄疸时，多先在巩膜出现均匀的黄染。仅在角膜周围出现**黄染**，常见于血液中其他黄色素增多，如胡萝卜素和阿的平等。

(4) 角膜：检查时应注意有无白斑、云翳、溃疡、角膜软化和血管增生等。

(5) 瞳孔：正常瞳孔**直径为 2～5mm**，双侧**等大等圆**。

①缩小与扩大：在病理情况下，**瞳孔缩小（<2mm）**常见于虹膜炎，中毒（有机磷农药及毒蕈），药物影响（吗啡、氯丙嗪、毛果芸香碱）等；**瞳孔扩大（>5mm）**见于外伤、青光眼绝对期、视神经萎缩、完全失明、濒死状态、药物影响（阿托品、可卡因）等。

②大小不等：双侧瞳孔大小不等，常见于**脑外伤、脑肿瘤、脑疝及中枢神经梅毒**等颅内病变。

③对光反射：瞳孔对光反射**迟钝或消失**，见于**昏迷**患者。

④近反射：当动眼神经受损害时，调节和聚合反射消失。

(6) 眼球：检查时，注意眼球的外形和运动。

①眼球突出：单侧眼球突出，多见于局部炎症或框内占位性病变，偶见于颅内病变。**双侧眼球突出**，见于甲状腺功能亢进症。

②眼球凹陷：单侧眼球凹陷，见于 Horner 综合征和眶尖骨折；双侧眼球凹陷，见于重度脱水及恶病质。

2. 鼻

(1) 鼻的外形：**蝶形红斑，见于红斑狼疮**。

(2) 鼻翼翕动：高度呼吸困难的表现，常见于大叶性肺炎、支气管哮喘、心源性哮喘等。

(3) 鼻窦：鼻窦压痛多为**鼻窦炎**。

3. 口腔

(1) 口唇：**口唇单纯疱疹病毒**感染，常伴发于感冒、流行性脑脊髓膜炎等。**口唇发绀**常见于：①法洛四联症、先天性肺动静脉瘘。②慢性阻塞性肺气肿、肺动脉栓塞。③心力衰竭、休克及暴露在寒冷环境。④真性红细胞增多症。

(2) 口腔黏膜：在相当于**第二磨牙处**的颊黏膜出现直径约 1mm 的**灰白色小点**，外有红色晕圈，为**麻疹黏膜斑**，是麻疹的**早期**（发疹前 24～48h）特征。乳白色薄膜覆盖于口腔黏膜、口角等处，称为**鹅口疮**（白念珠菌感染），多见于体弱重症的病儿或老年患者，或长期使用广谱抗生素的患者。

（3）牙齿及牙龈：牙齿呈黄褐色，为**斑釉牙**，见于长期饮用含氟量高的水或服用四环素等药物后。中切牙切缘凹陷呈月牙形伴牙间隙过宽，见于**先天性梅毒**。

牙龈出血可见于牙石、牙周炎等牙龈局部病变和全身性出血性疾病。齿龈的游离缘出现灰黑色点线为**铅线**，见于**慢性铅中毒**。

（4）舌

①**草莓舌**：**猩红热**或长期发热的患者。

②**牛肉舌**：**糙皮病**（烟酸缺乏）。

③**镜面舌**：恶性贫血（内因子缺乏）、缺铁性贫血或慢性萎缩性胃炎。

④运动异常：舌体不自主偏斜，常见于舌下神经麻痹；舌体震颤，常见于甲状腺功能亢进症。

（5）咽部及扁桃体

①鼻咽：鼻咽部出现血性分泌物，单侧持续性鼻塞，伴有耳鸣、耳聋，单侧颈部包块等，见于早期**鼻咽癌**。

②扁桃体肿大：**扁桃体肿大分为3度**。Ⅰ度肿大时扁桃体**不超过咽腭弓**；Ⅱ度肿大时扁桃体**超过**咽腭弓；Ⅲ度肿大时扁桃体达到或超过**咽后壁中线**。

③喉咽：**喉返神经**受损时，可出现声音嘶哑或失音。

4.腮腺 **腮腺导管开口**在与上颌**第二磨牙牙冠**相对的颊黏膜上。一侧或双侧腮腺肿大，触诊边缘不清，有轻压痛，腮腺导管开口处红肿，见于**流行性腮腺炎**。单侧腮腺肿大，腮腺导管开口处加压后有脓性分泌物流出，见于**化脓性腮腺炎**。

六、颈部检查

（一）颈部血管

静脉压异常增高时，坐位或半卧位可见明显的颈静脉充盈，称为**颈静脉怒张**。颈静脉怒张提示体循环静脉血液**回流受阻**或上腔静脉压增高，常见于右心功能不全、缩窄性心包炎、心包积液、上腔静脉阻塞综合征。

颈动脉明显搏动，常见于主动脉瓣关闭不全、甲状腺功能亢进症、高血压及严重贫血等。**颈静脉搏动**，见于三尖瓣关闭不全。

（二）甲状腺

1.检查方法

（1）视诊：嘱受检者做**吞咽**动作，可见甲状腺**随吞咽动作向上移动**，常可据此与颈前的其他包块相鉴别。

（2）触诊：可进一步明确甲状腺的大小、轮廓和性质。

甲状腺肿大分为3度：不能看出肿大但**能触及**者为Ⅰ度；既**可看出**肿大又能触及，但在胸锁乳突肌以内者为Ⅱ度；肿大**超出**胸锁乳突肌外缘者为Ⅲ度。

2.甲状腺肿大的临床意义 生理性甲状腺肿大见于女性青春期、妊娠或哺乳期。**病理性甲状腺肿大**常见于如下。

（1）甲状腺功能亢进症：甲状腺呈对称性或非对称性肿大，质地多柔软。可听到连续性血管杂音并触及震颤。

（2）单纯性甲状腺肿：甲状腺肿大显著，质地柔软，多为弥漫性，也可为结节性，**不伴有**甲状腺功能亢进症的表现。

（3）甲状腺癌：常呈**不规则结节**，质硬而固定，易与周围组织**粘连**。易于与甲状腺腺瘤和颈前淋巴结肿大等相混淆。

（三）气管

大量**胸腔积液**、**气胸**、**纵隔肿瘤**及单侧甲状腺肿大，可将气管**推**向健侧；**肺不张**、**肺纤维化**、**胸膜粘连**等，可将气管**拉**向患侧。

主动脉弓动脉瘤时，由于心脏收缩时瘤体膨大将气管压向后下，因而每随心脏搏动可以触到气管向下拽动，称为**气管牵拽（Oliver征）**。

七、胸部检查

（一）异常胸廓

1. **桶状胸**　常见于**慢性阻塞性肺气肿**及支气管哮喘发作。
2. **扁平胸**　见于瘦长体型者，也可见于慢性消耗性疾病，如肺结核等。
3. **鸡胸**　为**佝偻病**所致的胸部病变，多见于儿童。有时肋骨与肋软骨交接处增厚隆起呈圆珠状，在胸骨两侧排列成串珠状，称为**佝偻病串珠**。前胸下部膈肌附着处，因肋骨质软，长期受膈肌牵拉可向内凹陷，而下部肋缘则外翻，形成一水平状深沟，称为**肋膈沟**。胸骨下端剑突处内陷，有时连同依附的肋软骨一起内陷而形似漏斗，称为**漏斗胸**。

（二）胸壁检查

用手指轻压或轻叩胸壁，正常人无疼痛感觉。胸壁炎症、肿瘤浸润、肋软骨炎、肋间神经痛、带状疱疹、肋骨骨折等，可有**局部压痛**。

（三）乳房检查

1. 视诊

（1）外表：乳房皮肤表皮水肿隆起，毛囊及毛囊孔明显下陷，皮肤呈"**橘皮样**"，多为浅表淋巴管被乳癌堵塞后局部皮肤出现淋巴性水肿所致。

（2）乳头状态：近期发生的**乳头内陷**或位置偏移，可能为**癌变**或炎症。乳头出现**血性**分泌物见于乳管内乳头状瘤、乳腺癌。

2. 触诊　先触诊检查健侧乳房，再检查患侧。乳房压痛多系炎症所致，恶性病变一般无压痛。触及乳房包块时，应注意其部位、大小、外形、硬度、压痛及活动度。乳房肿块见于乳癌、乳房纤维腺瘤。**恶性肿瘤**以乳癌最常见，多见于中年以上的妇女，肿块形状不规则、表面凹凸不平、边界不清、压痛不明显、质坚硬，晚期可与皮肤及深部组织粘连而固定，易向腋窝等处淋巴结转移，尚可有"橘皮样"、乳头内陷及血性分泌物。

（四）肺和胸膜检查

1. 视诊

（1）呼吸类型：一般来说，成年女性以胸式呼吸为主，儿童及成年男性以腹式呼吸为主。

（2）呼吸频率、深度及节律：正常成人**呼吸频率**为12～20次/分。

①呼吸频率变化：成人呼吸频率超过20次/分，称为**呼吸过速**；成人呼吸频率低于12

次/分，称为**呼吸过缓**。

②呼吸深度变化：严重代谢性酸中毒时，患者可以出现节律匀齐，呼吸深而大（吸气慢而深、呼气短促），患者不感呼吸困难的呼吸，称为**库斯莫尔呼吸**，又称**酸中毒大呼吸**。见于尿毒症、糖尿病酮症酸中毒等。

③呼吸节律变化：a.**潮式呼吸**，多见于脑炎、脑膜炎、颅内压增高、脑干损伤等。b.**间停呼吸**，表现为有规律的**深度相等**的呼吸几次之后，突然停止呼吸，间隔一个短时间后又开始深度相同的呼吸，如此周而复始。间停呼吸常为**临终**前的危急征象。

2.触诊

（1）触觉语颤：语颤增强常见于：①肺实变，**大叶性肺炎实变期**、肺梗死、肺结核、肺脓肿及肺癌等。②压迫性肺不张，见于受肿瘤压迫的肺组织。③较浅而大的肺空洞，见于肺结核、肺脓肿、肺肿瘤所致的空洞。

语颤减弱或消失主要见于：①肺泡内含气量增多，如**肺气肿**及支气管哮喘发作时。②支气管阻塞，如**阻塞**性肺不张、气管内分泌物增多。③胸壁距肺组织距离加大，如**胸腔积液**、气胸。④体质衰弱，因发音较弱而语颤减弱，如大量胸腔积液、严重气胸时，语颤可消失。

（2）胸膜摩擦感：胸膜有炎症时，可出现**胸膜摩擦感**，以**腋中线第5～7肋间隙**最易感觉。

3.叩诊

（1）正常肺部叩诊音：呈**清音**。

（2）肺部定界叩诊

①肺下界：平静呼吸时，**右肺下界**在右侧锁骨中线、腋中线、肩胛线分别为**第6、8、10肋间隙**。在病理情况下，**肺下界下移**见于肺气肿、腹腔内脏下垂；**肺下界上移**见于阻塞性肺不张、肺萎缩、胸腔积液、气胸，以及腹压增高所致的膈肌上抬。

②肺下界移动度：正常人两侧肺下界移动度为6～8cm。肺下界移动度减小，见于阻塞性肺气肿、胸腔积液、肺不张、胸膜粘连、肺炎及各种原因所致的腹压增高。

（3）胸部病理性叩诊音

①浊音或实音：a.肺部大面积含气量减少或消失，如肺炎、肺结核、肺梗死、**肺不张**、肺水肿、肺硬化等。b.肺内不含气的占位病变，如**肺肿瘤**等。c.胸膜腔病变，如**胸腔积液**、胸膜增厚粘连等。

②鼓音：气胸及直径>3～4cm的浅表肺空洞，如**空洞型肺结核**、液化破溃了的肺脓肿或肺肿瘤。

③**过清音**：**肺气肿**、支气管哮喘发作时。

4.听诊

（1）正常呼吸音

①**支气管呼吸音**：正常人在喉部、胸骨上窝、背部第6颈椎至第2胸椎附近都可以听到。

②肺泡呼吸音：正常人，除了上述支气管呼吸音的部位和下述的支气管肺泡呼吸音的部位，其余肺部都可听到肺泡呼吸音。

③**支气管肺泡呼吸音**：正常人在胸骨角附近，肩胛间区的第3、4胸椎水平及右肺尖可以听到支气管肺泡呼吸音。

（2）病理性呼吸音

①病理性肺泡呼吸音：肺泡呼吸音减弱或消失常见于：a.胸廓活动受限，如全身衰弱、胸膜炎、呼吸肌瘫痪、腹压过高、肋间神经痛、肋骨骨折等。b.**支气管阻塞**，如支气管炎、**支气管哮喘**、喉或大支气管肿瘤等。c.肺顺应性降低，如肺气肿、肺间质炎症、肺淤血等。d.胸腔内肿物，如肺癌、肺囊肿等。e.胸膜疾病，如**胸腔积液**、气胸、胸膜增厚及粘连等。

肺泡呼吸音增强见于：a.双侧呼吸音增强，如运动、发热或代谢亢进等；b.肺脏或胸腔病变使一侧或一部分肺的呼吸功能减弱或丧失，则健侧或无病变部分的肺泡呼吸音可出现代偿性增强。

②**病理性支气管呼吸音**：a.肺组织实变，常见于**大叶性肺炎实变期**。b.肺内大空洞，常见于空洞型肺结核、肺脓肿、肺癌形成空洞时。c.压迫性肺不张，常见于中等量胸腔积液的上方及肺肿块的周围。

③病理性支气管肺泡呼吸音：常见于肺实变区域较小且与正常肺组织掺杂存在，或肺实变部位较深并被正常肺组织所遮盖。

（3）干啰音

①听诊特点：a.吸气和呼气均可听到，但以**呼气**时更加明显；b.**强度和性质易改变且部位变换不定**，如咳嗽后可以增多、减少、消失或出现，多为黏稠分泌物移动所致；c.音调较高，每个音响持续时间较长；d.几种不同性质的干啰音可同时存在；e.发生于主支气管以上的干啰音，有时不用听诊器即可听到，称为**喘鸣**。

②分类：分为**鼾音**、**哨笛音**、飞箭音。

③临床意义：干啰音是**支气管有病变**的表现。如两肺均出现干啰音，可见于急性或慢性支气管炎、支气管肺炎、支气管哮喘等。局限性干啰音常由于局部支气管狭窄所致，常见于支气管局部结核、肿瘤、异物或黏稠分泌物附着。局部而持久的干啰音见于肺癌早期或支气管内膜结核。

（4）湿啰音：又称水泡音。

①听诊特点：a.吸气和呼气都可听到，以**吸气终末时**多而清楚，因吸气时气流速度较快且较强，吸气末气泡大、容易破裂；b.常有数个水泡音成串或断续发生；c.部位较恒定，性质不易改变；d.大、中、小湿啰音可同时存在；e.咳嗽后湿啰音可增多、减少或消失。

②临床意义：湿啰音是**肺与支气管有病变**的表现。湿啰音散在分布于两肺，常见于支气管炎、支气管肺炎、血行播散型肺结核、肺水肿；分布于**两肺底**，多见于**肺淤血**、**肺水肿**及支气管肺炎；一侧或**局限性分布**，常见于肺炎、肺结核、**支气管扩张症**、肺脓肿、肺癌及肺出血等。

（5）听觉语音：过度衰弱、支气管阻塞、肺气肿、胸腔积液、气胸、胸膜增厚或水肿时，可使听觉语音减弱。当肺实变、肺空洞及压迫性肺不张时，可使听觉语音增强。在病理情况下，听觉语音增强、响亮，且字音清楚，称为**支气管语音**。见于肺组织实变，此时常伴有触觉语颤增强、病理性支气管呼吸音等肺实变的体征，但以支气管语音出现最早。

被检查者用耳语声调发"一、二、三"音，将听诊器放在胸壁上听取，正常能听到肺泡呼吸音的部位只能听到极微弱的声音，此即耳语音。耳语音增强且字音清晰者，称为**胸耳语音**，是肺实变较广泛的征象。

（6）胸膜摩擦音：以**吸气末**或呼气开始时较为明显。屏住呼吸时胸膜摩擦音消失，可借此与心包摩擦音**区别**。胸膜摩擦音最常见于脏胸膜与壁胸膜发生位置改变最大的部位——胸廓下侧沿**腋中线**处，是**干性胸膜炎**的重要体征。

（五）常见呼吸系统病变的体征

1. 肺实变

视诊：两侧胸廓对称，但呼吸动度可呈局限性减弱或消失。

触诊：气管居中，语颤增强。

叩诊：患侧呈实音。

听诊：肺泡呼吸音消失，可听到病理性支气管呼吸音、支气管语音增强。

2. 阻塞性肺不张

视诊：患侧胸廓下陷，肋间隙变窄，呼吸动度减弱或消失。

触诊：气管被迫移向患侧，语颤减弱或消失。

叩诊：呈浊音或实音。

听诊：呼吸音消失，听觉语音减弱或消失。

3. 肺气肿

视诊：胸廓呈桶状，呼吸动度减弱。

触诊：气管居中，语颤减弱。

叩诊：双肺呈过清音，心脏浊音界减小或者消失，肺下界下移，并且肺下界移动度减小。

听诊：肺泡呼吸音普遍减弱，呼气相延长，听觉语音减弱，心音遥远。

4. 气胸

视诊：患侧胸廓饱满，肋间隙增宽，呼吸动度减弱或消失。

触诊：气管被推向健侧，触觉语颤减弱或消失。

叩诊：患侧呈鼓音，右侧气胸时肝浊音界下降，左侧气胸时心浊音界叩不出。

听诊：患侧呼吸音减弱或消失。

5. 胸腔积液

视诊：肋间隙饱满，呼吸动度减弱或消失。

触诊：气管向健侧移位，患侧语颤减弱或消失。

叩诊：积液区叩诊呈浊音或实音。

听诊：积液区呼吸音减弱或消失；液面上区域可听到病理性支气管呼吸音。

八、心脏血管检查

（一）视诊

1. 心前区隆起　①多见于先天性心脏病，如法洛四联症、肺动脉瓣狭窄等。②儿童期风湿性心瓣膜病二尖瓣狭窄所致的右心室肥大。

2. 心尖搏动　正常成人心尖搏动位于左侧第5肋间锁骨中线**内**侧0.5～1.0cm处，搏动范围直径为2.0～2.5cm。

（1）心尖搏动移位：左心室肥大向**左下**移位；右心室肥大向**左**移位；一侧胸膜增厚、肺不张，心尖搏动向**患侧移位**；一侧胸腔积液、气胸，心尖搏动向**健侧移位**。

（2）心尖搏动强度与范围的改变：心尖搏动增强，见于高热、严重贫血、甲状腺功能亢进及左心室肥大；心尖搏动减弱，见于心包积液、肺气肿、左侧胸腔积液或气胸等。**负性心尖搏动**见于粘连性心包炎。

（二）触诊

1. 心尖搏动异常 **心尖区抬举性搏动**是左心室肥厚的体征。

2. 震颤 又称**猫喘**，凡能触及震颤，可以确定有**器质**性心脏病变。心前区震颤的临床意义见表10-3。

表 10-3 心前区震颤的临床意义

部位	时相	临床意义
胸骨右缘第2肋间	收缩期	主动脉瓣狭窄
胸骨左缘第2肋间	收缩期	肺动脉瓣狭窄
胸骨左缘第3、4肋间	收缩期	室间隔缺损
胸骨左缘第2肋间	连续性	动脉导管未闭
心尖区	舒张期	二尖瓣狭窄
心尖区	收缩期	重度二尖瓣关闭不全

3. 心包摩擦感 急性心包炎早期的体征，以**收缩期、前倾体位**和**呼气末**更明显。

（三）叩诊

1. 叩诊方法

（1）体位与叩法：心脏叩诊采用间接叩诊法。

（2）叩诊顺序及心界判定：先左后右，先下后上，先外后内。左侧心界由心尖搏动外2～3cm处开始，由外向内，逐个肋间向上，直至第2肋间；每一肋间叩诊时，由外向内叩诊音由清音**变**为浊音时，为**心脏相对浊音界**，继续向内叩诊，叩诊音由浊音变为实音时，为**心脏绝对浊音界**。

2. 正常心浊音界 正常成人心脏左右相对浊音界与前正中线的平均距离见表10-4。

表 10-4 正常成人心脏相对浊音界

右心界（cm）	肋间	左心界（cm）
2～3	Ⅱ	2～3
2～3	Ⅲ	3.5～4.5
3～4	Ⅳ	5～6
	Ⅴ	7～9

注：左锁骨中线距胸骨中线为8～10cm

3. 心浊音界改变及其临床意义

（1）心浊音界增大

①心浊音界向左下扩大：**左心室肥厚**或扩大时，引起心界向左下扩大，心腰加深，心界

似**靴形**，常见于**主动脉瓣关闭不全**、高血压性心脏病。

②心浊音界向左扩大：右心室肥厚或扩大时，右侧心浊音界可增大，同时左侧心浊音界向左侧扩大更为显著，常见于慢性肺心病、二尖瓣狭窄、先天性心脏病房间隔缺损等。

③心腰部浊音界向左扩大：当左心房增大伴有肺动脉高压肺动脉扩张时，心腰部饱满或膨出，心界如**梨形**，称为**梨形心**，多见于**二尖瓣狭窄**。

④**心界向两侧扩大**：大量心包积液时，心界向两侧扩大，心底部增宽，心界外观呈球形，称为球形心，**坐位时心界呈三角形烧瓶样**。左、右心室肥厚或扩大时，心浊音界向两侧扩大，且左心界向左下增大，称为**普大心**，常见于全心衰竭、心肌炎、扩张型心肌病等。

(2)心浊音界缩小或消失：心浊音界缩小多为相对性缩小，常因心脏被周围组织或病变覆盖所致，见于阻塞性肺气肿、心包积气、左侧气胸等。

(3)心浊音界向左上移位：当腹腔内压力升高时，因横膈位置抬高可将心脏推向左上方，常见于大量腹水、腹腔内巨大肿瘤等。

(四)听诊

1. 心脏瓣膜听诊区　二尖瓣区位于心尖搏动最强处，又称心尖区；肺动脉瓣区位于胸骨左缘第2肋间；主动脉瓣区位于胸骨右缘第2肋间；主动脉瓣第二听诊区位于胸骨左缘第3肋间；三尖瓣区于胸骨下端左缘。

2. 心率　**正常成人心率为60～100次/分**。成人心率超过100次/分，称为**心动过速**。心率低于60次/分，称为**心动过缓**。

3. 心律

(1)过早搏动：简称**早搏**，亦称期前收缩。每次窦性搏动后出现1次早搏，称为**二联律**；每2次窦性搏动后出现1次早搏或1个窦性心搏后出现2次早搏，称为**三联律**，较常见于洋地黄中毒及心肌病患者。

(2)心房颤动：简称**房颤**，其听诊特点是**心律绝对不规则、第一心音强弱不等和脉搏短绌**。心房颤动多见于心脏瓣膜病、高血压性心脏病、心力衰竭、冠心病、甲状腺功能亢进症等。

4. 心音

(1)正常心音：如听到S_4，多属病理性。S_1代表**心室收缩期**的开始，二尖瓣关闭及三尖瓣关闭产生的声音；S_2代表**心室舒张期**的开始，主动脉瓣、肺动脉瓣**关闭振动**产生。

第一心音和第二心音的主要**区分点**：①S_1音调较S_2低，时限较长，在心尖区最响；S_2时限较短，音调较高，在**心底部**较响。②S_1至S_2的距离较S_2至下一心搏S_1的距离短。

(2)心音改变及其临床意义

①心音强度改变：a.第一心音强度的改变。S_1增强，见于高热、贫血、甲状腺功能亢进症等；S_1减弱，见于心肌梗死、心力衰竭、心肌炎及心肌病等；S_1强弱不等，见于房颤、早搏、二度房室传导阻滞。完全性房室传导阻滞时，S_1增强，称为"**大炮音**"。b.第二心音强度的改变。S_2有两个部分即主动脉瓣部分（A_2）和肺动脉瓣部分（P_2）。一般情况下，青少年$P_2>A_2$，成年人$P_2=A_2$，而老年人$P_2<A_2$。

②心音性质改变：心肌严重病变时，S_1失去原有性质且明显减弱，S_1、S_2的音调变得很相似，收缩期与舒张期时限几乎相等时，听诊似钟摆声，称为"**钟摆律**"。如心率>120次/

分时，听诊似胎心音，称为"**胎心律**"，见于大面积急性心肌梗死、重症心肌炎等，提示病情严重。

（3）奔马律与开瓣音：①**舒张早期奔马律**：是病理性 S_3，又称第三心音奔马律或室性奔马律。在心尖区稍内侧明显。提示有严重器质性心脏病，常见于**心力衰竭**。②**开瓣音**：又称二尖瓣开放拍击音。开瓣音的存在常作为二尖瓣瓣叶弹性及活动**尚好**的间接证据，是二尖瓣分离术适应证的重要参考指标。

5. 心脏杂音

（1）心脏杂音的产生机制：**血流加速、瓣膜口狭窄、瓣膜关闭不全、异常血流通道、心腔内漂浮物、大血管瘤样扩张**等。

（2）心脏杂音的特性与听诊要点

①最响的部位：某瓣膜听诊区**最响**的杂音一般提示该瓣膜的病变。胸骨左缘第3、4肋间听到响亮粗糙的收缩期杂音则可能为**室间隔缺损**。

②出现的时期：根据杂音出现的不同时期，可分为收缩期杂音、舒张期杂音、连续性杂音、双期杂音。舒张期杂音和连续性杂音均为**病理性**，而收缩期杂音则有很多是**功能性**的。动脉导管未闭可出现**连续性**杂音。

③性质：杂音分为吹风样、隆隆样（或雷鸣样）、叹气样、机器声样及乐音样等；器质性杂音多是粗糙的，功能性杂音则较柔和。如心尖区粗糙的**吹风样**全收缩期杂音，常提示器质性二尖瓣关闭不全；**心尖区舒张中晚期隆隆样**杂音是二尖瓣狭窄的特征性杂音；主动脉瓣第二听诊区舒张期叹气样杂音，见于主动脉瓣关闭不全；胸骨左缘第2肋间及其附近连续性**机器声样**杂音，见于动脉导管未闭；乐音样杂音听诊时其音色如**海鸥鸣**或鸽鸣样，常见于感染性心内膜炎及梅毒性主动脉瓣关闭不全。

④强度与形态：杂音的强度（响度）与下列因素有关。a.狭窄程度。一般而言，狭窄越重则杂音越强。但当极度狭窄以致通过的血流极少时，杂音反而减弱或消失。b.血流速度。血流速度越快，杂音越强。c.狭窄口两侧压力差。压力差越大，杂音越强。

收缩期杂音的强度一般采用 Levine 6 级**分级法**。1/6 级：很轻很弱，占时很短，需仔细听诊才能听到；2/6 级：较易听到的弱杂音，初听时即可察觉；3/6 级：中等响亮，不太注意听时也可听到；4/6 级：较响亮，常**伴有震颤**；5/6 级：很响亮，震耳，但听诊器稍离胸壁则听不到，伴明显震颤；6/6 级：极响亮，即使听诊器稍离胸壁也能听到，有强烈的震颤。

一般而言，3/6 级及其以上的收缩期杂音多为**器质性**的。但应注意，杂音的强度不一定与病变的严重程度成正比。病变较重时，杂音可能较弱，病变较轻时也可能听到较强的杂音。

⑤传导方向：二尖瓣关闭不全的收缩期杂音在**心尖部最响**，可向左腋下及左肩胛下角处传导。

⑥体位的影响：**左侧卧位**可使二尖瓣狭窄的舒张中晚期隆隆样杂音更明显；**前倾坐位**时主动脉瓣关闭不全的舒张期叹气样杂音更易于听到。

（3）杂音的临床意义

①收缩期杂音：临床最常见的杂音，以功能性的多见，病理性杂音则有相对性和器质性之分。功能性与器质性收缩期杂音的鉴别见表 10-5。a.二尖瓣区，临床上以功能性杂音多见。器质性常见于二尖瓣关闭不全、冠心病乳头肌功能不全、二尖瓣脱垂等，杂音为粗糙吹风样，

响亮、高调，多在3/6级以上，往往占据全收缩期。b.主动脉瓣区，器质性多见于各种病因的主动脉瓣狭窄，杂音为喷射性，响亮而粗糙，呈递增-递减型，沿大血管向颈部传导，常伴有收缩期震颤。c.肺动脉瓣区，以生理性杂音多见。器质性多见于先天性肺动脉瓣狭窄，杂音呈喷射性、粗糙，强度在3/6级以上，常伴有收缩期震颤。d.三尖瓣区，器质性极少见；相对性见于右心室扩大导致的相对性三尖瓣关闭不全，如二尖瓣狭窄、肺心病等，杂音柔和，一般在3/6级以下。e.其他部位收缩期杂音，常见于室间隔缺损和梗阻性肥厚型心肌病，胸骨左缘第3、4肋间响亮而粗糙的全收缩期杂音，或伴有震颤，不向左腋下传导。

表10-5 器质性与功能性收缩期杂音的鉴别

区别	器质性	功能性
部位	任何瓣膜听诊区	肺动脉瓣区和（或）心尖部
持续时间	长，常占全收缩期，可遮盖S_1	短，不遮盖S_1
性质	吹风样，粗糙	吹风样，柔和
传导	较广而远	比较局限
强度	常在3/6级或以上	一般在2/6级或以下
心脏大小	心房和（或）心室增大	正常

②舒张期杂音：都是病理性的，故只有器质性和相对性的杂音。a.二尖瓣区。器质性主要见于**二尖瓣狭窄**时，杂音为舒张中晚期隆隆样，呈递增型，音调较低而局限，左侧卧位呼气末时较清楚，常伴有S_1亢进、开瓣音、P_2亢进伴有分裂及心尖部舒张期震颤；相对性主要见于主动脉瓣关闭不全所致相对性二尖瓣狭窄，此心尖部舒张期杂音称为**奥斯汀-弗林特（Austin Flint）杂音**，多为柔和的舒张中期杂音，不伴有S_1亢进、开瓣音和舒张期震颤。b.主动脉瓣区。器质性常见于风湿性或先天性**主动脉瓣关闭不全**、梅毒所致的主动脉瓣关闭不全，杂音为叹气样、递减型，主动脉瓣第二听诊区最强，可传至胸骨下端左侧或心尖部，深呼气末最易听到，伴有A_2减弱及周围血管征。c.肺动脉瓣区。器质性肺动脉瓣关闭不全极少，多由相对性肺动脉瓣关闭不全所引起，常见于二尖瓣狭窄、肺心病等，伴有明显的肺动脉高压。杂音呈叹气样、柔和、递减型，卧位吸气末增强，常伴有P_2亢进，称为**格-斯（Graham Steell）杂音**。

③连续性杂音：见于先天性心脏病动脉导管未闭，杂音呈连续、粗糙的类似机器转动的声音，在**胸骨左缘第2肋间隙**及其附近听到。

6.心包摩擦音　心包摩擦音以收缩期较明显，通常在**胸骨左缘第3、4肋间隙**处较易听到。心包摩擦音与胸膜摩擦音的区别：屏住呼吸时胸膜摩擦音消失，而心包摩擦音仍然存在。

（五）血管检查

1.视诊

（1）肝颈静脉反流征：属患者半卧位（上身抬高45°），观察平静呼吸时的颈静脉充盈度，然后用右手掌以固定的压力按压患者腹部脐周部位，如见患者颈静脉充盈度增加，称为肝颈静脉反流征阳性。提示肝淤血，是**右心衰竭**的重要早期征象之一，亦可见于渗出性或缩窄性心包炎。

（2）**毛细血管搏动征**：阳性见于**主动脉瓣关闭不全**、严重贫血、甲状腺功能亢进症等。

2. 触诊

（1）**水冲脉**：脉搏骤起骤降，急促而有力。检查者用手紧握患者手腕掌面，使自己掌指关节的掌面部位紧贴患者桡动脉，将患者的上肢高举过头，则水冲脉更易触知。

（2）**交替脉**：为一种节律正常而强弱交替的脉搏。为**左心室衰竭**的重要体征，常见于急性心肌梗死、高血压心脏病、主动脉瓣关闭不全等。

（3）**奇脉**：是指吸气时脉搏明显减弱或消失的现象。常见于心包积液和缩窄性心包炎时，是心脏压塞的重要体征之一，又称"**吸停脉**"。

3. 听诊　枪击音与杜氏双重杂音：主动脉瓣关闭不全时，将听诊器体件放在肱动脉或股动脉处，可听到与心跳一致短促如射枪的"嗒—、嗒—"音，称为"**枪击音**"。如再稍加压力，可听到收缩期与舒张期双期吹风样杂音，称为**杜氏双重杂音**。常见于甲状腺功能亢进症、高热、贫血所致**脉压增大**的患者。

4. **周围血管征**　由脉压增大所致，包括：①头部随脉搏呈节律性点头运动。②颈动脉搏动明显。③毛细血管搏动征。④水冲脉。⑤枪击音。⑥杜氏双重杂音。常见于主动脉瓣关闭不全、高热、贫血及甲状腺功能亢进症等。

（六）常见的循环系统病变体征（表10-6）

表10-6　常见循环系统病变体征

病变	视诊	触诊	叩诊	听诊
二尖瓣狭窄	二尖瓣面容，心尖搏动略向左移，中心性发绀	心尖搏动向左移，心尖部可触及舒张期震颤	心浊音界早期稍向左，以后向右扩大，心腰部膨出，呈梨形心	心尖部较局限的隆隆样舒张中晚期杂音，伴有S_1亢进、开瓣音，P_2亢进伴有分裂，肺动脉瓣区Graham Steell杂音，三尖瓣区收缩期杂音
二尖瓣关闭不全	心尖搏动向左下移位	心尖搏动向左下移位，常呈抬举性	心浊音界向左下扩大，后期亦可向右扩大	心尖部3/6级或以上较粗糙的吹风样全收缩期杂音、范围广泛，常向左腋下及左肩胛下角传导，心尖部S_1减弱，P_2亢进伴有分裂，心尖部可有S_3
主动脉瓣狭窄	心尖搏动向左下移位	心尖搏动向左下移位，呈抬举性，主动脉瓣区收缩期震颤	心浊音界向左下扩大	主动脉瓣区粗糙、响亮的3/6级以上收缩期喷射性杂音，向右颈部传导，心尖部S_1减弱，A_2减弱或消失，可有S_2逆分裂
主动脉瓣关闭不全	颜面较苍白，颈动脉搏动明显，心尖搏动向左下移位，可见点头运动及毛细血管搏动	心尖搏动向左下移位并呈抬举性，有水冲脉	心浊音界向左下扩大，呈靴形心	心尖部S_1减弱，A_2减弱或消失，主动脉瓣第二听诊区叹气样递减型舒张期杂音，可向心尖部传导，心尖部可有柔和的吹风样收缩期杂音，也可有Austin Flint杂音。可有动脉枪击音及杜氏双重杂音

九、腹部检查

（一）视诊

1. 腹部外形

（1）腹部膨隆

①全腹膨隆：a. 腹内积气。b. 腹腔积液。腹腔内**大量积液**的患者，仰卧位时液体因重力作用下沉于腹腔两侧，使腹部外形呈宽而扁状，称为**蛙腹**；常见于肝硬化门静脉高压症、重度右心衰竭、缩窄性心包炎、肾病综合征、**结核性腹膜炎**、腹膜转移癌等；结核性腹膜炎或肿瘤浸润时腹部膨隆则常呈尖凸状，称为**尖腹**。c. 腹腔巨大肿块，以巨大**卵巢囊肿**最常见。

②局部膨隆：常因腹内炎性包块、胃肠胀气、脏器肿大、肿瘤和疝等所致。

（2）腹部凹陷：全腹凹陷常见于严重脱水、明显消瘦及恶病质等，严重者呈**舟状腹**。见于恶性肿瘤、结核、糖尿病、甲状腺功能亢进症等慢性消耗性疾病的晚期。

2. 腹壁 **门静脉阻塞**有门静脉高压，血流从脐静脉进入腹壁浅静脉流向四方，曲张的腹壁静脉以脐中心向四周伸展；**上腔静脉阻塞**时，上腹壁或胸壁曲张的浅静脉，血流转向下方由下腔静脉回流，曲张的胸腹壁静脉自上向下；**下腔静脉阻塞**时，脐以下的腹壁浅静脉血流方向转向上方进入上腔静脉。

（二）触诊

1. 触诊内容

（1）腹壁紧张度

①腹壁紧张度增加：a. 急性胃肠穿孔或实质脏器破裂所致急性弥漫性腹膜炎，因炎症刺激腹膜引起腹肌反射性痉挛，腹壁常有明显紧张，甚至强直硬如木板，称为**板状腹**。b. **结核性腹膜炎**时，因炎症发展缓慢，对腹膜刺激不强，且有腹膜增厚、肠管和肠系膜粘连，故全腹紧张，触之犹如揉面的柔韧之感，不易压陷，称为**揉面感**，此征还见于**癌性腹膜炎**。c. 局部腹壁紧张见于该处脏器的**炎症**累及腹膜所致，如急性胰腺炎出现上腹或左上腹壁紧张，急性胆囊炎可出现右上腹壁紧张，急性阑尾炎常出现右下腹壁紧张。

②腹壁紧张度减低：全腹紧张度**消失**，见于重症肌无力和脊髓损伤所致腹肌瘫痪。

（2）压痛及反跳痛：反跳痛的出现，提示炎症已累及壁腹膜，当突然松手时壁腹膜被牵拉引起疼痛。腹壁紧张，同时伴有压痛和反跳痛，称为**腹膜刺激征**，是急性腹膜炎的重要体征。

某些疾病常有位置较固定的压痛点：①**胆囊点**，位于右侧腹直肌外缘与肋弓交界处，胆囊病变时此处有明显压痛。②**阑尾点**，又称麦氏点，位于右髂前上棘与脐连线外 1/3 与中 1/3 交界处，阑尾病变时此处有压痛。

2. 腹内器官触诊

（1）肝脏触诊

①大小：分为弥漫性肝大、局限性肝大、肝缩小。

②质地：正常肝脏质地柔软，**如触口唇**；急性肝炎及脂肪肝时质地稍韧；慢性肝炎质韧，**如触鼻尖**；肝硬化质硬，肝癌质地最硬，**如触前额**；肝脓肿或囊肿有积液时呈囊性感。

（2）胆囊触诊：正常胆囊不能触及。①急性胆囊炎时，常有墨菲征阳性。医师将左手掌平放于患者右胸下部，先以左手拇指用适度压力勾压右肋下部胆囊点处（右侧腹直肌外缘与肋弓交界处即为**胆囊点**；患者感到疼痛，为胆囊触痛征阳性），同时嘱患者缓慢深吸气，胆囊下移时碰到用力按压的拇指引起疼痛而使患者突然屏气，即墨菲征阳性。②在胰头癌压迫胆总管导致阻塞，出现黄疸进行性加深，胆囊显著肿大，但无压痛，称为库瓦西耶征阳性。

（3）脾脏触诊：正常脾脏不能触及。内脏下垂、左侧大量胸腔积液或积气时，膈肌下降，使脾向下移而可触及，除此之外能触及脾脏则提示脾大。轻度脾大常见于慢性肝炎、粟粒型肺结核、伤寒、感染性心内膜炎、败血症等，一般质地较柔软；中度脾大见于肝硬化、慢性溶血性黄疸、慢性淋巴细胞性白血病、系统性红斑狼疮、淋巴瘤等，一般质地较硬；高度脾大，表面光滑者见于慢性粒细胞性白血病、慢性疟疾等，表面不平而有结节者见于淋巴瘤等。脾脓肿、脾梗死和脾周围炎时，可触到摩擦感且压痛明显。

（4）膀胱触诊：触诊膀胱应在排尿后进行。膀胱胀大常见于尿道梗阻、脊髓病变所致的尿潴留，也见于昏迷、腰椎或骶椎麻醉后、手术后局部疼痛的患者。因膀胱胀大多由积尿所致，呈扁圆形或圆形，触之有囊性感，不能被推移，按压并有尿意，排尿或导尿后缩小或消失。以此可与妊娠子宫、卵巢囊肿、直肠肿物等常见耻骨上区包块相鉴别。

（5）正常腹部可触到的结构：正常时，除瘦弱者和多产妇可触及右肾下缘，儿童可触及肝下缘，尚可触及腹直肌肌腹与腱划、腹主动脉、腰椎椎体与骶骨岬、横结肠、乙状结肠、盲肠等。

（6）腹部触到上述内容以外的包块，应视为异常，多有病理意义。当触及这些包块时需注意部位、大小、形态、质地、压痛、搏动、移动度及其与邻近器官的关系等。

（三）叩诊

1. 腹部叩诊音　腹部叩诊大部分区域均为鼓音，肝、脾、充盈的膀胱、增大的子宫叩诊为浊音。

2. 肝脏叩诊　体型匀称者肝脏通常在右锁骨中线，其上界在第 5 肋间，下界位于右季肋下缘。两者之间的距离为肝上下径，为 9～11cm；在右腋中线上，其上界为第 7 肋间，下界相当于第 10 肋骨水平；在右肩胛线上，其上界为第 10 肋间，下界不易叩出。

肝浊音界消失代之以鼓音者，多由于肝表面覆有气体所致，是急性胃肠穿孔的一个重要征象。肝区叩击痛对于诊断肝炎、肝脓肿有一定的诊断意义。

3. 脾脏叩诊　脾浊音区扩大见于脾大，脾浊音区缩小或消失见于左侧气胸、胃扩张及肠胀气等。

4. 膀胱叩诊　当膀胱充盈时，耻骨上方叩诊呈圆形浊音区。妊娠期增大的子宫、子宫肌瘤或卵巢囊肿时，该区叩诊也呈浊音，应予以鉴别。腹水时，耻骨上方叩诊也可有浊音区，但此区的弧形上缘凹向脐部，而膀胱肿大时浊音区的弧形上缘凸向脐部。排尿或导尿后复查，如浊音区转为鼓音，即为尿潴留所致。

5. 腹水叩诊　当腹腔内游离腹水在 1000ml 以上时，即可查出移动性浊音阳性。见于肝硬化门静脉高压、右心衰竭、肾病综合征、严重营养不良及渗出性腹膜炎等引起的腹水。

（四）听诊

1. 肠鸣音　肠鸣音活跃，见于急性胃肠炎、服泻药后或胃肠道大出血时。肠鸣音亢进，见于机械性肠梗阻。肠鸣音减弱，见于老年性便秘、腹膜炎、电解质紊乱（低血钾）及胃肠动力低下等。肠鸣音消失，见于急性腹膜炎或麻痹性肠梗阻。

2. 振水音　病理性振水音，见于幽门梗阻、胃内有液体潴留。

十、肛门、直肠检查

(一) 体位
包括膝胸位（肘膝位）、左侧卧位、截石位、蹲位、弯腰前俯位。肛门与直肠检查所见异常应按时针方向进行记录，并注明检查时患者的体位。

(二) 视诊
肛门视诊主要有：①肛门闭锁与狭窄。②肛门外伤与感染。③肛门裂简称肛裂。④内痔（在齿状线以上可见柔软的紫红色包块，表面覆盖直肠黏膜，主要表现排便时出血和痔核脱出），外痔（在齿状线以下可见柔软紫红色包块，表面覆盖肛管皮肤，主要表现肛门不适或疼痛）和混合痔。⑤肛门直肠瘘简称肛瘘。⑥直肠脱垂。

(三) 触诊
肛门或直肠触诊方法简便，具有重要的诊断价值。

十一、脊柱与四肢检查

(一) 脊柱弯曲度
脊柱弯曲度包括脊柱前凸、脊柱后凸、脊柱侧弯。

(二) 脊柱活动度
1. **检查方法注意** 若患者有外伤史、有脊柱骨折或关节脱位可能时，应避免脊柱活动，以防止损伤脊髓。
2. **脊柱活动受限的常见原因** 肌肉、软组织炎症、损伤、脊柱骨折或关节脱位、骨质增生、骨质破坏、椎间盘突出。

(三) 脊柱压痛
压痛见于脊柱外伤、脊柱骨折、脊柱结核、椎间盘突出、肌肉炎症及劳损等。

(四) 脊柱叩击痛
有直接叩击法和间接叩击法。脊柱叩击痛常见于脊柱结核、脊椎骨折、椎间盘突出等。颈椎病或颈椎间盘脱出症患者，间接叩击法检查时还可出现上肢的放射性疼痛。

(五) 上肢
手的常见异常
(1) 杵状指（趾）：常见于：呼吸系统疾病（如慢性肺脓肿、支气管扩张、支气管肺癌等）；某些心血管疾病（如发绀型先天性心脏病、亚急性感染性心内膜炎等）。
(2) 匙状甲：多见于缺铁性贫血，偶见于风湿热。
(3) 指关节变形：梭形关节多见于类风湿关节炎。

(六) 下肢
1. **下肢静脉曲张** 常见于长期从事站立性工作者或血栓性静脉炎患者。
2. **膝关节** 膝外翻又称"X形腿"；膝内翻又称"O形腿"，常见于佝偻病。
3. **踝关节与足** 慢性痛风性关节炎时，关节僵硬、肥大或畸形，也可在关节周围形成结节样痛风石，甚至局部破溃有白色豆腐渣样物排出形成瘘管，经久不愈。
4. **肢端肥大症** 常见于腺垂体功能亢进、生长激素分泌过多引起的肢端肥大症。

十二、神经系统检查

（一）面神经麻痹

1. 中枢性麻痹　①病因：病变部位在面神经核以上，包括皮质、皮质脑干束、内囊或脑桥等受损。②临床表现：病变对侧颜面下部表情肌麻痹，如病变对侧鼻唇沟变浅、口角下垂；露齿时口角引向病变侧；不能吹口哨及鼓腮。③意义：脑血管病、肿瘤或炎症等。

2. 周围性麻痹　①病因：面神经或面神经核受损。②临床表现：病变侧全部面部表情肌麻痹，从上到下不能皱额、皱眉、闭目、角膜反射消失，鼻唇沟变浅、口角下垂；不能露齿（口角引向健侧）、鼓腮、吹口哨；还可有舌前 2/3 味觉丧失。③意义：受寒冷刺激、耳部或脑膜感染、听神经瘤等。

（二）感觉功能检查

1. 检查法

（1）浅感觉：触觉、痛觉和温度觉。

（2）深感觉：运动觉、位置觉和振动觉。

（3）复合感觉：又称皮质感觉。皮肤定位觉、实体辨别觉、两点辨别觉、体表图形觉。

2. 临床意义

（1）感觉障碍：分为疼痛、感觉减退、感觉异常、感觉过敏、感觉分离、感觉倒错。

（2）感觉障碍的类型：分为末梢型、周围神经型、脊髓型、内囊型、脑干型、皮质型。

（三）运动功能检查

1. 肌力　肌力是指肢体随意运动时肌肉收缩的力量。

（1）肌力分级：分为 6 级。

（2）临床意义

①瘫痪的分类：单瘫、偏瘫、交叉性偏瘫、截瘫等。

②中枢性瘫痪与周围性瘫痪的鉴别：见表 10-7。

表 10-7　中枢性瘫痪与周围性瘫痪的鉴别

鉴别点	中枢性瘫痪	周围性瘫痪
瘫痪分布	范围较广，单瘫、偏瘫、截瘫	范围较局限，以肌群为主
肌张力	增强	降低
肌萎缩	不明显	明显
腱反射	增强或亢进	减弱或消失
病理反射	阳性	阴性
肌束颤动	无	可有

2. 肌张力　肌张力降低或缺失见于周围神经疾病、脊髓灰质炎和小脑疾病等。肌张力增强见于：①"折刀样"肌张力增强，如锥体束损害。②"铅管样"肌张力增强及"齿轮样"肌张力增强，如锥体外系损害（如帕金森病等）。

（四）神经反射检查

1. 浅反射　浅反射是指刺激皮肤、黏膜或角膜引起的反射，健康人存在，属生理反射。

临床常用的有角膜反射、腹壁反射、提睾反射 3 种。反射由**三叉神经**和**面神经**共同完成。

临床意义：①直接与间接角膜反射皆消失，见于受刺激侧三叉神经损害（传入障碍）。②直接角膜反射消失，间接角膜反射存在，见于受刺激侧面神经损害（传出障碍）。③直接角膜反射存在，间接角膜反射消失，见于受刺激对侧面神经损害（传出障碍）。④**深昏迷**患者角膜反射**消失**。

2. 深反射　深反射是指刺激骨膜、肌腱感受器，引起骨骼肌收缩的反射，又称腱反射。检查内容包括肱二头肌反射、肱三头肌反射、桡骨膜反射、跟腱反射等。深反射由初级脊髓反射弧完成，受锥体束控制。深反射亢进见于**锥体束损害**。

3. 病理反射　病理反射有巴宾斯基征（**阳性**表现为**踇趾背屈，其余四趾呈扇形展开**）、奥本海姆征、戈登征、查多克征和霍夫曼征，阳性见于**锥体束损害**。

4. 脑膜刺激征　脑膜刺激征包括颈强直、凯尔尼格征、布鲁津斯基征，阳性常见于脑膜炎、蛛网膜下腔出血、脑脊液压力增高等。

5. 拉塞格征　拉塞格征为坐骨神经根受刺激的表现，又称**坐骨神经受刺激征**。常见于**腰椎间盘突出症**、坐骨神经痛、腰骶神经根炎等。

第四单元　实验诊断

【复习指导】本单元属于重点内容，尤其是血液、尿液、粪便、肝肾功能的检查。掌握红细胞计数、血红蛋白、白细胞计数和白细胞分类计数、中性粒细胞增多、减少的临床意义，中性粒细胞核左移、红细胞沉降率增快检测的临床意义，尿液、粪便检查目的，一般性状检查、化学检查、显微镜检查的临床意义，漏出液与渗出液的鉴别，血清蛋白、胆红素代谢、ALT、AST 及其同工酶检测的临床意义，病毒性肝炎病毒标志物检测的临床意义，内生肌酐清除率、血肌酐、胱抑素 C 检测的临床意义，空腹血糖、糖化血红蛋白检测的参考值及临床意义，口服葡萄糖耐量试验临床意义，血清脂质、脂蛋白、心肌坏死标志物检测的临床意义，感染免疫检查的临床意义；熟悉或了解实验室诊断其他指标的临床意义。

一、血液一般检查

（一）红细胞及血红蛋白检测

1. 参考值　血红蛋白：男 120～160g/L；女 110～150g/L。

红细胞计数：男（4.0～5.5）×10^{12}/L；女（3.5～5.0）×10^{12}/L。

2. 临床意义

（1）红细胞和血红蛋白减少：①**红细胞生成减少**，如缺铁性贫血、巨幼细胞贫血、再生障碍性贫血、白血病、慢性系统性疾病。②**红细胞破坏过多**，如异常血红蛋白病、珠蛋白生成障碍性贫血、阵发性睡眠性血红蛋白尿、葡萄糖-6-磷酸脱氢酶缺乏症、免疫性溶血性贫血和脾功能亢进等。③**失血**。

（2）红细胞和血红蛋白增多

①相对性红细胞增多：大量出汗、连续呕吐、大面积烧伤、糖尿病酮症酸中毒、尿崩症等。

②绝对性红细胞增多：a. 继发性。病理性增多见于阻塞性肺气肿、肺源性心脏病、发绀型先天性心脏病、异常血红蛋白病及某些肿瘤如肝细胞癌、卵巢癌、肾癌、肾胚胎瘤等。b. 原发性，真性红细胞增多症。

3.红细胞的异常形态检查

(1)红细胞大小改变:**小红细胞**见于小细胞低色素性贫血、遗传性球形红细胞增多症;**大红细胞**见于溶血性贫血、急性失血性贫血及巨幼细胞贫血;**巨红细胞、超巨红细胞**常见于巨幼细胞贫血;**红细胞大小不均**见于增生性贫血(溶血性贫血、失血性贫血)、巨幼细胞贫血。

(2)红细胞形态改变:**球形红细胞**主要见于遗传性球形红细胞增多症;**椭圆形红细胞**主要见于遗传性椭圆形红细胞增多症;**靶形红细胞**常见于珠蛋白生成障碍性贫血等血红蛋白病,也见于缺铁性贫血;**口形红细胞**主要见于遗传性口形红细胞增多症,也见于DIC及酒精中毒;**镰形细胞**见于血红蛋白S病;**泪滴形细胞**为骨髓纤维化的特点;**红细胞形态不整**常见于微血管病性溶血性贫血如DIC、血栓性血小板减少性紫癜、恶性高血压等,严重烧伤患者亦可见。

(二)白细胞计数及白细胞分类计数

1.参考值 白细胞总数:成人(4.0~10.0)×10^9/L。

分类计数:中性杆状核0.01~0.05;中性分叶核0.40~0.70;嗜酸性粒细胞0.004~0.08;嗜碱粒细胞0~0.01;淋巴细胞0.20~0.50;单核细胞0.03~0.10。

2.临床意义 成人白细胞数>10.0×10^9/L,称为**白细胞增多**;<4.0×10^9/L,称为**白细胞减少**。

(1)中性粒细胞

①中性粒细胞增多:中性粒细胞生理性增多见于新生儿,妊娠末期、分娩时,剧烈运动、劳动后,饱餐、沐浴后及寒冷等。

中性粒细胞反应性增多见于:a.感染,化脓性感染如流行性脑脊髓膜炎、肺炎、阑尾炎等;某些病毒感染如乙型脑炎、狂犬病等;某些寄生虫感染,如急性血吸虫病、肺吸虫病等。b.严重组织损伤,如较大手术后、急性心肌梗死后。c.急性大出血、溶血,如脾破裂、异位妊娠输卵管破裂后等。d.中毒,如糖尿病酮症酸中毒,安眠药、有机磷农药中毒、毒蕈中毒等。e.恶性肿瘤,如胃癌、肝癌。f.其他,如类风湿关节炎等某些自身免疫性疾病、痛风、严重缺氧及应用糖皮质激素等。

中性粒细胞异常增生性增多,见于急、慢性粒细胞性白血病,真性红细胞增多症、原发性血小板增多症和骨髓纤维化等。

②中性粒细胞减少见于:a.某些感染,病毒感染如流行性感冒、麻疹、病毒性肝炎、水痘、风疹等;也见于革兰氏阴性杆菌感染和原虫感染,如伤寒、疟疾、黑热病等。b.某些血液病,如再生障碍性贫血、粒细胞缺乏症、骨髓纤维化、白细胞不增多性白血病及恶性组织细胞病等。c.药物及理化因素的作用,如氯霉素,抗肿瘤药物(噻替哌、环磷酰胺),抗结核药物(利福平、氨硫脲),抗甲状腺药物(甲巯咪唑、卡比马唑),解热镇痛药,抗糖尿病药,磺胺药,X线、放射性核素及化学物质如苯、铅、汞等。d.自身免疫性疾病,如系统性红斑狼疮等。e.单核-吞噬细胞系统功能亢进,如肝硬化、班替综合征、淋巴瘤等引起的脾功能亢进。

③中性粒细胞的核象变化:**核左移**。周围血白细胞分类中性粒细胞杆状核>5%或出现杆状核以前阶段的幼稚粒细胞,称为核左移。常见于各种病原体所致的感染、大出血、大面积烧伤、大手术、恶性肿瘤晚期等,特别是急性化脓性感染。核左移伴有白细胞总数增高者,

称为**再生性左移**。核左移程度与感染轻重及机体抗感染反应能力密切相关。仅有杆状核粒细胞增多（0.05～0.10），称为轻度核左移，表示感染轻，机体抵抗力较强；如杆状核粒细胞在0.10～0.25之间，并伴有少数晚幼粒细胞甚至中幼粒细胞时，称为中度核左移，表示感染严重；如杆状核粒细胞＞0.25，并出现更幼稚的粒细胞（早幼粒、原粒）时，称为**重度核左移或类白血病反应**，表示感染更为严重。

核左移而白细胞总数不增高，甚至减少，称为**退行性左移**。再生障碍性贫血、粒细胞缺乏症出现这一情况提示骨髓造血功能减低，粒细胞生成和成熟受阻。严重感染出现退行性左移，表示机体反应性低下，病情极为严重。

核右移：正常人血中的中性粒细胞以3叶者为主，若中性粒细胞核出现5叶或更多分叶，其百分率超过3%者称为**核右移**。核右移常伴有白细胞总数减少，为骨髓造血功能减退或缺乏造血物质所致。常见于巨幼细胞贫血、恶性贫血，也可见于应用抗代谢药物（阿糖胞苷、6-巯基嘌呤）之后。在炎症恢复期出现一过性核右移是正常现象；若在疾病进行期突然发现核右移，表示预后不良。

（2）嗜酸性粒细胞：嗜酸性粒细胞增多见于：①**变态反应性疾病**，如支气管哮喘、药物过敏反应、食物过敏、过敏性间质性肾炎、热带嗜酸粒细胞增多症及某些皮肤病如荨麻疹、血管神经性水肿、剥脱性皮炎、湿疹、天疱疮、银屑病等。②**寄生虫病**，如钩虫病、蛔虫病、肺吸虫病、血吸虫病、丝虫病等。③某些血液病，如慢性粒细胞白血病、嗜酸粒细胞白血病、霍奇金病等。④其他，如某些恶性肿瘤、传染病恢复期、肾上腺皮质功能减退症及高嗜酸性粒细胞综合征等。

嗜酸粒细胞减少：见于伤寒，副伤寒，应激状态（如严重烧伤、急性传染病的极期），休克，库欣综合征或长期应用肾上腺皮质激素后等。

（3）嗜碱性粒细胞：嗜碱粒细胞增多可见于过敏性疾病、慢性粒细胞白血病、嗜碱粒细胞白血病、转移癌、骨髓纤维化、慢性溶血、糖尿病、传染病等。其减少一般无临床意义。

（4）淋巴细胞：淋巴细胞增多见于：①感染性疾病，**主要为病毒感染**，如麻疹、风疹、水痘、流行性腮腺炎、传染性单核细胞增多症、病毒性肝炎、肾综合征出血热等。也可见于某些杆菌感染，如结核病、百日咳、布氏杆菌病。②某些血液病，如急性和慢性淋巴细胞白血病、淋巴瘤等。③急性传染病的恢复期。④移植排斥反应。⑤再生障碍性贫血、粒细胞缺乏症时，淋巴细胞比例相对增高。

淋巴细胞减少见于：应用糖皮质激素、烷化剂，接触放射线，免疫缺陷性疾病及抗淋巴细胞球蛋白的治疗等。

（5）单核细胞：单核细胞增多见于：①某些感染，如感染性心内膜炎、活动性结核病、疟疾及急性感染的恢复期。②某些血液病，如单核细胞白血病、粒细胞缺乏症恢复期。单核细胞减少一般无临床意义。

（三）网织红细胞计数

1.参考值　成人0.005～0.015（0.5%～1.5%），绝对值（24～84）×10^9/L。

2.临床意义

（1）反映骨髓造血功能状态　网织红细胞增多表示骨髓红细胞系增生旺盛。溶血性贫血、急性失血性贫血时网织红细胞显著增多；缺铁性贫血及巨幼细胞贫血时网织红细胞轻度增多。

网织红细胞减少表示骨髓造血功能减低，见于再生障碍性贫血、骨髓病性贫血（如白血病）。

（2）贫血疗效观察　贫血患者，给予有关抗贫血药物后，网织红细胞增高说明治疗有效；反之，说明治疗无效。

（3）观察病情变化　溶血性贫血及失血性贫血患者病程中，网织红细胞逐渐降低，表示溶血或出血已得到控制；反之，持续不减低，甚至增高者，表示病情未得到控制。

（四）红细胞沉降率测定

红细胞沉降率是指在一定条件下红细胞沉降的速度。

1. 参考值　成年男性为 0～15mm/h；成年女性为 0～20mm/h。

2. 临床意义

（1）生理性增快：妇女月经期、妊娠 3 个月以上直到分娩后 3 周内、60 岁以上的高龄者。

（2）病理性增快：①各种炎症：如细菌性急性炎症、风湿热和结核病活动期。②损伤及坏死：如较大的手术创伤、心肌梗死。③恶性肿瘤：恶性肿瘤红细胞沉降率常增快，良性肿瘤红细胞沉降率多正常。④高球蛋白血症：多发性骨髓瘤、感染性心内膜炎、系统性红斑狼疮、肾炎、肝硬化等。⑤贫血。

二、血栓与止血检查

（一）出血时间测定

出血时间（BT）延长见于：①血小板显著减少，如原发性及继发性血小板减少性紫癜。②血小板功能不良，如血小板无力症、巨大血小板综合征。③毛细血管壁异常，如维生素 C 缺乏症、遗传性出血性毛细血管扩张症。④某些凝血因子严重缺乏，如血管性血友病、DIC。⑤药物影响，如阿司匹林、肝素或溶栓药。

（二）血小板计数

1. 参考值　（100～300）×10^9/L。

2. 临床意义　减少见于：①**生成障碍**，如再生障碍性贫血、急性白血病、急性放射病、骨髓纤维化晚期。②**破坏或消耗增多**，如原发性血小板减少性紫癜、SLE、淋巴瘤、脾功能亢进、进行体外循环时、DIC、血栓性血小板减少性紫癜。③**分布异常**，如脾大（肝硬化、班替综合征），血液被稀释（输入大量库存血或血浆）等。

血小板增多见于脾摘除术后、急性溶血及大失血之后、真性红细胞增多症、原发性血小板增多症、慢性粒细胞白血病、骨髓纤维化早期等。

（三）凝血因子检测

1. 活化部分凝血活酶时间测定（APTT）　主要反映**内源性凝血系统**情况。① APTT 延长：见于因子Ⅷ、Ⅸ、Ⅺ、Ⅹ、Ⅴ、Ⅱ、PK（激肽释放酶原），HMWK（高分子量激肽原），纤维蛋白原缺乏及 DIC 后期继发纤溶亢进，尤其是Ⅷ、Ⅸ、Ⅺ因子缺乏（A、B 型血友病，遗传性因子Ⅺ缺乏症）及它们的抑制物增多。APTT 也常用于监测普通肝素治疗和判断是否存在狼疮抗凝物质、凝血因子抗体等凝血因子抑制物。② APTT 缩短：见于血栓性疾病和血栓前状态，如 DIC 早期、脑血栓形成或心肌梗死等。

2. 血浆凝血酶原时间（PT）测定　**外源性凝血系统**较为灵敏和最为常用的筛选试验。① PT 延长见于：先天性凝血因子及获得性凝血因子异常，如因子Ⅱ、Ⅴ、Ⅶ、Ⅹ减少及纤维蛋白原减少、严重肝病、维生素 K 缺乏（阻塞性黄疸）、DIC 后期及使用双香豆素抗凝等。

②PT 缩短：见于血液高凝状态。③INR 是监测口服抗凝药的首选指标。

3. 血浆纤维蛋白原（Fg）测定　增高见于急性心肌梗死、SLE、急性感染、急性肾炎、糖尿病、多发性骨髓瘤、休克、大手术后、妊娠高血压综合征、恶性肿瘤和血栓前状态等。减低见于 DIC、重症肝炎和肝硬化等。

三、肝脏疾病常用的实验室检查

（一）蛋白质代谢功能的检查

1. 参考值　血清总蛋白 60～80g/L；血清白蛋白 40～55g/L；球蛋白 20～30g/L；A/G（1.5～2.5）：1。

2. 临床意义　常用于检测慢性肝损伤及其病情程度。

（1）血清总蛋白及白蛋白降低

①肝细胞损害：各种肝炎、肝硬化、肝癌及其他原因导致的肝损伤如药物或中毒性肝损伤、缺血性肝损伤等。血清白蛋白的降低常伴有球蛋白增加。白蛋白的多少与正常肝细胞的数量成正比；如果白蛋白进行性降低，提示肝组织严重坏死且病情进展，预后不良；治疗后白蛋白上升，提示肝细胞再生，预后趋良。

②肝外疾病：a. 蛋白丢失过多，如肾病综合征、蛋白丢失性肠病、严重烧伤、急性大失血等。b. 营养不良，蛋白质摄入不足或消化吸收不良者。c. 消耗或分解增加，如晚期恶性肿瘤、甲状腺功能亢进、皮质醇增多症、重症结核病、获得性免疫缺陷综合征等。d. 血液稀释，如静脉输液过多、水钠潴留等。

（2）血清总蛋白及球蛋白增高：血清总蛋白＞80g/L 和（或）球蛋白＞35g/L 称为**高蛋白血症**或**高球蛋白血症**。总蛋白增加主要由球蛋白增加引起，尤其是 γ-球蛋白增高为主。常见于：慢性肝病；**M 球蛋白血症**，主要见于多发性骨髓瘤、淋巴瘤、原发性巨球蛋白血症等；自身免疫性疾病。

（3）A/G 倒置：主要见于肝功能损伤严重的疾病，也可见于其他能够引起球蛋白明显增加的疾病，如多发性骨髓瘤、淋巴瘤、原发性巨球蛋白血症等。

（二）胆红素代谢检查

1. 血清总胆红素、结合胆红素及非结合胆红素测定

（1）诊断黄疸及反映黄疸的程度：总胆红素 17.1～34.2μmol/L 为隐性黄疸；34.2～171μmol/L 为轻度黄疸；171～342μmol/L 为中度黄疸；＞342μmol/L 为重度黄疸。

（2）鉴别黄疸的类型：①非结合胆红素增高、总胆红素升高：见于溶血性黄疸；②结合胆红素、非结合胆红素、总胆红素均增高：见于肝细胞性黄疸；③结合胆红素增高、总胆红素升高：见于胆汁淤积性黄疸。

依照结合胆红素与总胆红素比值进行黄疸的鉴别：①比值＜20% 时，提示为溶血性黄疸；②比值＞50% 时，提示为胆汁淤积性黄疸；③比值在 20%～50%，提示为肝细胞性黄疸。

2. 尿胆红素试验　尿胆红素阳性表明血结合胆红素增高。肝细胞性黄疸时，尿内胆红素轻至中度增加；阻塞性黄疸时，明显增加；溶血性黄疸时，为阴性。

3. 尿中尿胆原检查

（1）尿胆原增高：①溶血性黄疸时明显升高；②肝细胞性黄疸时增加；③其他，如高热、心功能不全、顽固性便秘或肠梗阻等。

（2）尿胆原减少：①胆汁淤积性黄疸时，尿中尿胆原减少或消失；②新生儿及长期应用广谱抗生素时。

健康人及3种黄疸实验室检查鉴别见表10-8。

表10-8　健康人及3种黄疸实验室检查鉴别

	血清胆红素定性（μmol/L）			尿液		粪便	
	总胆红素	非结合胆红素	结合胆红素	尿胆原	尿胆红素	颜色	粪胆原
健康人	3.4～17.1	1.7～10.2	0～6.8	1:20（−）	（−）	黄褐色	正常
溶血性黄疸	↑↑	↑↑	轻度↑或正常	强（+）	（−）	加深	增加
阻塞性黄疸	↑↑	轻度↑或正常	↑↑	（−）	（+）	变浅或灰白色	↓或消失
肝细胞性黄疸	↑↑	↑	↑	（+）或（−）	（+）	变浅或正常	↓或正常

（三）肝脏疾病常用的血清酶检测

1. 血清氨基转移酶及其同工酶测定

（1）参考值：连续监测法（37℃）：ALT 5～40U/L；AST 8～40U/L；AST/ALT≤1。

（2）临床意义

①肝脏疾病：急性病毒性肝炎时，ALT与AST升高显著，可达正常上限的20～50倍，甚至100倍，以ALT升高更为明显。值得注意的是，转氨酶的升高程度与肝脏损伤的严重程度并非完全一致。慢性病毒性肝炎时，ALT和AST正常或轻度升高，AST/ALT<1。如在慢性病程中AST显著升高，AST/ALT>1，提示慢性肝炎病情活动或恶化。重型肝炎ALT与AST均升高，但AST升高更为显著。若病情进展，黄疸进行性加深，而酶活性升高不明显，称为"酶-胆分离"，提示肝组织坏死严重，预后不佳。肝炎肝硬化时，血清转氨酶活性与肝细胞变性、坏死的程度有关，转氨酶活性越高，提示肝组织损伤程度越重。

②急性心肌梗死：在急性心肌梗死6～8h后AST开始升高，18～24h达高峰，此时血清AST水平可达正常上限的4～10倍，且与心肌梗死的范围和病变程度呈正相关，4～5d可恢复正常。如再次升高，则提示梗死范围扩大或出现了新的梗死。

③其他疾病：骨骼肌疾病、肺梗死、肾梗死、胰梗死、休克及传染性单核细胞增多症等，转氨酶轻度升高。

④AST同工酶变化：a. 急性病毒性肝炎：轻至中度急性肝炎，血清AST轻度升高，且以ASTs升高为主，ASTm正常。b. 重型肝炎：血清ASTm升高。c. 其他肝病：中毒性肝炎、妊娠脂肪肝、肝动脉栓塞术后及急性心肌梗死等，血清ASTm升高。

2. 碱性磷酸酶及其同工酶测定

（1）胆道阻塞：各种肝内、外胆管阻塞性疾病，如原发性胆汁性肝硬化、胰头癌、结石等引起的胆管阻塞，血清ALP活性显著升高，以ALP_1为主。

（2）肝脏疾病：急性肝炎时，ALP_2明显升高，ALP_1轻度升高，$ALP_1<ALP_2$；肝硬化患者80%以上ALP_5明显升高。

(3) 黄疸的鉴别诊断：①胆汁淤积性黄疸。血清 ALP 和胆红素水平明显升高，转氨酶升高不明显。②肝细胞性黄疸。ALP 活性可正常或稍高，血清胆红素中等程度升高，转氨酶活性显著升高。③肝内局限性胆道阻塞。ALP 活性明显升高，血清胆红素大多正常，转氨酶活性无明显升高。

(4) 其他：骨骼疾病、慢性肾衰竭、充血性心力衰竭等亦可升高。

3. γ-谷氨酰转移酶及同工酶测定　血清中 γ-GT 主要来自肝胆系统，在肝内合成功能亢进或胆汁排出受阻时，血清 γ-GT 活性均可升高。

(1) 肝脏疾病：急性肝炎中度升高；慢性肝炎、肝硬化的非活动期，γ-GT 活性多正常，如持续升高，则表明病变活动或病情恶化；原发性肝癌时，可达参考值上限的 10 倍以上，结合 AFP 检测可提高肝癌诊断正确率；急、慢性酒精性肝炎及药物性肝炎时，中度以上升高；脂肪肝时轻度升高。

(2) 胆道疾病：胆道阻塞性疾病，γ-GT 可升高至参考值上限的 5～30 倍。

4. 乳酸脱氢酶（LDH）及其同工酶测定　乳酸脱氢酶广泛存在于人体各组织中，以心肌、骨骼肌、肾脏最多。①肝脏疾病：乳酸脱氢酶活性升高，见于急性肝炎和慢性活动性肝炎、肝癌等。LDH5 增高，且 LDH5＞LDH4，是诊断肝细胞坏死的敏感指标。②急性心肌梗死：LDH1 和 LDH2 均增高，且 LDH1＞LDH2。③其他疾病：溶血性疾病，恶性肿瘤，白血病等。

(四) 肝炎病毒相关检测

1. 甲型肝炎病毒相关检测　抗-HAV IgM 提示近期感染，早期诊断甲型肝炎的特异性血清标志物。抗-HAV IgG 保护性抗体。HAVAg HAV 急性感染的直接证据。HAV-RNA 特异性强，对早期诊断甲型肝炎有意义。

2. 乙型肝炎病毒相关检测

(1) HBsAg 及抗-HBs 测定：HBsAg 是 HBV 感染后最早出现的血清标志物，其阳性是 HBV 现症感染的标志，见于乙型肝炎潜伏期和急性期、慢性乙型肝炎及与 HBV 感染相关的肝硬化和肝癌、慢性携带者。抗-HBs 是保护性抗体，阳性表示机体对 HBV 有免疫力，见于急性 HBV 感染的恢复期、HBV 既往感染者、乙型肝炎疫苗有效接种后。

(2) HBcAg 及抗-HBc 测定：HBcAg 阳性提示患者血清中存在 HBV，见于 HBV 现症感染，且病毒复制活跃，传染性强。抗-HBc 为非保护性抗体，是反映肝细胞受到 HBV 侵害的可靠指标，阳性提示为 HBV 感染者，包括既往感染和现症感染。抗-HBc IgM 阳性表示 HBV 现症感染，且复制活跃，传染性强。

(3) HBeAg 及抗-HBe 测定：HBeAg 阳性常有 HBcAg 阳性，表示 HBV 在复制，传染性强。HBeAg 持续阳性，表明肝细胞损害严重，且可转化为慢性乙型肝炎或肝硬化。如果 HBeAg 转阴而抗 HBe 阳转，称为 HBeAg 血清学转换，说明 HBV 被清除或抑制，复制减少，传染性降低。

(4) HBV-DNA 测定：HBV-DNA 阳性是 HBV 现症感染的直接证据，较血清免疫学检查更敏感、更特异，且可反映 HBV 的复制水平及传染性，也是抗病毒治疗及疗效观察的指标。

四、肾功能检查

(一)肾小球功能检测

1. 肾小球滤过率测定

(1) 参考值:男性(125±15)ml/min,女性约比男性的低10%。

(2) 临床意义:肾小球滤过率是反映肾功能最灵敏、最准确的指标。肾小球滤过率降低见于各种原发性、继发性肾脏疾病。慢性肾脏病(CKD)1期(肾功能正常)≥90ml/min;2期(轻度损害)60~89ml/min;3期(中度损害)30~59ml/min;4期(重度损害)15~29ml/min;5期(终末期)<15ml/min。

2. 内生肌酐清除率试验

(1) 参考值:成人80~120ml/min。

(2) 临床意义

①判断肾小球功能损害的敏感指标。

②评价肾功能损害程度:51~80ml/min为肾功能不全代偿期;20~50ml/min为肾功能不全失代偿期(氮质血症期);10~19ml/min为肾衰竭期(尿毒症早期);<10ml/min为终末期肾衰竭(尿毒症晚期)。

3. 血清肌酐测定

(1) 参考值:男性44~132μmol/L;女性70~106μmol/L。

(2) 临床意义

①反映肾功能下降后毒素产物潴留。

②评估肾功能损害的程度:Cr升高的程度与肾功能受损程度呈正相关。肾功能不全代偿期,Cr<133μmol/L;肾功能不全失代偿期,Cr 133~221μmol/L;肾衰竭期,Cr升至221~442μmol/L;肾衰竭终末期,Cr>442μmol/L。

4. 血清尿素氮测定

(1) 参考值:成人:3.2~7.1mmol/L;儿童:1.8~6.5mmol/L。

(2) 临床意义

①肾性:各种原因引起的器质性肾功能损害。见于:原发性肾小球疾病,如肾小球肾炎、肾病综合征。继发性肾小球疾病,如狼疮性肾炎、紫癜性肾炎、中毒性肾病等。

②肾前性:充血性心力衰竭、肾动脉狭窄、急性失血、休克、脱水、烧伤、高热、上消化道大出血、高蛋白饮食等。

③肾后性:尿路结石、前列腺增生症、膀胱肿瘤等。

④BUN/Cr的意义:有助于鉴别肾前性和肾实质性少尿。肾前性BUN/Cr常>10:1;而肾实质性,BUN/Cr常≤10:1。

5. 血 α_1-微球蛋白、β_2-微球蛋白测定

(1) 参考值:成人血清游离 α_1-MG 10~30mg/L、β_2-MG 1~2mg/L。

(2) 临床意义

①判断肾小球滤过功能较灵敏的指标。

②血清 α_1-MG降低见于重症肝炎、肝坏死等。

6. 血清胱抑素 C 测定

（1）参考值：0.6～2.5mg/L。

（2）临床意义

①诊断肾脏损伤的敏感、特异指标　CysC 比 Cr、BUN 敏感性、特异性高。

②继发性肾病的风险性预测和病情观察：如糖尿病肾病、高血压病肾损害等。

（二）肾小管功能试验

1. 尿 β_2- 微球蛋白测定

（1）参考值：< 0.3mg/L。

（2）临床意义：①判断近端肾小管重吸收功能受损的敏感指标，尿 β_2-MG 升高见于肾小管 - 间质性疾病。②鉴别上、下尿路感染。

2. 昼夜尿比重试验

（1）参考值：成人尿量 1000～2000ml/24h，夜尿量 < 750ml，昼尿量/夜尿量 3∶1～4∶1；昼夜尿中至少 1 次尿比重 > 1.018，最高与最低尿比重差 > 0.009。

（2）临床意义：①多尿、尿比重低、夜尿增多，提示肾小管浓缩功能障碍。各次尿比重最高不超过 1.018，最高与最低尿比重差 < 0.009，提示肾小管浓缩与稀释功能严重受损。②尿量明显增多伴有尿比重均 < 1.006，为尿崩症的典型表现。尿比重固定在 1.010 左右，称为**等张尿**，表明肾小管稀释和浓缩功能完全丧失。

五、临床常用生化检查

（一）血糖及其代谢产物相关检测

1. 空腹血糖测定　空腹血浆葡萄糖（FPG）反映基础胰岛素的分泌功能，是目前诊断糖尿病（DM）和判断糖尿病病情及控制程度的主要指标之一。成人空腹血浆葡萄糖（酶法）：3.9～6.1mmol/L。

FPG 增高，但 < 7.0mmol/L 为**空腹血糖受损（IFG）**；FPG ≥ 7.0mmol/L 为高血糖症，见于糖尿病及甲状腺功能亢进症、嗜铬细胞瘤、应激性高血糖、肝源性及胃肠性高血糖等。

2. 口服葡萄糖耐量试验　OGTT 属于葡萄糖负荷试验，用此方法可以了解机体对葡萄糖代谢的调节能力，是诊断糖尿病和低糖血症的重要试验。

FPG ≥ 7.0mmol/L、OGTT 2hPG ≥ 11.1mmol/L，具有临床症状、随机血糖 ≥ 11.1mmol/L、且伴有尿糖阳性者，即可诊断糖尿病。

3. 血中糖化血红蛋白（GHb）检测　糖化血红蛋白反映测定前 **2～3 个月**的血糖水平，是糖尿病诊断和监控的重要指标。HbA1c 增高，提示近 2～3 个月的糖尿病控制不良，可作为糖尿病长期控制的良好观测指标。HbA1c ≥ 7% 是启动临床治疗或需要调整治疗方案的重要判断标准；≥ 10% 预测血管并发症严重，并可鉴别糖尿病与应激性高血糖。

（二）血清脂质和脂蛋白检测

1. 血清总胆固醇（TC）测定　TC 检测主要用于动脉粥样硬化的早期诊断和使用降脂药物治疗过程的监测。TC 增高是冠心病的危险因素之一。TC 升高还见于甲状腺功能减退症、糖尿病、肾病综合征等。TC 降低见于肝细胞受损、胆固醇酯化障碍、甲状腺功能亢进等。

2. 血清三酰甘油（TG）测定　TG 是动脉粥样硬化的独立危险因素和形成脂肪肝的主要

原因。TG 增高见于原发性或继发性高脂蛋白血症、冠心病、糖尿病、动脉硬化症、阻塞性黄疸、肾病综合征、甲状腺功能减退症等。

3. 血清脂蛋白及载脂蛋白测定

（1）血清高密度脂蛋白－胆固醇（HDL-C）测定：<u>HDL-C 具有抗动脉粥样硬化作用，与 TG 呈负相关，也与冠心病发病呈负相关</u>。HDL-C 明显降低多见于心脑血管病、糖尿病、肝炎、肝硬化等。

（2）血清低密度脂蛋白－胆固醇（LDL-C）测定：<u>LDL-C 与冠心病发病呈正相关，是动脉粥样硬化的潜在危险因素</u>。

（3）血清载脂蛋白 AI（Apo-AI）测定：血清 Apo-AI 是诊断冠心病的敏感指标之一，其血清水平与冠心病发病率呈负相关。Apo-AI 减低见于急性心肌梗死、糖尿病、慢性肝病、肾病综合征和脑血管病等。

（4）血清载脂蛋白 B（Apo-B）测定：血清 Apo-B 水平与动脉粥样硬化、冠心病发病呈正相关，Apo-B ≥ 1.20g/L 是冠心病的危险因素。

（5）载脂蛋白 AI/B（Apo-AI/B）比值：比值随着年龄增长而降低。动脉粥样硬化、冠心病、糖尿病、高脂血症等可明显减低。

（三）无机离子检测

1. 血清钾测定　高血钾见于急、慢性肾衰竭，肾上腺皮质功能减退症，螺内酯等保钾利尿药的长期使用，严重溶血或组织损伤致钾大量释放入细胞外液等。低钾血症见于严重呕吐、腹泻或胃肠减压，应用排钾利尿药及肾上腺皮质激素，肾上腺皮质功能亢进或醛固酮增多症等。

2. 血清钠测定　低钠血症见于幽门梗阻、呕吐、腹泻，严重肾盂肾炎、利尿药治疗等尿钠排出增多等。

3. 血清氯化物测定　低氯血症见于长期应用利尿药、大量出汗、呕吐、腹泻、胃肠引流等。

4. 血清钙测定　低血钙症常见佝偻病、重型急性胰腺炎、原发性及继发性甲状旁腺功能减退等。高血钙症见于溶骨增强，如甲状旁腺功能亢进症、多发性骨髓瘤、骨转移癌等。

六、酶学检测

（一）心肌损伤常用酶检测

1. 血清肌酸激酶及其同工酶测定　<u>血清肌酸激酶（CK）是早期诊断急性心肌梗死（AMI）的灵敏指标之一</u>。AMI 发病后 3～8h 即明显增高，10～36h 达高峰（峰值高达正常人 10～12 倍），72～96 小时后恢复正常。

肌酸激酶同工酶 CK-MB 对 AMI 的诊断特异性和敏感性均很高，发病后 3～8h 即升高，9～30h 达到高峰，48～72h 恢复正常。特异性 92%～100%，是传统诊断 AMI 的"金标准"；CK-MM 是检测骨骼肌损伤的特异指标；CK-BB 活性升高见于缺氧性神经系统疾病。

2. 血清乳酸脱氢酶（LD）及其同工酶测定　LD 在诊断组织损伤时具有较高的灵敏度，但特异性较差。LD 活性升高见于 AMI、肝脏疾病、骨骼肌损伤、贫血、白血病等。

乳酸脱氢酶同工酶增高见于心肌损害（以 LD_1 为主）、肝脏疾病（LD_5 和 LD_4 均升高，且 $LD_5 > LD_4$）、恶性肿瘤等。

（二）心肌蛋白检测

肌钙蛋白（cTn）是由3个亚单位，即肌钙蛋白C、肌钙蛋白I及肌钙蛋白T组成的复合物。cTn是目前用于**急性冠状动脉综合征（ACS）诊断最特异的生化标志物**，最早可在症状发作后2小时出现。具有较宽的诊断窗：cTnT（5～14d），cTnI（4～10d）。在诊断窗中，cTn增高的幅度要比CK-MB高5～10倍。由于在无心肌损伤时cTn在血液中含量很低，因此也可用于微小心肌损伤（MMD）的诊断。cTn还具有判断预后的价值，对冠状动脉疾病患者，只要cTn增高，应视为具有高危险性。**正逐步取代CK-MB成为AMI的诊断"金标准"**。

1. **心肌肌钙蛋白T测定**　cTnT是诊断AMI的确定性标志物。＞0.2μg/L为临界值，＞0.5μg/L可以诊断急性心肌梗死。AMI发病后3～6小时cTnT即升高，10～24小时达峰值。诊断灵敏度为50%～59%，**特异性为74%～96%**，明显优于CK-MB和LD。对非Q波性、亚急性心肌梗死或CK-MB无法诊断的患者更有价值。

2. **心肌肌钙蛋白I测定**　cTnI对诊断AMI与cTnT无显著差异。＞1.5μg/L为临界值。AMI发病后3～6小时，cTnI即升高，14～20小时达到峰值，5～7d恢复正常。其诊断AMI的灵敏度为6%～44%，**特异性为93%～99%**。

3. **血清肌红蛋白测定**　Mb因分子量小，在心肌损伤后即释放入血，是早期诊断AMI的指标。在AMI发病后30min至2h升高，5～12h达到高峰，18～30h恢复正常。灵敏度为50%～59%，特异性为77%～95%。Mb阴性，基本可以排除AMI。

（三）心力衰竭标志物（B型心钠素）测定

BNP的释放与心力衰竭程度密切相关。**用于心力衰竭的诊断、分级和预后的判断**，升高水平与心力衰竭成正比。临床上，**NT-pro-BNP＜400pg/ml可以排除心力衰竭；NT-pro-BNP＞2000pg/ml可以确定心力衰竭**。

（四）淀粉酶（AMS）和脂肪酶（LPS）测定

1. **血、尿淀粉酶（AMS）测定**

（1）参考值：血清：800～1800U/L；尿液：1000～12 000U/L。

（2）临床意义：**AMS活性增高主要见于急性胰腺炎**。发病后2～3h血清AMS开始升高，12～24h达高峰，2～5d后恢复正常。达3500U/L应怀疑此病，超过5000U/L即有诊断价值。尿AMS于起病后12～24h开始升高，尿中AMS活性可高于血清中的1倍以上。

2. **血清脂肪酶（LPS）测定**　LPS主要用于急性胰腺炎的诊断和急腹症的鉴别诊断。急性胰腺炎时增高，非胰腺炎的急腹症患者，其血清AMS升高而LPS正常。与AMS比较，升高持续时间长，故对急性胰腺炎后期诊断意义更大。**特异性优于淀粉酶**。

七、临床常用免疫学检查

（一）血清免疫球蛋白及补体检测

1. **血清免疫球蛋白（Ig）测定**

（1）Ig增高

1）**单克隆性增高**：表现为5种Ig中，仅有某一种Ig增高而其他Ig不增高或可降低，主要见于免疫增殖性疾病。①原发性巨球蛋白血症时，表现为IgM单独明显增高；

②多发性骨髓瘤时可分别见到 IgG、IgA、IgD、IgE 增高,并据此分为 IgG 型、IgA 型、IgD 型和 IgE 型多发性骨髓瘤;③过敏性皮炎、外源性哮喘及某些寄生虫感染可表现为 IgE 增高。

2)**多克隆性增高**,IgG、IgA、IgM 均增高。见于各种慢性感染、慢性肝病、肝癌、淋巴瘤、类风湿性关节炎(IgM 增高为主),IgG、IgA 或 IgG、IgM 同时升高,见于系统性红斑狼疮。

(2)Ig 降低:IgA 降低常见于反复呼吸道感染,5 种 Ig 均有降低见于体液免疫缺陷、联合免疫缺陷、长期使用免疫抑制剂的患者。

2.血清补体的检查

(1)总补体溶血活性(CH50)测定:总补体溶血活性主要反映补体经典激活途径的活化程度。CH50 增高见于各种急性炎症、组织损伤和肿瘤、妊娠。CH50 降低首先见于补体成分大量消耗和合成减少,如血清病、链球菌感染后肾小球肾炎、系统性红斑狼疮、自身免疫性溶血性贫血、类风湿关节炎及同种异体移植排斥反应等;其次见于补体大量丢失(如外伤、手术和大失血)。

(2)血清 C3 测定:C3 作为急性时相反应蛋白,其增高见于急性炎症、传染病早期、某些恶性肿瘤、排异反应;C3 减低见于补体合成减少(如慢性肝病、肝硬化等),补体消耗或丢失过多(如 SLE 活动期、大失血等),先天性补体缺乏。

(二)感染免疫检测

1.抗链球菌溶血素"O"(ASO)测定　ASO 升高常见于 A 群溶血性链球菌感染及感染后免疫反应所致的疾病,如感染性心内膜炎及扁桃腺炎、风湿热、链球菌感染后急性肾小球肾炎等;也见于高胆固醇血症、巨球蛋白血症及多发性骨髓瘤。ASO 假阴性见于机体免疫反应低或免疫抑制。

ASO 在溶血性链球菌感染 1 周后开始升高,4～6 周达高峰,并可持续至病愈后数月到数年。故 ASO 增高,提示曾有溶血性链球菌感染,不一定是近期感染的指标。链球菌感染后 ASO 动态升高,且 C 反应蛋白(CRP)、红细胞沉降率阳性,有利于风湿热的诊断。

2.伤寒与副伤寒的血清学检查

(1)肥达反应(WR):"O""H"抗体均升高提示伤寒杆菌感染;"H"升高而"O"不升提示预防接种或非特异性"回忆反应";"O"升高而"H"不升高提示伤寒类感染的早期。"O"和"A"抗体增高提示副伤寒甲感染;"O"和"B"抗体增高提示副伤寒乙感染;"C"抗体增高提示副伤寒丙感染。发病早期大量应用有效抗菌药物,或应用皮质激素类免疫抑制剂,或体液免疫功能不足等,可致假阴性。

(2)酶联免疫吸附试验(ELISA):IgM 型抗体对伤寒有早期诊断价值;Vi 抗体滴度 > 1:20 为伤寒慢性带菌者。

(3)胶乳凝集试验(LAT):适用于诊断未能产生抗体的伤寒患者;伤寒早期,尿液胶乳凝集试验阳性。

(三)肿瘤标志物检测

1.血清甲胎蛋白(AFP)测定　AFP 的生成量与胎儿肝脏或出生后的肝脏再生时分裂细胞数呈正相关,是诊断肝细胞癌的重要指标。AFP 增高见于**原发性肝癌**(血清中 AFP ≥ 300μg/L);病毒性肝炎、肝硬化(AFP < 200μg/L),重型肝炎时,若见 AFP 增高,则

提示肝细胞再生，反之提示肝细胞大量坏死，预后不良；妊娠亦可升高。

2. 癌胚抗原（CEA）测定　CEA含量异常升高见于：①消化器官癌症。②鉴别原发性和转移性肝癌，转移性肝癌CEA阳性率高达90%。③其他，如肺癌、乳腺癌、膀胱癌、尿道癌、前列腺癌、溃疡性结肠炎、肝硬化、阻塞性黄疸及吸烟者和老年人等。

（四）自身抗体检查

1. 类风湿因子检查

（1）参考值：LAT法，阴性；血清稀释度<1∶10。

（2）临床意义

①类风湿关节炎时，RF阳性率约为70%。高滴度IgM与关节病变、关节外损害程度相关，RF可作为病变活动期及药物治疗后疗效的评价。但RF阴性也不能排除类风湿关节炎。

②其他风湿性疾病RF也可增高，如SLE、硬皮病、干燥综合征、皮肌炎、结节性多动脉炎等。

③某些感染性疾病RF也可增高，如结核、传染性单核细胞增多症、感染性心内膜炎等。

④1%～4%的正常人RF呈弱阳性反应，尤其多见于70岁以上老年人。

2. 抗核抗体的检查

（1）参考值：免疫荧光测定：阴性；血清滴度<1∶40。

（2）临床意义

①ANA对很多自身免疫性疾病有诊断价值。阳性多见于未经治疗的SLE，ANA阳性率可达95%以上，但特异性较差。药物性狼疮、混合性结缔组织病、原发性胆汁性肝硬化、全身性硬皮病、多发性肌炎患者阳性率也较高。

②其他自身免疫性疾病如类风湿关节炎、桥本甲状腺炎、慢性活动性肝炎、溃疡性结肠炎等也可呈阳性。

3. 抗双链DNA抗体测定

（1）参考值：免疫荧光法、间接酶标抗体检测法、滴金免疫试验：阴性。

（2）临床意义

①高滴度抗dsDNA抗体提示SLE处于活动期，阳性率达70%～90%，对诊断SLE有较大的特异性。

②其他疾病如类风湿关节炎、慢性肝炎、干燥综合征等亦可出现阳性。

八、尿液检查

（一）尿液一般性状

1. 尿量　正常人尿量：1000～2000ml/24h。多尿：尿量超过2500ml/24h。少尿：尿量少于400ml/24h或17ml/h。无尿：尿量少于100ml/24h。

（1）病理性多尿见于：内分泌疾病如糖尿病、尿崩症，慢性肾盂肾炎、慢性肾间质肾炎、急性肾衰竭多尿期等。

（2）少尿或无尿见于：①肾前性，肾灌注不足，如休克、心力衰竭、脱水等。②肾性，肾实质损伤，如急性肾小球肾炎、急性肾衰竭少尿期、慢性肾衰竭等。③肾后性，尿路梗阻或排尿功能障碍，如结石、尿路狭窄、肿瘤等。

2. 颜色与透明度

（1）血尿：见于泌尿系统炎症、结石、结核、肿瘤、外伤及出血性疾病，如血友病、血小板减少性紫癜。

（2）血红蛋白尿：见于血管内溶血，如蚕豆病、血型不合的输血反应、阵发性睡眠性血红蛋白尿等。

（3）脓尿和菌尿：见于泌尿系统感染，如膀胱炎、肾盂肾炎等。

（4）乳糜尿及乳糜血尿：因淋巴通路阻塞、从肠道吸收的乳糜液逆流入尿液，见于丝虫病及肾周围淋巴管梗阻。

（5）脂肪尿：见于脂肪挤压损伤、骨折和肾病综合征等。

（6）胆红素尿和尿胆原尿：**胆红素尿**见于阻塞性黄疸和肝细胞性黄疸。**尿胆原尿**见于溶血性黄疸和肝细胞性黄疸。

3. 气味 尿液新鲜排出就有氨味，提示膀胱炎及慢性尿潴留。尿液有烂苹果气味，应怀疑糖尿病酮症酸中毒。

4. 酸碱性 正常人尿液呈弱酸性，pH 为 5.0～7.0，平均 6.5。尿 pH 降低见于蛋白质摄入量多、代谢性酸中毒、高热、痛风及口服维生素 C 等酸性药物。尿 pH 增高见于代谢性碱中毒、肾小管性酸中毒、应用碳酸氢钠碱性药物、剧烈呕吐等。

5. 尿比重 正常人尿比重为 1.015～1.025，范围可达 1.003～1.030。尿比重增高见于急性肾小球肾炎、肾病综合征、糖尿病、血容量不足等。尿比重降低见于尿崩症（常小于 1.003）、慢性肾炎、肾小管间质疾病、急性肾衰竭、慢性肾衰竭等。尿比重固定于 1.010 左右，称为**等张尿**，见于肾实质严重损害的终末期。

（二）化学检查

1. 尿蛋白 用常规定性方法检查尿蛋白持续呈阳性，定量检查持续超过 150mg/24h，或尿蛋白/肌酐比率＞200mg/g，称为蛋白尿。病理性蛋白尿见于如下。

（1）肾小球性蛋白尿：为炎症等原因导致肾小球滤过膜通透性增加或电荷屏障受损，血浆蛋白大量滤出超过肾小管重吸收能力所致。见于原发性肾小球疾病及某些继发性肾小球疾病如糖尿病肾病及系统性红斑狼疮肾病等。①选择性蛋白尿，肾小球滤过膜损害较轻，常见于微小病变型肾病。②非选择性蛋白尿，肾小球滤过膜损害较重，见于各类原发或继发性肾小球疾病。

（2）肾小管性蛋白尿：肾小球滤过功能正常，肾近曲小管对低分子量蛋白质重吸收功能减退产生蛋白尿。见于肾盂肾炎、间质性肾炎、中毒性肾病、肾移植术后等。

（3）混合性蛋白尿：肾脏疾病同时累及肾小球和肾小管而产生的蛋白尿。见于肾小球肾炎后期累及肾小管、肾小管间质性肾炎后期累及肾小球、同时累及肾小球和肾小管的全身性疾病（如糖尿病、系统性红斑狼疮等）。

（4）溢出性蛋白尿：由于血浆中出现异常增多的低分子量蛋白质，超过肾小管重吸收能力，出现的蛋白尿。见于多发性骨髓瘤引起的轻链尿、血管内溶血引起的血红蛋白尿、大面积心肌梗死及挤压综合征引起的肌红蛋白尿。

（5）组织性蛋白尿：见于肾盂肾炎、尿路肿瘤等。

（6）假性蛋白尿：肾以外泌尿系统疾病（膀胱炎、尿道炎或尿道出血等）产生的脓、血、黏液等成分或阴道分泌物混入导致尿蛋白定性试验阳性。

2. 尿糖　当肾糖阈降低或血糖升高超过肾糖阈（8.89mmol/L）时，尿糖定性试验为阳性，称为糖尿。①血糖增高性糖尿：常见于糖尿病，也可见于库欣综合征、甲状腺功能亢进、胰腺炎及嗜铬细胞瘤等。②血糖正常性糖尿：常见于慢性肾炎、间质性肾炎和肾病综合征等。③暂时性糖尿：见于生理性糖尿及应激性糖尿（脑出血、颅脑损伤、急性心肌梗死等应激情况）。④其他糖尿：如肝硬化、进食糖过多及哺乳期。⑤假性糖尿：尿中具有还原性物质，如维生素C、尿酸、葡萄糖醛酸，或一些随尿液排出的药物如链霉素、异烟肼、阿司匹林、黄连、大黄等。

3. 酮体　糖尿病酮症酸中毒时常呈强阳性；肝硬化、酒精性肝炎、妊娠剧吐、高热、过度节食等均可呈阳性。

4. 尿胆红素与尿胆原　尿胆红素增高见于肝细胞性黄疸及阻塞性黄疸；尿胆原明显增高见于溶血性黄疸。

5. 尿亚硝酸盐　泌尿系统感染了含有硝酸盐还原酶的细菌（肠杆菌科细菌）时，此试验为阳性，提示**尿路细菌感染**。

（三）显微镜检查

1. 细胞

（1）红细胞：红细胞离心尿沉渣有1～2个/HP为异常；若红细胞≥3个/HP，尿外观无血色，称为镜下血尿；尿含血量较多，外观呈淡红色，称为肉眼血尿。血尿常见于肾小球肾炎、尿路感染、肾结核、肾结石、狼疮性肾炎、紫癜性肾炎、血友病及泌尿系统肿瘤等。

（2）白细胞和脓细胞：成人离心尿沉渣白细胞＞5/HP，为白细胞或脓细胞增多，多见于泌尿系统感染，如肾盂肾炎、肾结核、膀胱炎或尿道炎等。

（3）上皮细胞：肾小管上皮细胞（小圆上皮）见于急性肾小管坏死、急性间质性肾炎、肾移植急性排异反应；移行上皮细胞增多见于泌尿系统炎症如膀胱炎、肾盂肾炎、输尿管炎等；扁平上皮细胞增多成年女性尿中多见，一般临床意义不大，如果与白细胞增多同时存在，多为泌尿系统炎症，有临床意义。

2. 管型　是蛋白质、细胞或碎片在肾小管、集合管中凝固而成的圆柱形蛋白聚体，管型内1/3以上存在细胞则定义为细胞管型。

（1）透明管型：健康人偶见；在运动、重体力劳动、心力衰竭、发热时可见少量；在肾病综合征、慢性肾炎时增多。

（2）颗粒管型：分为粗颗粒管型和细颗粒管型。粗颗粒管型见于慢性肾炎、肾盂肾炎或药物中毒等，正常人偶见细颗粒管型，大量出现见于急性肾小球肾炎后期、慢性肾炎等。

（3）细胞管型：常提示肾实质损害活跃期。**肾小管上皮细胞管型**见于急性肾小管坏死、急性间质性肾炎、肾病综合征、慢性肾小球肾炎及重金属中毒等；**红细胞管型**常见于肾小球疾病如急性或慢性肾小球肾炎、狼疮性肾炎等；**白细胞管型**见于肾盂肾炎、间质性肾炎等。

（4）脂肪管型：见于肾病综合征、慢性肾小球肾炎急性发作及中毒性肾病。

（5）蜡样管型：多提示有严重的肾小管变性坏死，见于慢性肾衰竭、慢性肾小球肾炎晚期等。

（6）肾衰竭管型：见于急性肾衰竭多尿期，慢性肾衰竭时大量出现，提示预后不良。

3. 结晶体　尿液较浓缩偏酸性，低温下出现盐类结晶无临床意义。结晶体频繁出现伴有红细胞应怀疑肾结石的可能。服用磺胺类药物后尿中出现磺胺结晶伴有红细胞或管型时，提示发生泌尿系统结石和急性肾衰竭的可能。

4. 病原体　无菌条件直接涂片染色镜检，每个油镜视野见到1个以上细菌为阳性，提示泌尿系统感染的可能；找到抗酸杆菌有助于肾结核的诊断；清洁中段尿细菌培养≥10^5/ml为阳性，＜10^4/ml为污染，10^4～10^5/ml需复查并结合临床判断。

（四）1小时尿细胞排泄率

正常人：红细胞男性＜3万/h，女性＜4万/h；白细胞男性＜7万/h，女性＜14万/h。红细胞增加常见于急慢性肾炎；白细胞增加见于泌尿系感染，如急、慢性肾盂肾炎及急性膀胱炎。

九、粪便检查

（一）一般性状检查

1. 量　健康成人大多每日排便1次，其量为100～300g。当胃肠、胰腺有病变或其功能紊乱时，则粪便次数及便量可增多，也可减少。

2. 颜色及性状　正常成人的粪便为黄褐色圆柱状软便，婴儿粪便呈金黄色。**水样或粥样稀便**见于各种感染性或非感染性腹泻；**大量黄绿色稀汁样便**，并含有膜状物时见于假膜性肠炎；**米泔样便**见于霍乱患者；**黏液脓样或黏液脓血便**常见于痢疾、溃疡性结肠炎、直肠癌等；**果冻状便**见于肠易激综合征、某些慢性菌痢患者；**鲜血便**多见于肠道下段出血；**柏油样便**见于各种原因所致的上消化道出血；**灰白色便**见于阻塞性黄疸；**细条状便**多见于直肠癌；**绿色粪便**提示消化不良。

3. 气味　肉食者味浓，素食者味淡。慢性肠炎、胰腺疾病，尤以直肠癌溃烂继发感染时有恶臭，阿米巴痢疾时有特殊的腥臭。脂肪和糖类消化或吸收不良时粪便呈酸臭味。

4. 寄生虫体　如蛔虫、蛲虫、绦虫节片、钩虫体等。

5. 结石　如胆石、胰石、胃石、粪石等。

（二）显微镜检查

1. 细胞　肠道发生炎症时白细胞增多，数量多少与炎症轻重程度有关，见于急性菌痢、溃疡性结肠炎等。过敏性结肠炎、肠道寄生虫时，可见较多的嗜酸性粒细胞。红细胞提示肠道下段炎症或出血，如痢疾、溃疡性结肠炎、结肠癌、痔出血、直肠息肉等。巨噬细胞见于细菌性痢疾和直肠炎症。肠黏膜上皮细胞见于结肠炎、假膜性肠炎。乙状结肠癌、直肠癌时，可见红细胞和肿瘤细胞。

2. 食物残渣　肠蠕动亢进、腹泻、慢性胰腺炎、胰头癌时，粪便中可见淀粉颗粒、脂肪小滴。消化吸收不良综合征时，脂肪小滴的量更多且可见较多的脂肪酸结晶。蛋白质消化不良时，出现肌肉纤维残渣。

3. 寄生虫　主要靠镜检查找虫卵、原虫滋养体及其包囊。

（三）化学检查

1. 隐血试验　阳性常见于消化性溃疡的活动期、胃癌、钩虫病及消化道炎症、出血性疾病等；消化性溃疡呈间断阳性，消化道癌症呈持续性阳性。抗人血红蛋白抗体，可检出消化道任何部位的出血；抗人红细胞基质抗体，可检出下消化道的出血。

2. 胆色素试验　正常人粪中无胆色素而有粪（尿）胆原及粪（尿）胆素。乳幼儿或成年人于应用大量抗生素后，胆红素定性试验阳性。在阻塞性黄疸，粪胆原和粪胆素含量明显减少或缺如。溶血性疾病患者的粪便粪胆原、粪胆素含量增多。

十、浆膜腔积液检查

人体的胸腔、腹腔、心包腔，统称为浆膜腔。在病理情况下，腔内液体增多而积聚称为**浆膜腔积液**。根据浆膜腔积液的形成原因及性质不同，可分为**漏出液和渗出液**。

1. 漏出液　属非炎症性，与压力因素密切相关。漏出液常为多浆膜腔积液，并伴有水肿。形成的主要原因为：①血浆胶体渗透压降低。当血浆白蛋白低于25g/L时，血管与组织间渗透压平衡失调，液体进入浆膜腔形成积液，如肝硬化晚期、肾病综合征、重度营养不良等。②毛细血管内流体静脉压升高。因过多的液体滤出，超出代偿极限，导致积液发生，如慢性充血性心力衰竭、静脉栓塞等。③淋巴管阻塞。常见于肿瘤压迫或丝虫病引起的淋巴回流受阻，积液可呈乳糜样改变。

2. 渗出液　为炎性积液。常见原因有：①感染，如胸膜炎、腹膜炎、心包炎等。②化学因素，如血液、胆汁、胃液、胰液等化学性刺激。③恶性肿瘤，因瘤细胞产生血管活性物质及浸润性阻塞等，也常引起渗出性积液。④风湿性疾病及外伤等。以上因素均可导致血管通透性增加，致血液中大分子物质（白蛋白、球蛋白、纤维蛋白原及各种细胞成分等）渗出而形成积液。渗出液常表现为单一浆膜腔积液，如结核性胸膜炎常为一侧胸膜腔积液。

渗出液与漏出液的鉴别见表10-9。

表10-9　漏出液与渗出液的鉴别要点

项目	漏出液	渗出液
病因	非炎症所致	炎症、肿瘤或理化刺激
外观	淡黄、浆液性	不定，黄色、脓性、血性、乳糜性等
透明度	透明或微浑	多浑浊
比重	<1.015	>1.018
凝固	不自凝	能自凝
黏蛋白定性	阴性	阳性
蛋白定量（g/L）	<25	>30
葡萄糖定量	与血糖相近	常低于血糖水平
积液/血清LDH比值	<0.6	>0.6
LDH（U/L）	<200	>200
pH	>7.4	<7.2
细菌学检查	阴性	可找到致病菌
细胞学检查	少量，并以淋巴细胞、间皮细胞为主	细胞数相对多，病因不同细胞种类不同
常见疾病	充血性心力衰竭、肝硬化、肾炎伴低蛋白血症	细菌感染、原发性或转移性肿瘤等

十一、脑脊液检查

（一）脑脊液检查的适应证和禁忌证

1. 适应证　①脑膜刺激征阳性需要明确诊断者；②疑有颅内出血者；③疑有中枢神经系统恶性肿瘤者；④有剧烈头痛、抽搐、瘫痪、昏迷等表现而原因不明等；⑤中枢神经系统疾病手术前的常规检查；⑥中枢神经系统疾病需椎管内给药者。

2. 禁忌证　①颅内压明显增高或伴有显著视盘水肿；②有脑疝先兆者；③局部皮肤有炎症者；④颅后窝有占位性病变者；⑤处于休克、衰竭或濒危状态者。

（二）常见中枢神经系统疾病的脑脊液特点

见表10-10。

表10-10　常见中枢神经系统疾病的脑脊液特点

疾病	压力（mmH$_2$O）	外观	蛋白质定性	蛋白质定量（g/L）	细胞数及分类（×10^6/L）	葡萄糖（mmol/L）	氯化物（mmol/L）	细菌
正常	侧卧位 80～180	无色透明	–	0.15～0.45	0～8，多为淋巴细胞	2.5～4.5	120～130	–
化脓性脑膜炎	显著升高	浑浊，脓性，静置后可有凝块	++～++++	显著增加	显著增加，中性粒细胞为主	明显减少	稍低	+
结核性脑膜炎	升高	浑浊，毛玻璃样，置后有薄膜形成	++	增加	增加，早期以中性粒细胞为主，后期以淋巴细胞为主	减少	明显减少	抗酸染色可找到抗酸杆菌
病毒性脑炎或脑膜炎	稍升高	清晰或微浊	+	轻度增加	增加，早期中性粒细胞增多，后期以淋巴细胞为主	正常	正常	–
脑脓肿（未破裂）	升高	无色或黄色微浊	+	轻度增加	稍增加，淋巴细胞为主	正常	正常	–～+
脑肿瘤	升高	无色或黄色	±～+	轻度增加	正常，或稍增加，以淋巴细胞为主	正常	正常	–
蛛网膜下腔出血	稍高	血性为主	+～++	轻度增加	增加，以红细胞为主	正常	正常	–

第五单元　心电图诊断

【复习指导】本单元属于难点内容，部分为重点，总体而言并非重点内容。掌握心电图各波段的组成及意义，心电图各波段的正常范围及其变化的意义，常见异常心电图（心房异常和心室肥大、心肌缺血与心肌梗死、常见心律失常等）的心电图特征；熟悉常用心电图导联、心率计算及心电图各波段的测量、QRS 心电轴的测量及其临床意义。

一、心电图基本知识

（一）常用心电图导联

1. **标准肢体导联**　Ⅰ导联，心电图机正极接左上肢，负极接右上肢；Ⅱ导联，心电图机正极接左下肢，负极接右上肢；Ⅲ导联，心电图机正极接左下肢，负极接左上肢。

2. **加压肢体导联**　aVR（加压右上肢导联），探查电极置于右上肢并与心电图机正极相连，左上、下肢连接构成无关电极并与心电图机负极相连；aVL（加压左上肢导联），探查电极置于左上肢并与心电图机正极相连，右上肢与左下肢连接构成无关电极并与心电图机负极相连；aVF（加压左下肢导联），探查电极置于左下肢并与心电图机正极相连，左、右上肢连接构成无关电极并与心电图机负极相连。

3. **胸导联**　胸导联也属单极导联，心电图机的负极与中心电端（左、右上肢及左下肢连接构成）连接，正极与放置在胸壁一定位置的探查电极相连。V_1 导联，胸骨右缘第 4 肋间；V_2 导联，胸骨左缘第 4 肋间；V_3 导联，V_2 与 V_4 连线的中点；V_4 导联，左锁骨中线与第 5 肋间相交处；V_5 导联，左腋前线 V_4 水平处；V_6 导联，左腋中线 V_4 水平处。aVR、V_1、V_2 导联反映右心室的电位变化。V_3、V_4 导联反映室间隔及其附近的左、右心室的电位变化。其余 7 个导联均反映左心室的电位变化。

4. **心电图机导联线连接惯例**　红色者接右上肢，黄色者接左上肢，绿（或蓝）色者接左下肢，黑色者接右下肢，连接胸壁各点的电极从 V_1～V_6 分别为红、黄、绿、棕、黑、紫色。

（二）心电图各波段的组成及意义

4 个波（P 波、QRS 波群、T 波、U 波），3 个段（PR 段、ST 段、TP 段），两个间期（P-R 间期、Q-T 间期）和 J 点（QRS 波群与 ST 段的交点）。

P 波：左、右心房去极化过程。PR 段：房室交界区产生的微弱电位变化。P-R 间期：反映激动通过整个传导系统所需要的时间，也反映自心房去极化开始至心室去极开始的时间。QRS 波群：左、右心室去极化过程。ST 段：左、右心室早期缓慢复极化。T 波：左、右心室晚期快速复极化。Q-T 间期：左、右心室去极化与复极化全过程的时间。U 波：心室肌的后继电位，或与心室中浦肯野纤维的复极有关。

二、心电轴的测定

心室除极过程中全部瞬间综合向量进一步综合而成的总向量（平均心电向量），称为平均 QRS 心电轴，简称心电轴。

1. **测定方法**

（1）目测法：根据Ⅰ与Ⅲ导联 QRS 波群的主波方向，估测心电轴的大致方位。Ⅰ、Ⅲ导联 QRS 主波均向上，为心电轴不偏；Ⅰ导联的主波向上，Ⅲ导联的主波向下，为电轴左偏；Ⅰ导联的主波向下，Ⅲ导联的主波向上，则为电轴右偏；Ⅰ、Ⅲ导联QRS主波均向下，则为不确定电轴。

（2）查表法：根据计算出来的Ⅰ、Ⅲ导联QRS振幅的代数和直接查表，即得出心电轴的度数。

（3）振幅法：分别测算出Ⅰ、Ⅲ导联QRS波群振幅的代数和（R波为正，Q与S波为负），然后将其标记于六轴系统中Ⅰ、Ⅲ导联轴的相应位置，并由此分别做出Ⅰ、Ⅲ导联轴的垂直线，两垂直线相交点与0点的连线即为平均心电轴。测出此线与Ⅰ导联轴正侧段的夹角即为心电轴的度数。

2. 临床意义　心电轴的偏移，一般与心脏在胸腔内的解剖位置、两侧心室的重量比、激动在心室内的传导状态及年龄、体形等因素有关。心电轴+30°～+90°为电轴不偏；0°～+30°为电轴轻度左偏，-30°～-0°为中度左偏，-90°～-30°为显著左偏；+90°～+120°为轻度或中度右偏，+120°～+180°为显著右偏，+180°～+270°为不确定电轴。正常心电轴一般在0°～+90°。

心电轴轻度或中度右偏，可见于正常婴幼儿、垂位心，也可见于肺气肿和轻度右心室肥大。心电轴显著右偏，多见于右心室肥大、左后分支阻滞、左心室源性的室速及广泛心肌梗死等。心电轴轻度或中度左偏，可见于妊娠、肥胖、腹水、横位心，也可见于轻度左心室肥大。心电轴显著左偏多见于左心室肥大、左前分支阻滞、右心室源性的室速等。

三、心电图各波段的正常范围及其变化的意义

1. P波　正常P波在多数导联呈钝圆形，可有轻微切迹，但双峰间距<0.04秒。窦性P波在aVR导联倒置，Ⅰ、Ⅱ、aVF和V_4～V_6导联直立，其余导联可以直立、低平、双向或倒置。若P波在aVR导联直立，Ⅱ、Ⅲ、aVF导联倒置，称为逆行P波，表示激动起源于房室交界区或心房下部。正常P波≤0.11秒。P波时间>0.11秒，且切迹双峰间距≥0.04秒，表示左心房异常。肢体导联<0.25mV，胸导联<0.20mV。右心房异常时可见P波电压增高、形态高尖。P波低平一般无病理意义。

2. P-R间期　成年人心率在正常范围时，P-R间期为0.12～0.20秒。P-R间期随心率及年龄而异，年龄小或心动过速时P-R间期较短，老年人或心动过缓时较长，但最长不超过0.22秒。P-R间期超过正常最高值，称为P-R间期延长，见于一度房室传导阻滞。P-R间期<0.12秒，称为PR间期缩短，见于房室交界性心律或心室预激。

3. QRS波群

（1）时限：正常成年人QRS波群时限为0.06～0.10秒，正常R峰时间在V_1、V_2导联一般不超过0.04秒，在V_5、V_6导联一般不超过0.05秒。R峰时间延长对于心室肥大及室内传导阻滞的诊断有重要意义。

（2）形态与振幅：V_1、V_2导联多呈rS型，R/S<1，R_{V_1}<1.0mV，右心室肥大时R_{V_1}增高；V_5、V_6导联以R波为主（可呈qR、Rs、qRs或R型），R/S>1，R_{V_5}<2.5mV，左心室肥大时$R_{V_5\sim V_6}$增高。V_3、V_4导联呈RS型，R/S接近于1，称为过渡区波形。正常成年人胸导联自V_1～V_5，R波逐渐增大，而S波逐渐变小。aVR导联的QRS波群主波向下，可呈Qr、rS、rSr′或QS型，R_{aVR}<0.5mV，超过此值常提示右心室肥大。aVL和aVF导联QRS波群形态多变，可呈qR、qRs或Rs型，也可呈rS型，R_{aVL}<1.2mV、R_{aVF}<2.0mV，

如超过此值，提示左心室肥大。Ⅱ导联常表现为QRS波群主波向上，Ⅰ、Ⅲ导联上QRS波群形态则随QRS平均电轴而变化。

若6个肢体导联中，每个QRS波群正向波与负向波电压的绝对值之和均小于0.5mV和（或）每个胸导联的QRS波群正负向电压的绝对值之和均小于1.0mV，称为低电压。常见于肺气肿、心包积液、全身水肿、心肌梗死、心肌炎、心肌病等，也可见于少数正常人。

（3）Q波：正常时，aVR导联可呈Qr或QS型，V_1、V_2导联不应有q波，但可呈QS型，V_5、V_6导联常可见正常范围内的q波。其余导联Q波的时间≤0.03秒，深度≤同导联R波振幅的1/4。加深加宽超过正常范围的Q波，称为异常Q波，见于心肌梗死、心肌炎、心肌病、急性肺动脉栓塞等。

4. ST段 正常ST段多为一等电位线，可有轻度偏移。但任何导联ST段下移应＜0.05mV，ST段在V_1～V_3导联可有非弓背向上的抬高0.1～0.3mV，其他导联均不应＞0.1mV。ST水平型压低及下斜型压低对诊断心肌缺血有较大的临床意义。ST段压低也可见于低血钾、洋地黄作用、预激综合征、心室肥大及室内传导阻滞等。ST段弓背向上型的抬高并呈动态改变对急性心肌梗死诊断意义较大。

5. T波 正常T波是一个不对称的宽大而光滑的波，前支较长，后支较短。正常情况下，T波的方向与QRS波群主波的方向一致。aVR导联T波倒置，Ⅰ、Ⅱ、V_4～V_6导联T波直立，其余导联T波可直立、双向、低平或倒置。但若V_1导联T波直立，则V_2、V_3导联T波就不应倒置。在幼儿，V_4导联T波仍可能倒置，但V_5等左胸导联中，不论年龄，一概不应有倒置的T波。在以R波为主的导联中，T波不应低于同导联R波的1/10。胸导联的T波有时可高达1.2～1.5mV（V_2～V_4），但V_1导联的T波一般不应＞0.4mV。若胸导联上T波均直立，V_5导联的T波不应低于V_1导联的T波。

在以R波为主的导联中，T波低平、双向或倒置，见于心肌缺血、心肌损害、低血钾、洋地黄作用、心室肥大、束支传导阻滞及预激综合征等。两肢对称的深倒的T波，称为"冠状T"，是心肌缺血的特征。T波轻度增高无临床重要性，若显著增高，则见于急性心肌梗死早期（超急期）与高血钾等。

心室去极化程序正常而ST-T段异常者，称为原发性ST-T段改变，多提示心肌损害；心室去极化程序异常而ST-T段随之发生相应改变者，称为继发性ST-T段改变，不一定有心肌的损害，如室性QRS波群、束支传导阻滞、心室预激等。

6. Q-T间期 心率在60～100次/分时，Q-T间期的正常范围在0.32～0.44秒。临床常用校正的Q-T间期（Q-Tc间期）。Q-T间期延长的判断标准：女性Q-Tc间期≥0.46秒，男性Q-Tc间期≥0.45秒；Q-Tc间期缩短的判断标准：男性或女性均为≤0.39秒。Q-T间期延长常见于心肌缺血、心肌损害、心室肥大、心室内传导阻滞、低血钙、低血钾及胺碘酮、奎尼丁等药物影响。T波间期显著延长伴有T波异常可出现严重心律失常。Q-T间期缩短，见于高血钙和洋地黄效应等。

7. U波 是T波后0.02～0.04秒时出现的一个振幅很小的波，U波方向与T波方向一致，电压低于同导联的T波。一般以胸导联（尤其V_3）较清楚。U波明显升高（＞T波的1/2），见于血钾过低，也可见于用奎尼丁、洋地黄、肾上腺素等药物之后。U波倒置（V_2～V_5）见于急性心肌缺血、高血压等。

四、常见异常心电图

(一) 心房异常和心室肥大

1. 心房异常

(1) 右心房异常：P波电压增高：肢体导联上电压 ≥ 0.25mV，在 Ⅱ、Ⅲ、aVF 导联明显；在胸前导联 V_1、V_2 上 P 波电压 ≥ 0.15mV，如 P 波呈双向时，其振幅的算术和 ≥ 0.20mV 或 IPI > 0.03mm/s。常见于肺源性心脏病、肺动脉狭窄，也可见于法洛四联症、房间隔缺损等先天性心脏病或三尖瓣病变。

(2) 左心房异常：P 波增宽，时限 ≥ 0.12 秒，呈前低后高双峰型，峰间距 ≥ 0.04 秒，以 Ⅰ、Ⅱ、aVL、$V_4 \sim V_6$ 导联明显。V_1 导联上 $Ptf_{V_1} \leq -0.04$ mm/s，即 P 波终末部的负向波变深、变宽。左心房扩大是常见的左心房异常的原因。P 波异常如出现在左心疾病的患者则往往提示左心房负荷增加，左心室舒张末压增加和左心功能不全。

2. 心室肥大

(1) 左心室肥大：① QRS 波群电压增高。$R_{V_5} > 2.5$mV，S_{V_1} 或 $S_{V_2} > 2.9$mV，$R_{V_5}+S_{V_1} > 3.5$mV（女）或 4.0mV（男）；$R_Ⅰ > 1.5$mV，$R_Ⅱ > 2.5$mV，$Ra_{VL} \geq 1.2$mV，$Ra_{VF} > 2.0$mV。② QRS 电轴左偏，一般不超过 -30°。③ QRS 波群时限延长，一般不超过 0.11 秒，V_5 或 V_6 导联 R 峰时间延长 ≥ 0.05 秒。④ ST-T 段异常。在 R 波为主的导联（如 V_5 或 V_6），ST 段下斜型压低 ≥ 0.05mV，T 波低平、双向或倒置。

(2) 右心室肥大：① QRS 波群电压增高、形态改变。R_{V_1} 或 $R_{V3R} > 1.0$mV，$Ra_{VR} > 0.5$mV，$R_{V_1} + S_{V_5} > 1.05$mV（重症 > 1.2mV）；V_1 导联 R 波振幅增大，R/S > 1，呈 R 型或 Rs 型，重度右心室肥大可使 V_1 导联呈 qR 型（除外心肌梗死），V_5 导联 R/S < 1 或 S 波加深。aVR 导联以 R 波为主，R/q 或 R/S > 1，V_1 或 V_{3R} 导联呈 RS、rSR′、R 或 qR 型。② 心电轴右偏 ≥ +90°，重症可 > 110°。③ 继发性 ST-T 段改变。V_1、V_2 或 V_{3R} 导联 ST 段压低 > 0.05mV，T 波低平、双向或 T 波倒置。④ V_1 导联的 R 峰时间 > 0.035 秒，但 QRS 波群时间并不延长。

(二) 心肌梗死与心肌缺血

1. 基本图形

(1) 缺血型 T 波改变：缺血出现在心内膜下时，面对缺血区的导联出现双支对称的"高耸 T 波"。缺血发生心外膜下（或透壁性），面对缺血区的导联出现"T 波倒置"。倒置 T 波尖深，双支对称，称为"冠状 T 波"。

(2) 损伤型 ST 段移位：损伤型 ST 段移位可表现为 ST 段抬高或 ST 段压低两种类型。心内膜下心肌损伤时，ST 段呈下斜型或水平型下降；心外膜下心肌损伤时（包括透壁性心肌缺血），ST 段呈损伤型抬高。

(3) 坏死型 Q 波：主要表现为面向坏死区的导联出现病理性 Q 波（时间 ≥ 0.03 秒，振幅 ≥ 1/4R）或 QS 型。

2. 心肌梗死的图形演变及分期 急性心肌梗死根据 ST 段是否抬高分为 ST 段抬高心肌梗死和非 ST 段抬高心肌梗死。ST 段抬高型心肌梗死指 2 个或 2 个以上相邻导联出现 ST 段抬高；非 ST 段抬高心肌梗死指心电图上只有 ST 段压低和（或）T 波倒置或无 ST-T 段异常。

(1) 进展期：见于急性心肌梗死发生后数分钟或数小时内。心电图可见：① T 波高耸。

②ST 段斜行上升。③尚未出现坏死性 Q 波。④有时可见急性损伤性阻滞，R 峰时间≥0.045 秒，R 波升支可有切迹。

（2）急性期：此期开始于梗死后数小时或数日，可持续 6h 至 7d。心电图可见：①病理性 Q 波或 QS 波。②ST 段逐渐升高呈弓背型，并可与 T 波融合成单向曲线，继而 ST 段向等电位线逐渐下降。③T 波由直立逐渐演变为对称性倒置。

（3）愈合期：发生于梗死后 7～28d，主要是坏死（Q 波）及缺血（T 波）图形。心电图的特点：①抬高的 ST 段基本恢复至基线。②T 波的动态变化。③坏死型 Q 波持续存在。

（4）陈旧期：梗死发后数月或数年，主要是坏死的图形。主要表现：①恒定的 Q 波或 QS 波。②ST 段与 T 波恢复正常或 T 波倒置（或低平）不再变化。

3. 心肌梗死的定位诊断　冠状动脉对心肌的血液供应呈区域性分布，某一冠状动脉闭塞引起其所供应的某部分心肌发生坏死，故其心电图改变呈节段性。

前间隔—V_1、V_2、（V_3）

前壁—（V_2）、V_3、V_4、（V_5）

广泛前壁—V_1、V_2、V_3、V_4、V_5、V_6

侧壁—Ⅰ、aVL、V_5、V_6

正后壁—V_7、V_8、V_9

下壁—Ⅱ、Ⅲ、aVF

右心室—（V_1）、V_3R、V_4R、V_5R

4. 心肌缺血

（1）稳定型心绞痛：面对缺血区的导联上出现 ST 段下移，可呈水平型或下斜型压低≥0.1mV，或在原有的基础上进一步下移达 0.1mV 以上。缺血缓解心电图恢复正常或缺血发作前状态。

（2）变异型心绞痛：①ST 段抬高的同时往往伴有对应导联 ST 段压低的改变，ST 段抬高有时呈单向曲线，但发作后可恢复正常。②T 波增高。

（3）慢性冠状动脉供血不足：心电图约有 2/3 呈现 ST-T 段异常改变。ST 呈缺血型（水平型或下垂型）压低≥0.05mV，或近似缺血型压低＞0.075mV，以缺血型压低较有诊断意义。T 波主要表现为低平（在以 R 波为主的导联上，T 波振幅＜1/10 同导联 R 波振幅），双向（尤其是先负后正）或倒置而呈现"冠状 T 波"。

五、心律失常

心脏激动的起源部位、频率、节律，激动传导的顺序、路径、速度、方向，其中任意一项发生异常均称为心律失常。

（一）窦性心律失常

1. 窦性心动过速　①窦性 P 波在Ⅰ、Ⅱ、aVF、V_4～V_6 导联直立，aVR 导联倒置。②窦性 P 波规律发生，P 波频率多在 100～160 次/分（PP 或 RR 间期＜0.60 秒）。

2. 窦性心动过缓　①窦性 P 波在Ⅰ、Ⅱ、aVF、V_4～V_6 导联直立，aVR 导联倒置。②窦性 P 波规律发生，频率在 60 次/分以下（P-P 或 R-R 间期＞1 秒），通常不低于 40 次/分。

(二) 过早搏动

过早搏动是指起源于窦房结以外的异位起搏点提前发出的激动所引起的一次（或两次）心脏搏动，又称期前收缩。

1. 室性过早搏动 ①提前出现的、宽大畸形的 QRS 波群，时限通常 ≥ 0.12 秒，其前无相关 P 或 P′ 波。②T 波方向与 QRS 波群的主波方向相反。③有完全性代偿间歇。即过早搏动前后的两个窦性 P 波间距等于正常 PP 间距的 2 倍。

2. 房性过早搏动 ①提前出现的异位 P′ 波，其形态与窦性 P 波不同。②房性过早搏动可呈现 3 种房室传导方式：a. 正常下传，表现为房性 P′ 波后随室上性 QRS 波群；b. 房性期前收缩未下传：房性 P′ 波后没有 QRS 波群；c. 伴有心室内差异传导，QRS 形态异常增宽而呈现束支阻滞图形。③代偿间歇多不完全。即过早搏动前后两个窦性 P 波的间距小于正常 PP 间距的 2 倍。

3. 交界性过早搏动 ①提早出现的室上性 QRS 波群。②提早出现的 QRS 波群之前或之后可有逆行 P 波（P′），也可见不到 P′ 波。激动先上传至心房，则 P′ 在 QRS 波群之前，P′-R 间期 < 0.12 秒；激动先下传至心室，则 P⁻ 在 QRS 波群之后，R-P′ 间期 < 0.20 秒；激动同时传至心房与心室，则 P′ 可被 QRS 波群掩盖。③大多为完全性代偿间歇。

(三) 异位心动过速

室上性心动过速：QRS 波频率大多数为 150～250 次/分，T 波倒置。

室性心动过速：①室性早搏连续 3 次或 3 次以上，频率多在 100～250 次/分，节律大致规则，可略有不齐；②QRS 波群宽大畸形，时间 ≥ 0.12s，T 波与 QRS 波群主波方向相反；③房室分离，P 波与 QRS 波群之间无固定关系，窦性 P 波数多于 QRS 数；④心室夺获与室性融合波：窦性激动偶可经房室结下传，落在心室的反应期引起的正常形态的 QRS 波群，称为心室夺获；心室夺获时室性异位激动又几乎同时激动心室的另一部分，则产生室性融合波。

(四) 颤动

1. 心房颤动 ①P 波消失，代之以一系列大小不等、间距不均、形态各异的心房颤动波（f 波），其频率为 350～600 次/分，通常在 V₁ 导联最清楚，其次为 Ⅱ、Ⅲ、aVF 导联。②RR 间距绝对不匀齐，即心室律完全不规则。③QRS 形态正常或因室内差异传导而增宽畸形。

2. 心室颤动 QRS-T 波群完全消失，代之以形状不一、大小不等、极不规则的低小波，频率为 250～500 次/分。最初的颤动波常较粗大，以后逐渐变小，如抢救无效最终将变为等电位线，提示心脏电活动停止。

(五) 房室传导阻滞

1. 一度房室阻滞 ①窦性 P 波规则出现，每个窦性 P 波后都有 QRS 波。②P-R 间期延长，P-R 间期 ≥ 0.21 秒（老年人 > 0.22 秒）。

2. 二度 Ⅰ 型房室阻滞 ①窦性 P 波规则出现。②P-R 间期呈进行性延长（但 P-R 间期的增量逐渐减少），直至出现一次心室漏搏，其后 P-R 间期又恢复为最短，再逐渐延长，直至再次出现心室漏搏。此现象周而复始形成文氏周期。③R-R 间距渐短突长。④心室漏搏所致的最长 R-R 间歇，短于任何两个最短的 R-R 间距之和。

3. 二度 Ⅱ 型房室阻滞 ①窦性 P 波规则出现。②P-R 间期恒定（正常范围或延长）。③QRS 波群呈周期性或不定期性地成比例地脱漏。

4. 三度房室阻滞　①房室分离：P波与QRS波群各自独立，互不相关，呈现完全性房室分离。②逸搏心律：QRS波群的形态和时间主要取决于逸搏部位。如阻滞部位以下的潜在起搏点位于希氏束附近，则心室率一般为40～60次/分，QRS波群正常，称为交界性逸搏；如位于传导系统的远端，则心室率一般为20～40次/分，QRS波群宽大畸形，此系室性逸搏。

六、心电图的主要应用范围和价值

1. 心电图是检查心律失常最常用的方法，不但可确诊体格检查中所发现者，而且可确诊体格检查无法发现者。

2. 诊断心肌梗死及急性冠状动脉供血不足，并能估计梗死部位、范围及相关动脉，观察其演变过程、分期及预后，心肌缺血的有无、部位及持续时间。

3. 判定有无心房异常、心室肥大，从而协助某些心脏病的诊断，如瓣膜心脏病、肺源性心脏病、高血压心脏病及先天性心脏病等。

4. 协助诊断心肌损伤、心肌炎及心肌病。

5. 协助诊断心包疾病，包括急性及慢性心包炎。

6. 协助诊断电解质紊乱，如血钾、血钙及血镁的过高或过低。

7. 观察某些药物对心脏的影响，包括治疗心血管疾病的药物如洋地黄、抗心律失常药物，及对心肌有损害的药物如抗肿瘤药物等。

8. 心电图已广泛应用于心脏外科手术、心导管检查、人工心脏起搏、电击复律、心脏复苏及其他危重病症的监护，以便及时发现心率及心律的变化、心肌缺血情况，从而做出相应处理。

但心电图检查也存在其局限性。对于某些心血管疾病，心电图改变并无特异性；对于某些心血管疾病，心电图则并不敏感，可以表现为正常。心电图对许多心脏病的病因不能做出诊断，也不能反映心脏的贮备功能。

第六单元　影像学诊断

【复习指导】本单元应掌握大叶性肺炎、肺结核、胸腔积液、气胸、二尖瓣狭窄、主动脉瓣关闭不全、胃肠道穿孔、肠梗阻、长骨骨折的影像学表现。熟悉支气管扩张症、小叶性肺炎、间质性肺炎、肺脓肿、原发性支气管肺癌、高血压心脏病、慢性肺源性心脏病、心包积液、食管静脉曲张、食管癌、消化性溃疡、泌尿系结石、化脓性骨髓炎、骨肿瘤、脑血管病的影像学表现。了解超声诊断的临床应用；二尖瓣狭窄、胆道结石、泌尿系结石、脂肪肝、肝硬化的异常声像图；X线检查方法；CT、磁共振（MRI）的临床应用；慢性支气管炎、转移性肺肿瘤、胸膜肥厚、粘连、钙化的影像学表现；消化系统疾病影像学检查方法、胃癌、溃疡性结肠炎、脊柱骨折、椎间盘突出、骨关节结核、颈椎病、类风湿性关节炎、退行性骨关节病、脑肿瘤、颅脑损伤的影像学表现。

一、超声诊断

（一）超声诊断的临床应用

1. 检测实质性脏器（如肝、肾、脾、胰腺、子宫及卵巢等）的大小、形态、边界及脏器内部回声等，帮助判断有无病变及病变情况。

2.检测某些囊性器官（如胆囊、膀胱等）的形态、走向及功能状态。

3.检测心脏、大血管和外周血管的结构、功能及血流动力学状态，包括对各种先天性和后天性心脏病、血管畸形及闭塞性血管病等的诊断。

4.鉴别脏器内局灶性病变的性质，是实性还是囊性，还可鉴别部分病例的良恶性。

5.检测积液（如胸腔积液、腹水、心包积液、肾盂积液及脓肿等）的存在与否，对积液量的多少做出初步估计。

6.疾病治疗后的动态随访，如急性胰腺炎、肝硬化等。

7.介入性诊断与治疗，如超声引导下进行穿刺、引流或消融等。

（二）常见疾病异常声像图

1.二尖瓣狭窄的异常声像图

（1）二维超声心动图：①二尖瓣瓣叶增厚，回声增强，以瓣尖为主，有时可见赘生物形成的强回声团。②二尖瓣活动僵硬，运动幅度减小。③二尖瓣口面积缩小，轻度狭窄时为 $1.5\sim2.0cm^2$，中度狭窄时为 $1.0\sim1.5cm^2$，重度狭窄时 $<1.0cm^2$。④腱索增粗缩短，乳头肌肥大。⑤左心房明显增大，肺动脉高压时则右心室增大，肺动脉增宽。

（2）M型超声心动图：①二尖瓣曲线增粗，回声增强。②前叶曲线双峰消失，呈城墙样改变，EF斜率减低。③二尖瓣前、后叶呈同向运动，后叶曲线套入前叶。④左心房增大。

2.胆囊结石的异常声像图　典型的胆囊结石特征：①胆囊内可见一个或数个强回声团，后方伴有声影。②强回声团随体位改变而依重力方向移动。

3.泌尿系结石的异常声像图　肾盏、输尿管、膀胱内见强回声团伴有声影，均可伴有不同程度的肾积水。检出率：膀胱结石最高，肾结石次之，输尿管结石因腹腔内肠管胀气干扰而较差。

4.脂肪肝的异常声像图

（1）弥漫性脂肪肝的声像图：肝脏均匀性增大，表面圆钝，边缘角增大；肝内回声增多增强，前半细而密，呈一片云雾状改变；彩色多普勒超声显示肝内血流的灵敏度降低。

（2）局限性脂肪肝的声像图：部分肝叶或肝段受累，超声表现为脂肪浸润区高回声与正常肝组织的相对低回声，两者分界较清，呈花斑状或不规则的片状；彩色多普勒超声显示不均匀回声区内无明显彩色血流，或正常肝内血管穿入其中。

5.肝硬化的异常声像图　晚期肝硬化的典型声像图表现：①肝体积缩小，逐步向右上移行。部分患者肝左叶早期可代偿性增大。②肝包膜回声增强，呈锯齿样改变。肝实质回声增粗增强、分布紊乱。③门脉主干内径增宽，大于 $1.3cm$，门脉血流信号减弱，血流速度减低，可出现脐静脉重新开放。④脾大，脾门处脾静脉增宽，大于 $0.8cm$。⑤胆囊壁增厚毛糙，有腹水时可呈双边。⑥可见腹水的无回声暗区。⑦癌变时在肝硬化基础上出现肝癌声像图特征，以弥漫型为多见。

二、放射诊断

（一）X线检测方法

1.普通检查　包括透视和摄影。

（1）透视：除了观察内脏的解剖形态和病理改变，还可以观察人体器官的动态，如膈肌的呼吸运动、心脏大血管的搏动、胃肠道的蠕动和排空功能等，但不能显示微细病变，不能留下永久记录，不便于复查对比。

(2) X线摄影：又称平片，是X线检查的主要方法。影像清晰，对比度及清晰度均较好，可使密度与厚度较大或密度差异较小的部位的病变显影，并可留作客观记录，便于复查对比，但不能观察人体器官的动态功能改变。

2. 特殊检查

(1) 软X线摄影：用钼作靶面的X线球管所产生的X线波长较长，穿透力较弱，称之为软X线，这种能发射软X线的钼靶球管用以检查软组织（如乳腺）。

(2) 其他特殊检查：如放大摄影、荧光摄影等。

3. 造影检查　将密度高于或低于该器官的物质引入需要检查的体内器官，使之产生对比以显示其形态与功能的办法。引入的物质称为对比剂或造影剂，包括：①高密度造影剂，常用的为钡剂和碘剂，钡剂为医用硫酸钡混悬液，主要用于食管和胃肠造影；碘剂分离子型和非离子型造影剂，非离子型造影剂性能稳定、毒性低，适用于血管造影、CT增强；离子型如泛影葡胺用于肾盂及尿路造影。②低密度造影剂，如空气、二氧化碳、氧等，常用于关节囊、腹腔造影等。

(二) CT的临床应用

随着CT成像技术的不断改进，过去靠普通X线检查难以发现的疾病，目前CT检查多可以明确诊断，尤其是癌症及微小病变的早期发现和诊断。对纵隔、肺脏、肝、胆、胰、肾与肾上腺及盆部器官的疾病诊断都有良好的运用价值。双源CT下的冠状动脉造影，可以帮助诊断冠状动脉有无狭窄及狭窄程度，指导临床治疗。CT对中枢神经系统疾病的诊断价值高，对颅内肿瘤、脓肿与肉芽肿、寄生虫病、外伤性血肿与脑损伤、脑梗死与脑出血、椎管内肿瘤等疾病诊断效果好，结果可靠；对脊椎病变及椎间盘脱出也有良好的诊断价值。对眶内占位病变、鼻窦早期癌、中耳小的胆脂瘤、听骨破坏与脱位、内耳骨迷路的轻微破坏以及早期鼻咽癌的发现都有帮助。

(三) 磁共振 (MRI) 诊断的临床应用

与CT相比，MRI检查无辐射、无痛苦、无骨性伪影，适用于多次随访。MRI高度的软组织分辨能力，不用对比剂就能清楚地显示心脏、血管、体内腔道、肌肉、韧带及脏器之间的关系等，可作为颅脑、体内脏器、脊髓、骨与关节软骨、肌肉、滑膜、韧带等部位病变的首选检查方法。

但MRI对钙化与颅骨病变的诊断能力较差，难以发现新鲜出血，不能显示外伤性蛛网膜下腔出血；MRI检查时间长，容易产生运动伪影；体内有金属植入物或金属异物者（如安装有心脏起搏器的患者），以及身体带有监护仪的患者不能做MRI检查。

(四) 呼吸系统常见病的影像学表现

1. 慢性支气管炎　早期X线可无异常发现。典型者表现为肺纹理增多、增粗、紊乱、肺纹理伸展至肺野外带。

2. 支气管扩张症　确诊主要靠胸部CT，尤其是高分辨力CT。柱状扩张时，呈"双轨"征或"戒指征"；囊状支气管扩张时可见葡萄串状阴影；扩张的支气管腔内充满黏液栓时，可见"指状征"。

3. 大叶性肺炎　充血期X线检查无明显变化，或仅可见到局限性的肺纹理增粗；实变期可发现肺野出现均匀性密度增高的片状阴影，病变范围呈肺段性或大叶性分布，在大片密实阴影中常可见透亮的含气支气管影,即支气管充气征;消散期可见实变阴影逐渐减退,出现散在性的斑片状影,大小不等,继而可见到增粗的肺纹理,最后可完全恢复正常。CT密度分辨力高,在充血期即可发现病变区呈磨玻璃样阴影,边缘模糊。实变期可见肺段性或大叶性分布的致密阴影,支气管充气征较X线检查更为清楚。

4.**支气管肺炎(小叶性肺炎)** 病变常见于两肺中下野的中、内带,表现为沿增粗的肺纹理分布的散在密度不均匀的、边界模糊的小斑片状阴影。CT检查可见两肺中下部支气管血管束增粗,可见大小不同的结节状及片状阴影,边缘模糊。

5.**间质性肺炎** 常同时累及两肺,以中下肺野显著。表现为肺纹理增粗、模糊,可交织成网状,并伴有小点状影。CT可见两侧支气管血管增粗、不规则,伴有磨玻璃样阴影,较重者表现为小斑片状阴影,肺门、纵隔淋巴结增大。

6.**肺脓肿** 早期X线表现呈一较大的片状致密影,边缘模糊;当病变中心肺组织坏死、液化及部分咳出后,则在致密的实变中出现含有液平的空洞。慢性肺脓肿时可见空洞壁变薄,周围有较多紊乱的纤维条索状阴影;多房性空洞则显示为多个大小不等的透亮区。CT较平片能更早、更清楚地显示肺脓肿,有利于早期诊断和指导治疗。

7.**肺结核**

(1)原发型肺结核:①**原发综合征**。肺内原发病灶、淋巴管炎及肺门淋巴结炎三者组成哑铃状双极现象。②胸内淋巴结结核,表现为肺门和(或)纵隔淋巴结肿大。

(2)血行播散型肺结核:①急性粟粒型肺结核。X线检查可见两肺大小、密度、分布均匀一致的粟粒样阴影,边界清楚,广泛而均匀地遍布两侧肺野。②亚急性与慢性血行播散型肺结核,X线检查可见以两上、中肺野为主的大小不一、密度不同、分布不均的多种性质(渗出、增殖、钙化、纤维化、空洞等)病灶。

(3)继发性肺结核:包括**浸润性肺结核(成年人最常见)、慢性纤维空洞型肺结核**。病变大多在肺尖或锁骨下区开始,慢性纤维空洞型肺结核X线主要表现为两肺上部多发厚壁的慢性纤维病变及空洞,周围有广泛的纤维条索影及散在的新老病灶,常伴有明显的胸膜肥厚,病变的肺因纤维化而萎缩,出现肺不张征象,上叶萎缩使肺门影向上移位,下肺野血管纹理牵引向上及下肺叶的代偿性肺气肿,使膈肌下降、平坦,肺纹理被拉长呈垂柳状。

(4)结核性胸膜炎:**多见于儿童与青少年,可与肺部结核同时出现,也可单独发生**,分为干性及渗出性结核性胸膜炎两种。①结核性干性胸膜炎,多数可自然愈合或遗留肋膈角粘连,X线检查无异常表现或有膈肌运动受限。②渗出性结核性胸膜炎,多为一侧,X线检查所见随积液量、部位及胸膜粘连增厚情况而有不同变化。

8.**肺肿瘤** 分原发性与转移性两类,原发性肿瘤中良性少见,恶性中98%为原发性支气管肺癌,少数为肺肉瘤。

(1)原发性支气管肺癌(肺癌):按发生部分为3型。①**中心型**。早期局限于黏膜内,X线检查可无异常改变。病变发展出现管腔狭窄时可出现阻塞性肺气肿、阻塞性肺炎、阻塞性肺不张3种间接征象;肿瘤同时向腔外生长和(或)伴有肺门淋巴结转移时则可在肺门形成肿块。发生于右上叶的支气管肺癌,和肺门部肿块、右肺上叶不张共同一起可形成横行"S"状的下缘。有时肺癌发展迅速,中心可发生坏死而形成内壁不规则的偏心性空洞;CT可见支气管壁不规则增厚,管腔狭窄,分叶状或不规则的肺门肿块,可同时伴有阻塞性肺炎、肺不张,肺门及纵隔淋巴结肿大等。②周围型。X线表现为密度增高,轮廓模糊的结节状或球形病灶，逐渐发展可形成分叶状肿块，发生于肺尖的癌称为肺沟癌；CT检查有利于显示结节或肿块的形态、边缘、周围状况及内部结构等，可见分叶征、毛刺征、胸膜凹陷征、空泡征或支气管充气征，同时发现肺门或纵隔淋巴结肿大更有助于肺癌的诊断。增强CT能更早发现肺门、纵隔淋巴结转移。③细支气管肺泡癌（弥漫性肺癌）。X线表现为两肺广泛的细小结节，边界不清，分布不对称，进一步发展可融合成大片肿块，形成癌性实变；CT可见两肺不规则分布的1cm以下结节，边缘模糊，常伴有肺门、纵隔淋巴结转移，融合后的大片实变影中靠近肺门处可见支气管充气征，实变区密度较低呈毛玻璃样，其中可见高密度的隐约血管影是其重要特征。

（2）**转移性肺肿瘤**：X线表现为单个或多个棉球状阴影或广泛粟粒状阴影，轮廓光滑、密度均匀、大小不一，多出现在中下肺野；淋巴转移至肺的肿瘤X线表现为肺门和（或）纵隔淋巴结肿大；CT扫描对发现肺部转移灶较X线胸片敏感；高分辨力CT对淋巴道转移的诊断有其独特的效果，可表现为肺门及纵隔淋巴结增大、支气管血管束增粗、小叶间隔增厚及沿两者分布的细小结节影。

9. 胸膜病变

（1）**胸腔积液**：当积液达250ml左右时，站立位X线检查可见外侧肋膈角变钝；中等量积液时，患侧胸中、下部呈均匀性致密影，其上缘形成自外上斜向内下的凹面弧形；大量积液时，除肺尖外，患侧全胸呈均匀的致密增高阴影，与纵隔连成一片，患侧肋间隙增宽，膈肌下降，气管纵隔移向健侧。当胸腔积液因胸膜粘连而局限在胸腔某一处时，称为包裹性积液。X线表现为圆形或半圆形密度均匀影，边缘清晰；包裹性积液局限在叶间裂时称为叶间积液。

（2）**气胸**或液气胸：气胸时X线显示胸腔顶部和外侧高度透亮，其中无肺纹理，透亮带内侧可见被压缩的肺边缘。液气胸时，立位检查可见上方为透亮的气体影，下方为密度增高的液体影，且随体位改变而流动。

（3）**胸膜增厚、粘连、钙化**：胸膜轻度增厚时，X线表现为肋膈角变钝或消失；广泛胸膜增厚则呈大片不均匀性密度增高影，纵隔移向患侧，患侧胸廓塌陷，膈肌升高，胸椎向健侧凸起；胸膜钙化的X线表现为斑块状、条状或片状高密度钙化影。

（五）循环系统常见病的影像学表现

1. 风湿性心脏病

（1）**单纯性二尖瓣狭窄**：X线表现为左心房及右心室增大，左心耳部凸出，肺动脉段突出，主动脉结及左心室变小。心脏外形呈鸭梨状。

（2）**主动脉瓣关闭不全**：左心室明显增大，升主动脉、主动脉弓普遍扩张，心脏呈靴形。

2. 高血压心脏病　X线表现为左心室扩大，主动脉增宽、延长、迂曲，心脏呈靴形。

3. 慢性肺源性心脏病　X线表现为右下肺动脉增宽≥15mm，右心室增大。

4. 心包积液　300ml以下者，X线检查很难发现。中等量积液时，后前位可见心脏形态呈烧瓶形，上腔静脉增宽，心缘搏动减弱或消失等。

（六）消化系统疾病影像学检查及常见疾病的影像学表现

1. 消化系统疾病影像学检查方法

（1）普通X线检查：包括透视和腹部平片，常见于诊断急腹症。

(2)造影：①食管吞钡，观察食管黏膜、轮廓、蠕动和食道扩张度及通畅性。②上消化道钡剂（气钡双重造影）检查，包括食管、胃、十二指肠和上段空肠。③小肠系钡剂造影。④结肠造影。

(3)肝、胆、胰的影像学检查方法

①肝脏：a. CT平扫。b. CT增强扫描。增加正常肝组织与病灶之间的密度差，显示平扫不能发现的或可疑的病灶，帮助鉴别病灶的性质。c. MRI检查。

②胆道系统：a. X线，可观察有无不透X线的结石、胆囊壁钙化或异常的气体影。b.造影检查，包括口服胆囊造影、静脉胆道造影、术后T形管造影、内镜逆行性胆胰管造影（ERCP）、经皮肝穿刺胆管造影等。c. CT检查。d. MRI检查。

③胰腺：a. X线，可了解胰腺有无钙化、结石。b. CT，可显示胰腺的大小、形态、密度和结构，区分病变属囊性或实性，是胰腺疾病最重要的影像学检查方法。c. MRI检查。

2. 消化系统常见病的影像学表现

(1)食管静脉曲张：X线钡剂造影可见食管中下段的黏膜皱襞明显增宽、迂曲，呈蚯蚓状或串珠状充盈缺损，管壁边缘呈锯齿状。

(2)食管癌：X线钡剂造影可见：①黏膜皱襞改变。由于肿瘤破坏黏膜层，使正常皱襞消失、中断、破坏，形成表面杂乱不规则影像。②管腔狭窄。③腔内充盈缺损。④不规则的龛影，早期较浅小，较大者表现为长径与食管纵轴一致的长形龛影。⑤受累食管呈局限性僵硬。

(3)消化性溃疡

①胃溃疡：上消化道钡剂造影检查的直接征象是龛影，多见于胃小弯，龛影口部常有一圈黏膜水肿造成的透明带，属于良性溃疡的特征性表现。胃溃疡引起的功能性改变包括：痉挛性改变；分泌增加；胃蠕动增强或减弱。

②十二指肠溃疡：绝大部分发生在球部，占90%以上。由于瘢痕收缩、黏膜水肿和痉挛可致球部变形，球部龛影或球部变形是十二指肠溃疡的直接征象。间接征象有：激惹征；幽门痉挛，开放延迟；胃分泌增多和胃张力及蠕动方面的改变；球部固定压痛。

(4)胃癌：可发生在胃的任何部位，但以胃窦、小弯和贲门区常见。上消化道钡剂造影检查可见：①形状不规则的充盈缺损，多见于蕈伞型癌。②胃腔狭窄，胃壁僵硬，主要由浸润型癌引起，全胃受累时形成"革袋状胃"。③形状不规则、位于胃轮廓之内的龛影，多见于溃疡型癌，龛影周围可绕以宽窄不等的透明带，即环堤。④黏膜皱襞破坏、消失或中断。⑤癌瘤区蠕动消失。CT或MRI检查的重要价值在于直接观察肿瘤侵犯胃壁、周围浸润及远处转移的情况。如果胃周围脂肪线消失提示肿瘤已突破胃壁。

(5)溃疡性结肠炎：钡剂灌肠检查在充盈像上可见病变肠管痉挛，向心性狭窄，钡剂通过狭窄段后，迅速充盈整个结肠，病变肠管结肠袋变浅、消失，黏膜皱襞多紊乱，粗细不一，其中可见溃疡龛影。慢性晚期病例X线表现为肠管从下向上呈连续性的向心性狭窄，边缘僵直，同时肠管明显缩短，肠腔舒张或收缩受限，形如硬管状。

(6)**胃肠道穿孔**：以胃或十二指肠穿孔最为常见，腹部透视及腹部平片仍是诊断胃肠道穿孔最简单、最有效的方法。主要X线征象为膈下线条状或新月状游离气体。

(7)**肠梗阻**：典型的X线表现为梗阻上段肠管扩张、积气、积液。立位或侧卧位水平位摄片可见肠管扩张，肠内有多数含气液平面，长短不一，高低不等，如阶梯状；仰卧位可见膨胀充气、盘曲排列的肠管。阻塞以下的肠管闭合，无气或仅有少量气体。CT检查适用于一些危重患者、不能配合检查者及肥胖者，有助于发现腹腔包裹性或游离性气体、液体及肠坏死，帮助判断梗阻部位及病因。

（七）泌尿系统常见病的影像学表现

1. **肾结石** 平片检查显示肾结石可为单侧或双侧性，位于肾窦部位，表现为圆形、卵圆形、桑椹状或鹿角状高密度影，可均匀一致，也可浓淡不均或分居。桑椹、鹿角状和分层均为结石典型表现。侧位片上，肾结石与脊柱影重叠，以此与胆囊结石、淋巴结钙化及腹内容物鉴别。阴性结石平片不能显影，造影可见肾盂内圆形或卵圆形密度减低影或充盈缺损。CT检查能确切发现位于肾盏和肾盂内的高密度结石。

2. **输尿管结石** 多为肾结石脱入所致，易停留在生理性狭窄处。X线片和平扫CT检查均表现为输尿管走行区内米粒大小的高密度影，CT检查还可发现结石上方的输尿管和肾盂扩张。

3. **膀胱结石** 多为阳性结石，X线表现为耻骨联合上方圆形或椭圆形致密影，边缘光滑或毛糙，密度均匀、不均或分层。可随体位而改变位置。阴性结石排泄性尿路造影可见充盈缺损影。CT检查结石为膀胱腔内致密影，即使阴性结石，密度也显著高于其他病变。MRI检查，结石呈很低的信号。

（八）骨与关节常见病的影像学表现

1. **长骨骨折** X线检查是诊断骨折最常用、最基本的方法，可见骨皮质的连续性中断、骨小梁断裂和歪曲，在骨断裂处可见到边缘光滑锐利的线状透亮阴影，称为骨折线。CT不是诊断骨折的常规检查方法，但对解剖结构比较复杂的部位（如骨盆、髋关节、肩关节、脊柱、面部等）的骨折诊断、诊断骨折碎片数目等较普通X线有优势。

2. **脊柱骨折** 易发生于胸椎下段和腰椎上段，以单个椎体多见。X线检查可见骨折椎体压缩呈楔形，前缘骨皮质嵌压。由于断端嵌入，所以不仅不见骨折线，反而可见横行不锐利、不规则的线状致密影。严重时常并发脊椎后突成角、侧移，甚至发生椎体错位，压迫脊髓引起截瘫。CT对脊椎骨折、骨折类型、骨折片移位程度、椎管变形和狭窄以及椎管内骨碎片或椎管内血肿等的诊断优于普通平片。

3. **椎间盘突出** 以青壮年多发，下段腰椎最多见。

（1）X线：①椎间隙变窄或前窄后宽。②椎体后缘唇样肥大增生、骨桥形成或游离骨块。③脊柱生理曲度变直或侧弯。

（2）CT：根据椎间盘变形的程度，分为椎间盘变性、椎间盘膨出、椎间盘突出3种。直接征象是椎间盘后缘变形，有局限性突出，其内可有钙化。间接征象有：①硬膜外脂肪层受压、变形甚至消失，两侧硬膜外间隙不对称。②硬膜囊受压变形和移位。③一侧神经根鞘受压。

（3）MRI：诊断椎间盘突出的最好方法。在矢状面可见突出的椎间盘向后方或侧后方伸出；横断面上突出的椎间盘局限突出于椎体后缘；可见硬膜外脂肪层受压、变形甚至消失和神经根鞘受压图像。

4. **急性化脓性骨髓炎**

（1）X线：发病2周内表现为肌肉间隙模糊或消失，皮下组织与肌肉间的分界不清。

发病 2 周后可见骨改变，开始在干骺端骨松质中出现骨质疏松，进一步出现骨质破坏，破坏区边缘模糊，后骨质破坏逐渐向骨干发展，范围扩大，可达骨干大部或全部。骨破坏的同时，骨皮质周围出现骨膜增生，表现为一层密度不高的新生骨，新生骨广泛时可形成包壳；骨皮质供血障碍时可发生骨坏死，出现沿骨长轴形成的长条形死骨，有时可引起病理性骨折。

(2) CT：能很好地显示软组织感染、骨膜下脓肿、骨髓内的炎症、骨质破坏和死骨，尤其有助于发现平片难于显示的小的骨破坏区、死骨及软组织改变。

5. 慢性化脓性骨髓炎

(1) X 线：可见明显的修复，即在骨破坏周围有骨质增生硬化现象；骨膜的新生骨增厚，并同骨皮质融合，呈分层状，外缘呈花边状；骨干增粗，轮廓不整，骨密度增高，甚至骨髓腔发生闭塞，可见骨质破坏和死骨。

(2) CT：与 X 线表现相似，并容易发现 X 线不能显示的死骨。

6. 骨关节结核　多发于儿童和青年，一般继发于肺结核。椎体、骨骺和干骺部或关节滑膜好发，部分可出现冷脓肿。

(1) 长骨结核：多见于干骺端及骨骺。① X 线早期可见骨质疏松；在骨松质中可见局限性、边缘尚清楚的类圆形骨质破坏区，其周围无骨质增生现象，偶在其中可见碎屑状死骨，密度不高，边缘模糊，称之为"泥沙"状死骨；骨膜反应轻微；病变发展易破坏骺而侵入关节，发展成关节结核，但很少向骨干发展。② CT 检查可显示低密度的骨质破坏区，其内常见小斑片状高密度影为死骨，病骨周围软组织肿胀，结核性脓肿密度低于肌肉。

(2) 关节结核：①骨型关节结核的骨质破坏较明显，X 线表现在原有病变征象的基础上，出现关节周围软组织肿胀、关节间隙不对称性狭窄或关节骨质破坏等。滑膜型关节结核以髋关节和膝关节较为常见，早期 X 线表现为关节囊和关节软组织肿胀，密度增高，关节间隙正常或稍增宽，周围骨骼骨质疏松；病变进展侵入关节软骨及软骨下骨质时，X 线可见关节面及临近骨质模糊及有虫蚀样不规则破坏，这种破坏多在关节边缘，而且上下两端相对应存在；再继续发展，关节间隙可变窄，甚至消失，关节强直。② CT 检查可见肿胀增厚的关节囊和关节周围软组织及关节囊内积液，骨性关节面毛糙、虫蚀样骨质缺损。关节周围的冷性脓肿表现为略低密度影，注射对比剂后其边缘可出现强化。

(3) 脊椎结核：以腰椎最多。① X 线。椎体骨松质破坏，发生塌陷变形或呈楔形变、椎间隙变窄或消失，严重时椎体互相嵌入融合而难以分辨；病变椎体旁因大量坏死物质流入而形成冷脓肿，表现为病变椎体旁软组织梭形肿胀，边缘清楚；病变部位脊柱后突畸形。② CT。显示椎体及附件的骨质破坏、死骨和椎旁脓肿优于平片。

7. 骨肿瘤　分为原发性和转移性两种。原发性骨肿瘤又分为良性和恶性。一般原发性骨肿瘤好发于长骨，转移性骨肿瘤好发于躯干骨与四肢骨近侧的近端。原发性骨肿瘤多为单发，转移性骨肿瘤常为多发。良性骨肿瘤多无骨膜增生，恶性骨肿瘤常有骨膜增生，并且骨膜新生骨可被肿瘤破坏，形成恶性骨肿瘤的特征性 X 线表现——Codman 三角。X 线检查对骨肿瘤的诊断有重要意义，不仅可以早期发现骨肿瘤的存在，并多数能帮助鉴别良恶性及原发或转移。

转移性骨肿瘤多为乳癌、甲状腺癌、前列腺癌、肾癌、肺癌及鼻咽癌等通过血行途径转移，常发生于胸椎、腰椎、肋骨和股骨上段，其次为髂骨、颅骨和肱骨。① X 线：可分为溶骨型、成骨型及混合型3种表现，以溶骨型占大多数。②CT：显示骨转移瘤远较X线平片敏感，还能清楚显示骨外局部软组织肿块的范围、大小及邻近脏器的关系。

8. 颈椎病　X线表现为颈椎生理曲度变直或向后反向成角，椎体前缘唇样骨质增生或后缘骨质增生、后翘，相对关节面致密，椎间隙变窄，椎间孔变小，钩突关节增生、肥大、变尖，前、后纵韧带及项韧带钙化。CT、MRI对颈椎病的诊断优于X线片，尤其对平片不能确诊的颈椎病，MRI诊断更具有优势。

9. 类风湿关节炎　早期X线表现为手、足小关节多发对称性梭形软组织肿胀，关节间隙可因积液而增宽，进而关节间隙变窄。骨侵蚀起始于关节边缘，即边缘性侵蚀，为重要的早期征象。进一步发展可见骨性关节面模糊、中断，常有软骨下囊性病灶，呈多发、边缘不清楚的小透亮区，是血管翳侵入所致。骨质疏松早期发生在受累关节周围，以后可累及全身骨骼，晚期可见四肢肌肉萎缩，关节半脱位或脱位，指间、掌指间关节半脱位明显，常造成手指向尺侧偏斜、畸形。

10. 退行性骨关节病　依靠普通X线片就可诊断。

（1）四肢关节（髋与膝关节）退行性骨关节病的X线表现：由于关节软骨破坏，而使关节间隙变窄，关节面变平，边缘锐利或有骨赘突出，软骨下骨质致密，关节面下方骨内出现圆形或不规整形透明区。晚期还可见关节半脱位和关节内游离骨体，但多不造成关节强直。

（2）脊椎关节病（脊椎小关节和椎间盘退行性）的X线表现：脊椎小关节改变包括上下关节突变尖、关节面骨质硬化和关节间隙变窄。椎间盘退行性变表现为椎体边缘出现骨赘，相对之骨赘可连成骨桥；椎间隙前方可见小骨片，但不与椎体相连，为纤维环及邻近软组织骨化后形成；髓核退行性变则出现椎间隙变窄，椎体上下骨缘硬化。

（九）常见中枢神经系统疾病的影像学表现

1. 脑血管病

（1）脑出血：以高血压性脑出血最常见，出血好发于基底节、丘脑、脑桥和小脑，根据血肿演变分为急性期、吸收期和囊变期。CT、MRI可以确诊。CT表现：①急性期血肿呈边界清楚、密度均匀增高的圆形、椭圆形或不规则形团块影，周围有环形密度减低影（水肿带），局部脑室受压移位，血液进入脑室或蛛网膜下腔时，可见脑室或蛛网膜下腔内有积血影；②吸收期（发病后3～7d）可见血肿缩小、密度降低，小的血肿可以完全吸收，血肿周围变模糊，水肿带增宽；③发病2个月后进入囊变期，较大的血肿吸收后常留下大小不等的囊腔，同时伴有不同程度的脑萎缩。

（2）蛛网膜下腔出血：CT表现为脑沟、脑池、脑裂增大，少数严重病例周围脑组织受压移位。

（3）脑梗死：①缺血性脑梗死。发病12～24h CT检查无异常所见，少数病例在血管闭塞6h即可显示大范围低密度区，其部位、范围与闭塞血管供血区一致，皮质与髓质同时受累，多呈三角形或扇形，边界不清，密度不均，在等密度区内散在较高密度的斑点影代表梗死区内脑质的相对无损害区；2～3周后，病变处密度越来越低，最后变为等密度而不可见；1～2个月后可见边界清楚的低密度囊腔。②出血性脑梗死。在低密度脑梗死灶内，出现不规则斑点状、片状高密度出血灶，占位效应较明显；2～3周后，病变处密度逐渐变低。③腔隙性梗死。发病12～24h, CT检查无异常所见，典型者可见小片状密度减低影，边缘模糊，无占位效应。

2. **脑肿瘤** 影像检查的目的在于确定肿瘤的有无，并对其做出定位、定量乃至定性诊断。X 线片的诊断价值有限，CT、MRI 检查是主要的诊断手段。

3. **颅脑损伤** ①脑挫裂伤：CT 检查可见低密度脑水肿区内散在斑点状高密度出血灶，伴有占位效应。有的表现为广泛性脑水肿或脑内血肿。②颅内出血：包括硬膜外、硬膜下、脑内、脑室和蛛网膜下腔出血等。CT 可见相应部位的高密度影。

第七单元　病历与诊断方法

【复习指南】病历书写是医师必须掌握的一项基本技能，诊断步骤和临床思维方法则需要反复临床实践、摸索体会，这部分内容考试所占比重较少，应重点掌握病历书写的内容及不同内容的时间要求。熟悉正确诊断的原则及诊断的内容。

一、病历书写的格式与内容

1.门诊病历　均需签署记录医师的全名。

（1）门诊病历要注明科别、就诊日期或时间，其内容包括病史、体征、实验室检查结果、初步诊断及处理意见等。所有门诊病历必须在**接诊**时完成。

（2）门诊复诊病历重点记录病情变化和治疗效果，并对初步诊断和处理提出进一步的意见。

（3）危、急、重症患者就诊时，必须记录就诊日期和时间。除简要病史和重要体征外，应记录诊断及救治措施等。门诊抢救无效而死亡的病例，应记录抢救经过、死亡时间和死亡原因。

2.住院病历

（1）完整住院病历格式与内容：①一般项目，包括姓名、性别、年龄、婚姻、民族、职业、籍贯、住址、工作单位、入院日期、记录日期、病史叙述者及可靠程度。②病史，包括主诉、现病史、既往史、个人史、婚姻史、月经及生育史、家族史。③体格检查，包括**生命征**（体温、脉搏、呼吸、血压），一般状况，皮肤，黏膜，淋巴结，头部及其器官，颈部，胸部，腹部，肛门，直肠，外生殖器，脊柱，四肢，神经反射，专科情况。④实验室及其他检查，包括三大常规（血液、尿液、粪便），其他检查（如心电图、X 线、超声、肺功能、CT 及特殊的实验室检查等）。⑤摘要，把病史、体格检查、实验室及其他检查等主要资料摘要综合，揭示诊断的依据，使其他医生或会诊医生通过摘要内容能了解基本病情。⑥初步诊断，列出已确定的诊断或可能诊断的病名。⑦记录者签名。

（2）入院记录：内容同住院病历，但重点更突出、更简要。

（3）病程记录：①首次病程记录，必须于入院 8h 内完成，简要综述、分析入院时所采集的有关病史、体征和其他检查资料，提出初步诊断及依据，并拟定近期的诊疗计划。②患者自觉症状、精神状态、情志、饮食及睡眠情况的变化、新出现的症状与体征的改变，并发症的发生等。③特殊检查的结果及其分析、判断，治疗操作的经过情况，疗效及其反应，重要医嘱的更改及理由。④病情分析及今后诊疗意见和计划。⑤本科各级医师对诊断及治疗的意见。⑥他科会诊的意见。⑦病情告知及与家属或有关人员的谈话记录。⑧原诊断的修改、补充及新诊断的确定，并说明其根据。⑨对住院时间较长的患者，应定期做出阶段小结。

· 689 ·

（4）会诊记录。
（5）转科记录。
（6）出院记录。
（7）死亡记录。

二、确立诊断的步骤及原则

1. 确立诊断的步骤　一般要经历"调查研究、搜集资料，综合分析、初步诊断，反复实践、验证诊断"3个步骤。①调查研究，搜集临床资料：正确诊断来源于周密的调查研究，包括询问病史、体格检查、实验室及其他检查等，了解和搜集资料，并做到真实、全面、系统。②分析整理，得出初步诊断：在分析、判断和推理过程中必须注意：现象和本质、局部与整体、共性与个性、典型与不典型、动态的观点等思维方法。③反复实践、验证诊断。

2. 正确诊断的基本原则　①实事求是的原则；②"一元论"的原则；③优先考虑常见病、多发病的原则；④首先考虑器质性疾病的原则；⑤首先考虑可治性疾病的原则；⑥简化思维程序的原则。

三、诊断内容及书写

1. 诊断内容　①**病因**诊断；②**病理解剖**诊断；③**病理生理**诊断；④**并发症**的诊断；⑤**伴发疾病**的诊断。

2. 病历书写的基本要求　①严肃认真，客观如实；②系统完整，条理清楚；③语言规范，描述准确；④字迹清晰，切忌涂改。

第十一章 药理学

第一单元 药物作用的基本原理

【复习指导】本单元内容涵盖了药物效应动力学和药物代谢动力学的主要知识点。应掌握基本概念和理论，如选择性、最小有效量、最小中毒量、极量的概念，量反应、质反应的概念和特点，效能、效价强度、半数有效量、半数致死量等概念，常见不良反应的定义、特点及实例；吸收、分布、代谢、排泄的概念和影响因素；肝肠循环、首关消除、半衰期、药酶诱导剂和药酶抑制剂的概念。熟悉常见的影响药物效应的因素。

一、药物对机体的作用

（一）药物作用的基本规律（选择性、量-效关系）

药物作用是药物与机体细胞相对应的靶位结合时产生的初始反应，是动因。药理效应是药物作用的结果，是机体反应的表现。

1. 药物的选择性作用 是指药物引起机体产生效应的范围的专一或广泛程度。药物选择性高，作用范围窄，能相对专一地影响机体局部或少数组织器官的功能，如强心苷选择性地作用于心肌细胞；药物选择性低，作用范围广，能影响机体全身或多个组织器官的功能，如阿托品对腺体、眼睛、平滑肌、心脏、血管和中枢神经都有作用。

2. 药物作用的量-效关系 是指**在一定范围内**，药物药理效应的强弱与剂量大小和浓度高低成正相关。

（1）剂量：一般是指每天药物的用量，是决定血药浓度及其产生药物效应强度的主要因素，可根据需要分次使用。包括：①无效量，尚未出现药理效应的剂量。②最小有效量，又称阈剂量，为刚引起药理效应的剂量。③最小中毒量，引起中毒反应的最小药物剂量。④极量，药物发挥最大效应并不引起中毒反应的最大药物剂量。⑤治疗量，介于阈剂量与极量之间的剂量范围，是对临床大多数患者安全又有效的剂量，又称常用量。⑥致死量，引起死亡的剂量。

（2）量反应与质反应：①量反应，药理效应变化可用连续性数量值表示，如心率、血压、血糖、呼吸频率、尿量等。②质反应，药物效应不能计量，只能用"阳性"或"阴性""全"或"无"区分，如存活与死亡、麻醉与苏醒、有效或无效等，常用阳性反应率表示。

量效曲线是指以药物剂量或浓度为横坐标，药物效应强度为纵坐标，得到的曲线即量效曲线，分为量反应量效曲线和质反应量效曲线。

量反应的量效曲线有以下特征性的变量。①效价强度：是指药物达到同等效应时所需的剂量，等效剂量小者效价强度大，等效剂量大者则效价强度小，效价强度可反映药物与作用靶点的**亲和力**。②效能：随着药物剂量或浓度的增加，药物所能产生的最大效应，若继续增加剂量，药物产生的效应亦不再增强，效能反映了药物的**内在活性**。

质反应的量效曲线的特征性的位点有半数效应量，即曲线上效应达到50%时的对应剂量。如效应为治疗效果，则称为半数有效量，简称 ED_{50}，是指能引起50%的实验动物或标本出现阳性反应时的药物剂量。如效应为中毒，则称半数中毒量（TD_{50}），是指能引起50%

的实验动物或标本中毒时的药物剂量。如效应为死亡，则称半数致死量（LD_{50}），是指能引起 50% 的实验动物或标本出现死亡时的剂量。

治疗指数 $TI=LD_{50}/ED_{50}$，是药物的安全性指标。一般认为，TI 越大，药物的安全程度越高。TI 不能完全反映药物的治疗价值和不良反应。因此，衡量药物的安全性，我们还可参考安全范围。安全范围是指最小有效量和最小中毒量之间的距离，安全范围越大，药物的安全性相对较高。

（二）药物的不良反应

药物的不良反应是指药物在使用过程中凡是不符合用药目的，并给患者带来痛苦或不适的药物固有反应。药源性疾病是指由药物的不良反应造成机体器官、组织等出现功能或结构的损害而产生的疾病，如庆大霉素造成药源性耳聋等。药物的不良反应主要有以下几类。

1. **副作用** 是指**治疗剂量下产生的**与治疗目的无关的药物作用，是由于药物**选择性低**造成的。副作用的特点：①一般表现较轻微，多可自行恢复。②可以预知，一般难以避免。③副作用可以随治疗目的不同而改变，当药物的其中一作用作为治疗作用时，其他作用则成为不良反应。

2. **毒性反应** 是指药物**剂量过大或药物在机体内蓄积过多**而引起的机体损害性反应。毒性反应包括急性毒性、慢性毒性和特殊毒性反应。①急性毒性：可因单次使用剂量过大而立即发生，多损害循环、呼吸和中枢神经系统。②慢性毒性：是指长期使用药导致药物在体内蓄积过多引起的危害性反应，多损害肝脏、肾脏、骨髓、血液和内分泌系统。③特殊毒性：包括**致畸、致癌和致突变**，通称"三致反应"。

3. **变态反应** 是指少数人对某些药物产生的病理性免疫过度反应，又称过敏反应。临床可表现为药热、哮喘、皮疹、溶血性贫血、血管神经性水肿等，严重时可诱发过敏性休克。这种反应只发生于少数过敏体质的患者，反应性质与原药的药理作用无关，故**不易预知，拮抗药解救无效**。反应的发生和严重程度与使用剂量及疗程无关，甚至在远低于治疗量时也可出现严重后果。如青霉素过敏。

4. **后遗效应** 是指停药后，血药浓度已降至**最小有效浓度**以下残存的药理效应。如前日服用镇静催眠药后，次晨仍有困倦、头晕、乏力等反应。

5. **继发反应** 是指药物治疗作用发挥后所引起的不良后果，又称治疗矛盾。如四环素造成二重感染。

6. **特异质反应** 是指少数患者对某些药物特别敏感，一般认为这是一类先天性遗传异常所致的反应。与过敏反应不同，其反应性质与药物的固有药理作用相关，且严重程度与剂量成正比。

7. **药物依赖性** 是指患者**连续使用**某些药物以后，产生一种不可停用的渴求现象，主要分为生理依赖性和心理依赖性。

（1）生理依赖性：也称躯体依赖性或成瘾性。是指反复使用某些药物后造成的一种身体适应状态，一旦中断用药，即可出现强烈**戒断症状**，如剧烈疼痛、严重失眠等，出现"强迫性觅药行为"，给个人、家庭和社会带来严重危害。

（2）心理依赖性：也称精神依赖性或习惯性。是指使用某些药物以后可产生快乐满足的欣快感觉，并在精神上形成周期性不间断使用的欲望。一旦使用中断无明显的戒断症状，或可出现身体不适，但可自制。

二、机体对药物的作用

（一）药物的吸收、分布、转化、排泄及其影响因素

1. 吸收 是指药物由给药部位进入血液循环的过程。静脉给药由于吸收过程很短，可忽略不计。不同给药途径吸收快慢顺序依次为：吸入＞舌下＞肌内注射＞皮下注射＞口服＞直肠给药＞皮肤给药。常见的吸收途径有如下。

（1）口服给药：是最常用的给药途径，主要吸收部位在小肠。影响口服吸收的主要因素有：①胃肠内pH；②胃排空速度和肠蠕动频率；③胃肠内容物的多少；④首关效应，又称首过消除，是指某些药物首次通过肠壁或肝脏时被其中的酶所代谢，进入体循环的药量减少的一种现象。首关效应明显的药物不宜口服给药，如硝酸甘油，首过灭活约为95%，一般采用舌下含服。

（2）舌下给药：舌下血流丰富，药物经舌下静脉吸收较快，且不经肝脏而直接进入体循环，可避免首关效应，减少破坏。适合经胃肠吸收时易于被破坏或首关效应明显的药物，如硝酸甘油、异丙肾上腺素等。

（3）直肠给药：优点：①防止药物对上消化道的刺激性；②部分药物可避开肝脏的首过消除，提高生物利用度。

（4）注射给药：①肌内注射或皮下注射。吸收速度比胃肠道黏膜快。肌内注射的吸收速度较皮下注射快。②静脉注射没有吸收过程。③除关节腔内注射及局部麻醉药外，注射给药一般产生全身作用。

（5）吸入给药：一些气体和挥发性药物经呼吸道直接由肺泡表面吸收的给药方式。吸入给药能产生局部或全身治疗作用。气态麻醉药和其他一些治疗性气体可直接进入肺泡吸收；液体和固体药物经由雾化，颗粒直径小于2μm可进入肺泡，颗粒直径3～5μm可到达细支气管，较大颗粒只能用于鼻咽部或气管的局部治疗。

（6）经皮给药：皮肤用药一般发挥局部作用。通过剂型改造，药物可通过皮肤吸收进入血液发挥全身治疗作用。

2. 分布 是指药物吸收后随血液循环输送到各组织器官的过程。影响药物分布因素如下。

（1）血浆蛋白结合率：药物吸收入血后以两种形式存在。入血的药物都可不同程度地与血浆蛋白结合。①结合型药物不能通过细胞膜，因此暂时失去药理活性。游离型药物能通过细胞膜可透过血管壁分布至体内组织，具有药理活性。②药物与血浆蛋白结合通常是可逆的，游离型药物与结合型药物经常处在平衡状态之中。③当一个药物结合达到饱和以后，再继续增加药物剂量，游离型药物可迅速增加，导致药物治疗作用增强或出现不良反应。④药物在血浆蛋白结合部位可能出现相互竞争，使其中某些药物游离型增加，治疗作用或不良反应明显增强。⑤药物尚可与内源性代谢产物相互竞争血浆蛋白结合位点。⑥当血液中血浆蛋白含量明显下降，可导致游离型药物增加，造成药物药理作用增强，甚至出现中毒。

（2）体内屏障：①血脑屏障，包括血液与脑组织、血液与脑脊液、脑脊液与脑组织3种屏障。只有脂溶性高且分子量足够小的药物才能以简单扩散的方式通过血脑屏障。②胎盘屏障，是指胎盘绒毛与子宫血窦间的屏障，是一道相对屏障。几乎所有药物均能通过胎盘进入胎儿体内，故妊娠期妇女用药需特别谨慎。

（3）器官血流量：血流量丰富的器官如心、肝、肾、脑、肺等，药物分布快且含量较多；

血流量较低的器官如皮肤、肌肉等，药物分布慢且含量较少。

（4）体液的pH：弱酸性药物在细胞外液浓度高于细胞内，弱碱性药物则相反。改变血液的pH，可相应改变药物原有的分布特点。如口服**碳酸氢钠碱化血液**能促进水杨酸类药物从脑细胞向血浆转运，并减少其在肾小管的重吸收，是临床解救水杨酸中毒的重要措施之一。

3. 生物转化　是指药物在体内发生化学结构或生物活性的改变，也称药物代谢。

（1）生物转化的方式与步骤：生物转化过程一般分为两个时相。①第Ⅰ相反应是氧化、还原、水解的过程；②第Ⅱ相反应为结合过程。通过两个时相的变化，药物逐步生成**易溶于水**且**极性高**的代谢物，以利迅速排出体外。

（2）生物转化的部位及其催化酶：生物转化的主要部位是肝。药物在体内的生物转化的催化酶分为两类。①专一性酶，只能转化一些特定的药物或物质，如胆碱酯酶转化乙酰胆碱、单胺氧化酶转化单胺类物质等。②非专一性酶，主要存在于肝细胞内质网中，故又称肝药酶，其中最关键的酶为细胞色素P_{450}。

（3）生物转化的意义：①绝大多数药物经过生物转化后，药理活性会减弱或消失，称为**灭活**。②极少数药物被转化后才出现药理活性，称为**活化**，如阿司匹林转化为水杨酸钠才具有药理活性。③有些药物经过转化后生成的代谢产物具有**毒性**，如非那西丁在体内可被转化为乙酰氨基苯酚（引起肝和肾的坏死）和P-乙氧基苯胺（致癌和致突变等），因而代谢过程并不等于解毒过程。

（4）药物代谢酶的诱导和抑制：肝药酶系统有以下特点。①选择性低，能同时催化多种药物。②变异性较大，常在遗传、年龄、营养状态、疾病状态等不同而出现明显的个体差异。③药酶活性易受药物的影响，凡能够增强肝药酶活性的药物称为**肝药酶诱导药**；能够减弱肝药酶活性的药物称为**肝药酶抑制药**。肝药酶诱导药和肝药酶抑制药可增强或减弱药物自身或与之合用的药物的转化，导致药物效应的增强或减弱。

4. 排泄　药物及其代谢物通过排泄器官被排出体外的过程称为排泄。肾脏是最主要的排泄器官，气体及挥发性药物则主要由肺随呼气排出，某些药物还可从胆汁、乳腺、汗腺、唾液腺及泪腺等排出体外。

（1）肾排泄：主要有3种途径，即肾小球的滤过、肾小管的主动分泌和肾小管的重吸收。①肾小球毛细血管的基底膜通透性较大，绝大多数游离型药物及其代谢产物可经由滤过进入到肾小管管腔内。肾小球滤过率降低（如肾病、新生儿、老年人等），药物从肾小球滤过的药量也随之减少。②脂溶性高、非解离型的药物和代谢产物经由肾小管重吸收入血。酸化尿液，碱性药物在肾小管中解离增多，重吸收少，排泄增加。碱化尿液，酸性药物在肾小管中解离增多，重吸收少，排泄增加。故临床上**改变尿液pH**是解救药物中毒的有效措施。③部分药物经由肾小管主动分泌系统排泄，分为有机酸分泌系统与有机碱分泌系统，分别分泌有机酸类药物与有机碱类药物。分泌机制相同的两类药物可竞争分泌系统，如丙磺舒可抑制青霉素通过有机酸分泌系统排泄。

（2）胆汁排泄：某些药物经肝脏转化为极性较强的水溶性代谢产物，可经胆汁排泄，由肠道从粪便排出。有的药物再经肠黏膜上皮细胞再次吸收，经门静脉进入肝脏，再重新进体循环的反复循环过程称为**肝肠循环**。肝肠循环能延迟药物的排泄，使药物药理作用时间延长，因而导致药物蓄积后难以尽快排出引起中毒反应，如洋地黄毒苷。

（3）其他途径：许多药物还可通过唾液、汗液、泪液、乳汁等排泄。乳汁富含脂质且

pH 略低于血浆，因此**弱碱性药物**易通过乳汁排泄，如吗啡、阿托品，故哺乳期妇女用药应注意；胃液中酸度高，某些生物碱（如吗啡等）即使注射给药，也可向胃液血液扩散，洗胃是该类药物中毒的重要治疗途径和诊断依据；由于某些药物可自唾液排泄，临床上常以唾液代替标本进行血药浓度的监测。

（二）半衰期和连续多次给药的药–时曲线

半衰期是指血药浓度下降一半所需要的时间，其长短反应药物在体内的消除速度。半衰期的临床意义：①确定给药间隔。临床一般习惯于每隔一个半衰期给药一次。②药物分类标准。③预测一次给药后药物消除的时间。一般认为**单次给药**后，经过 **4～5 个半衰期**，药物基本被消除。④预测多次给药达到稳态血药浓度的时间。一般认为**连续多次给药**，经过至少 **4～5 个半衰期**，可达到**稳态血药浓度**，又称**坪值**。如采用**首剂加倍**的给药方法，可迅速达到稳态血药浓度。肝肾功能不全的患者血浆半衰期有所延长，需注意调整用药剂量和给药间隔。

三、影响药物效应的因素

（一）药动学方面

1. 妨碍吸收

（1）改变胃肠道 pH：如抗酸药可提高弱酸性药物如磺胺类、氢苄西林的解离度，因而吸收减少，但可促进某些弱碱性药物的吸收。

（2）吸附、络合或结合：①氢氧化铝凝胶可吸附氯丙嗪。②考来烯胺能与洋地黄结合。③喹诺酮类药物与铁、镁或铝等阳离子发生螯合影响其吸收。④浓茶中的鞣酸与铁制剂发生沉淀，阻碍药物吸收。

（3）影响胃排空和肠蠕动：抗胆碱药能延缓胃排空，减慢肠蠕动，导致部分药物吸收速度减慢或吸收量减少。

（4）改变肠壁功能：细胞毒类药物可损伤肠黏膜，减少其他药的吸收。

2. 竞争血浆蛋白　药物能与血浆蛋白可逆性结合，药物之间会出现竞争和置换。

3. 影响代谢

（1）影响肝药酶：药酶诱导剂或药酶抑制剂会影响其他药物在体内的代谢。

（2）影响专一性酶：抗抑郁药吗氯贝胺可抑制单胺氧化酶，延缓单胺类药物代谢，使这些药物的升压作用和毒性反应增加。

4. 影响药物排泄

（1）影响尿液 pH：药物通过改变尿液的 pH，影响药物的解离度，使重吸收增加或减少。

（2）竞争转运载体：弱酸性药物及其代谢产物可从肾小管有机酸主动转运系统分泌，如呋塞米可竞争性抑制尿酸的排出，造成高尿酸血症。

（二）药效学方面

1. 协同作用　是指药物合用效应增强，包括治疗作用和不良反应。可分为如下。

（1）相加作用：两药合用的作用效果是两药分别作用的代数和，如布洛芬与对乙酰氨基酚合用时，解热镇痛作用相加；庆大霉素和万古霉素联合用药时，耳毒性和肾毒性的不良反应相加。

（2）增强作用：两药合用后的作用大于它们分别作用的代数和，如磺胺甲噁唑与甲氧苄啶合用，可使抑菌作用增加数倍至数十倍，甚至出现杀菌作用。

（3）增敏作用：是指一药可使组织或受体对另一药的敏感性增强，如可卡因可抑制交感神经末梢对去甲肾上腺素的再摄取，使去甲肾上腺素作用增强。

2.拮抗作用　是指药物合用后原有效应减弱。可分为以下4种情况。

（1）药理性拮抗：如激动药与拮抗药。氟马西尼可拮抗地西泮的作用。

（2）生理性拮抗：是指两个激动药分别作用于生理作用相反的两个特异性受体。如组胺可作用于H_1受体，引起支气管平滑肌收缩；沙丁胺醇可作用于β受体，使支气管平滑肌松弛。

（3）化学性拮抗：如重金属可与二巯丙醇结合成络合物而排泄，中毒时可用其解救。

（4）生化性拮抗：即拮抗作用通过生化反应而产生，如苯巴比妥能诱导肝药酶，使苯妥英钠等药物的代谢加速，作用减弱。

3.无关作用　是指联用后的效果未超过其中作用较强者，或各自发挥相应作用，互不干扰。

第二单元　拟胆碱药

【复习指导】拟胆碱药是一类发挥与乙酰胆碱神经兴奋相似效应的药物。本单元知识涵盖胆碱受体激动药和胆碱酯酶抑制药两类药物。应在熟练记忆M受体和N受体激动时的效应的基础上，掌握毛果芸香碱和新斯的明的作用、应用、不良反应及其应对方法。

拟胆碱药是一类作用与乙酰胆碱相似或与胆碱能神经兴奋效应相似的药物。

一、M受体激动药——毛果芸香碱（匹鲁卡品）

（一）药理作用

激动M受体，对眼睛和腺体选择性高。

1.缩瞳、降低眼内压、调节痉挛

（1）缩瞳：虹膜内的瞳孔括约肌受胆碱能神经支配，兴奋时瞳孔括约肌收缩，瞳孔缩小。毛果芸香碱可激动瞳孔括约肌的M胆碱受体，使瞳孔括约肌收缩，瞳孔缩小。

（2）降低眼压：毛果芸香碱通过缩瞳作用可使虹膜向眼球中心拉紧，虹膜根部变薄，前房角间隙扩大，房水易于经滤帘进入巩膜静脉窦，眼压降低。

（3）调节痉挛：毛果芸香碱激动睫状肌M受体使环状肌纤维向瞳孔中心方向收缩，造成悬韧带放松，晶状体由于本身弹性变凸，屈光度增加，此时只适合于视近物，而难以看清远物。毛果芸香碱的这种作用称为调节痉挛。

2.促进腺体分泌　毛果芸香碱可明显增加汗腺、唾液腺的分泌。泪腺、胃腺、胰腺、小肠腺体和呼吸道腺体分泌亦增加。

3.兴奋平滑肌　毛果芸香碱兴奋肠道平滑肌、支气管平滑肌、子宫、膀胱及胆道平滑肌。

（二）临床应用

1.青光眼　青光眼是临床常见的致盲性眼病。毛果芸香碱能使前房角间隙角度扩大，促进房水回流，眼压迅速降低，用于治疗闭角型青光眼。同时可通过扩张巩膜静脉窦周围的小血管及收缩睫状肌，使小梁网结构发生改变而使眼压下降，故也适用于开角型青光眼。

2.虹膜睫状体炎　毛果芸香碱与扩瞳药交替使用，可防止虹膜与晶状体粘连。

3. 其他　口服可用于缓解放疗后的口腔干燥。全身给药用于阿托品中毒的抢救。

（三）不良反应　毛果芸香碱选择性高，不易出现不良反应，但是若使用过量或吸收较多，也可引起全身性反应，如出汗、流涎、恶心、呕吐等，但可用阿托品拮抗。滴眼时应<u>压迫内眦，以防药液流入鼻腔吸收</u>。

二、抗胆碱酯酶药

抗胆碱酯酶药通过**抑制真性胆碱酯酶**，减少乙酰胆碱在突触间隙的水解，使胆碱能神经末梢释放的 **Ach 大量堆积**，激动 M 受体及 N 受体，从而表现出 M 及 N 样作用。抗胆碱酯酶药可分为两类：一类是易逆性抗胆碱酯酶药，如新斯的明等；另一类为难逆性抗胆碱酯酶药，如有机磷酸酯类。

新斯的明脂溶性低，口服吸收少且不规则。不易透过血-脑屏障，无明显的中枢作用。不易透过角膜进入前房，对眼的作用较弱。

（一）药理作用

1. 兴奋骨骼肌　作用很强。作用机制：①抑制<u>胆碱酯酶</u>。②直接激动骨骼肌运动终板上的 **N_2 胆碱受体**。③促进<u>运动神经末梢释放 Ach</u>。

2. 兴奋平滑肌　对胃肠道和膀胱平滑肌有较强的收缩作用，可收缩支气管。

3. 其他作用　对心血管有抑制作用，能促进腺体分泌。

（二）临床应用

1. 重症肌无力　可做对症处理，无法根治。需经常、反复给药。

2. 手术后腹气胀及尿潴留　能增加胃肠蠕动和膀胱张力，促进术后排气、排尿。

3. 阵发性室上性心动过速　可减慢心率，多用于兴奋迷走神经措施无效时。

4. 肌松药过量的解救　用于非去极化型骨骼肌松弛药（如**筒箭毒碱**）过量时的解救，不可用于**琥珀胆碱**中毒的解救。

（三）不良反应

治疗量时不良反应较小，<u>过量或短期内反复使用时可引起"胆碱能危象"</u>，产生恶心、呕吐、腹痛、心动过缓、肌肉震颤和肌无力加重等，甚至引发呼吸肌麻痹，呼吸衰竭死亡。其中 M 样症状可用阿托品对抗。禁用于机械性肠梗阻、尿路阻梗阻和支气管哮喘患者。

第三单元　有机磷酸酯类中毒与解救

【复习指导】本单元内容有一定难度，历年考试均有涉及。可在熟练掌握 M 样作用和 N 样作用的基础上，尝试推导有机磷酸酯类中毒可能出现的症状。掌握有机磷酸酯类中毒的预防和处置办法，以及特效解救药阿托品、氯解磷定的作用特点和使用注意事项。

有机磷酸酯类对人、畜均有极大毒性，常用的有敌百虫、乐果、敌敌畏、对硫磷、内吸磷、马拉硫磷等。脂溶性高，易挥发，可经呼吸道、消化道，甚至完整皮肤吸收中毒。

本类药物为难逆性、持久性抗胆碱酯酶药，能与胆碱酯酶（AchE）牢固结合，使其失去水解乙酰胆碱（Ach）的能力，造成突触间隙 Ach 大量堆积，引起强大而持久的神经兴奋而中毒。若抢救不及时，AchE 在几分钟或几小时内就"**老化**"而失去重新活化的能力。此时即使用胆碱酯酶复活药也难以恢复酶的活性，必须等待新生的胆碱酯酶出现，才有水解 Ach 的能力，此恢复过程常需要几周。因此一旦中毒**必须立即抢救**，及时、迅速使用胆碱酯酶复活药，避免胆碱酯酶"老化"。

一、中毒解救原则

（一）急性中毒

轻度中毒以 M 样症状为主；中度中毒除 M 样症状加重外，还出现 N 样症状；重度中毒者除 M 样和 N 样症状外，还出现中枢神经系统症状。死亡原因主要是呼吸衰竭及继发性循环衰竭。

除按一般的急性中毒解救原则处理外，要**及早、足量、反复**地使用**阿托品（甚至达到血液阿托品化）**及**氯解磷定**等特殊解毒药。

1. 清除毒物　①将患者移出毒物现场，清除毒物。②经皮肤吸收中毒者，立即温水和肥皂水清洗皮肤；经口中毒者，先抽出胃液和毒物，再用微温的 1% **盐水**、1∶5000 **高锰酸钾**或 2% **碳酸氢钠**反复洗胃，直至洗出液中不再有有机磷酸酯类特有的气味，再使用**硫酸镁**导泻。③敌百虫中毒时，不宜用肥皂或碱性溶液洗胃，以免转化为毒性更强的敌敌畏；对硫磷中毒时不可用高锰酸钾洗胃，以防氧化成毒性更强的对氧磷。

2. 对症治疗　吸氧、人工呼吸、升压药及抗惊厥等。

3. 使用解毒药物

（1）阿托品：应**尽早、足量**地给予阿托品，第一天用量常超过 200mg，直至 M 样症状消失或出现阿托品轻度中毒症状——"**阿托品化**"，并维持 48h。

（2）胆碱酯酶复活药：常用氯解磷定。中度及重度中毒时，常与阿托品合用，以彻底消除病因与症状。但胆碱酯酶复活后，机体可恢复对阿托品的敏感性，易发生阿托品过量中毒，因此应适当减少阿托品的剂量。

（二）慢性中毒

目前尚缺乏有效的治疗措施，应暂时避免与有机磷酸酯类接触，加强防护，对症治疗。

二、胆碱酯酶复活药

首选氯解磷定。

（一）药理作用

1. 解毒机制　①与磷酰化胆碱酯酶结合形成复合物，再裂解成为无毒的磷酰化氯解磷定从尿中排出，使胆碱酯酶游离出来，恢复水解 Ach 的活性。②与体内游离的有机磷酸酯类直接结合，形成磷酰化氯解磷定从尿中排出，阻止游离的毒物继续抑制胆碱酯酶活性。

2. 药物特点　①在**骨骼肌神经肌肉接头处**解毒作用最为明显，可使肌束颤动明显减轻或消失。②不易透过血-脑屏障，故需较大剂量才对中枢中毒症状有一定疗效。③不能直接对抗体内已积聚的 Ach，必须**与阿托品合用**才能有效解除 M 样症状。④对中毒过久"老化"的磷酰化胆碱酯酶解毒效果差，故应**及早、反复用药**。

（二）临床应用

主要用于中、重度有机磷酸酯类中毒的解救。对内吸磷、马拉硫磷和对硫磷中毒的疗效较好；对敌百虫、敌敌畏中毒的疗效稍差；**对乐果中毒无效**。

（三）不良反应

少见，偶有轻度头痛、眩晕、恶心、呕吐等。剂量过大，可直接与胆碱酯酶结合而抑制其活性，加剧中毒程度。

第四单元　抗胆碱药

【复习指导】本单元内容为历年必考，应作为重点复习。可在熟练掌握 M 样作用的基础上，尝试推导阿托品的药理作用，需注意阿托品的扩血管作用与 M 受体阻断效应无关。掌握阿托品的临床应用、不良反应和禁忌证，以及东莨菪碱、山莨菪碱和常用人工合成品的临床应用。

抗胆碱药是一类能与胆碱受体选择性结合，不产生或较少产生拟胆碱作用，但可阻碍胆碱能神经递质或拟胆碱药与受体的结合，从而产生抗胆碱作用的药物，又称胆碱受体阻断药。

一、阿托品类生物碱

阿托品类生物碱均可由茄科植物中提取，包括阿托品、山莨菪碱、东莨菪碱等，能选择性地阻断胆碱能神经所支配的效应器上的 M 受体，产生抗 M 样作用。

（一）阿托品的作用、应用、不良反应和禁忌证

1. 药理作用　竞争性**阻断 M 受体，选择性低**，作用广泛。**随着剂量增加**依次出现以下作用。

（1）抑制腺体分泌：小剂量明显抑制唾液腺和汗腺，引起口干和皮肤干燥，减少泪腺及呼吸道分泌。较大剂量抑制胃液分泌，对胃酸分泌影响较小。

（2）对眼睛的作用：①扩瞳。阻断瞳孔括约肌上的 M 受体，使环状肌松弛，退向四周边缘，瞳孔扩大。②升高眼压。瞳孔扩大导致虹膜向周围边缘堆积，前房角间隙夹角变小，房水回流受阻，引起眼内压升高，故而**青光眼患者禁用**。③调节麻痹。睫状肌松弛，悬韧带拉紧，晶状体变成扁平形，屈光度降低，近距离物体不能清晰地成像于视网膜上，看近物模糊不清，只适于看远物，这种作用称为调节麻痹。

（3）松弛平滑肌：阿托品对平滑肌敏感，能松弛多种内脏平滑肌，**尤其对过度活动或痉挛的平滑肌效果更为显著**。能解除胃肠道平滑肌痉挛，对膀胱逼尿肌也有解痉作用，对胆管、输尿管和支气管平滑肌的作用较弱，对子宫平滑肌影响较小。

（4）兴奋心脏：治疗量阿托品可使部分患者心率**短暂性轻度减慢**，但较大剂量时，通过阻断窦房结 M_2 胆碱受体而解除了迷走神经对心脏的抑制，引起**心率加快**。

（5）扩张小血管：**较大剂量时**可缓解外周及内脏小血管痉挛，改善微循环，增加组织血流灌注量。尤以皮肤血管的扩张最显著，可引起皮肤潮红、温热等。**此作用机制与 M 受体的阻断作用无关**。

（6）兴奋中枢神经系统：先兴奋后转入抑制，出现昏迷及呼吸麻痹而死亡。

2. 临床应用

（1）内脏绞痛：能迅速缓解胃肠绞痛，对膀胱刺激症状如尿急、尿频也有较好疗效，对胆绞痛及肾绞痛疗效较差，**常需加用阿片类镇痛药如哌替啶**。

（2）腺体分泌过多：①用于严重的盗汗和流涎症。②用于全身麻醉前给药，可减少呼吸道腺体及唾液腺的分泌，避免出现窒息或吸入性肺炎。

（3）眼科：①虹膜睫状体炎。松弛瞳孔括约肌及睫状肌，使之充分休息，有助于炎症的消退。**与缩瞳药交替使用**，可预防虹膜与晶状体粘连。②眼底检查。作用维持时间长，视力恢复较慢，故现已被持续时间较短的后马托品等药物替代。③验光配镜。视力恢复较慢，现已少用，只有儿童验光时仍用阿托品，因儿童的睫状肌调节功能较强。

（4）缓慢性心律失常：用于迷走神经过度兴奋所致窦房传导阻滞、房室阻滞。

（5）抗休克：大剂量阿托品用于治疗感染性休克。但当休克伴有心率过快或高热时，不用阿托品。

（6）有机磷酸酯类中毒：详见第三单元。

3. **不良反应** 常见不良反应包括口干、视物模糊、眩晕、心悸、便秘、皮肤潮红、体温升高。剂量过大可表现为烦躁不安、谵妄、幻觉及惊厥等中枢兴奋症状。严重中毒可由兴奋转入抑制而出现昏迷、呼吸麻痹而死亡。阿托品中毒可用毛果芸香碱、毒扁豆碱对抗其外周作用，用镇静药或抗惊厥药对抗中枢兴奋症状。

4. **禁忌证** 青光眼及前列腺肥大者禁用阿托品。

（二）东莨菪碱的药理作用和临床应用

东莨菪碱**中枢抑制作用强**，有欣快作用，易造成药物滥用。①镇静和抑制腺体分泌作用强于阿托品，更适用于麻醉前给药。②有防晕止吐作用，与苯海拉明合用能增强效果，可用于晕车晕船。③有中枢抗胆碱作用，用于帕金森病。

（三）山莨菪碱的药理作用和临床应用

山莨菪碱（654-2）的特点：①具有明显的**外周抗胆碱作用**，选择性高，毒副作用较低，现已代替阿托品用于胃肠绞痛。②解除小血管痉挛，改善微循环，用于各种感染中毒性休克。③不易透过血－脑屏障。

二、阿托品的人工合成代用品

（一）眼科常用药

后马托品、尤卡托品、托吡卡胺等作用迅速而短暂，适用于散瞳检查眼底和验光。不良反应轻。

（二）解痉常用药

1. **溴丙胺太林（普鲁本辛）** 胃肠解痉作用强而持久，主要用于胃及十二指肠溃疡、胃肠痉挛、泌尿道痉挛、妊娠呕吐和遗尿症。

2. **贝那替秦（胃复康）** 具有胃肠道解痉作用，还可抑制胃酸分泌，并具有一定的中枢安定作用。适用于伴有焦虑症的溃疡病患者。

第五单元　拟肾上腺素药

【复习指导】本单元内容有一定难度，历年必考，应作为重点复习。应在熟练记忆α受体样作用和β受体样作用的基础上，掌握肾上腺素、去甲肾上腺素、异丙肾上腺素、多巴胺的药理作用和临床应用，注意不同药物对血压和心脏作用的区别；肾上腺素升压作用的翻转；去甲肾上腺素不良反应的处置办法；多巴胺临床应用的特点。

拟肾上腺素药通过激动肾上腺素受体或促进肾上腺素能神经末梢释放递质，从而发挥与肾上腺素能神经兴奋相似的作用。

一、去甲肾上腺素和间羟胺

（一）去甲肾上腺素的药理作用、临床应用和不良反应

1. 药理作用　对α受体有强大的激动作用，对β₁受体有较弱作用，对β₂受体几乎无作用。

（1）收缩血管：主要激动血管平滑肌细胞的α₁受体，血管收缩，皮肤、黏膜血管收缩最明显，其次是肾脏血管。全身血管几乎都呈收缩反应。冠状血管因心脏兴奋所释放的扩血管代谢产物而呈现舒张效应。

（2）兴奋心脏：可兴奋心肌细胞上的β₁受体，但作用较弱。在整体情况下，由于血管收缩，反使心率减慢，心排血量不变或稍降。大剂量可提高自律性，但引起心律失常的情况较肾上腺素少见。

（3）升高血压：作用强。小剂量心脏兴奋收缩压升高，但血管收缩不甚剧烈，舒张压升高不明显，脉压差加大。较大剂量时血管剧烈收缩，舒张压升高明显，脉压差变小。

2. 临床应用

（1）休克：可用于各种休克早期血压骤降时，小剂量短时间静脉滴注以保证心、脑等主要器官的血液供应。

（2）药物中毒性低血压：特别是α受体阻滞药导致低血压中毒时应选用去甲肾上腺素，而不可选用肾上腺素。

（3）上消化道出血：去甲肾上腺素适量稀释后口服，可通过收缩局部黏膜血管，减少食管静脉曲张破裂引起的出血或胃出血。

3. 不良反应

（1）局部组织缺血坏死：静脉滴注时，浓度过大、时间过长或渗漏出血管外，可引起注射部位皮肤苍白，局部缺血坏死。应停止注射或更换注射部位，局部热敷，并用α受体阻断药酚妥拉明皮下浸润注射，对抗其收缩血管作用。

（2）急性肾衰竭：滴注时间过长或剂量过大，可使肾脏血管强烈收缩，产生少尿、无尿和肾实质损伤，故用药期间尿量至少保持在每小时25ml以上。

（3）停药后的血压下降：长期静脉滴注突然停药，可引起血压骤降，应逐渐减少滴注剂量后再停药。

（二）间羟胺的作用特点

间羟胺可代替NA用于各种休克早期及手术后或脊椎麻醉后的休克：①直接兴奋α受体，对β₁受体作用较弱；可促进去甲肾上腺素释放。②作用较持久和缓。③对肾血管收缩作用温和，较少引起心律失常及少尿等不良反应。④可肌内注射。

二、肾上腺素的药理作用、临床应用和不良反应

1. 药理作用　对α受体和β受体都有强大的激动作用，药理效应广泛复杂。

（1）心脏：为快速而强效的心脏兴奋剂。①作用于心脏β₁受体，全面兴奋心脏。②作用于β₂受体，舒张冠状血管，改善心肌的血液供应。缺点：增加心肌耗氧量增加，提高心肌兴奋性，剂量大或静脉注射过快可引起室性心律失常。

（2）血管：肾上腺素小剂量应用时β₂受体更敏感，骨骼肌血管、肝脏血管和冠状动脉舒张。剂量较大时，皮肤、黏膜和肾脏血管上的α受体占优势，这些部位的血管显著收缩。

(3) 血压：①肾上腺素对血压的影响因剂量和给药途径存在差异。在治疗量下或慢速静脉滴注时，可兴奋心脏，提高心排血量，升高收缩压。由于 $β_2$ 受体比 α 受体对低浓度肾上腺素更敏感，骨骼肌血管的扩张抵消或超过皮肤黏膜血管的收缩作用，外周总阻力不变或略微降低，舒张压不变或下降，脉压加大，身体各部位的血液重新分配，有利于满足紧急状态下机体能量供应的需要。大剂量或快速静脉滴注时，除心脏强烈兴奋外，因 α 受体的作用占优势，皮肤、黏膜、内脏血管强烈收缩，超过了对骨骼肌血管的扩张作用，外周总阻力明显升高，收缩压和舒张压均升高。②单次给药的血压双向反应。肾上腺素单次静脉注射的典型血压变化是给药后迅速出现明显的升压作用，而后出现微弱的降压作用，后者作用持续时间较长。③**肾上腺素升压作用的翻转**。如事先给予 **α 受体阻滞药**，由于 α 受体的作用被阻断，$β_2$ 受体作用占优势，肾上腺素的升压作用可被翻转，呈现明显的**降压**反应。故 α 受体阻断药过量出现低血压中毒**不可用肾上腺素解救**，应使用去甲肾上腺素。

(4) 舒张平滑肌：①激动支气管平滑肌的 $β_2$ 受体而使支气管平滑肌舒张。②作用于支气管黏膜肥大细胞的 $β_2$ 受体，抑制肥大细胞释放组胺和其他过敏介质。③激动支气管黏膜血管的 α 受体，收缩毛细血管，降低通透性，有利于消除支气管黏膜水肿。此处可与异丙肾上腺素区别。

(5) 促进代谢：升高耗氧量，升高血糖，加速脂肪分解。

2. 临床应用

(1) 心搏骤停：用于溺水、麻醉和手术意外、药物中毒、传染病和心脏传导阻滞等引起的心搏骤停。对电击引起的心搏骤停，应配合使用除颤器及利多卡因等抗心律失常药物。

(2) 过敏性休克：过敏性休克的表现如下：①心肌收缩力减弱。②小血管扩张和毛细血管通透性增强，循环血量降低，血压下降。③伴有支气管痉挛及黏膜水肿，呼吸困难。肾上腺素的作用如下：①激动 $β_1$ 受体，增强心肌收缩力。②激动 α 受体，收缩小动脉和毛细血管，消除黏膜水肿。③激动 $β_2$ 受体，缓解支气管痉挛，减少过敏介质释放。肾上腺素可迅速缓解过敏性休克的临床症状，**是治疗过敏性休克的首选药**。

(3) 支气管哮喘：皮下或肌内注射后数分钟内奏效。因本品不良反应严重，仅用于**急性发作者**。

(4) 与局麻药配伍及局部止血：微量肾上腺素加入局麻药注射液中可延缓局麻药的吸收，延长局麻药作用时间，降低中毒可能。稀释后用纱布填塞鼻黏膜或牙龈处可快速止血。

3. 不良反应　可导致心悸，甚至心室颤动、肺水肿。可见烦躁、头痛和血压升高等，有诱发脑出血的危险。

三、多巴胺的药理作用和临床应用

1. 药理作用　主要激动 α、β 受体及**外周**多巴胺受体。

(1) 兴奋心脏：多巴胺可激动心脏 $β_1$ 受体，还可促进去甲肾上腺素递质的释放，使心肌收缩力加强，心排血量增加；一般剂量对心率影响不大，大剂量加快心率。

(2) 影响血管：小剂量激动 $β_1$ 受体，心排血量增加，收缩压升高；激动肾脏、肠系膜、冠脉的多巴胺受体，血管舒张，其他血管阻力略升，舒张压变化不大。大剂量时激动血管 α 受体，血管收缩，外周阻力加大，血压升高。

(3) 影响肾脏：激动 D_1 受体，扩张肾血管，肾血流量和肾小球滤过率增加，出现利尿作用。大剂量时激动肾血管的α受体，可使肾血管明显收缩，肾血流量减少。

2. 临床应用　①治疗各种休克，**尤其适用于伴有心肌收缩力减弱、尿量减少而血容量已补足的休克**。②与利尿药等合用治疗急性肾衰竭。

四、异丙肾上腺素的药理作用和临床应用

异丙肾上腺素口服无效，气雾剂吸入、舌下或注射给药，均易吸收。

1. 药理作用　对**β受体**有很强的激动作用，对α受体几乎无作用。

（1）兴奋心脏：对 $β_1$ 受体具有强大的激动作用，心肌收缩力增强，心率加快。与肾上腺素相比，对正位起搏点的作用比异位强，故相较肾上腺素，不易引起心律失常。

（2）影响血压：激动血管平滑肌的 $β_2$ 受体，骨骼肌血管、肾和肠系膜血管、冠状血管不同程度扩张，外周总阻力下降；收缩压升高而舒张压下降，脉压明显加大，器官的血液灌注量增加。大剂量静脉注射也使静脉强烈扩张，有效血容量下降，心排血量减少，此时收缩压与舒张压均降低。

（3）舒张支气管：激动 $β_2$ 受体，舒张支气管平滑肌效果显著，并能抑制过敏性介质释放。但对支气管黏膜血管无收缩作用，消除黏膜水肿作用不如肾上腺素。久用可产生耐受性。

（4）促进代谢：激动 β 受体，促进糖和脂肪的分解，增加组织耗氧量。

2. 临床应用

（1）支气管哮喘：**舌下或喷雾给药**，用于支气管哮喘**急性发作**。

（2）房室传导阻滞：治疗二、三度房室传导阻滞，可采用舌下含服或静脉滴注给药。

（3）心搏骤停：适用于心室自身节律缓慢、高度房室传导阻滞或窦房结功能衰竭而并发的心搏骤停，常与去甲肾上腺素或间羟胺合用做心室内注射。

3. 不良反应　常见心悸、头晕、皮肤潮红。由于支气管哮喘患者已经处于缺氧状态，药物用量过大，易致心肌耗氧量加大，出现心律失常，甚则引起室性心动过速及室颤而死亡。禁用于冠心病、心肌炎和甲状腺功能亢进症的患者。

第六单元　抗肾上腺素药

【复习指导】本单元内容历年必考，应作为重点复习。应熟悉 α 受体阻滞药酚妥拉明的药理作用和临床应用。β 受体阻滞药在心律失常、心绞痛、慢性心功能不全、高血压和甲状腺功能亢进等后续多个单元均有涉及，应掌握其药理作用、临床应用和不良反应。

抗肾上腺素药又称肾上腺素受体阻滞药。本类药物与肾上腺素受体亲和力较强，但缺乏或仅有微弱的内在活性，当此类药物和肾上腺素受体结合后，能妨碍神经递质或拟肾上腺素药与受体结合，从而产生与肾上腺素能神经兴奋相反的作用。

一、α 肾上腺素受体阻滞药

α 受体阻滞药可使肾上腺素的升压作用翻转为降压。

酚妥拉明的药理作用和临床应用

1. 药理作用

（1）舒张血管：通过阻断 α 受体及对血管的直接舒张作用而使血管扩张，血压下降。

（2）兴奋心脏：由于血管舒张，可反射性兴奋交感神经，同时阻断突触前膜 $α_2$ 受体导

致去甲肾上腺素释放增加，故心脏兴奋，心率加快，心排血量增加。

（3）其他：有拟胆碱作用，使胃肠平滑肌张力增加；有拟组胺样作用，使胃酸分泌增加，皮肤潮红。

2.临床应用　用于外周血管痉挛性疾病、静脉滴注去甲肾上腺素药液外漏、急性心肌梗死和顽固性充血性心力衰竭、休克、肾上腺嗜铬细胞瘤等。

二、β受体阻滞药

β受体阻滞药分为非选择性β受体阻滞药和选择性$β_1$受体阻滞药两类。有的药物还具有内在拟交感活性。

1.药理作用

（1）β受体阻滞作用：①抑制心脏。阻断心脏$β_1$受体，全面抑制心脏。阻断血管$β_2$受体，肝、肾和骨骼肌等血管收缩，血流量减少。②收缩支气管。阻断支气管$β_2$受体，收缩支气管平滑肌。对正常人影响小，对**支气管哮喘的患者**可诱发或加重哮喘的急性发作。③减慢代谢。抑制脂肪分解，减少组织耗氧量。延缓使用胰岛素后血糖水平的恢复，掩盖低血糖症状，延误低血糖不良反应的察觉。④抑制肾素释放，降低血压。

（2）内在拟交感活性：有些β受体阻滞药与β受体结合后，除能阻断受体外，还对β受体具有部分激动作用，称为内在拟交感活性（ISA）。这种作用较弱，常被β受体阻断作用掩盖。ISA较强的药物其抑制心肌收缩力、减慢心率和收缩支气管作用一般较不具有ISA的药物弱。

（3）膜稳定作用

2.临床应用　**快速性**心律失常、心绞痛和心肌梗死、高血压、甲状腺功能亢进的辅助治疗、偏头痛、嗜铬细胞瘤和肥厚型心肌病等。

3.不良反应

（1）严重的不良反应：诱发心功能不全或加重支气管哮喘。选择性$β_1$受体阻滞药及具有内在拟交感活性的药物上述不良反应较轻，但哮喘患者仍应慎用。

（2）停药反跳：长期应用β受体阻滞药如突然停药，可出现**反跳现象**，应逐渐减量直至停药。

（3）其他：可出现外周血管的痉挛和间歇性跛行。偶见眼－皮肤黏膜综合征及幻觉、失眠和抑郁等症状。

第七单元　镇静催眠药

【复习指导】镇静催眠药物临床较为常用，为常考考点。应掌握苯二氮䓬类药物随剂量推进出现的药理作用的变化，并与巴比妥类药物的区别，以及代表药物地西泮的药理作用、临床应用和不良反应。

苯二氮䓬类药物根据药物作用时间的长短，分为长效类（地西泮、氟西泮等），中效类（艾司唑仑、硝西泮等）和短效类（三唑仑、奥沙西泮等）。本类药物**随着剂量增加，逐渐出现抗焦虑、镇静催眠、抗惊厥和抗癫痫等中枢抑制作用**。药物**安全范围大**，加大剂量不会出现

麻醉作用，一般不引起死亡。应与巴比妥类镇静催眠药区别。巴比妥类药物没有抗焦虑作用，随着剂量增加，依次出现镇静催眠、抗惊厥和抗癫痫作用，加大剂量可出现麻醉效应，安全范围较窄，剂量过大可致麻痹，甚至死亡。以地西泮为便给予介绍。

1. 药理作用　中枢抑制作用与促进抑制性递质 GABA 的突触传递功能有关。

（1）抗焦虑：在低于镇静催眠剂量下即可产生良好的抗焦虑作用，能明显改善焦虑患者的精神紧张、恐惧、忧虑、失眠等症状。

（2）镇静催眠：随着剂量增加，地西泮可依次出现镇静及催眠作用，特点如下。①主要缩短 NREMS，减少发生于此期的夜惊和夜游症。②对 REMS 影响小，停药后反跳现象较轻。③安全范围大，进一步增加剂量不会引起麻醉作用。④无肝药酶诱导作用，不干扰其他药物的代谢。⑤成瘾性和戒断症状较轻，后遗效应不明显。

（3）抗惊厥和抗癫痫：较大剂量出现抗惊厥、抗癫痫作用。

（4）中枢性肌松作用：与中枢抑制作用无关。

2. 临床应用

（1）焦虑症：地西泮用于持续性焦虑状态。

（2）失眠症：长效药物地西泮适用于睡眠持续障碍者。对入睡困难者宜选用短效类药物，如奥沙西泮等。

（3）麻醉前给药：①减轻患者术前的焦虑和紧张情绪。②减少麻醉药用量，加强麻醉药的作用。③产生暂时性记忆缺失，消除对不良刺激的记忆。

（4）惊厥和癫痫：①用于小儿高热、破伤风、子痫和药物中毒所致的惊厥。②静脉注射地西泮为癫痫持续状态的首选药物。

（5）缓解肌痉挛：缓解中枢神经系统病或局部病变引起的肌张力增高，也可用于内窥镜检查。

3. 不良反应　①常见的不良反应，次晨可见头昏、嗜睡、乏力等"宿醉"现象。②剂量过大，偶致共济失调。③静脉注射速度过快，可导致呼吸和循环抑制，严重者可致呼吸和心跳停止，特效解救药为氟马西尼。④长期使用，可产生耐受性，可导致成瘾，突然停药可出现反跳和戒断症状。⑤本类药物与其他中枢抑制药（特别是酒精）合用，可能会引起严重的呼吸抑制，甚至危及生命。

第八单元　抗癫痫药

【复习指导】癫痫为临床常见疾病，药物种类丰富，针对不同类型癫痫所选用药物不同，故本单元有一定难度，为常考考点。应掌握不同类型癫痫发作的首选药物，以及代表药物苯妥英钠的药理作用和临床应用。

一、苯妥英钠的药理作用和临床应用

1. 药理作用　①不能抑制癫痫病灶的高频放电，但可阻止高频放电向病灶周围的正常脑组织扩散。②镇痛。③抗心律失常。

2. 临床应用

（1）癫痫：苯妥英钠是治疗**癫痫大发作**和**局限性发作**的首选药。

（2）神经痛：三叉神经痛、舌咽神经痛和坐骨神经痛等。

（3）心律失常：对强心苷中毒引起的室性心律失常效果好。

二、常见抗癫痫的首选药物

癫痫首选用药总结：①癫痫大发作（强直-阵挛性发作）和单纯部分性发作，苯妥英钠和卡马西平；5岁以下儿童首选苯巴比妥。②复杂纯部分性发作，卡马西平。③失神性发作（小发作），乙琥胺。④肌阵挛性发作，丙戊酸钠是治疗幼儿肌阵挛性发作的首选药。⑤癫痫持续状态，静脉注射地西泮。

第九单元　抗精神失常药

【复习指导】本单元有一定难度，为常考考点。掌握精神分裂症的经典用药氯丙嗪的药理作用、临床应用和不良反应，以及氟西汀、丙米嗪的作用特点。

一、抗精神分裂症药

（一）药物分类和代表

按照化学结构可将抗精神分裂症的药物分为：①吩噻嗪类，氯丙嗪、硫利达嗪等。②硫杂蒽类，氯普噻吨、氟哌噻吨等。③丁酰苯类，氟哌啶醇、氟哌利多等。④其他药物。

（二）氯丙嗪的药理作用、临床应用和不良反应

1. 药理作用

（1）中枢神经系统：①抗精神病作用。正常人口服可出现中枢抑制表现；精神分裂症患者服药后，能迅速控制兴奋躁动症状，连续服药可逐渐消除幻觉和妄想，恢复理智，生活自理。长期连续用药可获显效，无耐受。氯丙嗪主要通过<u>阻断中脑-边缘系统和中脑-皮质系统多巴胺通路的 D_2 样受体</u>而发挥抗精神病作用。可因阻断其他多巴胺通路，产生锥体外系反应等不良反应。②镇吐。通过阻断催吐化学感受区 D_2 受体或直接抑制呕吐中枢，产生较强的镇吐作用。另可抑制呃逆调节中枢。③影响体温调节。抑制下丘脑体温调节中枢，干扰恒温调控功能，让体温随外界环境温度变化而升降。配合**物理降温**，能让**体温降低**甚至**降至正常以下**，环境温度越低其降温作用越明显。④加强中枢抑制药的作用。与全身麻醉药、镇静催眠药、镇痛药等中枢抑制药物合用时应注意适当减少用量，以免过度抑制中枢神经系统。

（2）自主神经系统：①阻断 α 受体。使血管扩张，血压下降，**氯丙嗪过量**导致中毒性低血压<u>不可用肾上腺素</u>解救，因其会使肾上腺素的升压作用翻转为降压。②阻断 M 受体，导致口干、视物模糊、尿潴留及便秘等。

（3）内分泌系统：阻断结节-漏斗 DA 通路的 D_2 样受体，干扰下丘脑多种激素的释放。①抑制催乳素释放抑制因子，增加催乳素的分泌，引起乳房肿大及泌乳。②抑制尿促卵泡素释放因子和黄体生成素释放因子等，使排卵周期紊乱，性功能下降。③抑制 ACTH 的分泌，糖皮质激素的分泌减少，应激能力下降。④抑制垂体生长激素的分泌。

2. 临床应用

（1）精神分裂症：主要用于以精神运动性兴奋和幻觉妄想为主要表现的 **I 型精神分裂症**

的治疗，对以淡漠、抑郁为主要表现的Ⅱ型精神分裂症患者无效，甚至加重病情。不能根治，需长期用药。

（2）呕吐：可用于多种呕吐的治疗，但对刺激前庭或胃肠道所引起的**晕动性呕吐无效**。可用于顽固性呃逆。

（3）低温麻醉及和人工冬眠：配合物理降温（如冰浴等）措施，用于低温麻醉。**氯丙嗪**与**异丙嗪**、**哌替啶**合用，组成"**冬眠合剂**"用于人工冬眠疗法。

3. 不良反应

（1）一般不良反应：①中枢抑制，嗜睡、困倦、乏力等。②阻断M受体，视物模糊、口干、便秘及尿潴留等。③阻断α受体，鼻塞、直立性低血压、心悸等。用药后应卧床1～2h，起立时应缓慢，避免出现直立性低血压。

（2）锥体外系反应：是长期大量应用时出现的最常见的不良反应。主要表现为：①**帕金森综合征**。②**急性肌张力障碍**。③**静坐不能**。这3种情况是由于氯丙嗪阻断了黑质-纹状体DA通路的D_2样受体，使胆碱能神经元功能相对亢进而产生的，**故可用中枢抗胆碱药苯海索来治疗**。④**迟发性运动障碍**，与长期阻断DA受体后，受体上调与增敏有关，常在减量或停用氯丙嗪时出现，中枢抗胆碱药不仅无效，反而会加重症状。

（3）其他：诱发惊厥与癫痫。出现过敏反应，血液系统损害和肝损害。

（4）内分泌紊乱：体重增加，乳房肿大及泌乳、排卵延迟、闭经等。

二、抗抑郁症药

抑郁症主要表现为情感淡漠、悲观、自卑和少动、少语、对周围事物缺乏反应等。脑内单胺能神经（包括5-羟色胺能神经和去甲肾上腺素能神经）功能低下可能是导致抑郁的主要原因。临床应用的抗抑郁症药主要有单胺再摄取抑制药、单胺氧化酶抑制药及其他抗抑郁药。

（一）丙咪嗪

丙咪嗪为三环类抗抑郁药，主要通过抑制脑内神经元对NA和5-HT的再摄取而发挥抗抑郁作用。临床用于内源性抑郁症、更年期抑郁症等，也可用于酒精依赖症、慢性疼痛、小儿遗尿症等，但对精神分裂症的抑郁状态疗效较差。某些患者用药后可由抑郁状态转为躁狂，剂量过大时尤易发生，应予以注意。

（二）氟西汀

氟西汀又称百忧解，可通过抑制中枢神经元对5-羟色胺的再摄取，提高突触间隙5-羟色胺的浓度而发挥抗抑郁作用，临床使用较广泛，用于各种抑郁性精神障碍，能明显改善抑郁心情及伴随的焦虑症状。也可用于强迫症和神经性贪食症。常见恶心、头痛、口干、出汗、视物模糊等不良反应。禁与单胺氧化酶抑制剂如吗氯贝胺等同时服用，因可能导致"5-羟色胺综合征"的发生，严重者可致死。

第十单元　抗帕金森病药

【复习指导】帕金森病的发病目前认为与脑内多巴胺能功能低下而胆碱能相对亢进有关，故选用药物以增强中枢多巴胺功能，抑制胆碱能为主要作用机制。本单元有一定难度，为常考考点。应掌握左旋多巴、卡比多巴和苯海索的药理作用、临床应用。

一、左旋多巴的药理作用和临床应用

左旋多巴是体内合成多巴胺的前体物质,直接补充不能吸收,需同时服用外周左旋芳香族氨基酸脱羧酶抑制剂如卡比多巴或苄丝肼,使进入脑内的左旋多巴增加,再转化为DA,以补充黑质-纹状体DA不足,产生抗帕金森病作用。

用于帕金森病可获得良好疗效,其特点为:①对轻症及年轻患者疗效较好,而对重症及年老患者疗效较差。②对肌肉强直患者疗效较好,对肌肉震颤患者疗效较差。③起效慢,用药1~6个月后可获得最大疗效。④对吩噻嗪类等抗精神病药引起的锥体外系不良反应无效。

二、卡比多巴的药理作用和临床应用

卡比多巴单独应用无治疗作用,与左旋多巴合用时,可减少左旋多巴在外周被AADC脱羧转化为DA的数量,使较多的左旋多巴进入中枢再转化为DA而发挥作用,是左旋多巴治疗帕金森病的重要辅助药,常与左旋多巴按剂量比1:10组成复方多巴制剂。

三、苯海索的药理作用和临床应用

苯海索又称安坦,为中枢胆碱受体阻滞药。①对帕金森病早期轻症患者疗效较好,而晚期重症疗效差。②可作左旋多巴辅助药,或用于不能耐受左旋多巴者。③可对抗氯丙嗪等引起的锥体外系不良反应。闭角型青光眼及前列腺肥大患者禁用本药。

第十一单元 镇痛药

【复习指导】本单元为中枢神经系统重点章节之一,有一定难度,为必考考点。掌握吗啡的药理作用、临床应用、不良反应及其中毒后的处置办法,以及常见人工合成镇痛药如哌替啶、美沙酮等的临床应用和作用特点。

一、吗啡的药理作用、临床应用、不良反应和禁忌证

(一)药理作用

1. 中枢作用

(1)镇痛、镇静:吗啡具有强大的非选择性镇痛作用,并伴有明显的镇静作用和欣快感。

(2)抑制呼吸:治疗剂量的吗啡能明显减慢呼吸频率,减少潮气量。呼吸抑制是吗啡急性中毒致死的主要原因。

(3)镇咳:直接抑制咳嗽中枢,作用强但易成瘾,多以可待因替代。

(4)其他:①缩瞳,中毒时瞳孔可缩小至针尖样,为吗啡中毒的特征性表现之一。②兴奋延髓催吐化学感受区(CTZ),引起恶心和呕吐。③抑制下丘脑释放促性腺激素释放激素、促肾上腺皮质激素释放激素的释放。

2. 外周作用

(1)平滑肌:①兴奋胃肠道平滑肌,使推进性蠕动减弱,引起便秘。②增加胆道和胆囊内压,甚至诱发或加重胆绞痛,可用阿托品缓解。③提高膀胱括约肌张力和膀胱容积,导致排尿困难。④对支气管平滑肌有收缩作用,支气管哮喘患者需慎用。⑤降低分娩子宫张力、

收缩频率和幅度，延长产程，**不可用于分娩镇痛**。

(2) 心血管系统：扩张外周血管，可引起直立性低血压。扩张脑血管，导致颅内压升高。

3. **免疫系统** 抑制细胞免疫和体液免疫，使机体易患感染性疾病。

(二) 临床应用

1. **疼痛** 吗啡镇痛作用强大，但易成瘾，一般用于其他镇痛药无效的剧痛。包括：①骨折、严重创伤、烧伤、手术后疼痛。②晚期恶性肿瘤疼痛。③心肌梗死的剧痛。④胆绞痛和肾绞痛不可单用吗啡类镇痛药物，需加用解痉药如**阿托品**等。对神经压迫性疼痛疗效较差。

2. **心源性哮喘** 静脉注射吗啡辅助治疗心源性哮喘的原理：①**镇静**，可消除患者的紧张和恐惧情绪。②**呼吸抑制**，可使呼吸由浅快变得深慢，提高换气效率。③**扩血管**，降低心脏前、后负荷，有利于肺水肿的消除。

3. **腹泻** 吗啡可用于急、慢性消耗性腹泻。如有细菌感染，应同时使用足量有效的抗菌药。

(三) 不良反应

1. **一般反应** 恶心、呕吐、呼吸抑制、眩晕、嗜睡、便秘、尿潴留、直立性低血压和免疫功能下降等。

2. **耐受性** 阿片类药物长期反复使用后，其药效逐渐减弱，需增加剂量和缩短给药间隔才可获得原来的作用。

3. **依赖性** 成瘾者一旦停药可出现严重的**戒断症状**和"**强迫性觅药行为**"，对个人、家庭和社会造成极大危害。

成瘾的治疗：①**美沙酮**替代疗法。②地西泮、东莨菪碱等治疗戒断症状。

4. **急性中毒** 主要表现为昏迷、瞳孔针尖样缩小、严重呼吸抑制、血压降低，甚至休克。呼吸麻痹是主要的致死原因，可使用阿片受体阻断药**纳洛酮**抢救，并配合人工呼吸、适量吸氧。

(四) 禁忌证

禁用于分娩镇痛、哺乳期妇女镇痛、支气管哮喘、肺心病、颅内压增高、肝功能严重减退者等。

二、人工合成镇痛药

(一) 哌替啶

哌替啶又称杜冷丁，药理作用与吗啡相似，无明显镇咳作用，临床可替代吗啡用于各种原因导致的剧痛和心源性哮喘，还可用于麻醉前给药和**人工冬眠**。不延长产程，**可用于分娩镇痛**，但临产前 2～4h 不宜使用，以免抑制新生儿呼吸。

(二) 其他常用镇痛药作用特点

1. **美沙酮** 用于各种剧痛，也用于吗啡和海洛因的**脱毒治疗**，是目前常用的阿片类的替代治疗药物。

2. **芬太尼** 用于各种剧痛，与氟哌利多合用于神经阻滞术。

3. **喷他佐辛** 无明显欣快感和成瘾性。临床用于轻、中度疼痛的短期镇痛。

4. **曲马朵** 用于中度以上的急、慢性疼痛，如手术、创伤、分娩及晚期肿瘤疼痛等。

第十二单元 解热镇痛抗炎药

【复习指导】本单元为中枢神经系统重点章节之一，为必考考点。应掌握解热镇痛抗炎药的经典药物阿司匹林的药理作用和作用机制，阿司匹林的临床应用、不良反应及其应对办法，以及对乙酰氨基酚、布洛芬等常用药物的临床应用和作用特点。

本类药物又称非甾体抗炎药（NSAID），共同的作用机制是抑制了花生四烯酸代谢过程中**环氧合酶COX**的活性，减少了**前列腺素（PG）**的生物合成，从而发挥解热、镇痛、抗炎的作用。

一、阿司匹林的作用、临床应用和不良反应

（一）药理作用

1. 解热 有较强的解热作用，能让发热者体温降至正常。
2. 镇痛 具有中等强度的镇痛作用。
3. 抗炎抗风湿 作用强度随剂量增大而增强。
4. 影响血小板功能 小剂量阿司匹林可抑制血小板COX活性，减少了血小板血栓素TXA_2的合成，防止血栓形成。过量则可引起凝血障碍，延长出血时间。较大剂量的阿司匹林可抑制血管内皮细胞中COX活性，减少前列环素PGI_2的合成。PGI_2是TXA_2的生理拮抗药，它的合成减少可促进血栓形成。

（二）临床应用

1. 钝痛 常用于头痛、短暂肌肉骨骼痛、牙痛、关节痛、神经痛、痛经等，对伴有炎症者效果较好。
2. 发热 适用于感冒、组织炎症、肿瘤等发热。
3. 风湿性、类风湿关节炎 迅速缓解急性风湿热患者关节红、肿、热、痛的症状，可用于鉴别诊断。对类风湿关节炎也可迅速镇痛，消退关节炎症，减轻及延缓关节损伤的进展。剂量越大疗效越明显，临床可用至最大耐受剂量。成人每日3～5g，分4次于饭后服，需防止蓄积中毒。
4. 防止血栓形成 小剂量阿司匹林用于预防冠状动脉及脑血管血栓形成。

（三）不良反应

短期服用不良反应较少，长期大量使用，如用于抗风湿时，不良反应较多。

1. 胃肠道反应 可致恶心、呕吐；加重和诱发溃疡，引起胃出血。可通过饭后服用、改用肠溶制剂、同服抗酸药、同服米索前列醇等方式减轻。
2. 凝血障碍 能引起自发性出血，可用维生素K预防。严重肝损害、低凝血酶原血症、维生素K缺乏等均应避免服用，手术前1周也应停用。
3. 水杨酸反应 剂量过大（5g/d以上）或敏感者可出现头痛、眩晕、恶心、呕吐、耳鸣及视、听力减退等水杨酸类中毒的表现，称为水杨酸反应。严重者可出现高热、过度呼吸、酸碱平衡失调，甚至精神错乱，一旦出现，应立即停药，静脉滴注碳酸氢钠溶液碱化尿液，加速水杨酸盐自尿排泄。
4. 过敏反应 少数患者可出现荨麻疹、血管神经性水肿、过敏性休克等。某些哮喘患者

服阿司匹林或其他解热镇痛药后可诱发"阿司匹林哮喘"。**肾上腺素**对阿司匹林哮喘作用不佳，临床可用抗组胺药和糖皮质激素治疗。哮喘、鼻息肉及荨麻疹患者禁用。

5. 瑞夷综合征　**病毒感染性疾病伴有发热的儿童和青少年**服用阿司匹林后，偶见肝损害合并脑病，称为瑞夷综合征。可用**对乙酰氨基酚**代替。

二、其他解热镇痛抗炎药

1. 对乙酰氨基酚　解热、镇痛作用较强，**几乎无抗炎作用**。常用于感冒发热、头痛、牙痛、神经痛、肌肉痛、关节痛、痛经等。过量急性中毒可致肝坏死，久用可致肾损害。

2. 布洛芬　抗炎镇痛作用强，常用于发热和风湿性及类风湿关节炎，胃肠道反应少，偶见血小板减少症、视物模糊。

3. 塞来昔布　COX-2选择性的抑制药。主要用于风湿性、类风湿关节炎和骨关节炎，也用于手术后疼痛、牙痛、痛经等。

4. 双氯芬酸　新型的强效消炎镇痛药。常用于骨关节疼痛、神经痛、癌症疼痛、创伤后疼痛及各种炎症所致发热。

第十三单元　抗组胺药

【复习指导】本单元主要需掌握 H_1、H_2 受体阻滞药的分类、代表药物及药物的药理学作用特点。第一代 H_1 受体阻滞药包括氯苯那敏、赛庚啶、苯海拉明、酮替芬等，由于中枢抑制作用强和抗胆碱作用，易引起嗜睡、乏力的症状，临床使用受限。第二代 H_1 受体阻滞药多数作用持久，不易通过血-脑屏障，中枢作用和抗胆碱作用较弱或无，代表药物包括氯雷他定、阿司咪唑、阿伐斯汀、特非拉丁、西替利嗪等。H_2 受体阻滞药临床主要用于治疗消化性溃疡，代表药物有西咪替丁、雷尼替丁、法莫替丁、尼扎替丁。

一、H_1 受体阻断药

1. 药理作用

（1）阻断 H_1 受体：H_1 受体阻滞药能完全对抗组胺引起的支气管平滑肌、胃肠道平滑肌收缩；能显著对抗组胺引起的毛细血管扩张和通透性增加；若合用 H_2 受体阻滞药，能完全对抗组胺引起的血管扩张和血压下降。

（2）中枢抑制作用：该类药物多数**可透过血-脑屏障**，通过阻断中枢H1受体，拮抗组胺介导的觉醒反应，表现出不同程度的中枢抑制作用，如镇静、嗜睡等，其中苯海拉明和异丙嗪最强。第二代 H_1 型受体阻滞药如阿司咪唑等则无中枢抑制作用。该类药物中的苯海拉明、异丙嗪、布克利嗪和美克洛嗪还兼有止吐和抗晕动作用，这可能与中枢抗胆碱作用有关。

（3）其他作用：该类药物的部分药物具有抗胆碱作用，表现为较弱的阿托品样反应；还有部分药物具有较弱的局麻和对心脏的奎尼丁样作用。

2. 临床应用

（1）皮肤、黏膜变态反应性疾病：对荨麻疹、花粉症等疗效较好，可作为首选药物，现多用第二代药物。对昆虫咬伤所致的皮肤瘙痒和水肿亦有良效；对血清病、过敏性鼻炎、药疹和接触性皮炎也有一定疗效；对支气管哮喘效果差，但酮替芬能抑制肥大细胞和嗜碱性粒细胞释放组胺和白三烯，用于预防性治疗支气管哮喘。该类药物对过敏性休克无效。

（2）防晕止吐：**预防晕动病**和其他原因引起的恶心，特别是迷路紊乱，常用的有茶苯海明、苯海拉明和异丙嗪等。

（3）镇静：苯海拉明、异丙嗪可用于紧张不安、失眠等。

二、H_2 型受体阻滞药

1. 药理作用

（1）抑制胃酸分泌：H_2 受体阻滞药能选择性阻断胃壁细胞 H_2 受体，拮抗组胺引起的胃酸分泌。

（2）免疫调节作用：H_2 受体阻滞药能拮抗组胺引起的免疫抑制。

（3）其他作用：该类药物具有部分对抗组胺的扩血管和降血压的作用。

2. 临床应用

（1）消化性溃疡：消化性溃疡、胃肠道出血、胃酸分泌过多症（卓-艾综合征）和食管炎等。

（2）提高免疫力：可用于各种原因引起的免疫功能低下和肿瘤辅助治疗。

第十四单元　利尿药和脱水药

【复习指导】利尿药是一类**直接作用于肾脏**，促进电解质和水的排出，增加尿量的药物。主要用于各种原因引起的水肿，亦用于某些非水肿性疾病，如高血压、肾结石等，并可加速毒物排泄。根据药物利尿的强度分成高效利尿药、中效利尿药和低效利尿药。其中应重点掌握不同强度利尿药的作用靶位和机制及代表药物。脱水药又称渗透性利尿药，能通过提高血浆渗透压而使组织脱水，提高血容量，增加肾小球滤过率，提高尿量。应重点掌握脱水药的作用机制、代表药物及作用特点。

一、利尿药

利尿药的分类、代表药物及作用机制

1. 利尿药的分类及作用机制

（1）高效利尿药：通过影响肾小管髓袢升支粗段 $Na^+-K^+-2Cl^-$ 的同向等电荷交换，减少 Na^+ 和 K^+ 的重新吸收，进而减少水的重新吸收，影响肾脏的稀释、浓缩功能，发挥强大的利尿作用。代表药物有呋塞米、依他尼酸、布美他尼、托拉塞米等。属于**排钾利尿**药。

（2）中效利尿药：该类药物通过影响远曲小管近端 Na^+-Cl^- 的同向等电荷交换，减少 Na^+ 和 Cl^- 的重新吸收，影响肾脏的稀释功能，发挥中等强度的利尿作用。代表药物有氢氯噻嗪、氢氟噻嗪等。属于**排钾利尿**药。

（3）低效利尿药：主要包括乙酰唑胺、螺内酯和氨苯蝶啶等。前者属于碳酸酐酶抑制药，通过抑制近曲小管壁细胞中碳酸酐酶活性，抑制 H^+-Na^+ 交换，发挥利尿作用；后两者作用在集合管。属于**保钾利尿**药。

2. 呋塞米（速尿）的作用、临床应用和不良反应　速尿可以口服也可注射给药。该药口服吸收迅速，约 30min 起效，作用时间维持 6～8h；静脉注射给药，5～10min 起效，作用维持 4～6h。

（1）作用：①利尿，作用强大、迅速而短暂。用药后可排出大量等渗尿液。②扩张肾血管，增加肾脏血流量，增加原尿量。

（2）临床应用：①消除水肿，用于其他药物使用无效时的严重水肿和顽固性水肿。②急、慢性肾衰竭，速尿通过扩张肾血管，增加肾血流量，可改善急性肾衰竭早期的少尿及肾缺血，通过强大的利尿作用可防止有毒、有害物质在肾小管结晶致其萎缩和坏死。大剂量可治疗慢性肾衰竭，使尿量增加。③急性脑水肿和肺水肿，通过扩张血管，降低心脏后负荷；通过利尿作用，降低心脏前负荷。利尿后血液浓缩，血浆渗透压增高，有利于消除脑水肿。④排出毒物，通过利尿可加速毒物排泄。⑤高血钾和高钙血症，可增加钾排出，抑制 Ca^{2+} 重吸收，降低血钾和血钙浓度。

（3）不良反应：①水和电解质紊乱，主要表现为低血钠、低血钾、低血镁及低氯性碱中毒及低血容量。以**低血钾**最为常见，严重时可引起心肌、骨骼肌及肾小管的器质性损害及肝昏迷，应注意酌情补钾。②耳毒性，呈剂量依赖性，表现为眩晕、耳鸣、听力下降、暂时性耳聋。因此应尽量避免与有耳毒性的**氨基糖苷类抗生素**合用。③高尿酸血症，该药和尿酸均通过肾脏有机酸转运系统排泄，产生竞争性抑制，长期用药可减少尿酸排泄而致高尿酸血症，但临床痛风的发生率较低。④胃肠道反应，口服或静脉注射时可致恶心、呕吐、上腹部不适及腹泻，大剂量可致胃肠道出血。⑤其他，如过敏反应，表现为皮疹、嗜酸性细胞增多、间质性肾炎等。偶致骨髓抑制。严重肝肾功能不全、糖尿病、痛风及小儿慎用，高氮质血症及孕妇忌用。

3. 氢氯噻嗪的作用、临床应用和不良反应

（1）作用：①利尿。作用温和而持久。用药后尿量及尿中 Na^+、Cl^-、K^+ 均增加，还可使 Mg^{2+} 及 HCO_3^- 排出增多。此外，能增强远曲小管对钙的重吸收，可使 Ca^{2+} 从肾排出减少，还可以减少尿酸排泄。②抗尿崩症，氢氯噻嗪能明显减少尿崩症患者的尿量。③降压，用药初期通过利尿作用减少血容量而降压，后期因排钠较多，降低血管平滑肌对儿茶酚胺等加压物质的敏感性而降压。

（2）临床应用：①轻、中度水肿，是轻、中度心源性水肿的**首选药**。对肾性水肿的疗效与肾功能有关，肾功能不良者疗效差。对肝性水肿与螺内酯合用疗效增加，可避免血钾过低诱发肝昏迷。②高血压，单用可用于治疗轻度高血压，与其他降压药合用可用于中度或重度高血压。③尿崩症，用于肾性尿崩症及加压素无效的垂体性尿崩症。轻症效果较好，重症疗效较差。④特发性高钙血症和肾结石，治疗量的氢氯噻嗪用于防止肾钙结石的形成。

（3）不良反应：①电解质紊乱，长期用药可引起低血钾、低血镁、低氯性碱中毒及低血钠症。低血钾症较多见，合用留钾利尿药可防治。②代谢异常，可见血糖升高和血脂水平升高。③高尿酸血症，竞争性抑制尿酸从肾小管分泌，痛风者慎用。④加重肾功能不良，可使肾小球滤过率下降，血尿素氮增高，肾功能不良者慎用。⑤过敏，偶见过敏性皮炎、粒细胞减少、血小板减少等过敏反应。

4. 螺内酯的作用、临床应用和不良反应

（1）作用：螺内酯及其代谢产物的结构均与醛固酮相似，能与远曲小管远端及集合管细胞浆内的醛固酮受体结合，竞争性**拮抗醛固酮**的作用，使远曲小管和集合管的 K^+-Na^+ 交换减少，发挥排 Na^+ 留 K^+ 的利尿作用。作用的特点：①作用弱，起效慢，维持时间长。②作

用的发挥**依赖于体内醛固酮**的存在，对切除肾上腺的动物无利尿作用。

（2）临床应用：配伍中、高效利尿药，治疗伴有**醛固酮升高**的顽固性水肿，如肝硬化腹水、充血性心力衰竭、肾病综合征。

（3）不良反应：久用**可致高血钾**，肾功能不全及血钾过高者禁用。少数患者可出现消化道反应及头痛、困倦、精神错乱。可产生性激素样不良反应。

5.氨苯蝶啶的作用、临床应用和不良反应

（1）作用：具有**排 Na^+ 留 K^+** 的利尿作用。氨苯蝶啶通过抑制远曲小管远端和集合管的 Na^+ 通道，其保钾利尿作用**不受醛固酮水平影响**，对肾上腺切除的动物仍有作用。

（2）临床应用：配伍排钾利尿药治疗顽固性水肿。

（3）不良反应：久用可致高血钾，肝肾功能不全及血钾过高者禁用。氨苯蝶啶抑制二氢叶酸还原酶，引起叶酸缺乏，肝硬化者可发生巨幼红细胞性贫血。

二、脱水药

脱水药又称渗透性利尿药，通过提高血浆渗透压使组织脱水，提高原尿产生量，从而排出大量尿液的药物。

脱水药的共性：①静脉注射后不易透过毛细血管，迅速提高血浆渗透压。②易经肾小球滤过，但不易被肾小管重吸收。③在体内不易被代谢。④无明显的其他药理作用。⑤对机体无毒性作用和过敏反应。本类药物包括甘露醇、山梨醇、高渗葡萄糖等。甘露醇的作用特点如下。

（1）药理作用：①脱水，甘露醇口服不吸收，仅发挥导泻作用。20%高渗甘露醇溶液静脉注射，能迅速提高血浆渗透压产生组织脱水作用，降低颅内压和眼内压。②利尿，静脉注射后产生的脱水作用，可使循环血量增加，并提高肾小球滤过率。该药还可间接抑制 Na^+–K^+–Cl^- 同向转运体，使 Na^+、Cl^- 等重吸收减少而增加尿量。

（2）临床应用：①脑水肿及青光眼，该药是目前临床降低颅内压安全有效的**首选药**，亦可用于青光眼患者手术前降低眼内压。②预防急性肾衰竭，改善肾血流，维持足够尿量，防止肾小管萎缩坏死。

（3）不良反应：静脉注射过快可引起一过性头痛、眩晕和视物模糊及注射部位疼痛。

第十五单元 抗高血压药

【复习指导】抗高血压药又称降压药，是一类能降低血压、减轻靶器官损害、防止并发症出现的药物。目前已知高血压的发生、发展与多个系统的神经-体液调节机制紊乱有关，抗高血压药可通过不同的方式直接或间接影响这些环节而发挥降压作用。本单元应重点掌握临床抗高血压的药物分类及代表药物，以下药物的降压机制，如氢氯噻嗪、卡托普利、普萘洛尔、氯沙坦、硝苯地平、哌唑嗪等，以及ACEI的降压特点及不良反应。

一、抗高血压药的分类

1.利尿药 如氢氯噻嗪等。

2.ACEI 及 AT1 阻断药 如卡托普利、氯沙坦等。

3.β肾上腺素受体阻滞药 如普萘洛尔、美托洛尔等。

4. 钙拮抗药 如硝苯地平、氨氯地平等。

5. 交感神经抑制药 ①中枢性抗高血压药，如可乐定等。②神经节阻断药，如美加明等。③去甲肾上腺素能神经末梢抑制药，如利舍平、胍乙啶等。④肾上腺素受体阻滞药，如 α_1 受体阻滞药哌唑嗪等；α、β 受体阻滞药拉贝洛尔。

6. 直接扩张血管药 ①直接舒张血管药，如肼屈嗪、硝普钠。②钾通道开放药，如吡那地尔等。③其他，如吲达帕胺等。

二、重点药物

（一）利尿药

利尿药是治疗高血压的基本药物，利尿药单用即有较好的降压作用，并可增加其他降压药的作用。临床常用于抗高血压以噻嗪类利尿药为主，其中以氢氯噻嗪最为常用。

1. 药理作用 氢氯噻嗪降压作用温和、缓慢、持久，对卧、立位血压均有降低作用。长期用药无明显耐受性，一般不引起直立性低血压。单用降压作用较弱，与血管扩张药及某些交感神经抑制药合用，可产生协同或相加作用。该类降压药为临床抗高血压的一线药。

2. 临床应用 氢氯噻嗪单用适用于轻、中度高血压，与其他抗高血压药联合，可用于治疗中、重度高血压，尤其适用于伴有心力衰竭的高血压患者。

3. 不良反应 详见第十四单元。

（二）肾素-血管紧张素系统抑制药

肾素-血管紧张素系统（RAS）抑制药主要包括血管紧张素Ⅰ转化酶抑制药卡托普利、依那普利、赖诺普利、喹那普利等，以及血管紧张素Ⅱ受体（AT_1）阻滞药氯沙坦、缬沙坦、伊贝沙坦等。

1. 药理作用 降压同时，不伴有反射性心率加快，对心排血量亦无明显影响；能防止和逆转高血压患者心肌和血管壁的重构；能增加肾血流量，保护肾脏，能改善胰岛素抵抗，不易引起脂质代谢紊乱和电解质紊乱；久用无耐受性。

2. 重点药物——卡托普利

（1）作用特点：①具有轻、中等强度的降压作用，起效快，通过抑制 ACE，使 Ang Ⅰ 生成 Ang Ⅱ 减少，从而扩张血管，使血压下降。②可抑制肾脏组织中醛固酮的生成，减轻水钠潴留而降低血压。③能抑制缓激肽水解，缓激肽具有强大的扩张血管作用，并可刺激前列腺素合成，增强扩张血管效应。④减轻或逆转心肌及血管壁重构。用于高血压、慢性心功能不全。

（2）不良反应：①可导致**高血钾、低血压**，故宜从小剂量开始用药。②长期用药可致**血锌降低**，引起嗅觉缺损、脱发、嗜酸性细胞增多等，宜补锌克服。③出现**刺激性干咳**、血管神经性水肿，一般停药后可自行消失。④可引起胎儿颅盖骨发育不全，甚至死亡，**妊娠初期禁用**。⑤卡托普利因减少醛固酮分泌而升高血钾，故肾功能不良者慎用。

（三）β 受体阻滞药

1. 作用特点 降压机制与阻断 β 受体有关：①阻断心脏 β_1 受体，使心肌收缩力减弱，心排血量减少。②阻断肾小球旁细胞上的 β_1 受体，使肾素分泌减少，Ang Ⅱ 生成减少。③阻断血管去甲肾上腺素能神经突触前膜上的 β_2 受体，抑制其正反馈作用，减少 NA 的释放。④抑制下丘脑、延髓等部位的 β 受体，抑制兴奋性神经元，降低交感神经中枢的张力。⑤降

· 715 ·

低血管壁上压力感受器的敏感性。⑥增加前列环素的合成，扩张血管。

2. 重点药物——普萘洛尔

（1）作用特点：普萘洛尔具有中等强度的降压作用，口服给药起效缓慢，降压作用持久。长期用药不会引起直立性低血压，不易产生耐受性，无水钠潴留。

（2）临床应用：单独应用适用于轻、中度高血压，尤对**高血压伴有心排血量偏高或血浆肾素水平偏高**的患者疗效较好，与利尿药合用降压作用增强。对伴有心动过速、心绞痛、心律失常、脑血管病变的高血压患者也有显著效果。

（3）不良反应：可见低血压、心动过缓，偶见支气管痉挛及呼吸困难、充血性心力衰竭。可出现停药反跳，应逐渐减量。

（四）钙通道阻滞药

1. 药理作用　该类药物选择性阻断电压依赖性钙通道，抑制细胞外 Ca^{2+} 内流，使血管平滑肌细胞 Ca^{2+} 浓度下降，血管扩张，血压下降。降压特点：①可改善心、脑、肾等重要器官的血流量。②可改善或逆转心肌和血管肥厚，对缺血心肌有保护作用。③有排钠利尿作用，一般不引起水钠潴留。④不会明显影响糖、脂质代谢。⑤激活交感神经活性，降压同时可反射性增加心率。

2. 重点药物——硝苯地平

（1）作用特点：硝苯地平可用于轻、中、重各型高血压，对高血压伴有心绞痛、糖尿病、脑血管病、肾功能不良等并发症疗效好，可单用。因降压时能反射性使交感神经活动增高，引起心率增快，常与利尿药、β受体阻滞药、ACEI合用。**目前使用其控释与缓释制剂**。

（2）不良反应：常见有面部潮红、头痛、头晕、心悸、低血压、踝部水肿等；**少数患者因反射性心率加快诱发心绞痛和心肌梗死等**。

（五）α_1 受体阻滞药

哌唑嗪可选择性阻断 α_1 受体，使小动脉和小静脉血管扩张，发挥中等偏强的降压作用。可用于各型轻、中、重度高血压，亦可用于**合并前列腺肥大**的高血压患者。用于重度高血压，需与利尿药或β受体阻滞药合用。亦可用于慢性心功能不全。主要不良反应为"**首剂现象**"，患者首次用药的 90min 内出现直立性低血压，表现为心悸、晕厥、意识消失。**首剂减半**，并**在临睡前服用**，可避免首剂现象的发生。有眩晕、疲乏、鼻塞、口干、尿频、头痛、嗜睡及胃肠道反应等不良反应。严重心脏病、精神病患者慎用，过敏者忌用。

第十六单元　抗心律失常药

【复习指导】心律失常是指心脏搏动的频率和（或）节律异常。心律失常的治疗方式主要包括药物治疗和非药物治疗（起搏器、电复律、导管消融和手术等）。药物在抗心律失常方面发挥着重要作用，但抗心律失常药又存在致心律失常的不良反应。抗心律失常药主要通过选择性作用于心肌细胞的离子通道，影响离子流，改变细胞的电生理特性，从而减少异位起搏活动、调节折返环路的传导性或有效不应期以消除折返，发挥抗快速型心律失常的作用。治疗心律失常的机制有：①阻滞钠离子通道；②调节钾离子通道；③阻滞钙离子通道。本单元应重点掌握抗心律失常药的分类及常用药，以及奎尼丁、利多卡因、苯妥英钠的作用、临床应用及不良反应。

一、抗心律失常药的分类及常用药

依据药物对心肌电生理的影响,抗心律失常药分为四大类。

Ⅰ类:钠通道阻滞药,包括适度阻滞钠通道药奎尼丁、普鲁卡因胺等;轻度阻滞钠通道药利多卡因、苯妥英钠等;重度阻滞钠通道药普罗帕酮等。

Ⅱ类:β肾上腺素受体阻滞药,如普萘洛尔等。

Ⅲ类:延长动作电位时程药,如胺碘酮、溴苄铵等。

Ⅳ类:钙通道阻滞药,如维拉帕米等。

二、重点药物

1.奎尼丁的药理作用、临床应用和不良反应

(1)药理作用:阻滞钠通道,**适度**抑制Na^+内流,对K^+外流和Ca^{2+}内流也有抑制作用,从而降低心肌自律性,减慢传导速率,延长有效不应期。可阻断M受体,对抗其抑制房室传导的作用;阻断α受体,降低血压;对心房肌、心室肌有负性肌力作用。

(2)临床应用:心房颤动、心房扑动、室上性及室性早搏和心动过速。在治疗心房颤动、心房扑动时,应**先用强心苷**抑制房室传导,以控制心室率。

(3)不良反应:①胃肠道反应,如恶心、呕吐、腹泻等。②心血管反应,包括低血压、心律失常,过量引起房室和心室内传导阻滞、尖端扭转型室性心动过速;偶见奎尼丁晕厥,或心室颤动而致猝死;当窦房结功能低下时,可引起心动过缓或停搏。③**金鸡纳反应**,久用可出现。轻者耳鸣、头痛、视物模糊,重者谵妄、精神失常。心房有微血栓者慎用。禁用于严重心肌损害、心功能不全、重度房室传导阻滞、低血压、强心苷中毒及对奎尼丁过敏者。

2.利多卡因的作用和临床应用 该药物临床常用于**室性心律失常**,特别适用于危急病例,是治疗急性心肌梗死引起的室性心律失常的**首选药**,对强心苷中毒所致者也有效。剂量过大时,出现中枢反应如嗜睡、头痛、视物模糊,惊厥甚至呼吸抑制;可见窦性心动过缓、窦性停搏、房室传导阻滞、血压下降等。禁用于严重房室传导阻滞患者。

3.苯妥英钠的作用和临床应用 该药物常用于室性心律失常,对**强心苷中毒**所致室性心律失常疗效显著,是治疗癫痫大发作和局限性发作的**首选药**;还用于周围神经痛。静脉注射过快可引起心律失常,如窦性心动过缓、窦性停搏、心室颤动等。还可出现血压降低和呼吸抑制。窦性心动过缓、心功能不全及二、三度房室传导阻滞者禁用。

第十七单元 抗慢性心功能不全药

【复习指导】慢性心功能不全(CHF)是多种心脏病的终末阶段,是指在适当的静脉回流条件下,心脏排血量绝对或相对不足,不能满足全身组织器官代谢需要的一种病理状态,同时又是一种"超负荷心肌病"。临床上CHF的药物治疗以往多限于缓解症状,改善血流动力学。本单元重点掌握目前临床用于治疗慢性心功能不全药物的分类,以及强心苷类的常用药物、作用机制、临床应用、不良反应及其防治办法。

一、抗慢性心功能不全药的分类

1. 强心苷类　如地高辛等。
2. 利尿药　如氢氯噻嗪、呋塞米。
3. 血管紧张素转化酶抑制药　如卡托普利、依那普利等。
4. 血管紧张素Ⅱ（AT_1）受体拮抗药　如氯沙坦等。
5. 血管扩张药　如硝酸异山梨酯、肼屈嗪等。
6. β受体阻滞药　如普萘洛尔、美托洛尔、卡维地洛等。
7. 钙拮抗药　如氨氯地平等。
8. 非强心苷类正性肌力药　如米力农、维司力农等（磷酸二酯酶抑制药）。

二、重点药物

（一）强心苷类常用药物的药理作用、临床应用、不良反应及其防治

强心苷是一类主要作用于心脏，能增强心肌收缩力的苷类药物，用于治疗慢性心功能不全及某些心律失常，又称洋地黄类药物。常用药物有洋地黄毒苷、地高辛、毛花苷C（西地兰）、毒毛花苷K等，以**地高辛**最为常用。

1. 常用药物　强心苷由于体内过程有别，因此表现出起效快慢和作用时间长短的差异。

（1）慢效类：**洋地黄毒苷**。作用慢、持久，有蓄积性；存在**肝肠循环**。

（2）中效类：**地高辛**。口服1～2h起效，亦可静脉注射。

（3）速效类：**毒毛花苷K**和**毛花苷C**宜静脉注射用于危急患者。

2. 药理作用

（1）心脏作用：①正性肌力作用。强心苷可与心肌细胞膜上的**Na^+-K^+-ATP酶**结合，**抑制酶的活性**使Na^+-K^+交换减少，细胞内Na^+增多，进而通过**Na^+-Ca^{2+}交换**而使细胞内**Ca^{2+}量增加**，从而使心肌收缩力增强。同时，导致心肌细胞内**K^+量减少**，此为强心苷中毒时发生心律失常的机制之一。②负性频率作用。强心苷还可减慢心率，减慢房室传导速率。③对心肌电生理特性的影响。降低窦房结自律性，提高浦肯野纤维的自律性，减慢房室传导速度，缩短心房有效不应期。④影响心电图。

（2）其他作用：①影响神经系统。兴奋迷走神经、交感神经系统和中枢神经系统。②抑制肾素-血管紧张素-醛固酮系统（RAS）。③利尿。④收缩血管平滑肌。

3. 临床应用

（1）慢性心功能不全：强心苷对高血压、心脏瓣膜病、先天性心脏病者疗效好，对**心房颤动伴心室率过快者**疗效更好；对继发于甲状腺功能亢进、重度贫血等疾病者，由于心肌能量代谢障碍而疗效较差；对肺源性心脏病、活动性心肌炎等有心肌缺氧和损害者，不仅疗效差，且易发生强心苷中毒，引起心律失常；对机械因素所致者，如缩窄性心包炎、严重二尖瓣狭窄等，因心室舒张和充盈受限而疗效很差或无效。

（2）心律失常：适用于**心房颤动**、**心房扑动**和**阵发性室上性心动过速**。

4. 不良反应　强心苷安全范围小，一般治疗剂量已接近中毒剂量的60%。个体差异大，多种因素可诱发强心苷中毒，如低血钾、低血镁、高血钙、心肌缺血缺氧、肾功能不全等，中毒发生率高。常出现的不良反应包括如下。

（1）胃肠道反应：较常见，亦是中毒时的早期反应，可见厌食、恶心、呕吐、腹泻、腹痛等。

（2）中枢反应：①眩晕、头痛、疲倦、失眠、幻觉等，偶见惊厥。②视觉障碍，主要表现为黄、绿视觉障碍及视物模糊，称为**色视**。此为强心苷中枢中毒的特征。

（3）心脏反应：是强心苷中毒最严重的反应，可见室性早搏、室性或室上性心动过速、房室传导阻滞、窦性心动过缓等。其中室性早搏最多见且早见；室性心动过速最为严重，应及时救治，以免发展为致命的室颤。

5. 中毒的预防　①避免诱因，如低血钾、高血钙、低血镁、肝肾功能不全、肺心病、心肌缺氧、甲状腺功能减退、糖尿病酸中毒等。②注意中毒的先兆症状，一定次数的室性早搏、窦性心动过缓（低于60次/分）、黄绿视觉障碍等。③一旦出现中毒先兆，应立即停药或减量，并停用排钾利尿药。

6. 中毒的治疗　①停用强心苷及排钾利尿药。②酌情**补钾**。③快速型心律失常，除补钾外，尚可选用**苯妥英钠**、**利多卡因**。④传导阻滞或心动过缓，可选用**阿托品**。

7. 给药方法　①全效量法：强心苷出现最大疗效的最小剂量称为全效量，或"**洋地黄化量**"。若患者病情较急，且在2周内未使用过强心苷，可在24h内（速给法）或3～4d（缓给法）给足全效量，之后每日给予维持量。速给法适用于急性CHF患者，多采用速效强心苷如毛花苷C等静脉注射；缓给法适用于病情较缓和的患者，一般使用口服制剂，如首次口服地高辛0.25～0.5mg，以后每6～8h口服0.25mg，直至总药量达1.25～2.5mg（全效量），之后每日给予0.125～0.5mg（维持量）。由于个体间对强心苷的敏感性存在较大差异，此种给药方式必须做到剂量个体化，并根据患者个体的并发症及毒性反应随时调整给药剂量。②维持量法：为减少强心苷的毒性反应，对于非急症患者，可按照一级消除动力学的规律，按照恒定的时间间隔给予恒定剂量的药物，4～5个半衰期后血中的药物浓度便达稳态而发挥恒定疗效。如地高辛$t_{1/2}$为33～36h，每日给予维持量0.25mg，6～7d后即可获得疗效，而不良反应明显减少。

（二）其他药物

1. 利尿药　促进Na^+和水的排出，减轻心脏的负荷，改善患者的心脏功能。首选**噻嗪类药物**，如氢氯噻嗪等，必要时选用强效髓袢利尿药**呋塞米**等。注意**补钾**或与**保钾利尿药**合用。

2. 血管扩张药　常用药物有**硝酸甘油**、**肼屈嗪**、**硝普钠**、**哌唑嗪**等。硝酸甘油扩张静脉，适用于前负荷加重为主，肺淤血明显者；肼屈嗪扩张动脉，适用于后负荷加重为主，心排血量明显减少者，长期单独应用难以持续生效；硝普钠扩张静脉、动脉，适用于前后负荷均加重者，常用于急性心肌梗死及高血压时的CHF；哌唑嗪扩张静脉、动脉，适用于前后负荷均加重者，因有快速耐受现象而难以长期有效。

3. ACEI和ARB　可通过抑制RAS的活性，扩张血管以减轻心脏负荷，防止和逆转心肌重构，改善心肌的顺应性和舒张功能，可有效缓解或消除症状、提高患者运动耐力、改进生活质量、显著降低病死率。目前是治疗CHF的**一线药物**。常用药物有**卡托普利**、**氯沙坦**等。

4. β受体阻滞药　本类药物治疗CHF的机制：①可恢复β受体对正性肌力药的敏感性。②抑制RAS和血管紧张素的作用，减轻心脏的前、后负荷。③减慢心率，从而降低心肌耗氧量，改善心肌供血，并有利于心室充盈。④减少CHF时心律失常的出现等。可用于心功能比较稳定的Ⅱ～Ⅲ级CHF患者，尤为适用于**扩张型或肥厚型心肌病**患者。常用药物有**美托洛尔**、**卡维地洛**等。

第十八单元 抗心绞痛药

【复习指导】心绞痛是由冠状动脉供血不足引起的心肌急剧的、暂时性缺血、缺氧的临床综合征。冠状动脉粥样硬化是引起心绞痛的常见病因之一。抗心绞痛药主要通过改善心肌灌注和（或）降低其代谢需求而改善心肌氧的供需失衡。目前临床用于治疗心绞痛的药物主要有3类：有机硝酸酯类、钙通道阻滞药和β受体阻滞药。本单元应熟悉抗心绞痛药物的分类；重点掌握临床常用抗心绞痛药物的作用机制、临床应用、不良反应及其防治。

一、抗心绞痛药的分类

1. 硝酸酯类 如硝酸甘油、单硝酸异山梨酯。
2. β受体阻滞药 如普萘洛尔、美托洛尔。
3. 钙拮抗药 如维拉帕米、地尔硫䓬、硝苯地平。

二、重点药物

硝酸酯类

该类药物作用相似，显效快慢和维持时间有所不同，其中以硝酸甘油最为常用。此类药物舌下含服较口服吸收好，生物利用度高，起效快且用量小。

1. 硝酸甘油的药理作用、临床应用和不良反应

（1）药理作用：扩张血管，抗心绞痛。①**降低心肌耗氧量**。扩张血管，减轻心脏前后负荷。可致反射性心率加快，合用β受体阻滞药可对抗之。②**改善缺血区心肌供血**。增加心内膜下的血液供应；开放侧支循环；选择性扩张心外膜较大的输送血管；增加对缺血区的血液灌注（因心肌缺血区小动脉受缺氧代谢产物腺苷等影响而高度扩张，而非缺血区血管阻力相对较高，有利于血液向缺血分布）。③**抑制血小板聚集和黏附**。具有抗血栓形成的作用，有利于心绞痛的治疗。

（2）临床应用：①心绞痛，为**稳定性心绞痛的首选药**。预防发作，宜选用硝酸异山梨酯或单硝酸异山梨酯口服，也可选用硝酸甘油贴剂；控制急性发作，应**首选硝酸甘油舌下含服**或**气雾吸入**。②急性心肌梗死，早期应用可降低病死率，减少并发症。③心功能不全，急性左心衰竭时采用静脉给药，慢性心功能不全可采用长效制剂，需与强心药物合用。

（3）不良反应：常见搏动性头痛、皮肤潮红、眼压升高和颅内压增高。颅脑外伤、颅内出血者禁用，青光眼患者慎用。大剂量可见直立性低血压，低血容量者禁用。剂量过大可导致心绞痛加重。超剂量可引起高铁血红蛋白血症。长期应用可出现耐受性。

2. β受体阻滞药的作用、应用、常用药物 β受体阻滞药与硝酸酯类药物合用可提高疗效，减少不良反应。

（1）药理作用：①**改善心肌代谢**。降低游离脂肪酸水平，加强糖代谢，使心肌耗氧量降低。②**改善缺血区心肌供血**。促使血液更多地流向缺血区；减慢心率而延长心脏的舒张期，增加冠状动脉的灌注时间；促进氧合血红蛋白解离，增加全身组织包括心脏的供氧。

（2）临床应用：用于稳定型心绞痛和不稳定型心绞痛，可减少发作次数，对伴有高血压和快速性心律失常者效果更好。对**变异型心绞痛不宜应用**，因本类药物阻断β受体易致冠状动脉痉挛。心动过缓、低血压、严重心功能不全、哮喘或慢性阻塞性肺病患者禁用。

3. 钙通道阻滞药的作用、应用、常用药物 钙通道阻滞药可减轻心肌缺血或再灌注时细胞内"钙超载",发挥保护心肌细胞的作用。舒张血管平滑肌,减弱心肌收缩力,降低心肌耗氧量。常用药物有**硝苯地平**、**维拉帕米**、**地尔硫䓬**等。

第十九单元 血液系统药

【复习指导】本单元包括抗贫血药、止血药、抗凝血药、纤维蛋白溶解药和抗血小板药。循环血液中红细胞数量或血红蛋白含量低于正常称为贫血。对贫血的治疗主要采用对因及补充疗法,缺铁性贫血可补充铁剂;巨幼细胞贫血可用叶酸和维生素 B_{12},再生障碍性贫血目前药物治疗尚不理想。止血药又称促凝血药,可分为促进凝血因子活性的药物、凝血因子制剂和抗纤维蛋白溶解药等。抗凝血药是指能通过干扰机体生理性凝血过程的某些环节而阻止血液凝固的药物,临床主要用于防止血栓形成和阻止血栓的进一步发展。纤维蛋白溶解药可直接或间接激活纤溶酶原成为纤溶酶,促进纤维蛋白溶解,故又称溶栓药,临床主要用于血栓栓塞性疾病,如急性心肌梗死、脑栓塞、肺栓塞、深静脉血栓、眼底血栓等。抗血小板药物能抗血小板黏附性和聚集性,防止血栓形成,有助于防止动脉粥样硬化和心肌梗死。本单元重点应掌握抗贫血药、止血药、抗凝血药的重点药物及其作用机制和特点。

一、抗贫血药

循环血液中红细胞数量或血红蛋白含量低于正常称为贫血。临床常见的贫血可分为由铁缺乏所致的缺铁性贫血,由叶酸或维生素 B_{12} 缺乏所致的巨幼红细胞性贫血,以及骨髓造血功能低下所致的再生障碍性贫血。对贫血的治疗采用对因及补充疗法,缺铁性贫血可补充铁剂;巨幼红细胞性贫血可用叶酸和维生素 B_{12},再生障碍性贫血目前药物治疗尚不理想。

(一)铁制剂的临床应用、不良反应

1. 临床应用 预防和治疗缺铁性贫血,尤其对营养不良、妊娠、儿童发育期等需求增加和月经过多、痔疮出血和子宫肌瘤等慢性失血而引起的贫血有确切疗效。

2. 不良反应 口服铁剂常见胃肠道刺激反应如恶心、呕吐、腹痛、腹泻等,若饭后服用症状可减轻。也可因铁与肠腔中硫化氢的结合而减少了硫化氢对肠壁的刺激作用引起便秘。小儿误服铁剂 1g 以上可引起急性循环衰竭、休克和胃黏膜凝固性坏死。急救时可用 1%～2% **碳酸氢钠**洗胃,并应用特殊解毒剂**去铁胺**灌胃或肌内注射以结合残存的铁。

(二)叶酸、维生素 B_{12} 的药理作用、临床应用

1. 叶酸 属于水溶性 B 族维生素,广泛存在于动、植物食品中。动物细胞自身不能合成叶酸,故人体所需叶酸只能从食物中获得。

(1)药理作用:食物中的叶酸进入体内后,在二氢叶酸还原酶作用下形成具有活性的四氢叶酸,参与嘌呤、嘧啶等物质的合成。叶酸缺乏将影响核苷酸的合成,导致 DNA 合成减少,细胞的 DNA/RNA 比值降低,出现细胞增大、胞质丰富、细胞核中染色质疏松分散。红细胞最为明显,表现为巨幼红细胞性贫血。消化道上皮增殖受抑制,出现舌炎、腹泻。

(2)临床应用:治疗各种原因所致的巨幼细胞贫血。①对营养性巨幼细胞贫血、妊娠期和婴儿期巨幼细胞贫血等,以**叶酸治疗为主**,辅以维生素 B_{12},效果良好。②对叶酸拮抗药氨甲蝶呤、乙氨嘧啶、甲氧苄啶等所致的巨幼细胞贫血,因二氢叶酸还原酶受抑制,四氢叶酸生成障碍,应用一般叶酸制剂无效,需直接选用**亚叶酸钙**治疗。③单用或与维生素 B_{12} 联合使用治疗高同型半胱氨酸血症。④对恶性贫血、维生素 B_{12} 缺乏所致的巨幼红细胞性贫血,

叶酸可纠正血象，但不能改善神经损害症状，故治疗时应以**维生素 B_{12} 为主**，叶酸为辅。

2. 维生素 B_{12} 是一类含钴的水溶性B族维生素，广泛存在于动物内脏、牛奶、蛋黄中。人体所需维生素 B_{12} 必须从外界摄取。药用的维生素 B_{12} 为性质稳定的氰钴胺和羟钴胺。

（1）药理作用：维生素 B_{12} 为细胞分裂和维持神经组织髓鞘完整所必需。体内维生素 B_{12} 缺乏可导致高同型半胱氨酸血症，亦可影响正常神经鞘磷脂合成而出现神经损害症状。

（2）临床应用：主要用于恶性贫血及巨幼细胞贫血。也可作为神经系统疾病（如神经炎、神经萎缩等），肝脏疾病等的辅助治疗，或与叶酸联合使用治疗高同型半胱氨酸血症。

二、止血药

止血药包括缩血管药和促凝血药，主要是用于治疗凝血因子缺乏、纤溶功能过强或血小板减少等原因所致凝血功能障碍的一类药物，按其作用机制可分为促进凝血因子活性的药物、凝血因子制剂和抗纤维蛋白溶解药等。代表药物为维生素K，其作用特点如下。

1. 药理作用　维生素K是肝脏合成的凝血因子Ⅱ、Ⅶ、Ⅸ、Ⅹ和蛋白质C等的前体物质。维生素K缺乏可引起的凝血因子合成受阻而发生的凝血障碍。

2. 临床应用

（1）维生素K缺乏引起的出血：如梗阻性黄疸、胆瘘、慢性腹泻和广泛肠段切除后因吸收不良所致的低凝血酶原血症；口服抗凝血药（如香豆素类、阿司匹林等）过量；长期应用广谱抗生素，以及早产儿、新生儿因维生素K产生不足所致出血。大剂量维生素K1可用于抗凝血类灭鼠药中毒的解救。

（2）其他：维生素 K_1 或 K_3 肌内注射有解痉、镇痛的作用，可用于胆道蛔虫所致的胆绞痛。

三、抗凝血药

抗凝血药是指能通过干扰机体生理性凝血过程的某些环节而阻止血液凝固的药物，临床主要用于防止血栓的形成和阻止血栓的进一步发展。

（一）肝素的药理作用、临床应用和不良反应

肝素是一种带负电荷的硫酸化糖胺聚糖。

1. 药理作用

（1）抗凝：**体内**、**体外**均具有强大的抗凝作用，起效迅速，能延长凝血酶原时间。

（2）其他：肝素还具有抗血小板聚集的作用，能抑制由凝血酶诱导的血小板聚集。此外，肝素可通过调血脂、保护动脉内皮和抗血管平滑肌细胞增殖等作用而产生抗动脉粥样硬化作用。

2. 临床应用

（1）血栓栓塞性疾病：尤其适用于快速抗凝治疗，防止血栓的形成和扩大。如深部静脉血栓、肺栓塞、脑栓塞、心肌梗死和外周动脉血栓形成等，以及心血管手术及外周静脉术后血栓形成。

（2）弥散性血管内凝血（DIC）：用于各种原因如脓毒血症、胎盘早剥、恶性肿瘤溶解等所致的DIC。早期应用，可防止因纤维蛋白原和其他凝血因子耗竭所致的出血。

（3）体外抗凝：如体外循环、血液透析和心导管检查等。

3. 不良反应

（1）自发性出血：肝素的主要不良反应，表现为皮肤瘀点或瘀斑、血肿、咯血、血尿、呕血、便血及颅内出血等。轻度出血停药即可，严重出血需缓慢静脉注射**硫酸鱼精蛋白**解救。

用药期间应监测凝血时间或部分凝血激酶时间，减少出血的危险。

（2）血小板减少症：一般认为与免疫反应有关。停药后可恢复。

（3）其他：可引起皮疹、药热等过敏反应，孕妇使用可引起早产和胎儿死亡，长期应用可引起脱发、骨质疏松和自发性骨折等。

（二）香豆素类药物的药理作用、临床应用和不良反应

香豆素类是一类含有4-羟基香豆素基本结构的口服抗凝血药，包括华法林、双香豆素和醋硝香豆素等，其药理作用与临床应用基本相同。

1. 药理作用　本类药物为**维生素K的拮抗药**，能抑制肝脏的**维生素K环氧还原酶**，阻碍维生素K的再利用，影响凝血因子Ⅱ、Ⅶ、Ⅸ、Ⅹ的合成，产生抗凝作用。本类药物还具有抑制凝血酶诱导的血小板聚集作用。①香豆素类**体外无抗凝作用**；②只能抑制凝血因子的合成，对已经形成的凝血因子无抑制作用，需待凝血因子耗竭后才出现疗效，故起效缓慢，用药后1~3d作用达高峰；③停药后凝血因子恢复正常水平尚需一定时间，故作用维持时间长，停药后作用可维持2~5d；④维生素K可逆转其作用。

2. 临床应用　①血栓栓塞性疾病：如静脉血栓栓塞、外周动脉血栓栓塞、心房颤动伴有附壁血栓、肺栓塞、心脏外科手术和冠状动脉闭塞等。②心肌梗死的辅助用药。③风湿性心脏病、髋关节固定术、人工置换心脏瓣膜手术后防止静脉血栓的发生。由于该药起效慢，对**需快速抗凝者应先选用肝素**，再应用香豆素类进行长期抗凝。

3. 不良反应　过量可发生自发性出血，可给予维生素K、输注新鲜血、血浆或凝血酶原复合物治疗。亦可见皮肤和软组织坏死、胃肠道反应、粒细胞增多等。华法林可能引起肝脏损害，并有致畸作用。

四、纤维蛋白溶解药

纤维蛋白溶解药可直接或间接激活纤溶酶原成为纤溶酶，促进纤维蛋白溶解，故又称溶栓药。此类药物具有以下特点：①对血浆和血栓中纤溶酶原选择性低，溶解血栓同时可呈现全身纤溶状态而易引起出血。②作用时间短。③临床主要用于血栓栓塞性疾病，如急性心肌梗死、脑栓塞、肺栓塞、深静脉血栓、眼底血栓等。④对新形成的血栓疗效好，对陈旧性血栓溶解作用差。常用纤维蛋白溶解药有链激酶、尿激酶、阿尼普酶、葡萄球菌激酶等。

1. 链激酶　具有促进体内纤维蛋白溶解系统活性作用。能使纤维蛋白溶酶原激活因子前体物转变为激活因子，后者再使纤维蛋白原转变为有活性的纤维蛋白溶酶，使血栓溶解。用于治疗血栓栓塞性疾病，如深静脉栓塞、周围动脉栓塞、急性肺栓塞、血管外科手术后的血栓形成、导管给药所致血栓形成等。

2. 尿激酶　可直接使纤维蛋白溶酶原转变为纤维蛋白溶酶，因而可溶解血栓。用于急性心肌梗死、肺栓塞、脑血管栓塞、周围动脉或静脉栓塞等。也可用于眼部炎症、外伤性组织水肿、血肿等。

3. 组织型纤溶酶原激活药（t-PA）　可使血栓中纤维蛋白发生构型改变，易于与纤溶酶原结合，激活纤溶酶原成为纤溶酶，促使纤维蛋白血块溶解。用于心肌梗死、肺栓塞。

五、抗血小板药

抗血小板药物能抗血小板黏附性和聚集性，防止血栓形成，有助于防止动脉粥样硬化和

心肌梗死。常用药物有阿司匹林、氯吡格雷、双嘧达莫、依前列醇等。

1. **阿司匹林** 抑制环氧酶，减少 TXA_2 生成，抑制血小板聚集，防止血栓形成。**小剂量**用于防治心脑血栓形成、心绞痛、心肌梗死、一过性脑缺血发作等。

2. **氯吡格雷** 血小板聚集抑制剂。与血小板膜表面 ADP 受体结合，使纤维蛋白原无法与糖蛋白 GpⅡb/Ⅲa 受体结合，从而抑制血小板相互聚集。用于防治心肌梗死、缺血性脑血栓、闭塞性脉管炎和动脉粥样硬化及血栓栓塞引起的并发症。

3. **双嘧达莫（潘生丁）** 具有抗血栓形成及扩张冠脉作用。与口服抗凝药合用治疗血栓栓塞性疾病，如急性心肌梗死，防止心瓣膜置换术血栓形成。

4. **依前列醇** 为 PGI_2 的制剂，具有抗血小板和舒张血管作用。用于治疗某些心血管疾病以防高凝状态，防止血栓形成。也用于严重外周血管性疾病、缺血性心脏病、原发性肺动脉高压、血小板消耗性疾病等。

第二十单元 消化系统药

【复习指导】作用于消化系统的药物主要包括助消化药、抗消化性溃疡药、止吐药、泻药、止泻药、利胆药及胆石溶解药和治疗肝昏迷药等。本单元应重点掌握抗消化性溃疡药和止吐药。抗消化性溃疡药包括抗酸药、抑制胃酸分泌药、黏膜保护药和抗幽门螺杆菌药。止吐药需要重点掌握药物的分类及代表药物。

一、抗消化性溃疡药

抗消化性溃疡药可通过减弱攻击因子的影响、增强防御因子的作用而促进溃疡愈合。常用的抗消化性溃疡药有抗酸药、抑制胃酸分泌药、黏膜保护药和抗幽门螺杆菌药。

（一）抗酸药种类及常用药物

抗酸药是一类无机弱碱性物质。口服后能中和胃酸，抑制胃蛋白酶活性，降低或消除胃酸、胃蛋白酶对胃、十二指肠黏膜的侵蚀和对溃疡面的刺激，缓解疼痛和促进溃疡面愈合。餐后服药可延长药物作用时间，合理用药应在餐后 1～1.5h 及临睡前各服 1 次，每天 7 次。本类药物品种较多，作用基本相同，不良反应少。

常用的抗酸药物有氢氧化镁、三硅酸镁、氧化镁、氢氧化铝、碳酸钙、碳酸氢钠等，与 H_2 受体阻滞药合用有增效作用，其特点见表 11-1。

表 11-1 抗酸药的作用特点

药物	抗酸强度	显效时间	持续时间	收敛作用	产生 CO_2	碱血症	保护溃疡	影响排便
氢氧化镁	强	较快	持久	—	—	—	—	轻泻
三硅酸镁	较弱	慢	持久	—	—	—	+	轻泻
氧化镁	强	慢	持久	—	—	—	—	轻泻
氢氧化铝	较强	慢	持久	+	—	—	+	便秘
碳酸钙	强	较快	持久	+	+	—	—	便秘
碳酸氢钠	弱	快	短	—	+	+	—	—

(二) H_2 受体阻滞药的药理作用、临床应用

H_2 受体阻滞药的药理作用、临床应用相似,常用药物有西咪替丁、雷尼替丁、法莫替丁、尼扎替丁和罗沙替丁等。

1. 药理作用

(1) 抑制胃酸分泌: H_2 受体阻滞药能选择性**阻断壁细胞 H_2 受体**,拮抗组胺引起的胃酸分泌。

(2) 调节免疫: H_2 受体阻滞药能拮抗组胺引起的免疫抑制。

(3) 其他: 西咪替丁有肝药酶抑制作用,能延缓多种药物的代谢。

2. 临床应用 主要用于消化性溃疡、胃肠道出血、胃酸分泌过多症(卓-艾综合征)和食管炎等与胃酸分泌相关的疾病。本类药物抑制胃酸分泌作用较 M 胆碱受体阻滞药强而持久,治疗消化性溃疡疗程短,溃疡愈合率较高,不良反应发生率低,但突然停药可引起胃酸分泌反跳性的增加。

(三) 常用质子泵抑制剂的药理作用、临床应用

常用药物有奥美拉唑、兰索拉唑、泮托拉唑和雷贝拉唑等。

1. 药理作用 本类药物特异性地与 H^+-K^+-ATP 酶结合,**使质子泵(H^+ 泵)失活**,产生强大而持久的抑制胃酸分泌作用,同时胃蛋白酶分泌减少,并有**抗幽门螺杆菌**的作用。

2. 临床应用 用于胃、十二指肠溃疡,反流性食管炎,应激性溃疡及促胃液素瘤等。联合抗菌药物用于抗幽门螺杆菌感染。

(四) 常用黏膜保护药的药理作用、临床应用

黏膜保护药能增强胃黏膜屏障功能,用于消化性溃疡的治疗。常用药物有前列腺素衍生物、硫糖铝和铋制剂等。

1. 前列腺素衍生物 胃黏膜能合成前列腺素 E (PGE) 和前列环素 (PGI_2),有刺激胃黏、碳酸氢盐分泌和抑制胃酸分泌作用,防止有害因子损伤胃黏膜。前列腺素衍生物性质稳定,保护黏膜的作用强,目前已用于消化性溃疡的防治。常见的前列腺素衍生物药物有米索前醇、恩前列醇、利奥前列素等。米索前列醇能抑制基础胃酸和组胺、胃泌素、食物刺激所致的胃酸与胃蛋白酶分泌;能促进胃黏膜受损上皮细胞的重建和增殖;能预防阿司匹林、乙醇等引起的胃出血、溃疡或坏死。

2. 硫糖铝 在酸性环境中可聚合成**胶状膜**保护溃疡面;能促进 PGE_2 合成和释放,增加细胞和黏液 HCO_3^- 盐屏障;能抑制幽门螺杆菌繁殖。临床用于消化性溃疡、慢性糜烂性胃炎、反流性食道炎。

3. 铋制剂 枸橼酸铋钾、胶体果胶铋等铋制剂均能在胃黏膜表面形成氧化铋胶体,促黏液分泌,并能抗 HP。服药期间舌、粪染黑,偶见恶心等消化道症状。

(五) 抗幽门螺杆菌药的分类及常用药

幽门螺杆菌是慢性胃炎的主要病原体,消除幽门螺杆菌可明显降低消化性溃疡的复发率。常用的抗幽门螺杆菌药分为以下两类:①抗菌药,如阿莫西林、庆大霉素、甲硝唑、四环素、罗红霉素、克拉霉素和呋喃唑酮等。②抗溃疡病药,如质子泵抑制药、铋制剂、硫糖铝等,单用疗效较差。故临床常用抗菌药 2~3 种联合,与 1 种质子泵抑制药或铋剂同时应用,组成三联或四联疗法,以增强疗效。

二、止吐药

（一）止吐药分类及常用药物

呕吐是临床常见症状，已知催吐化学感受区（CTZ）和孤束核内存在 5-HT_3 受体、多巴胺 D_2 受体、乙酰胆碱 M 受体和组胺 H_1 受体，兴奋时产生呕吐。故常用的止吐药可分为如下。

1. **抗胆碱药**　东莨菪碱用于防治晕动病和内耳眩晕症。

2. **抗组胺药**　常用药物有苯海拉明、茶苯海明、异丙嗪、美克洛嗪、羟嗪和布克利嗪等，常用于晕动病或内耳眩晕症、手术、妊娠呕吐。

3. **吩噻嗪类药物**　氯丙嗪、丙氯拉嗪、硫乙拉嗪、舒必利、阿立必利等，对各种原因的呕吐都有止吐作用，但对晕动病无效。

4. **胃肠促动力药**　常用药物有多潘立酮（吗丁啉）、甲氧氯普胺（胃复安）和西沙必利等。其中甲氧氯普胺能阻断中枢 D_2 受体而止吐，阻断胃肠肌 D 受体而加强胃肠蠕动。西沙必利能激动胃肠平滑肌 5-HT_4 受体，促乙酰胆碱释放，促进胃肠蠕动。用于胃－食管反流病，慢性功能性、非溃疡性消化不良，胃轻瘫及便秘等。

5. **5-HT_3 受体阻滞药**　昂丹司琼（枢复宁）、格雷司琼（康泉）、托烷司琼（呕必停）等能阻断中枢及迷走神经传入纤维的 5-HT_3 受体，止吐作用强大。对一些强致吐作用的化疗药如顺铂、环磷酰胺、阿霉素等引起的呕吐有迅速强大的预防和抑制作用，但对晕动病及阿扑吗啡引起的呕吐无效。

（二）多潘立酮的药理作用、临床应用和不良反应

1. **药理作用**　多潘立酮为胃肠 D_2 受体阻断药，能加强胃肠蠕动，促进胃的排空，防止食物反流。该药不易通过血－脑屏障，与甲氧氯普胺相比少有中枢神经系统的药理作用。

2. **临床应用**　用于各种原因引起的恶心、呕吐及胃－食管反流病等；用于胃轻瘫或功能性消化不良；亦可用于胃溃疡的辅助治疗。

3. **不良反应**　偶见头痛、头晕、嗜睡、倦怠等，长期大量使用可引起锥体外系反应。能促催乳素分泌，大剂量使用可引起泌乳和月经失调。偶见口干、便秘、腹泻、短时腹部痉挛性疼痛及皮疹或瘙痒等。

第二十一单元　呼吸系统药

【复习指导】呼吸系统疾病的常见症状有喘息、咳嗽、咳痰和呼吸衰竭等。平喘药包括 β_2 肾上腺素受体激动药、茶碱类、抗胆碱药、糖皮质激素和其他抗过敏平喘药。镇咳药分为两类中枢性镇咳药和外周性镇咳药。祛痰药是一类能使痰液变稀、黏稠度降低而易于咳出的药物，能加速呼吸道黏膜纤毛运动，改善痰液转运功能。本单元应重点掌握平喘药、镇咳药和祛痰药的分类及其代表药。

一、镇咳药

镇咳药是一类能抑制咳嗽反射，减轻咳嗽频率和强度的药物。按其作用部位可分为中枢性镇咳药和外周性镇咳药，前者直接抑制延脑咳嗽中枢，后者可抑制咳嗽反射弧中的末梢感受器、传入神经或传出神经及效应器中任一环节而镇咳。

常用镇咳药的特点见表 11-2。

表 11-2 常用镇咳药的特点

	药物	镇咳强度	作用和应用特点	耐受性	成瘾性	呼吸抑制	不良反应
中枢性镇咳药	可待因	约为吗啡的 1/4	各种原因引起的剧烈干咳，尤其是其他药物无效者、胸膜炎干咳伴有胸痛者	+	+	+	偶致恶心、呕吐、便秘；多痰者禁用；久用成瘾
	喷托维林	为可待因的 1/3	有镇咳、局麻及轻度阿托品样作用。用于呼吸道炎症引起的干咳、阵咳、小儿百日咳	-	-	-	轻度头晕、口干、恶心、腹胀、便秘；青光眼禁用
	氯哌斯汀	仅次于可待因	主要抑制咳嗽中枢，兼具组胺 H_1 受体阻断作用。用于急性上呼吸道炎症、慢性支气管炎、结核、肺癌所致的频繁无痰干咳				轻度口干、嗜睡
	右美沙芬	与可待因相当	临床应用最广的镇咳药，用于干咳，常与抗组胺药合用	-	-	-	嗜睡、恶心、眩晕等；孕妇、哮喘、肝病及痰多者慎用；青光眼患者、有精神病史者禁用
外周性镇咳药	苯佐那酯	略低于可待因	有较强的局麻作用，抑制牵张感受器及感觉神经末梢。用于干咳、阵咳、支气管镜检查	-	-	-	轻度嗜睡、头痛；服时勿嚼碎
	那可丁	与可待因相似	解除支气管平滑肌痉挛，用于干咳	-	-	-	偶见恶心、嗜睡、头痛
	苯丙哌林	为可待因的 2～4 倍	镇咳、祛痰及平滑肌解痉作用，应用同上				口干、倦怠、头晕、厌食等；服用时勿嚼碎

二、祛痰药

祛痰药是一类能使痰液变稀、黏稠度降低而易于咳出的药物；同时能加速呼吸道黏膜纤毛运动，改善痰液转运功能，所以也称之为黏液促动药。按作用机制不同，祛痰药可分为以下两大类。

1. 黏液分泌促进药　常用药有氯化铵、碘化钾、吐根、酒石酸锑钾、愈创木甘油醚、桔梗、远志等。口服后刺激呼吸道腺体分泌增加，从而使痰液稀释，易于咳出。适用于急性呼吸道炎症痰稠难于咳出者。

2. **黏痰溶解药**　常用药物有溴己新、糜蛋白酶、乙酰半胱氨酸、氨溴索、羧甲司坦等，能改变痰中黏性成分，降低痰的黏滞度使之易于咳出。用于手术后咳痰困难或急、慢性呼吸系统疾病所致痰液稠厚咳痰困难等。

三、平喘药

哮喘是一种以气道炎症和气道高反应性为特征的疾病。平喘药是指具有预防、缓解或消除喘息症状的药物。常用药物有：①气道扩张药如 β_2 受体激动药、茶碱类、M 受体阻断药、钙通道阻滞药等。②抗炎抗过敏平喘药如糖皮质激素、抗过敏平喘药和炎症介质拮抗药。

（一）常用 β_2 受体激动药的分类、作用机制

1. **药物分类**　分为**选择性激动呼吸道 β_2 受体**的药物如沙丁胺醇、特布他林、丙卡特罗、克仑特罗、沙美特罗和**非选择性的药物**如肾上腺素、异丙肾上腺素和麻黄碱。临床多选用不良反应较少的选择性 β_2 受体激动药。

2. **作用机制**　激动呼吸道平滑肌上的 β_2 受体，使平滑肌松弛；激动纤毛上皮细胞的 β_2 受体，增加纤毛的运动，加速黏液运送速度；激动肥大细胞上的 β_2 受体，抑制组胺等过敏介质的释放。

（二）氨茶碱的药理作用、临床应用和不良反应

茶碱类为甲基黄嘌呤类的衍生物，氨茶碱是该类药物的代表。

1. **药理作用**

（1）松弛支气管平滑肌：氨茶碱舒张支气管的作用机制如下。①抑制呼吸道平滑肌细胞磷酸二酯酶活性，升高气道平滑肌细胞内 cAMP 水平。②促进内源性儿茶酚胺类物质释放，但作用弱。③阻断腺苷受体，可预防腺苷诱发哮喘患者的呼吸道平滑肌收缩。④抑制呼吸道平滑肌细胞外 Ca^{2+} 内流和细胞内质网贮 Ca^{2+} 的释放。

（2）其他：本品还具有利尿、强心、兴奋中枢及促进胃酸分泌等作用。

2. **临床应用**　用于各型哮喘及急性心功能不全、肾性水肿、胆绞痛等。

3. **不良反应**　常见有兴奋不安、失眠和消化道刺激，剂量过大可导致心悸、心律失常等。

（三）常用抗过敏平喘药的药理作用、临床应用

抗过敏平喘药通过稳定肥大细胞膜，抑制过敏介质释放而对速发型过敏反应具有明显保护作用。常用药物有色甘酸钠、扎普司特、酮替芬等。

1. **药理作用**　本类药物的平喘作用机制与以下因素有关：①与敏感的肥大细胞膜外侧的钙通道结合，阻止钙内流，抑制肥大细胞脱颗粒，减少组胺、慢反应物质、白三烯等多种炎症介质的释放。②直接抑制引起支气管痉挛的某些反射，对抗由二氧化硫、冷空气等刺激引起的支气管痉挛。③降低患者过高的支气管反应性。④抑制感觉神经末梢释放的 P 物质、神经激肽 A 和 B 等诱导的气管平滑肌痉挛和黏膜水肿。

2. **临床应用**　色甘酸钠对外源性哮喘疗效好，对内源性哮喘次之，但需**预防性给药**，发作后给药无效。扎普司特对过敏性哮喘疗效较好，对过敏性鼻炎和皮炎有效。酮替芬既能抑制过敏介质释放，又有抗组胺和抗 5-HT 的作用，还能上调 β 受体数量，疗效优于色甘酸钠，对儿童哮喘效果好。

（四）糖皮质激素的平喘作用、临床应用及其主要不良反应

糖皮质激素类药物的药理作用广泛（详见第二十二单元），是目前治疗哮喘最有效的抗炎抗过敏药物。

1. 平喘作用　本类药物可抑制哮喘时炎症反应的多个环节：①抑制多种参与哮喘发病炎性细胞因子和黏附分子的生成。②抑制变态反应，减少过敏介质释放。③降低气道毛细血管通透性，增加儿茶酚胺对腺苷酸环化酶的激活作用。④非特异的抗炎作用，能抑制气道高反应性。

2. 临床应用　由于长期全身使用糖皮质激素类药物能引起许多严重的不良反应，一些新型吸入用的糖皮质激素类药物如曲安西龙、倍他米松、倍氯米松、布地奈德、曲安奈德等用于临床，有强大的局部抗炎作用，主要用于气道扩张药不能有效控制的慢性支气管哮喘、反复发作的顽固性哮喘和哮喘持续状态。

3. 不良反应　本类药物吸入给药可出现声音嘶哑等局部不良反应，但剂量较大或长期用药亦能引起全身不良反应。

第二十二单元　肾上腺皮质激素类药

【复习指导】本单元内容有一定难度，应作为重点复习。其中糖皮质激素类药物的药理作用、临床应用、不良反应和禁忌证是考试的重点，应熟练掌握。糖皮质激素类药物的分类、作用机制、应用原则及用法用量应熟悉。

一、分类

临床应用最多的是糖皮质激素类药物，多为人工半合成品。全身应用的药物可分为短效、中效和长效3类。短效类药物包括可的松、氢化可的松；中效类药物包括泼尼松、泼尼松龙、甲泼尼龙、曲安西龙等；长效类药物包括地塞米松、倍他米松等。外用糖皮质激素类药物包括氟氢可的松、氟轻松、倍氯米松等。

二、药理作用

1. 对物质代谢的影响　①升高血糖：能增加肝糖原、肌糖原含量并升高血糖，其机制为促进糖原异生，减慢葡萄糖分解，减少机体组织对葡萄糖的利用。②负氮平衡：能促进多种组织如胸腺、淋巴结、肌肉、皮肤、骨组织等蛋白质分解代谢，大剂量可抑制蛋白质合成，使血清氨基酸含量升高及尿氮排出量增加，引起负氮平衡。③促进脂肪分解及重新分布：能促进脂肪分解并抑制其合成，使大量游离脂肪酸进入肝组织氧化分解，对糖尿病患者可诱发酮症酸血症。长期大量应用，可提高血清胆固醇含量，并能激活四肢皮下的酯酶，使四肢脂肪减少，脂肪重新分布在面部、上胸部、颈部、背部、腹部和臀部，形成向心性肥胖。④水和电解质代谢：具有与盐皮质激素（如醛固酮）相似但较弱的保钠排钾作用，长期大量应用则该作用明显。还能促进肾脏对钙的排出，抑制小肠对钙的吸收，长期使用可引起低血钙，导致骨质疏松。⑤核酸代谢：通过影响敏感组织的核酸代谢，实现其对各种代谢的影响。同时亦能促进肝细胞中多种RNA及酶蛋白的合成，影响糖和脂肪代谢。

2. 抗炎　具有**强大的非特异性抗炎作用**。对细菌、病毒等病原微生物无影响，但能抑制感染性炎症和非感染性（如物理性、化学性、机械性、过敏性）炎症。在急性炎症早期，抑

制局部血管扩张，降低毛细血管通透性，减少血浆渗出，使白细胞浸润及吞噬作用减弱，改善局部红、肿、热、痛等症状；对于慢性炎症或急性炎症的后期，能抑制毛细血管和成纤维细胞的增生及肉芽组织的形成，减轻炎症引起的瘢痕和粘连。但需注意炎症反应是机体的一种防御功能，炎症后期的反应更是机体组织修复的重要过程。因此，**这种抗炎作用同时也降低了机体的防御功能**，会引起感染扩散，伤口愈合迟缓。

3. **免疫抑制与抗过敏** 糖皮质激素对免疫过程的多个环节都有抑制作用。小剂量主要抑制细胞免疫，大剂量也抑制 B 细胞转化为浆细胞，使抗体生成减少，抑制体液免疫。糖皮质激素可抑制肥大细胞脱颗粒现象，从而减少组胺、5-羟色胺等过敏介质的释放，减轻过敏性症状。

4. **抗内毒素** 不能降解和消除细菌内毒素，但能**提高机体对内毒素的耐受力**，缓和机体对内毒素的反应，减轻细胞损伤，缓解毒血症症状。**但不能破坏内毒素**，对细菌外毒素亦无效。

5. **抗休克** **超大剂量**的糖皮质激素常用于严重休克的抢救，对中毒性休克疗效尤好，对过敏性休克、心源性休克、低血容量性休克也有一定的疗效。一般认为抗休克的机制除与它的抗炎、免疫抑制及抗内毒素作用有关外，还与下列因素相关：①降低血管对某些缩血管活性物质的敏感性，解除小血管痉挛，改善微循环。②稳定溶酶体膜，减少形成心肌抑制因子（MDF）的酶进入血液，从而阻止或减少 MDF 的产生。

6. **影响血液与造血系统** 糖皮质激素能刺激骨髓造血功能，使血液中红细胞和血红蛋白含量增加，大剂量亦使血小板和纤维蛋白原增多，缩短凝血时间。刺激骨髓中的中性粒细胞释放入血而使嗜中性粒细胞增多，但降低其游走、吞噬等功能。可使淋巴组织退化，抑制淋巴细胞分裂，使血中淋巴细胞减少。此外，也能减少血中单核细胞和嗜酸性粒细胞。

7. **其他** ①退热：对严重的中毒性感染如肝炎、伤寒、脑膜炎、急性血吸虫病、败血症及晚期癌症的发热，常具有迅速而良好的退热作用。但在发热诊断未明前，不滥用糖皮质激素类药物，以免掩盖症状使诊断困难。②兴奋中枢：氢化可的松可减少脑中抑制性递质 γ-氨基丁酸的浓度，提高中枢神经系统的兴奋性。用药后患者出现欣快、激动、失眠等，偶可诱发精神失常。大剂量对儿童可致惊厥或癫痫样发作。③促进消化：能使胃酸和胃蛋白酶分泌增多，增加食欲，促进消化。

三、临床应用

1. **肾上腺皮质功能不全（替代疗法）** **小剂量替代疗法**适用于腺垂体功能减退症、肾上腺皮质功能减退症（艾迪生病）、肾上腺危象和肾上腺次全切除术后。

2. **严重感染** **大剂量突击疗法**用于中毒性感染或同时伴有休克者，如中毒性菌痢、中毒性肺炎、严重伤寒、流行性脑脊髓膜炎、结核性脑膜炎及败血症等。短期应用利用大剂量糖皮质激素，利用其抗炎、抗内毒素、抗休克作用，迅速缓解症状。但**应用时必须合用有效而足量的抗菌药物**，以免感染病灶扩散。对病毒性感染一般不宜使用，因目前缺乏理想有效的抗病毒药物，用后可能因降低机体的防御功能，反而使感染病灶扩散而恶化。但对严重传染性肝炎、乙型脑炎、流行性腮腺炎及麻疹等严重病毒性感染，糖皮质激素亦可迅速缓解症状。

3. **休克** **大剂量突击疗法**用于各种休克，有一定疗效，但应用时必须采取综合性治疗措施。对感染性休克，在有效足量的抗菌药物治疗下，及早大量突击使用糖皮质激素，产生效果后即可停药。对过敏性休克，因本药起效较慢，应先采用肾上腺素，随后合用糖皮质激素。

对于心源性休克,需结合病因治疗。对低血容量性休克,对补液补电解质或输血后效果不显著者,可合用超大剂量的糖皮质激素。

4. **防止某些炎症的后遗症** 对结核性脑膜炎、胸膜炎、腹膜炎、心包炎、风湿性心瓣膜炎、睾丸炎及烧伤等,早期使用糖皮质激素可减轻炎症渗出,减轻粘连及瘢痕形成而引起的功能障碍。对于眼科炎症,如虹膜炎、角膜炎、视网膜炎、视神经炎等,有迅速消炎镇痛、防止角膜混浊和瘢痕粘连的作用。对眼前部炎症,可局部用药;眼后部炎症需全身用药;急性炎症起效快,复发少,慢性炎症复发较多。<u>角膜溃疡患者禁用</u>。

5. **自身免疫性疾病、过敏性疾病和器官移植** **一般剂量长期疗法**用于:①自身免疫性疾病,如风湿性及类风湿关节炎、风湿热、风湿性心肌炎、系统性红斑狼疮、结节性动脉周围炎、皮肌炎、硬皮病、肾病综合征、自身免疫性贫血等,应用糖皮质激素可缓解症状,但不能根治。一般采用综合疗法,不宜单用,不作为首选药,以免引起不良反应。②过敏性疾病,如支气管哮喘、血清病、血管神经性水肿、过敏性鼻炎、严重输血反应、药物性皮炎、过敏性血小板减少性紫癜顽固性荨麻疹及过敏性休克等,当用其他药物无效者,加用糖皮质激素类药物可缓解症状。③器官移植,异体器官移植手术后也可使用糖皮质激素抑制免疫性排斥反应,与环孢素等免疫抑制剂合用疗效更好,并可减少两药的剂量。

6. **血液病和肿瘤** **一般剂量**用于治疗急性淋巴细胞性白血病、再生障碍性贫血、粒细胞减少症、血小板减少症和过敏性紫癜等。能改善症状,但停药后易复发。糖皮质激素可短期用于改善某些肿瘤引起的毒血症状及发热不退。

7. **皮肤病** **局部应用**可治疗接触性皮炎、湿疹、银屑病、肛门瘙痒等,但对天疱疮及剥脱性皮炎等较严重的皮肤病仍需全身用药。

四、不良反应

1. **医源性肾上腺皮质功能亢进症(库欣综合征)** 长期大剂量应用糖皮质激素干预机体对营养物质的代谢,引起物质代谢和水盐代谢紊乱,主要表现为满月脸、水牛背、向心性肥胖、皮肤变薄、痤疮、多毛、水肿、血钾降低、高血压、高血脂、高血糖等。一般不需要特殊治疗,停药后可自行消退,必要时可对症治疗,如用抗高血压药、降血糖药,并采用<u>低盐</u>、<u>低糖</u>、<u>高蛋白饮食</u>及加用<u>氯化钾</u>可减轻症状。

2. **诱发或加重感染** 由于糖皮质激素抗炎不抗菌,但降低机体的防御功能,细菌易乘虚而入诱发感染或促使体内原有病灶如结核、化脓性病灶等扩散恶化,<u>必要时应合用抗菌药</u>。自身抵抗力较弱患者则更易诱发或加重感染。

3. **消化系统并发症** 糖皮质激素可刺激胃酸和胃蛋白酶的分泌,抑制胃黏液分泌,降低胃肠黏膜对胃酸的抵抗力,可诱发或加重胃、十二指肠溃疡,甚至引起出血或穿孔。少数患者可诱发胰腺炎或脂肪肝。

4. **骨质疏松、延缓伤口愈合** 糖皮质激素减少钙、磷在肠道的吸收并增加其排泄,且长期应用抑制骨细胞活力,造成**骨质疏松**。<u>儿童、绝经期妇女、老年人多见</u>,严重者可引起自发性骨折,可<u>补充维生素 D</u>和<u>钙盐</u>。大剂量应用可引起股骨头坏死。由于糖皮质激素抑制蛋白质合成,故可使伤口愈合延缓。

5. **医源性肾上腺皮质萎缩和功能不全(停药反应)** 长期应用尤其是连日给药的患者,体内糖皮质激素浓度高,通过负反馈抑制下丘脑 – 垂体 – 肾上腺皮质轴,使 ACTH 分泌减少,引起肾上腺皮质萎缩和功能不全。突然停药或减量过快,或停药后半年内遇到严重应激情况(如严重感染、创伤、出血),可发生肾上腺危象,表现为肌无力、低血压、低血糖,甚至昏迷或休克等。因此,长期用药需缓慢减量,停药前加用 ACTH 或采用隔日给药法。在停药后可连续使用适量 ACTH,停药后半年内遇应激情况时,应及时给予足量的糖皮质激素。

由于糖皮质激素的分泌具有昼夜节律性,上午 8～10 时分泌最多。临床用药可配合这种生理的节律性,即在一般剂量长期疗法中,对某些慢性病采用隔日疗法,即将 2 日的总量隔日早晨 7～8 时一次服完,以减轻该不良反应。

6. 反跳现象　是指患者症状基本控制后,突然停药或减量过快引起原病复发或恶化的现象。常需加大剂量再行治疗,待症状缓解后逐渐减量,直至停药。

7. 其他　由于糖皮质激素抑制生长激素分泌和造成负氮平衡,故可影响儿童生长发育。对孕妇偶可引起畸胎。个别患者可诱发精神病或癫痫。大剂量长期应用可诱发青光眼和白内障。用药期间应定期进行眼科检查。

第二十三单元　抗甲状腺药

【复习指导】本单元内容有一定难度,应作为重点复习。其中硫脲类药物的药理作用、临床应用、不良反应和禁忌证是考试的重点,应熟练掌握。抗甲状腺药的分类和作用机制应熟悉。

一、分类

常用的抗甲状腺药有硫脲类、碘和碘化物、放射性碘、β 受体阻滞药等。

二、硫脲类药物

常用的硫脲类药物可分为两类:①硫氧嘧啶类,包括甲硫氧嘧啶、丙硫氧嘧啶;②咪唑类,包括甲巯咪唑(他巴唑)、卡比马唑(甲亢平)。

1. 药理作用

(1)抗甲状腺作用:其主要作用机制是抑制过氧化物酶,从而阻止酪氨酸的碘化及耦联,而药物本身则作为过氧化物酶的底物被碘化。硫脲类并不抑制贮存在腺泡内的甲状腺激素的释放,也不能拮抗甲状腺激素的作用,故需待甲状腺内贮存的激素消耗到一定程度才能呈现疗效。丙硫氧嘧啶还能抑制周围组织内 T_4 脱碘生成 T_3 的过程,故作用较其他药物快。

(2)抑制免疫:甲状腺功能亢进的发病与异常免疫反应有关,硫脲类药物还有免疫抑制作用,能轻度抑制免疫球蛋白的生成,使血中甲状腺刺激性免疫球蛋白(TSI)减少,除能控制甲状腺功能亢进症状外,对病因也有一定的治疗作用。

2. 临床应用

(1)甲状腺功能亢进症:适用于轻症和不适宜手术或放射性碘治疗者。也可作为放射性碘治疗之辅助用药。若剂量适当,症状可望在 1～2 个月内得到控制,基础代谢率基本恢复。此时可递减至维持量,继续用药 1～2 年。

(2)甲状腺手术前准备:对需做甲状腺部分切除手术的患者,宜先用硫脲类将甲状腺功能控制到正常或接近正常,以减少发生麻醉意外、手术并发症及甲状腺危象的可能。但由于用硫脲类后甲状腺增生充血,不利于手术进行,需在手术前 2 周左右加服碘剂。

(3) 甲状腺危象的辅助治疗：患者出现甲状腺危象时应立即给大量碘剂，阻止甲状腺激素释放，并采取其他综合措施消除诱因、控制症状。应用大量硫脲类（较一般用量增大 1 倍）做辅助治疗，**首选丙硫氧嘧啶**。大剂量应用一般不超过 1 周。

3. 不良反应　甲硫氧嘧啶不良反应较多，丙硫氧嘧啶和甲巯咪唑发生较少。

(1) 过敏反应：常见的有皮疹、发热、荨麻疹等轻度过敏反应，少数发生剥脱性皮炎等严重反应，可用糖皮质激素处理。

(2) 消化道反应：出现厌食、呕吐、腹痛、腹泻等，也曾发现黄疸和肝炎。

(3) 粒细胞减少：严重的不良反应是粒细胞缺乏症，老年人较易发生，应定期检查血象。甲状腺功能亢进本身也可使白细胞数量偏低，需加鉴别。

(4) 甲状腺肿及甲状腺功能减退：长期使用可致甲状腺肿及甲状腺功能减退，一般多不严重，及时发现并停药常可自愈。

4. 禁忌证　**妊娠及哺乳期妇女禁用**。

第二十四单元　降血糖药

【复习指导】本单元内容有一定难度，应作为重点复习。其中降血糖药物的分类、药理作用、临床应用、不良反应和禁忌证是考试的重点，应熟练掌握。降血糖药物的作用机制应熟悉。

一、分类

目前常用的降血糖药物可分为：胰岛素和口服降血糖药物，后者包括磺酰脲类、双胍类、α-葡萄糖苷酶抑制剂、胰岛素增敏剂及餐时血糖调节剂等药物。

二、胰岛素

胰岛素制剂分为 3 类：①短效（速效）类，如普通胰岛素。②中效类，如低精蛋白锌胰岛素、珠蛋白锌胰岛素。③长效类，如精蛋白锌胰岛素。

1. 药理作用

(1) 降低血糖：胰岛素主要通过以下两种途径降低血糖。①增加葡萄糖进入细胞，加速葡萄糖的有氧氧化和无氧酵解，促进糖原的合成和贮存，增加血糖的去路。②抑制糖原分解和异生使血糖来源减少。

(2) 脂肪代谢：胰岛素促进脂肪合成，抑制脂肪分解，故减少游离脂肪酸和酮体的生成，防止酮症酸中毒的发生。

(3) 蛋白质代谢：胰岛素增加氨基酸进入细胞而促进蛋白质合成，并能抑制蛋白质分解，所以对人体生长过程有促进作用。

(4) 促钾转运：胰岛素促进 K^+ 进入细胞内，增加细胞内 K^+ 浓度，有利于纠正细胞缺钾症状。

2. 临床应用

(1) 糖尿病：胰岛素是治疗糖尿病的最主要药物，对各型糖尿病均有效。临床上主要用于：**① 1 型糖尿病**，需终身用药。**②糖尿病发生急性并发症者**，如酮症酸中毒及非酮症高渗性糖尿病昏迷。**③合并有严重感染、高热、甲状腺功能亢进、妊娠、分娩、创伤及手术的各**

型糖尿病。因这种情况下，机体代谢增强，对胰岛素需要量增加，给药后应随时根据血糖、尿糖的变化，调整用量。④**2型糖尿病经饮食控制、口服降血糖药治疗效果不佳或口服降糖药有禁忌而不能耐受者**，需合用胰岛素治疗。

（2）其他：**胰岛素与葡萄糖、氯化钾**合用配成**极化液（GIK）**，可促进钾内流，**纠正细胞内缺钾**，同时提供能量，**防治心肌梗死后的心律失常，降低病死率**。另外，**胰岛素与ATP、辅酶A**组成**能量合剂**，用于心、肝、肾等疾病的辅助治疗。

三、口服降血糖药

1. 磺酰脲类　第一代药物有甲苯磺丁脲和氯磺丙脲；第二代药物有格列本脲（优降糖）、格列吡嗪（美吡达）、格列喹酮（糖适平）；第三代药物有格列齐特等，其降糖作用大大增强。

（1）药理作用：①降血糖。对正常人和胰岛功能尚未完全丧失的糖尿病患者均有降血糖作用，但对胰岛功能完全丧失或切除胰腺者无效。其作用机制包括促使胰岛素释放，降低胰高血糖素的水平，增强胰岛素的作用等。②抗利尿。氯磺丙脲、格列本脲能促进抗利尿激素的分泌并增强其作用，减少水的排泄。③影响凝血功能。格列齐特能使血小板数量减少、黏附力降低，还可刺激纤溶酶原的合成，恢复纤溶酶活力。对预防或减轻糖尿病患者的微血管并发症有一定作用。

（2）临床应用：①糖尿病。用于单用饮食控制无效、**胰岛功能尚存的2型糖尿病患者**。对胰岛素产生耐受的患者用后可刺激内源性胰岛素的分泌而减少胰岛素的用量。②尿崩症。氯磺丙脲可使尿崩症患者尿量明显减少，可与氢氯噻嗪合用提高疗效。

（3）不良反应：①低血糖。应用剂量过大或未按时进餐可诱发低血糖。老年人和肝、肾功能不全者较易发生。新型磺酰脲类降血糖药较少引起。②消化道反应。表现为恶心、呕吐、腹痛、腹泻等，减量或连续用药可消失。③过敏反应。可出现皮疹、皮炎、粒细胞减少、血小板减少、黄疸及肝功能损害等，故需定期检查血象和肝功能。

2. 二甲双胍

（1）药理作用：二甲双胍的降血糖作用**不依赖于胰岛B细胞**，对糖尿病患者有降血糖作用，**但对正常人血糖无影响**。其作用机制可能：①减少葡萄糖在肠道吸收。②抑制糖原异生，减少肝脏葡萄糖产生。③促进组织对葡萄糖摄取和促进糖的无氧酵解而增加糖的利用。④抑制胰高血糖素释放。

（2）临床应用：用于饮食控制无效的轻、中度2型糖尿病，尤其适用于**肥胖型且伴胰岛素抵抗患者**。常与磺酰脲类药物或胰岛素合用，如单用磺酰脲类药不能控制血糖，加用本类药物常可有效。

（3）不良反应：二甲双胍的不良反应较多，如恶心、呕吐、食欲缺乏、腹泻、口苦、口中金属味等胃肠道反应。低血糖症、维生素B_{12}和叶酸缺乏、**乳酸血症**及酮血症。慢性心、肝、肾疾病患者及孕妇禁用。

3. α-葡萄糖苷酶抑制药　α-葡萄糖苷酶抑制药包括阿卡波糖（拜糖平）和伏格列波糖。口服后在小肠**竞争性抑制α-葡萄糖苷酶**，减慢多糖、蔗糖生成葡萄糖的速度并延缓葡萄糖的吸收，从而**降低餐后高血糖**。用于轻至中度2型糖尿病。尤其适用于空腹血糖正常而**餐后血糖明显升高者**。服药应**与进食同步**。

4. 胰岛素增敏药 常用药物有吡格列酮、环格列酮和恩格列酮。此类药物主要通过增加肌肉、脂肪组织对胰岛素的敏感性而发挥降血糖作用。

第二十五单元 合成抗菌药

【复习指导】本单元内容有一定难度，应作为重点复习。其中氟喹诺酮类药物、磺胺类药物、甲氧苄啶、甲硝唑的抗菌作用、作用机制、临床应用、不良反应和禁忌证是考试的重点，应熟练掌握。

一、氟喹诺酮类药物

1. 抗菌作用 属**广谱杀菌药**，对革兰氏阴性菌、革兰氏阳性菌、军团菌、支原体、衣原体及结核杆菌等均有较强的作用。对铜绿假单胞菌以环丙沙星的杀灭作用最强。第四代对部分厌氧菌亦有效，并存在抗菌后效应。其作用机制主要是**抑制革兰氏阴性菌的 DNA 回旋酶和抑制革兰氏阳性菌的拓扑异构酶**Ⅳ。

2. 临床应用 广泛用于敏感菌所致的呼吸系统、泌尿生殖系统、肠道及胆道、皮肤及软组织、骨髓及骨关节等部位的感染。

（1）呼吸系统感染：**左氧氟沙星、莫西沙星与万古霉素合用，作为治疗青霉素高度耐药的肺炎链球菌感染的首选**。氟喹诺酮类可代替大环内酯类治疗嗜肺军团菌引起的军团病、支原体肺炎和衣原体肺炎。

（2）泌尿生殖系统感染：**环丙沙星是治疗铜绿假单胞菌性尿道炎的首选**。氟喹诺酮类对敏感菌所致的急、慢性前列腺炎及复杂性前列腺炎均有较好疗效。

（3）肠道感染与伤寒：首选用于治疗志贺菌引起的急、慢性菌痢和中毒性菌痢，鼠伤寒沙门菌、猪霍乱沙门菌、肠炎沙门菌引起的胃肠炎。也可代替氯霉素作为**首选药用于治疗沙门菌引起的伤寒和副伤寒**。另外，对旅行性腹泻也有效。

（4）全身感染：可作为β-内酰胺类治疗全身感染的替代药物。

3. 不良反应

（1）胃肠道反应：恶心、呕吐、食欲缺乏、腹痛、腹泻等，一般较为轻微。

（2）神经系统反应：轻者表现为失眠、头晕、头痛、共济失调等，重者复视、幻视、神志改变甚至惊厥，但极少见。

（3）过敏反应：如血管神经性水肿、皮肤瘙痒和皮疹。个别患者出现**光敏性皮炎**，严重者皮肤溃烂、脱落。

（4）软骨损害：引起幼龄动物出现软骨组织损害，特别是负重区软骨。儿童患者出现关节肿胀、疼痛等。**禁用于孕妇和18岁以下的患者**。

（5）心脏毒性：罕见但后果严重。主要表现为 Q-T 间期延长引发的尖端扭转性室性心动过速、室颤等。

二、磺胺类药物

磺胺类药物是最早用于治疗全身性细菌感染的合成抗菌药，属于**广谱抑菌药**，对多数革兰氏阳性菌和阴性菌、沙眼衣原体、疟原虫及放线菌都有抑制作用。对病毒、立克次体、支原体、螺旋体无效。细菌对磺胺类容易产生耐药。

磺胺类药的结构与对氨基苯甲酸（PABA）相似，**可与PABA竞争二氢叶酸合成酶**，妨碍二氢叶酸的合成，进而影响核酸的合成，从而抑制细菌的生长繁殖。

主要不良反应包括：①泌尿系统损害，应**大量饮水和同服等量的碳酸氢钠**；②过敏反应；③血液系统反应；④肝损害；⑤其他，如恶心、呕吐、上腹部不适，出现头痛、头晕、乏力等，一般反应较轻，无须停药。

三、甲氧苄啶

甲氧苄啶（TMP）又称磺胺增效剂。抗菌谱与磺胺类相似，抗菌作用较强，单用易产生耐药性。其抗菌机制是**抑制细菌二氢叶酸还原酶**，阻碍四氢叶酸合成。与磺胺合用可使细菌叶酸代谢受到**双重阻断**，抗菌作用增加数倍至数十倍，甚至出现杀菌作用，且可减少耐药性产生，对已耐药菌亦有作用。

TMP常与SMZ和（或）SD制成复合片剂，如复方甲噁唑片（SMZ+TMP，复方新诺明）、双嘧啶片（SD+TMP）、增效联磺片（SD+SMZ+TMP），用于治疗呼吸道、泌尿道、软组织感染，败血症，脑膜炎及伤寒、副伤寒，菌痢等肠道感染。

四、硝基咪唑类

甲硝唑（灭滴灵）是目前临床治疗各种厌氧菌感染的重要药物之一，广泛用于：①**厌氧菌感染**。敏感厌氧菌所致腹腔、盆腔感染，牙周脓肿，以及鼻窦炎、骨髓炎、脓毒性关节炎、脓胸、肺脓肿等的治疗；**幽门螺杆菌所致消化性溃疡**等；与广谱青霉素或氨基糖苷类合用预防术后厌氧菌感染。②治疗**急、慢性阿米巴痢疾及阿米巴肝脓肿**的首选药。③治疗**阴道滴虫病**的首选药。④目前最有效的治疗**抗贾第鞭毛虫感染**药物。

第二十六单元　抗生素

【复习指导】本单元内容有一定难度，应作为重点复习。其中各类抗生素的抗菌作用、作用机制、临床应用、不良反应和禁忌证是考试的重点，应熟练掌握。

一、青霉素类

1. 抗菌作用　青霉素G**抗菌作用强**，主要通过抑制细菌细胞壁合成而发挥杀菌作用，**但抗菌谱较窄**。抗菌谱包括：①革兰氏阳性球菌，如对肺炎球菌、敏感金黄色葡萄球菌及表皮葡萄球菌、溶血性链球菌作用强，但对肠球菌作用差；②革兰氏阳性杆菌，如白喉杆菌、炭疽杆菌、破伤风杆菌、产气荚膜杆菌均对青霉素G敏感；③革兰氏阴性球菌，如淋球菌和脑膜炎球菌对青霉素G高度敏感；④其他，如部分放线菌，螺旋体（梅毒螺旋体、钩端螺旋体、回归热螺旋体、鼠咬热螺旋体等）对青霉素G也高度敏感。但对病毒、真菌、立克次体、阿米巴原虫无效。

2. 临床应用　可作为**首选治疗药物**用作**敏感的革兰氏阳性球菌、革兰氏阴性球菌、螺旋体感染性疾病**。如肺炎球菌引起的大叶性肺炎、支气管肺炎、脓胸等；溶血性链球菌引起的咽炎、中耳炎、扁桃体炎、丹毒、猩红热、心内膜炎、蜂窝织炎等；草绿色链球菌引起的感染性心内膜炎；脑膜炎球菌引起的流行性脑脊髓膜炎。还可作为放线菌病、梅毒螺旋体、回归热螺旋体、钩端螺旋体病及预防感染性心内膜炎的首选药。也可配合特异的抗毒素治疗白喉、气性坏疽、破伤风等。

3. 不良反应

（1）过敏反应：是青霉素类**最常见**的不良反应。表现为药疹、药热、接触性皮炎、血清病、血管神经性水肿等，严重者可出现过敏性休克。

（2）青霉素脑病：鞘内注射或全身大剂量应用或静脉注射过快可引起肌肉痉挛、抽搐、癫痫样发作、昏迷等反应，脑膜炎及肾功能减退的患者易出现。

（3）赫氏反应：青霉素治疗梅毒、钩端螺旋体、雅司、鼠咬热、炭疽时，可有症状加剧现象。

（4）其他：大剂量静脉注射青霉素钾盐或钠盐可引起高钾、高钠血症。肌内注射局部可出现疼痛、红肿或硬结等，肌内注射钾盐时更明显。

4. 过敏性休克的防治

（1）**详细询问过敏史**，对青霉素过敏者禁用。

（2）**皮试**，初次使用、用药间隔 3d 以上、药品批号或生产厂家改变时均应做皮试。反应阳性者禁用。

（3）皮试及给药前应准备好抢救药品（如**肾上腺素**）和设备。

（4）避免滥用和局部用药。

（5）避免饥饿时用药。

（6）注射液要**临用现配**。

（7）**给药后观察 30min**。一旦出现过敏性休克，立即皮下或肌内注射**肾上腺素** 0.5～1.0mg，严重者可静脉注射或心腔内注射，必要时加用**糖皮质激素**、**抗组胺药**等。

二、半合成青霉素

1. 青霉素 V　耐酸，口服吸收好，但不耐酶。抗菌谱与青霉素 G 相似，但抗菌活性较青霉素 G 弱。临床用于革兰氏阳性球菌引起轻度感染及预防用药。

2. 苯唑西林、氯唑西林、双氯西林、氟氯西林　耐酸，耐酶。临床主要用于对青霉素耐药的金黄色葡萄球菌感染的治疗。

3. 氨苄西林　广谱，对革兰氏阴性杆菌有较强的抗菌作用，对革兰氏阳性菌作用不及青霉素，但对肠球菌较敏感。临床用于治疗敏感菌如百日咳杆菌、流感杆菌、布氏杆菌、变形杆菌、大肠埃希菌、伤寒杆菌等引起的呼吸道、消化道、泌尿道、胆道感染及伤寒、副伤寒等。

4. 阿莫西林　广谱，耐酸。抗菌谱与抗菌活性与氨苄西林相似，但对肺炎链球菌、肠球菌、沙门菌、幽门螺杆菌等的抗菌活性比氨苄西林强。主要用于敏感菌引起的呼吸道、尿道、胆道感染皮肤及软组织感染等。另外，也用于活动性胃炎和消化性溃疡的治疗。

5. 羧苄西林　不耐酸，需注射给药。抗菌谱广，对革兰氏阴性菌作用强，尤其是对铜绿假单胞菌有特效，对耐氨苄西林的大肠埃希菌仍有效。临床上常与庆大霉素合用治疗烧伤继发铜绿假单胞菌感染。

三、头孢菌素类

1. **抗菌作用**　①第一代头孢菌素类药物对革兰氏阳性菌作用强，但对革兰氏阴性细菌作用弱。对青霉素酶稳定，但可被多种革兰氏阴性细菌产生的 β- 内酰胺酶破坏。②第二代头孢菌素对革兰氏阳性菌的作用比第一代弱，但对多数革兰氏阴性菌作用增强，部分药物对厌氧菌有效，但对铜绿假单胞菌无效。对革兰氏阴性菌产生的 β- 内酰胺酶稳定。③第三代头孢菌素对革兰氏阳性菌作用不如第一、二代；对革兰氏阴性菌包括肠杆菌属和铜绿假单胞菌及厌氧菌均有较强的作用。对多种 β- 内酰胺酶有较高的稳定性。④第四代头孢菌素对革兰氏阳性细菌、革兰氏阴性细菌均高效。对 β- 内酰胺酶高度稳定，尤其对超广谱酶稳定。

2. 临床应用　①第一代头孢菌素主要用于革兰氏阳性菌及耐药金黄色葡萄球菌引起的各种感染，亦可用于预防外科手术后感染。②第二代头孢菌素用于治疗大肠埃希菌、克雷伯菌、肠杆菌、变形杆菌等敏感菌所致的肺炎、胆道感染、尿路感染、菌血症；流感杆菌、肺炎球菌、各种链球菌引起的呼吸道感染。应用较多的是头孢孟多、头孢呋辛及头孢替安等注射剂，可口服的有头孢克洛、头孢呋辛酯等。③第三代头孢菌素主要用于革兰氏阴性杆菌引起的脑膜炎；肠杆菌科细菌引起的全身严重感染，如肺炎、脊髓炎、败血症等，尤其是耐药菌感染和院内感染，病原菌尚未查明的严重感染。头孢他啶、头孢哌酮常用于铜绿假单胞菌感染的治疗；头孢曲松用于产酶淋球菌所致单纯性尿道炎可获满意疗效。④第四代头孢菌素主要用于对第三代头孢菌素耐药的革兰氏阴性杆菌所致的严重感染及耐药金黄色葡萄球菌所致严重感染。

3. 不良反应　较少，常见有：①过敏反应，如皮疹、药热、哮喘等，过敏性休克罕见。与青霉素存在交叉过敏反应，对青霉素过敏者慎用。②肾毒性，第一代头孢菌素大剂量使用，可造成近曲小管损伤，应避免与其他有肾毒性药物如**氨基糖苷类抗生素**、**高效利尿药**等联合应用。第二代头孢菌素的肾毒性降低，第三、四代头孢菌素基本没有肾毒性。③凝血功能障碍，高剂量的头孢孟多、头孢哌酮可干扰体内维生素 K 的合成，引起低凝血酶原血症或血小板减少而造成出血。④双硫仑样反应，头孢哌酮、头孢曲松、头孢孟多等药物能造成体内乙醛蓄积，出现与戒酒药双硫仑类似的现象。因此，用药期间及停药 1 周内应**避免服用含乙醇的食物及药物**。⑤二重感染，第二、三代头孢菌素偶见二重感染或肠球菌、铜绿假单胞菌和念珠菌的增殖现象。⑥其他，口服常可引起胃肠道反应，如恶心、呕吐、食欲缺乏、腹泻等。静脉滴注局部浓度过高时易出现静脉炎。大剂量应用偶可发生头痛、头晕、抽搐等中枢神经系统反应。

四、大环内酯类

1. 常用药物　大环内酯类抗生素包括红霉素、罗红霉素、地红霉素、克拉霉素、阿奇霉素、麦迪霉素、螺旋霉素等。

2. 阿奇霉素的抗菌作用　阿奇霉素通过**抑制细菌蛋白质合成**发挥抑菌作用。其抗菌谱较红霉素广，对革兰氏阳性菌的活性与红霉素相仿，对革兰氏阴性菌的活性强于红霉素，对**支原体、衣原体、军团菌、弯曲杆菌、弓形虫**均有效。

3. 临床应用　用于敏感菌所致的中耳炎、鼻窦炎、咽炎、扁桃体炎、支气管炎、肺炎等呼吸道感染；皮肤和软组织感染；沙眼衣原体或非多重耐药淋球菌所致的单纯性生殖系统感染。

4. 不良反应　发生率较红霉素低，主要为胃肠道反应，偶见肝功能异常与轻度中性粒细胞减少症。

五、林可霉素类

代表药物为林可霉素和克林霉素。常用克林霉素。

1. 抗菌作用　抗菌谱和红霉素相似，主要特点是**对各类厌氧菌有强大的抗菌作用**。对需氧革兰氏阳性球菌有显著抗菌作用，对部分需氧革兰氏阴性菌、人型支原体、沙眼衣原体及多数放线菌属有抑制作用。

2. 临床应用　首选用于**金黄色葡萄球菌引起的骨髓炎**。可用于厌氧菌引起的口腔、腹腔和妇科感染。另外，用于需氧革兰阳性敏感菌引起的呼吸道、胆道、骨及软组织感染及心内膜炎、败血症等。

3. 不良反应　①胃肠道反应：表现为恶心、呕吐、腹泻等。②假膜性肠炎：长期使用可引起二重感染，严重者可致死，可用万古霉素和甲硝唑对抗。③其他：偶见皮疹、肝损伤等。

六、氨基糖苷类抗生素

代表药物为庆大霉素、链霉素、妥布霉素、阿米卡星等。

1. 抗菌作用　抗菌谱较广，对各种**需氧革兰氏阴性杆菌**具有强大抗菌活性，如大肠埃希菌、克雷伯菌属、肠杆菌属、变形杆菌属、志贺菌属等；对产碱杆菌属、沙门菌属、沙雷菌属、莫拉菌属、布鲁菌属、枸橼酸菌属、嗜血杆菌属等也具有一定的抗菌作用；对革兰氏阴性球菌作用较差；对各型链球菌作用微弱；对厌氧菌不敏感。链霉素、卡那霉素还对结核分枝杆菌有效。本类药物抗菌机制是**抑制细菌蛋白质合成**，并破坏细菌胞浆膜的完整性，为**静止期杀菌剂**。

2. 临床应用　①需氧革兰氏阴性杆菌感染，如败血症、脑膜炎等。②铜绿假单胞菌感染，常用庆大霉素与羧苄西林合用。③细菌性心内膜炎，与青霉素合用治疗肠球菌、草绿色链球菌引起的心内膜炎。④原因未明的严重感染，常与羧苄西林或头孢菌素类合用。⑤口服可用于胃肠道术前消毒、肠道感染。⑥制成外用软膏或眼膏或冲洗液局部用药。此外，链霉素、卡那霉素可作为结核病治疗药物。**链霉素作为首选药用于治疗兔热病和鼠疫**。

3. 不良反应

（1）耳毒性：包括前庭神经和耳蜗听神经损伤。表现为眩晕、恶心、呕吐、平衡失调和耳鸣、听力减退甚至耳聋等。为避免耳毒性的发生，用药过程应密切观察，注意是否出现耳鸣、眩晕等早期症状，并进行听力监测。避免与有耳毒性的药物（如**高效能利尿药**等）合用，避免与能掩盖其耳毒性的**抗组胺药**合用，**孕妇禁用**。

（2）肾毒性：可损害肾小管上皮细胞，出现蛋白尿、管型尿，甚至可致氮质血症和无尿等。用药期间，应常规肾功能检查，并**避免与其他具有肾毒性的药物合用**。老年人及肾功能不全者慎用。

（3）过敏反应：可表现为药热、皮疹、血管神经性水肿等，偶见过敏性休克。尤其是**链霉素**，休克发生率虽较青霉素低，但死亡率高，应引起警惕。

（4）神经肌肉麻痹：常见于大剂量腹膜内或胸膜内应用时，或静脉滴注速度过快时，引起心肌抑制、血压下降、肢体瘫痪、甚至呼吸抑制。**可用钙剂**或**新斯的明**对抗。避免合用**肌肉松弛药、全麻药**等。血钙过低、重症肌无力患者禁用或慎用。

七、四环素类与氯霉素

1. **四环素** 为**广谱抗生素**，通过**抑制细菌蛋白质合成**发挥作用。临床主要用于立克次体感染，如斑疹伤寒、恙虫病和 Q 热等。不良反应包括：胃肠道反应、**影响骨骼和牙齿生长**、**二重感染**、肝毒性、肾毒性、光敏反应和前庭功能紊乱。**孕妇和 8 岁以下儿童禁用**。

2. **氯霉素** 为**广谱抗生素**。不良反应包括：抑制骨髓造血功能甚至**诱发再生障碍性贫血**、**灰婴综合征**、胃肠反应、过敏反应和二重感染等，现已少用。

第二十七单元 抗真菌药与抗病毒药

【复习指导】本单元内容有一定难度，应作为重点复习。其中抗真菌药与抗病毒药的抗菌作用、作用机制、临床应用、不良反应和禁忌证是考试的重点，应熟练掌握。

一、抗真菌药

常见抗真菌药的作用特点及临床应用：

（1）**两性霉素 B**：抗真菌谱广，对各种深部真菌如念珠菌、新型隐球菌、荚膜组织胞浆菌及皮炎芽生菌等有强大抑制作用，**是治疗深部真菌感染的首选药**。口服仅用于肠道念珠菌感染。局部应用可用于浅部真菌感染。

（2）**制霉菌素**：对白念珠菌及隐球菌有抑制作用。毒性大。仅限局部用于防治皮肤、黏膜、阴道念珠菌感染及口服用于胃肠道念珠菌感染。

（3）**咪康唑**：属于咪唑类广谱抗真菌药。对大多数真菌有抑制作用。主要局部应用治疗五官、皮肤、阴道的念珠菌感染。

（4）**特比萘芬**：属于丙烯类广谱抗真菌药。对皮肤癣菌有杀菌作用，对念珠菌有抑菌作用。临床用于治疗由皮肤癣菌引起的甲癣、体癣、股癣、手足癣。

（5）**氟胞嘧啶**：属于人工合成的窄谱抗真菌药，仅对酵母菌（新型隐球菌属）和酵母样菌（念珠菌属）有较强抑制活性；对着色霉菌、烟曲菌等有抗菌作用。用于敏感真菌引起的深部感染。

二、抗病毒药

阿昔洛韦能抑制病毒 DNA 聚合酶，阻止病毒 DNA 的合成，对 RNA 病毒无效，**为治疗单纯疱疹病毒感染的首选药**。利巴韦林对多种 DNA、RNA 病毒有效。临床用于治疗流感病毒引起的呼吸道感染，疱疹病毒性角膜炎、小儿病毒性肺炎等。

第二十八单元 抗菌药物的耐药性

【复习指导】本单元内容有一定难度，应作为重点复习。其中耐药性的概念、耐药机制是考试的重点，应熟练掌握。

一、细菌耐药性产生的原因和危害

耐药性又称抗药性，是指细菌与抗菌药物反复接触后，对药物的敏感性降低甚至消失。细菌耐药性的产生导致抗感染药物疗效减弱或消失，尤其是多重耐药菌株的出现，给感染性疾病的治疗造成极大的困难。耐药性产生的机制主要如下。

1. 产生灭活酶　细菌通过产生灭活酶，改变抗微生物药物的化学结构，从而使药物失去抗菌活性。
2. 抗菌药物作用靶位的改变　包括：①降低靶蛋白与抗菌药物的亲和力。②增加靶蛋白的数量。③合成新的功能相同但与抗菌药亲和力低的靶蛋白。④产生靶位酶代谢拮抗物。
3. 降低外膜的通透性　耐药菌的这种改变使药物不易进入靶位。
4. 加强主动流出系统　细菌将进入胞内的药物以主动转运方式泵出胞外。

二、降低细菌耐药性的措施

为了减少和避免耐药性的产生，应合理应用抗菌药物。如严格掌握适应证；可用一种抗菌药物控制的感染绝不使用多种药物；窄谱抗菌药物可控制的感染不用广谱抗菌药物；严格控制预防用药、局部用药、联合用药的适应证，避免滥用；医院对耐药菌株感染患者应采取消毒隔离措施；加强抗菌药物的管理，使用和购买抗菌药物必须凭医生处方。

第二十九单元　抗结核病药

【复习指导】本单元内容有一定难度，应作为重点复习。其中抗结核药的抗菌作用、作用机制、临床应用和主要不良反应是考试的重点，应熟练掌握。抗结核药的分类应熟悉。

一、分类

抗结核病药的品种较多，分为：①一线抗结核药，如异烟肼、利福平、乙胺丁醇、链霉素和吡嗪酰胺。②二线抗结核药，如对氨基水杨酸、卡那霉素、卷曲霉素、阿米卡星及氟喹诺酮类等。绝大多数患者用一线药物可治愈，二线抗结核药仅在结核杆菌对"一线药"产生耐药性或复治时替代使用。

二、异烟肼

1. 作用特点　异烟肼又称雷米封，是治疗各种结核病的首选药。除早期轻症肺结核或预防应用可单用外，均需与其他一线抗结核药合用。对急性粟粒性结核和结核性脑膜炎应增大剂量，必要时静脉滴注给药。

2. 不良反应
（1）神经系统反应：常见周围神经炎，可同服维生素 B_6 防治。
（2）肝脏毒性：可出现药源性肝损伤。
（3）其他：胃肠道反应，偶见过敏反应，如发热、皮疹。

三、利福平

抗菌谱较广，对结核分枝杆菌和麻风杆菌作用强，对繁殖期和静止期的结核杆菌都有效。穿透力强，对细胞内外的结核杆菌均有作用。抗结核效力与异烟肼相当。单用容易产生耐药性，故常与其他抗结核药药合用治疗各型结核病，也是目前最有效的抗麻风药物，亦可用于耐药金黄色葡萄球菌及其他敏感细菌所致的感染。局部用于治疗沙眼、急性结膜炎及病毒性角膜炎。

四、乙胺丁醇

属于一线抗结核药。对所有结核杆菌均有高度抗菌活性；对异烟肼或链霉素耐药的结核杆菌也有效。对其他细菌无效。常与异烟肼或利福平合用治疗各型结核病。长期大量应用可出现**视神经炎**，表现为视力降低、红绿色盲、弱视、视野缩小等；偶见胃肠道反应、过敏反应及高尿酸血症。

第三十单元 抗恶性肿瘤药

【复习指导】本单元内容有一定难度，应作为重点复习。其中抗恶性肿瘤药的分类及主要不良反应是考试的重点，应熟练掌握。

一、抗恶性肿瘤药的常用药物分类

1. 抗代谢药 该类药物和核酸代谢的叶酸、嘌呤、嘧啶等化学结构相似，通过特异性干扰核酸的代谢，阻止细胞的分裂繁殖。包括叶酸拮抗药氨甲蝶呤，嘧啶类似物 5-氟尿嘧啶、阿糖胞苷，核苷酸还原酶抑制药羟基脲，嘌呤类似物巯嘌呤等。

2. 烷化剂 该类药物具有活泼的烷化基团，能与细胞的多种功能成分起作用，从而影响肿瘤细胞的增殖。如氮芥类、亚硝基脲类、乙烯亚胺类等。

3. 铂类配合物 该类药能阻止核酸代谢。如顺铂和卡铂等。

4. 抗肿瘤抗生素 该类药主要干扰转录过程及阻止 RNA 合成。如蒽环类抗生素、普卡霉素类、放线菌素类。

5. 抗肿瘤植物药 该类药通过影响肿瘤细胞蛋白质合成发挥作用。如鬼臼毒素衍生物依托泊苷、长春碱类、喜树碱类等。

6. 激素 该类药主要调节体内激素水平。如肾上腺皮质激素、雌激素及雌激素拮抗药、雄激素等。

二、抗恶性肿瘤药物的主要不良反应

1. 骨髓抑制 大多数抗恶性肿瘤药物均有不同程度的**骨髓抑制**。寿命越短的外周血细胞越容易减少，通常先出现白细胞减少，而后出现血小板降低。

2. 消化道反应 恶心、呕吐是最常见的毒性反应。另外，也容易引起口腔炎、舌炎、口腔溃疡、食管炎等。

3. 脱发 大多数抗恶性肿瘤药物均可引起不同程度的脱发。

4. 重要器官及神经系统损害 **心脏毒性**以**多柔比星**最常见；长期大剂量使用**博来霉素**可引起**间质性肺炎及肺纤维化**；**门冬酰胺酶、环磷酰胺**等可导致**肝损害**；大剂量**环磷酰胺**还可引起**出血性膀胱炎**；**铂类药物损害肾小管**；**长春碱类、顺铂**有**神经毒性**。

5. 过敏反应 凡属于多肽类化合物或蛋白质类抗肿瘤药物如 L-门冬酰胺酶、博来霉素，静脉注射后容易引起过敏反应。

6. 第二原发恶性肿瘤 较多抗恶性肿瘤药物特别是**烷化剂**具有致突变和致癌性及免疫抑制作用，可引发与化疗相关的第二原发恶性肿瘤。

7. 不育和致畸 较多抗恶性肿瘤药物特别是烷化剂可影响生殖细胞的产生和内分泌功能，产生不育和致畸作用。男性可导致不育，女性可产生永久性卵巢功能障碍和闭经，孕妇可引起流产或畸胎。

第十二章 传染病学

第一单元 感染与免疫

【复习指导】掌握感染的概念,感染过程的表现,感染过程中病原体的作用,流行过程的基本条件,传染病的流行过程,传染病的基本特征、临床特征、传染源的概念。熟悉传染病的发病机制、影响因素、诊断思路、法定传染病的分类及传染病报告制度。

一、总论

(一)概念

感染性疾病是指当各种病原微生物和寄生虫进入人体之后,经过一系列病理生理过程而引起的疾病;**传染病**指病原微生物和寄生虫进入人体后引起的具有传染性的疾病,感染性疾病包括但不仅限于传染病,分为两类:传染性感染性疾病(即传染病)和非传染性感染性疾病。引起疾病的病原体主要是包括**细菌、病毒、衣原体、支原体、真菌、螺旋体、立克次体**及**朊毒体**在内的病原微生物和包括**原虫、蠕虫**的寄生虫。传染病学是一门临床学科,研究传染病和寄生虫病的发生、发展、诊断、治疗和预防等。感染是病原体对人体的寄生过程。有些微生物和寄生虫与人体共存,相互适应,互不损害,但这种平衡是相对的:当机体免疫功能因为某些因素受损,或机械损伤使寄生虫异位时,平衡被打破而引起疾病,称为**机会性感染**。

感染可分为4类。

1. **原发性感染** 是指人体第一次感染某种病原体。
2. **继发性感染** 是指在原发性感染基础上又被其他病原体感染,如肺结核继发细菌感染。
3. **重复感染** 是指在感染某种病原体基础上,再次感染相同病原体。
4. **混合感染** 是指同时感染两种或两种以上的病原体。

(二)感染过程的表现形式

病原体的致病力和机体的抵抗力决定疾病是否发生。致病力包括病原体的侵袭力、毒力和防御机体免疫功能能力等多种能力。根据抵抗力和致病力的强弱,感染过程有以下几种方式。

1. 病原体被清除 是指在正常情况下人体的特异性免疫系统和非特异性免疫系统把病原体清除,而且不引起病理损害和疾病的临床症状表现。

2. 隐性感染 即亚临床感染,是最常见的表现形式之一,是指病原体在侵入人体后,诱导机体产生特异性免疫应答,但无或只有轻微的组织损伤,无临床症状,一般通过免疫学检测被发现,隐形感染恢复后,多数人群可获得程度不一的特异性免疫,清除病原体,如戊型肝炎病毒;少数人病原体持续存于体内,转为病原携带状态,最常见的乙型肝炎病毒。

3. 显性感染 为临床感染,是指病原体在侵入人体后,不但引起机体特异性免疫应答,还导致组织损伤,引起病理改变和临床表现。除了麻疹、水痘和流行性腮腺炎以外,其他大多数传染病此种类型的感染过程均最少见。

4. 病原携带状态 部分情况下,病原体侵入人体后,在人体的特定部位定植生长,可出现局部轻度的病理损害,但不出现临床症状,可有病原体排出。不易被发现,是重要的传染源。

根据病原体种类可分为带菌者，带病毒者及带虫者。按感染时间先后可分慢性携带者、恢复期携带者、潜伏期携带者等。

5. **潜伏性感染** 是指病原体在侵入人体后，机体免疫系统不能清除病原体，而只能将病原体局限化，不引起显性感染，当机体免疫功能下降时，潜伏的病原体引起显性感染。

（三）感染后发病与否的决定因素

病原体感染人体后，是否引起疾病取决于机体**免疫力**和病原体的**致病力**两方面。其中病原体致病力分为以下4点。

1. **侵袭力** 是指病原体入侵人体并在体内生长、繁殖和扩散的能力。
2. **毒力** 是指病原体释放毒素和毒力因子的能力。毒素包括外毒素和内毒素。
3. **数量** 是指同一种传染病中病原体数量与致病力成正比，而不同病原体致病所需数量差别很大。
4. **变异性** 是指病原体在与宿主免疫系统斗争过程中，因环境等多种因素发生变异，可逃避免疫系统的攻击，从而使疾病继续或慢性化。

（四）免疫应答在感染过程中所发挥的作用

免疫应答分为两类：**保护性免疫应答和变态反应**，前者帮助机体抵抗各种病原体入侵体内，而变态反应则加重机体的病理生理过程，并造成组织损伤。保护性免疫反应又可分为**非特异性免疫**与**特异性免疫**。

1. 保护性免疫应答

（1）非特异性免疫：是机体对进入体内异物的一种清除机制。是每个生物个体先天遗传而来，对大部分病原体均可引起的一种非特异性的免疫反应。其特点是不存在二次免疫的加强。

①天然屏障：包括皮肤-黏膜屏障、血脑屏障和胎盘屏障等。

②吞噬作用：主要由单核-吞噬细胞系统和粒细胞（特别是中性粒细胞）完成。在人体免疫功能中发挥重要作用。少数病原体如结核杆菌、伤寒杆菌等被吞后不能被杀灭，可在吞噬细胞内存活及繁殖。

③体液因子：存在于血液、各种组织液中含有补体、**溶菌**酶、备解素和各种细胞因子，可杀灭和溶解病原体。

（2）特异性免疫：是指机体接触病原体等抗原物质后产生免疫防御反应，再次接触相同抗原，可以增加其免疫强度，但不能遗传。包括**细胞免疫**和**体液免疫**两种。

①细胞免疫：细胞免疫的主要效应细胞是T淋巴细胞。**当抗原刺激T淋巴细胞，使其变为致敏T细胞，当相同的抗原再次进入体内时，致敏**T细胞通过细胞毒性淋巴细胞和淋巴因子来杀伤、清除病原体，称为**细胞免疫**。细胞免疫既是参与免疫防护的重要力量，又能导致免疫损伤，还具有调节体液免疫功能。

②**体液免疫**：B淋巴细胞是体液免疫的效应细胞，通过B淋巴细胞产生抗体，从而起到清除病原体，保护机体的作用。在抗原刺激下B淋巴细胞可转化为浆细胞，合成能与相应抗原结合的抗体，即免疫球蛋白。免疫球蛋白可分5类，分别为IgG、IgA、IgM、IgD和IgE，其中IgG是血清中含量最多的免疫球蛋白，也是唯一能通过胎盘屏障的抗体，临床常用的丙种球蛋白即是IgG。IgM是最先合成的抗体，分子量最大，特异性IgM常作为近期感

染或者持续感染的标志。IgA 分两型：分泌型和血清型。分泌型存在于鼻、支气管分泌物、初乳、唾液中。IgE 出现最晚，可致敏肥大细胞及嗜碱性粒细胞，使之脱颗粒释放组胺。IgE 升高常见于寄生虫感染。IgD 功能尚不确定。

自然杀伤细胞（NK）无 T 与 B 淋巴细胞标志，可以不经致敏直接发挥非特异性清除作用，具有抗病毒、抗肿瘤、杀灭寄生虫、调节免疫作用。

2. 变态反应　病原体入侵人体后，体内免疫应答过强，导致组织损伤，这是免疫应答对人体不利的一面，称为**变态反应**。分为 4 种类型。

（1）Ⅰ型变态反应（速发型）　常见于青霉素过敏、过敏性休克等情况。

（2）Ⅱ型变态反应（细胞溶解型）　常见于新生儿溶血病、输血反应等。

（3）Ⅲ型变态反应（免疫复合物型）　如乙肝相关性肾病等。

（4）Ⅳ型变态反应（细胞介导型）　如结核病、某些真菌感染等。

其中**Ⅰ型变态反应（速发型）**是临床最常见的一种。

二、感染病的发病机制

（一）传染病的发生与发展

1. 入侵部位　入侵部位与发病与否有着十分密切关系。入侵部位合适，病原体才能定植、生长、繁殖及引起病变。

2. 体内定位　不同的病原体在机体内定位不同，所致不同传染病有自己的发生、发展规律。

3. 排出途径　不同传染病病原体排出途径不同，有的传染病可以通过多种途径排出体外，如结核分枝杆菌，而有的传染病排出途径单一。

（二）组织损伤的发生机制

1. 直接损伤　溶组织内阿米巴滋养体主要靠机械运动和分泌酶直接破坏机体组织，而鼠疫主要通过诱发炎症过程从而引起组织坏死，脊髓灰质炎病毒则是通过引起组织细胞病变从而造成细胞溶解致病。

2. 毒素作用　部分病原体通过释放毒素杀伤细胞，或释放酶降解组织成分，或损伤血管造成组织缺血坏死。

3. 免疫机制　病原体本身及其代谢产物可诱发机体免疫反应，引起组织损伤，多种传染病的发病机制均与此相关，如流行性出血热、结核病等。还有部分传染病如艾滋病可直接破坏机体免疫功能，引起多种并发症。

（三）病理生理变化

各种病原微生物进入人体后，与机体相互斗争过程中，引起机体多种病理生理变化，最常见的有发热及各种代谢改变。发热是传染病最常见的症状之一，而代谢改变主要表现在糖、蛋白质和脂肪代谢紊乱，还有水、电解质平衡失调等。

三、传染病的流行过程及影响因素

（一）流行基本条件

传染病的流行需要三要素：**传染源、传播途径**和**易感人群**。

1. 传染源　**传染源**是指一切能排出病原体且能传染他人的人和动物。传染源包括患者、隐形感染者、病原携带者及受感染动物等。如果传染源为受感染的动物的疾病又称为**动物源**

性传染病，包括狂犬病等；如果传染源为野生动物，称为**自然疫源性传染病**，比如鼠疫。

2. 传播途径　病原微生物离开传染源后到达另一个易感者体内的途径称**传播途径**。不同传染病传播途径各不相同，主要有以下几种传播途径。

（1）**呼吸道传播**：病原体通过空气、飞沫或者粉尘传播，如肺结核、传染性非典型肺炎等。

（2）**消化道传播**：常因病原体污染食物、饮用水等引起，如霍乱、伤寒、细菌性痢疾等。可造成流行甚至暴发流行。

（3）**接触传播**：分为**直接接触传播**和**间接接触传播**两种类型。**直接接触传播**是指传染源没有经过任何外界因素介导而直接与易感者接触造成疾病传播，如性病、狂犬病等；**间接接触传播**是指易感人群通过接触到被污染的日常生活用品或者其他物品造成的传播，也称日常生活接触传播。

（4）**虫媒传播**：包括机械携带传播和虫媒叮咬传播，如疟疾主要通过蚊虫叮咬传播。

（5）**血液和体液传播**：病原体存在于血液或体液中，通过输血、分娩、性交等途径传播，常见的有艾滋病、乙肝等。

（6）**母婴传播**：由母亲传给胎儿或婴儿称为**母婴传播**。胎儿在宫内获得的感染称为**先天性感染**，如梅毒等。

3. 易感人群　对某种传染病缺乏特异性免疫力的人为**易感者**。人群对某种传染病的易感程度称为**人群易感性**。降低人群易感性的最重要措施是对易感人群实施计划免疫。

（二）影响流行过程的因素

1. 自然因素　多种自然环境中的因素，比如气候、地理位置、环境等对传染病的发生与发展过程均有着重要影响。

2. 社会因素　包括不同的社会制度、经济与生活条件程度、文化水平高低、人口密度大小等，对传染病的流行趋势有着决定性影响。

四、传染病的特征

1. 传染病的四个基本特性

（1）特异病原体：每一种传染病都是由其特异性病原体所引起的，包括真菌、细菌、螺旋体、病毒、原虫、立克次体、朊毒体、蠕虫等。传染病的确诊要靠病原学检查。

（2）传染性：传染病与其他疾病最主要的区别是具有传染性。传染性即多种病原通过其特定途径感染他人的能力。不同的传染病，其传染性不同，传染病患者具有传染性的时期称为**传染期**，是确定患者隔离期的主要依据，每一种传染病传染期不同但相对固定。

（3）流行病学特征：在一定的环境条件下，传染病具有流行病学特征。按流行的强度和广度分为散发、暴发、流行和大流行。①**散发**：某种传染病在某地的发病率低于常年水平。②**流行**：某种传染病在某地的发病率显著高于近年来一般水平。③**大流行**：某传染病流行范围过广，甚至超过国界或洲界。④**暴发**：某种传染病病例高度集中于一个短时间之内。

季节性传染病发病率变化与当地气温、传播媒介、空气湿度、人群流动情况等因素有关。而某些传染病和寄生虫病只限于一定地区和范围内发生，称为**地方性传染病**。

（4）感染后免疫：在感染病原体后，机体针对病原体及其产物产生的特异性免疫。疾病不同，个体不同，感染后获得的保护性免疫力水平和持续的时间有很大差异，可通过检测血清中特异抗体得知是否具有免疫力。

2. 传染病发展的阶段性 传染病的发展具有规律性，所有传染病的发生、发展和转归具有阶段性，通常分为4个阶段。

（1）潜伏期：从病原微生物侵入体内开始到出现临床症状的一段时间称为**潜伏期**。

（2）前驱期：从出现临床症状到症状明显的时期称为**前驱期**，一般为1～3d。

（3）症状明显期：绝大多数传染病经过前驱期进入此期，患者表现出该传染病所特有的症状和体征，病情由轻转重，到达高峰。随着机体免疫力的产生，症状逐渐或迅速消退。

（4）恢复期：机体免疫力恢复到一定水平时，体内病理生理过程基本终止，此时患者的症状及体征基本消失，称为恢复期。

①再感染：同一种传染病在痊愈后，一段时间过后再度感染，常见的有流行性感冒、细菌性痢疾等。

②重复感染：疾病尚在进行过程中，又感染同一种病原体，是发展为重症的主要原因，以丝虫病、血吸虫病常见。

③复发：初发疾病已进入恢复期，体温恢复正常一段时间后，体内残存的病原体再度繁殖，体温再次升高，临床症状和体征又再出现，比如疟疾、伤寒等。

④再燃：初发疾病进入恢复后期，体温尚未恢复正常，由于体内残存的病原体再度繁殖，体温再度升高，症状和体征再度出现，如伤寒。

3. 常见的症状与体征

（1）发热：是传染病的重要症状。传染病的发热过程可分为3个阶段，即体温上升期、极期和体温下降期。以口温为标准，根据发热程度将发热分为低热（37.3～37.9℃）、中度发热（38～38.9℃）、高热（39～40.9℃）和超高热（41℃及以上）。热型是传染病的重要特征之一，具有鉴别诊断意义。

①稽留热：是指体温升高达39℃以上，且24h变化不超过1℃，如伤寒和斑疹伤寒极期。

②弛张热：24h体温相差超过1℃，但最低温度未达到正常水平，如败血症、流行性出血热等。

③间歇热：24h之内体温波动于高热与正常体温之间，如疟疾和败血症等。

④回归热：高热持续数日后自行消退，数日后又再次出现高热，如回归热、布氏杆菌病等。

⑤波浪热：发热逐渐上升，达高峰后逐渐下降至正常，多次重复，可持续数月，如布鲁菌病。

⑥不规则热：是指发热患者体温曲线没有规律，可见于败血症、流行性感冒等。

（2）发疹：包括**皮疹**和**黏膜疹**两大类。许多传染病在病程中有皮疹出现，称为**发疹性传染病**。有些传染病以疹命名，如麻疹、风疹等。皮疹出现的时间、部位、先后顺序对疾病的诊断和鉴别诊断有重要参考价值。如科氏斑（Koplik spot）为麻疹重要的诊断依据。

①常见的皮疹：a.**斑疹、丘疹、斑丘疹**，斑疹与皮肤表面齐平，局部皮肤发红，常见于麻疹初起、斑疹伤寒等；**丘疹**略高于皮肤，可以孤立存在或相互融合，见于麻疹、猩红热等；**斑丘疹**为在丘疹周围合并皮肤发红的皮疹，见于风疹、猩红热等。b.**出血疹**，为散在或相互融合成片的皮下出血。多见于流行性出血热、登革热等。c.**疱疹**，是指表面隆起，内含浆液或脓液的皮疹。比如水痘、带状疱疹、单纯疱疹等。疱疹并发细菌感染可形成脓疱疹。d.**荨麻疹**，为不规则的片块状丘疹。见于血吸虫病等。

黏膜疹是指体内黏膜的出疹现象，如麻疹的 Koplik' spot。黏膜疹发生在体腔内，不易被发现。

②**皮疹的意义**：皮疹出现的时间、分布部位和先后顺序有一定的规律性，具有重要诊断价值。水痘、风疹多于第 1 天出疹，猩红热多在第 2 天，天花第 3 天，麻疹多在第 4 天，斑疹伤寒多在第 5 天，伤寒多在第 6 天出疹。皮疹部位也有一定规律，水痘皮疹主要向心性分布于躯干，天花的皮疹离心性分布于四肢和头面部，伤寒玫瑰疹主要见于胸腹部。出疹的先后顺序来看，麻疹先见于耳后、面部，然后向躯干、四肢蔓延，直到手足心，同时出现黏膜疹。

（3）毒血症状：病原体进入人体，其代谢产物和毒素可引起全身中毒表现，如寒战、高热、乏力、全身酸痛、厌食、头痛等，甚至出现精神神经症状和体征，严重者可引起肝、肾损害和多器官功能衰竭。

（4）**单核-巨噬细胞系统反应**：在病原体及其代谢产物的作用下，单核-巨噬细胞系统可出现充血、增生等反应，临床上表现为肝、脾和淋巴结的肿大。急性病毒性肝炎、传染性单核细胞增多症是最常见的能引起肝脾大的传染病。

4. 临床类型　根据传染病临床过程的长短可分为急性、亚急性和慢性传染病；根据病情的轻重可分为轻型、中型、重型及暴发型传染病。

五、传染病的诊断

传染病的诊断必须结合临床病史资料、流行病学资料、实验室及其他检查资料来综合判断。早期明确诊断有利于患者的早期隔离和治疗。

（一）临床资料

临床资料来源于详尽的询问病史和细致的体格检查。

（二）流行病学资料

流行病学资料包括患者的年龄、职业、发病季节与地区、免疫接种史与既往病史、与传染病患者接触史等。

（三）实验室检查及其他检查

实验室检查对传染病的诊断有重要意义，一旦分离培养出病原体可直接明确诊断，免疫学检查也可作为重要依据。

1. 实验室检查　实验室检查对传染病的诊断具有特殊的意义，病原体的检出可直接确定诊断，而免疫学检查亦可为诊断提供重要根据。一般实验室检查也有助于早期诊断及判断疾病转归和预后。

（1）**一般实验室检查**：包括血液、大小便常规检查和生化检查。白细胞总数显著升高见于大多数细菌感染，少数病毒感染性传染病如狂犬病、传染性单核细胞增多症等也可见。白细胞总数正常或减少常见于病毒感染，某些细菌感染也可出现白细胞总数下降。蠕虫感染常常引起嗜酸性粒细胞增多，如血吸虫等。小便常规有助于钩端螺旋体病的诊断，大便常规有助于肠道细菌与原虫感染的鉴别。

（2）病原学检查：直接检出或分离培养出病原体是传染病诊断的"**金标准**"。

①**直接检出病原体**：如血液或骨髓涂片中检出疟原虫，从大便涂片中检出各种寄生虫卵及阿米巴原虫，肉眼观察粪便中的绦虫节片等都是直接检出病原体的方法。

②分离培养病原体：一些病原体可用人工培养基培养，如霍乱弧菌、伤寒杆菌、钩端螺

旋体等；而脊髓灰质炎等病毒可用细胞培养。

③**分子生物学检测**：是传染病病原学诊断发展的方向。

（3）免疫学检测

①**特异性抗原检测**：特异性抗原是病原体存在的证据。检测特异性抗原比特异性抗体更为可靠。

②**特异性抗体检测**：是临床常用的诊断方法。特异性 IgM 型抗体的检出有助于现症感染的诊断。

③特异性 IgG 型抗体的检测：在急性期和恢复期双份血清抗体效价增加 4 倍以上有重要诊断价值。

2. 其他检查　其他检查**包括常用纤维胃镜、纤维结肠镜**诊断消化系统传染病，如伤寒、阿米巴痢疾等；常用**纤维支气管镜**诊断支气管淋巴结核病、艾滋病合并肺孢子**菌病**；**影像学检查也是最常用的诊断手段**，包括 B 型超声检查，计算机断层扫描（CT）、磁共振成像（MRI）等；还可以采用活体组织检查协助诊断与鉴别诊断。

六、传染病的治疗

（一）治疗原则

传染病的治疗要坚持"早期治疗，防治结合"的综合治疗原则。

（二）治疗方法

1. 一般治疗　一般治疗包括隔离、消毒、护理、饮食及心理治疗等。

2. 对症治疗　对症治疗包括降温、镇静、强心、改善微循环，以及纠正水、电解质紊乱和酸碱失衡等。

3. 病原治疗

（1）抗菌治疗：主要用于细菌、立克次体、支原体、真菌、螺旋体感染的治疗。

（2）抗寄生虫治疗：主要用于蠕虫病和原虫病的治疗。

（3）抗病毒治疗：临床应用较多的有干扰素、阿糖腺苷、无环鸟苷、利巴韦林等。

（4）血清免疫制剂治疗：有直接中和毒素和清除病原体的作用。

4. 康复治疗　某些传染病可有肢体瘫痪和语言障碍等后遗症，可进行包括针灸治疗、理疗在内的康复治疗，以促进机体康复。

5. 中医药治疗　中医药在传染性疾病防治方面，尤其是病毒性疾病防治方面有较好的疗效。主要从"扶正""祛邪"两方面来治疗。常用达原饮、银翘散等。

七、传染病的预防

（一）管理传染源

1. 法定传染病　《中华人民共和国传染病防治法》把传染病分为**甲类、乙类**和**丙类** 3 类，实行分类管理。目前我国共有法定传染病 3 类 39 种。甲类为**强制管理传染病**，包括**鼠疫**和**霍乱**两种；乙类为**严格管理传染病**，共 26 种：传染性非典型性肺炎、艾滋病、病毒性肝炎、脊髓灰质炎、人感染高致病禽流感、麻疹、流行性出血热、狂犬病、流行性乙型脑炎、登革热、炭疽、细菌性和阿米巴性痢疾、伤寒和副伤寒、流行性脑脊髓膜炎、百日咳、白喉、猩红热、布氏菌病、淋病、梅毒、钩端螺旋体病、疟疾、肺结核、新生儿破伤风、血吸虫病；丙类属于**监测管理传染病**，包括流行性感冒、流行性腮腺炎、风疹、急性出血性结膜炎、麻风病、流行性和地方性斑疹伤寒、黑热病、包虫病、丝虫病，以及除霍乱、痢疾、伤寒和副伤寒以外的感染性腹泻病、手足口病等，共11种。

2. 传染病报告制度　传染病报告制度是预防、控制传染病的重要措施，必须严格遵守。所有公民均为义务报告人。

根据《中华人民共和国传染病防治法实施办法》疫情报告规定：对甲类传染病、乙类传染病中的传染性非典型肺炎和艾滋病、肺炭疽、脊髓灰质炎的患者、病原携带者或疑似患者，城镇应于2小时内、农村应于6小时内上报；对其他乙类传染病患者、疑似患者和伤寒、副伤寒、痢疾、梅毒、淋病、乙型肝炎、白喉、疟疾等病原携带者，城镇应在6小时内、农村应在12小时内上报；对于丙类传染病和其他传染病应于24小时内上报。对于食物中毒等突发公共卫生事件必须在被发现后2小时内报到所在地县级人民政府卫生行政部门。

3. 控制传染源　控制传染源的主要手段是隔离患者及病原携带者，并按照不同传染病采取相应检疫措施密切观察。隔离的种类有：严密隔离、呼吸道隔离、消化道隔离、血液-体液隔离、接触隔离、昆虫隔离、保护性隔离。

（二）切断传播途径

对于各种传染病，切断传播途径是最重要的预防措施。

（三）保护易感人群

1. 提高非特异性免疫力。
2. 提高特异性免疫力　包括主动免疫和被动免疫，是保护易感人群的关键措施。

第二单元　病毒感染性疾病

【复习指南】本单元为重点内容。应掌握病毒性肝炎、流行性感冒、人感染高致病性禽流感、传染性非典型肺炎、流行性出血热、流行性乙型脑炎的病原学、流行病学特点、临床表现、并发症、诊断依据与治疗。熟悉疾病的病因病理、实验室检查、鉴别诊断及预防措施。

一、病毒性肝炎

病毒性肝炎是由多种肝炎病毒引起的，以肝脏炎性损害为主的传染病，具有传染性强、传播途径复杂、流行面广、发病率高等特点。目前已知的肝炎病毒有甲、乙、丙、丁、戊5型。

（一）病原学

1. 甲型肝炎病毒　甲型肝炎病毒，属于微小RNA病毒科，直径约为27nm的球形颗粒，内含线型单股RNA。抗原性较为稳定，HAV环境抵抗力较强，含有HAV的粪便在室温下放置1个月后仍有传染性。对有机溶剂如乙醚等有抵抗力，耐酸、耐碱。抗-HAV IgM提示近期感染，抗-HAV IgG是过去感染的标志。

2. 乙型肝炎病毒　乙型肝炎病毒，属于嗜肝DNA病毒，完整的乙肝病毒颗粒称为**Dane颗粒**，为直径42nm的球形。外壳含有乙肝病毒表面抗原（HBsAg），核心内含有HBV DNA和DNA聚合酶（DNAP），核壳含有乙肝病毒核心抗原（HBcAg）。

HBV对外环境抵抗力很强，在干燥或冰冻环境下能生存数月至数年，高压蒸汽消毒等可被灭活，对次氯酸、甲醛及过氧乙酸等消毒剂敏感，对乙醇不敏感。

HBsAg最早出现，抗-HBs属于保护性抗体，HBeAg提示病毒复制，抗-HBcIgM提示急性期或者慢性肝炎急性发作，抗-HBcIgG提示既往感染。

3.丙型肝炎病毒　丙型肝炎病毒属黄病毒科，基因组为单股正链 RNA，直径为 30～60nm。HCV 基因易变异，有 6 个亚型，我国 1b 及 2a 基因型常见。HCV 对氯仿等有机溶剂敏感。血清抗-HCV 为丙肝感染标志。

4.丁型肝炎病毒　丁型肝炎病毒是一种缺陷病毒，由 HBsAg 包被，内含 HDV RNA 和丁肝病毒抗原（HDV Ag）。在临床上 HBV 与 HDV 同时感染机体，称为**同时感染**。如在慢性 HBV 感染的基础上感染 HDV，称为**重叠感染**。HDV 耐热，但对甲醛、氯仿较敏感。抗-HDV 是 HDV 感染特异性诊断的基础。

5.戊型肝炎病毒　戊型肝炎病毒为单股正链 RNA，主要在肝细胞中复制，通过胆汁排泄。HEV 在 4℃以下保存易被破坏，反复冻融也易使病毒降解，在高浓度盐溶液中不稳定，但在碱性环境条件下较稳定。HEV 对常用消毒剂如甲醛及氯类等敏感。抗-HEV IgM 提示近期感染，抗-HEV IgG 是过去感染标志。

（二）流行病学

1.传染源

（1）甲、戊型肝炎的传染源主要是**急性期患者和隐形感染者**。病毒主要通过患者粪便排出体外，发病前 2 周至发病后 2～4 周均具有传染性，其中发病前 5 天至发病后 1 周传染性最强。

（2）乙、丙、丁型肝炎的传染源是相应的**急、慢性患者和无症状病毒携带者**。病毒存在于患者血液和各种体液。丁肝与 HBV 以重叠感染或同时感染形式存在，以重叠感染为主。

2.传播途径　甲、戊型肝炎主要经**粪-口途径**传播。乙型肝炎病毒常见的传播途径主要是通过输血及血制品、使用污染的注射器或针刺器具等、母婴传播、性接触传播、日常生活密切接触传播。丙型肝炎传播途径类似，以输血及血液制品传播为主。丁肝传播途径同乙肝类似。

3.易感人群　人类对各型肝炎普遍易感。

4.流行特征　我国是甲型肝炎和乙型肝炎的高发地区，甲型肝炎在高发地区常呈周期性流行。全年均可发病，以秋冬季为发病高峰。

乙型肝炎见于世界各地，亚洲与非洲发病率最高。其发病无明显季节性，多为散发。**丙型肝炎**世界各国均可见，主要为散发，多见于成人，发病无季节性。**丁型肝炎**主要聚集于意大利南部，我国存在地方性低流行区。**戊型肝炎**存在流行和散发两种形式。流行主要发生于不发达国家。在发达国家多为散发。

（三）发病机制与病理

1.发病机制　HAV 经口进入体内，经消化道进入血流，主要侵犯肝脏。表现为肝细胞坏死和炎症反应，一般不发展为慢性肝炎、肝硬化或者病毒携带状态。

HBV 感染的自然病程是复杂且多变的，自然病程一般分为 4 个阶段。①第一阶段：免疫耐受期。特点是血清 HBsAg 和 HBeAg 阳性，HBV 复制活跃，HBV DNA 载量高，但血清 ALT 水平正常或仅轻度升高。②第二阶段：免疫清除期。患者免疫耐受被打破，进入免疫活跃阶段，表现为血清 HBV DNA 滴度下降，伴有 ALT 持续或间歇升高，肝组织有坏死、炎症等表现，此阶段可持续数月至数年。③第三阶段为非活动或低（非）复制期：表现为 HBeAg 阴性、抗-HBe 阳性、HBV DNA 载量低或检测不出、ALT 水平正常，肝细胞坏死、炎症得到缓解。④第四阶段为再活动期：部分处于非活动期的患者可再次发生肝炎，表现为

HBeAg 阴性、抗-HBe 阳性，但仍有 HBV 活动性复制，ALT 持续或反复异常，成为 HBeAg 阴性慢性乙型肝炎。

乙型肝炎的发病机制十分复杂，目前尚未完全明了。乙型肝炎的肝细胞损伤主要取决于机体的免疫应答，以细胞免疫为主。机体免疫应答不同决定了乙型肝炎临床类型及转归。在免疫功能正常的机体，受染肝细胞被破坏清除，使感染终止，临床表现为急性肝炎。若机体呈免疫耐受状态，受染肝细胞未遭受免疫性损伤或仅轻微损伤，病毒未能清除，则表现为无症状的慢性病毒携带者。若机体免疫功能低下，病毒未得到彻底清除，肝细胞不断受到损伤，则表现为慢性肝炎。由于机体的免疫功能严重失调，特异性免疫应答增强，自身免疫应答明显，机体处于超敏状态，通过肝内免疫复合物反应和抗体依赖细胞毒作用造成肝细胞大面积坏死，引起肝衰竭。

HCV 进入体内，引起病毒血症，通过 HCV 的直接杀伤作用及感染 HCV 后诱发机体免疫反应等共同导致肝细胞损伤。

HDV 对肝细胞具有直接致病性，同时免疫机制也参与对肝细胞的损伤。

HEV 经口进入肠道，经门静脉侵入肝脏。其发病机制可能与甲型肝炎类似，主要是由细胞免疫介导肝细胞损伤。

2. 病理　各型肝炎的肝脏病理改变基本相似，常有以下改变：肝细胞变性和坏死，炎症渗出反应，肝细胞再生，纤维组织增生。各临床类型的病理改变如下。

（1）急性肝炎：肝大，表面光滑。镜下可见：肝细胞变性和坏死，以气球样变最常见。

（2）慢性肝炎：除有不同程度肝细胞变性、坏死外，汇管区及汇管区周围炎症常较明显，常伴不同程度的纤维化，主要病变有以下几点：①炎症坏死，常见点、灶状坏死，融合坏死，碎屑坏死及桥接坏死，后两者是判断炎症活动度的重要形态学指标。②纤维化，肝内胶原形成与降解失衡，纤维过多沉积在肝内。轻者仅汇管区周围纤维化和局限窦周纤维化或小叶内纤维瘢痕，不影响小叶结构的完整性。重者肝实质广泛破坏，弥漫性纤维增生，假小叶形成而出现肝硬化。病理诊断主要按炎症活动度和纤维化程度进行分期（G）和分级（S）（表 12-1）。

表 12-1　慢性肝炎炎症活动度分级与纤维化程度分期标准

	炎症活动度（G）			纤维化程度（S）
级	汇管区及周围	小叶内	期	纤维化程度
0	无炎症	无炎症	0	无
1	汇管区炎症	变性及少数点、灶状坏死灶	1	汇管区扩大、纤维化，窦周及小叶内局限纤维化
2	轻度碎屑坏死	变性及少数点、灶状坏死灶	2	汇管区周围纤维化，纤维间隔形成，小叶结构完整
3	中度碎屑坏死	变性、融合坏死重，或见桥接坏死	3	纤维间隔形成，小叶结构紊乱，无肝硬化
4	重度碎屑坏死	桥接坏死范围广，累及多个小叶（多小叶坏死）	4	早期肝硬化

(3) 肝衰竭
①急性肝衰竭：肉眼可见肝脏体积明显缩小。组织学检查可见肝细胞一次性坏死，坏死面积＞肝实质的 2/3；或亚大块坏死，或桥接坏死，伴有存活肝细胞严重变性，肝窦网状支架不塌陷或非完全性塌陷。
②亚急性肝衰竭：肉眼可见肝脏体积缩小或不缩小，质稍硬，肝脏表面和切面可见大小不等的再生结节。肝组织新旧不一的亚大块坏死或桥接坏死；较陈旧的坏死区网状纤维塌陷，或有胶原纤维沉积；残留肝细胞有程度不等的再生，可见细、小胆管增生，腔内可见胆栓，胆汁淤积。患者多于6个月内死亡，幸存者则进展为肝硬化。
③慢加急性肝衰竭：在慢性肝病病理损害基础上，发生新的程度不等的肝细胞坏死。
④慢性肝衰竭：主要为弥漫性肝纤维化及异常结节形成，可伴有分布不均的肝细胞坏死。
(4) 淤胆型肝炎：有轻度急性肝炎的组织学改变，伴以明显的肝内淤胆现象。毛细胆管及小胆管内胆栓形成。小胆管周围有明显的炎性细胞浸润。
(5) 肝炎肝硬化
①活动性肝硬化：弥漫性纤维组织增生及假小叶形成，伴明显炎症，包括纤维间隔内炎症细胞浸润，假小叶周围碎屑坏死及再生结节内炎症病变。
②静止性肝硬化：假小叶周围边界清楚，间隔内炎性细胞少，结节内炎症轻。

(四) 临床表现

不同类型肝炎的潜伏期长短不一，甲型肝炎2~6周（平均4周）；乙型肝炎为1~6月（平均3个月）；丙型肝炎为2周至6个月（平均40d）；丁型肝炎为4~20周；戊型肝炎为2~9周（平均6周）。

1. 急性肝炎　病程一般为2~4个月，临床上根据有无黄疸分为以下两型。

(1) 急性黄疸型肝炎：可分为3期。
①黄疸前期：多缓慢起病，可有发热、恶寒。本期突出的症状是全身乏力及食欲缺乏、厌油、恶心、呕吐、上腹部不适等消化系统症状。本期末尿色逐渐加深，似浓茶色，体征可有右上腹叩击痛。本期持续数日至2周，平均为1周。
②黄疸期：继尿色加深之后，出现巩膜黄染，继及皮肤，多于数日至2周达高峰。黄疸多为肝细胞性，部分患者可表现为胆汁淤积性黄疸，如皮肤瘙痒、大便颜色变浅等。体征除皮肤及巩膜黄染外，尚有肝大、触痛及肝区叩击痛，脾可轻度增大。本期持续2~6周。
③恢复期此期：黄疸消退，症状消失，肝功能恢复正常，肿大的肝、脾逐渐恢复正常。本期约需数周至4个月，平均1个月。

(2) 急性无黄疸型肝炎：此型较多见，起病缓慢，临床症状较轻，主要表现为乏力、食欲缺乏、腹胀、肝区疼痛，有的患者可有恶心、呕吐、便溏或低热。体征可有肝大、压痛，脾也可轻度肿大。

甲、戊型肝炎以黄疸型多见，急性丙型肝炎以无黄疸型多见。部分患者无症状，仅检查时发现肝功能异常，称为**亚临床型感染**。

2. 慢性肝炎　急性肝炎病程超过半年或原有慢性乙型、丙型、丁型肝炎，出现肝炎症状、体征及肝功能异常者可诊断为**慢性肝炎**。发病日期不明或虽既往无肝炎病史，但肝组织病理学检查符合慢性肝炎改变，或根据症状、体征、实验室检查及影像学检查综合分析，亦可做出相应诊断。

为区分肝功能损害严重程度,临床上将慢性肝炎分为轻、中、重度。

(1) 轻度:临床症状、体征轻微或缺如,肝功能指标仅1或2项轻度异常。

(2) 中度:症状、体征、实验室检查居于轻度和重度之间。

(3) 重度:有明显或持续的肝炎症状,如乏力、食欲缺乏、腹胀等,有肝病面容、肝掌、蜘蛛痣、脾大等慢性肝病体征,无门静脉高压表现者。实验室检查提示血清丙氨酸氨基转移酶(ALT)和(或)门冬氨酸氨基转移酶(AST)反复或持续升高、白蛋白降低或A/G比值异常。

3. 肝衰竭　**肝衰竭**是由肝细胞大量坏死导致肝功能严重受损及多组织或器官功能障碍的一种临床综合征,为病毒性肝炎的主要死因。根据病理组织学特征和病情发展速度,肝衰竭可分**急性肝衰竭、亚急性肝衰竭、慢加急性肝衰竭**和**慢性肝衰竭**4种。

(1) 急性肝衰竭:急性起病,病程2周内出现≥Ⅱ度及以上肝性脑病,并有以下表现者:极度乏力,伴有厌油、腹胀、恶心、呕吐等严重消化道症状;短期内黄疸进行性加深;出血倾向明显,凝血酶原活动度≤40%,且排除其他因素;肝脏进行性缩小。

(2) 亚急性肝衰竭:起病较急,**15d至26周**出现以下表现者:极度乏力,伴有明显消化道症状;黄疸迅速加深,血清总胆红素大于正常值上限10倍或每日上升≥17.1μmol/L;凝血酶原时间明显延长,凝血酶原活动度≤40%,且排除其他因素。

(3) 慢加急性肝衰竭:**在慢性肝病基础上**,短期内发生急性肝功能失代偿。

(4) 慢性肝衰竭:**在肝硬化基础上**,肝功能进行性减退和失代偿。表现有腹水或其他门静脉高压表现;可有肝性脑病;血清总胆红素升高,白蛋白明显下降;有凝血功能障碍,凝血酶原活动度≤40%。

首先出现神经、精神症状等肝性脑病表现者,称为**脑病型**;首先出现腹水及其相关表现(包括胸腔积液等)者,称为**腹水型**。根据病情的严重程度,亚急性和慢性肝衰竭可分为早、中、晚3期。

①早期:极度乏力,并有明显厌食、呕吐和腹胀等严重消化道症状;黄疸迅速加深,血清总胆红素大于正常值上限10倍或每日上升≥17.1μmol/L;30%＜PTA≤40%;但未发生明显的脑病,亦未出现腹水。

②中期:在早期肝衰竭的基础上,病情进一步发展,出现以下情况之一者:出现Ⅱ度以下肝性脑病和(或)明显腹水;明显出血倾向(出血点或瘀斑),20%＜PTA≤30%。

③晚期:病情在中期肝衰竭的基础上进一步加重,有出现以下3条之一者:有难治性并发症如肝肾综合征、消化道大出血、严重感染、难以纠正的电解质紊乱等;严重出血倾向(注射部位瘀斑等),PTA≤20%;Ⅲ度以上肝性脑病。

4. 淤胆型肝炎　以肝内胆汁淤积为主要表现的一种特殊类型,又称**毛细胆管型肝炎或胆汁淤积型肝炎**。自觉症状常较轻,皮肤瘙痒,大便颜色变浅,常有明显肝大,肝功能检查血清胆红素明显升高,以直接胆红素为主,血清胆汁酸、谷氨酰转肽酶、碱性磷酸酶等梗阻指标可明显升高,黄疸重且持久,尿中胆红素阳性而尿胆原阴性。

5. 肝炎肝硬化

(1) 代偿性肝硬化:是指早期肝硬化,属于Child-Pugh评分A级。虽可有轻度乏力、食欲缺乏或腹胀症状,但无明显肝衰竭表现。肝、脾轻至中度肿大,质地偏硬,无明显压痛。

(2) 失代偿性肝硬化:是指中晚期肝硬化,属于Child-Pugh评分B、C级。临床表现明显，可发生多种并发症。患者可出现腹水、肝性脑病及门静脉高压引起的食管、胃底静脉明显曲张或破裂出血等（表12-2）。

根据肝脏炎症活动情况，还可将肝硬化分为活动性肝硬化和非活动性肝硬化。

表12-2 肝功能 Child-Pugh 评分表

评分	1	2	3
总胆红素	< 34	34～51	> 51
血清白蛋白（g/L）	> 35	28～35	< 28
凝血酶原时间延长	1～3s	4～6s	> 6s
腹水	无	轻度	中等量
肝性脑病（级）	无	1～2	3～4

积分法：5～6分为A级，7～9分为B级，10～15分为C级。

6. 并发症

（1）肝性脑病：高蛋白饮食、消化道出血、感染、大量放腹水等为常见诱因。根据临床表现及脑电波异常划分为 **5度**：①0度，可发现患者心理智能测试轻微异常，其余的症状尚不明显，没有行为或者性格方面异常；②Ⅰ度，以**精神症状**为主，定向力、计算力下降，患者性格、行为发生改变；③Ⅱ度，以**神经症状和体征**为主，出现扑翼样震颤，肌张力升高，腱反射亢进，患者嗜睡，性格行为异常，脑电图可见异常θ波；④Ⅲ度，患者处于**昏睡状态**，对疼痛刺激有反应，脑电图可见异常θ波和三相慢波；⑤Ⅳ度，患者处于**深昏迷状态**，对疼痛刺激无反应，腱反射消失。

（2）上消化道出血：多见于肝硬化和肝衰竭患者。

（3）感染：常见感染部位为腹膜、胆道及肺部，常见致病菌为革兰阴性杆菌。

（4）肝肾综合征：在严重肝病基础上继发功能性肾功能衰竭，表现为自发性少尿或无尿、氮质血症和肌酐增高等。

（5）原发性肝癌：HBV 或 HCV 慢性感染是发生原发性肝癌的重要因素之一。

（五）实验室检查与其他检查

1. 血常规　急性肝炎早期血白细胞正常或略高；慢性肝衰竭、肝硬化、脾功能亢进时，可有不同程度的血小板、白细胞及红细胞减少。

2. 尿常规　黄疸患者尿胆红素及尿胆原阳性有助于黄疸的鉴别诊断。

3. 肝功能

（1）血清酶测定：临床最常用有两种：一种是丙氨酸氨基转移酶（ALT）；另一种是门冬氨酸氨基转移酶（AST）。ALT 是反映肝细胞功能最常用指标，在严重肝损伤时，患者血清 ALT 快速下降，而总胆红素不断升高，这种"胆酶分离"现象提示肝细胞大面积坏死，预后不良。GGT 和碱性磷酸酶明显升高往往提示胆管阻塞。

（2）胆红素：胆红素含量是反映肝细胞损伤严重程度的重要指标。

（3）凝血酶原时间（PT）和凝血酶原活动度（PTA）：**凝血酶原活动度≤ 40%** 是诊断**肝衰竭**重要依据。

（4）蛋白质：当肝脏损伤严重或慢性肝病时，患者血清白蛋白减少，球蛋白增加，白／球比值下降甚至倒置。

（5）血胆固醇：严重肝损伤时，肝脏合成胆固醇减少，故而血胆固醇明显减少。

（6）甲胎蛋白（AFP）：孕妇、新生儿、部分生殖系统肿瘤及少数慢性肝炎、肝硬化患者可轻度升高。AFP明显升高或进行性升高提示有肝细胞癌发生，是早期诊断HCC常规方法。肝衰竭时当有大量肝细胞坏死后出现肝细胞再生，AFP也常升高，与预后相关。

（7）血氨：肝功能严重受损时，血氨升高。

4.肝纤维化指标检测 肝纤维化指标检测包括透明质酸、Ⅲ型前胶原、Ⅳ型胶原和层粘连蛋白，对诊断肝纤维化有一定的参考价值。

5.免疫学检查 抗-HAV IgM对甲型肝炎早期诊断有重要价值。HBV标志物检测对判断有无HBV感染有重要意义，HBV DNA是病毒复制和传染性最直接的标志。高滴度抗-HBc IgM阳性有助于急性乙型肝炎的诊断。血清抗-HCV IgM或HCV RNA阳性可确诊丙型肝炎。丁型肝炎诊断有赖于血清抗-HDV IgM或HDV Ag或HDV RNA阳性。戊肝的确诊必须依靠抗-HEV IgM阳性或HEV RNA阳性。

6.肝组织学检查 对肝炎的诊断和分型，了解炎症活动度及纤维化分期，估计预后评估疗效有重要作用。

7.影像学检查

（1）超声检查：对肝硬化、肝癌、脂肪肝、梗阻性病变等有一定的诊断意义。

（2）电子计算机断层扫描（CT）及磁共振成像（MRI）检查：与超声检查意义相似。

（六）诊断与鉴别诊断

1.诊断标准

（1）疑似病例

①病史：有肝炎接触史或饮食不洁史（甲型、戊型肝炎），输血或应用血液制品史（乙、丙、丁型肝炎）。

②临床表现：食欲缺乏、恶心、厌油等消化道症状，以及乏力等全身症状，肤目黄染、小便颜色加深，肝大、肝区疼痛等，不能排除其他疾病者。

③肝功能检查：血清ALT反复升高而原因不明者。

（2）确诊病例：免疫学或血清学检测的阳性结果有助于确诊。

①甲型肝炎：急性期血清抗-HAV IgM阳性；急性期及恢复期双份血清抗-HAV总抗体滴度呈4倍以上升高；急性早期的粪便免疫电镜查到HAV颗粒；血清或粪便中检出HAV RNA。以上任何一项阳性可确诊。

②乙型肝炎：较为复杂，包括以下几种情况。a.现症HBV感染，具有以下一项可确诊。血清HBsAg阳性；血清HBV DNA阳性或HBV DNA聚合酶阳性；血清抗-HBc IgM阳性；肝内HBcAg阳性或HBsAg阳性，或HBV DNA阳性。b.急性乙型肝炎，具有以下动态指标中一项者可诊断。HBsAg滴度由高到低，消失后抗-HBs阳转；急性期血清抗-HBc IgM呈高滴度，而抗-HBc IgG阴性或低滴度。c.慢性乙型肝炎，临床符合慢性肝炎，且有现症HBV感染依据。d.慢性HBsAg携带者，无任何症状及体征，肝功能正常，血清HBsAg持续阳性达6个月以上者。

③丙型肝炎：血清中抗-HCV 或 HCV RNA 阳性者可确诊。

④丁型肝炎：与 HBV 同时或重叠感染，并满足以下条件之一的。血清中抗-HDV IgM 阳性，或 HDV Ag 阳性；血清中 HDV RNA 阳性；肝组织内 HDV Ag 阳性。

⑤戊型肝炎：急性期血清抗-HEV IgM 阳性；急性期粪便免疫电镜找到 HEV 颗粒；急性期抗-HEV 阴性而恢复期阳性者，只要符合其中一条即可确诊。

2. 鉴别诊断

（1）各型病毒性肝炎：主要根据流行病学、临床表现及实验室检查做出诊断。确诊有赖于病原学检查结果。

（2）传染性单核细胞增多症：EB 病毒感染所致，可有肝脾大、黄疸、肝功能异常。但消化道症状较轻，常有咽炎、淋巴结肿大、血白细胞增多、异常淋巴细胞 10% 以上、嗜异凝集反应阳性、抗 EB 病毒抗体 IgM 早期阳性（4～8 周）等。

（3）药物性或中毒性肝炎：有服用损害肝脏药物或接触有毒物质史，排除其他原因。

（4）酒精性肝炎：有长期大量饮酒史，病毒性肝炎病原学检查常阴性。

（5）非酒精性脂肪性肝炎：患者体重指数常超标，血三酰甘油多增高，B 超检查有相应改变，病毒性肝炎病原学检查常阴性。

（6）自身免疫性肝病：主要有自身免疫性肝炎（AIH）、原发性胆汁性肝硬化（PBC）、原发性硬化性胆管炎（PSC）及自身免疫性胆管炎（AIC）等。常有肝脏炎性损害或胆汁淤积的表现，血清 IgG 或球蛋白明显升高，相应的自身抗体阳性，而病毒性肝炎病原学检查常阴性。

（7）肝外梗阻性黄疸：以胆道结石或伴感染及肿瘤最为常见。血清 ALT 升高不明显，梗阻酶（碱性磷酸酶、GGT 等）升高明显，皮肤瘙痒明显，超声检查可协助诊断。

（七）治疗

1. 治疗原则　总体原则是以适当休息和合理营养为主，根据不同病情给予适当药物辅助治疗，同时避免饮酒、肝毒性药物使用和其他对肝脏不利的因素。

2. 急性肝炎　急性肝炎多为自限性，若能早期休息，合理饮食及一般支持治疗，大多数患者可在半年内痊愈。

（1）休息：早期必须卧床休息，肝功能好转后可逐渐增加活动量。

（2）饮食：早期应进食易消化清淡饮食。避免其他对肝脏不利的因素，避免使用肝毒性药物，禁止饮酒。

（3）药物治疗：保肝药物种类繁多，可酌情选用 1～2 种，以防加重肝脏负担。常用于临床的包括甘草酸制剂等。除急性丙型肝炎及病毒引起的急性肝衰竭外，急性病毒性肝炎一般不需抗病毒治疗。

3. 慢性肝炎　慢性病毒性肝炎的治疗应采用综合性治疗方案，主要包括一般及对症治疗、抗病毒、免疫调节、保肝、抗肝纤维化等治疗措施。抗病毒治疗是慢性乙型肝炎和丙型肝炎的关键治疗。

（1）休息：病情活动时应卧床休息。

（2）饮食：饮酒者必须禁酒，高蛋白质饮食及维生素含量丰富的饮食，以维持平衡为宜，不应摄入过多糖和热量，防止发生脂肪肝、糖尿病等。

(3) 抗病毒治疗：目的是清除或持续抑制肝炎病毒，减轻肝细胞炎症坏死及肝纤维化，延缓和阻止疾病进展，减缓和防止肝硬化、肝癌及其并发症的发生，最终达到延长生存期和改善生活质量。

①慢性乙型肝炎：抗病毒治疗。

适应证：a.HBeAg 阳性者，HBVDNA > 10^5copies/ml（相当于 20 000U/ml），HBeAg 阴性者：HBV DNA > 10^4copies/ml（相当于 2000U/ml）；b.ALT > 2 正常值上限（ULN）。满足上述两点就应该立即开始抗病毒治疗。若 ALT < 2ULN，但肝组织活检发现炎症坏死 ≥ G_2 和（或）纤维化 ≥ S_2 也应抗病毒治疗。

对持续 HBV DNA 阳性，达不到上述治疗标准，但有以下情形之一者，亦应在充分与患者沟通后给予抗病毒治疗：a. 对 ALT > ULN，且年龄 > 40 岁者，应考虑抗病毒治疗。b. 对 ALT 持续正常但年龄较大者（> 40 岁），应密切随访，最好进行肝活检，如果肝组织学显示炎症坏死 > G_2 和（或）纤维化 > S_2，应积极给予抗病毒治疗。c. 动态观察发现有疾病进展的证据（如脾大）者，建议行肝组织学检查，必要时给予抗病毒治疗。

目前常用的抗病毒药物有两大类：**干扰素**和**核苷（酸）类似物**。

干扰素：目前常用的是 α-IFN，可用于慢性乙型肝炎和丙型肝炎抗病毒治疗，具有抗病毒及免疫调节作用，包括普通干扰素和聚乙二醇干扰素两种。

核苷（酸）类似物：此类药物对 HBV DNA 有较强的抑制作用，分为两种：核苷类似物和核苷（酸）类似物，目前广泛应用于临床的主要有 5 种，拉米夫定（LVD），阿德福韦酯（ADV），恩替卡韦（ETV），替比夫定（LdT）及替诺福韦（TDF）等。目前根据国内及国际指南推荐恩替卡韦和替诺福韦为一线用药，对于有生育要求及孕妇，替诺福韦和替比夫定为指南推荐用药。

②丙型肝炎的抗病毒治疗：所有丙型肝炎患者即使血清 ALT 正常或轻度升高，只要 HCVRNA 阳性者均应考虑抗病毒治疗。同时应考虑患者肝组织损伤程度、有无肝硬化、有无合并症存在、潜在的严重不良反应等多种因素。

目前治疗丙肝有两大类药物，干扰素和蛋白酶抑制剂（DAA），可根据患者情况选择。干扰素联合利巴韦林是最常用的治疗手段，包括普通干扰素和聚乙二醇干扰素，其中聚乙二醇干扰素使用更为广泛，针对 HCV 基因型为 2、3 型者疗效较好，1 型者疗效较差。利巴韦林（病毒唑）与 IFN 合用可明显增加丙型肝炎的疗效，减少复发。

蛋白酶抑制剂（DAA）类是治疗丙肝的新进展，目前临床已推广至第三代，常用的包括索磷布韦、达卡他韦、索磷布韦维帕他韦等，目前是国际国内指南推荐一线用药。

(4) 调节免疫疗法：如转移因子、胸腺肽等具有免疫调节作用。

(5) 改善肝功能治疗：包括促进肝细胞修复和再生的药物、促进能量代谢药物、提高血清白蛋白、改善氨基酸代谢药物等，在临床可根据实际情况选用。

(6) 抗肝纤维化治疗：抗病毒治疗是抗纤维化治疗的基础。

4.肝衰竭的治疗　治疗原则是在密切观察病情、早期诊断的基础上，以支持和对症疗法为主，同时阻断肝细胞坏死、促进肝细胞再生，积极防治各种并发症，必要时可采用人工肝支持系统及肝移植。

(1) 一般治疗及支持治疗：绝对卧床休息，精心护理，密切观察病情变化，严格控制饮食中蛋白质的摄入，肝性脑病禁食蛋白质，减少肠道氨的来源。补足每日必需的热量、液体、维生素等，适当补充新鲜血浆、白蛋白、免疫球蛋白、含支链氨基酸的多种氨基酸，纠正水、电解质及酸碱平衡紊乱等，液体量及糖不可过多，以防诱发低血钾及脑水肿。禁用肝、肾毒性药物。

（2）病因治疗：由HBV引起的肝衰竭应尽快给予口服核苷（酸）类似物抗病毒治疗，以减轻或阻止免疫病理损伤。

（3）促进肝细胞再生：常用的药物有促肝细胞生长素等。

（4）抗内毒素血症：间歇应用抗菌药物，抑制肠道细菌内毒素释放。

（5）防治并发症

①防治肝性脑病：预防和治疗氨中毒，纠正氨基酸比例失调及抗假性神经传导介质。

②防治脑水肿：一旦出现颅内压增高征象，及时使用高渗脱水剂及利尿药。

③防治上消化道出血：给予生长抑素、垂体后叶素等止血，并根据情况输注红细胞悬液。

④防治继发感染：精心护理，密切观察，一旦出现感染，及早使用敏感抗生素治疗。

⑤防治肝肾综合征：避免各种诱发因素，晚期可透析。

⑥防治腹水：补充白蛋白、血浆等提高血清白蛋白水平，同时可适当使用利尿药。

（6）人工肝支持系统和肝移植：可采用人工肝支持系统为晚期患者争取时间。肝移植可显著提高终末期肝病患者生存率。

5. 淤胆型肝炎的治疗 酌情使用激素减轻炎症。

（八）预防

免疫预防是控制病毒性肝炎感染的主要途径。

1. 管理传染源 病毒性肝炎属我国法定管理传染病种中的乙类传染病，发现后应及时做好疫情报告并隔离患者。**急性甲型及戊型肝炎**自发病之日起**隔离3周**。乙型及丙型肝炎隔离至病情稳定后可以出院。

2. 切断传播途径 提高个人卫生水平，加强饮食卫生管理、水源保护、环境卫生管理及粪便无害化处理。各级医疗卫生单位应加强消毒及防护措施。各种医疗及预防注射应严格实行一人一针一管，各种医疗器械及用具应严格实行实一人一用一消毒。加强对血液及血液制品的管理，对血液透析病房应加强卫生管理。

3. 保护易感人群

（1）甲型肝炎：国内目前使用的甲肝疫苗包括甲肝纯化灭活疫苗和减毒活疫苗。

（2）乙型肝炎

①乙肝免疫球蛋白（HBIG）：主要用于阻断HBV的母婴传播及意外暴露的被动免疫，应在出生后或暴露后的24h内（时间越早越好）注射。

②乙型肝炎血源疫苗或基因工程乙肝疫苗：主要用于新生儿和高危人群的乙肝预防，属于主动免疫。对HBsAg阳性产妇所生婴儿，与乙肝免疫球蛋白联合使用可提高保护力。

目前丙、丁、戊型肝炎尚缺乏特异性免疫预防措施。

二、流行性感冒

流行性感冒简称流感，是由流感病毒引起的急性呼吸道传染病，常突然暴发，迅速扩散。

主要通过飞沫传播。典型临床特点为急起高热、明显乏力、全身酸痛和轻微的呼吸道症状。

（一）病原学

流感病毒属正黏液病毒科，为单股负链分节段RNA病毒。主要分为甲（A）、乙（B）和丙（C）3型，其中甲型流感病毒再根据表面血凝素（HA）和神经氨酸酶蛋白结构（NA）及其基因特性分为若干亚型，HA可分为H1～H16亚型，NA可分为N1～N9亚型，人类流感主要与H1、H2、H3和N1、N2亚型有关。流感病毒容易发生变异，最常发生于甲型，主要形式有两种：抗原漂移和抗原转换，可形成新病毒亚型，引起全球性大流行。

流感病毒不耐热，56℃ 30分钟灭活，对常用消毒剂（甲醛、过氧乙酸、含氯消毒剂等）、紫外线敏感，耐低温和干燥。

（二）流行病学

1. 传染源　患者和隐性感染者是本病主要传染源。潜伏期至发病急性期都有传染性。

2. 传播途径　主要经飞沫传播。

3. 易感人群　人群普遍易感。感染后可获得特异性免疫力，不过维持时间较短，且各型及各亚型之间无交叉感染。

4. 流行特征　本病最显著的特点是突然暴发、迅速扩散，从而造成不同程度的流行，以冬春季节多见，发病率高，死亡率较低。大流行可发生于任何季节，一般10～15年发生一次大流行。

（三）发病机制及病理

1. 发病机制　带有流感病毒颗粒的飞沫经呼吸道吸入后，病毒以内吞形式进入细胞，在细胞内进行复制，引起上呼吸道症状；在上皮细胞变性坏死后排出大量病毒，随呼吸道分泌物排出引起传播；而上皮细胞变性、坏死后产生的炎症反应，则引起发热、头痛等全身症状。老年人、婴幼儿及免疫力低下者较易发生病毒侵袭全部呼吸道，引起严重后果。

2. 病理　单纯型流感病变主要发生在上、中呼吸道，表现为纤毛柱状上皮细胞呈簇状脱落、上皮细胞的化生、固有层黏膜细胞的充血、水肿伴单核细胞浸润等病理变化；重症患者有出血、严重气管支气管炎症和肺炎为主，且伴有其他脏器损害。

（四）临床表现

潜伏期通常为1～7d。发病多急骤，主要以全身中毒症状为主，呼吸道症状不明显。

1. 流感症状及体征

（1）单纯型流感：最常见。起病急，高热，体温可达39℃以上，可有头痛、全身酸痛、咽干、乏力及食欲减退等全身症状，咳嗽、流涕、鼻塞、咽痛等呼吸道症状较轻。病程1～2周。

（2）中毒型流感：较少见，表现为高热、休克及弥散性血管内凝血等严重症状，病死率高。

（3）肺炎型流感：较少见，多发生于两岁以内儿童。特点是在发病后24h内出现烦躁、呼吸困难、咳痰。两肺可有呼吸音减低、湿啰音或哮鸣音。X线胸片可见双肺广泛小结节性浸润，近肺门较多，周围较少。

（4）胃肠型流感：除发热外，以恶心、呕吐、腹痛、腹泻为显著特点，儿童多于成年人，病程2～3d。

2. 重症病例临床表现
（1）流感病毒性肺炎：主要发生于婴幼儿、老年人、慢性心肺疾病及免疫功能低下者。
（2）肺外表现：常有心脑血管损伤、神经系统表现等。
3. 并发症　并发症包括呼吸道并发症如细菌性气管炎、细菌性支气管炎、细菌性肺炎；肺外并发症：雷耶（Reye）综合征、中毒性休克、横纹肌溶解、心肌炎、心包炎等。**Reye 综合征**是以脑水肿及肝功能障碍为特征的一组综合征，见于 14 岁以下儿童，特别是使用阿司匹林等水杨酸类解热镇痛药物者。

（五）实验室检查与其他检查

1. 血常规　本病白细胞总数一般不升高或略有降低，合并细菌感染时白细胞和中性粒细胞可增多。
2. 血生化检查　少数病例肌酸激酶、丙氨酸氨基转移酶、天冬氨酸氨基转移酶、乳酸脱氢酶、肌酐等升高。
3. 病原学检查　包括病毒分离、病毒抗原、核酸和抗体检测等。**病毒分离**是"金标准"，将发病 3 天内患者的含漱液或上呼吸道分泌物接种于鸡胚或组织培养，进行病毒分离。
4. 影像学检查　多数患者无肺内受累，重症患者胸部 X 线检查可显示单侧或双侧肺炎等。

（六）诊断与鉴别诊断

1. 确诊标准　具有临床表现，以下 1 项病原学检测结果阳性即可确诊：流感病毒核酸检测阳性；流感病毒快速抗原检测阳性，结合流行病学综合判断；流感病毒分离培养阳性；急性期和恢复期双份血清的流感病毒特异性 IgG 抗体水平呈 4 倍或 4 倍以上升高。
2. 鉴别诊断
（1）普通感冒：多为散发，起病较慢，可由多种呼吸道病毒感染引起，普通感冒呼吸道局部症状更突出。
（2）传染性非典型肺炎（SARS）：是由 SARS 冠状病毒引起的一种具有明显传染性，可累及多个脏器的肺炎。主要根据病原学检查鉴别。
（3）其他：需与其他类型上呼吸道感染如急性咽炎、扁桃体炎，下呼吸道感染如急性气管支气管炎、肺炎、肺结核等疾病鉴别，确诊需依据实验室检查。

（七）治疗

1. 治疗原则
（1）隔离，保持房间通风，患者应充分休息，多饮水，清淡营养饮食，密切观察病情变化。
（2）尽早应用抗流感和抗病毒药物治疗。
（3）加强支持治疗和防治并发症。
（4）合理应用对症治疗药物。儿童忌用阿司匹林或其他水杨酸制剂。
2. 抗流感病毒药物治疗
（1）M_2 离子通道阻滞药：仅对甲型流感病毒有抑制作用，包括金刚乙胺和金刚烷胺等。
（2）神经氨酸酶抑制药：对甲、乙型流感均有活性，**奥司他韦**是目前最常用药物。
3. 重症病例的治疗　积极治疗原发病，防治并发症，并进行有效的器官功能支持是治疗原则。

（八）预防

1. **控制传染源** 早发现、早报告、早隔离、早治疗，隔离时间为1周或至主要症状消失。
2. **切断传播途径** 流感流行期间，尽量少去公共场所，注意通风，加强对公共场所进行消毒。
3. **保护易感人群** 接种流感疫苗是最有效预防流感及并发症的手段。

本病预后一般良好，常于短期内自愈。

三、人感染高致病性禽流感

人感染高致病性禽流感简称人禽流感，是由**甲型流感病毒**的某些能感染禽类的亚型中一些毒株引起的急性上呼吸道传染病，以高热、咳嗽、呼吸急促为主要临床表现，病情轻重不一，严重者可出现休克、多脏器功能衰竭等表现。

（一）病原学

流感病毒属正黏液病毒科甲（A）型流感病毒属，目前已证实感染人的禽流感病毒亚型为 H5N1、H9N2、H7N7，又以 **H5N1** 致病性最强，感染 H5N1 亚型患者病情重，死亡率高。禽流感病毒容易被稀酸、乙醚等有机溶剂和碘剂、含氯石灰灭活。对热敏感，56℃ 30min 或 100℃ 2min 可使病毒灭活。病毒对低温相对抵抗力较强。在自然环境下，存在于口腔、鼻腔和粪便中的病毒收到有机物保护，能存活相当长时间。

（二）流行病学

1. **传染源** 主要为患病禽类或携带病毒的禽类。
2. **传播途径** 主要途径是经呼吸道吸入具有传染性的飞沫、直接接触感染的禽类或通过污染物的间接接触。
3. **易感人群** 人群对禽流感病毒普遍易感。高危人群为与不明原因病死家禽或感染、疑似感染禽流感家禽密切接触者。
4. **流行特征** 禽流感病毒通常只在禽类间引起感染和传播，一般不会感染人类。首次报道禽流感病毒由禽到人引起疾病是1997年由 H5N1 引起的香港禽流感暴发流行。自此以后，不断有禽流感病毒感染人类的报道。

（三）病因病理

病毒经呼吸道进入人体后，引起以肺为主的多系统损伤，其表现为弥漫性肺损伤外，同时伴有心脏、肝脏、肾脏等多器官损伤。

本病的基本病理改变是支气管黏膜严重破坏；肺泡内大量淋巴细胞浸润，可见散在出血灶和肺不张；肺透明膜形成。

（四）临床表现

潜伏期一般在 7d 以内，通常为 1～3d。感染亚型不同症状可不同。感染 H7N7 亚型患者常表现为结膜炎，感染 H5N1 亚型患者通常仅有轻微的上呼吸道感染症状。重症患者常急性起病，早期表现类似普通型流感，主要为发热，体温大多持续在 39℃以上，热程为 1～7d，可伴有流涕、鼻塞、咳嗽、咽痛、头痛和全身不适等症状，常在发病 1～5d 后出现呼吸急促及肺炎表现。重症患者病情发展迅速，可出现肺炎、急性呼吸窘迫综合征（ARDS）、肺出血、胸腔积液、Reye 综合征等多种并发症。体征可见眼结膜轻度充血，咽部充血，听诊肺部干啰音等，半数患者有肺部实变体征。

（五）实验室检查与其他检查

1. 血常规检查　多数患者外周血白细胞总数多正常或降低，重症患者白细胞总数、淋巴细胞和血小板不同程度减少。

2. 血生化检查　部分患者肝功能异常，表现为 ALT、AST 升高，亦可出现尿素氮的升高。

3. 病原学检查　从患者呼吸道分泌物中分离出禽流感病毒，为本病确诊"金标准"。

4. 免疫学检查　运用血凝抑制试验、补体结合试验或酶联免疫吸附试验的方法分别检测发病初期和恢复期双份血清中禽流感抗体滴度，如前后滴度有 4 倍及 4 倍以上升高，可作为回顾性诊断指标。

5. 病毒抗原及核酸检查　采用免疫荧光法或酶联免疫法检测患者呼吸道分泌物中甲型流感病毒核蛋白抗原（NP）及禽流感病毒 H 亚型抗原，还可用 RT-PCR 法进行核酸检测。

6. 影像学检查　胸部 X 线检查可见肺内斑片状、弥漫性或多灶性浸润。重症患者胸部检查可见大片毛玻璃状改变或肺实变影，严重者呈"白肺"，少数可伴有胸腔积液等。

（六）诊断标准和鉴别诊断

1. 诊断标准　根据流行病学资料、临床症状及实验室检查结果，排除其他疾病后而确诊。

（1）医学观察病例：有流行病学接触史，1 周内出现流感样症状者。

（2）疑似病例：有流行病学史和临床表现，运用甲型流感病毒 H 亚型单克隆抗体在患者呼吸道分泌物或尸检肺标本中查到特异性抗体，或 RT-PCR 扩增出 H 亚型基因。

（3）临床诊断病例：被诊断为疑似病例，但无法进一步取得临床检验标本或实验室检查证据，而与其有共同接触史的人被确诊，并且没有其他疾病确诊依据者。

（4）确诊病例：有典型临床表现和流行病学接触史，从患者呼吸道分泌物标本或相关组织标本中分离出特定病毒，或采用其他方法检测出禽流感病毒亚型特异抗原或核酸检查阳性，或发病初期和恢复期双份血清禽流感病毒亚型毒株抗体滴度升高 4 倍或 4 倍以上者。

2. 鉴别诊断　注意与流感、普通感冒、细菌性肺炎、传染性非典型肺炎（SARS）、传染性单核细胞增多症、巨细胞病毒感染、衣原体肺炎、支原体肺炎等疾病进行鉴别诊断，确诊需依据实验室验查。

（七）治疗

1. **治疗原则**　采用一般护理、对症治疗和特效药物治疗相结合的方法。

2. 一般治疗　对疑似和确诊患者应进行隔离治疗。加强支持治疗，预防并发症。

3. 对症治疗　可应用解热药、缓解鼻黏膜充血药、止咳祛痰药等缓解发热、咳嗽、鼻塞等症状。

4. 抗流感病毒治疗　应在发病 48h 内使用抗流感病毒药物。

5. 抗生素治疗　在明确或有充分证据提示继发细菌感染时，可选用抗生素。

6. 重症患者的治疗　处理要点为：营养支持；加强血氧饱和度监测和呼吸支持；防治继发细菌感染；防治其他并发症，必要时进行免疫调节治疗。

（八）预防

1. 管理传染源　加强禽类疾病的监测，一旦发现禽流感疫情，动物防疫部门应立即按有关规定进行处理。

2. 切断传播途径　发生禽流感疫情后，应对禽类养殖场、屠宰场和销售处进行彻底消毒，对死禽及禽类废弃物应销毁或深埋；接触人禽流感患者应戴口罩、戴手套、穿隔离衣，接触后应洗手；要加强检测标本和实验室禽流感病毒毒株的管理，严格执行操作规范，防止医院感染和实验室的感染及传播。

3.保护易感人群　目前尚无商品化人用禽流感疫苗。

四、传染性非典型肺炎

传染性非典型肺炎又称严重急性呼吸综合征（SARS），是由SARS**冠状病毒**引起的一种急性呼吸系统传染病。临床上以发热、乏力、头痛、肌肉关节酸痛、干咳少痰、白细胞减少为特征，严重者表现为明显的呼吸困难。

（一）病原学

SARS-CoV属于冠状病毒科冠状病毒属，是**单股正链RNA病毒**。能在Vero-E6或Vero（绿猴肾细胞）中培养繁殖。病毒对热、有机溶剂及紫外线敏感。

（二）流行病学

本病是21世纪初新发呼吸道传染病，2003年世界卫生组织根据本病临床特点将本病命名为严重急性呼吸综合征（SARS）。2004年传染病防治法将本病列为乙类传染病，但其预防、控制措施按甲类传染病方法执行。

1.传染源　患者是最主要的传染源。

2.传播途径　**近距离的飞沫传播**是本病最主要的传播方式。

3.易感人群　人群普遍易感，以青壮年居多。SARS患者的密切接触者如家庭成员、医务人员及SARS-CoV相关实验室操作人员是SARS的高危人群。

4.流行特点　本病流行发生于冬末春初，主要流行于人口密集的城市。

（三）发病机制与病理

1.发病机制　发病机制未明，起病早期即可出现病毒血症。目前认为病毒诱导的免疫损伤是本病发病的主要原因之一。

2.病理　肺部病理改变明显，肉眼可见双肺明显长大，镜下以弥漫性肺泡损伤为主，早期可有肺水肿和透明膜的形成。病程3周后有肺泡内机化及肺间质纤维化，造成肺泡纤维闭塞。其他脏器如肝、肾等实质细胞可见退行性变和坏死。

（四）临床表现

SARS的潜伏期1~16d，常见为3~5d。

1.症状　急性起病，以**发热**为首发症状。

（1）全身症状：以发热为主要症状，可有畏寒，体温一般高于38℃，呈不规则热或者弛张热、稽留热等，热程为1~2周；伴有肌肉及关节酸痛、头痛、乏力等。

（2）呼吸系统症状：常无鼻塞、流涕等上呼吸道卡他症状。起病3~7d出现干咳，少痰，10~14天可出现频繁咳嗽、胸闷、气促和呼吸困难，易发生呼吸道继发感染。

（3）其他症状：部分患者出现腹泻、恶心、呕吐等消化道症状。

轻症患者临床症状轻，病程短。重症患者病情重，进展快，易出现呼吸窘迫综合征。儿童患者病情一般较成年人轻。

2.体征　肺部体征常不明显。

(五)实验室检查与其他检查

1. **血液检查** 多数患者血常规检查提示白细胞计数正常或下降,淋巴细胞计数绝对值减少。生化检查中血清丙氨酸氨基转移酶(ALT)、乳酸脱氢酶(LDH)及其同工酶等均有不同程度升高。血气分析可有血氧饱和度降低。

2. **血清学检测** 特异性IgG抗体在起病1周后开始出现,且效价持续升高,6个月后仍保持高浓度。IgM抗体发病后1周出现,在急性期和恢复早期达到峰值,3个月后消失。

3. **病原学检测** RT-PCR用于检测患者呼吸道分泌物、血液、尿、大便等标本中SARS-CoV的RNA。病毒分离将患者呼吸道分泌物、血液等标本接种到Vero细胞中进行培养。

4. **影像学检查** X线片和胸部CT是SARS的主要检查方法。基本影像表现为**磨玻璃密度影**和**肺实变影**。

(六)诊断与鉴别诊断

1. 诊断

(1)流行病学资料:2周内曾与SARS患者接触,尤其是密切接触;或为受传染的群体发病者之一;或患者有明确的造成他人尤其是多人感染的证据;发病前2周内曾到过或居住于有SARS疫情的区域。

(2)症状与体征:起病急,以发热为首发症状,体温一般大于38℃,可伴有畏寒、头痛、肌肉关节酸痛、乏力,部分患者可有腹泻,上呼吸道卡他症状不明显,干咳、少痰、胸闷等症状为主,严重者出现呼吸困难。肺部体征常不明显,部分患者可闻及少许湿啰音,或有肺实变体征。

(3)一般实验室检查:外周血白细胞一般正常或减少,常有淋巴细胞计数减少。

(4)影像学检查:X线检查示肺部有不同程度的片状、斑片状浸润性阴影或网格状改变,部分患者进展迅速,呈大片状阴影,常多叶受累。阴影吸收消散较慢。影像学结果与症状、体征可不一致。

(5)病原学相关检测:通过SARS-CoV血清特异性抗原或抗体检测、SARS-CoV RNA检测及病毒分离等确诊。

(6)抗菌药物:一般抗菌药物使用无明显疗效。

2. **鉴别诊断** 需与普通感冒、流行性感冒、人禽流感、细菌性肺炎、肺炎支原体肺炎、肺炎衣原体肺炎、军团菌性肺炎、真菌性肺炎、其他病毒性肺炎、肺结核等相鉴别。

(七)治疗

1. **治疗原则** 目前尚无特效治疗手段,临床上应以对症支持治疗和针对并发症的治疗为主。

2. **一般治疗** 卧床休息,营养饮食,保持呼吸道通畅,及时清除呼吸道分泌物。早期给予持续鼻导管吸氧,严重者采用无创机械通气。密切观察病情变化,根据病情需要,监测血氧饱和度或动脉血气分析、血常规、血电解质、肝肾功能、心肌酶谱及X线胸片等。

3. 对症治疗

(1)发热,体温>38.5℃或全身酸痛明显者,可使用解热镇痛药。儿童禁用水杨酸类解热镇痛药。

(2)咳嗽、咳痰者可给予镇咳、祛痰药。

（3）有心、肝、肾等器官功能损害者，应采取相应治疗。

（4）继发细菌或真菌感染时应给予相应的抗菌药物。

（5）糖皮质激素可缓解中毒症状，减轻肺渗出及肺纤维化，在有以下几种指征之一可以使用：有严重的中毒症状，持续高热不退；X线胸片显示多发或大片阴影，进展迅速，48h之内病灶面积增大>50%，且在正位X线胸片上占双肺总面积的1/4以上；出现急性肺损伤或出现ARDS。通常使用甲泼尼龙，少数危重患者可以考虑短期冲击疗法。

4. 抗病毒治疗　目前尚无针对SARS-CoV的特异性抗病毒药物。

5. 重症患者的治疗　治疗原则：严密动态观察，加强监护，及时给予呼吸支持，合理使用糖皮质激素，加强营养支持和器官功能保护，注意水、电解质和酸碱平衡，预防和治疗继发感染，及时处理并发症。

（八）预防

1. 管理传染源　早发现、早报告、早隔离、早治疗。

2. 切断传播途径　做好宣传教育。加强医院感染控制，做好医护人员防护。加强实验室的安全管理与防护。污物应彻底消毒，废弃物品应焚烧处理。

3. 保护易感人群　目前尚无效果肯定的SARS疫苗和药物可供选择。

五、艾滋病

艾滋病是获得性免疫缺陷综合征（AIDS）的简称，是由人免疫缺陷病毒（HIV）引起的以免疫功能受损为特征的慢性传染病。HIV主要侵犯**辅助性T淋巴细胞**，造成细胞免疫功能受损，最终并发各种严重机会性感染和肿瘤。

（一）病原学

HIV属于反转录病毒科慢病毒属中的人类慢病毒组，由包膜和核心两部分组成。病毒最外层为包膜，表面嵌有糖蛋白gp120和gp41。核心包括两条单股正链RNA、核心结构蛋白、反转录酶、整合酶和蛋白酶等。HIV主要分为HIV-1型和HIV-2型。目前全球流行的主要是HIV-1型，是引起艾滋病的主要毒株。

HIV主要感染CD_4^+T细胞，也感染单核-吞噬细胞等，有嗜淋巴细胞性和嗜神经性。HIV在体外生存能力较弱，对理化因素抵抗力较低，对热敏感，56℃处理30分钟可使其失去感染性，100℃处理20分钟可将病毒完全灭活。75%乙醇、0.2%次氯酸钠、2%戊二醛等均能使HIV灭活。

（二）流行病学

1. 传染源　本病唯一的传染源是艾滋病患者和HIV感染者。无症状HIV感染者是本病最重要的传染源。特别需要重视血清病毒阳性而HIV抗体阴性的窗口期感染者，本病窗口期一般2~6周。

2. 传播途径　目前认为本病的传播途径主要为以下几种：①性接触传播是本病主要传播途径；②血源传播通过输血等方式传播；③母婴传播；④其他途径包括医务人员被HIV污染的针头刺伤等。

3. 易感人群　人群普遍易感。

4. 流行特征　撒哈拉以南的非洲地区是目前HIV感染者最多的，目前我国艾滋病疫情呈低流行状态，但感染率上升趋势，性传播已成为我国最主要传播途径。

（三）发病机制与病理

1. 发病机制　艾滋病的发病机制主要是 HIV 侵犯和破坏 **CD_4^+ T 淋巴细胞**，导致免疫功能缺陷，最终并发各种**机会性感染**和**恶性肿瘤**。

（1）HIV 感染和复制：HIV 借助易感细胞表面受体进入细胞，在反转录酶作用下，形成负链 DNA，在 DNA 聚合酶作用下形成双股 DNA，在整合酶的作用下，新形成的非共价结合的双链 DNA 整合入宿主细胞染色体 DNA 中。被激活后转录和翻译成 RNA，一部分 RNA 经修饰成为病毒子代基因组 RNA，另一部分经拼接成病毒 mRNA，产生子代病毒的蛋白和酶类，在细胞膜装配成新 HIV 后芽生释出，再感染并破坏其他细胞。

（2）机体免疫细胞数量减少和功能障碍：HIV 在 CD_4^+ T 淋巴细胞内大量复制，导致 CD_4^+ T 淋巴细胞溶解和破坏，急性期以 CD_4^+ T 淋巴细胞数量短期内一过性迅速减少为特点；无症状期以 CD_4^+ T 淋巴细胞数量持续缓慢减少为特点，此期持续时间不等，平均为 8 年；有症状期 CD_4^+ T 淋巴细胞再次较快速的减少。CD_4^+ T 淋巴细胞数量减少和功能丧失，导致免疫功能缺陷，使 AIDS 患者易发生各种感染。

（3）其他免疫细胞功能异常：单核-巨噬细胞、B 淋巴细胞都可被 HIV 所感染，造成数量减少。而随着疾病进展，可出现异常免疫激活。

2. 病理　艾滋病累及全身多系统器官，病理变化复杂。病变主要在免疫器官，包括淋巴结和胸腺等。

（四）临床表现

临床一般可分为 3 期。

1. 急性期　通常发生在初次感染后 2～4 周。部分感染者出现 HIV 病毒血症和免疫系统急性损伤引起的临床症状。以发热最常见，可伴有头痛、咽痛、恶心、呕吐、腹泻、皮疹、关节痛、淋巴结肿大及神经系统症状。

2. 无症状期　此期持续时间一般为 6～8 年，时间长短与感染病毒数量、类型、感染途径、机体免疫状态、生活习惯等多因素有关。此期患者无明显症状，具有传染性。

3. 艾滋病期　为感染 HIV 后的最终阶段。患者 CD_4^+ T 淋巴细胞计数明显下降，HIV 病毒载量明显升高。此期主要表现分为 HIV 相关症状和各种机会感染及肿瘤两方面。

（1）HIV 相关症状：临床以持续 1 个月以上的发热、盗汗、慢性腹泻，体重减轻 10% 以上最为常见。部分患者可有神经精神症状，另外还可出现持续性全身性淋巴结肿大。

（2）并发症

①呼吸系统：肺孢子菌肺炎、肺结核、各种原因引起的细菌、真菌性肺炎。

②中枢神经系统：隐球菌性脑膜炎、结核性脑膜炎、弓形虫脑病等。

③消化系统：白色念珠菌性食管炎、巨细胞病毒性肠炎、空肠弯曲菌肠炎等。

④口腔：鹅口疮、舌毛状白斑等。

⑤皮肤：带状疱疹、传染性软疣、尖锐湿疣、真菌性皮炎和甲癣等。

⑥眼部：巨细胞病毒性和弓形体性视网膜炎，可致盲。

⑦肿瘤：恶性淋巴瘤、卡波西肉瘤等，卡波西肉瘤是艾滋病患者最常见的肿瘤之一。

（五）实验室检查与其他检查

1. 血常规检查　白细胞、血红蛋白、红细胞及血小板均可不同程度减少。

2. 免疫学检查 T 淋巴细胞绝对计数下降，CD_4^+ T 淋巴细胞减少，$CD_4^+/CD_8^+ \leq 1.0$。

3. 病原学检测

（1）直接分离：患者血浆、单核细胞和脑脊液可直接分离出 HIV。

（2）抗体检测：包括筛查试验和确认试验。HIV 抗体筛查检测方法是使用酶联免疫试验（ELISA）查血清中 gp24 及 gp120 抗体，其阳性率达到 90%。HIV 抗体确认试验，常用的方法是免疫印迹法，目前临床使用较为广泛。

（3）抗原检测：用 ELISA 法测血清 p24 抗原，采用流式细胞技术（FCM）检测血或体液中 HIV 特异性抗原，对诊断有一定帮助。

（4）病毒载量测定：病毒载量测定常用方法有 RT-PCR 等。

（5）蛋白质芯片：目前发展的新方向，能同时检测 HIV、HBV、HCV 联合感染者血中核酸和相应的抗体，应用前景较好。

4. 其他检查 胸部 CT 检查有助于了解肺部并发肺孢子菌、真菌、结核分枝杆菌感染及卡波西肉瘤等情况。痰、支气管分泌物或肺活检可找到肺孢子菌包囊、滋养体或真菌孢子。粪涂片可见隐孢子虫等。

（六）诊断与鉴别诊断

1. 诊断原则 诊断需结合流行病学资料（包括不安全性生活史、静脉注射毒品史等），临床表现和实验室检查等进行综合分析。必须明确的是，诊断 AIDS/HIV 必须是 HIV 抗体阳性；早期诊断特别是"窗口期"的诊断依赖于 **HIVRNA** 和 **P24 抗原**的检测。

2. 诊断标准

（1）急性期：患者近期内有流行病学史和临床表现，实验室 HIV 抗体由阴性转为阳性；或仅实验室检查 HIV 抗体由阴性转为阳性即可诊断。

（2）无症状期：有流行病学史，HIV 抗体阳性；或仅有 HIV 抗体阳性即可诊断。

（3）艾滋病期：有流行病学史，实验室检查 HIV 抗体阳性，加下述各项中的任何 1 项即可诊断。

①原因不明的不规则发热，体温高于 38℃持续 1 个月以上。

②慢性腹泻（每日＞3 次）持续 1 个月以上。

③体重在 6 个月内下降 10% 以上。

④反复发作的口腔念珠菌感染。

⑤反复发作的单纯疱疹病毒、带状疱疹病毒感染。

⑥卡氏肺孢子菌肺炎。

⑦反复发生的细菌性肺炎。

⑧活动性结核或非结核分枝杆菌病。

⑨深部真菌感染。

⑩中枢神经系统占位性病变。

⑪中青年人出现痴呆。

⑫活动性巨细胞病毒感染。

⑬弓形虫病。

⑭马尔尼菲青霉菌感染。

⑮反复发生的败血症。
⑯皮肤黏膜或内脏的卡波西肉瘤、淋巴瘤。
另外，$CD_4^+ T$ 淋巴细胞计数 $< 0.2 \times 10^9/L$ 也可帮助诊断。

3. 鉴别诊断　主要与原发性 $CD_4^+ T$ 淋巴细胞减少症、继发性 $CD_4^+ T$ 淋巴细胞减少相鉴别，主要根据病史和病原学检测鉴别。艾滋病急性期还应与传染性单核细胞增多症相鉴别。

（七）治疗

1. 一般治疗　加强营养、支持治疗，对有需要的患者辅以心理治疗。

2. 抗病毒治疗　治疗目标是最大限度地抑制病毒复制，保存和恢复免疫功能，提高患者的生活质量，降低病死率和 HIV 相关疾病的发病率，减少艾滋病的传播。目前主要采用**高效抗反转录病毒治疗（HAART）**，可有效减少耐药的发生。目前在国内的抗 HIV 药物主要有以下 3 类。

（1）核苷类反转录酶抑制剂（NRTI）：选择性抑制 HIV 反转录酶，掺入正在延长的 DNA 链中，使 DNA 链的延长终止，抑制 HIV 复制。常用的有齐多夫定、拉米夫定、去羟肌苷等。

（2）非核苷类反转录酶抑制剂（NNRTI）：作用于 HIV 反转录酶某位点，使其失去活性而抑制 HIV 的复制。常见的有奈韦拉平、依非韦伦等。

（3）蛋白酶抑制剂（PI）抑制蛋白酶：阻断 HIV 复制和成熟过程中必需的蛋白质合成。此类药物有沙奎那韦、利托那韦、克力芝、阿扎那韦等。

单用一种抗病毒药物易诱发病毒变异，产生耐药性，目前主张联合用药，也称**高效抗反转录病毒治疗**，目前常用的组合方式有两种 NRTI 联合一种 NNRTI 或一种 PI。

（4）抗病毒治疗时机：HIV 感染的青少年及成年人在急性期，无论 $CD_4^+ T$ 淋巴细胞多少，均推荐抗病毒治疗。在无症状期，若 $CD_4^+ T$ 淋巴细胞 $> 0.35 \times 10^9/L$，定期复查，暂不治疗；若 $CD_4^+ T$ 淋巴细胞 $(0.2 \sim 0.35) \times 10^9/L$，则应定期复查，一旦出现或 $CD_4^+ T$ 淋巴细胞计数 1 年内下降 $> 30\%$ 和（或）病毒载量 $> 10^5/L$，建议给予抗病毒治疗。在艾滋病期，无论 CD_4^+ 细胞计数为多少，均推荐抗病毒治疗。由于婴幼儿病情进展快，对于 < 12 个月的婴儿，建议抗病毒治疗；对于 1 岁以上患儿，可密切监测，选择最合适时机抗病毒治疗。

3. 对症治疗

（1）卡氏肺孢子菌肺炎：用喷他咪等治疗。

（2）结核病：常规抗结核治疗，疗程可适当延长。

（3）弓形虫脑病：首选乙胺嘧啶 + 磺胺嘧啶，疗程一般为 3 周。

（4）真菌感染：常用氟康唑、两性霉素 B、卡泊芬净等。

（5）病毒感染：可用阿昔洛韦或更昔洛韦。

（6）卡波西肉瘤：抗病毒治疗同时联合普通干扰素治疗，也可用博来霉素、长春新碱和阿霉素联合化疗等。

4. 支持治疗　支持治疗包括输血、营养支持治疗及补充维生素等。

5. 预防性治疗　当医务人员职业暴露或高危人群有暴露风险时，可给予药物预防性治疗。

（八）预防

（1）控制传染源　对高危人群进行普查有助于发现传染源，一旦发现疫情立即上报。

（2）切断传播途径　加强宣传教育，提倡高危人群使用安全套，加强血液制品管理，推广使用一次性注射器及严格消毒医疗器械，注意对HIV感染孕妇的产科干预防治。

（3）保护易感人群　目前疫苗仍在研制中。

六、流行性出血热

流行性出血热，又称**肾综合征出血热**，是由**汉坦病毒**引起的以**啮齿类动物**为传染源，以**发热**、**出血性休克**和**肾损伤**为主要表现的**自然疫源性**急性病毒性传染病。

（一）病原学

汉坦病毒属于布尼亚病毒科汉坦病毒属，为单股负链RNA病毒。由于抗原结构的差异，汉坦病毒目前大致有10个血清型。血清型不同，对人类的致病性亦不同。常见类型：Ⅰ型汉坦病毒又称姬鼠型，病毒分离来源于黑线姬鼠；Ⅱ型汉城病毒，又称家鼠型，病毒分离来源于汉城褐家鼠；Ⅲ型普马拉病毒，主要宿主是欧洲棕背䶄又称棕背䶄型，病情较轻；Ⅳ型希望山病毒，因主要宿主为美国草原田鼠，又称田鼠型，迄今未见致病；Ⅴ型**辛诺柏病毒**又称鹿鼠型，为**汉坦病毒肺综合征（HPS）**的病原，又称HPS病毒。我国流行的最主要的是Ⅰ型和Ⅱ型病毒，而Ⅰ型病毒感染者病情一般更重。

汉坦病毒在体外较易被灭活，对乙醚、氯仿、丙酮等脂溶剂和去氧胆酸盐敏感，不耐热和不耐酸，对紫外线、乙醇和碘酒等消毒剂敏感。

（二）流行病学

1.传染源　**黑线姬鼠**和**褐家鼠**为主要宿主和传染源。

2.传播途径　病毒通过宿主动物的血及唾液、尿、粪便等排出体外，主要传播途径有以下几种。

（1）呼吸道传播：含病毒的鼠排泄物污染尘埃后形成的气溶胶颗粒，经呼吸道吸入感染；**呼吸道传播**为最主要的**传播途径**。

（2）消化道传播：进食被含病毒的鼠排泄物污染的食物，通过破损的口腔黏膜感染。

（3）接触传播：被鼠咬伤或破损伤口接触带病毒的鼠类排泄物或血液而感染，此类感染机会较少。

（4）垂直传播：病毒可经胎盘感染胎儿。

（5）虫媒传播：寄生于鼠类身上的革螨或恙螨可能通过叮咬人而传播。

3.易感人群　人群普遍易感。感染后多显性发病。病后可获持久免疫。

4.流行特征　本病与宿主的地理分布有关，我国疫情最重，发病人数占全球的90%，流行类型主要分**姬鼠型**和**褐鼠型**，前者主要分布于农区、林区，散发为主，发病多在秋冬季，高峰为11月至次年1月，后者主要分布于城镇和市郊居民区，暴发为主，流行季节多在3～6个月。各年龄组均可发病，以青壮年为主。

（三）发病机制与病理

1.发病机制　本病发病机制尚未完全阐明，一般认为病毒感染是发病的始动环节，导致受感染的细胞功能和结构损害，激活免疫应答，诱发机体免疫损伤。

2.病理变化　本病的基本病理变化为全身小血管包括小动脉、小静脉和毛细血管广泛性损伤，血管内皮细胞变性、坏死，管壁可见纤维蛋白样坏死和破裂等，内脏毛细血管高度扩张、淤血，管腔内可见血栓形成，引起多脏器的充血、出血、变性及坏死，尤以肾脏、脑垂体前叶、肾上腺皮质、右心房内膜、皮肤等病变最为明显。

(四)临床表现

本病潜伏期为4～46d,一般为7～14d。临床特征为三种表现("三痛""三红"肾损害)和5个临床阶段。

典型患者的临床经过可分为**发热期、低血压休克期、少尿期、多尿期及恢复期**5期。非典型和轻型病例可出现越期或不典型表现,而重症患者则可出现发热期、休克期和少尿期之间的重叠。

1. **发热期** 本期最主要的临床特征是**发热,"三痛","三红"及蛋白尿**。起病急骤,突然畏寒、发热,体温在1～2d内可达39～40℃,热型多为弛张热或稽留热,一般持续3～7天。同时出现全身中毒症状,常有典型的"三痛",即头痛、腰痛、眼眶痛,常伴有全身乏力、酸痛等全身中毒症状。体温下降后全身中毒症状反而加重是本病不同于其他发热性疾病的特点。

毛细血管损伤主要表现为"三红"征,即颜面、颈部及上胸部呈弥漫性潮红,似酒醉貌。发病2～3d后软腭充血明显,可见细小出血点,两腋下、上胸部、肩颈部等皮肤有散在、簇状或搔抓样、条索状出血点,束臂试验常阳性。如皮肤迅速出现大片瘀斑或腔道出血,表示病情严重。

发病1～2d即可出现肾损害,表现为蛋白尿、血尿和少尿倾向,有时尿中可见膜状物。

2. **低血压休克期** 主要为**低血容量休克**的表现。一般发生于第3～7天。热退后病情反而加重是本期的特点,重者发生休克。表现为肢端发冷、心率加快、烦躁不安、意识模糊、口唇及四肢末端发绀、尿少等。可合并有DIC、心力衰竭、水及电解质平衡失调、脑水肿、呼吸窘迫综合征、急性肾衰竭等。本期一般持续1～3d,重者达6d以上。部分患者本期表现不明显,直接由发热期进入少尿期甚至多尿期。

3. **少尿期** 少尿期与低血压休克期常无明显界限,也可由发热期直接进入本期。24h尿量少于400ml为少尿。可引起尿毒症、酸中毒和水、电解质紊乱等。患者常有厌食、恶心、呕吐、腹胀、腹泻等消化道症状,以及头晕、头痛、烦躁不安、嗜睡、抽搐,甚至昏迷等神经系统表现。

4. **多尿期** 多尿期一般出现在病程第9～12天,在本期最易出现水、电解质紊乱,常见有低钠血症、低钾血症,甚至可再次引发休克。

5. **恢复期** 多尿期后,尿量逐渐恢复至每日2000ml以内,症状逐渐消失,精神及食欲好转,完全康复尚需1～2个月。

6. **临床分型** 根据病情的轻重可分非典型、轻、中、重和危重5型。

(1)非典型:低热,体温一般不超过38℃,皮肤和黏膜散在出血点,尿蛋白(+),诊断依靠特异性抗原或抗体阳性。

(2)轻型:体温一般不超过39℃,全身中毒症状较轻,皮肤可见少许出血点,肾损害较轻,不进入休克期和少尿期。

(3)中型:体温为39～40℃,全身中毒症状较重,有明显的出血和球结膜水肿,肾损害较重,尿蛋白(+++),休克期和少尿期明显,但程度较轻且时间较短。

(4)重型:体温达到甚至超过40℃,全身中毒症状严重,可出现中毒性神经系统症状,有明显皮肤黏膜瘀斑甚至腔道出血,休克及肾损害严重,少尿持续5天以内或无尿2天以内。

（5）危重型：在重型基础上出现以下情况之一的则病情危重：难治性休克；心力衰竭、肺水肿；重要脏器出血；并发脑水肿、脑疝；严重感染；少尿超过5d或无尿2d以上。

（五）实验室检查与其他检查

1. 一般检查 血常规提示白细胞总数增高，分类中淋巴细胞增多，并有异型淋巴细胞，血小板减少，尿蛋白阳性，血尿素氮及肌酐可升高，电解质中血钠、氯、钙在本病各期中多数降低，血磷、镁等则增高，血钾在少尿期多升高，其他期多降低。凝血酶原时间可延长。

2. 病原学检查 应用RT-PCR检测汉坦病毒RNA，敏感性高，有早期诊断价值。特异性IgM阳性或发病早期和恢复期两次血清特异性IgM抗体滴度上升4倍以上有确诊价值。患者血液及尿中检出病毒抗原也有诊断意义。

（六）诊断与鉴别诊断

1. 诊断

（1）流行病学资料：在流行地区、流行季节，有明确或可疑的鼠类接触史。

（2）临床表现：包括**发热**、**出血**、**肾损害**三大主症，有"三红""三痛"，有临床5期经过等。

（3）实验室检查：白细胞总数增多，早期出现异型淋巴细胞，尿蛋白于短期内急剧增加，血清特异性IgM或病毒RNA阳性可明确诊断。

2. 鉴别诊断 发热期应与上呼吸道感染、流行性感冒、伤寒、钩端螺旋体病、败血症等疾病相鉴别；低血压休克期应与休克型肺炎等感染中毒性休克相鉴别；少尿期应与急性肾小球肾炎及其他原因引起的急性肾衰竭相鉴别；出血明显者需与急性白血病、血小板减少性紫癜及其他出血性疾病相鉴别；腹痛为主要表现者，应排除外科急腹症。

（七）治疗

1. 治疗原则 目前尚无特效治疗方法，主要针对各期病理生理变化，采用综合性预防性治疗措施，早发现、早休息、早治疗和就近治疗。

2. 发热期

（1）一般治疗：绝对卧床休息，营养易消化饮食。

（2）抗病毒和免疫治疗：可选用利巴韦林抑制病毒，减轻病情和缩短病程。

（3）对症治疗：呕吐频繁者可给予甲氧氯普胺止呕，芦丁、维生素C可降低血管通透性，有高热伴有谵妄等精神症状者可酌情给予地塞米松，疗程为1～3天。

（4）预防DIC：给予适量低分子右旋糖酐等防治DIC。

3. 低血压休克期

（1）补充血容量：宜早期、快速和适量。

（2）纠正酸中毒：通常为代谢性酸中毒，常用5%碳酸氢钠。

（3）血管活性药物和肾上腺皮质激素的使用：经补液、纠酸后，血容量基本补足，但血压仍不升高或不稳定者，可应用血管活性药物如多巴胺、间羟胺等。糖皮质激素具有降低毛细血管通透性，减少外渗，降低外周血管阻力，改善微循环作用，还可稳定细胞膜及溶酶体膜，减轻休克时器官实质细胞损害，临床常用地塞米松静脉滴注，但应注意出血患者禁用。

（4）强心药的应用：有心力衰竭者可给予强心药。

4. 少尿期

（1）稳定机体内环境：维持热量及氮质平衡。维持水、电解质、酸碱平衡，量出为入，限制入量。

（2）促进利尿：少尿早期应注意与休克期的肾前性少尿相鉴别。一般建议尽早使用利尿药，常用利尿药为呋塞米，从小量开始。

（3）导泻：可以通过导泄排出体内多余的水分和钾离子等。常用甘露醇、硫酸镁或中药口服。

（4）透析疗法：目前常用结肠透析、腹膜透析和血液透析，以血液透析效果更佳。透析指征为少尿持续 4d 以上或无尿 24h 以上，经利尿药治疗效果不佳，或尿毒症表现日趋严重，尿素氮 > 28.6mmol/L；高分解状态，尿素氮每日升高 > 7.14mmol/L；血钾 > 7mmol/L，心电图有 T 波高耸等高钾表现；高血容量综合征或伴有肺水肿者；极度烦躁不安或伴有脑水肿者。

5. 多尿期　主要是维持水和电解质平衡，防治继发感染。液体补充仍遵循"**量出为入**"原则。

6. 恢复期　应注意补充营养，适当休息，逐步恢复活动量。

7. 并发症治疗　病程中应积极防治腔道大出血、心力衰竭、肺水肿、急性呼吸窘迫综合征及各种继发感染等。

8. 预防

（1）控制传染源：鼠类是本病主要传染源，防鼠和灭鼠是预防本病的关键措施。

（2）切断传播途径：注意食品卫生，防止食品被鼠类污染；注意个人防护，不直接接触鼠及其排泄物。

（3）保护易感人群：目前已有预防本病的疫苗，用于人群的预防接种，已取得一定效果。

七、狂犬病

狂犬病是由狂犬病毒引起的以**侵犯中枢神经系统**为主的**人畜共患**急性传染病。主要临床表现为恐水、恐声、怕风、狂躁、恐惧不安、流涎和咽肌痉挛，进行性瘫痪直至死亡，因有典型的恐水症状，又称**恐水症**。病死率高达 100%。

（一）病原学

狂犬病毒属于弹状病毒科拉沙病毒属，中心为单股负链 RNA 病毒。狂犬病毒对紫外线、热、日光抵抗力差。易被甲醛、70% 乙醇、汞、乙醚等灭活。在冰冻干燥条件下存活时间长。

（二）流行病学

1. 传染源　带狂犬病毒的动物是本病的传染源，在我国最主要的传染源是病犬。

2. 传播途径　主要通过被患病动物咬伤传播。

3. 易感人群　人群普遍易感。被病兽咬伤后是否发病与下列因素有关：①咬伤部位，头部、面部、颈部、手指处被咬伤后发病机会多；②咬伤的严重性，创口深而大者发病率高；③局部处理情况，咬伤后迅速彻底清洗者发病机会少；④及时、全程、足量注射狂犬疫苗和免疫球蛋白者发病率低；⑤被咬伤者免疫功能低下或免疫缺陷者发病机会多。

（三）发病机制与病理

1. 发病机制　狂犬病毒对神经组织有强大的亲和力，病毒经皮肤或黏膜破损处进入机体后，沿末梢神经和神经周围间隙的体液进入相应的脊髓段，然后沿脊髓上行至脑，在脑组织中繁殖。分为以下 3 个阶段。

（1）组织内病毒小量繁殖期　病毒自咬伤部位入侵后，在伤口附近横纹肌细胞内缓慢繁殖，侵入相邻神经末梢。

（2）侵入中枢神经期　病毒沿周围神经轴索迅速上行，到达背根神经节后大量繁殖，然后入侵脊髓和中枢神经系统，主要侵犯脑干和小脑等处神经细胞，形成特殊的临床表现。

（3）从中枢神经向各器官扩散期　病毒自中枢神经系统向周围神经离心性扩散，侵入各组织与器官。

2. **病理**　主要为急性弥漫性脑脊髓膜炎、脑实质和脑膜水肿、充血、微小血管出血。可在神经细胞胞质中发现一种嗜酸性包涵体，称为**内格里小体**，为本病特征性病变，具有诊断价值。

（四）临床表现

潜伏期长短不一，多在 1～3 个月内发病，最长可达 10 年以上，临床表现有**狂躁型**和**麻痹型**两种，我国以狂躁型为主。典型病例临床表现分为 3 期。

1. 狂躁型

（1）前驱期：常有低热、头痛、乏力、纳差、恶心、全身不适等，约 80% 的患者伤口部及其附近有麻木、发痒、刺痛或蚁爬感，为病毒繁殖刺激周围神经元所致，具有早期诊断意义。随着病情进展，出现对光、声音敏感，恐惧不安，并有喉头紧缩感。本期持续 2～4d。

（2）兴奋期：患者高度兴奋，表现为极度恐惧、怕风、恐水、发作性吞咽肌痉挛、呼吸困难、排尿困难及多汗、流涎等，其中**恐水**是本病特征性临床症状，约有 80% 的患者可能出现。患者极度口渴却不敢饮水，常伴有声嘶和脱水。微风、声音、水均能引起患者吞咽肌痉挛，严重时可出现全身抽搐，伴有呼吸机痉挛，导致呼吸困难、缺氧。由于自主神经功能亢进，患者出现大汗流涎，高热，体温可超过 40℃，心率快，血压升高，瞳孔扩大，此时患者神志大多清醒，随着病情加重，部分患者可出现精神失常、定向力障碍、幻觉、谵妄等。病程进展急剧，多在发作中死于呼吸或循环衰竭。本期持续 1～3d。

（3）麻痹期：痉挛减少或停止，患者逐渐安静，出现弛缓性瘫痪，尤以肢体软瘫更多见。眼肌、面肌及咀嚼肌受累，出现眼球运动失调，下颌下坠，口不能闭，面部不能表情，呼吸变慢，节律不齐，心搏微弱，神志不清，最终因**呼吸麻痹**和**循环衰竭**而死亡。本期持续 6～18h。

2. **麻痹型**　临床较为少见，约占 20%。以**瘫痪**为主要表现，又称"**静型**"。患者常以高热、头痛、呕吐、伤口疼痛为首发症状，随之出现肢体软瘫、腱反射消失、共济失调和大小便失禁，神志始终清醒，最终因衰竭死亡。病程为 10～20d。

（五）实验室检查

1. **血、尿常规和脑脊液检查**　血常规中白细胞总数轻到中度升高，中性粒细胞占 80% 以上。脑脊液压力正常或轻度升高，细胞数稍增多，以淋巴细胞为主，蛋白稍升高，糖和氯化物正常。

2. **病原学检查**　患者唾液、尿液、脑脊液或死后脑组织接种鼠脑，分离病毒；死者脑组织或咬人动物脑组织切片找内格里小体；用 RT-PCR 检测狂犬病毒 RNA；取角膜印片或有神经元纤维的皮肤切片，用免疫荧光抗体染色检查狂犬病毒抗原。以上任一项阳性时可确诊。

3. **病毒抗体检测** 血清中和抗体或荧光抗体测定，对接种过疫苗者有一定的诊断价值。

（六）诊断与鉴别诊断

1. **诊断** 有被病犬或病兽咬伤或抓伤史及典型的临床症状，可做出临床诊断。确诊有赖于病原学检测或尸检发现脑组织内格里小体。

2. **鉴别诊断** 本病应与病毒性脑炎、破伤风、格林-巴列综合征、脊髓灰质炎等疾病相鉴别，流行病学资料和特殊症状是鉴别要点。

（七）治疗

所有传染病中最凶险的疾病，死亡率高，目前尚无有效治疗方法。受伤后及时正规的处理伤口是防治发病的关键。

（八）预防

1. **控制传染源** 家犬进行登记及定期预防接种。发现野犬、狂犬立即捕杀，尸体应深埋。

2. **伤口的处理** 伤口应及时处理。

3. **预防接种**

（1）疫苗接种：可用于暴露后预防，也可用于暴露前预防。暴露前预防主要用于高危人群。国内主要采用 **Vero 细胞疫苗**和**地鼠肾细胞疫苗**。

（2）免疫血清：以**人狂犬免疫球蛋白**为佳，过敏者可以脱敏注射。

八、流行性乙型脑炎

流行性乙型脑炎简称乙脑，亦称日本脑炎，是由**乙型脑炎病毒**所致的以**脑实质炎症**为主要病变的**中枢神经系统**急性传染病。临床以**高热、意识障碍、惊厥、强制性痉挛和脑膜刺激征**为特征，重症患者常出现呼吸衰竭，病死率高，可留有严重后遗症。

（一）病原学

乙脑病毒属于乙组虫媒病毒，披盖病毒科黄病毒属。乙脑病毒对热、乙醚和酸等常用消毒剂敏感，100℃ 2分钟或56℃ 30分钟即可灭活，但耐低温和干燥，冰冻干燥法在 4℃冰箱中可保存数年。

（二）流行病学

1. **传染源** 乙脑是人畜共患的自然疫源性疾病，猪是本病最主要的传染源。

2. **传播途径** 本病主要通过蚊虫叮咬而传播。以**三带喙库蚊**是主要的传播媒介。蚊虫是乙脑病毒的长期储存宿主，可带病毒越冬，并通过蚊卵传代。

3. **易感人群** 人群对乙脑病毒普遍易感。感染乙脑病毒后多为隐性感染。感染后可获得持久且稳定的免疫力。发病多见于**10岁以下的儿童**，以2~6岁儿童发病率最高。

4. **流行特征** 东南亚和西太平洋地区是乙脑的主要流行区，发病农村多于城市，山区多于沿海地区。热带地区全年均可发病，温带和亚热带地区有严格的季节性，主要集中在7~9月。

（三）发病机制与病理

1. **发病机制** 人被带有乙脑病毒的蚊虫叮咬后，病毒进入体内，经淋巴管或毛细血管侵入单核-吞噬细胞内繁殖，达一定量后进入血流，引起病毒血症。发病与否主要取决于机体的免疫能力，而病毒的数量及毒力对发病也有一定影响。乙脑病毒有**嗜神经性**，能突破血脑屏障侵入中枢神经系统。

乙脑的神经组织病变既有病毒直接破坏，也与免疫损伤有关。

2. 病理　乙脑引起脑实质广泛病变，以大脑皮质、脑干及基底核的病变最为明显；脑桥、小脑和延髓次之，脊髓病变最轻。肉眼可见脑膜血管充血、水肿、出血，脑实质充血、水肿，严重者可有点状出血和粟粒样软化灶。镜下主要表现为变性性炎症，神经细胞变性坏死，有神经细胞卫星现象或噬神经细胞现象；软化灶形成；脑血管改变，血管充血，管周间隙增宽，常伴有淋巴细胞为主的炎性细胞围绕血管呈袖套状浸润；胶质细胞增生，形成胶质细胞结节。

(四) 临床表现

乙脑潜伏期为4～21d，一般为10～14d。典型病程可分为4期。

1. 初期　相当于病毒血症期。为病程的第1～3天。起病急骤，发热，体温迅速上升至39～40℃，伴有头痛、食欲缺乏、恶心呕吐，多有嗜睡和精神倦怠。少数患者可有表情淡漠、颈项强直。**头痛**是本病最常见和最早出现的症状。

2. 极期　病程第4～10天，初期症状加重，出现全身毒血症状和脑神经受损症状。

(1) 高热：此期发热达顶点，可达40℃以上，持续7～10天，病情与体温成正比，体温越高，持续时间越长，病情越重。

(2) 意识障碍：表现可轻可重，可见嗜睡、谵妄、昏迷或定向力障碍等。意识障碍最早可见于病程的第1～2d，以第3～8d多见，一般持续1周。昏迷的深浅、持续时间的长短与病情的严重性和预后有关。

(3) 惊厥或抽搐：多在病程第2～5天出现，是病情严重的表现。

(4) 呼吸衰竭：为本病最严重的表现之一，最主要死亡原因，多见于深度昏迷的患者，包括**中枢性**和**外周性呼吸衰竭**。

①中枢性呼吸衰竭：多见于重症患者，表现为呼吸节律及幅度的变化，最后呼吸停止。脑疝者常见有**颞叶沟回疝**和**枕骨大孔疝**。颞叶沟回疝可同时出现患侧瞳孔扩大，对光反射消失，瞳孔大小不一；枕骨大孔疝则可出现患者极度烦躁、昏迷加深，反复或持续性抽搐，肌张力增高，眼球固定，双侧瞳孔散大，对光反射消失，呼吸常突然停止。

②周围性呼吸衰竭：多由脊髓病变致呼吸机麻痹，或呼吸道阻塞，肺部感染所致，表现为呼吸先快后慢，胸式或腹式减弱，发绀，但呼吸节律整齐。

(5) 其他神经系统症状和体征：多在起病10d内，表现为浅反射（腹壁反射和提睾反射）减弱或消失，膝、跟腱反射等深反射先亢进后消失，病理征阳性。可出现脑膜刺激征，脑神经麻痹和肢体痉挛性瘫痪（上运动神经元性瘫痪），伴有肌张力增高，还可出现膀胱和直肠麻痹（大、小便失禁或尿潴留）。此外，根据病变部位不同，可出现颅神经损伤或自主神经功能紊乱的表现。

高热、抽搐和呼吸衰竭是乙脑极期的严重表现，三者相互影响，互为因果。

3. 恢复期　极期过后，在病程的第8～12d，患者体温逐渐下降，神经系统症状和体征逐日好转，一般于2周左右可完全恢复。

4. 后遗症期　发病半年后，5%～20%的重症患者仍有精神、神经症状，称为**后遗症**，主要有意识障碍、痴呆、失语、癫痫等，经积极治疗及细心的护理可有不同程度的恢复。

5. 并发症　以**支气管肺炎**最常见，其次为肺不张、败血症、尿路感染、褥疮等。重型患者可因应激性溃疡致上消化道大出血。

6. 临床分型　根据病情轻重，临床可分为以下几型。

（1）轻型：体温39℃以下，神志始终清楚，轻度嗜睡等，无抽搐，脑膜刺激征不明显。1周左右恢复，无后遗症。临床易漏诊。

（2）普通型：体温39～40℃，嗜睡或浅昏迷，病理征阳性，脑膜刺激征不明显。病程为7～14d，多无后遗症。

（3）重型：体温40℃以上，昏迷，反复或持续抽搐，瞳孔缩小，浅反射消失，深反射先亢进后消失。可有肢体瘫痪和呼吸衰竭。病程多在2周以上，恢复期常有精神异常、瘫痪、失语等，部分患者留有不同程度后遗症。

（4）极重型（暴发型）：起病急骤，体温于1～2天内升至40℃以上，常反复或持续性抽搐，深度昏迷，迅速出现脑疝及中枢性呼吸衰竭，病死率高，多在3～5天内死亡，幸存者多有严重后遗症。

（五）实验室检查

1. 血常规　白细胞总数增高，多为（10～20）×10^9/L，中性粒细胞80%以上。

2. 脑脊液　脑脊液压力轻度增高，外观清或微浊，白细胞计数增多，多为（50～500）×10^6/L，少数患者高达1000×10^6/L以上，早期中性粒细胞为主，随后淋巴细胞逐渐增多。蛋白质轻度升高，糖正常或偏高，氯化物正常。脑脊液中免疫球蛋白的测定对鉴别诊断有帮助。

3. 血清学检查

（1）特异性IgM抗体测定：可用于早期临床诊断。在感染后第4天出现，2～3周达到高峰。

（2）补体结合试验：为IgG抗体，病后2周出现，5～6周达到高峰，维持1年，特异性较高，可作为回顾性诊断或者流行病学调查。

（3）中和试验：特异性较高，但方法复杂，仅用于流行病学调查。

4. 病原体分离　病毒体分离包括两种方法，即病原分离和病毒核酸检测。病程第1周内死亡患者脑组织中可分离出乙脑病毒。

（六）诊断与鉴别诊断

1. 确诊标准　临床诊断主要依靠流行病学资料、临床表现和实验室检查的综合分析，确诊依赖于血清学和病原学检查。

2. 鉴别诊断

（1）中毒型菌痢：流行季节相同，均多见于夏秋季，10岁以下儿童多见，但起病较乙脑更急，常在发病24h内迅速出现高热、抽搐、意识障碍、休克。灌肠后大便查到痢疾杆菌可确诊。

（2）化脓性脑膜炎：多发生在冬春季，由脑膜炎球菌引起。脑脊液呈细菌性脑膜炎改变，瘀点或脑脊液涂片或培养可见致病菌。血常规白细胞明显增高。

（3）结核性脑膜炎：无季节性，发病缓慢，病程长，有结核病史。脑脊液中糖、氯化物降低，薄膜涂片或培养可找到结核杆菌。T-SPOT有助于诊断。

（七）治疗

目前无特效药物治疗，应密切观察病情变化，及时处理危重症状，降低死亡率和防止后遗症的发生。

1. 一般治疗　注意营养饮食，注意水及电解质平衡，昏迷者宜给予鼻饲。

2. 对症治疗　及时处理高热、抽搐及呼吸衰竭是关键。

（1）高热的处理：室温应保持在30℃以下，以物理降温为主，药物降温为辅。高热伴抽搐者可用亚冬眠疗法，用药过程要密切观察生命体征变化，注意保持呼吸道通畅。

（2）抽搐的处理：祛除病因及镇静解痉。

（3）呼吸衰竭的处理：①保持呼吸道通畅，纠正患者缺氧状态。②由脑水肿所致者应用脱水剂。③中枢性呼吸衰竭有呼吸表浅、节律不整或发绀时，可用呼吸兴奋剂。④必要时可行气管插管或气管切开，使用人工呼吸器。⑤改善微循环，减轻脑水肿，可用血管扩张药等。

3. 糖皮质激素的应用　对于重症患者，可早期、短程应用。

4. 后遗症处理和康复治疗　细心护理，进行功能训练。

（八）预防

预防乙脑的关键是防蚊、灭蚊。

1. 控制传染源　隔离患者和疑似患者直至体温正常。

2. 切断传播途径　防蚊、灭蚊为主要措施。

3. 保护易感人群　预防接种是保护易感人群的关键措施。目前我国使用的是地鼠肾细胞灭活疫苗和减毒活疫苗，接种对象以6～12个月的婴幼儿为主。

第三单元　细菌感染性疾病

【复习指导】本单元为重点内容。应掌握流行性脑脊髓膜炎、伤寒、细菌性痢疾、霍乱的流行病学特点、并发症、诊断标准、治疗原则。熟悉其病因病理、病原体生物学特性、实验室检查及预防措施。

一、流行性脑脊髓膜炎

流行性脑脊髓膜炎是由**脑膜炎奈瑟菌**引起的**急性化脓性脑膜炎**，以突发高热、头痛、呕吐、皮肤黏膜瘀点和脑膜刺激征为主要临床特点，通过空气中**飞沫传播**的**急性呼吸道传染病**。

（一）病原学

脑膜炎奈瑟菌，又称脑膜炎双球菌，属于奈瑟菌属，革兰氏染色阴性。本菌呈肾形或卵圆形双球菌，仅存在于人体，专性需氧，用血液琼脂或巧克力培养基或卵黄培养基生长良好。细菌裂解后可释放内毒素，具有强烈致病性，是重要的致病因子。

人是脑膜炎奈瑟菌**唯一**的**天然宿主**。本菌在体外生存力极弱，对寒冷、干燥、阳光、紫外线及一般消毒剂均敏感，本菌可产生自溶酶，在体外极易自溶而死亡。

（二）流行病学

1. 传染源　流脑病人和带菌者是本病主要传染源。

2. 传播途径　主要通过咳嗽、喷嚏、说话等由飞沫直接从空气中传播。

3. 易感人群　人群易感性同体内特异性保护性抗体水平密切相关。6个月至2岁的婴幼儿，抗体降至最低水平，发病率最高。

4. 流行特征　本病遍及全世界，本病全年散发，**冬春季**可出现季节性发病高峰，从11月持续至次年4月。本病有周期性流行特点，一般3～5年一次小流行，8～10年一次大流行。

（三）发病机制及病理

1. 发病机制　病原菌自鼻咽部入侵体内，人体免疫力强弱与病菌毒力决定其发展过程。**内毒素**是重要的致病因素，内毒素激活补体，释放炎症介质，产生循环障碍和休克；激活凝血系统，引起弥散性血管内凝血，继发纤溶亢进，导致内脏广泛出血；病原菌随血流突破血-脑屏障，引起脑膜、脊髓膜化脓性炎及颅内压增高形成脑疝，患者可因呼吸衰竭而迅速死亡。

2. 病理

（1）败血症期：主要病变为血管内皮损害，血管壁炎症、坏死和血栓形成，血管周围出血；皮肤、皮下组织、黏膜和浆膜等可出现局灶性出血，肺、心、胃肠道和肾上腺亦可有广泛出血。

（2）脑膜炎期：病变以**软脑膜**和**蛛网膜**为主。早期主要表现为充血、少量浆液性渗出及局灶性小出血，进一步发展则见大量纤维蛋白、中性粒细胞及血浆外渗，脑脊液浑浊，呈化脓性改变；颅底由于化脓性炎症的直接侵袭，可引起视神经、展神经、动眼神经、面神经、听神经等脑神经损害。

（3）暴发型脑膜脑炎：病变主要在**脑实质**，脑细胞有明显充血和水肿，颅内压增高，严重者可形成脑疝。少数慢性患者由于脑室孔阻塞和脑脊液循环障碍而发生脑积水。除脑脊髓膜外，其他脏器也可有迁徙性化脓性病灶，如心内膜炎、心包炎、化脓性关节炎等。

（四）临床表现

潜伏期为1～10d，一般为2～3d。病情复杂多变，轻重不一，一般分为以下各型。

1. 普通型　约占全部病例的90%。可分为以下各期。

（1）前驱期（上呼吸道感染期）：多数患者无症状，少数患者有低热、咽痛等上呼吸道感染症状。此期患者鼻咽拭子培养可分离出脑膜炎奈瑟菌，传染性最强。此期持续为1～2d。

（2）败血症期：起病迅速进入此期，表现为突发寒战、高热、体温迅速达40℃以上，伴有头痛、呕吐、全身乏力、肌肉酸痛等全身中毒症状。此期重要的体征是皮疹，70%以上患者可出现皮肤黏膜的瘀点、瘀斑，随着病情进展，瘀点、瘀斑迅速增多、扩大，甚至因为血栓形成而发生皮肤大片坏死。多数患者于1～2天内进入脑膜脑炎期。

（3）脑膜脑炎期：此期患者持续高热及全身中毒症状，中枢神经系统症状加重，患者剧烈头痛，呕吐频繁，呈喷射状，脑膜刺激征阳性，严重者可出现呼吸或循环衰竭。此期持续2～5d。

（4）恢复期：患者体温渐降至正常，症状好转，瘀点、瘀斑吸收或结痂愈合，神经系统检查正常，本期一般持续1～3周，直至痊愈。

由于病情进展快，4期临床常难以完全区分。

2. 暴发型　少数患者起病急骤，病情进展迅速，病势凶险，病死率高，常见于儿童。

（1）休克型：最突出特点为急骤起病，迅速发展至循环衰竭。表现为突起寒战高热、头痛呕吐，常于短期内出现遍及全身的瘀点、瘀斑，且迅速融合成片甚至皮肤大片坏死；同时伴有急性循环衰竭的症状，易并发弥散性血管内凝血。脑膜刺激征大多缺如，脑脊液大多澄清，细胞数正常或轻度增加，血及瘀点培养多为阳性。

（2）脑膜脑炎型：主要以中枢神经系统症状为主。患者除高热、剧烈头痛、喷射样呕吐外，可出现反复或持续惊厥，且迅速陷入昏迷。脑膜刺激征阳性，颅内压增高，锥体束征阳性，四肢张力增加或强直。血压可持续升高，视盘水肿，瞳孔大小不等，对光反射迟钝或消失，严重者可发生脑疝而致呼吸衰竭。

（3）混合型：兼有上述两型的临床表现，是本病最严重的一型，病死率最高。

3. 轻型　病变轻微，热势不高，可有轻度头痛、咽痛等上呼吸道症状，皮肤黏膜可见少数针尖样出血点；可有脑膜刺激征。脑脊液多无明显变化或仅有轻度炎症改变，咽拭子或瘀点培养可有脑膜炎奈瑟菌生长。

4. 慢性型　极少见，多为成年人，以间歇发热、皮疹及关节疼痛为特征。诊断主要依据发热期反复多次的血培养或瘀点涂片、培养找到病原体。

5. 带菌状态　为流脑主要传染源，较为常见。分为短期间歇带菌或长期慢性带菌，一般病程超过3个月，即为**慢性带菌**。

6. 并发症　主要并发症有脑膜炎奈瑟菌播散至其他器官引起的化脓性迁徙性病变；脑及其周围组织因炎症或粘连引起的损害；继发性感染。

（五）实验室检查

1. 血常规　白细胞总数及中性粒细胞明显增加。

2. 脑脊液检查　典型表现为脑脊液压力升高，外观呈浑浊米汤样或脓样；白细胞计数明显升高，并以多核细胞增高为主；糖及氯化物明显减少，蛋白含量升高。

3. 细菌学检查　细菌学检查是确诊最主要方法。

（1）涂片检查：取皮肤瘀点组织或离心沉淀后的脑脊液涂片检查，可查到革兰氏阴性肾形双球菌。

（2）细菌培养：取瘀点组织液、血液、脑脊液等做病原菌培养，阳性者可确诊。

4. 血清学检查

（1）特异性抗原检测：检测血、脑脊液中的脑膜炎奈瑟菌抗原，具有灵敏度高、特异性强、快捷等优点。

（2）特异性抗体检测：应用间接血凝法、杀菌抗体测定等。

（六）诊断及鉴别诊断

1. 诊断

（1）流行病学资料：冬春季发病，当地有本病发生或流行，或与患者密切接触。

（2）临床表现：突起高热，头痛，皮肤、黏膜瘀点、瘀斑，脑膜刺激征等典型临床表现。

（3）实验室检查：细菌学培养阳性及流脑特异性血清免疫检测阳性为确诊的主要依据。

2. 鉴别诊断

（1）其他化脓性脑膜炎：确诊有赖于细菌学检测。

（2）流行性乙型脑炎：有严格季节性，在7～9月份间流行。脑脊液澄清，白细胞数升高不明显，以淋巴细胞为主，糖和氯化物正常。

（3）结核性脑膜炎：起病缓，病程长，有结核病史或密切接触史，有低热、盗汗、消瘦等结核中毒症状，脑脊液呈毛玻璃状，可检出抗酸杆菌。

（4）虚性脑膜炎：败血症、伤寒、肺炎等全身性感染常因有高毒血症而发生脑膜刺激征。脑脊液除压力增高外，其余一般正常。

（七）治疗

1. 普通型流脑的治疗 本病治疗的关键在于早期诊断，就近治疗，隔离并密切监护。

（1）一般治疗：呼吸道隔离，卧床休息，流质饮食，密切观察病情变化，加强护理。

（2）病原治疗：是流脑治疗首要措施，应尽早、足量使用敏感抗菌药物，且应选择可透过血脑屏障药物。常用药物如下。

①青霉素G：脑膜炎奈瑟菌对**青霉素G**高度敏感，是本病首选用药。

②头孢菌素类：第三代头孢菌素对脑膜炎奈瑟菌抗菌活性强，**C群菌株**可作为首选。

③氯霉素：主要用于对青霉素或磺胺类药物过敏患者。

以上各种抗菌药物的疗程均为5～7天。

（3）对症治疗：高热时可用物理及药物降温，惊厥时可用地西泮，颅内高压时应给予脱水剂。

2. 暴发型流脑的治疗

（1）休克型

1）病原治疗：尽早使用抗菌药物，首选**第三代头孢菌素或青霉素G**。

2）抗休克治疗：①补充血容量，改善微循环。②纠正酸中毒。③充分供氧。④经过上述处理，如休克仍未纠正，可应用血管活性药物等。⑤糖皮质激素短期应用，休克纠正后即停药。⑥若怀疑DIC，应尽早使用肝素抗DIC治疗，同时应给予新鲜血、血浆或纤维蛋白原、凝血酶原复合物。⑦心率明显加快时可用强心剂。

（2）脑膜炎型

1）抗生素的及早应用。

2）及早发现和防治脑水肿，这是本型治疗的关键。

3）防治脑水肿的同时，及时吸氧、吸痰，保持呼吸道通畅。并视病情做气管插管，使用呼吸机支持，并进行心肺监护。

3. 慢性型的治疗 本型主要以病原治疗为主。

（八）预防

1. 控制传染源 早发现、早隔离、早治疗。患者一般隔离至症状消失后3d，不少于发病后7d。

2. 切断传播途径 搞好个人及环境卫生，注意室内通风，做好宣教工作。

3. 保护易感人群 对易感人群注射疫苗是最为有效的预防措施。主要针对流行区6月龄至15岁儿童及其他高危人群。

二、伤寒

伤寒是由伤寒杆菌经**消化道传播**引起急性肠道传染病，其基本的病理特点为持续的菌血症与毒血症、单核-巨噬细胞系统受累、回肠末端微小脓肿及小溃疡形成，典型临床表现包括持续高热、**表情淡漠**、**相对缓脉**、**玫瑰疹**、肝脾大、白细胞减少等。

（一）病原学

伤寒杆菌又称伤寒沙门菌，属于**沙门菌属 D 组**，革兰氏染色阴性，在菌体裂解后可释放强烈的内毒素。伤寒杆菌可在普通培养基生长，在含有胆汁的培养基中生长更好。伤寒杆菌有 3 个抗原成分，分别为**菌体抗原（O 抗原）、鞭毛抗原（H 抗原）和多糖毒力抗原（Vi 抗原）**，由于 **O 抗原和 H 抗原**的抗原性较强，故常用于**血清凝集试验（肥达反应）**。

伤寒杆菌在自然界中的生存力较强，在自然水中可存活 2 周以上，在粪便中能存活 1～2 个月，在肉、蛋、牛奶中如温度适宜还可繁殖。耐低温，在冰冻环境中可存活数月。对光、热、干燥的抵抗力较弱，阳光直射数小时即死，加热 60℃ 30min 或煮沸后即刻死亡。对常用化学消毒剂敏感。

（二）流行病学

1. 传染源　患者及带菌者是本病传染源。带菌者分为 3 种形式：**潜伏期带菌者**，伤寒患者在潜伏期即从粪便排菌；**暂时带菌者**，恢复期仍然排菌者，一般在 3 个月内停止；**慢性带菌者**，持续带菌超过 3 个月者。

2. 传播途径　主要经**粪-口途径**传播。

3. 易感人群　人群普遍易感，病后可获得持久性免疫。

4. 流行特征　世界各地均有发病，以亚热带、热带地区多见。本病终年可见，以夏秋季最多见。

（三）发病机制及病理

1. 发病机制　人体是否发病与菌量、致病性及机体防御功能密切相关。伤寒杆菌进入小肠，在集合淋巴结、孤立淋巴滤泡及肠系膜淋巴结中繁殖进入血流形成原发菌血症期；如机体免疫力弱，伤寒杆菌随血流扩散至骨髓、肝、脾及淋巴结等组织大量繁殖，后再次大量侵入血流，形成第二次菌血症，并释放强烈的内毒素，产生发热、皮疹等典型临床表现；细菌继续随血循环扩散至全身各器官及皮肤等处，引起化脓性骨髓炎、肾脓肿、脑膜炎、胆囊炎、心包炎等。伤寒杆菌可经胆道进入肠道，随粪便排出，或经肾脏随尿液排出。病程第 2～3 周，经胆道进入肠道的伤寒杆菌，部分穿过小肠黏膜再次入侵肠壁淋巴组织，在原已致敏的肠壁淋巴组织中，产生强烈的炎症反应，引起肿胀、坏死、溃疡，若波及血管可引起出血，严重者引起肠穿孔。随着病程的进展，机体免疫力增强，体内伤寒杆菌被清除，组织逐渐修复而痊愈。如果机体免疫功能不足，伤寒杆菌被吞噬细胞吞噬又未被杀灭，或抗菌药物未能进入细胞内，细菌反而被吞噬细胞保护，并在细胞内大量繁殖，导致了伤寒再燃与复发。

伤寒杆菌内毒素是致病的重要因素。

2. 病理　伤寒的主要病理改变为全身单核-巨噬细胞系统炎性增生，以肠道最为显著。镜下可见以巨噬细胞为主的细胞浸润，吞噬细胞内可见被吞噬的淋巴细胞、红细胞、伤寒杆菌及坏死组织碎屑，称为"**伤寒细胞**"，是本病的特征性病变。若伤寒细胞聚积成团，则称为"**伤寒小结**"或"**伤寒肉芽肿**"。

（四）临床表现

潜伏期在 10d 左右。

1. 典型伤寒　目前典型伤寒患者临床上已不多见。

（1）初期：病程第 1 周。大多缓慢起病，发热为最早出现的症状，呈弛张热型，体温阶段形上升，于 5～7d 内达 39℃甚至以上。常伴有头痛、全身不适、乏力、食欲缺乏、腹部不适等症。部分患者可扪及肿大的肝脾。

（2）极期：病程第 2～3 周。伤寒的典型临床表现多在本期出现，有助于诊断。

①持续高热：体温达 39～40℃，多为稽留热型，少数为弛张热或不规则热型，一般持续 10～14d，免疫功能低下者可持续数月。

②消化系统症状：食欲缺乏，腹部不适或腹胀、便秘或腹泻，可有便血，腹部压痛，以右下腹明显。极易出现肠出血和肠穿孔等并发症。

③神经系统症状：神经系统表现的轻重与病情轻重成正比，由内毒素作用于中枢神经系统所致。表现为呈**特殊的中毒面容**，表情淡漠、反应迟钝、听力减退，重者可有谵妄、抓空、昏迷或出现脑膜刺激征（虚性脑膜炎）。儿童可出现抽搐。随着体温下降，神经系统症状可逐渐恢复。

④循环系统症状：可有相对缓脉、重脉，并发中毒性心肌炎时，相对缓脉不明显。重者可有脉搏细速、血压下降、循环衰竭等表现。

⑤肝脾大：多数患者于起病 1 周左右可扪及肿大的肝、脾，质软或有轻压痛。重者可出现黄疸、肝功能异常，引起中毒性肝炎。

⑥皮疹：部分患者于病程 7～14d 皮肤出现淡红色小斑丘疹，称为**玫瑰疹**，直径为 2～4mm，压之褪色，分批出现，主要分布于前胸、上腹部及肩背部，多在 2～4d 内消失。水晶形汗疹（白痱）也不少见，多发生于出汗较多患者。

（3）缓解期：相当于病程第 3～4 周。人体对伤寒杆菌的抵抗力逐渐增强，病情开始好转，体温逐渐下降，神经系统、消化系统症状逐渐好转。但本期仍有肠出血或肠穿孔的危险。

（4）恢复期：病程第 5 周。体温恢复正常，症状和体征消失，食欲好转，肝脾恢复正常。一般 1 个月左右完全康复。

2. 不典型伤寒　近年来典型伤寒病例逐渐减少，不典型或轻型患者增多。具体如下。

（1）轻型：症状较轻，体温多在 38℃左右，病程短，1～2 周即可痊愈。多见于儿童，或早期接受抗菌药物治疗，或已接受过伤寒菌苗注射者。目前临床上较多见，易漏诊或误诊。

（2）暴发型：起病急，进展迅速，表现为突发高热或体温不升，常并发中毒性脑病、中毒性心肌炎、中毒性肝炎、休克、DIC、肠麻痹等，皮疹多显著。预后凶险。

（3）迁延型：起病与典型伤寒相似，由于机体免疫功能低下，发热持续不退，热程可达 5 周以上，呈弛张热或间歇热型，肝脾大明显。

（4）逍遥型：发热及毒血症症状轻微，可照常生活及工作。部分患者以突发性肠出血或肠穿孔就医时被发现。

（5）顿挫型：起病较急，开始症状典型，但病程较短，多于 1 周内症状迅速消退而痊愈。

（6）小儿伤寒：不同的年龄阶段发病特点不同。一般年龄越大，临床表现越接近成年人，年龄越小，症状越不典型。

（7）老年伤寒：临床表现常不典型，体温多不高，虚弱明显，可并发支气管肺炎、中毒性心肌炎或心力衰竭，病程长，恢复慢，病死率高。

3. 再燃与复发　**再燃**是指部分伤寒缓解期患者，体温逐渐下降过程中，还未达到正常时，又再次升高，持续 5～7 天后退热。**复发**是指部分患者进入恢复期，体温正常、症状消失

1～3周后，临床症状再度出现，此时血培养可再度阳转，复发症状较轻，疗程较短。不论是再燃还是复发，都是病灶内伤寒杆菌未被完全消灭，当机体免疫力不足时再度繁殖并侵入血流，此时血培养多为阳性。多见于抗菌疗程过短的患者。

4.并发症 常见的并发症有肠出血、肠穿孔、溶血性尿毒症综合征、中毒性心肌炎、中毒性肝炎等。**肠穿孔**为最严重的并发症，发生于病程2～3周。常见部位为**回肠末端**。

（五）实验室检查

1.常规检查

（1）血液常规：白细胞计数减少或正常，中性粒细胞减少，嗜酸性粒细胞减少或消失。

（2）尿液常规：可有少量蛋白尿或管型。

（3）粪便常规：腹泻患者大便可有少许白细胞。当病变侵及结肠黏膜时，粪便隐血阳性或肉眼可见脓血便。

2.血清学检查 伤寒血清凝集试验又称**肥达反应**。检测时所用的抗原有5种，分别是伤寒杆菌菌体"O"抗原，鞭毛"H"抗原、副伤寒甲、乙、丙鞭毛抗原。肥达反应的临床意义如下。

（1）正常人血清中可能有低效价凝集抗体存在，通常"O"效价＞1：80，"H"效价＞1：160，才有诊断价值。

（2）每周检查1次，如凝集效价逐次递增，则更具诊断意义。

（3）只有"O"抗体效价的升高，可能是疾病的早期。

（4）仅有"H"抗体效价增高，而"O"抗体效价不高，可能是患过伤寒，或接种过伤寒、副伤寒菌苗的回忆反应。

（5）"O"抗体效价增高只能推断为伤寒类感染，不能区别伤寒或副伤寒，诊断时需依鞭毛抗体凝集效价而定。

（6）感染轻，特异性抗体产生少；早期应用有效抗菌药物或接受糖皮质激素治疗者；患者过于衰弱，或患丙种球蛋白缺乏症，不能产生特异性抗体。以上情况均可能引起肥达试验假阴性。

3.病原学检查

（1）血培养：是确诊依据。

（2）骨髓培养：阳性率较血培养高，可达90%。尤其适合于血培养阴性或已用过抗生素治疗者。

（3）粪便培养：整个病程均可呈阳性，少数患者可排菌超过1年。

（4）尿培养：早期常为阴性，病程3～4周阳性率约25%。

（5）其他：十二指肠引流液、玫瑰疹刮取物或活检也可获阳性培养。

（六）诊断及鉴别诊断

1.诊断 具有伤寒的流行病学史及临床表现，如有以下之一者可确诊：从血、骨髓、尿、粪便、玫瑰疹刮取物等任一标本中分离、培养到伤寒杆菌；血清特异性抗体阳性，肥达反应"O"抗体凝集效价≥1：80，"H"抗体凝集效价≥1：160，或恢复期效价增高4倍以上者。

2.鉴别诊断

（1）呼吸道病毒感染：均可出现发热、腹部不适、白细胞减少等表现，无特殊中毒面容、玫瑰疹、相对缓脉等伤寒特征性表现，肥达反应及细菌培养均阴性。

（2）斑疹伤寒：流行性斑疹伤寒多见于冬春季，地方性斑疹伤寒多见夏秋季。外斐反应阳性。

（3）败血症：部分革兰氏阴性杆菌败血症白细胞计数不高，常有胆道、泌尿道、肠道等处原发灶，热型多不规则或为弛张热，中性粒细胞常增高及核左移，血培养可分离出相应致病菌。

（七）治疗

1. 治疗原则　关键是病原体治疗，同时加强对症、支持治疗，积极防治并发症。

2. 一般治疗

（1）隔离：立即予以**消化道隔离**，待临床症状消失，每隔 5～7d 进行粪便培养，连续两次阴性可解除隔离。

（2）护理：密切观察体温、脉搏、血压等变化。定期翻身，预防褥疮和肺部感染。

（3）饮食：给予高热量、高营养、易消化饮食。宜流质饮食或无渣饮食，少量多餐。

3. 对症治疗

（1）高热：一般可物理降温，退热药慎用。

（2）便秘：可用开塞露或用生理盐水低压灌肠，禁用泻药和高压灌肠。

（3）腹泻：可酌情给予收敛药，慎用阿片类制剂。

（4）腹胀：禁用新斯的明类药物。

（5）肾上腺糖皮质激素的使用：严重毒血症状的高危患者，如无禁忌，可在足量有效抗菌治疗下短期使用糖皮质激素，疗程一般不超过 3d。

4. 病原治疗

（1）第三代氟喹诺酮类药物是治疗伤寒的首选药物。

（2）第三代头孢菌素类适用于孕妇、哺乳期妇女、儿童等患者。

（3）氯霉素用于氯霉素敏感株。

（4）其他抗菌药也可酌情选用。

5. 带菌者的治疗　此类患者治疗比较困难，如伴有胆囊炎或胆石症者，应先行胆囊切除术，术前术后均需抗菌治疗。成年人用氨苄阿莫西林、氧氟沙星、环丙沙星等，疗程为 4～6 周。

6. 并发症的治疗

（1）肠出血：绝对卧床休息，禁食，补充血容量，维持水、电解质平衡，经积极内科治疗仍出血不止者，应考虑手术治疗。

（2）肠穿孔：禁食，胃肠减压，静脉补充液体，保证热量供给和水电解质平衡，有效的抗菌药物，必要时可考虑外科手术治疗。

（3）中毒性心肌炎：卧床休息，注意输液量和速度，营养心肌治疗。

（八）预防

（1）控制传染源　患者应及早按肠道传染病隔离治疗，体温正常15d后，大便培养每5～7天检查1次，连续2次阴性方可解除隔离。

（2）切断传播途径　是预防伤寒的关键措施。搞好"三管一灭"（管理饮食、水源、粪便，消灭苍蝇）。

（3）保护易感人群　对高危人群可进行预防接种。

三、细菌性痢疾

细菌性痢疾简称菌痢，是由志贺菌属（又称痢疾杆菌）引起的肠道传染病，故亦称为**志贺菌病**。以**直肠、乙状结肠**的**炎症**与**溃疡**为主要病理变化。临床表现为畏寒、高热、腹痛、腹泻、黏液脓血便及里急后重等，严重者可引起感染性休克和中毒性脑病。

（一）病原学

志贺菌属于肠杆菌科志贺菌属，为革兰氏阴性杆菌，兼性厌氧菌，在有氧条件下生长更佳，普通培养基上生长良好。根据生化反应和菌体抗原结构不同，将志贺菌分为A、B、C、D四群（痢疾志贺菌、福氏志贺菌、鲍氏志贺菌、宋内志贺菌）。**痢疾志贺菌**感染病情较重，**福氏志贺菌**感染易转为慢性，**宋内志贺菌**感染多不典型。我国目前以**福氏志贺菌**和**宋内志贺菌**最为常见。

志贺菌可产生内毒素，是引起全身反应如发热、毒血症、休克的重要因素。痢疾志贺菌还可产生外毒素，又称**志贺毒素**，有肠毒性、神经毒性和细胞毒性，导致相应的临床表现。

志贺菌存在于患者和带菌者的粪便中，抵抗力弱，加热60℃10分钟可被杀死，在污染物品及瓜果、蔬菜上可存活10～20天。对酸和一般消毒剂敏感。宋内志贺菌抵抗力最强，其次为福氏志贺菌，痢疾志贺菌抵抗力最弱。

（二）流行病学

1. 传染源　主要是急、慢性菌痢患者和带菌者。

2. 传播途径　主要经粪－口途径传播。

3. 人群易感性　人群普遍易感。不同菌群及血清型间无交叉免疫，易反复或重复感染。

4. 流行特征　菌痢全年散发，但有明显季节性。菌痢发病年龄分布有两个高峰，第一个高峰为学龄前儿童期，第二个高峰为青壮年期。

（三）发病机制及病理

1. 发病机制　志贺菌进入消化道后，多数可被胃酸杀死，少数进入下消化道后也可因正常菌群的拮抗作用，或肠道分泌型IgA的作用无法黏附于肠黏膜上皮，而无法致病。当患者抵抗力下降时，细菌在结肠黏膜上皮细胞和固有层中繁殖、释放毒素，引起肠黏膜炎症反应和固有层小血管循环障碍，肠黏膜出现炎症、坏死及溃疡，出现腹痛、腹泻和黏液脓血便等。

志贺菌的主要致病物质是内毒素。内毒素入血后，释放各种血管活性物质，不但可以引起发热和毒血症，还可引起微循环障碍，进而引起感染性休克、DIC及重要脏器功能衰竭。其外毒素具有细胞毒性，可导致肠黏膜上皮细胞损伤，神经毒性可引起神经系统症状，肠毒素类似霍乱肠毒素，可导致水样泻，甚至可引起出血性结肠炎和溶血性尿毒综合征。

2. 病理　菌痢的主要病变部位为结肠，以乙状结肠和直肠最为显著，严重者可以波及整个结肠甚至回肠末端。中毒性菌痢肠道病变轻微，主要为全身多脏器的微血管痉挛及通透性增加，大脑及脑干水肿，可有点状出血及神经细胞变性。

（四）临床表现

潜伏期一般为1～3d，短者可为数小时，长者可达7d。临床表现因志贺菌的型别、感染的轻重、机体的状态、病变的范围及程度而各异。痢疾志贺菌临床症状最重，但预后大多良好；宋内志贺菌感染症状较轻，易误诊或漏诊；福氏志贺菌介于两者之间，排菌时间长，易转为慢性。根据病程长短和病情严重程度可以分为以下几种类型。

1. 急性菌痢　根据毒血症及肠道症状轻重，可分为3型。

（1）典型菌痢（普通型）：起病急，畏寒、发热，体温可达39℃或更高，伴有头痛、乏力、食欲缺乏等全身中毒症状，继而出现腹痛、腹泻及里急后重，每日排便数十次，多先为稀水样便，后转为黏液脓血便。体征有肠鸣音亢进，左下腹压痛等。自然病程为10～14天。

（2）轻型菌痢（非典型）：全身中毒症状轻微，可无发热或有低热。腹泻，每日10次以内，水样或稀糊便，可有黏液，但无脓血，腹痛较轻，可有左下腹压痛，里急后重较轻或缺如，易被误诊为肠炎。病程为3～7d，也可转为慢性。

（3）中毒型菌痢：起病急骤、发展快、病势凶险。突起畏寒、高热，全身中毒症状重，可有烦躁或嗜睡、昏迷及抽搐等，数小时内可迅速发生循环和呼吸衰竭。临床以严重全身毒血症、休克和（或）中毒性脑病为主要表现，消化道症状不明显或缺如。按临床表现可分为以下3型。

①休克型（周围循环衰竭型）：较为常见，以感染性休克为主要表现。
②脑型（呼吸衰竭型）：以中枢神经系统症状为主要表现。
③混合型：兼有上述两型的表现，病情最为凶险。

2. 慢性菌痢　急性菌痢反复发作或迁延不愈，病程达2个月以上者即为**慢性菌痢**。根据临床表现可分为3型，其中慢性迁延型最多见，急性发作型次之，慢性隐匿型最少。

（1）慢性迁延型：病情迁延不愈，时轻时重，反复出现腹痛、腹泻，大便常有黏液及脓血等。

（2）急性发作型：有慢性菌痢史，常因进食生冷食物或受凉、劳累等因素诱发，出现急性发作。

（3）慢性隐匿型：1年内有菌痢史，近期（2个月以上）无明显症状，但粪便培养可检出志贺菌，结肠镜检可发现黏膜有炎症或溃疡等病变。

（五）实验室检查及其他检查

1. 大便常规　粪便外观为黏液、脓血便，镜检可见满视野散在红细胞及大量成堆白细胞。
2. 血常规　急性菌痢白细胞总数增多，可达（10～20）$\times 10^9$/L，以中性粒细胞为主。
3. 细菌培养　大便培养出志贺菌是确诊的主要依据。
4. 特异性核酸检测　直接检查粪便中的志贺菌核酸，适用于抗菌药物使用后的患者标本检测。
5. X线钡灌肠　慢性期可见肠道痉挛，动力改变，结肠袋消失，肠腔狭窄，肠黏膜增厚等。
6. 结肠镜检查　慢性患者可发现肠壁病变，病变部位刮取分泌物培养可提高志贺菌检出率。

（六）诊断及鉴别诊断

1. 诊断　细菌性痢疾应依据流行病学资料、临床表现及实验室检查等进行综合诊断，确诊需依据病原学检查结果。

（1）流行病学资料：夏秋季有不洁饮食或与菌痢患者有接触史。

(2) 临床表现：急性期表现有发热、腹痛、腹泻、黏液或脓血便、里急后重。慢性菌痢患者常有急性菌痢史，病程超过2个月。中毒型菌痢以儿童多见，有高热、惊厥、意识障碍及呼吸、循环衰竭，起病时肠道症状轻微或无，盐水灌肠或肛拭子取便行粪便检查方可诊断。

(3) 实验室检查：粪便镜检有大量白细胞或脓细胞，可见红细胞。确诊需粪便培养志贺菌阳性。

2. 鉴别诊断　菌痢应与各种腹泻类疾病相鉴别。

(1) 急性菌痢的鉴别诊断

①急性阿米巴痢疾：全身症状轻微，毒血症状少，多不发热，无里急后重，查体右下腹压痛，实验室检查粪便常规肉眼为暗红色或果酱色大便，镜检可见阿米巴滋养体。

②其他细菌引起的肠道感染：如空肠弯曲菌、大肠埃希菌等细菌引起的肠道感染亦可出现痢疾样症状，鉴别有赖于粪便培养出不同的病原菌。

③细菌性胃肠型食物中毒：因进食被沙门菌、金黄色葡萄球菌等病菌或毒素污染的食物引起。有共同进食者集体发病，大便镜检白细胞常不超过5/HP。确诊有赖于从可疑食物及患者呕吐物或粪便中检出同一致病菌或毒素。

④其他：还需与急性肠套叠、急性坏死出血性小肠炎等相鉴别。

(2) 中毒型菌痢的鉴别诊断

①脑型与流行性乙型脑炎（乙脑）鉴别：乙脑多发生于夏秋季，乙脑病毒特异性抗体IgM阳性有助于鉴别。

②休克型应与其他细菌引起的感染性休克鉴别：血及大便培养检出不同致病菌有助于鉴别。

(3) 慢性菌痢的鉴别诊断：慢性菌痢需与直结肠癌、慢性血吸虫病及非特异性溃疡性结肠炎等疾病相鉴别，特异性病原学检查、病理和结肠镜检有助于鉴别诊断。

(七) 治疗

急性期以抗菌治疗为主，慢性期除抗菌治疗外还应改善肠道功能，中毒型菌痢应及时针对病情采取综合性措施救治。

1. 急性菌痢

(1) 一般治疗及对症治疗：隔离至消化道症状消失，大便培养连续两次阴性。中毒症状重者应卧床休息。饮食以流质易消化饮食为主，忌食生冷、油腻及刺激性食物。腹泻明显且不呕吐者可给予口服补液盐，必要时静脉补液，以维持水、电解质及酸碱平衡。高热者以物理降温为主。腹痛剧烈者可给予颠茄片或阿托品解痉止痛。毒血症状严重者可给予小剂量肾上腺皮质激素。

(2) 病因治疗：抗菌治疗可缩短病程、减轻病情和缩短排菌期，防止转为慢性或带菌者。药物首选喹诺酮类。疗程为3～5天。二线药物主要为三代头孢菌素。

2. 中毒型菌痢　中毒型菌痢病情凶险，应及时采取以对症治疗为主的综合救治措施。

(1) 对症治疗

①降温止惊：积极给予物理降温，必要时给予退热药，将体温降至38.5℃以下；高热伴有烦躁、惊厥者，可采用亚冬眠疗法；反复惊厥者，可用地西泮、苯巴比妥钠等肌内注射或水合氯醛灌肠。

②休克型：a.迅速扩充血容量及纠正酸中毒。b.改善微循环障碍。c.短期使用糖皮质激素。d.保护心、脑、肾等重要脏器功能。e.有早期DIC者可给予肝素抗凝治疗。

③脑型。a.减轻脑水肿，可给予20%甘露醇快速静脉滴注。应用血管活性药物以改善脑组织微循环，给予糖皮质激素有助于改善病情。b.防治呼吸衰竭，保持呼吸道通畅，及时吸痰、吸氧。如出现呼吸衰竭可使用呼吸兴奋剂，必要时应用人工辅助呼吸。

（2）抗菌治疗：药物选择基本与急性菌痢相同，但宜采用静脉给药。

3. **慢性菌痢**　由于慢性菌痢病情复杂，应采取以抗菌治疗为主，全身与局部相结合的综合性措施。

（1）一般治疗：注意生活规律，进食易消化的食物，忌食生冷、油腻及刺激性食物，积极治疗肠道寄生虫病及其他慢性消化道疾患。

（2）病原治疗：根据病原菌药敏试验结果选用有效抗菌药物，通常联合使用两种不同类型的抗菌药物，延长疗程，必要时可多疗程治疗。

（3）对症治疗：有肠道功能紊乱者可采用镇静或解痉药物。有菌群失调者可给予微生态制剂。

（八）预防

菌痢的预防应采用切断传播途径为主的综合预防措施，同时管理好传染源。

1. **管理传染源**　急、慢性患者和带菌者应隔离或定期进行随访，并给予彻底治疗，直至大便培养阴性。

2. **切断传播途径**　做好"三管一灭"，养成良好的个人卫生习惯。

3. **保护易感人群**　目前尚无获准生产的可有效预防志贺菌感染的疫苗。

四、霍乱

霍乱是由**霍乱弧菌**引起的**烈性肠道传染病**，以剧烈吐泻、脱水、微循环障碍、代谢性酸中毒和急性肾功能衰竭为主要临床表现，为我国法定管理传染病种的**甲类传染病**。

（一）病原学

1. **分类**　霍乱弧菌为霍乱的主要致病菌。根据弧菌的生化性状、"O"抗原特异性和致病性的不同，将霍乱弧菌分为3群。

（1）O_1群霍乱弧菌：本群为霍乱最主要致病菌。依其生物学性状可分为**古典生物型**和**埃尔托生物型**。根据"O"抗原不同，又可分为3个血清型：稻叶型（含A、C抗原），小川型（含A、B抗原）和彦岛型（中间型，含A、B、C 3种抗原）。

（2）非O_1群霍乱弧菌：本群弧菌鞭毛抗原同O_1群，但"O"抗原不同，不能被O_1群霍乱弧菌多价血清凝集，又称**不凝集弧菌**。根据"O"抗原的不同，本群可分200个血清型，一般无致病性，仅少数血清型可引起散发性腹泻。但其中的O_{139}血清型产生霍乱肠毒素，能引起流行性腹泻，与其他非O_1群无交叉免疫，将其命名为O_{139}**霍乱弧菌**，其引起的腹泻与O_1群霍乱同等对待。

（3）不典型O_1群霍乱弧菌：可被多价O_1群血清所凝集，但不产生肠毒素，无致病性。

2. **形态及染色**　霍乱弧菌属弧菌科弧菌属，菌体弯曲呈弧形或逗点状，革兰染色阴性，无芽孢和荚膜（O_{139}群霍乱弧菌有荚），菌体的一端有一较长的鞭毛，长度为菌体4～5倍。该菌运动活泼，粪便涂片普通显微镜下呈**鱼群样排列**，显微镜下暗视野悬滴检查可见**穿梭**

运动。

3. **抗原结构** 霍乱弧菌具有耐热的菌体 O 抗原和不耐热的鞭毛 H 抗原。**O 抗原**有群特异性和型特异性两种抗原，是霍乱弧菌分群和分型的基础。

4. **毒素** 霍乱弧菌可产生**内毒素**和**外毒素**。霍乱弧菌的致病力包括：鞭毛运动、黏蛋白溶解酶、黏附素；霍乱肠毒素；内毒素及其他毒素。

5. **培养特性** 霍乱弧菌属兼性厌氧菌，在普通培养基中生长良好。

6. **抵抗力** 古典生物型对外环境抵抗力较弱；埃尔托生物型抵抗力较强，在水体中可存活 1～3 周，在藻类、贝壳类食物上存活时间更长。霍乱弧菌对热、干燥、日光、化学消毒剂和酸等均很敏感，耐低温，耐碱。在正常胃酸中仅能存活 5min。

（二）流行病学

目前霍乱在我国呈多菌群（型）混合流行的局面。

1. **传染源** 患者和带菌者是传染源。

2. **传播途径** 主要通过**粪 - 口途径**传播。

3. **易感人群** 人群普遍易感。本病隐形感染较多。

4. **流行特征** 霍乱全年均可发病，夏秋季高发。以沿海地带为主。现有的霍乱菌苗对 O_{139} 霍乱无保护作用。

（三）发病机制及病理

1. **发病机制** 霍乱弧菌经口进入体内，是否发病取决于机体的免疫力及弧菌的菌量和毒力。

霍乱弧菌到达肠道后，穿过肠黏膜表面的黏液层，黏附于小肠上段黏膜上皮细胞刷状缘并大量繁殖，在局部产生大量霍乱肠毒素导致发病。

霍乱肠毒素可刺激隐窝细胞过度分泌水、氯化物和碳酸盐等，同时抑制绒毛细胞对氯和钠等离子的吸收。由于肠黏膜分泌增强，吸收减少，大量肠液聚集在肠腔内，形成霍乱特征性的剧烈水样腹泻。霍乱肠毒素还能促使肠黏膜杯状细胞分泌黏液增加，使腹泻水样便中含有大量黏液。腹泻导致的失水使胆汁分泌减少，腹泻的粪便可成"米泔水"样。除肠毒素外，霍乱弧菌内毒素、溶血素、酶类及其他代谢产物亦有一定的致病作用。

2. **病理** 本病病理特点主要是严重脱水导致的一系列改变，而组织器官器质性损害轻微。

（四）临床表现

潜伏期为 1～3d，短者数小时，长者 7d。突然起病，少数在发病前 1～2d 有头晕、疲乏、腹胀、轻度腹泻等前驱症状。古典生物型与 O_{139} 群霍乱弧菌引起者症状较重，埃尔托型所致者多为轻型或无症状者。

1. **典型表现**

（1）吐泻期：**剧烈腹泻**是本病最主要特征，为**无痛性腹泻**，病初大便尚有粪质，迅速成为黄色水米泔水样便，无粪臭，每日可达数十次，甚至失禁。严重者可有洗肉水样便甚至柏油样便，以埃尔托型所致者多见。无发热和里急后重。呕吐多在腹泻后出现，常呈喷射性和连续性，呕吐物先为胃内容物，后为水样，严重者可为米泔水样，轻者可无呕吐。本期持续数小时至 2d。O_{139} 型霍乱的特征为发热、腹痛较常见，可并发菌血症等肠道外感染。

（2）脱水期：由于频繁的腹泻和呕吐，大量水和电解质丧失，患者迅速出现脱水和循环衰竭。此期通常为数小时至 1～2d。患者表情淡漠，烦躁不安，甚至昏迷。声音嘶哑、眼窝凹陷、皮肤弹性差或消失、脉搏细速或不能触及，血压低甚至休克，少尿或无尿。酸中毒者呼吸增快，意识障碍。低钠可引起肌肉痉挛，痉挛部位疼痛和肌肉呈强直状态。低血钾可致肌张力减弱，腱反射减弱或消失，鼓肠，心律失常等。

(3) 恢复期：患者脱水得到及时纠正后，多数症状迅速消失。少数患者有反应性发热，可能为循环改善后毒素吸收增加所致，一般持续 1～3d 后可自行消退。

2. 临床分型　根据脱水程度，临床上可分为轻、中、重型。具体如下。

(1) 轻型：每日大便 10 次以内，脱水占体重 5% 以下，神志清，皮肤稍干，弹性稍差，口唇稍干，前囟、眼窝稍陷；无肌肉痉挛，脉搏正常，收缩期血压正常，尿量稍减少，血浆比重为 1.025～1.030。

(2) 中型：每日大便 10～20 次，脱水占体重 5%～10%，神志不安或呆滞，皮肤干燥，弹性差、口唇干燥、发绀，前囟、眼窝明显下凹，有肌肉痉挛，脉搏稍快、细，收缩期血压 60～90mmHg，少尿，血浆比重为 1.030～1.040。

(3) 重型：每日大便 20 次以上，脱水占体重 10% 以上，烦躁、昏迷，皮肤干燥，弹性消失，口唇极干、青紫，前囟、眼窝深凹，目不可闭，常有肌肉痉挛，脉搏细数或不能扪及，收缩期血压＜60mmHg，无尿，血浆比重＞1.040。

另外，还有一型称为暴发型，亦称**中毒型**或**干性霍乱**，非常罕见。此型起病急骤，进展迅速，还未出现泻吐症状即可因循环衰竭而亡。

3. 并发症

(1) 肾衰竭：是霍乱最常见的严重并发症。

(2) 急性肺水肿：代谢性酸中毒可导致肺循环高压，后者又因补充大量不含碱的盐水而加重。

(3) 其他：如低钾综合征、心律失常等。

(五) 实验室检查与其他检查

1. 一般检查

(1) 血液检查：脱水致血液浓缩，血常规示外周血红细胞、白细胞和血红蛋白均升高；生化检查：钠、氯化物和碳酸氢盐降低，血 pH 下降，尿素氮升高，当酸中毒纠正后，钾离子移入细胞内，可出现血清钾明显降低。

(2) 尿液检查：部分患者尿中可有蛋白、红细胞、白细胞及管型。

(3) 粪便常规：可见黏液或少许红、白细胞。

2. 血清学检查　抗菌抗体和抗毒抗体在病后第 5 天出现，1～3 周达高峰。凝集试验若抗凝集素抗体滴度增长 4 倍以上，有诊断意义，主要用于流行病调查、回顾性诊断或粪便培养阴性可疑患者的诊断。

3. 病原学检查

(1) 粪便涂片染色：取粪便或早期培养物涂片做革兰染色镜检，可见革兰氏阴性、稍弯曲的弧菌。

(2) 悬滴检查：将新鲜粪便做悬滴暗视野显微镜检查，可见运动活泼呈穿梭状的弧菌，此为**动力试验**阳性。

(3) 制动试验：在悬滴检查动力试验阳性时，加入 O_1 群多价血清后，若运动停止，或凝集成块，为**制动试验**阳性，表示标本中含有 O_1 群霍乱弧菌；如细菌仍活动，还应加 O_{139} 群血清做制动试验。此检查可用于快速诊断。

(4) 增菌培养：所有疑为霍乱的患者，除做粪便镜检外，均应进行增菌培养。有助于提高检出率和早期诊断。

(5) 核酸检测：PCR 可快速诊断及进行群与型的鉴别。

(六) 诊断及鉴别诊断

1. 诊断标准

(1) 疑似霍乱：具有下列两项之一者可诊断为疑似霍乱。

①凡有典型临床症状，如剧烈腹泻，水样便，伴有呕吐，迅速出现脱水，循环衰竭及肌肉痉挛（特别是腓肠肌）的首发病例，在病原学检查尚未肯定前，应诊断为疑似霍乱。

②霍乱流行期间有明确接触史，并发生泻吐症状，而无其他原因可查者。

疑似病例未确诊之前按霍乱处理，大便培养每日 1 次，连续 2 次阴性可否定诊断。

(2) 临床诊断：霍乱流行期间的疫区内，凡有霍乱典型症状，粪便培养 O_1 群及 O_{139} 群霍乱弧菌阴性，但无其他原因可查者。

(3) 确定诊断：具有下列 3 项之一者可诊断为霍乱。

①凡有腹泻症状，粪便培养霍乱弧菌阳性。

②在流行期间的疫区内有腹泻症状，做双份血清抗体效价测定，如血清凝集试验呈 4 倍以上或杀弧菌抗体呈 8 倍以上增长者。

③在疫源检查中，首次粪便培养检出 O_1 群及 O_{139} 群霍乱弧菌，前后各 5 天内有腹泻症状者。

(4) 带菌者：是指无腹泻或呕吐等临床症状，但粪便中检出 O_1 群及 O_{139} 群霍乱弧菌者。

2. 鉴别诊断 本病应与其他病原体所引起的腹泻相鉴别，如其他弧菌（非 O_1 群及 O_{139} 群霍乱弧菌）感染性腹泻、急性细菌性痢疾、大肠埃希菌性肠炎、细菌性食物中毒和病毒性胃肠炎等，确诊有赖于病原学检查结果。

(七) 治疗

本病的处理原则是严格隔离，及时足量补液，纠正脱水、电解质平衡紊乱和酸中毒，辅以抗菌治疗及对症治疗。

1. 一般治疗 可给予流质饮食，但剧烈呕吐者应禁食，恢复期逐渐增加饮食，重症患者应注意保暖、给氧、监测生命体征。

2. 补液治疗 **及时足量补液**是治疗本病的关键。补液的原则早期、迅速、足量、先盐后糖、先快后慢、纠酸补钙、见尿补钾。

补液量与速度应根据患者的失水程度、血压、脉搏、尿量和血浆比重等决定，最初 24h 总入量按临床分型的轻、中、重分别给 3000～4000ml、4000～8000ml、8000～12000ml，儿童补液量按年龄或体重计算，一般轻度脱水 120～150ml/kg，中度脱水 150～200ml/kg，重度脱水 200～250ml/kg。24h 后的补液量及速度依据病情调整。快速补液过程中应注意防止发生心功能不全和肺水肿，还应给液体适当加温，并监测血钾的变化。

轻、中型脱水的患者可予以口服补液。成年人轻、中型脱水在最初 6 小时内每小时服

750ml，体重不足 20kg 的儿童每小时服 250ml，之后按泻吐量调整，一般按照排出量的 1.5 倍计算补液量。呕吐不是口服补液的禁忌，只是速度要慢一些，呕吐量也要计入补液量。

3. 抗菌治疗　早期应用抗菌药物有助于缩短腹泻和排菌时间，减少腹泻次数及排泄量，降低病后带菌率，但仅为液体疗法辅助治疗。目前常用药物为氟喹诺酮类，也可采用四环素、氨苄西林、红霉素或阿奇霉素、复方磺胺甲噁唑等。

4. 对症治疗　重症患者在补足液体后，若血压仍较低，可给予糖皮质激素和血管活性药物。如出现心力衰竭、肺水肿者应暂停输液，酌情使用利尿药及强心药。在补液过程中如出现低血钾，可口服氯化钾或静脉滴注氯化钾。急性肾衰竭患者应及时纠正酸中毒，维持水、电解质平衡，必要时实施血液透析。

（八）预防

1. 控制传染源　按甲类传染病予以严格隔离治疗，直至症状消失后 1 周，隔日粪便培养 1 次，连续 3 次阴性方可解除隔离。

2. 切断传播途径　改善环境卫生，加强饮水和食品管理。养成良好的个人卫生习惯。对患者和带菌者的排泄物进行彻底消毒。消灭苍蝇、蟑螂等传播媒介。

3. 保护易感人群　目前国外应用基因工程技术制成多价口服菌苗，在扩大试用中。

第四单元　消毒与隔离

【复习指导】掌握消毒、隔离及医院感染的概念、医院感染诊断标准。熟悉消毒的种类、隔离的原则、隔离的种类、医院感染的防护原则。了解消毒的方法。

一、消毒

（一）消毒的概念

消毒是指用物理、化学及生物学方法清除或杀灭体外环境中的病原微生物的一系列方法。病原微生物包括致病微生物和非致病微生物，也包括细菌芽孢和真菌孢子。

（二）消毒的目的

为避免患者被其他病原体感染，发生交叉感染，以及保护医护人员免受感染，必须严格执行消毒杀灭由传染源排到外界环境中的病原体，防止传染病的发生和蔓延。

（三）消毒的种类

1. 预防性消毒　未发现传染源，对可能受病原体污染的场所、物品和人体所进行的消毒。预防性消毒能控制或减少未被发现或未被管理的传染源污染所引起的传染病传播。

2. 疫源地消毒　疫源地消毒是指对有传染源存在的地区进行消毒，目的是杀灭由传染源排到外界环境中的病原体。可分为终末消毒与随时消毒。

（1）随时消毒：是指在传染源仍存在的疫源地内，对传染源的排泄物、分泌物及其污染过的物品及时消毒处理。随时消毒是防止交叉感染的重要措施之一。

（2）终末消毒：患者痊愈或者死亡后对其居住地进行最后一次彻底消毒。终末消毒的目的是完全杀灭和清除患者所播散遗留的病原体。终末消毒应在患者离开后立即进行。

（四）消毒方法

1. 消毒方法的分类　根据消毒杀灭微生物的种类和强弱，将各种消毒方法分为灭菌法和高、中、低效消毒法四大类。

（1）灭菌法：可以杀灭包括细菌芽孢在内的一切微生物。该类消毒方法有热力、电离辐射、微波等物理方法和甲醛等化学灭菌方法。

（2）高效消毒法：能杀灭一切细菌繁殖体（包括分枝杆菌）、病毒、真菌及其孢子，并对细菌芽孢有显著杀灭作用。主要有紫外线消毒法和臭氧、含氯消毒剂、过氧化氢等方法。

（3）中效消毒法：能杀灭除细菌芽孢以外的各种微生物。主要有超声波消毒法和中效消毒剂如醇类、碘类、酚类消毒剂等。

（4）低效消毒法：只能消灭细菌繁殖体、部分真菌和亲脂性病毒。物理低效消毒方法有通风换气、冲洗和洗手等，化学低效消毒剂有洗必泰、新洁尔灭等。

2. 物理消毒法　物理消毒法是利用物理因素作用于病原微生物，将之清除或杀灭。常用的有热力、光照、微波、辐射、过滤除菌等方法。

（1）热力消毒法：利用热力破坏微生物的蛋白质、核酸、细胞壁和细胞膜，从而导致其死亡，是应用最早、效果可靠、使用最广泛的方法。

（2）辐射消毒法：主要利用紫外线的杀菌作用，使菌体蛋白质发生光解、变性而致细菌死亡。此法杀菌谱广，可杀灭细菌繁殖体、真菌、分枝杆菌、病毒、立克次体和支原体等，包括：日光暴晒法、紫外线灯管消毒法、臭氧灭菌灯消毒法等。

（3）电离辐射灭菌法：适用于不耐热的物品灭菌，又称"冷灭菌"，多用于精密医疗器械、生物医学制品和一次性医用品的灭菌。

（4）过滤除菌：医院内常用过滤除菌来清除空气及液体中的微生物。

3. 化学消毒法　化学消毒法是采用各种化学消毒剂使病原体蛋白质变性坏死，达到清除或杀灭微生物的方法。化学消毒剂种类繁多，分为灭菌剂和高、中、低效消毒剂。常用的化学消毒剂有：醇类（75%乙醇、异丙醇等），含碘化合物（碘酊、碘伏等），含氯化合物（漂白粉、次氯酸钠、84消毒液等），醛类（甲醛、戊二醛），杂环类气体（环氧乙烷、环氧丙烷等），过氧化物类（过氧乙酸、双氧水等），酚类（石碳酸、来苏等），季铵盐类（新洁尔灭、消毒净等）和洗必泰等。

（五）消毒方法的监测

消毒效果是评价消毒方法是否合理、可靠的最重要指标。常用的消毒效果监测方法如下。

1. 物理测试法　通过仪表来测试消毒时的温度、压力及强度等。
2. 化学指示剂测试法　利用其颜色变化指示灭菌时所达到的温度。
3. 生物指示剂测试法　利用非致病菌芽孢作为指示菌以测定灭菌效果。
4. 自然菌采样测定法　用于表面消毒效果检测。
5. 无菌检查法　检测样品中的需氧菌、厌氧菌和真菌，除阳性对照外，其他均不得有菌生长。

二、隔离

隔离是将传染期内的传染病患者或病原携带者置于特定区域，防止病原体扩散和传播，便于管理和消毒，同时也使患者得到及时的治疗。

（一）隔离原则及方法

1. 单独隔离患者，在隔离期间，应严格遵守传染病医院或隔离病房的消毒隔离制度。

2. 根据不同传播途径，采用相应的隔离与消毒措施。

3. 已满隔离期或连续多次病原检测，确定隔离者不再排除病原体才能解除隔离。

（二）隔离的种类

根据传播途径不同，隔离分为以下几种。

1. 严密隔离　适用于经飞沫、分泌物、排泄物直接或间接传播的烈性传染病及传播途径不明的传染病。

2. 呼吸道隔离　适用于以空气中的飞沫传播为主的传染病。

3. 肠道隔离　适用于以粪－口途径传播的传染病。

4. 接触隔离　适用于经体表或伤口直接或间接接触而感染的疾病。

5. 虫媒隔离　适用于以昆虫为媒介而传播的疾病。

6. 保护性隔离　适用于抵抗力低或极易感染的患者。

（三）隔离的期限

隔离期是根据传染病的最长传染期而确定的，同时应根据临床表现和微生物检验结果来决定是否可以解除隔离。

三、医院感染

医院感染是指患者在医院住院时获得的感染，包括在住院期间发生的感染和在医院内获得、出院后发生的感染。

医院感染根据病原体来源可分为两类：**外源性感染**和**内源性感染**。外源性感染又称交叉感染，是指引起感染的病原体来源于医院内患者、工作人员及探视者，以及医院环境中；内源性感染亦称自身感染，是由患者自身皮肤、口腔、咽部和胃肠道等处寄生的正常菌群数量增多或寄生部位的改变而引起的感染。

（一）病原学

各种病原微生物均可导致医院感染，包括细菌、病毒、真菌、立克次体和原虫等。

1. 细菌　根据目前报道，约90%以上的医院感染是由细菌所引起。而在引起院内感染的众多细菌种类中，大部分由**革兰氏阴性杆菌**引起，约占60%以上，最常见的引起院内感染菌为**大肠埃希菌、肺炎克雷伯菌**等。医院感染常见的革兰氏阳性球菌是金黄色葡萄球菌、表皮葡萄球菌等凝固酶阴性葡萄球菌和肠球菌。在厌氧菌感染中，拟杆菌属为最常见的病原菌。

2. 真菌　在致病的真菌中，最常见的是**念珠菌属**。

3. 病毒　**呼吸道合胞病毒**和**副流感病毒**所致的呼吸道感染是最常见的医院病毒性感染。

4. 其他　艾滋病患者、器官移植后患者及长期、大量应用免疫抑制剂患者，常可合并弓形虫感染。

（二）流行病学

1. 感染源　医院环境中的任何被病原体污染的物体都可以是感染源。

2. 传播途径　传播途径以**接触传播**最为重要，其次是呼吸道传播、血液传播和共同媒介物传播，生物媒介传播少见。

（1）接触传播：病原微生物从患者或带菌者直接传给接触者；医护人员在进行各种医疗操作时其污染的手在患者之间传播病原体，也可造成间接接触传播。

（2）呼吸道传播：空气中带病原微生物的气溶胶微粒和尘埃，被易感者吸入导致的医院感染。可见于结核分枝杆菌、SARS 冠状病毒、流感病毒等。

（3）血液传播：乙型肝炎病毒、丙型肝炎病毒、巨细胞病毒和人类免疫缺陷病毒等均可通过血液途径传播。

（4）消化道传播：病原微生物可随受其污染的饮水或食物进入患者肠腔引起感染。

（5）共同媒介物传播：药品和医疗器械等一旦受病原微生物污染，可在短期内甚至同时引起多人感染，这种传播称为**共同媒介物传播**。

3.患者的易感性　易感人群包括：①免疫力低下患者；②新生儿、婴幼儿和老年人；③有严重基础疾病者（如恶性肿瘤、糖尿病、肝病、肾病、慢性阻塞性支气管肺疾病和血液病等）；④烧伤或创伤产生组织坏死者。一般而言，重症监护病房、烧伤病房、血液病房、血液透析病房和移植病房等是医院感染的高发区。

（三）发病机制

1.宿主免疫功能减退　常见的包括以下两种原因：局部皮肤、黏膜屏障破坏，病原菌易于侵入而致感染；全身性免疫功能缺损，包括先天性免疫功能不全和后天获得性免疫缺损，以后者最为常见，如获得性免疫缺陷综合征、严重的糖尿病、肝病、血液病及恶性肿瘤等疾病或某些医源性因素所造成的患者免疫功能低下。

2.各种侵袭性诊疗措施　容易诱发医院感染的创伤性诊疗措施包括各种插管、安置导管、内镜检查和治疗、呼吸机和透析装置的使用、人工心脏瓣膜或人工关节等异物的植入、器官移植或血管移植和污染的手术等。

3.抗菌药物使用不当　广谱抗菌药物使用不当，可破坏宿主微生态的平衡，引起医院感染。

（四）诊断

1.诊断标准　根据原卫生部医院感染诊断标准，具有下列情况之一者可诊断为医院感染。

（1）患者在入院时不存在、也不处于潜伏期，而在医院内发生的感染，包括在医院内感染而在出院后发病者。

（2）有明显潜伏期的疾病，自入院第 1 天起，超过平均潜伏期后所发生的感染。

（3）无明显潜伏期的疾病，入院 48 小时后发生的感染。

（4）患者发生的感染直接与上次住院有关。

（5）在原有感染的基础上，培养出新的病原体，或出现新的不同部位的感染。

（6）由于诊疗措施激活的潜在性感染，如结核杆菌等的感染。

（7）医务人员在医院工作期间获得的感染。

（8）新生儿经产道发生的感染。

2.诊断依据　医院感染的诊断主要依靠临床资料、物理或生化检查、病原学检查等。

3.鉴别诊断　下列情况不属于医院感染。

（1）皮肤、黏膜开放性创口或分泌物中培养出细菌，但无任何临床症状，只能认为有细菌定植。

（2）由物理性或化学性刺激引起的类炎症反应。

（3）新生儿经胎盘所致的感染，如单纯疱疹病毒、水痘病毒、巨细胞病毒或弓形虫等。

(4) 全身感染的迁徙性病灶或原有的慢性感染复发,不能证明确为医院内获得者。

(五) 治疗

1. 合理应用抗菌药物　应根据以下几个方面选择合适的抗生素。

(1) 病原菌的种类、特点、所在部位及药敏结果等。

(2) 病情感染部位、患者年龄和基础疾病等。

(3) 抗菌药物的抗菌活性与其药代动力学特点及不良反应等。

2. 对症治疗　维持水、电解质的平衡和补充必要热量和营养;维护呼吸与循环功能;有脓肿或炎性积液者应及时进行有效的引流等对症支持治疗。

(六) 预防

1. 建立和健全医院感染管理组织　这是加强医院感染管理的关键。

2. 建立医院的监测制度　目的是能更系统、主动地观察医院感染的发生、分布及影响因素,定期整理并提供有价值的数据资料,以便采取更有效的对策。日常监测工作包括:①及时发现医院感染病例,确定感染类别;②调查和分析医院感染原因和诱因;③分别在患者、医护人员、医疗器械和环境中采样做培养,若阳性结果加做药物敏感试验;④对医院感染资料数据进行收集汇总,并分析说明;⑤对相关资料做书面报告上报主管部门。资料数据中最关键的是发病率和患病率。

3. 预防措施　建立和健全相关的规则制度,认真执行并经常督促与定期检查。加强医院的环境卫生和清洁卫生。加强污染物的消毒、科室与病室的消毒、医院感染高发区的消毒。隔离患者,以防其传播;对医院感染患者,对其分泌物、排泄物消毒;对其他易感者,进行保护性隔离,防止受感染。中心供应室的消毒灭菌必须进行严格质量控制。必须严格遵守无菌操作规范。对医生、护士、检验等有关人员进行培训,普及并提高医院感染的防治知识。合理使用抗菌药物。

(七) 控制措施

1. 流行病学调查、分析与预防。

2. 患者的隔离　常见的医院感染隔离技术有以下 4 种,主要是根据病原体传播途径制定的:①接触隔离,是指为预防通过接触传播所采取的措施。②引流/分泌物隔离,是指为预防感染部位流出脓性分泌物或引流液污染而造成病原菌传播所采取的措施。③血液/体液隔离,是为预防因接触传染性血液或体液而传播的感染性疾病所采取的措施。④保护性隔离和无菌病室,用于一些免疫力低下的易感者,以避免遭受来自其他患者或医护人员的感染。

第十三章 医学伦理学

第一单元 概述

【复习指导】本单元内容历年考试以基础知识为主，复习时应以基本概念及其理解为重点。其中医学伦理学的概念、医学道德的作用、医学伦理学的研究对象、医学模式与医学目的的内涵应掌握。

一、伦理学与医学伦理学

（一）伦理学的概念和规范伦理学的类型

1. 伦理学是关于道德现象及其理论的学科。其主要任务是分析、评价、发展道德标准，解决道德问题。

2. 道德是由经济基础决定的，以善恶作为评价标准，依靠社会舆论、内心自律和传统习俗调节人与人、人与自然之间关系的行为原则和规范的总和。

3. 伦理学分为规范伦理学和非规范伦理学。规范伦理学注重对道德规范的论证、制订与实施策略的研究，是伦理学的主要形态。它通过制定一系列的道德行为规范来引导和规范人大行为。

4. 规范伦理学分为普通规范伦理学和应用规范伦理学。医学伦理学属于应用规范伦理学，主要目的是为人们在医疗实践及其相关领域中的活动提供价值标准和行为准则。

（二）医学伦理学的概念

1. 医学伦理学是运用伦理学的理论和方法研究医学道德的一门科学。主要研究内容是医学领域中的人与人、人与社会、人与自然关系问题。由于医学临床实践、医学科学研究、医学活动过程中都体现了伦理价值和道德追求，因此医学本身就包含了伦理学的因素。医学伦理学是伦理学和医学交融的一门学科。

2. 医学道德简称医德，是职业道德的一种，一般指医务人员在医务活动中的道德现象和道德关系。它是社会一般道德在医学领域中的具体表达，是医务人员自身的道德品质在医务人员与病人、他人及社会之间关系的行为规范的总和。

（三）医学伦理学的研究对象

1. 医学伦理学是一门开放和发展的学科，不同阶段其研究对象和内容不同，总体来说，其研究对象离不开医学领域中的医学道德现象和医学道德关系。

2. 医学道德关系是指由经济关系决定的，派生在医学领域内的人与人、人与社会、人与自然之间的关系。包括医务人员与患者及其家属的关系；义务人员相互之间的关系；义务人员与社会及医学科学发展之间的关系。

（四）医学伦理学的研究内容

1. 医学道德的基本理论 包括医学道德的起源、本质、特点、发生发展规律、社会作用与影响；医学历史中出现的医学道德现象及其背景；医学伦理学的基本理论、医学伦理学的发展趋势。

2. 医学道德的规范体系　包括医德的原则、规范和范畴等。
3. 医学道德的基本实践　包括医学道德教育和修养、医德评价的标准和方法、医学临床、医学科研、整个卫生保健领域、现代医学发展中的难题等。

二、医学模式与医学目的

（一）医学模式的内涵

1. 医学模式即医学观，是对医学本质的概括。是指在特定的历史时期内，人关于健康和疾病的基本观点，或特定的历史时期，人们在观察和处理人类健康和疾病问题时的思维方式和行动方式。

2. 医学模式的实质，是人们以什么样的方法观察、分析和处理人类健康和疾病问题，它决定着人对人类的生理、病理、心理、预防、保健、治疗等问题的基本观念。

3. 医学模式来源于医学实践，是对医学实践的反映和概括，一定的医学模式与一定的社会发展和医学发展水平相适应。

4. 医学模式反映人们对医学科学研究的指导思想和理论框架，它反映医学科学总的特征。在不同的历史时期有不同的医学模式。

（二）医学模式的类型

医学模式的类型包括神灵主义医学模式、自然哲学医学模式、机械论医学模式、生物医学模式、生物－心理－社会医学模式。

（三）医学目的的内涵

1. 医学目的是医学在一定历史条件下为满足特定的人类群体或个体对医学的需求而形成的目标。这些需求体现了人们对医学实现的理想和愿望，也影响了医学的技术模式和医务人员的行为模式。

2. 医学产生初始，人们确定的医学目的主要是"救死扶伤""克服疾病""延长生命""避免死亡"。随着社会发展，传统医学目的的缺陷也逐渐暴露，对于生命质量的重视、对于死亡的态度、对于疾病预防的重视等逐渐被加入医学目的中。现代医学目的是致力于预防疾病，解除由疾病引起的疼痛和疾苦；治疗和照料患者，照料不能治愈的人，延长寿命，降低死亡率；避免早死、追求安详死亡；提高生命质量，优化生存环境，增进身心健康。

第二单元　医学伦理学的历史发展

【复习指导】本单元内容历年考试以一些记忆性的基础知识为主，复习时应以一些关键代表人物及知识点重点。其中医学伦理学发展的起源与传统、国外近现代医学伦理学的发展节点、生命伦理学的产生与发展应掌握。

一、中国医学伦理学的历史发展

（一）中国古代医学道德思想的发展过程

1. 古代医学道德思想的萌芽时期　从原始社会晚期到奴隶社会的初中期，包括传说中的五帝时期和夏朝。

2. 古代医学道德思想的形成时期　奴隶社会末期至西汉时期。

3. 古代医学道德思想的发展和完善时期　我国进入封建社会后,儒家学说逐渐成为意识形态主流,各个时期医德思想都在发展与完善。

东汉名医**张仲景**的**《伤寒杂病论·自序》**是一篇比较完整的医德文献。其主要医德思想有:①明确从医的目的。"精究方术""上以疗君亲之疾,下以救贫贱之厄,中以保长全,以养其生"。②强调广博精深的知识。"自非才高识妙,岂能探其理致哉?""应当勤求古训,博采众方"。

隋唐时期的**孙思邈**是我国传统医德的集大成者。他在《千金要方》中有这样的叙述:"人命至重,贵于千金,一方济之,德逾于此。"书中的"大医精诚"篇对后世医德的发展更产生了深远的影响。孙思邈主张医者必须具备精湛的医术和高尚的医德,才是"大医"。

明代**陈实功**在《外科正宗》中对古代医德做了系统的总结。他概括的"医家五戒十要"被美国1978年出版的《生命伦理学百科全书》列为世界古典医药道德文献之一。清代喻昌结合临床诊治论医德,写出《医门法律》一书,把临床诊治法则称为"法",把对临床诊治中易犯的错误提出的禁例称为"律",对临床医生的医疗行为进行评价,开创了临床医德评价的先河。

(二)中国医学道德的优良传统

仁爱救人,赤诚济世的行医宗旨。不图名利,清廉正直的道德品质。普同一等,一心赴救的服务态度。尊重同道,谦和不矜的医疗作风。注重自律,忠于医业的献身精神。

(三)中国近现代医学伦理学的发展

1. 继承发扬传统医德思想,医生的社会责任感增强。
2. 吸收借鉴西方伦理准则。
3. 初步探讨医学伦理学理论。1932年6月出版的《医学伦理学》是我国第一部较系统的医学伦理学专著,表明中国已由传统的医德学进入到近代医学伦理学阶段。

二、国外医学伦理学的历史发展

(一)古希腊、古罗马、古印度和阿拉伯国家的医德起源与传统

1. 古希腊文化是西方文明的源头,其医德思想直接影响了整个西方医德的发展。伟大的**医学家希波克拉底**被称为西方医德的奠基人,其著名的**《希波克拉底誓言》**对医生之间、医患之间的行为准则作了较系统的阐述。这一文献对医德理论的创立和发展都有深远的影响,成为世界医德史中的一部经典。

2. 古罗马医学是古希腊医学的沿袭和发展。这一时期最具代表性的人物是古罗马著名的医生盖仑。他在继承希波克拉底的体液学说的基础上,发展了机体的解剖结构和器官生理概念,创立医学和生物学的知识体系。在医德方面,它提出:"作为医学,不可能一方面赚钱,一方面从事伟大的艺术——医学"。这种医德思想对西方医学发展起到了一定的作用。

3. 印度的医学发展也很早,其医德最早主要表现在公元前5世纪印度外科鼻祖妙闻的《妙闻集》和公元前1世纪内科鼻祖阇罗迦的《阇罗迦集》中。

4. 在中世纪,阿拉伯地区的医学继承和发展了古希腊的医学成果。这一时期重要的代表人物是阿拉伯的犹太医生迈蒙尼提斯。以他的名字命名的《迈蒙尼提斯祷文》的主要思想是:为了世人的生命和健康,要时刻不忘医德,不要被贪欲、虚荣、名利所干扰而忘却人类谋幸

福的高尚目标。

（二）国外近现代医学伦理学的发展

1. 近代西方的医学伦理学作为一门独立的学科产生于英国。它的形成以**1803年英国的托马斯·帕茨瓦尔的《医学伦理学》出版为标志**。这一时期，医患关系作为医学伦理学关心的主要问题，医生应具有的美德和医生对患者的责任是研究的核心。

2. 进入20世纪中叶，近现代医学伦理学在理论和规范体系上都比较完善，1948年的《日内瓦宣言》和1949年《国际医德守则》的颁布是其标志。

三、生命伦理学

生命伦理学的基本理论、原则和研究内容

1. 生命伦理学是人类生存过程中生命科学技术和卫生保健政策，以及医疗活动中道德问题的伦理学研究，是有关人和其他生命体生存状态和生命终极问题的学科。

2. 美国学者**比彻姆和丘卓斯**在他们的**《生物医学伦理学原则》**一书中提出无伤原则、行善原则、公正原则和尊重原则是国际上被普遍接受的生命伦理学的基本原则。

3. 生命伦理学是医学伦理学发展的现代阶段，它的内容已经扩展到卫生政策、生命技术、生态、人性与死亡道德问题的研究和争论。具体内容有：临床决策和行为的伦理原则、患者及医生的权利义务、医患及医际关系、医务人员道德修养等；生命科学研究的伦理问题、人体受试者的权益保护、高新生命科学技术的应用、脑死亡、临终关怀、生命质量和安乐死等；卫生经济伦理问题、医疗改革、保险与医院工作，医院伦理委员会、卫生政策与法制建设等；生态与环境保护、大地或地球伦理、动物权利保护等。

第三单元 医学伦理学的理论基础

【复习指导】本单元在历年考试中分值并不高。考点主要集中于一些基本概念的记忆和把握。其中**生命论、人道论、美德论、功利论、道义论**的不同观点应当了解。

一、生命论

（一）生命神圣论、生命质量论、生命价值论的概念

1. 生命神圣论，是指人的生命至高无上，神圣不可侵犯。

2. 生命质量论，是以人的自然素质的高低、优劣为依据，衡量生命对自身、他人和社会存在价值的一种理论。

3. 生命价值论，是以人具有的内在价值与外在价值的同意来衡量生命意义的一种理论。

（二）生命质量的标准及伦理意义

1. 生命质量标准有主要质量、根本质量、操作质量之分。

2. 生命质量论有利于提高人口素质；有利于控制人口增长；有利于人类自我认识的飞跃。为医务人员对某些不同生命质量的患者采取相应的治疗原则、方法和手段提供理论依据，对于合理、公正地分配卫生资源也具有十分重要的意义。

（三）生命价值论的标准及伦理意义

1. 生命价值论是生命神圣论和生命质量论的一种统一。判断生命价值高低或大小，主要有两个因素：一是生命的内在价值，即生命本身的质量是生命价值判断的前提和基础；二是

生命的外在价值，即指某一生命对他人、社会的贡献，是生命价值的目的与归宿。

2. 生命价值论是生命内在价值与外在价值的同意，以此评价生命可以避免就个体生命某一阶段或某个时期来判断生命的价值。

二、人道论

（一）医学人道主义的含义

医学人道主义是人道主义思想在医学领域中的具体体现，是将人道主义关于人的价值的标准和如何对待人的准则贯彻在医学领域中所产生的特殊的医学的人的价值标准和行动准则。医学人道主义的内涵包括：在关于人的价值标准问题上，认为人的生命是宝贵的，人的生命和尊严具有最高的价值，应当受到尊重。在如何行动的问题上，医学人道主义要求医务人员应当同情、关心、尊重和爱护患者，努力为他们免除疾病的痛苦，维护他们的身体健康。

（二）医学人道主义的核心内容

尊重患者生命、尊重患者人格、尊重患者权利。

三、美德论

（一）美德论的含义

美德论，是以行为者为中心，研究和探讨人应该具有什么样的美德和品格，什么是有意义的生活。

（二）医德品质的含义

医德品质是医务人员在长期职业行为中形成和表现出来的稳定的医学道德气质、习惯和特征。医德品质是医德认识、医德情感和医德意志的统一。

（三）医德品质的内容

仁爱、严谨、诚挚、公正、奉献。

四、功利论

（一）功利论的含义

功利论是以"功利"作为道德标准的学说，功利论继承发展利幸福论和快乐主义的伦理传统，认为人的本性就是追求快乐和幸福。由于利益是快乐的基础，所以追求利益就成为利道德的标准。

（二）功利论的主要特征

1. 用"功利"来定义善的内涵，功利是对有感受力的存在者的利益、好处、快乐、善或者幸福。

2. 强调行为的结果，不重视行为的动机，即判断道德正确与否的标准是看这一行为是否带来利善的结果，并且要看这一后果是否实现了善的最大化，即"最大多数人的最大幸福"原则。

五、道义论

（一）道义论的含义

道义论即义务论，认为道德上应采取的具体行动或行动准则的正确性不是由行为的后果所决定的，而是由这一行为或这种行为准则的自身固有特点所决定的。医学道义论主要研究医务人员职业道德规范的问题。

（二）道义论的主要特征

1. 强调行为动机的重要性，认为只要行为的动机是善的，不管结果如何，该行为都是道德的。

2. 强调原则的超验性，以人的理性为基础，而不进行感性经验的证明。

3. 立足于全体社会成员的普遍性，而不是从个体利益出发提出准则。

第四单元　医学道德的规范体系

【复习指导】本单元在历年考试中分值并不高，考点主要集中于一些基本概念的记忆和把握。其中医学道德原则和医学道德规范的内容应当了解。

一、医学道德原则

（一）行善原则的含义、内容及意义

1. 含义　**行善原则**就是要求医务人员对其服务对象实施有利的医学行为。

2. 内容　善待生命，同情、关心、体贴患者；善待服务对象，树立"**以病人为中心**"的服务理念；善待社会，以社会公益为基础，把满足个体患者康复利益与满足人人享有卫生保健的利益统一起来。

3. 意义　行善原则是医学道德的根本原则，也是医学道德的最高原则，当其他医学原则之间发生矛盾冲突时，医务人员的医学道德行为选择以不违背行善原则为基准。

（二）尊重原则的含义、内容及意义

1. 含义　医务人员在医护活动中对能够自主的患者自身的尊重。

2. 内容　医务人员在医护活动中**尊重患者人格；尊重患者自主决定权；尊重患者的隐私权**。

3. 意义　医务人员尊重患者人格，提供人性化的服务有利于建立和谐医患关系，减少医患纠纷与冲突。

（三）公正原则的含义、内容及意义

1. 含义　医务人员在义务活动中**公平、正直**地对待每一位患者的伦理原则。体现于人际交往和资源分配公正两个方面。

2. 内容　公正对待医护活动的服务对象，一视同仁；公正分配卫生资源。

3. 意义　公正原则协调医患利益关系。医务人员平等对待患者有利于患者心理平衡，有利于医患关系的和谐，有利于医疗资源的公正分配，有利于社会公正环境的形成，有利于社会稳定。

（四）无伤原则的含义、内容及意义

1. 含义　在诊断、治疗、护理等医护活动中尽力避免对患者造成不应有的医疗伤害。

2. 内容　培养为患者利益和健康着想的动机和意向；尽力提供最佳治疗、护理手段；不滥用辅助检查，不滥用药物，不滥实施手术。

3. 意义　无伤原则是善待服务对象的起码要求。它为医学界规定了道德底线。贯彻该原则，可以提供医务人员的医学责任感，减少医患纠纷，和谐医患关系。

二、医学道德规范

（一）医学道德规范的含义

医学道德规范是指医务人员在各种医学活动中应遵守的行为准则，是医学道德基本原则的具体体现，是义务人员道德行为和道德关系普遍规律的反映。

（二）医学道德规范的内容

根据 **1988 年**卫生部颁布的《**医务人员道德规范及其实施办法**》，医学道德规范的主要内容可以概括为：救死扶伤，忠于医业；钻研医术，精益求精；一视同仁，平等待患；慎言守密，礼貌待人；廉洁奉公，遵纪守法；互学互尊，团结协作。

三、医学道德范畴

（一）医学道德范畴的含义

1. 医学道德的范畴是医学道德实践的总结与概括，是医学活动中人自身及人的本质关系的反映，是普遍道德范畴在医学活动中的特殊表现。它作为一种信念存于医务人员内心，指导合规范其行为。它是医学道德原则和医学道德规范的补充和内化。

2. 医学道德范畴的内容有：权利与义务、情感与良心、审慎与保密、荣誉与幸福等。

（二）医学道德权利的含义和作用

1. 含义　在医学到的活动中，医学道德主体所享有的道义上允许使用的权利和应享受的利益。它包括医务人员和患者的权利。

2. 作用　医务人员的职业道德权利得到尊重和维护，可以调动和提高广大医务人员履行职业道德义务的积极性和主动性，有利于医务人员作用的发挥。患者道德权利受到尊重，有利于患者道德义务的履行，可以促进患者配合诊疗的积极性，提高治疗效果，有利于构建和谐的医患关系。

（三）医学道德义务的含义和作用

1. 含义　医学道德义务是指在医学道德活动中，医学道德主体对他人和社会所应承担的责任。道德义务具有不以获取某种相应的权利或报偿为前提的特点。医务人员的医学道德义务是医务人员对患者、集体、社会所负的道德责任，以应有的行为履行自己的职责。

2. 作用　可以增强医务人员的责任感，使之自觉、愉快地履行自己的职业义务，并逐步变成自己的内心信念。有利于医务人员不断提高自己的医学水平，也有利于和谐医患关系的构建。

（四）医学道德情感的含义和作用

1. 含义　医务人员对医学事业和服务对象所持的态度和内心体验。**主要包括同情感、责任感、事业感。**

2. 作用　医学道德情感对医务人员的医学道德行为起着调节作用。医学道德情感中的同情感，可以促使义务人员关怀、体贴患者，并全力救治。同时，也可以使患者产生良好的心理效应，有利于患者早日康复。

（五）医学道德良心的含义和作用

1. 含义　医学道德良心是指医务人员在医务人员在履行义务的过程中，对自己行为应负道德责任的自觉认识和自我评价能力。

2. 作用　医学道德良心是一种对所负道德责任的自觉认识，无论有别人的监督，凭借职业良心，尽职尽责地工作，从而感受到良心上的满足与喜悦。它还可以促使医务人员在任何情况下，都能坚守医学道德原则和规范的要求，自觉抵制不正之风的影响。

第五单元　医患关系道德

【复习指导】本单元在历年考点主要集中于一些基本概念的记忆和把握。其中对医患双方权利和义务关系的内容应当作为重点把握。

一、医患关系概述

（一）医患关系的内涵

广义的医患关系是指以医务人员为一方的群体与以患者及其亲属等为一方的群体之间的医疗人际关系。狭义的医患关系是指行医者与患者的关系。

（二）医患关系的内容

医患关系分为技术方面和非技术方面。技术方面是医患因诊断、治疗方案、措施的制定和实施而产生的关系。非技术关系是医患交往过程中在社会、法律、道德、心理、经济等方面建立起来的人际关系。

（三）医患关系的模式

1976年美国学者萨斯和荷伦德在《医学道德问题》上发表《医生－患者关系的基本模式》的文章中提出医生与患者关系的3种不同模式为：主动－被动型，指导－合作型，共同参与型。

（四）医患关系的发展趋势

1. 医患关系结构的"人机化"趋势　医学高新技术的应用，使诊疗方式发生巨大的变化。医生可以通过高新技术、设备获得患者的生理指标、生化指标等数据，并为自己的诊断治疗提供依据。这使得医患之间的关系向医生－机器－患者的结构演变，因而医患之间直接交往减少，加重了医生对高新技术设备的依赖。

2. 医患交往的"经济化"趋势　限于卫生资源的不足，分配使用的不合理仍然存在，医患交往上有"经济化"的趋势。

3. 医患要求"多元化"趋势　随着社会发展，人们的价值观念的多元化倾向也反映在医患关系上，患者对医疗卫生保健的要求也在层次上、档次上呈现多元化倾向。

4. 医患关系调节方式上的"法制化"趋势　随着人们法制观念的更新和深入，某些医患关系问题必须通过法制调节。

二、医患双方权利义务

（一）医生的权利内容

1. 根据《中华人民共和国执业医师法》第21条的规定，医师在执业活动中享有的权利有：①在注册的执业范围内，进行医学检查、疾病调查、医学处置、出具相应的医学证明文件，选择合理的医疗、预防、保健方案。②按照国务院卫生行政部门规定的标准，获得与本人执业行为相当的医疗设备基本条件。③从事医学研究、学术交流，参加专业学术团体。④参加专业培训，接受继续医学教育。⑤在执业活动中，人格尊严、人身安全不受侵犯。⑥获取工资报酬和津贴，享受国家规定的福利待遇。⑦对所在机构的医疗、预防、保健工作和卫生行政部门的工作提出建议，依法参与所在机构的民主管理。

2. 在一些特定情况下，医生可以为保护患者、他人和社会的利益，对某些患者的行为和自由进行适当的限制，即特殊干涉权。这是针对者如精神患者、自杀未遂患者拒绝治疗，传染病强制性隔离等情况而拥有的一种特殊权利。

（二）医生的义务内容

1. 根据《中华人民共和国执业医师法》的相关条款法律上规定了医师的义务，例如：①遵守法律、规，遵守技术操作规范。②树立敬业精神，遵职业道德，履行医师职责，尽职尽责为患者服务。③关心、爱护、尊重患者，保护患者的隐私。④努力钻研业务，更新知识，提高专业技术水平。⑤从事科学研究，发展医学科学。⑥宣传卫生保健知识，对患者进行健康教育等。

2. 在职业活动中，医生还应履行下列职业道德义务：维护患者健康，减轻患者痛苦；解释说明与履行知情同意原则；保守秘密。

（三）患者的权利内容

我国目前尚无系统的患者权利法规，但是《宪法》等相关法规中可见有关患者权利的内容。综合国内外关于患者权利方面的研究成果并根据我国国情，可将患者的基本权利归纳为以下几个方面：①基本医疗权。②疾病认知权。③知情同意权。④保护隐私权。⑤社会免责权。⑥经济索赔权。

（四）患者的义务内容

1. 保持和恢复健康的义务。
2. 积极配合诊疗的义务。
3. 遵守医院各种规章制度的义务。
4. 支持医学科学发展的义务。

三、医患冲突与沟通

（一）医患沟通的意义

1. **含义** 医患沟通是医患之间利用语言或非言形式进行的信息交流。

2. **意义** 是医学目的的需要，是医学诊断的语言形式进行的信息交流需要，是临床治疗的需要，是医学人文精神的需要，是减少纠纷的需要。

（二）医患冲突的化解

1. **医患纠纷的化解** 不属于医疗事故的医疗纠纷主要通过医患沟通来化解。大部分的纠纷是因为沟通方面存在问题，比如在知识、信息方面的不对称，医生在解释方面的欠缺，患者理解上的误区等等往往是产生纠纷的主要因素。因为在医患关系中医生起主导作用，因此在医患纠纷的化解上要求医生承担更大的责任。

2. **医疗事故的处理** 由医疗事故引发的医疗纠纷，应该依据相关的法律、法规和制度进行处理。处理这类纠纷，应遵循公开、公平、公正的原则。同时，还应该坚持实事求是的科学态度。

第六单元　临床诊疗工作中的道德

【复习指导】本单元在历年考点主要集中于临床诊断治疗工作中道德的具体要求。其中对临床诊断、治疗各项具体工作中的道德要求作为重点把握。

一、临床诊疗工作中的医学道德原则

（一）临床诊疗道德的含义

临床诊疗道德是指医务人员在诊疗过程中处理好各种关系的行为准则和特殊医德要求，是医德原则、规范在临床医疗实践中的具体运用。

（二）临床诊疗道德原则

1. 最优化原则　是指在临床诊疗中诊疗方案要以最小的代价获得最大效益的决策原则，也称最佳方案原则。其内容为：疗效最佳，安全无害，痛苦最小，耗费最少。最优化原则是最普通、最基本的治疗原则。

2. 知情同意原则　知情同意权是指患者有权知晓自己的病情，并可以对医务人员所采取的防治医疗措施决定取舍。

3. 保密原则　医务人员在防病治病中应当保守医疗秘密，不得随意泄露患者疾病情况等个人隐私。

4. 生命价值原则　尊重人的生命并且要尊重生命的价值，关心生命质量而不仅仅是数量，人的生命是珍贵的、有价的。生命价值原则是医疗行为选择的重要依据。

二、临床诊断工作中的道德要求

1. 中医四诊的道德要求　安神定志，实事求是。
2. 体格检查的道德要求　全面系统，认真细致；关心体贴，减少痛苦；尊重患者，心正无私。
3. 辅助检查的道德要求　目的明确，诊治需要；知情同意，尽职尽责；综合分析，切忌片面；密切联系，加强协作。

三、临床治疗工作中的道德要求

（一）药物治疗中的道德要求

对症下药，剂量安全；合理配伍，细致观察；节约费用，公正分配。

（二）手术治疗中的道德要求

1. 手术前严格把握手术指征，动机正确，知情同意，认真做好术前准备。
2. 手术中关心患者，体贴入微；态度严肃，作风严谨；精诚团结，密切协作。
3. 手术后严密观察，勤于护理，减轻患者痛苦，加速患者康复。

（三）心理治疗中的道德要求

掌握和运用心理治疗的知识、技巧去开导患者。

1. 要有同情、帮助患者的诚意。
2. 要以健康、稳定的心理状态去影响和帮助患者。
3. 要保守患者的秘密、隐私。

（四）康复治疗中的道德要求

1. 理解与同情患者。
2. 关怀与帮助。
3. 联合与协作。

四、临床某些科室的道德要求

（一）急诊科（室）的工作特点和道德要求

1. 工作特点　①随机性强。②时间性强。③协作性强。
2. 道德要求　①争分夺秒，全力抢救。②承担风险，团结协作。③满腔热情，关注患者的心理需求。④合理使用医疗资源。

（二）传染科的工作特点及道德要求

1. 工作特点　①传染患者心理问题多。②传染科病房管理难度大。③对传染科医务人员的道德要求高。
2. 道德要求　①热爱本职工作，具有无私奉献精神。②坚持预防为主的积极防疫思想。③严格执行消毒隔离制度，防止交叉感染。④遵守法律规定，及时上报疫情。

第七单元　医学科研工作的道德

【复习指导】本单元在历年考点主要集中于医学科研工作中的基本道德要求。其中对医学人体试验工作的道德原则具体要求应当有所把握。

一、医学科研工作的基本道德要求

医学科研道德的基本要求

1. 道德准则　实事求是，真诚协作。
2. 工作作风　严谨的治学态度，严格的工作作风，严密的科学手段。

二、医学人体试验工作的道德

人体试验的道德原则

1. 知情同意原则　《组伦堡法典》的基本精神是绝对需要受试者的知情同意；我面《中华人民共和国执业医师法》第37条第8款规定：未经患者或家属同意，对患者进行试验性临床医疗的，要承担法律责任。

2. 维护患者利益原则　人体试验必须以维护患者利益为前提，不能只顾及医学科研而牺牲患者的根本利益。受试者利益第一，医学利益第二。

3. 医学目的原则　人体试验的目的只能是为了提高医疗水平，改进预防和诊治措施，加深对发病机制的了解，更好地为维护、增进人类的健康服务。

4. 科学对照原则　人体试验不仅受试验条件和机体内在状态的制约，而且受社会、心理等因素的影响。为了消除偏见，正确判定实验结果的客观性，减少对受试者肉体、精神及人格上的冲击，人体试验设置对照，不仅符合医学科学的需要，也符合医德要求。

第八单元 医学道德的评价、教育和修养

【复习指导】本单元在历年考点主要集中基本概念与原则的了解，其中对医学道德的评价标准、方式应当有所把握。

一、医学道德评价

（一）医学道德评价标准

1. 疗效标准　是指医疗行为是否有利于病人疾病的缓解、痊愈和保障生命的安全。这是评价和衡量医务人员医疗行为是否符合道德及道德水平高低的重要标志。
2. 社会标准　是指医疗行为是否有利于人类生存环境的保护和改善。
3. 科学标准　是指医疗行为是否有利于促进医学科学的发展和社会的进步。

（二）医学道德评价的方式

1. 内心信念　是指医务人员发自内心地对道德义务的深刻认识、真诚信仰和强烈的责任感；是医务人员对自己行为进行善恶评价的内在动力，**是医德品质构成的基本要素，也是医德评价的重要方式**。内心信念是通过职业良心发挥作用的，一个具有高尚医德品质的医务工作者，能通过内心自律调整自己的医疗行为，能自觉地正确对待来自社会的评价和监督。
2. 社会舆论　是指公众对某种社会象、行为和事件的看法和态度，即公众的认识。社会舆论可以形成一种强大的精神力量，调整人们的道德行为，指导人们的道德生活，**是医德评价中最普遍、最具有影响力的方式，在医德评价中起着重要作用**。
3. 传统习俗　是指人们在长期的社会生活中逐步积累和形成的一种普遍的、稳定的、世代相传的行为方式、行为规范和道德风尚。传统习俗被社会广泛承认，并根深蒂固地存在于人们的观念之中。**医德传统是传统习俗的一个组成部分，体现着医学职业特点的价值观**。

二、医学道德教育

（一）医学道德教育的意义

1. 有助于形成医务人员的内在品质，是把医学道德原则和规范转化为内心信念的重要一环。
2. 有助于培养医务人员的人文素养和道德情操，是形成良好医德医风的重要环节。
3. 有助于培养高素质的医学人才，是促进学科学工作发展的重要措施。

（二）医学道德教育的过程

1. 提高医德认识。
2. 培养医德情感。
3. 锻炼医德意志。
4. 坚定医德信念。
5. 养成医德行为和习惯。

三、医学道德修养

（一）医学道德修养的含义

医德修养是指医务人员在医德品质、意志、习惯等方面按照一定的医德原则和行自我改造、自我锻炼、自我培养的医德实程，以及在此基础上所要达到的医德境界。包括在医疗实

践中所形成的情操、举止、品行等。

（二）医学道德修养的途径

1. 要坚持在为人民健康服务的医疗实践中认识主观世界，改造主观世界。

2. 要坚持在医疗实践中检验自己的品德，自觉进行自我教育，自我锻炼，提高自己的医学修养。

3. 随着医疗实践的发展，使自己的认识不断提高，医学道德修养不断深入。

第九单元 生命伦理学

【复习指导】本单元在历年考点主要集中基本概念与原则的了解。其中对生命伦理的原则及最新研究文献应当有所记忆。

一、生命伦理研究的内容及伦理原则

（一）实施人类辅助生殖技术的伦理原则

根据卫生部2003年6月27日颁布的《人类辅助生殖技术规范》《人类精子库基本标准和技术规范》《人类辅助生殖技术和人类精子库伦理原则》，实施人类辅助生殖技术的伦理原则主要有：有利于患者的原则。夫妻双方自愿和知情同意的原则。确保后代健康的原则。维护社会公益的原则。互盲和保密的原则。严防精子、卵子商品化的原则。伦理监督原则。

（二）人体器官移植的伦理原则

根据我国2007年开始实施的《人体器官移植条例》，人体器官移植的主要伦理原则有如下。

1. 知情同意原则。供体和受体都是出于自愿，必须做到知情同意。

2. 尊重原则。从事人体器官移植的医疗机构及其医务人员应当履行对捐献者知情同意、不会损害活体器官捐献人其他正常的生理功能、尊重死者捐献者的尊严；对摘取器官完毕的尸体，应当进行符合伦理原则的医学处理，除用于移植的器官以外，应当恢复尸体原貌等道德义务。

3. 效用原则。应恪守不伤害原则，使接受治疗者所获得的利益必须远远大于风险，获得新生的机会。

4. 禁止商业化原则。任何组织或者个人不得以任何形式买卖人体器官，不得从事与买卖人体器官有关的活动。

5. 保密原则。从事人体器官移植的医务人员器官有关的活动。应当对人体器官捐献人、接受人和申请人体器官移植手术患者的个人资料保密。

6. 伦理审查原则。

（三）人类胚胎干细胞研究和应用的伦理原则

1. **尊重原则** 爱惜和尊重胚胎，只允许对14天内的人体胚胎用于研究。

2. **知情同意原则** 只允许使用自愿捐献的生殖细胞或辅助生殖多余的胚胎，供者必须是自愿捐献，贯彻知情同意原则。

3. **安全和有效原则** 在使用人类胚胎干细胞疗疾病时，必须经动物实验有效，并设法避免给患者带来伤害。不允许将捐献胚胎重新植入妇女子宫，不允许将人类配子与动物配子相结合。

4. 防止商品化原则 禁止买卖人体胚胎，并避免妇女故意制造胚胎。

（四）基因诊断和基因治疗的伦理原则

1. 尊重与平等的原则 无论携带有何种基因都应受到尊重，都应得到公正对待。反对基因决定论，防止基因歧视。

2. 知情同意的原则 对人体进行的基因检测和基因治疗，都必须遵守知情同意的原则，尊重的自主权，不能因为经济的、政治的、宗教的及情感的因素使患者违背其本人真实意愿的决定。

3. 保护隐私原则 基因诊断的结果属于个人所有，其所获得的信息应该得到保密。应禁止任何人以任何不适当理由公布他人的基因信息。

4. 以治疗为目的原则 基因治疗的研究和应用只能是为了更有效地预防和治疗疾病、挽救人类生命，维护和增进人类健康。

（五）死亡标准与安乐死的伦理问题

1. 传统的心肺死亡标准 传统的医学死亡标准是心脏和循环功能的丧失，即呼吸、心跳、血液循环的完全停止。

2. 脑死亡 是指包括脑干在内的全脑功能不可逆转的丧失，即死亡。也就是说，即使心搏、呼吸还能靠人工维持，但是只要全脑功能已经发生不可逆的损坏，就可以宣布这名患者已经死亡。

3. 脑死亡的诊断标准

（1）哈佛标准：1968年，**美国哈佛大学医学院特设委员会提出的"脑死亡"诊断标准。**①对外部的刺激和内部的需要无接受性、无反应性。②自主的肌肉运动和自主呼吸消失。③诱导反射消失。④脑电波平直或等电位。同时规定，凡符合以上4条标准，持续24小时测定，每次不少于10min，反复检查多次结果一致者，就可宣告死亡。

（2）我国卫生部**2009年发布了《脑死亡判定标准（成人）（修订稿）》和《脑死亡判定技术规范（成人）（修订稿）》**，这两个文件规定了脑死亡判定的先决条件、临床判定、确认试验和判定时间等，明确了判定的三步骤：**脑死亡临床判定，脑死亡确认试验和脑死亡自主呼吸激发试验。三步骤均符合判定标准才能确认为脑死亡。**

4. 安乐死的伦理问题 ①安乐死在道德上是否接受的伦理问题。②安乐死中知情同意的问题。③安乐死与人道主义原则相违背的问题。④安乐死与人的生存权相冲突的问题。

二、生命伦理学最新重要文献

1. **《贝尔蒙报告》**（保护人类受试者的伦理原则与准则）（1979年） ①区分医疗与研究之间的界限。②基本伦理学原则：尊重个人、有利、公正。③伦理原则的应用：要求知情同意；要进行风险及效益评估；要求在选择受试者时应当具备公平的程序和结果。

2. **《赫尔辛基宣言》**（涉及人类受试者医学研究的伦理准则）（2000年修订） ①必须保护受试者准则。②必须符合医学目的的准则。③必须经受试者知情同意准则。④必须接受伦理审查准则。

3. **生命伦理学《吉汉宣言》**（2000年） 坚决主张科技必须考虑公共利益。意识到生物学与医学的巨大进展，保证人权的迫切需要滥用这个进展可能给人权带来的危险。

4.《国际性研究中的伦理与政策问题：发展中国家的临床试验》（2001年） ①对临床试验伦理行动的基本要求。②提供已确定的有效治疗作为对照。③公平对待和尊重参加者。④获得试验后利益。⑤在国际性临床试验中确保保护研究参加者。

5. **国际人类基因组组织（HUGO）** 伦理委员会关于人类基因组数据库的声明（2002年）建议：①人类基因组数据库是全球的公共财产。②个人、家庭、社群、商业实体、机构和政府应促进这项公共财产。③应该鼓励数据的自由流动及从使用数据库研究中所获利益的公平和公正的分配。④应尊重个人、家庭与社群的选择和隐私。⑤应保护个人、家庭与社群，防止歧视和侮辱。⑥研究人员、机构与商业实体有权为数据库做出智力和财政贡献而获得公平回报。

6. **国际医学科学组织委员会**《人体生物医学研究国际道德指南》（2002年8月修订） 本指南由21条指导原则组成，旨在规范各国的人体生物医学研究政策，根据各地情况应用伦理标准，以及确立和完善伦理审查机制。

7.《**突发公共卫生事件应急条例**》（2003年5月9日国务院375号令） 包括：①总则。②预防与应急准备。③报告与信息发布。④应急处理。⑤法律责任。⑥附则。

8. 中华人民共和国卫生部《人类辅助生殖技术和人类精子库伦理原则》（2003年） 包括：①有利于患者的原则。②知情同意的原则。③保护后代的原则。④社会公益原则。⑤保密原则。⑥严防商业化的原则。⑦伦理监督的原则。

9. 中华人民共和国国家食品药品监督管理局《药物临床试验质量管理规范》（2003年）该《规范》分总则、临床试验前的准备与必要条件、受试者的权益保障、试验方案、研究者的职责、申办者的职责、监查员的职责、记录与报告、数据管理与统计分析、试验用品的管理、质量保证、多中心试验、附则13个章节，共70条。

10. 中华人民共和国科技部、卫生部《**人胚胎干细胞研究伦理指导原则**》（2003年） 该文件明确了人胚胎干细胞的来源定义、获得方式、研究行为规范等，并再次申明中国禁止进行生殖性克隆人的任何研究，禁止买卖人类配子、受精卵、胚胎或胎儿组织。

第十四章 卫生法规

第一单元 卫生法概述

【复习指导】本单元在历年考点主要集中基本概念与原则的了解。其中对卫生法的概念、渊源、基本原则应当有所记忆。

一、卫生法的概念和渊源

（一）卫生法的概念

卫生法是调整在卫生活动过程中所发生的社会关系的法律规范的总称。

（二）卫生法的渊源

卫生法的渊源是指卫生法的各种具体表现形式。

1.《宪法》 是国家的根本大法是国家最高权力机关——全国人民代表大会依照法定程序制定的具有最高法律效力的规范性法律文件，是各部门法的立法依据和基准。我国《宪法》中有关保护公民生命健康的医疗卫生方面的条款，就是我国卫生法的渊源之一，是制定卫生法的重要依据，并在卫生法律体系中具有最高的法律效力。

2.法律 作为卫生法的渊源，包括由全国人民代表大会制定的基本法律和由全国人民代表大会常务委员会制定的非基本法律，其法律效力仅次于《宪法》。目前我国还没有专门的卫生基本法律。现行的由全国人民代表大会常务委员会制定的卫生非基本法律有十部：《食品安全法》《药品管理法》《执业医师法》《国境卫生检疫法》《传染病防治法》《红十字会法》《母婴保健法》《献血法》《职业病防治法》《人口与计划生育法》等。

3.卫生行政法规 卫生方面的行政法规发布两种形式：一种是由国务院直接发布；另一种经国务院批准，由国务院卫生行政部门单独或者与有关部门联合发布。如《医疗机关管理条例》《麻醉药品和精神药品管理条例》《中华人民共和国中医药条例》等。卫生行政法规的法律效力低于法律而高于地方性法规。

4.地方性卫生法规 地方性卫生法规在卫生法法源中也占有重要地位，它是由省、直辖市、自治区人民代表大会及其常务委员会制定的规范性文件。这些规范性文件只能在制定机关管辖范围内有效。

5.自治条例、单行条例 根据《宪法》规定，民族自治地方的人民代表大会有权依照当地民族的政治、经济、文化特点，制定自治条例、单行条例。自治条例、单行条例作为卫生法法源，只限于民族自治地方使用。

6.卫生规章 国务院卫生行政部门单独或者与国务院有关部门联合制定发布的规范性文件，称为卫生规章。如《医疗机构管理实施条例》《医师资格考试暂行办法》等。规章不得与《宪法》、法律、行政法规相抵触。

7.卫生标准卫生标准 是指以技术标准形式发布的与卫生相关的规范性文件。由于卫生法具有技术控制和法律控制的双重性质，因此卫生标准、卫生技术规范和操作规程就成为卫生法渊源的重要组成部分。

8.卫生国际条约卫生国际条约 是指我国与外国缔结或者我国加入并生效的国际法规性文件，是卫生法的一种特殊法源，如《国际卫生条例》《麻醉品单一公约》《精神药品公约》等。一旦生效，除声明保留的条款外，一律适用于我国的国家机关和公民。

二、卫生法的基本原则和作用

（一）卫生法的基本原则

卫生法的基本原则是指反映卫生法立法精神、适用于卫生法律关系的基本原则。主要有以下5个方面。

1.卫生保护原则 卫生保护原则有两方面的内容：第一，人人有获得卫生保护的权利。第二，人人有获得有质量的卫生保护的权利。卫生法在制定和实施过程中，都必须时刻将保护公民生命健康权益放在首位。

2.预防为主原则 预防为主是我国卫生工作的基本方针和政策，也是卫生法必须遵循的基本原则。实行预防为主原则是由卫生工作的性质和我国经济发展所决定的。

3.公平原则 公平原则就是以利益均衡作价值判断标准来配置卫生资源，协调卫生保健活动，以便每个社会成员普遍能得到卫生保健。

4.保护社会健康原则 保护社会健康原则本质上是协调个人利益与社会健康利益的关系它是世界各国卫生法公认的目标。

5.患者自主原则 患者自主原则是指患者经过深思熟虑就有关自己疾病的医疗问题作出合理的、理智的并负责的自我决定权。维护患者权利尊重患者自主意识也是卫生法的基本原则之一。

（二）卫生法的作用

我国卫生法的作用概括为以下3个方面。

1.维护社会卫生秩序。

2.保障公共卫生利益。

3.规范卫生行政行为。

第二单元 卫生法律责任

【复习指导】本单元在历年考点主要集中基本概念与原则的了解。其中对卫生民事责任、卫生行政责任、卫生刑事责任的概念与区别应当有所记忆。

一、卫生民事责任

1.概念及其特征

（1）卫生民事责任的概念 卫生法中的民事责任主要是指医疗机构和卫生工作人员或从事与卫生事业有关的机构违反法律规定侵害公民健康权利时，应当向受害人承担损害赔偿责任。

（2）卫生民事责任的特征：①主要是财产责任。②是一方当事人对另一方的责任。③是补偿当事人的损失。④在法律允许的条件下，民事责任可以由当事人协商解决。

2.构成 构成损害赔偿的民事责任，要同时具备以下4个条件：①损害的事实存在。

②行为的违法性。③行为人有过错。④损害事实与行为人的过错有直接的因果关系。

3. 卫生民事责任的承担方式　《民法总则》规定承担民事责任的方式有：**停止损害；排除妨碍；消除危险；返还财产；恢复原状；修理、重作、更换；赔偿损失；支付违约金；消除影响、恢复名誉；赔礼道歉**。卫生法所涉及的民事责任以"赔偿损失"为主要形式。

二、卫生行政责任

1. 卫生行政责任的概念及其种类　卫生行政责任是指卫生行政法律关系主体违反卫生行政法律规范，尚未构成犯罪所应承担的法律后果。

卫生行政责任主要包括**行政处罚**和**行政处分**两种。

2. 卫生行政处罚的概念及其种类

（1）卫生行政处罚是指卫生行政机关或者法律法规授权组织在职权范围内对违反卫生行政管理秩序而尚未构成犯罪的公民、法人和其他组织实施的一种卫生行政制裁。

（2）行政处罚的种类主要有警告、罚款、没收非法财物、没收违法所得、责令停产停业、暂扣或吊销有关许可证等。

3. 卫生行政处分的概念及其种类

（1）卫生行政处分是指有管辖权的国家机关或企事业单位的行政领导对所属一般违法失职人员给予的一种行政制裁。

（2）行政处分的种类主要有警告、记过、记大过、降级、降职、撤职、留用察看、开除等形式。

三、卫生刑事责任

1. 卫生刑事责任的概念　卫生刑事责任是指违反卫生法的行为侵害了《刑法》所保护的社会关系，构成犯罪所应承担的**法律后果**。

2. 实现刑事责任的方式　根据我国《刑法》规定，实现刑事责任的方式是刑罚。刑罚包括主刑和附加刑。主刑有管制、拘役、有期徒刑、无期徒刑、死刑。它们只能单独适用。附加刑有罚金、剥夺政治权利、没收财产。附加刑是补充主刑适用的刑罚方法，既可以独立适用，也可以附加适用。

3. 违反卫生法的刑事责任　我国《刑法》规定了10余项与违反卫生法有关的罪名。

（1）生产、销售假药、劣药罪。

（2）生产、销售不符合卫生标准的食品罪。

（3）生产、销售不符合卫生标准的医疗器械、医用卫生材料罪。

（4）非法行医罪。

（5）违反《传染病防治法》的规定，引起甲类传染病传播或者有传播严重危险罪。

（6）非法采集、供应血液罪或者制作、供应血液制品罪。

（7）违反国境卫生检疫罪。

（8）违反规定造成病菌种、毒种扩散罪。

（9）医疗事故罪。

另外，法律还规定了玩忽职守的犯罪、危害环境的犯罪等。

第三单元 《中华人民共和国执业医师法》

【复习指导】本单元在历年考试中作为卫生法部分的重要内容,应当重点记忆和把握。其中执业医师资格考试相关问题、医师执业、注册相关规范、执业医师权利、义务、执业规则均应掌握。

一、执业医师的概念及职责

执业医师的概念

执业医师是指依法取得执业医师资格或执业助理医师资格,经注册在医疗、预防、保健机构中,按照其注册的执业类别和范围,独立从事相应的医疗工作的人员。

二、执业医师资格考试制度

(一)执业医师资格考试的条件

1.具有高等学校医学专业本科以上学历,在执业医师指导下,在医疗、预防、保健机构中试用期满1年的。

2.取得执业助理医师执业证书后,具有高等学校医学专科学历,在医疗、预防、保健机构中工作满2年的。

3.具有中等专业学校医学专业学历,在医疗、预防、保健机构中工作满5年的。

4.以师承方式学习传统医学满3年或者经多年实践医术确有专长的,经县级以上人民政府卫生行政部门确定的传统医学专业组织或者医疗、预防、保健机构考核合格并推荐。

(二)**执业助理医师资格考试的条件**

1.具有高等学校医学专业专科或者中等专业学校医学专业学历,在执业医师指导下,在医疗、预防、保健机构中试用期满1年。

2.以师承方式学习传统医学满3年或者经多年实践医术确有专长的,经县级以上人民政府卫生行政部门确定的传统医学专业组织或者医疗、预防、保健机构考核合格并推荐。

特别指出的是,基础医学类、法医学类、护理(学)类、医学技术类、药学类、中药学类等医学相关专业,其学历不作为报考执业医师资格和执业助理医师资格的学历依据。

三、医师执业注册制度

(一)执业医师注册的条件和办理

1.取得医师资格的,可以向所在地县级以上人民政府卫生行政部门申请注册。

受理申请的卫生行政部门应当自收到申请之日起30日内准予注册,并发给由国务院卫生行政部门统一印制的医师执业证书。

2.医疗、预防、保健机构可以为本机构中的医师集体办理注册手续。

3.医师经注册后,可以在医疗、预防、保健机构中按照注册的执业地点、执业类别、执业范围执业,从事相应的医疗、预防、保健业务。

4.未经医师注册取得执业证书,不得从事医师执业活动。

(二)不予注册的情形

1.不具有完全民事行为能力的。

2. 因受刑事处罚，自刑罚执行完毕之日起至申请注册之日止不满2年的。
3. 受吊销《医师执业证书》行政处罚，自处罚决定之日起至申请注册之日止不满2年的。
4. 有国家卫生行政部门规定不宜从事医疗、预防、保健业务的其他情形的。

（三）执业医师的权利

1. 在注册的执业范围内，进行医学诊查、疾病调查、医学处置、出具相应的医学证明文件，选择合理的医疗、预防、保健方案。
2. 按照国务院卫生行政部门规定的标准，获得与本人执业活动相当的医疗设备基本条件。
3. 从事医学研究、学术交流，参加专业学术团体。
4. 参加专业培训，接受继续教育。
5. 在执业活动中，人格尊严、人身安全不受侵犯。
6. 获取工资报酬和津贴，享受国家规定的福利待遇。
7. 对所在机构的医疗、预防、保健工作和卫生行政部门的工作提出意见和建议，依法参与所在机构的民主管理。

（四）执业医师的义务

1. 遵守法律、法规，遵守技术操作规范。
2. 树立敬业精神，遵守职业道德，履行医师职责，尽心尽力为患者服务。
3. 关心、爱护、尊重患者，保护患者的隐私。
4. 努力钻研业务，更新知识，提高专业技术水平。
5. 宣传卫生保健知识，对患者进行健康教育。

（五）医师执业规则

1. 医师实施医疗、预防、保健措施，签署有关医学证明文件，必须亲自诊查、调查，并按照规定填写医学文书，不得隐匿、伪造或者销毁医学文书及有关资料。

医师不得出具与自己执业范围无关或者与执业类别不相符的医学证明文件。

2. 对急危患者，医师应当采取紧急措施及时进行诊治；不得拒绝急救处置。
3. 医师应当使用经国家有关部门批准使用的药品、消毒药剂和医疗器械。除正当治疗外，不得使用麻醉药品、医疗用毒性药品、精神药品和放射性药品。
4. 医师应当如实向患者或者其家属介绍病情，但应注意避免对患者产生不利后果。医师进行实验性临床医疗，应当经医院批准并征得患者和本人或者其家属同意。
5. 医师不得利用职务之便，索取、非法收受患者财物或者牟取其他不正当利益。
6. 遇有自然灾害、传染病流行、突发重大伤亡事故及其他严重威胁人民生命健康的紧急情况时，医师应当服从县级以上人民政府卫生行政部门的调遣。
7. 医师发生医疗事故或者发现传染病疫情时，应当依照有关规定及时向所在地机构或者卫生行政部门报告。医师发现患者涉嫌伤害事件或者非药正常死亡时，应当按照有关部门报告。
8. 执业助理医师应当在执业医师的指导下，在医疗、预防、保健机构中按照其执业类别执业。在乡、民族乡、镇的医疗、预防、保健机构中工作的执业助理医师，可以根据医疗诊治的情况和需要，独立从事一般的执业活动。

四、《执业医师法》规定的法律责任

（一）民事责任

医师在医疗、预防、保健工作中造成事故的，依照法律或者国家有关规定处理。未经批准擅自开办医疗机构行医或者非医师行医的，除按规定承担行政责任外，给患者造成损害的，依法承担赔偿责任。

（二）行政责任

1. 以不正当手段取得医师执业证书的，由发给证书的卫生行政部门吊销执业证书；对负有直接责任的主管人员和其他直接责任人，依法给予行政处分。

2. 医师在执业活动中有下列行为之一的，由县级以上人民政府卫生行政部门**给予警告或者责令暂停 6 个月以上 1 年以下执业活动；情节严重的，吊销其医师执业证书**。

（1）违反卫生行政规章制度或者技术操作规范，造成严重后果的。

（2）由于不负责任延误急危病重患者的抢救和诊治，造成严重后果的。

（3）造成医疗责任事故的。

（4）未经亲自诊查、调查，签署诊断、治疗、流行病学等证明文件或者有关出生、死亡等证明文件的。

（5）隐匿、伪造或者擅自销毁医学文书及有关资料的。

（6）使用未经批准使用的药品、消毒药剂和医疗器械的。

（7）不按照规定使用麻醉药品、医疗用毒性药品、精神药品和放射性药品的。

（8）未经患者或者其家属同意，对患者进行试验性临床医疗的。

（9）泄露患者隐私，造成严重后果的。

（10）利用职务之便，索取、非法收受患者财物或者牟取其他不正当利益的。

（11）发生自然灾害、传染病流行、突发重大伤亡事故及其他严重威胁人民生命健康的紧急情况时，不服从卫生行政部门调遣的。

（12）发生医疗事故或者发现传染病疫情，患者涉嫌伤害事件或者非正常死亡，不按照规定及告的。

3. 未经批准擅自开办医疗机构行医或者非医行医的，由县级以上人民政府卫生行政部门给予取缔，没收其违法所得及其药品、器械，并处万元以下的罚款；对医师吊销其执业证书。

4. 卫生行政部门工作人员或者医疗、预防、保健机构工作人员违反本法有关规定，弄虚作假、玩忽职守、滥用职权、徇私舞弊，尚不构成犯罪的，依法给予行政处分。

（三）刑事责任

1. 违反《执业医师法》规定，有第37条规定所列12项违法行为之一，情节严重，造成严重后果，构成犯罪的，依照《刑法》第335条、第383条、第385条追究刑事责任。

2. 未经批准擅自开办医疗机构或者非医师行医，构成犯罪的，依照《刑法》第336条追究刑事责任。

3. 卫生工作人员严重不负责任，弄虚作假、玩忽职守、滥用职权、徇私舞弊，构成犯罪的，依照《刑法》第397条、第409条追究刑事责任。

4. 在执业活动中，违反《药品管理法》规定，构成犯罪的，依法追究刑事责任。

第四单元 《中华人民共和国药品管理法》

【复习指导】本单元在历年考试中作为卫生法部分的较为重要的内容,应当重点记忆和把握。其中药品生产、销售规范、特殊药品管理、处方管理均应掌握。

一、概述

（一）《药品管理法》的立法目的

为加强药品监督管理,保证药品质量,保障人体用药安全,维护人民身体健康和用药的合法批准权益,特制定本法。

（二）药品的法定含义

药品是指用于预防、治疗、诊断人的疾病和有目的地调节人的生理功能并规定有适应证或者功能主治、用法和用量的物质,包括中药材、中药饮片、中成药、化学原料药及其制剂、抗生素、生化药品、放射性药品、血清、疫苗、血液制品和诊断药品等。

（三）药品必须符合法定要求

1. 必须是《中华人民共和国药品管理法》（以下简称《药品管理法》）明确规定的药品含义中所包括的内容。

2. 必须符合《药品管理法》有关规定要求。

（1）药品生产、经营企业是合法的生产、经营企业。药品生产企业须经企业所在地省、自治区、直辖市人民政府药品监督管理部门批准并发用给**药品生产许可证**,凭《药品生产许可证》到工商行政管理部门办理登记注册。无《药品生产或许可证》的,不得生产药品。药品经营企业必须经企业所在地省、自治区、直辖市人民政府药品监督管理部门批准发给《**药品经营许可证**》,凭《药品经营许可证》到工商行政管理部门办理登记注册。无《药品经营许可证》的,不得经营药品。

（2）生产药品须经国务院药品监督管理部门的合法批准并发给药品批准文号。

（3）药品必须符合国家药品标准。国务院药品监督管理部门颁布的《中华人民共和国药典》和药品标准为国家药品标准。

二、禁止生产（包括配制）、销售材、中假药与劣药

（一）禁止生产（包括配制）、销售假药

1. 有下列情形之一的为**假药**

（1）药品所含成分与国家药品标准规定的成分不符的。

（2）以非药品冒充药品或者以他种药品冒充此种药品的。

2. 有下列情形之一的药品,按**假药**论处

（1）国务院药品监督管理部门规定禁止使用的。

（2）依照本法必须批准而未经批准生产、进口,或者依照本法必须检验而未经检验即销售的。

（3）变质的。

（4）被污染的。

（5）使用依照本法必须取得批准文号而未取得批准文号的原料药生产的。

（6）所标明的适应证或者功能主治超出规定范围的。

（二）禁止生产（包括配制）、销售**劣药**

药品成分的含量不符合国家药品标准的为劣药。有下列情形之一的药品按劣药论处。

1. 未标明有效期或者更改有效期的。
2. 不注明或者更改生产批号的。
3. 超过有效期的。
4. 直接接触药品的包装材料和容器未经批准的。
5. 擅自添加着色剂、防腐剂、香料、矫味剂及辅料的。
6. 其他不符合药品标准规定的。

三、特殊药品的管理

（一）特殊药品的分类

特殊药品包括麻醉药品、精神药品、医疗用毒性药品、放射性药品，国家对这4类药品实行特殊管理。

（二）麻醉药品和精神药品管理的相关药品规定

1.《麻醉药品和精神药品管理条例》的相关规定　《麻醉药品和精神药品管理条例》第四条规定：国家对麻醉药品药用原植物及麻醉药品和精神药品实行管制。第三十条规定：麻醉药品和第一类精神药品式不得零售。禁止使用现金进行麻醉药品和精神药品交易，但是个人合法购买麻醉药品和精神药品的除外。第三十二条规定：第二类精神药品零售企业应当凭执业医师出具的处方，按规定剂量销售第二类精神药品，并将处方保存2年备查；禁止超剂量或者无处方销售第二类精神药品；不得向未成年人销售第二类精神药品。

2.《处方管理办法》的相关规定《处方理办法》第二十三条规定　为门（急）诊患者开得具的麻醉药品注射剂，每张处方为**一次常用量**；控缓释制剂，每张处方不得超过**7日常用量**；其他剂型，每张处方不得超过**3日常用量**。

第一类精神药品注射剂，每张处方为一次常有用量；控缓释制剂，每张处方不得超过7日常用量；其他剂型，每张处方不得超过3日常用量。哌甲酯用于治疗儿童多动症时，每张处方不得超过15日常用量。

第二类精神药品一般每张处方不得超过7日常用量；对于慢性病或某些特殊情况的患者，处方用量可以适当延长，医师应当注明理由。

第二十四条规定：为门（急）诊癌症疼痛患者和中、重度慢性疼痛患者开具的麻醉药品、第一类精神药品注射剂，每张处方不得超过3日常用量；控缓释制剂，每张处方不得超过15日常用量；其他剂型，每张处方不得超过7日常用量。

第二十六条规定：对于需要特别加强管制的麻醉药品，盐酸二氢埃托啡处方为一次常用量，仅限于二级以上医院内使用；盐酸哌替啶处方为一次常用量，仅限于医疗机构内使用。

第五十条规定：处方由调剂处方药品的医疗机构妥善保存。普通处方、急诊处方、儿科处方保存期限为1年，医疗用毒性药品、第二类精神药品处方保存期限为2年，麻醉药品和第一类精神药品处方保存期限为3年。

（三）医疗用毒性药品管理的相关规定

《医疗用毒性药品管理办法》第九条规定：医疗单位供应和调配毒性药品，凭医师签名的正式处方。每次处方剂量不得超过2日极量。

四、《药品管理法》及相关法规、规章对医疗机构及其人员的有关规定

（一）医疗机构药品使用的管理规定

1.《药品管理法》第二十五条规定：医疗机构配制的制剂，应当是本单位临床需要而市场上没有供应的品种，并须经所在地省、自治区、直辖市人民政府药品监督管理部门批准后方可配制。配制的制剂必须按照规定进行质量检验；合格的，凭医师处方在本医疗机构使用。

2. 医疗机构配制的制剂，不得在市场销售。

3.《药品管理法》第二十六条规定：医疗机构购进药品，必须建立并执行进货检查验收制度；必须有真实、完整的药品购进记录。

4.《药品管理法实施条例》第二十七条规定：医疗机构向患者提供的药品应当与诊疗范围相适应，并凭执业医师或者执业助理医师的处方调配。计划生育技术服务机构采购和向患者提供药品，其范围应当与经批准的服务范围一致，并凭执业医师或执业助理医师的处方调配。个人设置的门诊部、诊所等医疗机构不得配备常用药品和急救药品以外的其他药品。常用药品和急救药品的范围和品种，由所在地的省、自治区、直辖市人民政府卫生行政部门会同同级人民政府药品监督管理部门规定。

（二）处方的管理规定

1.《处方管理办法》第二条规定：处方是指由注册的执业医师和执业助理医师（以下简称医师）在诊疗活动中为患者开具的、由取得药学专业技术职务任职资格的药学专业技术人员（以下简称药师）审核、调配、核对，并作为患者用药凭证的医疗文书。处方包括医疗机构病区用药医嘱单。第四条规定：医师开具处方和药师调剂处方应当**遵循安全、有效、经济**的原则。处方药应当凭医师处方销售、调剂和使用。

2. 第十七条规定：医师开具处方应当使用经药品监督管理部门批准并公布的药品通用名称、新活性化合物的专利药品名称和复方制剂药品名称。医师开具院内制剂处方时应当使用经省级卫生行政部门审核、药品监督管理部门批准的名称。医师可以使用由卫生部公布的药品习惯名称开具处方。

3. 第十九条规定：处方一般不得超过7日用量；急诊处方一般不得超过3日用量；对于某些慢性病、老年病或特殊情况，处方用量可适当延长，但医师应当注明理由。

4. 第三十七条规定：药师调剂处方时必须做到**"四查十对"**：查处方，对科别、姓名、年龄；查药品，对药名、剂型、规格、数量；查配伍禁忌，对药品性状、用法用量；查用药合理性，对临床诊断。

（三）关于禁止药品购销中账外暗中给予、收受回扣或者其他利益的规定

1.《药品管理法》第五十九条规定：禁止药品的生产企业、经营企业和医疗机构在药品购销中账外暗中给予、收受回扣或者其他利益。

2. 禁止药品的生产企业、经营企业或者其代理人以任何名义给予使用其药品的医疗机构的负责人、药品采购人员、医师等有关人员以财物或者其他利益。

3. 禁止医疗机构的负责人、药品采购人员、医师等有关人员以任何名义收受药品的生产企业、经营企业或者其代理人给予的财物或者其他利益。

五、《药品管理法》规定的法律责任

（一）民事责任

药品的生产企业、经营企业、医疗机构违反本法规定，给药品使用者造成损害的，依法承担赔偿责任。

（二）行政责任

1. 生产、销售假药的，没收违法生产、销售的药品和违法所得，并处违法生产、销售药品货值金额2倍以上5倍以下的罚款；有药品批准证明文件的予以撤销，并责令停产、停业整顿；情节严重的，吊销有关许可证。

2. 生产、销售劣药的，没收违法生产、销售的药品和违法所得，并处违法生产、销售药品货值金额1倍以上3倍以下的罚款；情节严重的，责令停产、停业整顿或者撤销药品批准证明文件、吊销有关许可证。

3. 医疗机构将其配制的制剂在市场销售的责令改正，没收违法销售的制剂，并处违法销售制剂货值金额1倍以上3倍以下的罚款；有违法所得的，没收违法所得。

（三）刑事责任

生产、销售假药、劣药，构成犯罪的，依法追究刑事责任。

（四）有关单位或者个人在药品购销中违法给予、收受回扣应承担的法律责任

1. 医疗单位的有关人员在药品购销中，收受给予财物或者其他利益，由卫生行政部门或者本单位给予处分，没收违法所得；对违法行为情节严重的执业医师，由卫生行政部门吊销其执业证书；构成犯罪的，依法追究刑事责任。

2.《中华人民共和国刑法修正案（六）》第七条将《刑法》第一百六十三条修改为：公司、企业或者其他单位的工作人员利用职务上的便利，索取他人财物或者非法收受他人财物，为他人谋取利益，数额较大的，处5年以下有期徒刑或者拘役；数额巨大的，处5年以上有期徒刑，可以并处没收财产。

3. 公司、企业或者其他单位的工作人员在经济往来中利用职务上的便利，违反国家规定，收受各种名义的回扣、手续费，归个人所有的，依照前款的规定处罚。

第五单元 《中华人民共和国传染病防治法》

【复习指导】本单元在历年考试以基础知识的记忆把握为主。其中传染病预防和控制、疫情控制措施及医疗救治均应了解。

一、概述

（一）《传染病防治法》的立法目的

为了预防、控制和消除传染病的发生与流行，保障人体健康和公共卫生，制定本法。

（二）我国对传染病防治实行的方针

国家对传染病防治实行预防为主的方针，防治结合、分类管理、依靠科学、依靠群众。

（三）法定传染病的分类

《传染病防治法》将37种急、慢性传染病列为法定管理的传染病，并根据其传播方式、速度及对人类危害程度的不同，分为甲类、乙类和丙类3类。

1. 甲类传染病　是指鼠疫、霍乱。

2. 乙类传染病　是指传染性非典型肺炎、艾滋病、病毒性肝炎、脊髓灰质炎、人感染高致病性禽流感、麻疹、流行性出血热、狂犬病、流行性乙型脑炎、登革热、炭疽、细菌性和阿米巴性痢疾、肺结核、伤寒和副伤寒、流行性脑脊髓膜炎、百日咳、白喉、新生儿破伤风、猩红热、布氏杆菌病、淋病、梅毒、钩端螺旋体病、血吸虫病、疟疾。

3. 丙类传染病　是指流行性感冒、流行性腮腺炎、风疹、急性出血性结膜炎、麻风病、流行性和地方性斑疹伤寒、黑热病、包虫病、丝虫病，除霍乱、细菌性和阿米巴性痢疾、伤寒和副伤寒以外的感染性腹泻病。

4. 上述规定以外的其他传染病，根据其暴发、流行情况和危害程度，需要列入乙类、丙类传染病的，由国务院卫生行政部门决定并予以公布。

5. 对乙类传染病中传染性非典型肺炎、炭疽中的肺炭疽和人感染高致病性禽流感，采取本法所称甲类传染病的预防、控制措施。其他乙类传染病和突发原因不明的传染病需要采取本法所称甲类传染病的预防、控制措施的，由国务院卫生行政部门及时报经国务院批准后予以公布、实施。

二、传染病预防与疫情报告

（一）国家建立传染病预防的相关制度

1. 国家实行有计划的预防接种制度　国家对儿童实行预防接种证制度。国家免疫规划项目的预防接种实行免费。医疗机构、疾病流预防控制机构与儿童的监护人应当相互配合，保证儿童及时接受预防接种。具体办法由国务院制定。

2. 国家建立传染病监测制度　各级疾病预防控制机构对传染病的发生、流行及影响其发生、流行的因素进行监测；对国外发生、国内尚未发生的传染病或者国内新发生的传染病，进行监测。

3. 国家建立传染病预警制度　国务院卫生行政部门和省、自治区、直辖市人民政府根据传染病发生、流行趋势的预测，及时发出传染病预警，根据情况予以公布。县级以上地方人民政府应当制定传染病预防控制预案，报上一级人民政府备案。

4. 国家建立传染病菌种、毒种库　对可能导致甲类传染病传播的以及国务院卫生行政部门规定的菌种、毒种和传染病检测样本，确需采集、保藏、携带、运输和使用的，须经省级以上人民政府卫生行政部门批准。

（二）各级医疗机构和疾病预防控制机构在传染病预防控制中的职责

1. 各级医疗机构必须严格执行国务院卫生行政部门规定的管理制度、操作规范，防止传染病的医源性感染和医院感染。应当确定专门的部门或者人员，承担传染病疫情报告、本单位的传染病预防、控制及责任区域内的传染病预防工作；承担医疗活动中与医院感染有关的危险因素监测、安全防护、消毒、隔离和医疗废物处置工作。

疾病预防控制机构应当指定专门人员负责对医疗机构内传染病预防工作进行指导、考核，开展流行病学调查。

2.各级疾病预防控制机构在传染病预防控制履行以下职责：①实施传染病预防控制规划、计划和方案；②收集、分析和报告传染病监测信息，预测染病的发生、流行趋势；③开展对传染病疫情和突发公共卫生事件的疾病流行病学调查、现场处理及其效果评价；④开展传染病实验室检测、诊断、病原学鉴定；⑤实施免疫规划，负责预防性生物制品的使用管理；⑥开展健康教育、咨询，普及传染病防治知识；⑦指导、培训下级疾病预防控制机构及其工作人员开展传染病监测工作；⑧开展传染病防治应用性研究和卫生评价，提供技术咨询。

3.疾病预防控制机构、医疗机构的实验室和从事病原微生物实验的单位，应当符合国家规定的条件和技术标准，建立严格的监督管理制度，对传染病病原体样本按照规定的措施实行严格监督管理，严防传染病病原体的实验室感染和病原微生物的扩散。

4.疾病预防控制机构、医疗机构使用血液和血液制品，必须遵守国家有关规定，防止因输入血液、使用血液制品引起经血液传播疾病的发生。

（三）传染病疫情报告

疾病预防控制机构、医疗机构和采供血机构及其执行职务的人员发现本法规定的传染病疫情或者发现其他传染病暴发、流行及突发原因不明的传染病时，应当遵循疫情报告属地管理原则，按照国务院规定的或者国务院卫生行政部门规定的内容、程序、方式和时限报告。任何单位和个人发现传染病患者或者疑似传染病患者时，应当及时向附近的疾病预防控制机构或者医疗机构报告。

（四）传染病疫情的通报和公布

1.《传染病防治法》第三十四条规定　县级以地方人民政府卫生行政部门应当及时向本行政域内的疾病预防控制机构和医疗机构通报传染疫情及监测、预警的相关信息。接到通报的病预防控制机构和医疗机构应当及时告知本单的有关人员。

2.《传染病防治法》第三十八条规定　国家建立传染病疫情信息公布制度。国务院卫生行政部门定期公布全国传染病疫情信息。省、自治区、直辖市人民政府卫生行政部门定期公布本行政区域的传染病疫情信息。

3.传染病暴发、流行时，国务院卫生行政部门负责向社会公布传染病疫情信息，并可以授权省、自治区、直辖市人民政府卫生行政部门向社会公布本行政区域的传染病疫情信息。公布传染病疫情信息应当及时、准确。

三、传染病疫情控制施及医疗救治

（一）医疗机构发现传染病时应采取的措施

1.医疗机构发现甲类传染病时，应当及时采取以下措施

（1）对患者、病原携带者，予以隔离治疗，隔离期限根据医学检查结果确定。

（2）对疑似患者，确诊前在指定场所单独隔离治疗。

（3）对医疗机构内的患者、病原携带者、疑似患者的密切接触者，在指定场所进行医学观察和采取其他必要的预防措施。

拒绝隔离治疗或者隔离期未满擅自脱离隔离治疗的，可以由公安机关协助医疗机构采取强制隔离治疗措施。

2. 医疗机构发现乙类或者丙类传染病患者，应当根据病情采取必要的治疗和控制传播措施。

3. 医疗机构对本单位内被传染病病原体污染的场所、物品及医疗废物，必须依照法律、法规的规定实施消毒和无害化处置。

（二）疾病预防控制机构发现或接到传染病疫情时应采取的措施

1. 对传染病疫情进行流行病学调查，根据查情况提出划定疫点、疫区的建议，对被污染的场所进行卫生处理，对密切接触者，在指定场进行医学观察和采取其他必要的预防措施，并向卫生行政部门提出疫情控制方案。

2. 传染病暴发、流行时，对疫点、疫区进行卫生处理，向卫生行政部门提出疫情控制方案并按照卫生行政部门的要求采取措施。

3. 指导下级疾病预防控制机构实施传染病预防、控制措施，组织、指导有关单位对传染病疫情的处理。

（三）各级政府部门在传染病发生时应采取的紧急措施

1. 传染病暴发、流行时，县级以上地方人民政府应当立即组织力量，按照预防、控制预案进行防治，切断传染病的传播途径，必要时，报经上一级人民政府决定，可以采取以下紧急措施并予以公告。

（1）限制或者停止集市、影剧院演出或者其他人群聚集的活动。

（2）停工、停业、停课。

（3）封闭或者封存被传染病病原体污染的公共饮用水源、食品及相关物品。

（4）控制或者扑杀染疫野生动物、家畜家禽。

（5）封闭可能造成传染病扩散的场所。

上级人民政府接到下级人民政府关于采取前款所列紧急措施的报告时，应当即时做出决定。紧急措施的解除，由原决定机关决定并宣布。

2. 甲类、乙类传染病暴发、流行时，县级以上地方人民政府报经上一级人民政府决定，可以宣布本行政区域部分或者全部为疫区；国务院可以决定并宣布跨省、自治区、直辖市的疫区。

（四）医疗救治

1. 医疗机构应当对传染病患者或者疑似传染病患者提供医疗救护、现场救援和接诊治疗，实行传染病预检、分诊制度；对传染病患者、疑似传染病患者，应当引导至相对隔离的分诊点进行初诊；书写病历记录及其他有关资料，并妥善保管。

2. 医疗机构不具备相应救治能力的，应当将患及其病历记录复印件一并转至具备相应救治能力的医疗机构。

四、相关机构及其人员违反《传染病防治法》有关规定应承担的法律责任

（一）民事责任

《传染病防治法》规定：单位和个人违反本法，导致传染病传播、流行，给他人人身、财产造成损害的，应依法承担民事责任。

（二）行政责任

医疗机构违反本法规定的下列情形之一的，由县级以上人民政府卫生行政部门责令改正，通报批评，给予警告；造成传染病传播、流行或者其他严重后果的，对负有责任的主管人员和其他直接责任人员，依法给予降级、撤职、开除的处分，并可以依法吊销有关责任人员的执业证书；构成犯罪的，依法追究刑事责任。

1. 未按照规定承担本单位的传染病预防、控制工作，医院感染控制任务和责任区域内的传染病预防工作的。

2. 未按照规定报告传染病疫情，或者隐瞒报、缓报传染病疫情的。

3. 发现传染病疫情时，未按照规定对传染病患者、疑似传染病患者提供医疗救护、现场救援、接诊、转诊的，或者拒绝接受转诊的。

4. 未按照规定对本单位内被传染病病原体污染的场所、物品以及医疗废物实施消毒或者无害处置的。

5. 未按照规定对医疗器械进行消毒，或者对照规定一次使用的医疗器具未予销毁，再次使用的。

6. 在医疗救治过程中未按照规定保管医学记资料的。

7. 故意泄露传染病病人、病原携带者、疑似传染病病人、密切接触者涉及个人隐私的有关信资料的。

（三）刑事责任

单位和个人违反本法，构成犯罪的，依法追究刑事责任。

第六单元　《突发公共卫生事件应急条例》

【复习指导】本单元在历年考试以基础知识的记忆把握为主。其中突发公共卫生事件的概念、预防与应急准备、预案等均应了解。

一、概述

（一）突发公共卫生事件的概念

本条例所称突发公共卫生事件（以下简称突发事件），是指突然发生，造成或者可能造成社会公众健康严重损害的重大传染病疫情、群体性不明原因疾病、重大食物和职业中毒以及其他严重影响公众健康的事件。

（二）突发公共卫生事件应急工作的方针及原则

突发事件应急工作，应当遵循预防为主、常解的方针，贯彻统一领导、分级负责、反应及时、措施果断、依靠科学、加强合作的原则。

二、突发公共卫生事件的预防与应急准备

（一）突发公共卫生事件应急预案制定与预案的主要内容

1. 突发事件应急预案的制定　国务院卫生行政主管部门按照分类指导、快速反应的要求，制定全国突发事件应急预案，报请国务院批准。

省、自治区、直辖市人民政府根据全国突发事件应急预案，结合本地实际情况，制定本行政区域的突发事件应急预案。

2. 全国突发事件应急预案应包括的主要内容
（1）突发事件应急处理指挥部的组成和相关部门的职责。
（2）突发事件的监测与预警。
（3）突发事件信息的收集、分析、报告、通报制度。
（4）突发事件应急处理技术和监测机构及其任务。
（5）突发事件的分级和应急处理工作方案。
（6）突发事件预防、现场控制，应急设施、设备、救治药品和医疗器械及其他物资和技术的储备与调度。
（7）突发事件应急处理专业队伍的建设和培训。

（二）突发公共卫生事件预防控制体系
1. 国家建立统一的突发事件预防控制体系。
2. 县级以上人民政府建立和完善突发事件监测与预警系统。
3. 县级以上人民政府卫生行政主管部门指定机构负责开展突发事件的日常监测。

三、突发公共卫生事件的报告与信息发布

（一）突发公共卫生事件应急报告制度与报告情形
1. **国家建立突发事件应急报告制度** 国务院卫生行政主管部门制定突发事件应急报告规范，建立重大、紧急疫情信息报告系统。
2. **突发事件的报告情形和报告时限要求** 突发事件监测机构、医疗卫生机构和有关单位发现有下列情形之一的，应当在**2小时内**向所在地县级人民政府卫生行政主管部门报告；接到报告的卫生行政主管部门应当在**2小时内**向本级人民政府报告，并同时向上级人民政府卫生行政主管部门和国务院卫生行政主管部门报告。
（1）发生或者可能发生传染病暴发、流行的。
（2）发生或者发现不明原因的群体性疾病的。
（3）发生传染病菌种、毒种丢失的。
（4）发生或者可能发生重大食物和职业中毒事件的。
任何单位和个人对突发事件不得隐瞒、缓报、谎报或者授意他人隐瞒、缓报、谎报。

（二）突发公共卫生事件的信息发布
国家建立突发事件的信息发布制度。国务院卫生行政主管部门负责向社会发布突发事件的信息。必要时，可以授权省、自治区、直辖市人民政府卫生行政主管部门向社会发布本行政区域内突发事件的信息。
信息发布应当及时、准确、全面。

四、突发公共卫生事件的应急处理

（一）应急预案的启动
在全国范围内或者跨省、自治区、直辖市范定围内启动全国突发事件应急预案，由国务院卫生行政主管部门报国务院批准后实施。省、自治区、直辖市启动突发事件应急预案，由省、自治区、直辖市人民政府决定，并向国务院报告。

(二)应急预案的实施

1. 医疗卫生机构、监测机构和科学研究机构,应当服从突发事件应急处理指挥部的统一指挥,相互配合、协作,集中力量开展相关的科学研究工作。

2. 根据突发事件应急处理的需要,突发事件应急处理指挥部有权紧急调集人员、储备的物资、交通工具及相关设施、设备;必要时,对人员进行疏散或者隔离,并可以依法对传染病疫区实行封锁。

3. 参加突发事件应急处理的工作人员,应当按照预案的规定,采取卫生防护措施,并在专业人员的指导下进行工作。

4. 医疗卫生机构应采取的措施。医疗卫生机构应当对因突发事件致病的人员提供医疗救护和现场救援,对就诊患者必须接诊治疗,并书写详细、完整的病历记录;对需要转送的患者,应当按照规定将患者及其病历记录的复印件转送至接诊的或者指定的医疗机构。医疗卫生机构内应当采取卫生防护措施,防止交叉感染和污染。医疗卫生机构应当对传染病病人密切接触者采取医学观察措施。医疗机构收治传染病患者、疑似传染病患者,应当依法报告所在地的疾病预防控制机构。

5. 有关部门、医疗卫生机构应当对传染病做到**早发现、早报告、早隔离、早治疗,切断传播途径,防止扩散**。

五、《突发公共卫生事件应急条例》规定的法律责任

(一)医疗机构违反《突发公共卫生事件应急条例》规定应追究的法律责任

医疗卫生机构有下列行为之一的,由卫生行改主管部门责令改正、通报批评、给予警告;情严重的,吊销《医疗机构执业许可证》;对主要负责人、负有责任的主管人员和其他直接责任员依法给予降级或者撤职的纪律处分;造成传染病传播、流行或者对社会公众健康造成其他严重危害后果,构成犯罪的,依法追究刑事责任。

1. 未依照本条例的规定履行报告职责,隐瞒缓报或者谎报的。
2. 未依照本条例的规定及时采取控制措施的。
3. 未依照本条例的规定履行突发事件监测职责的。
4. 拒绝接诊患者的。
5. 拒不服从突发事件应急处理指挥部调度的。

(二)在突发事件处理工作中有关单位和个人未履行职责应承担的法律责任

在突发事件应急处理工作中,有关单位和个人未依照本条例的规定履行报告职责,隐瞒、缓报或者谎报,阻碍突发事件应急处理工作人员执行职务,拒绝国务院卫生行政主管部门或者其他有关部门指定的专业技术机构进入突发事件现场,或者不配合调查、采样、技术分析和检验的,对有关责任人员依法给予行政处分或者纪律处分;触犯《中华人民共和国治安管理处罚法》,构成违反治安管理行为的,由公安机关依予以处罚;构成犯罪的,依法追究刑事责任。

六、在突发事件发生期间扰乱公共秩序应追究的法律责任

在突发事件发生期间,散布谣言、哄抬物价、欺骗消费者,扰乱社会秩序、市场秩序的,由公安机关或者工商行政管理部门依法给予行政处罚;构成犯罪的,依法追究刑事

责任。

第七单元 《医疗事故处理条例》

【复习指导】本单元在历年考试中卫生法部分的重点内容。应当掌握医疗事故的概念、预防与处置的基本法律规定。

一、概述

（一）医疗事故的概念

医疗事故指的是医疗机构及在机构工作的相关的医务工作者诊疗的过程中违反了相关的法律规定出现失误导致病患人身受到侵害的事故。

这一概念包含了以下含义。

1. 医疗事故的主体，指的是合乎法律的医疗机构和在机构中从事相关工作的医务人员。
2. 行为的违法性，是指医疗机构或医疗工作者违背了医疗卫生管理的有关规定和相关的法律条例的。
3. 造成患者人身损害，是指医疗事故的直接行为人在救治护理的过程中出现的主观失误，并且失误行为对病患造成了严重的侵害。
4. 医疗事故是在医疗活动中发生的。

（二）医疗事故处理的原则

处理医疗事故应当遵循公开、公平、公正、及时、便民的原则，坚持实事求是的科学态度，做到事实清楚、定性准确、责任明确、处理恰当。

（三）医疗事故的分级

根据对患者人身造成的损害程度，医疗事故分为4级。

一级医疗事故：造成患者死亡、重度残疾的。

二级医疗事故：造成患者中度残疾、器官组织损伤导致严重功能障碍的。

三级医疗事故：造成患者轻度残疾、器官组织损伤导致一般功能障碍的。

四级医疗事故：造成患者明显人身损害的其他后果的。

二、医疗事故的预防与处置

（一）医疗事故的预防

1. 医疗机构及其医务人员在医疗活动中，必须严格遵守医疗卫生管理法律、行政法规、部门规章和诊疗护理规范、常规，恪守医疗服务职业道德。
2. 医疗机构应当对其医务人员进行医疗卫生管理法律、行政法规、部门规章和诊疗护理规范、常规的培训和医疗服务职业道德教育。
3. 医疗机构应当设置医疗服务质量监控部门或配备专（兼）职人员，具体负责监督本医疗机构的医务人员的医疗服务工作，检查医务人员从业情况，接受患者对医疗服务的投诉，向其提供咨询服务。
4. 医疗机构应当按照国务院卫生行政部门规范要求书写并妥善保管病历资料。因抢救急者，未能及时书写病历的，有关医务人员应当**在抢救结束后6小时内据实补记**，并加以注明。

5.在医疗活动中,医务人员应当将患者的病情、医疗措施、医疗风险等如实告知患者,及时解答其咨询;但是,应当避免对患者产生不利后果。

6.医疗机构应当制定防范、处理医疗事故的预案,预防医疗事故的发生,减轻医疗事故的损害。

(二)医疗事故的报告与处置

1.发生医疗事故后的报告 医务人员在医疗活动中发生或者发现医疗事故、可能引起医疗事故的医疗过失行为或者发生医疗事故争议的,应立即向所在科室负责人报告,科室负责人应及时向本医疗机构负责医疗服务质量监控的部门或者专(兼)职人员报告;负责医疗服务质量监控的部门或者专(兼)职人员接到报告后,应立即行调查、核实,将有关情况如实向本医疗机构负责人报告,并向患者通报、解释。

发生医疗事故的,医疗机构应当按照规定所在地卫生行政部门报告。

发生下列重大医疗过失行为的,医疗机构应当在**12小时内**向所在地卫生行政部门报告:①导致患者死亡或者可能为二级以上的医疗事故;②导致3人以上人身损害后果;③国务院卫生行政部门和省、自治区、直辖市人民政府卫生行政部门规定的其他情形。

2.发生医疗事故的处置

(1)发生或者发现医疗过失行为,医疗机构及其医务人员应立即采取有效措施,避免或者减轻对患者身体健康的损害,防止损害扩大。

(2)发生医疗事故争议时,死亡病例讨论记录、疑难病例讨论记录、上级医师查房记录、会诊意见、病程记录应在医患双方在场的情况下封存和启封。封存的病历资料可以是复印件,由医疗机构保管。

(3)患者死亡,医患双方当事人不能确定死因或者对死因有异议的,应当在患者死亡后**48小时内**进行尸检;具备尸体冻存条件的,**可以延长至7日**。尸检应当经死者近亲属同意并签字。

(三)医疗事故处置中患者的权利

患者有权复印或者复制其**门诊病历、住院志、体温单、医嘱单、化验单(检验报告)、医学影像检查资料、特殊检查同意书、手术同意书、手术及麻醉记录单、病理资料、护理记录**以及国务院卫生行政部门规定的其他病历资料。

三、医疗事故的技术鉴定

(一)医疗事故技术鉴定组织

设区的市级地方医学会和省、自治区、直辖市直接管辖的县(市)地方医学会负责组织首次医疗事故技术鉴定工作。

省、自治区、直辖市医学会负责组织再次鉴定工作。

必要时,中华医学会可以组织疑难、复杂并在全国有重大影响的医疗事故争议的技术鉴定工作。

(二)医疗机构应提交的有关医疗事故技术鉴定材料

医疗机构提交的有关医疗事故技术鉴定的材料应当包括以下内容。

1. 住院患者的病程记录、死亡病例讨论记录、疑难病例讨论记录、会诊意见、上级医师查房记录等病历资料原件。

2. 住院患者的住院志、体温单、医嘱单、化验单（检验报告）、医学影像检查资料、特殊检查同意书、手术同意书、手术及麻醉记录单、病理资料、护理记录等病历资料原件。

3. 抢救急危患者，在规定时间内补记的病历资料原件。

4. 封存保留的输液、注射用物品和血液、药物等实物，或者依法具有检验资格的检验机构对这些物品、实物做出的检验报告。

5. 与医疗事故技术鉴定有关的其他材料。

（三）《医疗事故处理条例》中规定不属于医疗事故的情形

《医疗事故处理条例》第三十三条规定：有下列情形之一的不属于医疗事故。

1. 在紧急情况下为抢救垂危患者生命而采取紧急医学措施造成不良后果的。
2. 在医疗活动中由于患者病情异常或者患者体质特殊而发生医疗意外的。
3. 在现有医学科学技术条件下，发生无法预料或者不能防范的不良后果的。
4. 无过错输血感染造成不良后果的。
5. 因患方原因延误诊疗导致不良后果的。
6. 因不可抗力造成不良后果的。

四、医疗事故的处理与法律责任

（一）医疗事故的处理

1. 发生医疗事故争议，可以由医患双方当事人以互解互谅的精神自行协商解决。

2. 医疗事故争议协商不成的，当事人自**知道或者应当知道其身体健康受到损害之日起 1 年**，可以向卫生行政部门提出医疗事故争议处理申请，也可以直接向人民法院提起民事诉讼。

卫生行政部门应当自收到医疗事故争议处理申请之日**起 10 日内**进行审查，做出是否受理的决定。

（二）法律责任

已确定为医疗事故的，由卫生行政部门根据医疗事故等级和情节，给予警告；情节严重的责令限期停业整顿，直至由原发证部门吊销执业许可证，对负有责任的医务人员依照《刑法》关于医疗事故罪的规定，依法追究刑事责任；尚不够刑事处罚的，依法给予行政处分或者纪律处分。

对发生医疗事故的有关医务人员，除依照相应条款处罚外，卫生行政部门并可以责令暂停 6 个以上 1 年以下执业活动；情节严重的，吊销其业证书。

第八单元 《中华人民共和国中医药条例》

【复习指导】本单元以中医药保护的基本原则规定为重点。其中中医药人员的从业管理、中医医疗机构的设立要求和条件应当掌握。

一、概述

（一）《中医药条例》制定目的与适用范围

1. 制定目的为了继承和发展中医药学，保障和促进中医药事业的发展，保护人体健康。

2. 适用范围在中华人民共和国境内从事中医医疗、预防、保健、康复服务和中医药教育科研、对外交流以及中医药事业管理活动的单位或者个人，应当遵守本条例。

（二）发展中医药事业的原则与中医药现代化

发展中医药事业应当遵循继承与创新相结合的原则，保持和发扬中医药特色和优势，积极利用现代科学技术，促进中医药理论和实践的发展，推进中医药现代化。

二、中医医疗机构与从业人员管理

（一）中医医疗机构的设立与要求

1. 开办中医医疗机构，应当符合国务院卫生行政部门制定的中医医疗机构设置标准和当地区域卫生规划，并按照《医疗机构管理条例》的规定办理审批手续，取得《医疗机构执业许可证》方可从事中医医疗活动。

2. 中医医疗机构违反《中医药条例》的规定，下列情形之一的，由县级以上地方人民政府负中医药管理的部门责令限期改正；逾期不改正，责令停业整顿，直至由原审批机关吊销其医疗机构执业许可证、取消其城镇职工基本医疗保险定点医疗机构资格，并对负有责任的主管人员和其他直接责任人员依法给予纪律处分。

（1）不符合中医医疗机构设置标准的。

（2）获得城镇职工基本医疗保险定点医疗机构资格，未按照规定向参保人员提供基本医疗服务的。

未经批准擅自开办中医医疗机构的，依照《医疗机构管理条例》的有关规定给予处罚。

3. 中医医疗机构从事医疗服务活动，应当充分发挥中医药特色和优势，遵循中医药自身发展规律，运用传统理论和方法，结合现代科学技术手段，发挥中医药在防治疾病、保健、康复中的作用，为群众提供价格合理、质量优良的中医药服务。

4. 依法设立的社区卫生服务中心（站）、乡镇卫生院等城乡基层卫生服务机构，应当能够提供医疗服务。

（二）中医从业人员的管理与要求

中医从业人员应当依照有关卫生管理的法律、行政法规、部门规章的规定，通过资格考试，并经注册取得执业证书后，方可从事中医服务活动。

以师承方式学习中医学的人员及确有专长的人员应当按照国务院卫生行政部门的规定，通过执业医师或者执业助理医师资格考核考试，并经注册取得医师执业证书后，方可从事中医医疗活动。

中医从业人员应当遵守相应的中医诊断治疗原则、医疗技术标准和技术操作规范。

全科医师和乡村医生应当具备中医药基本知识以及运用中医诊疗知识、技术，处理常见病和多发病的基本技能。

未按照规定通过执业医师或者执业助理医师资格考试取得执业许可，从事中医医疗活动的，依照《中华人民共和国执业医师法》的有关规定给予处罚。

三、中医药教育与科研机构

（一）《中医药条例》对中医药教育、科研的规定

1. 各类中医药教育机构应当加强中医药基础理论教学，重视中医药基础理论与中医药临床实践相结合，推进素质教育。

2. 设立各类中医药教育机构，应当符合国家规定的设置标准，并建立符合国家规定标准的临床教学基地。中医药教育机构的设置标准由国务院卫生行政部门会同国务院教育行政部门制定；中医药教育机构临床教学基地标准，由国务院卫生行政部门制定。

3. 省、自治区、直辖市人民政府负责中医药管理的部门应当依据国家有关规定，完善本地区中医药人员继续教育制度，制定中医药人员培训规划。

4. 国家发展中医药科学技术，将其纳入科学技术发展规划，加强重点中医药科研机构建设。

县级以上地方人民政府应当充分利用中医药定资源，重视中医药科学研究和技术开发，采取措施开发、推广、应用中医药技术成果，促进中医药科学技术发展。

中医药科学研究应当注重运用传统方法和现代方法开展中医药基础理论研究和临床研究，运用中医药理论和现代科学技术开展对常见病、多发病和疑难病的防治研究。

（二）《中医药条例》对中医药学术经验和技术专长继承工作的规定

1. 承担中医药专家学术经验和技术专长继承工作的指导老师应当具备以下条件。

（1）具有较高学术水平和丰富的实践经验、技术专长和良好的职业品德。

（2）从事中医药专业工作30年以上并担任级专业技术职务10年以上。

2. 中医药专家学术经验和技术专长继承工作的继承人应当具备以下条件。

（1）具有大学本科以上学历和良好的职业品德。

（2）受聘于医疗卫生机构或者医学教育、科研机构从事中医药工作，并担任中级以上专业技术职务。

四、中医药发展的保障措施

（一）政府、单位、组织和个人的作用

1. 国家支持、鼓励各种方式发展中医药事业县级以上地方人民政府应当根据中医药事业发展的需要及本地区国民经济和社会发展状况，稳步增加对中医药事业的投入，扶持中医药事业发展。任何单位和个人不得将中医药事业经费挪作他用。国家鼓励境内外组织和个人通过捐资、投资方式扶持中医药事业发展。非营利性中医医疗机构，依照国家有关规定受财政补贴、税收减免等优惠政策。县级以上地方人民政府劳动保障行政部门确定的城镇职工基本医疗保险定点医疗机构，应当包括符合条件的中医医疗机构。获得定点资格的中医医疗机构，应当按照规定向参保人员提供基本医疗服务。

2. 加强对中医药文献的整理、研究与保护工作 县级以上各级人民政府应当采取措施加强对中医药文献的收集、整理、研究和保护工作。有关单位和中医医疗机构应当加强重要中医药文献、资料的管理、保护和利用。

（二）加强中医药资源管理

国家保护野生中药材资源，扶持濒危动植物药材人工代用品的研究和开发利用。

县级以上地方人民政府应当加强中药材的合理开发和利用，鼓励建立中药材种植、培育基，促进短缺中药材的开发、生产。

第九单元 《医疗机构从业人员行为规范》

【复习指导】本单元在历年考试中卫生法部分所在比例并不高。应当适当了解医医务人员、护理人员、药剂人员的从业基本规范。

一、总则

第一条 为规范医疗机构从业人员行为，根据医疗卫生有关法律法规、规章制度，结合医疗机构实际，制定本规范。

二、医疗机构从业人员基本行为规范

第四条 以人为本，践行宗旨。坚持救死扶伤、防病治病的宗旨，发扬大医精诚理念和人道主义精神，以患者为中心，全心全意为人民健康服务。

第五条 遵纪守法，依法执业。自觉遵守国家法律法规，遵守医疗卫生行业规章和纪律，严格执行所在医疗机构各项制度规定。

第六条 尊重患者，关爱生命。遵守医学伦理道德，尊重患者的知情同意权和隐私权，为患者保守医疗秘密和健康隐私，维护患者合法权益；尊重患者被救治的权利，不因种族、宗教、地域、贫富、地位、残疾、疾病等歧视患者。

第七条 优质服务，医患和谐。言语文明，举止端庄，认真践行医疗服务承诺，加强与患者的交流与沟通，积极带头控烟，自觉维护行业形象。

第八条 廉洁自律，恪守医德。弘扬高尚医德，严格自律，不索取和非法收受患者财物，不利用执业之便谋取不正当利益；不收受医疗器械、药品、试剂等生产、经营企业或人员以各种名义、形式给予的回扣、提成，不参加其安排、组织或支付费用的营业性娱乐活动；不骗取、套取基本医疗保障资金或为他人骗取、套取提供便利；不违规参与医疗广告宣传和药品医疗器械促销，不倒卖号源。

第九条 严谨求实，精益求精。热爱学习，钻研业务，努力提高专业素养，诚实守信，抵制学术不端行为。

第十条 爱岗敬业，团结协作。忠诚职业，尽职尽责，正确处理同行同事间关系，互相尊重，互相配合，和谐共事。

第十一条 乐于奉献，热心公益。积极参加上级安排的指令性医疗任务和社会公益性的扶贫、义诊、助残、支农、援外等活动，主动开展公众健康教育。

三、管理人员行为规范

第十二条 牢固树立科学的发展观和正确的业绩观，加强制度建设和文化建设，与时俱进，创新进取，努力提升医疗质量、保障医疗安全、提高服务水平。

第十三条 认真履行管理职责，努力提高管理能力，依法承担管理责任，不断改进工作作风，切实服务临床一线。

第十四章 卫生法规

第十四条 坚持依法、科学、民主决策，正确行使权力，遵守决策程序，充分发挥职工代表大会作用，推进院务公开，自觉接受监督，尊重员工民主权利。

第十五条 遵循公平、公正、公开原则，严格人事招录、评审、聘任制度，不在人事工作中谋取不正当利益。

第十六条 严格落实医疗机构各项内控制度，加强财物管理，合理调配资源，遵守国家采购政策，不违反规定干预和插手药品、医疗器械采购和基本建设等工作。

第十七条 加强医疗、护理质量管理，建立健全医疗风险管理机制。

第十八条 尊重人才，鼓励公平竞争和学术创新，建立完善科学的人员考核、激励、惩戒制度，不从事或包庇学术造假等违规违纪行为。

第十九条 恪尽职守，勤勉高效，严格自律，发挥表率作用。

四、医师行为规范

第二十条 遵循医学科学规律，不断更新医学理念和知识，保证医疗技术应用的科学性、合理性。

第二十一条 规范行医，严格遵循临床诊疗和技术规范，使用适宜诊疗技术和药物，因病施治，合理医疗，不隐瞒、误导或夸大病情，不过度医疗。

第二十二条 学习掌握人文医学知识，提高人文素质，对患者实行人文关怀，真诚、耐心与患者沟通。

第二十三条 认真执行医疗文书书写与管理制度，规范书写、妥善保存病历材料，不隐匿、伪造或违规涂改、销毁医学文书及有关资料，不违规签署医学证明文件。

第二十四条 依法履行医疗质量安全事件、传染病疫情、药品不良反应、食源性疾病和涉嫌伤害事件或非正常死亡等法定报告职责。

第二十五条 认真履行医师职责，积极救治，尽职尽责为患者服务，增强责任安全意识，努力防范和控制医疗责任差错事件。

第二十六条 严格遵守医疗技术临床应用管理规范和单位内部规定的医师执业等级权限，不违规临床应用新的医疗技术。

第二十七条 严格遵守药物和医疗技术临床试验有关规定，进行实验性临床医疗，应充分保障患者本人或其家属的知情同意权。

五、药学技术人员行为规范

第三十三条 严格执行药品管理法律法规，科学指导合理用药，保障用药安全、有效。

第三十四条 认真履行处方调剂职责，坚持查对制度，按照操作规程调剂处方药品，不对处方所列药品擅自更改或代用。

第三十五条 严格履行处方合法性和用药适宜性审核职责。对用药不适宜的处方，及时告知处方医师确认或者重新开具；对严重不合理用药或者用药错误的，拒绝调剂。

第三十六条 协同医师做好药物使用遴选和患者用药适应证、使用禁忌、不良反应、注意事项和使用方法的解释说明，详尽解答用药疑问。

第三十七条 严格执行药品采购、验收、保管、供应等各项制度规定，不私自销售、使用非正常途径采购的药品，不违规为商业目的统方。

第三十八条　加强药品不良反应监测，自觉执行药品不良反应报告制度。

六、医技人员行为规范

第三十九条　认真履行职责，积极配合临床诊疗，实施人文关怀，尊重患者，保护患者隐私。

第四十条　爱护仪器设备，遵守各类操作规范，发现患者的检查项目不符合医学常规的，应及时与医师沟通。

第四十一条　正确运用医学术语，及时、准确出具检查、检验报告，提高准确率，不谎报数据，不伪造报告。发现检查检验结果达到危急值时，应及时提示医师注意。

第四十二条　指导和帮助患者配合检查，耐心帮助患者查询结果，对接触传染性物质或放射性物质的相关人员，进行告知并给予必要的防护。

第四十三条　合理采集、使用、保护、处置标本，不违规买卖标本，谋取不正当利益。